CW01080286

COMPTES-RENDUS

DU

XII CONGRÈS INTERNATIONAL DE MÉDECINE

MOSCOU, 7 (19)—14 (26) AOÛT 1897.

SOUS LA RÉDACTION

DU SECRÉTAIRE GÉNÉRAL

W. ROTH.

VOLUME VII.

Moscou chez *A. Lang*, Berlin chez *O. Rothacker*, Londres chez *Haas & Cⁿ*,
Paris chez *Carré & Naud*, Vienne chez *Braumüller*.

MOSCOU.

COMPTES-RENDUS

DU

XII CONGRÈS INTERNATIONAL DE MÉDECINE

MOSCOU, 7 (19)—14 (26) AOÛT 1897

PUBLIÉS

PAR LE

COMITÉ EXÉCUTIF

SOUS LA RÉDACTION

DU SECRÉTAIRE GÉNÉRAL

W. ROTH.

VOLUME VII.

MOSCOU.
Typo-lithographie de la Société I. N. Kouchnérev & C-ie.
Pimenovskaïa, № 18.
1900.

Table des matières.

Section XIV.

Hygiène, médecine publique, statistique sanitaire, épidémiologie.

Prof. S. Th. Boubnoff, Président.
Drs. V. Ignatiev, M. Kotcine, V. Kouvaldine, Secrétaires.

Première Séance.

Vendredi, le 8 (20) Août, 9 h. du matin.

Prof. **Boubnoff** (Moscou):

Très honorés et chers Confrères!

Au nom du Comité d'organisation de la section d'hygiène je prends la parole pour vous souhaiter la plus cordiale bienvenue.

Le Comité a pris l'initiative du programme de notre section et, s'il a réussi, c'est qu'il a rencontré votre confraternel concours et la bienveillance dont votre présence vient témoigner aujourd'hui. Tous ces témoignages de sympathie nous inspirent des sentiments de vive reconnaissance qu'il plait au Comité d'organisation d'exprimer ici.

Grâce à votre précieux concours la Section d'hygiène est en possession de 130 rapports et communications. Nous avons la conviction intime que la richesse de notre ordre du jour ne sera pas considérée comme embarrassante, mais, au contraire, qu'elle sera un gage de succès pour les travaux de notre section, car le grand nombre de communications permettra d'envisager les questions posées par le Comité d'organisation sous les points de vue les plus divers.

Je vous exprime encore une fois nos vives sympathies et je souhaite que les travaux de la section soient couronnés de succès pour le progrès de l'hygiène et pour le bien-être des peuples.

Est élu Président: Prof. S. Boubnoff (Moscou).

Sont élus Présidents honoraires:

Allemagne: Prof. A. Baginsky (Berlin).
Prof. K. Fränkel (Halle a. S.).
Prof. A. Guttstadt (Berlin).
Prof. K. Lehmann (Würzbourg).
Dr. Schmidtmann (Charlottenburg).

1

Autriche-Hongrie:
Prof. O. Bujwid (Cracovie).
Prof. F. Hueppe (Prague).
Dr. J. de Körösy (Budapest)
Dr. F. Záhor (Prague).

Belgique: Prof. A. Bonmariage (Bruxelles).
Etats Unis: Prof. F. Novy (Ann Arbor).
             Prof. V. Vaughan (Ann Arbor).
France: Dr. J. Bertillon (Paris).
             Prof. E. Nocard (Alfort).
Grande Bretagne et Irlande:
             Prof. G. Poore (Londres).
             Prof. W. R. Smith (Londres).
             Prof. E. Mac Weeney (Dublin).
Japon: Prof. M. Ogata (Tokio).
Mexique: Prof. E. Licéaga (Mexico).
Monaco: Dr. L. Colignon (Monte-Carlo).
Pays-Bas   Prof. R. Saltet (Amsterdam).
Russie: Dr. L. Berthenson (St.-Pétersbourg).

Sont nommés Secrétaires honoraires:

Allemagne: Dr. R. Wehmer (Berlin).
Etats Unis: Dr. F. Nuttall (Baltimore).
             Dr. M-lle Rabinowitsch (Philadelphie).
France: Prof. F. Bosc (Montpellier).
Grande Bretagne et Irlande:
             Prof. E. Hope (Liverpool).
Monaco: Dr. J. Vivant (Monte-Carlo).
Russie: Dr. M-lle M. Pokrovskaïa (St.-Pétersbourg).
             Dr. M-lle N. K. Schultz (St.-Pétersbourg).

Présidents: Dr. de Körösy (Budapest), Dr. Bertillon (Paris), Prof. Hueppe (Prague).

Prof. **Hueppe** (Prague).

Principes scientifiques de l'appréciation sanitaire des eaux potables.

Valeur des analyses physico-chimiques et bactériologiques; influence des conditions locales.

L'auteur n'a pas voulu remettre son rapport à la Rédaction.

Prof. V. C. Vaughan (Michigan).

The bacterial examination of drinking water.

It is not my intention to give an elaborate or detailed statement fo the work, which I have done in the bacteriological examination of drinking water To do this would require more time, than I have at

my disposal, and would not be of sufficient interest to you. At the International Congress of Hygiene, held at Buda-Pest in 1894, I detailed a method of the bacteriological examination of drinking water, which I adopted in 1888, and have since practiced on all samples of drinking water, examined in the Hygienic Institute of the University of Michigan since that time. It will be sufficient at present to state, that in this method animals are inoculated with each and every germ, both in pure and in mixed cultures, found in the water. Three hundred & fifty-nine samples of water have been examined according to this method. These waters may be divided into the following three classes:

The first class includes waters, which, at the time of the analysis, are supposed to be causing typhoid fever. The second class includes waters, which, although at the time there is no epidemic of typhoid fever among those using the water, is regarded with suspicion, either on account of recent cases of typhoid fever, or on account of suspected sources of contamination. The third class includes waters, which are not regarded with suspicion. Most of the waters of this class have been sent to the laboratory for analysis with the view of selecting them as sources of public water supply.

Of the 359 samples examined, 83 belong to the first class, 157 to the second, and 119 to the third.

Of the 359 samples, 80 contained toxicogenic germs. Of these 80 waters, 56 belonged to the first class, 14 to the second, and 10 to the third.

Of the 83 samples of water of the first class, more than 67 per cent contained toxicogenic germs. Of the 157 samples of the second class, less than 9 per cent contained harmful microörganisms. Of the 119 samples of the third class, about 8.4 per cent contained poisonous germs. It will thus be seen, that toxicogenic germs have been much more frequently found in waters of the first class, than in those of the second and third classes.

The animals experimented upon have been white mice, rats, guinea-pigs, and rabbits. Every germ, which has been found to be pathogenic to one of these animals, has also proved fatal to all the others.

The toxicogenic germs found in these waters have presented great variety in their forms of growth on different culture media. I propose at this time to make only some general statements concerning these germs. I have never found a typical Eberth-bacillus in any sample of these waters. The bacillus pyocyaneus was found in one water. This sample belongs to the third class. The toxicogenic germs found in 16 of the waters have not been studied sufficiently to enable me to state anything more definitely, than that all of them are bacilli. I have never found a toxicogenic micrococcus or spirillium in any of these waters.

The toxicogenic germs found in 12 samples of these waters, undoubtedly, belong to the colon group. Of the twelve samples containing the colon germ, five belonged to the first class, two to the second, and five to the third.

1*

In 54 samples of these waters I have found germs that differ in some important respects from both the Colon- and E b e r t h-bacillus. I do not know, how to classify these germs. I have called them „typhoid-like bacilli“, but in some respects they differ materially from the typical Eberth-bacillus. I have also suggested, that they may be grouped under the general name of bacillus aquatilis venenosus.

These germs do not liquefy gelatin, do not coagulate milk, do not redden litmus gelatin, do not give the indol reaction. All of them do produce gas, when grown in shaken gelatin tubes, all of them are motile, but possess very variable degrees of motility. Most of them form an abundant white or yellowish-white growth on potato. Some few of them form an invisible growth on potato.

Between germs possessed of the above-mentioned properties and the colon germs, I have found almost every conceivable variety. There are some, which coagulate milk very slowly, which redden litmus gelatin very slowly, and which give the indol reaction very imperfectly.

During the first four years of this work I condemned every sample of drinking water, in which I found a germ toxicogenic to the above-mentioned animals. More recent experience, however, has caused me to doubt the wisdom of doing this. I have found colon-germs in waters, the source of which was such as to almost absolutely preclude the possibility of any serious contamination. I have been convinced, that in some instances the colon-germ is introduced into the water from the hands of the person bottling the water. I now condemn only those samples of water, in which the typhoid-like germs are found. The promptness, with which epidemics of typhoid fever have in many instances subsided upon discontinuing the use of these waters, leads me to the belief, that the method is the best, that I have ever used. I shall, at some future time, give a detailed statement of all the waters examined by this method, and also of the epidemics connected with some of them.

Discussion.

Prof. **Bujwid** (Krakau) ist der Meinung, dass bei den verschiedenen Coli- und Typhusarten keine so bedeutende Merkmale vorhanden sind, aus denen in jedem besonderen Falle klar ist, dass man vor sich einen Typhus- oder Colibacillus hat, wie das H. V a u g h a n behauptet. Diese Meinung von V a u g h a n ist um so weniger richtig, dass verschiedene Coli-Arten von den menschlichen Faeces herstammen und deswegen ein solches Wasser, welches B. coli enthält, auch B. typhi enthalten kann.

Auch bemerkt B. zu der Frage von den offenen Wasserquellen (Flüsse), dass die Selbstreinigung der Flüsse keine so bedeutende ist, wie man das früher meinte und wie das verschiedene Autoren, wie z. B. auch P e t t e n k o f e r, behauptet haben. B. hat viele Versuche mit Weichselwasser angestellt, welches oberhalb der Canalmündungen 300–500 und unterhalb derselben 6000—und später noch 3000—2000 Keime enthielt, welche Anzahl noch 100 Kilometer niedriger von Warschau ab (bei Plotzk) noch immer gefunden werden kann, und in denselben viele verflüssigende Bakterien und Colibacil-

lusarten. Render meint, es wäre an der Zeit die internationellen Maasnahmen gegen die Flussverunreinigung vorzunehmen, welche jetzt meistens durch die Schwemmcanalisation ohne vorherige Canalwasserreinigung geschieht, und die Flüsse mehr und mehr verunreinigt. Diesen Wunsch möge der XII Congress annehmen.

Dr. **Deneke** (Hamburg): Meine Damen und Herren! Der praeventive Wert der bakteriologischen Ueberwachung des Wassers ist besonders gross bei Flusswasserversorgungen. Die Wasserfiltrationswerke sind erst jetzt zu ihrer vollen hygienischen Bedeutung emporgestiegen, seit sie nicht von Technikern allein betrieben werden, sondern der regelmässigen Controlle geübter Hygieniker unterstellt sind. Als die grosse Cholera-Epidemie 1892 Hamburg heimsuchte, war das Filtrationswerk der Stadt noch nicht im Betrieb; erst Ende 1892 konnten die ersten Filter in Betrieb genommen werden und seit Ende Mai 1893 ist die Stadt mit ausschliesslich filtrirtem Wasser versorgt. Gleichzeitig wurde ein besonderes bakteriologisches Institut bei dem Filterwerke errichtet, das von jedem Filter täglich das Wasser zu untersuchen hat, ausserdem von verschiedenen Stellen des Reinwassercanals täglich Proben bakteriologisch analysirte. Bereits im Herbst desselben Jahres wurde durch die Thätigkeit dieses Instituts grosses Unglück verhütet. Die Cholera schien seit Monaten erloschen, der Gesundheitszustand war vortrefflich. Da zeigten sich im September 1893 einzelne leichte Cholerafälle verstreut über das ganze Gebiet der Stadt und gleichzeitig stellte die regelmässige Analyse eine auffällige Steigerung der Keimzahl in einem bestimmten Abschnitt des Reinwassercanals fest. Die Untersuchung des Canals durch die Ingenieure ergab dann, dass das Mauerwerk durch Unterspülung von der Elbe her, wie dies in dem weichen Marschboden wol vorkommen kann, an einer Stelle gebrochen war und bei Hochwasser unreines Elbwasser durch den Riss wärend kurzer Zeit eingelassen hatte; dasselbe war so in die Leitung und zum Consum gelangt. Sofort wurde der Schaden ausgebessert, was binnen einiger Stunden geschehen konnte. Schon wenige Tage später hörten Neuerkrankungen an Cholera auf, so dass es zu einer eigentlichen Epidemie gar nicht gekommen ist. 2 Wochen später traten dann, wie auch 1892 beobachtet, vermehrte Erkrankungen am Typhus abdominalis auf, ein Beweis, dass das Elbwasser die Keime beider Krankheiten gleichzeitig enthalten hatte.

Im übrigen, meine Damen und Herren, bitte ich sie aus ausgestellten Diagrammen zu ersehen, welchen Wert ein unter tüchtiger bakteriologischer Controlle stehendes Filterwerk für eine Stadt hat. Nichts hat sich in Hamburg in hygienischer Hinsicht geändert als allein das Trinkwasser. Wie Sie sehen, ist die Sterblichkeit, welche 1881—90 etwa 25% betrug, ganz plötzlich auf etwa 17% gesunken. Zum Vergleich ist die in klimatischer und socialer Hinsicht ähnliche Stadt Bremen in der zweiten Curve berücksichtigt, die keine wesentliche Veränderung der Sterblichkeit zeigt. Die 3. Curve stellt dar, dass der Abdominaltyphus seit 1893 in Hamburg nahezu verschwunden ist; die geringe Steigerung 1895 beruht auf einer Infection durch Milch, hat also mit Wasser nichts zu thun. An der 4. Curve ist die enorme Verminderung der Sterblichkeit an Durchfall und Brechdurchfall er-

sichtlich. Von den früher enormen Sommerepidemieen ist nur sehr wenig übrig geblieben; die starke Abnahme der Gesammtsterblichkeit beruht grossenteils auf der Abnahme der Kindersterblichkeit. Die 5. Curve, welche die Sterblichkeit an acuten Erkrankungen der Atmungs organe darstellt, ist nur des Vergleichs wegen hinzugefügt; sie zeigt natürlich keinerlei Zusammenhang mit der Wasserversorgung.

Sie sehen also, meine Damen und Herren, dass die Wasserfiltration mit guter bakteriologischen Ueberwachung ein gesundheitliches Instrument von unschätzbarem Werte ist, und die Anerkennung, die Professor H u e p p e ihr zu Teil liess, durchaus verdient. (Verteilung von Abdrücken der Curven).

Prof. **Saltet** (Amsterdam) betont die Schwierigkeit der Versorgung mit Trinkwasser für die grossen Städte in den Niederlanden. Bei einigen Ingenieuren in Holland herrscht nun die Meinung, dass gut und sorgfältig filtrirtes Tagewasser besser sei als Grundwasser; als Beispiel wird dann Kiel angeführt in dessen Grundwasserleitung eine sehr hohe Anzahl von Bakterien vorkommen soll. S. bittet nun möglichste Aufklärung, da er die Ansicht gar nicht teilt, im Gegenteil sich vollständig den Ausführungen des Prof. H u e p p e anschliessen möchte.

Dr. **Wehmer** (Berlin) weist auf die Schwierigkeiten hin, welche dem Verwaltungsbeamten erwachsen, bei der gegenwärtigen Wasserbeurteilung in Preussen die Forderungen der Hygiene gegenüber dem Verwaltungsrichter zur Geltung zu bringen. Dies sei bei N e u a n l a g e n nicht schwer, wol aber bei bestehenden Wasserversorgungen, von denen u. A. die auf dem Lande noch viel verbreiteten, allen Infectionen ausgesetzten Ziehbrunnen, ausserordentlich schwierig. Dem Verwaltungsrichter hätte zwar das Vorhandensein gewisser chemischer Stoffe oder einer bestimmten Keimzahl, als Grund einer Brunnenschliessung, genügt, das jetzige Beurteilen genüge ihm vielfach nicht. Ihm genüge nicht die blosse Möglichkeit, er verlange mehr, wenigstens eine gewisse Wahrscheinlichkeit. Die Aufstellung gewisser Formen für die Beurteilung durch Besichtigung sei daher vom Standpunkte der Verwaltung dringend zu wünschen.

Dr. **Bertillon** (Paris): Les précédents orateurs ont très bien déterminé les qualités que doit avoir l'eau potable et les règles à suivre pour l'obtenir. Ces règles, qui d'ailleurs sont bien connues, ont été très clairement exposées.

Mais ces règles, qui doit être chargé de les appliquer? Tel est le point sur lequel je demande à attirer l'attention de l'assemblée.

Les prescriptions scientifiques sont toujours plus absolues que leurs applications. En pratique, on est obligé de faire des concessions commandées par les circonstances topographiques et les conditions financières.

Si vous laissez les autorités locales absolument maitresses de l'application de ces règles, n'est-il pas à craindre que, chez elles, les considérations d'argent ne l'emportent sur toutes les autres.

Assurément, puisque c'est elles qui paient, elles doivent avoir en pareille matière voix tout à fait prépondérante. Mais il leur est difficile, surtout dans les villages, d'avoir un avis éclairé et surtout scientifique sur une question aussi complexe.

C'est pourquoi en France, même la plus petite commune doit demander conseil au Comité consultatif d'hygiène au Ministère de l'Intérieur. On lui envoie à l'appui un échantillon d'eau; on contrôle les analyses chimiques et bactériologiques, qui ont déjà dû être faites par les autorités locales, un compte rendu des conditions topographiques, géologiques, etc., et aussi des conditions financières dans lesquelles la question se présente, et on donne un avis motivé.

Ainsi s'est constituée une sorte de jurisprudence relative à ces catégories de questions; on y tient compte non seulement de ce qui est exigé par la science, mais aussi de ce qui est possible.

Dr. Schmidtmann (Charlottenburg): Die Doppelfiltration in Bremen ist durch den Herrn Vortragenden in dem Sinne gedacht, dass dieselbe sich nicht bloss als die Einrichtung einer reichen Stadt, die sich etwas mehr leisten will, sondern gleichsam als ideales Absatzbecken aufzufassen ist. Hiermit ist die Bedeutung der Sache nicht erschöpft. Ich glaube es dem mir persönlich bekannten Erfinder der Methode, Ingenieur Götze, schuldig zu sein, etwas näher darauf einzugehen, ausserdem finde ich in der Wichtigkeit der Sache die Entschuldigung, ihre Aufmerksamkeit für einige Minuten in Anspruch zu nehmen.

Um die Doppelfiltration zu verstehen, muss man sich vergegenwärtigen, dass für filtrirte Oberflächenwässer seit den Erfahrungen der Cholerajahre bestimmte Anforderungen gestellt werden; aus denselben hebe ich hervor, dass das Filtrat nicht mehr als 100 Keime im Cubikcentimeter enthalten soll. Das Wasser, welches mehr enthält, soll zur Abgabe nicht gelangen. Hierdurch entsteht unter Umständen ein sehr erheblicher Verlust. Ein weiterer Verlust wird verursacht durch das Wasser, welches zum Anstellen der Filter verwendet wird und hierbei spricht ausserdem der Verlust an Zeit mit, der veranlasst wird, indem die Filterdecke sich ausbilden soll, durch welche erst das Filter als hygienisch leistungsfähig angesehen wird.

Diese Erschwerungen, Verluste und Vertheuerungen des Betriebes sind beseitigt durch die ingeniöse Methode der Doppelfiltration nach den Vorschlägen des Ingenieurs Götze. Dieselbe geschieht in der einfachsten Weise dadurch, dass das erste Filtrat auf ein der vorhandenen Filter übergeleitet wird. Es ergiebt sich ein den Anforderungen entsprechendes bakterienarmes Wasser, unabhängig davon, ob das Flusswasser sehr verunreinigt war. Dieser Erfolg wird erzielt ohne jede Vermehrung der Filterfläche, nur unter Benutzung der bereits vorhandenen Filter. Ausserdem hat sich der Betrieb pecuniär so günstig gestellt, dass bei demselben im vorigen Jahr etwa $^1/_4$ der sonstigen Kosten gespart ist. Ich glaube also, wir haben als Hygieniker alle Veranlassung der in Bremen geübten Doppelfiltration unsere Aufmerksamkeit zuzuwenden, ich für mein Teil glaube, dass sich im Laufe der Jahre jedes Filterwerk auf die Doppelfiltration einrichten wird. Ich möchte desshalb den Herren Collegen, die die Gelegenheit haben, Bremen zu besuchen, sehr empfehlen, das Wasserwerk zu besichtigen, dessen Leiter Ing. Götze, auch die graphischen Aufzeichnungen etc. gern zeigen wird. Sie werden, ebenso wie ich, von der einfachen Einrichtung befriedigt sein.

Prof. Hueppe (Prag): Da ich nur über die wissenschaftlichen Princi-

pien sprechen sollte, so habe ich die praktischen Fragen nur als notwendige Consequenzen gestreift. Wir werden praktisch am meisten leisten
können, wenn wir der Regierung darlegen, dass auf Grund der bio-
logischen Forschungen alle früheren Einseitigkeiten chemisher, techni-
scher, bakteriologischer Art überwunden werden. Ich halte es für wichtig, dass man sich wieder mehr damit vertraut macht, dass auch die
offenen Wässer verwertbar gemacht werden können. Wir müssen lernen
mit allen Umständen zu rechnen und eine Aenderung unzureichender
Gewässer anstreben.

Dr. **Leo Burgerstein** (Vienne).

Des moyens de propager des connaissances hygiéniques dans la population.

Mesdames et Messieurs! Comme moyens de propagation des connaissances hygiéniques peuvent être indiqués:

1⁰ Instruction r e l a t i v e a u x e n f a n t s par distribution de brochures aux parents, par instruction dans les écoles primaires, les écoles
normales primaires, les écoles secondaires et les écoles normales supérieures;

2⁰ Instruction hygiénique d e s a d u l t e s par la popularisation des
cours des écoles supérieures, par des sociétés, des brochures et des
conférences populaires, des bibliothèques populaires, par des prêtres,
des conférenciers et expositions ambulantes;

3⁰ Instruction relative aux connaissances hygiéniques p r o f e s-
s i o n e l l e s dans des écoles spéciales.

4⁰ Là, où la population n'a pas encore le bonheur d'être sous
l'influence de l'école publique, on ne peut utiliser que très peu les
moyens que nous venons de nommer.

Instruction relative à l'enfant.

a) D i s t r i b u t i o n d e s b r o c h u r e s a u x p a r e n t s.

Sous l'influence de l'autorité administrative avec la collaboration
des hommes compétents on peut, en dépensant des sommes relativement petites, faire produire des brochures courtes, écrites à la portée
du peuple et les faire distribuer dans les occasions convenables d'une
manière systématique aux parents par les fonctionnaires officiels. Ces
occassions sont:

1⁰ L e s m a r i a g e s. Distribution par le fonctionnaire officiel intervenant au mariage d'une brochure sous enveloppe avec un avis
imprimé de veiller à ce qu'elle ne tombe pas entre les mains des enfants et des adolescents. Cette brochure contiendra: hygiène de la
génération, surtout les dangers de la génération en ivresse, par des
phthisiques, etc; hygiène de la grossesse, de la naissance, hygiène de
l'accouchée, des premières semaines de l'enfant.

Malheureusement ce moyen n'aura que très peu d'influence sur la
génération illégitime.

2° A la déclaration du nouveau-né. Cette brochure contiendra: récapitulation de l'hygiène des premières semaines de l'enfant, surtout les dangers pour l'œil et pour la bouche, préservation et en cas de nécessité appel immédiat du médecin, signification et importance de la vaccination; température, propreté; soins de la peau, des cinq sens; nutrition; avertissement du danger des soporatifs et des excitants; mouvement en plein air; joujoux dangereux; éviter l'enseignement trop précoce chez les enfants; symptômes des maladies infectieuses les plus fréquentes, nécessité d'assistance médicale.

A la déclaration des enfants illégitimes, on distribuera aussi la brochure ci-dessus mentionnée.

3° A l'inscription des enfants dans l'école publique. Contenu de cette brochure: Hygiène des enfants dans l'âge scolaire, c'est-à-dire: règlement de la journée, besoin du sommeil, exercice, air. Hygiène de la nutrition, soins à donner à la peau, vêtements. Hygiène dans les études scolaires: tenue dans les travaux sédentaires, lecture, écriture, manière de porter le sac; dangers de surmenage en dehors de l'école; participation aux plaisirs peu convenables à l'organisme de l'enfant; dangers de la participation de l'enfant à des travaux payés, par rapport à son âge et à la nature des travaux tout en tenant compte des usages du pays. Danger plus grand de contagion par la fréquentation de l'école; obligation de prévenir la propagation d'une maladie infectieuse. Obstruction du nez; écoulement des oreilles. Recommandation de mettre les enfants en garde contre des camarades voulant leur apprendre des mauvaises pensées, paroles ou actes, de manière que l'enfant rougirait de les répéter devant ses parents.

Le nombre des exemplaires nécessaires de brochures est connu par la statistique des mariages, etc. Les dépenses pourraient être diminuées en les transmettant en partie sur la classe aisée: chacun est obligé d'accepter la brochure, mais il est libre de choisir un exemplaire d'une édition de luxe; on pourrait vendre ce dernier p. ex. vingt fois la valeur de son prix. A l'occasion des mariages ou des naissances, beaucoup de parents payeront volontiers cette petite somme.

Il n'y a pas à douter qu'à la manière proposée on ne puisse veiller sur l'enfant dès le moment de sa génération jusqu'à l'époque où l'enfant lui même peut être instruit et il n'y a pas de doute non plus qu'une bonne partie des intéressés ne tire profit de ce procédé vu l'intérêt naturel de la mère pour son enfant.

Si on ne fait que vendre les brochures dans les librairies, le profit, comparé à celui du procédé indiqué ci-dessus, est presque nul. On pourrait utiliser la méthode aussi d'une manière restreinte dans des contrées illettrées; le fonctionnaire officiel pourrait demander aux mères illettrées mais intelligentes si elles ne voudraient pas se faire lire la brochure en question par une femme mariée sachant lire [1]).

---

[1]) Ce n'est qu'en France, d'après ce que nous savons, qu'on a fait quelque chose officiellement dans ce sens: par suite d'un rapport du Comité consultatif d'Hygiène publique (Rapporteur Mr. Napias) Mr. le Ministre de l'instruction

b) Distribution de connaissances hygiéniques par les écoles publiques primaires et secondaires.
1º Écoles publiques primaires; écoles normales.

L'instruction à l'école primaire doit être donnée de manière à intéresser l'enfant, c'est-à-dire à la portée de l'enfant et puis systématique en ce sens, qu'on doit discuter avec les enfants une série de questions bien fixées, importantes, soigneusement choisies de l'hygiène de l'individu.

Cette instruction se rattache de préférence dans les classes inférieures à ce qui se fait et ce qu'on voit à l'école (nettoyage des souliers à l'entrée dans la maison d'école, aération de la salle d'école, etc.) aux morceaux de lecture [1] comme contes, descriptions, proverbes, devinettes; cette instruction traite de la propreté du corps et des vêtements, du logement, de l'air, de l'éclairage, du chauffage, de l'alimentation (y compris la sobriété), du breuvage (l'eau, les boissons alcooliques), de la tenue du corps, des soins des organes des cinq sens, des maladies infectieuses, des précautions à prendre à cet égard.

Un programme bien détaillé et précis à l'usage de l'instituteur est désirable.

Dans les classes supérieures des écoles primaires, on peut s'étendre plus longuement sur les thèmes que nous venons d'énoncer, on y peut joindre de nouvelles questions, telles que les premiers soins à donner en cas d'accident, des conseils hygiéniques concernant le travail (métier, usine), choix de profession, en tenant compte de la santé et de l'aptitude physique — même on pourrait ici préparer les voies pour la compréhension de l'hygiène sociale. En effet, dans les dernières années de l'école publique on peut même faire comprendre aux enfants qu'il y a des mesures publiques dont les bons effets ne servent pas seulement à ceux qui en font l'usage immédiat. Un enfant de 12 à 14 ans peut déjà comprendre que le danger d'une contagion est pour lui bien plus redoutable si les gens de son voisinage vivent d'une manière insalubre. De même, il comprendra les avantages que comportent pour la commune la propreté des rues, une eau bien saine, etc.

---

publique a ordonné par l'arrêté du 18 août 1893 (v. Art. 11 et pp. 11, 15 du rapport) d'envoyer aux familles des écoliers atteints de maladies épidémiques et contagieuses, par les instituteurs, des instructions sur les précautions à prendre contre les contagions possibles, etc.

Mr. Cohn (Breslau) a proposé en outre la distribution aux parents d'instructions aptes à ce but, spécialement concernant l'onanie (Voyez Dr. H. Cohn, Was kann die Schule gegen die Masturbation der Kinder thun? Berlin, R. Schoetz, 1894 p. 35; en extrait dans: Dr. H. Cohn, Was kann die Schule gegen die Onanie der Kinder thun? VIII-ème Congrès international d'Hygiène et de Démographie tenu à Budapest du 1 au 9 Septembre 1894. Comptes-rendus et Mémoires, tome III, p. 456).

[1] Voyez la collection des matériaux respectifs: Aufsätze aus dem Gebiete der Gesundheitslehre für Volksschullesebücher, vom Niederrheinischen Verein für öffentliche Gesundheitspflege herausgegeben und zum Nachdruck empfohlen. Cologne, imprimerie M. du Mont-Schauberg, 1890 (collection des ouvrages couronnés de prix; traduite en plusieurs langues). — Quelques morceaux aussi dans le livre: Dr. A. Kühner, Kleine Lesestücke aus dem Gebiete der Gesundheitslehre für Kinder sowie zum Gebrauche für Lehrer und Eltern. Leipzig, R. Böhm, 1896.—Plusieurs livres de lecture autrichiens contiennent aussi une série de morceaux, ayant traité l'hygiène.

L'instituteur ne doit pas utiliser seulement les morceaux du livre de lecture, il peut aussi faire écrire aux écoliers de petites dictées, des narrations écrites sur ce qu'ils ont appris, donner des devoirs comme la discription de leur journée, de leur logis [1]. Ces exercices seront suivis de discussions, éventuellement de la lecture d'un petit livre, sorte de catéchisme [2]) qui sera mis entre les mains des élèves et fournira des points de départ pour la discussion; on peut afficher des tableaux contenant divers sujets hygiéniques dans la salle d'école [3]); on pourrait enfin mettre entre les mains de l'instituteur le programme en forme de courtes expositions des thèmes en question [4]) à discuter, morceau par morceau, avec les enfants.

Pour les écolières des classes supérieures des écoles primaires l'hygiène du ménage et celle du soin des enfants et des malades à la maison seraient des points spécialement importants.

Dans la plupart des états civilisés c'est en effet déjà à l'école primaire qu'on commence la propagation des connaissances hygiéniques, mais les arrêtés ne contenant dans la plupart des cas que des ordonnances bien générales, on ne peut se faire une juste idée de la qualité et de la profondeur de cette instruction.—La question elle même a été déjà traitée aux congrès internationaux [5]).

---

[1]) Mr. M e y r i c h p. ex. a fait mesurer par les écoliers leurs chambres à coucher et donner d'autres détails sur celles-ci. Voyez O. M e y r i c h, Zur Hygiene der Schüler in der elterlichen Wohnung. „Zeitschrift für Schulgesundheitspflege". Hambourg, L. Voss, t. VIII, 1894 p. 264, t. X, 1897 p. 138.

[2]) Gesundheitsregeln für die Schuljugend zusammengestellt von der Hygiene-section des Berliner Lehrervereines. Mit einem Begleitworte von v. S i e g e r t. Berlin, W. Issleib, 10 Pfennige. — La section d'hygiène de la société des instituteurs à Berlin a aussi fait imprimer à l'intérieur de la couverture des cahiers ses „Gesundheitsregeln", bien répandues et traduites en plusieurs langues.

[3]) Dans des écoles de R o m e on a affiché dans les salles des tableaux contenant des détails sur des maladies infectieuses avec leurs noms, le temps d'incubation, les symptômes de leur naissance et de leur marche, la durée probable de la possibilité de transmission du contagium.—Dans des salles d'école autrichiennes on trouve un tableau des premiers soins à donner en cas d'accident („Erste Hilfe bei Unfällen") par Mr. le docteur S. K o h n; outre cela on a affiché des tableaux avec des règles hygiéniques à suivre en se baignant et en patinant.

[4]) La „Schuldeputation" de B e r l i n a fait parvenir aux écoles un avis imprimé concernant la diphthérie (symptômes, préservation de la propagation etc.) destiné à être expliqué aux enfants phrase par phrase.

[5]) Enseignement de l'hygiène, MM. de F o d o r, K u b o r n. L a y e t, G a u s t e r rapporteurs. Rapports et discussions. Arbeiten des VI. internat. Congr. f. Hygiene und Demogr. Cahier XIII. Vienne 1887.—Voyez aussi Dr. I. E. M o n j a r á s, Nécessité d'enseigner l'hygiène aux enfants de l'école primaire par la méthode objective. VIII-ème Congr. internat. d'hygiène et de démogr. Budapest 1894. Comptes-rendus et mémoires. Budapest 1896 t. III p. 478—480.

On a beaucoup fait pour l'instruction hygiénique en général et spécialement pour la lutte contre l'alcoolisme par cette instruction aux E t a t s - U n i s, où surtout par les soins infatigables de M-me Mary H. H u n t, cette œuvre a été inaugurée déjà depuis plus de vingt ans. Vermont a été le premier état qui en 1882 a exigé l'instruction en „physiological temperance": le 20 mai 1886 parut la loi valable pour de certaines groupes d'écoles de l'Union entière „the national temperance education law"; à présent tous les états et territoires des Etats-Unis, excepté Arkansas, Georgia, Utah et Virginia, ont leur propre loi („temperance education law") ayant pour but l'instruction relative aux dangers des boissons alcooliques; le résultat des études scientifiques et pédagogiques et des expériences sur le meilleur moyen d'introduction de cette instruction par voie légale a paru dans „A standard for the en-

Il va sans dire, qu'une condition fondamentale de la propagation
des connaissances hygiéniques à l'école primaire doit être l'instruction
convenable des futurs i n s t i t u t e u r s; cette instruction doit renfermer
les principes de l'hygiène générale, de l'hygiène individuelle et de

---

forcement of a temperance education law". A présent plus de 16 millions d'enfants
sont sous l'influence des lois de l'instruction sur les effets des stimulants et narcotiques.—Mais depuis longtemps cette instruction ne se restreint plus à l'école primaire et à l'hygiène relative aux narcotiques et stimulants; elle a pris un développement considérable dans divers états comme Connecticut, Massachusetts, New-York,
Ohio. Pennsylvania etc. — Les bureaux d'hygiène des états contribuent aussi au
progrès (V. p. e. les circulaires No 226 et 227 destinées aux écoles et distribuées
en grande masse du State board of health du Michigan: „Dangerous communicable
diseases", „Relation to teaching brow dangerous communicable diseases are spread
and brow restricted".—Pour l'instruction de l'instituteur il y a „The school physiology
journal" paraissant depuis 6 ans à Boston (Mme H u n t éditeur); on entend encore
influencer davantage les écoles normales. Un grand nombre de livres scolaires sur
les matières en question est déjà paru; ils sont examinés quant à leur aptitude par
les autorités compétentes; quelques-uns de ces livres scolaires ont été traduits en
des langues étrangères. P. e. les libraries „American book company" (New-York, Cin-
cinnati et Chicago), G i n u & C⁰. (Boston), L e a c h, S h e w e l l et S a n b o r n (Boston et
New-York), S i l v e r, B u r d e t t & C⁰ (New-York), Boston et Chicago), surtout les
premières ont publié divers petits livres pour l'instruction hygiénique à l'école.
   Les efforts faits jusqu'à présent ont eu des résultats dignes de reconnaissance
in p r a x i et ont aussi trouvé leur chemin au Canada.
   Voyez entre outre:
   Mary H. H u n t, Scientific temperance instruction in schools and colleges. A
brief history of the first decade. Boston, Washington Press, 2-ème édit. 1891.
   Scientific temperance instruction in the public schools. Report of the Commis-
sioner of Education for 1889—90. Washington printing office, 1893 p. 695.
   Hon. John E a t o n, Ex-United States Commissioner of Education, Notes on
Education at the Columbian Exhibition. Report Comm. Educ. for 1892—93. Wa-
shington, 1895 p. 1155.
   A. H. P l u m b, Scientific temperance instruction in the puplic schools. Report
Comm. Educ. for 1891—95 Washington 1896 p. 1829, — et en général les „Reports"
du „Commissioner of Education" aux articles „temperance", „physiology" et semblables dans les tables de matière.
   Nouvellement on fait en A n g l e t e r r e des efforts remarquables pour propager
des connaissances hygiéniques dans les écoles publiques; une série de thèmes hygiéniques a été introduite 1896 par voie légale dans le plan d'étude de l'école primaire.
Dernièrement on a de plus essayé, dans quelques écoles bien choisies, d'introduire
pour les filles, d'après un plan détaillé et d'une manière assez approfondie, l'économie domestique et son hygiène.
   Voir: Code of Regulations for day schools with schedules and appendices etc.
printed Presented to both Houses of Parliament by command of Her Majesty.
London, for Her Majesty's stationery office by Eyre and Spottiswood, 1897 p. 56.
   On a tenté nouvellement aussi en F r a n c e de combattre l'alcoolisme entre
autre à l'aide de l'école: Mr. le Ministre de l'instruction publique, en raison du rapport de la commission instituée à ce but, a fait publier le programme d'une instruction relative à ce but pour les écoles normales, les écoles primaires élémentaires,
les écoles primaires supérieures. Les chances de la lutte contre l'alcoolisme se voient
à la diminution de la quantité d'alcool consommé par individu en Suède et en Norvège.—Nous parlerons plus tard du travail des sociétés à cet égard.
   V. Ministère de l'instruction publique et des Beaux-Arts. Travaux de la
commission instituée par l'arrêté du 29 juillet 1895, Mr. L. M a r i l l i e r, rapporteur.
   Circulaire ministerielle du 2 mars 1897 relative à l'enseignement anti-alcoolique
dans les établissements d'instruction publique. Arrêté du même jour etc. Bulletin
de l'instruction primaire du Département de la Seine, Mars 1897 pp. 110—118;
on y trouve aussi le rapport de la commission (pp. 118—150) dont nous venons
de parler.

l'hygiène scolaire, les éléments de l'hygiène publique et les premiers soins à donner en cas d'accident. Quant aux institutrices il faut surtout avoir en vue l'hygiène du ménage, des soins à donner aux enfants et aux malades à la maison, et l'hygiène sexuelle des jeunes filles. Quant à ce dernier point, on pourrait remettre un imprimé sous enveloppe aux institutrices qui quittent l'école normale.

Ce n'est qu'à l'aide d'une instruction convenable des instituteurs que ceux-ci seront en état d'instruire les enfants en matière d'hygiène. C'est une chose bien connue, que les instituteurs qui n'ont pas fait d'études préalables en ce sens, en général—il y a des exceptions louables—n'ont pas la moindre notion théorique ou pratique des exigences les plus simples même de l'hygiène scolaire.

Il faut aussi désirer qu'on donne aux instituteurs, qui n'ont pas reçu d'instruction hygiénique préalable, l'occasion de suivre un cours d'hygiène p. ex. pendant les vacances; il est vrai qu'il ne faut pas s'attendre à une fréquentation assidue de ces cours, mais on devrait au moins exiger que tous ceux qui veulent être nommés directeurs produisent un certificat d'examen d'hygiène.

Les institutions devraient s'armer tout particulièrement pour la lutte contre l'alcoolisme [1]). Il faut accentuer aussi comme moyen de propagation des connaissances hygiéniques, l'influence salutaire que des instituteurs instruits en hygiène peuvent exercer sur la commune, vu la situation honorable dont ils jouissent le plus souvent dans la commune en des pays d'une culture élevée et parce qu'ils sont souvent membres des commissions d'hygiène rurales. En dépit de la nécessité urgente d'une instruction hygiénique bien organisée dans les écoles normales elle n'est réellement bien réglée que çà et là [2]).

---

[1]) V. p. ex. Jules Denis, Manuel de tempérance à l'usage des instituteurs primaires et secondaires. Ouvrage couronné. Genève, agence de tempérance, 1893. (a aussi paru traduit en allemand). Victor v. Kraus, Wie kann durch die Schule dem zur Unsitte gewordenen Missbrauche geistiger Getränke entgegengewirkt werden? Vienne, C. Graeser, 1895.

[2]) Les exemples les plus anciens d'une instruction hygiénique dans les écoles normales se trouvent peut-être aux États-Unis: en Pennsylvanie, New-York et Massachusetts, l'instruction hygiénique paraît dans les plans d'étude déjà depuis 1844 respectivement 1845 et 1846 (V. The inception and the progress of the american normal School curriculum. Rep. Comm. Educ. for 1888–89, Washington 1891 pp. 283, 285, 286). En Belgique et en Hongrie l'instruction est donnée par des médecins (V. Kuborn et de Fodor l. c.). L'ordre d'examen danois du 8 juillet 1894 contient aussi l'hygiène, mais il semble que les professeurs ne sont pas des médecins (V. Bekendtgørelse fra Ministeriet for Kirke-og Undervisningsvaesenet om Optagelsesprøven, Undervisningen og de afsluttende Prøver ved Seminarierne § 5, № 4, Copenhague). En Suisse, c'est le canton de Berne qui semble être le plus avancé; à Zurich il y a un cours facultatif. En Allemagne une instruction d'hygiène par des médecins aux écoles normales n'a pas lieu, mais il y a des cours facultatifs çà et là, surtout à Jéna (Mr. Gaertner). En Angleterre le School board de Londres (Mr. Diggle) exige que les futurs instituteurs étudient la physiologie et l'hygiène et qu'ils obtiennent le „advanced certificate" du „government department of science and art". Les professeurs ne sont pas nécessairement des médecins; pour les institutrices on va introduire des cours d'économie domestique. (V. directory with regulations for estab-

2° Établissements de l'instruction secondaire.

Il est bien difficile d'introduire la propagation des connaissances hygiéniques dans les écoles du genre de lycées, gymnases, collèges, écoles réales, etc. Dans beaucoup d'états les plans d'étude de ces écoles sont déjà tellement chargés que, si nécessaire que soit l'instruction hygiénique, on préfère, dans l'intérêt même de la jeunesse, attendre pour l'introduction d'une nouvelle matière qu'un autre objet d'enseignement soit éliminé ou restreint.

L'absence de l'instruction hygiénique dans ces écoles est d'autant plus regrettable que les élèves des classes inférieures de ces écoles se trouvent ainsi privés même de cette instruction hygiénique, dont très-souvent jouissent les élèves des classes supérieures des écoles primaires, et précisément les élèves qui quittent l'école primaire plus tôt pour entrer dans la première classe d'une école secondaire sont en général les plus intelligents; les élèves des classes supérieures des lycées, gymnases, etc., ont de plus l'intelligence assez développée et l'esprit assez méthodiquement formé par l'école pour acquérir par l'instruction hygiénique les idées nécessaires pour mieux comprendre plus tard les questions sociales; ce sont justement ces individus qui deviendront un jour des hommes à positions importantes dans la vie sociale.

Aussi dans les écoles secondaires il faudrait étudier et discuter une certaine série de questions hygiéniques ce qui, bien entendu, se ferait pour le mieux dans le cas où cette instruction serait mise entre les mains d'un professeur bien préparé [1]).

lishing and conducting science and art schools and classes. Presentes to both Houses of Parliament by command of Her majesty. Londres, Eyre and Spottiswood 1896 pp. 203, 265).

En Autriche et en France on a cherché à influencer les instituteurs surtout à l'égard de la revaccination. (V. Erlass des K. K. Ministeriums für Cultus und Unterricht vom 7. Juli 1894 an alle Landeschefs etc. Das österr. Sanitätswesen, Organ für die Publicationen des K.K. obersten Sanitätsrates. Vienne, Hölder t. VI, 1894 № 22 du 9 août, p. 314.—Circulaire du Ministère de l'instruction publique et des Beaux-Arts aux M. M. les Préfets des Départements du 13 Mars 1893, p. 3).

On a organisé d'une manière efficace l'instruction d'hygiène aux écoles normales en Autriche; elle est donnée par des professeurs particulièrement capables et choisis parmi les médecins; au deuxième semestre de la première année on fait deux fois par semaine un cours d'anatomie, de physiologie, d'hygiène générale et scolaire ainsi que des premiers soins à donner en cas d'accident; au premier semestre de la quatrième année ce cours se répète une fois par semaine. Cette instruction existe maintenant aux 68 écoles normales; elle est réglée par une ordonnance spéciale (V. Ministerial-Erlass vom 12 Janner 1891 Z. 749 an alle Landesschulbehörden, womit der Unterricht im somatologischen und hygienischen Teile des naturgeschichtlichen Unterrichtes in den Lehrer- und Lehrerinnenbildungsanstalten hiezu besonders geeigneten Aerzten übertragen wird. Handbuch der Reichsgesetze und Ministerialverordnungen über das Volksschulwesen, herausgegeben im Auftrage des K. K. Ministeriums für Cultus und Unterricht. 7-ème édition. Vienne, K. K. Schulbücherverlag, 1891. p. 432.—Erlass vom 17. Dec. 1896, mit welchem eine provisorische Instruction für die mit dem Unterricht in der Somatologie und Schulhygiene an den Lehrer- und Lehrerinnenbildungsanstalten betrauten ärztlichen Docenten vorgezeichnet wird. „Verordnungsblatt für den Dienstbereich des Ministeriums für Cultus und Unterricht". Vienne, numéro III du 1-er février 1897).

[1]) On peut voir que les difficultés qui s'y présentent n'ont guère été levées jusque là; cela ressort d'une part de ce que parfois l'hygiène figure dans les plans d'étude comme un appendice de l'histoire naturelle comme p. ex. aussi dans la nouvelle loi

Tant qu'on ne peut pas s'attendre à une introduction générale de l'instruction d'hygiène spéciale et obligatoire dans les écoles secondaires on devrait et pourrait au moins utiliser les moyens de compensation. Il serait à désirer qu'une autorité publique ou une société d'hygiène décernât un prix au meilleur livre sur l'hygiène, instructif et **attrayant** (non pas un extrait d'un manuel d'hygiène) destiné aux élèves d'environ 15 à 18 ans des écoles secondaires; chaque bibliothèque scolaire achèterait plusieurs exemplaires de ce livre qui aurait 150—180 pages in 8° et, pourvu qu'il fournisse une lecture instructive et **attrayante** à la fois, il est sûr qu'il serait fort recherché. — Si la société qui aurait organisé cette mise au concours acquiert le travail couronné elle fera certainement de bonnes affaires attendu que les autorités officielles recommanderont probablement le livre et que les bibliothèques populaires et communales et surtout des particuliers l'achèteront. L'auteur n'y perdra pas, car vu la situation actuelle du marché littéraire il ne pourrait pas compter sur une vente facile sans cette mise au concours. Nous nous sommes étendu plus longuement sur ce point, ne sachant point qu'une pareille expérience ait jamais été faite en aucune langue.

Les directeurs des écoles pourraient aussi de leur côté contribuer à la propagation des connaissances hygiéniques en adressant aux parents des circulaires officielles relatives aux élèves, en prenant, aidés par des parents, des professeurs et des élèves eux-mêmes, des renseignements sur la manière de vivre des élèves. On pourrait se servir pour cela de questionnaires imprimés concernant la durée du travail à la maison, la durée du sommeil, etc. [1]).

Enfin aussi aux écoles secondaires on pourrait afficher des tableaux hygiéniques [2]) dans les salles. Une information sur l'hygiène sexuelle

---

norvégienne du 27 juillet 1896 (V. Lov om höjere Almenskoler, Chapitre 2, § 9, № 8.—Pour la „Middelskole § 8 № 7), d'autre part de ce qu'on n'a que très rarement essayé d'introduire l'hygiène comme matière indépendante dans les écoles secondaires; une telle expérience a été faite en **Hongrie** où depuis 1835 des médecins qui ont passé un examen ad hoc enseignent l'hygiène **facultativement** dans les deux dernières classes des gymnases et des écoles réales. (V. I. Statut für die Ausbildung, Befähigung und Anstellung der Schulärzte und Professoren der Hygiene an den ungarischen Gymnasien und Realschulen. II. Instruction für die Schulärzte und Professoren der Hygiene an den ungarischen Gymnasien und Realschulen. Budapest, imprimerie de l'université, 1891; v. aussi: Dr. É. **Tauffer**, Aerztlicher Bericht über die hygien. Verhältnisse etc. „Zeitschr. f. Schulgesundheitspfl." Hamburg t. II, 1888 p. 109, t. VI, 1893 p. 664).

Une instruction obligatoire de l'hygiène pour les élèves des écoles secondaires existe à notre escient en **France** (Lycées et collèges). Le plan d'étude a été nouvellement enrichi par des points spéciaux relatifs aux dangers de l'alcool. (V. Ministère de l'Instruction publique et des Beaux-Arts. Arrêté du 9 mars 1895).

[1]) C'est le mérite de Mr. **Hertel** à Copenhague d'avoir introduit cette méthode; l'ouvrage de **Hertel** a donné l'impulsion aux grands travaux suivants: la commission **suédoise** (M. M Key, Goldkuhl); la commission **danoise** (M. Hertel l. c.); la commission **norvégienne**; des entreprises semblables locales sont celles de Mr. **Kotelmann** à Hambourg, **Strœhmberg** à Youriev, **Januschke** à Teschen, de M-me Am. **Hansen** à Bergen, etc.

[2]) Dans l'école secondaire du „Johanneum" à Hambourg p. ex. les conseils sur la conservation de la vue de Mr. **Kotelmann** sont affichés.

et les dangers relatifs donnée facultativement et avec l'assentiment des pères à la fin de la dernière année pourrait être bien utile.

Ce qu'il y aurait de plus important à faire pour le moment, ce serait d'obliger tous les jeunes gens qui se préparent à l'enseignement, à suivre un cours d'hygiène scolaire, une fois par semaine pendant un semestre et à en subir un examen, puis d'obliger les futurs professeurs d'histoire naturelle de chimie et de physique, à suivre surtout un cours d'hygiène générale, individuelle et sociale—une fois par semaine pendant une année—et à en subir l'examen; ce dernier cours serait facultatif pour les autres candidats.

Un professeur d'hygiène à l'université pourrait être obligé de faire ces cours à peu près une fois tous les trois ans. De cette manière l'hygiène scolaire pourrait occuper petit à petit une toute autre place dans les écoles secondaires et divers professeurs énoncés plus haut, ayant étudié la question s'intéresseraient à glisser au cours de leurs leçons des remarques sur l'hygiène; ils feraient cela d'autant plus si les livres respectifs renfermaient aussi des observations sur l'hygiène; ces observations finiraient par entrer dans les livres scolaires dont les auteurs pour la plus grande partie sont les professeurs de ces écoles. Mais un succès remarquable ne serait à espérer que le jour où les cours d'hygiène et les examens deviendraient obligatoires [1]).

Des moyens de propager des connaissances hygiéniques parmi les adultes.

L'instruction du peuple par des cours populaires aux universités („university extension") est d'une importance éminente surtout pour la population des grandes villes [2]). Comme moyen d'une exten-

---

[1]) En effet il y a par ci par là un progrès à constater dans l'instruction hygiénique des professeurs des écoles secondaires surtout en Belgique et en Japon. En Belgique existent depuis 1878 des cours d'hygiène à l'école normale supérieure des humanités à Liège (Mr. Kuborn). Au Japon, où l'on propage des connaissance hygiéniques dans des écoles de différents degrés les futurs professeurs des gymnases et des écoles normales suivent pendant la quatrième (dernière) année à l'école normale supérieure depuis 1895 un cours de physiologie, d'hygiène générale et d'hygiène scolaire deux fois par semaine (Mr. Mishima). En Allemagne il y a dans quelques villes (surtout à Jéna, aussi à Leipzig et à Giessen) des cours pour les futurs professeurs des écoles secondaires, peu fréquentés parce qu'ils ne sont pas obligatoires.—Berne est peut-être l'unique ville du monde, où existe une chaire spéciale pour l'hygiène scolaire (Mr. Girard).

[2]) Pour les cours populaires aux universités, les sociétés pour l'avancement de l'instruction du peuple etc. v. entre autre: James E. Russell, Ph. D. Extension of university teaching in England and America. Albany, University of the State of New-York (Extension Bulletin n⁰ 10, octobre 1895; la traduction allemande de cet ouvrage: O. W. Beyer, Die Volkshochschulen. Leipzig, Voigtländer, 1895.—Dr. E. Reyer, Handbuch des Volksbildungswesens. Stuttgart, Cotta, 1896. Des nombreuses nouvelles dans les Reports of the Commissioner of Education, Washington depuis le „Report" pour 1889—90 („university extension"). En Suède „l'university extension" s'est développée en beaucoup de sens diverses et les villes ainsi que les contrées plus peuplées sont pour ainsi dire couvertes d'un réseau de cours publiques, dont ceux concernant l'hygiène sont très en vogue. Ils sont faits par les

sion moins large mais d'un mérite aussi grand nous signalons aussi des conférences uniques pour les étudiants de toutes les facultés tels qu'en font de leur propre chef quelques professeurs [1]) pour la propagation des connaissances hygiéniques en général, pour la lutte contre l'alcoolisme et pour l'amélioration des mœurs. Il serait à désirer en dehors de la lutte contre l'alcool qu'on propageât plus qu'on ne l'a fait jusqu'ici la connaissance de l'hygiène sexuelle dont l'ignorance fait tant de victimes. Pour ce but on pourrait organiser dans les villes des cours accessibles à tous les adultes, mais séparés pour les deux sexes. Dans les états où le service militaire est obligatoire, les médecins militaires pourraient donner aux recrues des conseils d'hygiène sexuelle, basés sur un plan ad hoc. Le succès de pareils conseils dépend essentiellement du ton sur lequel ils sont donnés; une instruction faite de vive voix et bien comprise fera plus d'impression qu'une instruction imprimée; mais d'autre part de cette manière les jeunes gens qui ne sont pas enrôlés à la conscription n'auraient pas part à l'instruction orale. Pour éviter cette difficulté on pourrait remettre à chaque jeune homme qui se présenterait pour la première fois à la conscription une petite brochure instructive, système qui servirait aussi à fortifier la puissance militaire des états en embrassant toute la jeunesse pubère du pays, mais qui aurait aussi son côté précaire.

Un grand rôle comme moyen de propagation des connaissances hygiéniques revient aux s o c i é t é s qui organisent des conférences populaires, publient des brochures instructives, entretiennent des bibliothèques populaires, etc. [2]).

Les b r o c h u r e s   p o p u l a i r e s, destinées à être vendues n'auront une publicité étendue que si la charité les achète en masse

professeurs des universités et par des médecins. Le mouvement a eu nouvellement un succès remarquable en A u t r i c h e: par suite d'une impulsion issue originairement du „Volksbildungsverein" de Vienne, on a depuis 1895 fait 118 cours populaires à l'université et parmi eux 30 cours d'anatomie, physiologie et d'hygiène; tous les cours n'ont pas eu lieu d a n s l'université même.

[1]) P. ex. en Allemagne Mr. W u l f f h ü g e l à Gœttingue, F i s c h e r à Kiel, etc. Mr. H e r z e n de Lausanne a parlé dans une conférence, dont la publication est bien répandue, sur l'hygiène sexuelle (moralité); A. H e r z e n, Professeur de physiologie à l'université de Lausanne, Science et moralité. Cinquième mille. Lausanne. F. Payot, 1896. Traduction allemande par F. B r e n t a n o: A. H e r z e n, Professor etc. Wissenschaft und Sittlichkeit (Ein Wort an die männliche Jugend). Lausanne. F. Payot, 1895.—Mr. R i b b i n g à Lund a parlé à Lund et à Copenhague sur l'hygiène sexuelle.

[2]) Des sociétés de ce genre sont, comme on sait, bien répandues; la plus grande et la plus ancienne de ces sociétés, qui ont le but spécial de propager des connaissances hygiéniques, est peut-être la „Ladies sanitary association" à Londres, fondée en 1857; sans parler d'autres publications, cette société a fait circuler en presque deux millions d'exemplaires environ 100 diverses petites brochures et feuilles volantes traitant l'hygiène. (V. The thirty-ninth annual report of the Ladies sanitary association, avril 1897, Londres). Parmi les sociétés hygiéniques d'Autriche nous signalons par exemple la „Oesterreichische Gesellschaft für Gesundheitspflege" à Vienne, qui publie entre autre des brochures populaires; le „Allgemeiner niederoesterreichischer Volksbildungsverein" avec 51 sociétés affiliées et le „Wiener Volksbildungsverein" entretient plus de 100 bibliothèques populaires, publie un journal populaire, entretient des écoles culinaires; il a organisé à Vienne vers 2000 conférences populaires, dont environ 250 traitaient de l'hygiène; quelques-unes ont été imprimées.

et les distribue gratis, ou qu'elles paraissent à une époque où l'intérêt
est éveillé d'une manière particulière, p. ex. des brochures sur les premiers soins à donner en cas d'accident, quand un accident extraordinaire a éveillé l'attention, ou des brochures sur les maladies contagieuses, quand une maladie pareille sévit précisément[1]).

L'instruction hygiénique des p r ê t r e s [2], par l'introduction d'un
enseignement convenable dans les séminaires de toutes les confessions
est un moyen particulièrement important de propager des connaissances hygiéniques, parce que les prêtres, comme conseillers de confiance
et très influents, se trouvent souvent et à des occasions graves en contact intime avec le peuple et peuvent beaucoup influencer par leur
exemple et leur parole les adultes ainsi que les enfants. Ils peuvent
se servir de leur influence dans la commune et chez des particuliers
pour obtenir des améliorations hygiéniques au profit des autres.   La
propagation des connaissances hygiéniques par les prêtres est d'une
importance extraordinaire dans les pays illettrés.

Instruction par des c o n f é r e n c i e r s   a m b u l a n t s. Les conférences populaires comme les expositions n'ont ordinairement lieu que dans
les grandes villes et les expositions ont souvent l'inconvénient que le
visiteur qui n'est pas du métier, ne sait absolument pas ce qu'il peut
et doit apprendre en regardant les objets exposés. Si tous les ans à
l'époque où les gens de la campagne ont le moins à faire, on leur
envoyait de jeunes médecins hygiénistes qui, munis d'un matériel démonstratif, leur feraient des conférences (qu'on pourrait éventuellement
adapter à la portée des écoliers), ils trouveraient sans doute, en s'y
prenant avec entendement, un public reconnaissant et ils feraient beaucoup de bien au peuple; ils pourraient rattacher leurs conférences à ce
qu'ils voient dans la commune même de favorable ou de défavorable.

Dans les contrées habitées par des paysans illettrés la combinaison
du système de conférenciers ambulants avec les expositions ambulantes
dont je parlerai de suite serait d'une grande valeur; dans des territoires illettrés sans service militaire obligatoire une conférence sur l'hygiène sexuelle pour les hommes serait importante [3]).

[1]) P. ex. la brochure publiée à l'occasion du danger du choléra par le chef du
Bureau d'Hygiène en Autriche, Mr. de K u s y: Gemeinverständliche Belehrung über
Cholera und Choleramassnahmen, Vienne, A. Hölder, 1892—écrite par ordre du ministère de l'Intérieur—a eu un très-grand succès de vente.
[2]) Cfr. Hygiene als Lehrgegenstand an Priesterseminaren, Lehrerbildungsanstalten und Ackerbauschulen. Das österreichische Sanitätswesen, Vienne, A. Hölder
t. III, 1891, p. 65, 74.—Rev. C. S. G. K. G i l l e p s i e, The claims of sanitary science upon religions teachers VIII-ème Congrès intern. d'Hygiène et de Démogr.
Comptes-Rendus et Mémoires, Budapest, 1896, t. III. p. 365. (Mr. G i l l e p s i e est
mort depuis).
On a introduit p ex. l'instruction hygiénique aux séminaires d'A u t r i c h e
(Budweis, Czernowitz, Klagenfourt, Zara). V. Das österreichische Sanitätswesen, t. I,
1889, p. 383, t. II, 1880, p. 144.
[3]) Qu'on nous permette ici de dire ce qu'on a fait en Angleterre de la part de
l'école pour les conférenciers ambulants. Les autorités scolaires permettent que des
conférenciers députés par la „Band of Hope Union" parlent aux écoles des divers
degrés dans le pays entier sur l'hygiène en faisant une part spéciale aux dangers
de l'alcool. La „Band of Hope Union" a ainsi en 1896—97 fait faire 4391 conférences dans les écoles; y ont assisté 14889 instituteurs et 439464 enfants dont

Les expositions ambulantes qui joueraient un grand rôle dans la propagation des connaissances hygiéniques dans la population devraient contenir les modèles suivants:

Modèle d'une habitation salubre et insalubre en tenant compte des usages du pays, des matériaux et de l'état du sol (entre autre, isolement contre l'humidité du sol; tuyau de cheminée; disposition des lieux d'aisance, préservation de la maison contre les incendies, infiltration du contenu de la fosse aux puits). Modèle de la construction d'un puits, d'une fosse, assèchement du sol par le drainage. Quelque matériel démonstratif concernant microbes dangereux. Modèle d'une maison d'école, modèle d'une maison de refuge. Tout cela avec gravures et légendes. L'état fait faire les modèles, les administrations départementales en achètent le nombre nécessaire et obligent les communes à fournir tour à tour un local pour l'exposition ambulante, et à expédier les objets dans leurs caisses respectives à la commune voisine; le maire qui peut être supposé un des habitants les plus intelligents reçoit un exemplaire gratuit de l'explication qui est à vendre durant l'exposition.

A l'occasion des expositions hygiéniques dans les villes il serait utile de faciliter la visite des délégués envoyés par les communes (p. ex. des instituteurs) en leur donnant des subventions et des explications populaires imprimées; ces délégués seraient obligés de faire dans leur commune une conférence sur l'exposition. Enfin on devrait mettre à côté des objets le plus propres à ces démonstrations des explications populaires qui seraient à vendre à un prix minime.

Des moyens de la propagation des connaissances hygiéniques dans les divers corps de métier. Des écoles spéciales et professionelles.

Aux écoles professionelles, écoles des mines, écoles commerciales, etc., il faudrait propager des connaissances hygiéniques spéciales qui suivant le genre de l'école se rattachent à l'hygiène de la manufacture, y compris la tenue du corps [1]) et les premiers soins à donner en cas d'accident, respectivement à l'examen des denrées alimentaires et surtout à la falsification nuisible des aliments.

Il serait à désirer que les conférences faites aux écoles professionnelles sur l'hygiène des manufactures et sur les premiers soins à donner en cas d'accident fussent accessibles aux ouvriers de chaque métier, aux contre-maîtres et surtout à ceux qui font des travaux plus nuisibles à la santé ou qui les exposent davantage à des accidents; ces

---

208066 ont résumé par écrit une répétition de ce qu'ils ont entendu (V. United Kingdom Band of Hope Union. Report of school scheme. April 1 st 1896 to march 31 st 1897. Londres, U. K. Band of Hope Union p. 6). Le temps dont nous disposons ne suffit malheureusement plus pour prendre des informations sur ce que la société fait pour les adultes. Pareille est l'action de la „Church of England temperance society", la „National temperance League" cherche à influencer surtout les instituteurs.

[1]) V. relatif à la tenue du corps pendant le travail: A. Mikkelsen. Arbejdsstillinger. Med. Tegninger af M. Tvede. Copenhague, F. Hegel et fils 1885.

conférences se feraient à des heures convenables; un examen facultatif pour les auditeurs volontaires avec distribution de prix ou de diplômes pourrait être utile. Il serait aussi dans l'intérêt des grands industriels de faire faire p. ex. par le médecin de la fabrique quelques conférences énergiques et persuasives à ses propres ouvriers.

Dans les é t a b l i s s e m e n t s i n d u s t r i e l s l'affichement des lois et ordonnances sur la protection hygiénique des ouvriers devrait être obligatoire ainsi que l'affichement des instructions concernant des fabrications et des industries spéciales, enfin on devrait publier de petites brochures sur tous les genres de la fabrication [1]) au point de vue hygiénique.

Les c o u r s p o u r d e s g a r d e - m a l a d e s pourraient aussi servir à la propagation des connaissances hygiéniques dans la population en y joignant quelques conférences sur les points essentiels de l'hygiène pour ceux qui ne comptent pas faire profession de gardes-malades, mais qui cherchent à s'en instruire pour l'usage de leur propre famille [2]).

La propagation de connaissances hygiéniques parmi les ingénieurs et architectes aux é c o l e s t e c h n i q u e s mettra ces hommes souvent en état de répandre pendant leur activité des connaissances

---

[1]) Mr. de W u l t e n h o f e n p. ex. a publié une brochure sur l'électricité: Belehrung über die Vermeidung von Unglücksfällen durch Electricität und über die erste Hilfeleistung in solchen Fällen. Vienne, K. K. Schulbücherverlag 2-ème édit. 1896. Quant aux points que nous venons indiquer nous voulons rappeler quelques dispositions en A u t r i c h e: A l'école professionelle de Pilsen, aux écoles des mines de Leoben et de Pribram existent des cours des premiers soins à donner en cas d'accident, à l'école d'agriculture de Budweis un cours d'hygiène (v. Das österreichische Sanitätsverein, Vienne, t. VI, 1894, p. 136). Les futurs commissaires de halles peuvent s'instruire dans des cours sur l'examen des denrées alimentaires et l'examen microscopique de la viande (v. Erlass der K.K. n. ö. Statthalterei vom 6. April 1889 an die K.K. Bezirkshauptmannschaften betreffend die Abhaltung von Unterrichtscursen über Nahrungs- und Genussmitteluntersuchung. Das österr. Sanitätswesen, t. I, 1888, p. 167). Les futurs architectes, maîtres-maçons et maîtres-fonteniers doivent passer un examen oral sur l'hygiène des constructions (v. Vollzugsbestimmungen des Ministerialerlasses zum Gesetze s. 26. Dec. 1893, betreffend die Regelung der concessionirten Baugewerbe. Das österr. Sanitätswesen. t. VI, 1894, p. 36). Aux Chemins de fer autrichiens il y a depuis 1851 pour les conducteurs un cours théoretique et pratique sur les premiers soins en cas d'accidents fait par les médecins des chemins de fer; les élèves sont obligés de passer un examen et tous les ans une récapitulation de ce qu'ils ont appris (v. Kaiserliche Verordnung von 16. Nov. 1851, § 18, 3. Dr.V. R ö l l, Oesterreichische Eisenbahngesetze, Vienne, Manz 1885, t. I, p. 341.—K. K. Generaldirection der österr. Staatsbahnen, Instruction no. XXVI für den Sanitätsdienst, Vienne, 1884, K. K. Generaldirection der österr. Staatsbahnen, éditeur. Article 29, p. 72). Nous voulons citer encore l'ordonnance qui charge les médecins communaux de faire dans leurs communes l'instruction sur les premiers soins en cas d'accidents; on trouve p. e. chez les corps volontaires des pompiers, très répandus en Autriche, chez les corps des sergeants de ville des gens instruits en ce sens. (Erlass der K.K. nied. österr. Statthalterei vom 26. Januar 1894, S. 1197, betreffend die Anschaffung von Tragbahren zum Transporte von Kranken und Verunglückten sowie den Unterricht in der ersten Hilfeleistung in den Gemeinden. Das österr. Sanitätswesen, t. VI, 1894, p. 87).

[2]) Chr. P. J a k o b s o h n, Ueber öffentlichen Sanitätsunterricht. Hygienische Rundschau. Berlin, 1896, no. 4. Quant aux cours des garde-malades en Autriche v. Das österr. Sanitätswesen, t. V, 1893, p. 318; t. VI, 1894, p. 293; t. VIII, 1896, p. 191.

hygiéniques utiles [1]). Vu le rôle décisif que jouent dans beaucoup d'états aussi pour les questions de l'instruction publique les e m p l o y é s d e l'a d m i n i s t r a t i o n [2]) qui ont passé par la faculté de droit, il faut désirer pour ceux-ci des cours d'hygiène. Plus les employés de l'administration, surtout ceux qui sont occupés de l'instruction publique, seront capables de comprendre l'importance de l'hygiène, plus on pourra s'attendre à une propagation efficace des connaissances hygiéniques dans la population.

Mais pour pouvoir mettre en action les moyens indiqués, il faut tout d'abord avoir un grand nombre de médecins instruits en hygiène, par conséquent aussi des chaires et des instituts d'hygiène (la conclusion 4).

Depuis longtemps on ne discute plus la n é c e s s i t é de la propagation de connaissances hygiéniques dans la population; ce que l'initiative privée fait en ce sens est par endroits un travail respectable mais ne peut nullepart suppléer à l'action publique; pour tracer et exécuter peu à peu un programme, il faut de l'argent, voilà pourquoi nous proposons la conclusion 5.

Nous souhaitons qu'on profite de la présente occasion 1° pour ménager à des nombreux points du globe une action en faveur de la propagation de connaissances hygiéniques, et 2° pour préparer une échange continuelle des expériences et des progrès; dans ce but nous avons l'honneur de proposer la conclusion 6.

Conclusions.

Comme moyens de propagation systématique des connaissances hygiéniques dans les population peuvent être indiqués:

1° Instruction des parents concernant l'hygiène de l'enfant dès sa génération; pour atteindre ce but distribution systématique de courtes brochures à la portée du peuple par fonctionnaires officiels intervenant à des occasions convenables (mariage, déclaration du nouveau-né, inscription à l'école publique).

2° Instruction de la jeunesse dans les écoles primaires après l'instruction des futurs instituteurs dans les écoles normales, puis dans les écoles secondaires (gymnases, lycées, etc.) après l'instruction des futurs professeurs aux écoles supérieures.

3° Instruction des adultes par des cours populaires faits aux écoles supérieures, par les prêtres, des conférenciers et des expositions ambu-

---

[1]) Il y a en effet p. ex. en Allemagne et en Autriche à de nombreuses écoles polytechniques des cours et des exercices sur un grand nombre de thèmes d'hygiène, faits et dirigés souvent par des professeurs appartenant à l'école polytechnique même. P. ex. Vienne (L e w y), Graz (L i n n e r), Prague-Tchèque (V à v r a), Brünn (H a m m e r), Aix-la-Chapelle (L i e v e n, S t o r p), Berlin (H a r t m a n n, P o s t, W e y l), Brunswick (B e c k u r t s, B l a s i u s), Darmstadt (K r a u s), Dresde (R e n k), Hannovre (N u s s b a u m), Karlsruhe (B a u m e i s t e r, K l e i n, M i g u l a, R i f f e l), Munich (B u c h n e r), Stuttgart (J ä g e r, Z e m a n).
[2]) D'après nos informations ce n'est qu'à Berlin qu'il y a des cours facultatifs pour des employés de l'administration; les cours d'hygiène pour les employés du service d'hygiène sont plus nombreux en Prusse (Berlin — R u b n e r, Halle — F r a e n k e l, Kiel — F i s c h e r, Kœnigsberg—E r w. d e E s m a r c h, Marbourg— W e r n i c k e).

lantes, la protection des sociétés, des conférences et des bibliothèques
populaires, par la publication de brochures; par des conférences faites
dans les écoles spéciales (professionelles, écoles de commerce, etc.).

4° Création de chaires et d'instituts hygiéniques à toutes les facultés de médecine pour la formation du nombre nécessaire de médecins-hygiénistes dont on a besoin pour commencer l'instruction hygiénique de la masse du peuple.

5° Allocation d'une somme spéciale annuelle dans le budget des états pour le but si important et productif qu'est l'instruction hygiénique du peuple.

6° Election d'un comité international provisoire au XII-ème Congrès international de médecine à Moscou. Ce comité se constituera à Moscou même durant le congrès, élira un président et se chargera de travaux préparatoires. De cette manière on pourra entre autre pousser plus avant l'instruction hygiénique du peuple par un échange continuel des expériences.

Le comité provisoire international élit un président; je
propose Mr. le professeur Boubnoff. Les membres de chaque pays
représenté dans le comité chercheront à leur retour à former un
comité national composé d'hommes influents et d'esprit, intéressés à la propagation des connaissances hygiéniques dans la population.

Les comités nationaux publieront leurs idées et les progrès qui se
feront dans leurs pays chacun dans un journal scientifique du pays.
Le président de chaque comité national enverra les numéros qui contiennent nouvelles d'importance aux autres présidents qui publieront
dans leurs journaux ce qui leur en paraîtra digne.

Pour l'Autriche je propose la „Monatsschrift für Gesundheitspflege"
à Vienne, publiée par „l'österreichische Gesellschaft für Gesundheitspflege" comme organe pour la publication des nouvelles et pour l'échange des numéros avec les autres comités.

Quant aux pays qui, au Congrès, ne seraient pas représentés dans
le comité provisoire international, le président du comité central a le
droit d'inviter des personnes qui lui semblent aptes à former des comités nationaux.

Discussion.

Dr. **K. Rauchfuss** (St.-Pétersbourg): En vous priant, Messieurs,
de jeter un coup d'œil sur ces feuilles: Conseils aux mères, je
n'ai qu'à vous dire quelques mots d'explication là-dessus. Depuis 1881
j'ai introduit à l'Hôpital d'enfants du Prince Pierre d'Oldenbourg une
mesure qui tend à propager parmi le peuple des connaissances en hygiène de l'enfance, surtout des nourrissons.

La mère qui vient avec son enfant à la consultation externe y
reçoit aussi une des feuilles qui traitent à peu près tout ce qui a
trait à l'hygiène et aux soins à donner à son enfant. Parmi les 15
feuilles sur différents thèmes on choisit celle qui a rapport à son enfant (sevrage, maladie contagieuse, etc., etc.). Ces feuilles ne se trouvent pas en vente, il faut que la mère vienne à la policlinique et

qu'elle y traite son enfant, pour la recevoir, bien entendu, comme tout le reste, gratis.

En tenant ces feuilles avec les sujets différents qu'elles traitent au courant des progrès de l'hygiène de l'enfance, on aide les mères de ne pas rester en arrière. C'est le besoin du moment que la feuille traite; la mère n'a plus à le chercher dans un livre, qu'elle ne comprendrait du reste pas.

Dr. Léon Berthenson (St. Pétersbourg): En sympathisant dans tous les sens aux conclusions du Dr. B u r g e r s t e i n, je voudrais tout de même modifier la 4-me qui dit: „Création de chaires et d'instituts d'hygiène à toutes les facultés de médecine pour la formation du nombre nécessaire de médecins-hygiénistes dont on a besoin pour commencer l'instruction hygiénique de la masse du peuple". Selon moi, le Congrès doit contribuer à la propagation de la création de chaires d'hygiène non aux facultés de médecine mais aux facultés universitaires en général et surtout aux écoles polytechniques. La propagation des connaissances hygiéniques parmi les techniciens est d'une grande importance — et je voudrais que des chaires d'hygiène se créent dans toutes les hautes écoles, suivant le bon exemple de l'Ecole des mines à St.-Pétersbourg.

Prof. Hueppe (Prag): Eine empfehlenswerte Einrichtung hat Oesterreich getroffen. In den Lehrerbildungsanstalten wird durch Aerzte Unterricht über Somatologie (Anatomie, Physiologie, erste Hilfe bei Unfällen) und Hygiene erteilt. Vom nächsten Jahre ab sind Vorlesungen über Hygiene für die Studenten der Philologie durch die Professoren der Hygiene an der Universität eingeführt, um die Lehrer der Gymnasien und Realschulen zu befähigen, diesen Unterricht zu erteilen. Auf diese Weise wird das Verständniss für Hygiene in alle Volksschichten getragen.

Prof. Bonmariage (Bruxelles) regrette l'absence de M. B u r g e r - s t e i n. Il aurait appuyé la plupart des conclusions de son rapport. Un grand nombre de moyens qu'il préconise sont déjà employés à Bruxelles (Belgique) sous la haute direction de Mr. le Dr. J a n s s e n s et ont porté les meilleurs fruits.

Mais il y a un organe qui sera plus difficile à faire fonctionner, c'est le clergé dont l'intervention peut cependant porter les meilleurs fruits en matière d'hygiène. Le clergé dans la plupart des pays peut être divisé en deux catégories: le haut et le bas clergé. Le haut clergé est très intelligent, instruit et ne demande qu'à faire le bien, mais le bas clergé est encore en général imbu d'anciennes idées du moyen âge qui considère le bain p. ex. comme une grave attaque portée à la morale.

L'orateur engage donc le Congrès de nommer une Commission internationale dont les différents membres dirigés par le Congrès se mettraient en rapport avec le haut clergé qui seul peut agir.

Dr. Ludwig Frey (Wien).

Die Bedeutung der Rettungsgesellschaften im Sinne Mundy's für die «erste Hilfe».

M. H. Es wird so Manchem von Ihnen das Ziel meines Vortrages eigentümlich erscheinen. Sie werden sich sagen, wenn man von einer Rettungsgesellschaft im Sinne Mundy's spricht, so könnte man mit ebendemselben Rechte über Samaritervereine im Sinne Esmarch's, des generalen Begründers des Samariterwesens in Deutschland, oder Furley's, des Schöpfers des St. John Ambulance Association in London, oder gar der Rettungsvereine im Sinne Löw's, der jede Dorffenerwehr als vollständig geeignet und ausreichend für die erste Hilfe ansieht, sprechen.

Und doch, M. H., muss ich die Berechtigung meines Vortrages aufrechterhalten, denn eine Rettungsgesellschaft im Sinne meines grossen verewigten Freundes Mundy ist etwas vollständig verschiedenes von den erwähnten Institutionen, es ist ein Riesenwerk menschlichen Geistes, das aber—sagen wir es gleich heraus—heute noch gar nicht existirt, ja vielleicht als Utopie erscheint, das aber unbedingt einmal zur Ausführung gelangen wird und ein „monumentum aere perennius" für den grössten Philanthropen, den die moderne Zeit aufweist, bedeuten wird. Um von vornherein Missdeutungen zu begegnen und Einwand zu entkräften, dass doch in Wien diese vielgewünschte Institution Mundy's bestehe, will ich gleich erwähnen, dass die sogenannte Wiener freiwillige Rettungsgesellschaft, deren Gründung allerdings durch Mundy veranlasst wurde, in ihrer gegenwärtigen Form von jenem Gebilde, das Mundy geplant, ebensoviel entfernt ist, wie ein Fallschirm von der Flugmaschine der Zukunft. Ich möchte sie mit einem Torso vergleichen, an dem vielleicht durch Stümperhände etwas angegliedert wurde und dem Laien als ein einheitliches vollendetes Werk erscheint, wärend dem Kenner, von der angefügten Masse abstrahirend, aus den Resten des Kunstwerkes das Problem des unsterblichen Meisters sich construirt. Es ist hier nicht der Ort, um eine Kritik über die gegenwärtige Leitung der Wiener freiwilligen Rettungsgesellschaft zu üben, die auch in ihrer heutigen Form eine grosse Wolthat für die Reichshauptstadt bildet und gewiss eine nicht genug anzuerkennende segensreiche Wirksamkeit entfaltet. Sie ist aber nur insofern eine freiwillige Rettungsgesellschaft, als sie durch freiwillige Beiträge erhalten wird, wärend die erste Hilfe durch 10 bezahlte Aerzte ausgeübt wird, ein palastartiges, mit allem Comfort eingerichtetes und mit dem ganzen Rüstzeuge der modernen Hygiene ausgestattetes Heim besitzt, dessen Erhaltungskosten gleichfalls durch freiwillige Beiträge gedeckt werden. Sie ist also eigentlich das Gegenteil von dem, was Mundy bezweckt und geplant hat. Ihm schwebte der Gedanke vor, dass der Staat, ähnlich wie der Gesellschaft vom roten Kreuze, auch der Rettungsgesellschaft eine Anlage zur Aufbringung der Kosten der später näher auszuführenden, die gesammte Monarchie umfassenden Rettungswehr bewillige, das aber die Ausübung der Samariterthätigkeit eine freiwil-

lige sei, wie es eben selbstverständlich ist, wenn sie dem Gebote der Nächstenliebe entsprechen soll.

In dem Worte „freiwillig" soll der Gegensatz zu „beruflich" festgestellt werden, der sich auch darin manifestirt, dass den beruflichen Samaritern, den Aerzten, auf ihr Verlangen von Seiten der Gesellschaft ein Honorar für ihre Dienste von Fall zu Fall ausgefolgt werden möge. Dieses bestimmte er aus dem Grunde, um die Aerzte nicht in einen Gegensatz zur Gesellschaft zu bringen, sondern ihre Mitarbeiterschaft zu gewinnen, die ihm schon aus dem Grunde sehr wertvoll war, weil er in ihnen ein mächtiges Reservoir von gewissen Personen zur Leitung von Rettungsactionen bei grossen Katastrophen, die er als grosse Schlachten im Kampfe um's Dasein auffasste, sah und sie dadurch zur Perfection auf dem Gebiete der ersten Hilfe anspornt.

Dieses wollte ich nur erwähnen, um zu deduciren, in welchem Sinne Mundy die Freiwilligkeit der Rettungsgesellschaft auffasste. Und nun gestatten sie mir, ein Bild zu entwerfen jener Thätigkeit, die er seiner Institution indicirte, des Functioniren jenes gewaltigen Apparates, das seinem geistigen Auge vorschwebte.

Ich will mich hier selbstverständlich bloss mit der Samariterthätigkeit, die nur Aerzte allein interessirt, befassen und die 2 anderen Ressorte, Feuerwehr und Wasserwehr, die er gleichfalls als Teile der Rettungsgesellschaft ansah und in dieser Dreieinigkeit die Wehrmacht gegen die Unfälle des Lebens und des Besitzes im täglichen Kampfe um's Dasein zu begründen brachte, hier ganz bei Seite lassen. Von der ersten Hilfe gilt das bekannte Wort „bis dat, qui cito dat". Je rascher sie ausgeübt, desto wirksamer ist sie. Die weitere Wirksamkeit hängt von der Art, der Qualität derselben ab, ob sie lege artis geleistet, oder ob infolge Unkenntniss, Mangel an Erfahrung oder durch Mangel an zweckmässigen Mitteln, Unterlassungssünden begangen wurden. Auch hier gilt in erster Linie die Richtschnur jedes ärztlichen Handelns, das non nocere, eine weise Zurückhaltung von unnötigen Handlungen und Vermeidung jedes Uebereifers. Endlich ist der Erfolg ein um so vollständiger und dauernder, je früher der Verletzte in die definitive also ärztliche Behandlung gelangt. Von diesen Grundsätzen ausgehend, suchte Mundy sein grosses Ziel dadurch zu erreichen, dass er einerseits durch die Organisirung und gleichzeitig durch die Decentralisation der der ersten Hilfe dienenden Organe in einer Stadt wie Wien ein ganzes Netz von Rettungsstationen errichten wollte, die aber im organischen Zusammenhang mit der Centrale in ihrem Wirkungskreise vollständig unabhängig functioniren sollten, andrerseits durch die Dienstbarkeit aller jener grossartigen Errungenschaften auf dem Gebiete der Technik, insbesondere des Verkehrs, der Transportation, der Beleuchtung, auf dem der Hygiene und Chirurgie, speciell der modernen Wundbehandlung.

Zur Ausübung der ersten Hilfe bedarf es vor Allem eines Corps ausgebildeter Samariter. Als ausgezeichneter Kenner der Menschenseele glaubte Mundy das in der Menschenbrust wohnende Mitleid, das Mitgefühl für das Unglück und das Leid des Nebenmenschen zugleich mit dem Triebe, sich bemerkbar zu machen, auszunützen und durch den Appel an dasselbe ein grosses Menschenmaterial heranzuzie-

ben. Insbesondere waren es die jungen Hochschüler sämmtlicher **Fa-**
cultäte, in erster Linie selbstverständlich Mediciner, die meist für **al-**
les Grosse und Edle begeistert, sich gerne mit dem **Enthusiame der**
Jugend dem Samariterwerke zur Verfügung stellten. Für die Mediciner sollte es eine Vorschule für ihren künftigen Beruf werden und
es versteht sich von selbst, dass diese voll Eifer und idealem **Schwun-**
ges sich einig um seine Fahne scharten.

Aus diesen Elementen sollten die einzelnen Sanitätswachen **zu-**
sammengesetzt werden, die nach einer sorgfältigen Ausbildung **in den**
Principien und der Technik der ersten Hilfe, welche durch **geschulte**
Aerzte geleitet würde, unter dem Comando eines Führers **militärisch**
disciplinirt den Samariterdienst in einem bestimmten Rayon zu **unter-**
nehmen haben. Bei der grossen Zahl der sich zur Verfügung **stellen-**
den freiwilligen Helfer würde das Opfer an Zeit für jeden **Einzelnen**
nicht gross sein, da der Dienst bloss 2 Mal im Monate und nur durch
Stunden von jedem ausgeübt werden sollte und unter Umständen einem Stellvertreter übergeben werden könnte.

Um aber gewissermassen die ganze Menschheit zum Samariterdien-
ste heranzuziehen, sollte durch öffentliche Vorträge über erste Hilfe,
durch die Verbreitung der vulgärmedicinischen Kenntnisse das Interesse
der Bevölkerung für die Beteiligung dieser allen Ständen und allen
Bevölkerungklassen zu Gut kommenden Thätigkeit erweckt werden
und dadurch ein unerschöpfliches Reservoir für active Mitglieder **ge-**
schaffen, so dass im nötigen Moment sofort auch ein hilfbereites Geschlecht sich vorfinde. Damit jedermann auch sofort in Action **treten**
kann, werden an den meisten öffentlichen Orten, an **Tramwayhalt-**
stellen und dergleichen einfach construirte Tragbahren, deren Aufstellung durch eine Aufschrift in leichtfasslicher Weise erklärt werde, be-
festigt und dem allgemeinen Gebrauche anheim gestellt. Die Sanitätsstation muss mit allem ausgestattet sein, was für Verletzungen und
Verunstaltung jeder Art notwendig ist. Dass sie Telephon und sämmtliche moderne Signalapparate besitzen muss, ist selbstverständlich.

Ein oder mehrere der so ingeniös ausgestatteten und allen Anforderungen entsprechenden, Ihnen allen bekannten Mundy'sche Transportwagen für Verletzte, die allen den Räderbahren verschiedenster Construction und Verbesserung vorzuziehen und die einzigen warhaft humanen Transportmittel sind, und die gegenwärtig durch Automobile
oder durch andere Motorwagen zweckmässig ersetzt werden könnten,
und ähnlich der Feuerwehr vollständige Fahrfreiheit durch eigene Signale besitzen müssten, sorgen für die Zuführung und Abtransportirung
der Verletzten in die Spitäler oder in die Wohnungen. Da die ganze
Action der Rettungsgesellschaft nur der Sanitätsstation bloss für die
erste Hilfe berechnet ist, müssen alle nicht in das Gebiet derselben
fallende Operationen und andere ärztliche Handgriffe unterlassen werden, selbst wenn sie von graduirten Aerzten ausgeübt werden. In dem
Momente, wo der Verletzte lege artis verbunden und transportfähig
gemacht wurde, mit einem Worte die momentane Gefahr beseitigt ist,
hat das Functioniren der Gesellschaft seine Thätigkeit beendigt und
es hat nur Sorge zu tragen, dass der Kranke sobald als möglich in
die definitive ärztliche Behandlung kommt. Letztes ist ihm untersagt

und zwar mit vollem Rechte, denn Mundy wollte den Aerzten keine
Concurrenz schaffen, im Gegenteil er wollte ihren schweren, verant-
wortlichen Beruf erleichtern, indem die zweckmässige erste Hilfe eine
conditio sine qua non für eine erfolgreiche Behandlung der Verletzungen ist und dadurch sowol den Aerzten als auch den Kranken ge-
dient wird. Derartige Sanitätsstationen sollen womöglich im Centrum
eines jeden Bezirkes errichtet werden, um dem wichtigsten Principe
der ersten Hilfe zu entsprechen, nämlich so rasch als möglich inter-
veniren zu können.

Ich muss mir wegen der so kurz mir zugemessenen Zeit versagen,
in die Details der Einrichtung einer solchen Sanitätsstation näher einzugehen und mich auf das Wenige schon Erwähnte beschränken, zumal ich alle die mannigfaltigen Umständlichkeiten ausführen müsste, die
er bei den speciellen Accidentien in so vollendeter Weise traf und den
Fortschritten der Wissenschaft anpasste.

Ich will nun zur Centrale übergehen. In dieser wollte Mundy einen
Brennpunkt samaritanischer Thätigkeit für die gesammte Monarchie
schaffen. Sie sollte der Generalstab werden für die Hilfsthätigkeit in
dem gewaltigen Ringen der Menschheit im Kampfe um's Dasein, gegen
den Einbruch elementärer Ereignisse, gegen die Ausbreitung verhar-
render, die Menschheit ruinirender Seuchen. Hier bewies sich auch sein
mächtiges organisatorisches Talent und die Principien, die er in den
unvergleichlichen Statuten der Rettungsgesellschaft zur Ausführung gebracht hat, werden bahnbrechend und mustergiltig für alle Zeiten werden. Gleich der Centrale der Gesellschaft vom roten Kreuze, die ihre
erhabene Hilfstätigkeit im Kriege in so wolthätiger Weise ausübt,
sollte auch diese Centrale mit einem Arsenale von Hilfsmitteln ausgestattet sein, um bei grossen Katastrophen, die ganze Länder oder
selbst den Staat betreffen, sofort in Action treten zu können.

Eine grosse Zahl von Transportwagen für Verwundete und Infectionskranke, Leichenwagen und Materialwagen, ein Magazin für reich-
liches Verbandmaterial, für ärztliche Utensilien aller Art, insbesondere die für die Antiseptik dienenden Gegenstände, ein Zeugsdepôt für
die Feuerwehr und ein solches für die Wasserwehr mit allen den modernen Anschauungen Rechnung bringenden Hilfsmitteln gehören zum
Bestande einer solchen Centralstation. Von diesem Reservoir aus sollten alle Filialstationen mit dem nötigen Material versehen, ebenso die
sogenannten „Fliegenden Ambulanzen", die von Fall zu Fall in Action
treten, ausgerüstet werden. Ich brauche nicht erst zu erwähnen, dass
sämmtliche dieser Stationen durch ein ausgebreitetes Telephon- und
Telegraphennetz miteinander in Contact stehen und von allen wichtigen Vorfällen die Centrale verständigt werden muss. Man hat Mundy
von vielen Seiten den Vorwurf gemacht, dass er über jeden Fall, über
jedes geringste Ereigniss ein ausführliches Protocoll aufnehmen liess,
dass er in Form von tabellenden Untersuchungen, von Vierteljahr-
schriften, Trimestrialberichte, Jahresberichte eine Art Vielschreiberei
einrichte, die nebst Mühe und Zeitaufwand, die sie verursachten,
bedeutende Geldmittel erfordern. Diese Kurzsichtigen sahen aber nicht
den Zweck, den Mundy damit verfolgte. Ihm war es darum zu thun,
eine einwandfreie Statistik der Unfälle, ihrer Ursachen und der Hilfs-

leistungen zu schaffen, welche die glänzendste Rechtfertigung seiner Bestrebungen ergeben hatte. Welche Bedeutung dieselbe für die Hygiene und die Statistik im allgemeinen besässen, das brauche ich an dieser Stelle nicht erst hervorzuheben. Durch Convention, die er mit der Verwaltung der Eisenbahnen, Dampfschiffartsgesellschaften und den staatlichen Behörden schloss, sollte die Centrale in den Stand gesetzt werden, auf die erste Nachricht von Katastrophen jeder Art nun eine vollständig ausgerüstete Expedition sofort an die Unglückstelle zu schicken, um entweder den Mangel einer entsprechenden Rettungsorganisation zu ersetzen oder die vorhandene, aber nicht ausreichende zu unterstützen. Wie er in solchen Fällen seiner Aufgabe gerecht werde, dafür bietet er einen glänzenden Beweis an dem furchtbaren Erdbeben in Laibach, das eine blühende Stadt in einer Nacht fast vollständig verwüstete. Seine Rettungsaction daselbst bildet ein goldenes Blatt in der Geschichte des Samariterwesens, nicht minder seine Thätigkeit bei der grossen Wasserkatastrophe in Prag.

Mundy's organisatorisches Genie manifestirte sich auch bei der Constituirung des sogenannten Actionscomités, als der leitenden Körperschaft seiner Institution.

Dasselbe setzt sich aus hervorragenden Fachmännern der verschiedenen Ressorts zusammen, die in ihrer Gesammtheit die Executive bilden, jedoch gleichzeitig als Referenten ihres Faches dienen. Es ist dieses ausserordentlich notwendig, wo es, wie bei der ersten Hilfe, um plötzliche Entschlüsse handelt und nicht erst, wie beim seligen Hofkriegsrat, so lange beraten wird, bis jeder Rat zu spät kommt. Wenn nun die Wirksamkeit des Chefarztes, des Chefingenieurs, des Chefs des Maschinenwesens und der Magazine u. s. w. eine geregelte ist, so ist die gebotene Einschränkung blos in Beziehung auf das Ganze zu deuten, auf dem Gebiete des Ressorts selbst ist deren Unabhängigkeit vollständig gewährleistet. Jede der erwähnten Functionen ist selbstverständlich eine freiwillige, es sind Ehrenstellen, die nur von den besten Männern gesucht und bekleidet werden und in dem Bewusstsein, ihren Mitmenschen in ihrem Unglück beizustehen und vor grösserem zu bewahren, ihre Befriedigung und ihren schönsten Lohn finden. Ich betone nochmals, in der Freiwilligkeit der Leistungen suchte Mundy das Kriterium der wahren Samariterthätigkeit.

Vorteile des Mundy'schen Systems sind folgende:

Eine ideale Methodik der ersten Hilfe, die allen Ansprüchen gerecht wird.

Strenge Organisation und Einheitlichkeit der ersten Hilfe.

Leichte, rasche Dirigirbarkeit der Hilfsaction bei Katastrophen.

Infolge der Freiwilligkeit, daher relative Unabhängigkeit von jedem Bureaukratismus, der stets als eine Fessel für die Entfaltung einer raschen und dann wirksamen Hilfsthätigkeit erscheinen wird.

M. H. In den letzten Tagen ist unsere Monarchie von einer furchtbaren Katastrophe heimgesucht worden. Hunderte blühende Menschenleben wurden durch Herden hereinbrechender Fluthen hinweggeschafffen, Millionen von Menschengut verloren, die herrlichsten Fluren auf Jahre verwüstet.

Ein guter Teil der Verlorenen hätte jedoch gerettet werden können

wenn die Rettungsorganisation eine bessere gewesen, wenn mit einem Worte die Idee Mundy's realisirt worden wäre. S. Majestät unser gnädigster Kaiser, ein wahrer Vater seiner Unterthanen, hat in nicht misszuverstehender Weise seiner Unzufriedenheit über die Rettungsaction in Ischl Ausdruck gegeben. Aber dieselbe Katastrophe, die in so deutlicher Weise die Unzulänglichkeit der sogenannten officialen Hilfsaction, welche an Mangel an jedweder Organisation krankte, manifestirte, bot wieder einen glänzenden Beweis dafür, was eine freiwillige, aber zweckbewusste und nur schnelle erste Hilfe zu leisten im Stande ist. Ein einzelner Mann, ein Bezirksgerichtsagent, rettete allein 42 Menschen vor dem Ertrinkungstode, die infolge Unthätigkeit, oder besser gesagt Unfähigkeit der dazu berufenen Factoren unfehlbar verloren gewesen wären.

Wenn man erwägt, dass „das höchste Capital der Mensch ist" und wass alles an einem solchen Menschenleben hängt, so ist nicht nur von rein menschlichem, sondern von wirtschaftlichem Standpunkte von grosser Wichtigkeit, dass unsere Rettungseinrichtung auf das höchste Mass der Vollkommenheit gebracht werde. Und ich glaube, meine Herren, dass Sie die schönste socialpolitische (man spricht heute und mit Recht soviel über Socialpolitik) Mission erfüllen indem Sie in Ihren respectiven Vaterländern für die Realisirung von Rettungsgesellschaften im Sinne Mundy's eintreten.

Ich erlaube mir daher folgende Resolution in Vorschlag zu bringen: Die XIV Section des XII int. med. Congresses in Moskau erblickt eine wesentliche Förderung der ersten Hilfe in der Gründung von Rettungsgesellschaften im Sinne Mundy's. Sie fordert die durch sie vertretenen Regierungen auf, die dahin zielenden Bestrebungen auf das wirksamste zu unterstützen und zur Realisirung derselben beizutragen.

Discussion.

Prof. **Saltet** (Amsterdam) bemerkt, dass nicht überall die Hilfe einer freiwilligen Gesellschaft nötig zu sein braucht. Er wendet sich also gegen die erste These als zu absolut. Die Behörde könnte ja auch die Sache zur Hand nehmen und gut durchführen.

Deuxième Séance

Samedi, le 9 (21) Août, 9 h. du matin.

La séance est ouverte par le Prof. S. Boubnoff.
Présidents: Prof. Ogata (Tokyo), Prof. Nocard (Alfort), Prof. Guttstadt (Berlin) Prof. Saltet (Amsterdam).

Prof. **Victor C. Vaughan** (Ann Arbor).

The restriction of tuberculosis.

According to Eberth there die in the civilized world each year from tuberculosis alone about 1095000 persons, or 3000 a day, or

more, than two every minute. In an address upon tuberculosis Professor Eberth, after speaking of the fearful mortality from epidemics of the Black Plague during the Middle Ages, states: „These figures are, indeed, fearful, but they fall short of the number sacrificed to tuberculosis. The old epidemics, fearful as they were, continued, with but few exceptions, only for short periods, while tuberculosis prevails year after year, and in the wide world there is scarcely a corner free from t is scourge".

In the census year of 1890, 102109 deaths are reported as due to pulmonary tuberculosis in the United States. To the reported deaths not less, than 30 per cent, should be added in order to arrive at the actual number. When this computation is made it will be found, that the annual number of deaths in the United States from pulmonary tuberculosis amounts to nearly 133000. I know of no reliable data, from which we can ascertain the number of deaths from tuberculosis of other organs than the lungs. However, knowing, as we do, that every part of the body — the skin, the muscles, the bones, the nervous system, the abdominal and pelvic viscera — are all occasional, and some of them frequent, sufferers from the invasion of tubercul bacilli, we will hardly be accused of exaggeration, when we state, that in all probability the tubercule germ is directly, or indirectly, the cause of not less, than 150000 deaths in the United States each year.

These figures are probably too small. Germany has a population equal to about three-fourths that of the United States, and Leyden stated before the International Congress of Hygiene and Demography at Buda-Pest in 1894, that the number of consumptives in the German Empire is not less, than 1300000, and that the annual deaths from this disease in the same country range from 170000 to 180000.

At the same Congress Deshayes gave the annual number of deaths from tuberculosis in France as 150000, and Pattin reported the number in England and Wales at 63015.

Leyden gives the ratio between annual deaths and the total number of infected persons as 1 : 7. and Williams states, that the average life of the consumptive among the better to-do classes of English is eight years. Accepting Leyden's estimate, we see, that an average of 150000 deaths annually indicates, that the total number of persons in the United States at present infected with tuberculosis amounts to 1050000. These estimates are sufficiently large to render the subject of the restriction of tuberculosis worthy of the consideration of every one, who is interested in the welfare of the human race. Moreover, it should be borne in mind, that unless some effort is made to prevent it, the mortality from tuberculosis will increase with improved facilities for travel, and the greater ease, with which the consumptive invalid, even in the advanced stages of the disease, mingles with and infects the healthy. It is gratifying to state in this connection, that in those places, where attempts have been made to restrict this disease, there is already evidence of a marked decrease in its death rate.

About one-seventh of all men die of tuberculosis, and about one-third of all men have the disease. The first part of this statement is

shown to be true by the mortality statistics of all civilized countries. The second part of the same statement is shown to be true by the records of autopsies in various parts of the world. Massini found evidence of tuberculosis as shown by scars, indurations, cheesy and chalky deposits in 89 out of 228 autopsies. Müller found in the Munich Pathological Institute, that tuberculosis causes 29,4 per cent of deaths in adults, and 30 per cent in children, and that 11,8 per cent more of the children had tuberculosis. Bollinger's researches confirm this statement. Baumgarten states, that from $1/4$ to $1/3$ of all the bodies sectioned showed tuberculous lesions. Queyrat found tuberculous changes in 31,4 per cent of the children examined by him. Landouzy reports, that 30,4 per cent of the children, brought to autopsy, are tuberculous. Babes founds tuberculous deposits in one-half of the childern drying from all diseases at Bucharest. In 1887 he sectioned 93 children, 65 of whom had tuberculous glands. Haitnel states, that one-third of the children, examined at L'Hospice des Enfants assistés, showed tuberculous lesions. Simmonds, Schiver and Bolts state, that autopsies at the anatomical institute at Kiel of 781 children, aged from one to five years, showed tuberculous lesions in 230; of 228, between five and ten years, 78 were tuberculous; of 162 between ten and fifteen years, 56. Wolff states, that autopsy reveals either recent or old tuberculous lesions in from 40 to 50 per cent of adults, and from 60 to 70 per cent of children, also that 30 per cent of adults and 40 per cent of children have latent tuberculosis. Schlenker found in 100 consecutive autopsies at Zurich 66 tuberculous bodies; 35 of these had died of tuberculosis; in four others the disease was marked, but had not caused death; while in 27 others it was latent and had not been suspected during life. In this examination no lesion was pronounced tuberculous, unless it was evident and characteristic to the unaided eye. He points out the fact, that had the indurations been examined microscopically, the percentage of cases of latent tuberculosis would have been increased. According to Adossides of 4815 bodies sectioned at Halle, from 1882 to the middle of 1893, 1066 showed gross tuberculous lesions. These and other statistics of like import justify the assertion, that about one-third of all men are at some period of life affected with tuberculosis. If one-third be infected, and one-seventh die of the disease, it must be, that the difference between one-third and one-seventh, a little more than one-fifth, are tuberculous, but do not die from this disease. Of the 63000000 of people living in the United States in 1890, 9000000 have died or will die of tuberculosis, while 21000000 have been or will be infected with the bacillus tuberculosis. I have mentioned these facts in order to show 1) that tuberculosis is widespread; and 2) that it does not possess the malignancy usually attributed to it, inasmuch as a large proportion of those infected do not die from this disease.

That the bacillus, discovered by Koch in 1882, is the primary and essential cause of all forms of tuberculosis, no intelligent medical man will now deny. Without specific infection the disease does not and can not exist. While this germ does not destroy the life of every person

invaded by it, and, probably, does not unaided produce death in many, without it no amount of saprophytic infection can cause tuberculosis. Bad colds, influenza, pneumonia, measels, whooping-cough, etc., do not originate consumption. The apparent origin of tuberculosis in the above-mentioned diseases is easily explainable. The individuals are already tuberculous, possibly have been so for many years, and acute inflammation of the respiratory tract brings with it or is due to secondary infection, and for the first time tuberculosis is recognized.

The exhaustive researches of Cornet, extending through the years of 1887, 1888 and 1889, and since confirmed by others, have revealed the manner, in which tuberculosis is disseminated. The air exhaled from the lungs of consumptive, even in the last stages of the disease, is germ-free. The sputum in cases of pulmonary tuberculosis, the discharges from the bowels, when the sputum is swallowed, and in intestinal tuberculosis, the urine, in case of involvement of this excretory tract, the discharges from tuberculous sores from any part of the body, the milk and flesh of tuberculous animals, are the media, in which the germs of this disease exist outside of man's body. The tubercule bacillus does not reproduce itself outside the animal body, excepting under certain artificial conditions. The number of tubercule germs in the sputum on the floor or in the cuspidor does not increase, but such germs may under certain conditions retain their vitality quite indefinitely. Cornet collected dust from various sources and tested the same for the bacilli of tuberculosis by the inoculation of guinea-pigs. These studies showed, that the dust taken from rooms occupied by consumptives, who were in the habit of expectorating on the floor or in their handkerchiefs, frequently contained the bacillus; while dust from rooms, occupied by those consumptives, who were careful to use cuspidors, and never spit on the floor or in their handkerchiefs, was free from the germ. The bacilli are transmitted from man to man, or from animal to man. The disease never originates in any other way. The transfer is as a rule an indirect one, and we are often unable to ascertain the route, by which it was made, but we know, that every case of consumption comes from a preceding one.

When the consumptive knows, how and properly attends to the thorough destruction of the germs thrown off from his body, there is no longer any danger of his becoming a centre of infection. Residence in a properly conducted hospital, arranged especially for the care and treatment of tuberculous patients, would be perfectly safe. The danger of infection in such a house would be much less, than that to which the traveler subjects himself every time he passes a night in a hotel. In the latter instance one is assigned to a room the condition of the previous occupants of which is wholly unknown to him. The bed may have been occupied by a careless consumptive, who has scattered the seeds of the disease about him. Wherever we, go we are in danger of being infected. but if certain well-known rules could be followed in detail, the infected and uninfected might mingle without danger. The bravest man may hesitate to walk through a jungle, which conceals a single savage beast; but the most timid does not hesitate to approach a whole menagerie of caged lions. Cornet has shown by

positive demonstration, that of all places examined by him where people congregated, the one most free from the chance of accidental infection with tuberculosis is a properly equipped and properly kept surgical operating room. Here one is less liable to infection than he is in the best kept hotel, or in a private house.

We can restrict tuberculosis by preventing the spread of the specific microorganism. This can be done only by the destruction of this agent. We know, where to find the tubercule bacillus outside of the human body, and we know, that we have the means of destroying the germ in these places. We must stop the sale of milk and meat from tuberculous animals. This can be done by the inspection of animals in the dairy, and in the stok-yards by competent skilled veterinarians. Experiments have shown, that milk may and often does contain the bacillus, even when no local lesions on the udders exist. No one schould be allowed to sell milk without a license, and this should be granted only after the employment of the tuberculin test.

There has been some variety of opinion among sanitarians concerning the danger of eating the meat of animals with tuberculosis. These differences have not been confined to opinions, but have appeared in the results of scientific experimentations. There are those, who hold, that it is sufficient to condemn the diseased part of a tuberculous cow, and that the remainder may be taken with perfect safety. These believe, that tuberculosis is a local affection, that the bacillus is never found in the blood, and consequently is not generally distributed. On the other hand, there are those, who teach that tuberculosis is a disease totius substantiæ, and that „total seizure" and destruction of the entire carcas by the health officers are desirable. Inoculation of guinea-pigs with the meat and meat-juice of tuberculous animals has given different results to the several investigators. To anyone, who has seen tuberculous animals slaughtered, these differences of opinion and experimental results are easily explainable. In the first place, the tuberculous invasion may be confined to a single gland, and this may occur in a portion of the carcas not ordinarily. taken, while on the other hand, the invasion may be much more extensive, and even the muscles may be involved. Again, the tuberculous portion may consist of hard nodules that do not break down, and contaminate other tissues in the process of removal, but I have seen a tuberculous abscess in the liver holding nearly a pint of broken down infected matter ruptured or cut in removing this organ, and its contents spread over the greater part of the carcass. This easily shows, why one investigator succeeds in inducind tuberculosis in guinea-pigs by introducing small bits of meat from a tuberculous cow in the abdominal cavity, while another equally skillful bacteriologist follows the same details, and fails to get any positive results. No one desires to eat any portion of a tuberculous animal, and the only safety lies in „total seizure" and destruction.

The greatest work must be done in the disinfection of the sputum and other germ, containing excretions from the human body. Much good can be accomplished by the circulars, now quite generally distrib-

uted by Boards of Health, but this agency is insufficient and incomplete. There are details, which even the most conscientious and intelligent are not likely to get from the most specifically worded directions, and these details are all-important in the accomplishment of our object. When we recognize the fact, that we must teach the unlearned and careless, as well as the intelligent and painstaking, the inadequacy of printed directions becomes all the more evident. To depend wholly upon such information would be like teaching chemistry exclusively from textbooks. The most intelligent student can not become a skilled bacteriologist with the best library on the subject in the world, unless this be supplemented by practical work in the laboratory. If the trained student needs such practical demonstration, how much more must they be essential to the patient, who generally is wholly without scientific knowlegde? How can we expect the factory girl with tuberculosis to carry out the details of the disinfection of her sputum so thoroughly that she will cease to be a centre of infection, unless she has practical drill in the methode of desinfection? The details necessary for the complete destruction of the agents of infection can be learned only by practical illustration. Schools for the instruction of consumptives in the methods of taking care of themselves and preventing the spread of the disease to others should be established. This would result in lengthening their own lives, in rendering them more comfortable while they do live, and would save many others from infection. These schools schould consist of model hospitals, where the consumptive could be both patient and pupil. As here indicated these hospitals would have a two-fold use. The training of their inmates in methods of restricting the disease would be of untold benefit, and it is now generally conceded, that the institutional treatment of tuberculosis is the most successful. Only in such institutions can a dietetic and hygienic treatment be carried out satisfactorally, and all will agree, that this is of more importance, than the use of medicinal agents.

I have stated, that one of the benefits to be derived from the establishment of such hospitals for the cure of the tuberculous would consist in the cure of this disease in its early stages. Upon this point I desire to make some farther statements. Is tuberculosis a curable disease? If so, to what extent is it curable? Are tuberculous deposits ever absorbed? May tissues once invaded by the bacillus tuberculosis regain hystological continuity? Is there ever a restitutio ad integrum?

In 1882 Baumgarten wrote in sum and substance as follows: „Tuberculosis is in and of itself not so bad a disease. We do not believe, that it possesses, as a constant property, the considerable local malignancy, which Friedländer believes he must still unconditionally attribute to it. When we see individuals, who as children had thickened tuberculous cervical glands, or tuberculous disease of the joints, develop into the strongest and handsomest men; when we see people, who in childhood had Pott's disease, which is always due to tuberculous caries of the vertebra, live for years with this deformity and reach advanced age; with such observations as these so frequently before us, we must conclude, that tuberculosis is not so deadly as is

usually supposed. The curability of phthisis pulmonalis was well known to the older pathologists. The distinguished Carswell wrote: „In no other disease has pathological anatomy furnished more positive evidence of curability, than it has for tuberculous disease of the lungs“. Under the dualistic theory, when a case recovered, it was said to be one of simple inflammatory nature and not tuberculous. However, since we know, that caseous phthisis is tubercular, we must admit, that tuberculosis is curable. The tendency to heal is much more evident in the true tuberculosis of Virchow, than it is in his caseous pneumonia. We will, therefore, come much nearer, the truth if we take the oft-quoted saying of Niemeyer „the greatest misfortune that can happen to one with phthisis is, that he should become tuberculous“ and make it read as follows: „The greatest misfortune, which can hoppen to one with pulmonary tuberculosis, is, that he should become phthisical“.

Tuberculosis, so long as it remains an unmixed infection. is not a deadly disease, and I believe it to be in this stage one of the most easily curable of the bacterial diseases. Except in the forms of acute miliary and meningeal tuberculosis, it is but seldom the direct cause of death. However, as soon as it becomes a mixed infection, and is something more than tuberculosis, it then takes rank as the most fatal of all the diseases now afflicting mankind. In order to restrict this disease we must recognize and cure it in its earliest stages. In order to accomplish this work we must put aside certain dogmas, which we have so long mistaken for facts, that their shadows frighten us. We must be convinced, that as an unmixed infection it is a curable disease. We must be able to recognize the disease while it remains an unmixed infection. We must cease regarding certain conditions as evidence of the existence of an indefinite imaginary so-called protuberculous state, and must learn to look upon these conditions as proof of the actual existence of tuberculosis.

The fact, that one may be infected with tuberculosis and such infection remain localized for many years, is shown by the study of cases of lupus. Out of 21 cases of lupus studied by Doutreleport, the infection spread and the patient died of tuberculous meningitis in only one instance. Haslind found six cases, of what he regarded as metastatic involvement of the internal organs in 53 cases of lupus, and Holm observed 11 in 62 cases. The study of instances of accidental inoculation with the bacillus of tuberculosis in wounds tends so similar results. It is true, that the infection in these cases may extend to the internal organs, but often the disease remains a local infection and not infrequently a spontaneous cure occurs. Verneuil reports the case of an assistant, who became inoculated at the root of the finger nail while sectioning a tuberculous body. Four or five days later a single point of suppuration appeared. Three years later the finger was amputated at the second phalanx and at the same time a tuberculous abscess was opened at the back of the hand. Three years later still a bruise of the stump of the finger was followed by tuberculous sequestration. Up to this time the internal organs had remained sound. and subsequently the man died of spinal meningitis. Karg reports

the case of a physician, who developed a tubercule on the thumb.
For six years this remained without any sign of extension. Then the
thumb became swollen and red, and several tubercular abscesses developed along the lymphatics. These were opened and the bacillus
found in the contents. Riehl reports the case of a physician, who
inoculated himself in an interdigital fold. Two small tubercules were
removed and found to contain bacilli. Kraske observed a boy, who
after a surgical operation became infected from his tuberculous sister.
The tuberculous growth was removed and the boy remained well.
According to Tscherning a servant inoculated her finger with a broken
cuspidor, used by her tuberculous master. The tubercule at the point
of inoculation and some swolen axillary glands were removed, and in
these the bacilli were found. The servant remained in good health.
Lehmann observed ten Jewish children with local tuberculosis after
circumcision by a tuberculous rabbi. Three died of marasmus, three
of tuberculous meningitis, one of diphtheria, and three recovered.
Many other cases of wound tuberculosis have been reported, and a
valuable review of the subject has been reported by Schmidt. The
study of these cases shows, that inoculation with the bacillus tuberculosis does not always cause death, and that man is much less susceptible to the disease, when thus acquired, than are rabbits and guinea-
pigs.

Farther evidence, that one infected with tuberculosis may recover
from the disease, is furnished in the observation of other forms of
local tuberculosis. Tuberculous joints have been healed, and the child
affected in this way may develop into the most robust adult. König
states, that coxitis may heal at any stage of the disease. Tuberculous
abscesses may disappear and leave scar tissue as the only evidence
of their existence. Tuberculous orchitis and tuberculous pericarditis
have been known to disappear. This evidence of the possibility of
healing tissue once invaded with tubercul bacilli should encourage
us, because in all cases tuberculosis begins as a local disease, and
the tissue at first involved is only of microscopical extent. The germ
is inhaled, finds lodgment, and begins to multiply somewhere in the
lung. The sooner the inoculation is recognized the greater are the
chances of so improving the resistance of the tissue, that extension of
the infected zone does not occur, and then this germ dies out, or
remains localized. I have stated, that every case of tuberculosis begins
as a local disease. The researches of Buhl and others have shown,
that this is true even in acute miliary tuberculosis and in tuberculous
meningitis. In these, the systemic infection comes from a preexisting
tuberculous focus.

The evidence, that tuberculosis of the peritoneum occasionally under-
goes a spontaneous cure and frequently heals after laparotomy is
no longer questionable. It will be interesting to learn so far as we
are able the histological changes, involved in these cases of cure of
tuberculous peritonitis after operation. Is there a complete disappear-
ance of the tubercles? Richelot opened the abdominal cavity on
account of strangulated hernia in a woman, upon whom he had twice
before performed laparotomy for tuberculous peritonitis. The last oper-

ation for tuberculosis had been made one year before, that for the hernia. He found the peritoneum perfectly smooth, of normal color, and free from adhesions. Knaggs performed laparotomy for tuberculosis, and five and one-half years later operated upon the same woman for hernia. At the second operation there was no trace of tuberculosis detectable, although at the first operation, the intestines, mesentery and parietal peritoneum were thickly covered with tubercles. Clarke reports a case, in which an operation was made eighteen months after laparotomy for tuberculous peritonitis, and the second operation showed, that the tubercules had wholly disappeared. Similar cases with similar findings have been reported by Schede, Winiwater, Ahlfeld, Herschberg, Schmalfuss, Tait, Feldmann, Terrillon, Esmarch, and Werth.

Tuberculous peritonitis has been cured not only by surgical means, but by medical treatment as well. Such cases have been reported by Bouilard, Vierordt, Anderson, Comby, Fagge, and others.

Numerous reports of cure of tuberculosis ulceration in the larynx have been made by men, whose testimony can not be questioned. In regard to the cure of pulmonary tuberculosis either spontaneously, or under, climatic or medicinal treatment, there is much information to be found in medical literature, but it can not be so positive as that given in peritoneal tuberculosis. If there be histological restoration, there can be evidence after death of the existence of the disease during life. Scars and chalky deposits are often found, and the fact, that these contain tubercule bacilli, demonstrates the former existence of the disease in a modified form. Green says: „It lies in the very nature of the case, that there can be no absolute cure, no restitutio ad integrum, and the very best that can happen is the formation of a scar or of a chalky deposit. One frequently has the opportunity of seeing these healed foci in various stages, sometimes as scars, again as connective tissue nodules, or as cavities filled with chalky concretions".

Nauwerk, Demme, and others, have given the clinical history of cases of recovery from pulmonary tuberculosis with death from some other disease and the findings at autopsy. Wolff and Saugmann have given us valuable information concerning the possible cure of pulmonary tuberculosis. In 1890 these men sought out many of the earlier cases treated by Brehmer, and reported upon their condition. The number found and studied was 142. In some of these the evidence of the previous existence of the disease and its arrest can not be doubtet. One of these is reported as follows: In 1876 a woman entered Brehmer's hospital with infiltration of the right lung to the third rib, and a less marked filtration over the same area of the left lung. She had fever and night sweats, and was reduced in flesh. She remained in the institution thirteen months and was dismissed „cured". Fourteen years later she was operated upon for myomata uteri and died. A few days before her death her lungs were carefully examined and the only evidence of disease, that could be found, was a slight prolongation of the expiratory sound over the right upper lung. Sec-

tion showed a cicatricial contraction with a circumference of about 4 cm. in the right apex; otherwise no abnormality could be found in the lungs and no tuberculous in any part of the body. In microscopical sections of the characteristic tissue, tubercule bacilli, which stained well, were found. The authors are certainly justified in the conclusion drawn from the case. „Considering the severity of the disease, when it came under treatment fourteen years before, the cure must be regarded as ideal, but nevertheless it was not absolute, because the bacilli remained, and, as indicated by the tinctural reaction, retained their vitality, and in this respect the patient showed a condition no more serious, than that exhibited by one-half or at least one-third ·the bodies that reach the autopsy table". These authors conclude, that at least 8 per cent of those treated at Görbersdorf from 1862 to 1891 were permanently cured. I have gone into the question of the curability of tuberculosis in its earliest stages, because I believe, that this is one of the means, by which the disease is to be restricted.

I will now conclude by naming the means, by which I believe the spread of tuberculosis can be restricted, and which will ultimately blot out of existance this disease. These are:

1. The inspection and examination, including the use of the tuberculin test, of all dairy animals and of all those slaughtered for food.

2. The thorough disinfection of the sputum and of all other excretions from the body containing the tubercule bacillus.

3. The establishment of hospitals there the tuberculous will be instructed in the methods of preventing the spread of the disease and at the same time will undergo proper treatment.

4. Every person should be examined at least once in two years in order to determine, whether or not there is any evidence of tuberculous invasion of the lungs. In the majority of instances tuberculosis should be recognized long before the bacillus appears in the sputum, and when recognized thus early I believe it to be a curable disease.

It will be seen from what has been stated, that a Herculean task lies before those, who are striving to blot out of existence this scourge. However, there is no cause for despair in this work. It can be accomplished, and the reward will be greater, than any that has ever yet fallen to mortals.

Prof. **Ed. Nocard** (Alfort).

Prophylaxie de la tuberculose bovine.

On ne conteste plus aujourd'hui l'identité de la tuberculose bovine et de la tuberculose humaine. Dans les 2 espèces, le bacille a les mêmes caractères histo-chimiques et biologiques; les cultures donnent des tuberculines tout à fait semblables. Lorsqu'on inocule, à des cobayes, des produits tuberculeux provenant, soit de l'homme, soit d'un bovidé,

ces cobayes meurent avec des lésions tuberculeuses identiques. Les veaux auxquels on fait ingérer en quantité suffisante des crachats ou de la matière tuberculeuse d'origine humaine prennent une tuberculose qu'il est impossible de différencier de la maladie naturelle. Il est vrai que l'expérience inverse n'a pas été faite; ce n'est pas que l'envie en ait manqué aux expérimentateurs; c'est la matière expérimentale qui leur a fait défaut; mais si l'on n'a pas v o l o n t a i r e m e n t inoculé à l'homme la tuberculose des bovidés, des faits cliniques bien observés démontrent que cette tuberculose peut a c c i d e n t e l l e m e n t s'inoculer à l'homme.

Je pourrais en citer de nombreux exemples, se rapportant, les uns, à des vétérinaires qui se sont blessés en pratiquant l'autopsie d'animaux tuberculeux, des autres à des personnes saines qui se sont infectées en buvant c r u du lait de vaches tuberculeuses.

Le lait, en effet, quand il renferme des bacilles, est extrêmement dangereux; heureusement il n'en renferme que lorsque la mamelle est elle même envahie par des lésions tuberculeuses et le fait ne se produit que rarement. D'après Bang, sur 100 vaches tuberculeuses, 3 seulement donneraient du lait tuberculeux; mes recherches personnelles m'ont donné des chiffres encore inférieurs à ceux de Bang. Heureusement aussi, il est facile d'éviter le danger du lait tuberculeux; il suffit de ne pas boire de lait sans l'avoir fait bouillir.

J'ai publié naguère l'observation curieuse d'une étable importante qui a été presqu'entièrement infectée par un vacher tuberculeux. Un de nos anciens élèves, établi en Beauce, m'a communiqué le fait suivant: sur 31 fermiers, ses clients, dont l'étable est infectée depuis longtemps, 19 ont vu la tuberculose frapper successivement 1, 2, 3 et 4 membres de leur famille; si l'on songe que, dans les villages beaucerons, on a l'habitude de passer les soirées d'hiver dans l'étable, pour économiser le combustible, on se demande si ce n'est pas dans l'étable que les gens ont pris le germe de leur mal.

Il n'est donc pas douteux que la tuberculose des bovidés joue un rôle, secondaire à coup sûr, mais qui pourtant n'est pas négligeable, dans les progrès incessants de la tuberculose humaine.

Combattre les progrès de la tuberculose bovine, c'est donc aussi combattre ceux de la tuberculose humaine, c'est participer à la lutte que toutes les nations ont entreprise contre cette „panzootie universelle".

Or je suis convaincu et j'espère vous démontrer qu'on p o u r r a a i s é m e n t, quand on le v o u d r a r é s o l u m e n t, enrayer les progrès de la tuberculose des bovidés et la faire bientôt disparaitre. A défaut du grand intérêt que la chose présente pour la santé publique, l'intérêt même des agriculteurs l'imposera partout à bref délai.

En effet, ce n'est pas seulement chez l'homme que la tuberculose s'accroit chaque année d'une façon effrayante; il en est de même, dans tous les pays, pour la tuberculose des bovidés. Quelques chiffres vous en donneront une démonstration éclatante:

En Saxe, la proportion des animaux de l'espèce bovine qui ont été reconnus tuberculeux dans les abattoirs publics soumis à l'inspection vétérinaire, s'est élevée en cinq ans (1890-95) de 16,40% à 27,40%;

à l'abattoir de Berlin, elle était en 1891 de 12%; en 1895 elle est de 15,5%; — à Copenhague, en 1891, elle était de 16,6%; elle est de 29,5% en 1895; — à Kiel, elle monte en 8 ans de 8,8% à 30,3%; — à Leipzig, en 1888, elle n'était que de 11,1%; en 1895 elle atteint 33,3%; — à Schwerin, elle s'est élevée graduellement de 10,7% à 35%, de 1886 à 1894! •

Enfin, l'exemple du Danemark montre d'une façon saisissante la puissance d'expansion que possède la tuberculose des bovidés.

Au commencement du siècle, la maladie y était inconnue; elle y apparait vers 1840, apportée par des reproducteurs achetés dans le Holstein et le Sleswig; mais c'est surtout à compter de 1850 qu'elle diffuse dans tous le pays, sous l'influence de Shorthorns (Durhams) qu'on y importe en grand nombre: elle s'y est si bien développée depuis, qu'en 1895 la proportion des tuberculeux abattus à Copenhague dépassait 29%, et que, sur 45,000 bovidés soumis à la tuberculine en 1894-95, plus de 19,000, soit près de 40%, ont été trouvés tuberculeux!

Jusqu'à présent, on ne s'est guère préoccupé de cette situation si grave: c'est que la tuberculose est une maladie à évolution très lente; elle est longtemps compatible avec toutes les apparences de la santé; les cultivateurs sont habitués à vivre avec elle; ils la considèrent, je ne dirai pas comme un mal nécessaire, mais comme un mal inévitable, comme une chose fatale contre laquelle il n'y a rien à faire; ils lui payent leur tribut sans résistance, se bornant à l'inscrire au compte des profits et pertes.

Il est vrai que très peu d'animaux tuberculeux succombent aux progrès de la maladie; mais quand ils arrivent à l'abattoir, il en est un certain nombre qui sont saisis comme impropres à l'alimentation, et la perte est toujours pour le compte du cultivateur; d'autre part, beaucoup de vaches tuberculeuses sont stériles et restent taurelières; beaucoup sont bien plus dures à l'engraissement. Enfin et surtout, la tuberculose, même au début, provoque très souvent l'avortement.

Il n'est pas de maladie qui reconnaisse autant de causes variées que l'avortement; l'une des plus fréquentes, la plus grave peut-être, parce qu'elle reste souvent méconnue, c'est la tuberculose.

Quoi qu'il en soit, si vous additionnez ces pertes et ces manques de gain: — mortalité, saisies, avortements, stérilité, difficultés de l'engraissement — vous verrez à quel chiffre effrayant s'élève le déficit!

Le moment est donc venu d'entamer la lutte contre cette maladie dont les progrès sont tels que, si l'on n'y prend garde, ils deviendront bientôt désastreux pour l'agriculture de tous les pays du monde.

La prophylaxie d'une maladie quelconque a pour base la connaissance exacte de son mode de propagation.

En matière de tuberculose on peut affirmer hautement que ses progrès si menaçants sont dus uniquement à la Contagion. L'hérédité n'y est pour rien, ou pour si peu de chose que son rôle est insignifiant et pratiquement négligeable. Il y a quelques années à peine

une pareille proposition eût été taxée d'hérétique, la tuberculose étant considérée par tout le monde comme le type des maladies héréditaires; de fait, chacun de nous connaît des familles dont tous les membres sont morts successivement tuberculeux. Est-ce à dire que les parents transmettent fatalement à leurs enfants le germe de la maladie dont ils sont atteints? Ne doit-on pas bien plutôt invoquer les occasions si nombreuses de contagion auxquelles l'enfant est exposé dès le jour de sa naissance? Ne couche-t-il pas souvent dans le lit de sa mère? Ne l'embrasse-t-on pas toute la journée? La mère lui donne-t-elle une cuillerée de lait ou de bouillie sans y goûter? etc...

Les conditions de la vie familiale compliquent trop le problème pour que les médecins puissent aisément le résoudre; les vétérinaires sont, bien mieux qu'eux, en situation de le faire.

On sacrifie chaque année dans les abattoirs un nombre considérable de veaux destinés à l'alimentation; en comparant au nombre des vaches tuberculeuses le nombre des veaux malades, on pourrait se faire une idée nette de la part qui revient à l'hérédité dans le développement de la tuberculose. Eh bien! tous les inspecteurs d'abattoirs proclament l'extrême rareté de la tuberculose des veaux; même dans les pays où sur 100 vaches on en trouve 15, 20, 25%,0 et plus de tuberculeuses, il n'y a guère plus d'un veau sur 10,000 qui soit tuberculeux. Il est vrai qu'il s'agit d'animaux âgés de quelques semaines; sains en apparence au moment de l'abattage, ils pouvaient avoir le germe du mal, lequel aurait pu se développer plus tard.

Eh bien! je puis vous affirmer qu'il n'en est rien; partout où, depuis six ans, j'ai appliqué les injections de tuberculine, et j'en ai fait moi-même près de 5000!,—j'ai trouvé, dans les étables infectées depuis plusieurs années, un nombre considérable de tuberculeux: 40, 50, 60 et jusqu'à 80% de l'effectif; partout la maladie semblait avoir épargné les jeunes, même nés de mères tuberculeuses; et quand je parle de jeunes, j'entends des animaux âgés de 4 à 15 mois; ce n'est déjà plus la première enfance pour les bovidés!

Il y a plus. En octobre 1892, j'avais constaté, dans un grand élevage du Pas-de-Calais gravement infecté, que, sur 44 sujets âgés de 6 à 18 mois, 33 étaient sains; de ce dernier nombre, 26 étaient fils de mères tuberculeuses; j'avais affirmé au propriétaire que, s i c e s j e u n e s a n i m a u x é t a i e n t r i g o u r e u s e m e n t i s o l é s d e s m a l a d e s, ils resteraient sains et suffiraient à reconstituer la vacherie. J'y suis retourné en juillet 1893, puis en août 1894, puis en août 1895; j'ai soumis tous ces animaux à la tuberculine: eh bien! à cette dernière date, comme trois ans auparavant, aucun de ces animaux ne réagit, aucun n'était devenu tuberculeux, et la plupart auraient 3 ans ½, 4 ans et plus! — Quelle influence a eue sur eux l'hérédité maternelle?

Mon ami, le professeur B a n g, de Copenhague, a fait de son côté des observations tout à fait analogues. Il a pu soumettre à la tuberculine une grande exploitation comprenant 208 têtes de gros bétail, et infectée depuis longtemps: 80% des vaches, près de 40% des génisses étaient atteintes. On se borna à séparer les animaux sains des malades, et toutes celles des vaches tuberculeuses qui avaient

conservé les apparences de la santé furent, comme par le passé, livrées à la reproduction. Depuis deux ans, aucun des veaux nés
de ces vaches tuberculeuses n'est devenu tubercu-
leux. Il faut dire qu'aussitôt nés, on les sépare des mères et qu'on
les nourrit au biberon avec du lait bouilli.

La doctrine qui fait de l'hérédité la cause principale, sinon unique,
de la tuberculose peut avoir les conséquences les plus funestes; elle
conduit à la résignation fataliste des Orientaux: „A quoi bon lutter,
si la mère tuberculeuse transmet fatalement à l'enfant le germe de la
maladie? Quoi qu'on fasse, tôt ou tard, la graine germera! Tout au
plus aura-t-on pu retarder l'éclosion du mal"!

Combien est réconfortante, au contraire, la notion que l'hérédité
tuberculeuse est chose exceptionnelle; que, loin d'être fatalement voué
à la tuberculose, l'enfant de tuberculeux pourra aisément y échapper,
à la seule condition qu'on l'éloignera du milieu familial, où se trouve
réalisé un tel ensemble de conditions favorables à la contagion, qu'on
comprend mal comment il pourrait y rester sain!

Si l'on se borne à envisager la production du bétail, on voit que
la doctrine de la tuberculose héréditaire n'est pas moins funeste dans
ses effets. Que de fois n'ai-je pas vu le propriétaire d'une étable infectée prêt à renoncer à l'élevage, parce que ses plus belles vaches
étaient contaminées? J'avais la plus grande peine à le convaincre
qu'il pourrait, sans grands frais, en quelques années, reconstituer sa
vacherie, grâce aux jeunes qui échappaient pour la plupart à l'infection. Partout où j'ai appliqué les injections de tuberculine, j'ai affirmé
de la façon la plus formelle que les jeunes reconnus sains resteraient
sains, à la seule condition de les tenir éloignés de leurs mères tuberculeuses et de tout autre animal infecté. Partout mes prévisions se
sont réalisées!

C'est donc surtout contre la contagion qu'il faut nous défendre;
mais la contagion de la tuberculose est d'une espèce particulière; elle
n'est pas comparable, tant s'en faut, à celle de la variole, de la
scarlatine, ou de la rougeole, non plus qu'à celle de la peste bovine,
de la clavelée, de la péripneumonie, de la fièvre aphteuse, du rouget
ou de la pneumo-entérite du porc; pour toutes ces maladies, le plus
simple contact avec un malade, avec des objets souillés par un malade, peut suffire à assurer la transmission du mal; pour la tuberculose, au contraire, ce n'est qu'à la longue, et par un contact immédiat, intime et prolongé, par l'entassement dans les étables que la
contagion s'effectue. L'histoire des vacheries de Paris est très probante à cet égard: jadis entièrement infectées, au point que toutes
les vaches qui en sortaient étaient reconnues tuberculeuses à l'abattoir, elles sont presque toutes saines aujourd'hui; tout au moins est-il
très difficile d'y trouver une vache manifestement tuberculeuse. Ce
résultat si heureux n'est dû, à coup sûr, ni aux progrès de l'hygiène,
ni à la police sanitaire; il résulte purement et simplement des nouvelles conditions économiques de la production du lait dans les grandes villes.

Anciennement, les vaches laitières restaient dans ces étables aussi
longtemps qu'on en pouvait espérer une gestation nouvelle; pendant

plusieurs années, elles étaient exposées à la contagion. Aujourd'hui, lorsqu'une vache est épuisée de lait, elle est livrée à la boucherie et remplacée par une autre; chaque vache ne séjourne guère plus d'un an dans les vacheries de Paris; en ce court délai, les vaches qui étaient tuberculeuses au moment de l'achat, n'ont pas le temps de devenir phtisiques et de contaminer leurs voisines.

A la campagne, c'est le contraire: on conserve les vaches tant qu'on peut, cinq ou six ans au moins; aussi, quand on a eu le malheur d'y introduire une vache tuberculeuse, la maladie s'acclimate dans l'étable, elle s'y installe à demeure et presque toutes les vaches en sortent tuberculeuses.

Le mode de la contagion est le même chez les animaux que chez l'homme; les bovidés ne crachent pas; mais ils toussent fréquemment et, pendant les quintes, ils projettent violemment à travers la bouche ouverte des mucosités purulentes que renferment les bronches; et c'est ce muco-pus qui désséché et réduit en poussières pénètre avec l'air inspiré dans les poumons des voisins du malade. Encore faut-il que ces poussières virulentes soient abondantes et souvent renouvelées pour que l'animal sain qui les inspire soit réellement infecté: or elles ne peuvent être abondantes qu'au voisinage immédiat; la contagion par l'air à distance, même à faible distance, est donc peu à craindre; c'est ce qui explique que, dans les pâturages, la contagion est si rare; c'est ainsi que sur deux étables contigües, communiquant par une porte toujours ouverte, pour les besoins du service, l'une peut être entièrement infectée, l'autre entièrement saine.

Ces données de première importance seront mises à profit pour formuler les règles de la prophylaxie.

La contagion jouant le rôle principal dans les progrès de la maladie, il suffirait, pour y mettre fin, de séparer les animaux sains des animaux malades. Mais pour séparer les animaux malades, il faut pouvoir les reconnaitre: or, jusqu'à ces derniers temps, rien n'était plus difficile que de reconnaitre la tuberculose des bovidés; la maladie peut être sans paraitre: elle est longtemps compatible avec toutes les apparences de la santé.

Ce sont ces difficultés presqu'insurmontables du diagnostic clinique de la tuberculose des bovidés qui ont jusqu'ici rendu vaine toute tentative de prophylaxie.

Il n'en est plus de même aujourd'hui. Grâce à l'emploi de la tuberculine, rien n'est plus facile que de faire le diagnostic de la tuberculose, même au début de la maladie, même quand il n'existe que des lésions insignifiantes, inaccessibles à tout autre moyen de diagnostic.

Des expériences faites dans tous les pays du monde, et qui se comptent à l'heure actuelle par centaines de mille, ont mis hors de doute la puissance diagnostique vraiment incomparable de la tuberculine. Injectée à faible dose sous la peau de l'animal suspect, elle reste sans action si l'animal n'est pas tuberculeux, alors même qu'il serait atteint de lésions très graves des poumons ou des autres organes; dans le cas contraire, si l'animal est tuberculeux, l'injection provoque en quelques heures une réaction intense, accusée par une

fièvre, une élévation de la température atteignant 1°5, 2°, 2°5 et plus, réaction permettant d'affirmer l'existence des lésions tuberculeuses, si peu graves et si peu étendues qu'elles soient; l'injection ne présente absolument aucun danger; s'il s'agit de vaches laitières, elle ne modifie en rien la quantité ni la qualité du lait produit; elle n'apporte aucun trouble à l'évolution de la gestation, même chez les vaches prêtes à vêler.

Malheureusement, elle ne donne aucune indication sur l'étendue, l'âge et la gravité des lésions; elle dit bien que telle vache est tuberculeuse; elle ne dit pas depuis quand ni à quel dégré; tout au plus sait-on que les vaches qui réagissent le plus, sont généralement celles qui sont le moins gravement atteintes; encore cette règle comporte-t-elle de nombreuses exceptions: „la plus belle fille du monde ne peut donner que ce qu'elle a“; ce que nous donne la tuberculine est déjà très joli; nous devons nous en déclarer satisfaits.

On a pourtant fait de graves reproches au nouveau procédé de diagnostic; aucune des objections formulées ne résiste à un examen sérieux.

1° On a dit, par exemple, que la tuberculine ne donne parfois aucune réaction chez certains animaux tuberculeux.

C'est vrai! Certains animaux tuberculeux ne réagissent pas à la tuberculine! Mais c'est seulement quand la maladie est à sa dernière période, quand les animaux sont vraiment phtisiques. Mais, alors les symptômes de la maladie sont manifestes; le diagnostic est facile, et n'est pas besoin de la tuberculine pour l'établir.

L'objection tombe donc d'elle-même.

2° On dit encore, chose plus grave, que la tuberculine peut provoquer la réaction chez des animaux sains.

C'est une erreur absolue! Elle s'explique bien si l'on se rappelle que la tuberculine dénonce la présence des lésions tuberculeuses les plus récentes et les plus limitées! Cela étant, et personne ne le conteste, on peut dire que si l'on n'a pas trouvé à l'autopsie la lésion dénoncée par la tuberculine, c'est parce qu'on ne l'a pas suffisamment cherchée; c'est, en somme, parce que l'autopsie a été mal faite!

Depuis que je fais des injections de tuberculine, partout, j'ai voulu que l'on abattît au moins l'un des animaux reconnus tuberculeux; c'est le seul moyen de convaincre les assistants de l'exactitude des indications de la tuberculine; j'ai fait ainsi, moi-même, l'autopsie de plus de 450 sujets; toujours j'ai trouvé la lésion spécifique; mais je dois avouer que parfois il m'a fallu chercher longtemps, une demi-heure, une heure et plus, avant de mettre la main sur un petit foyer tuberculeux, enfoui dans la profondeur du poumon ou du foie, ou quelques granulations miliaires d'un ganglion ou d'une plaque de Peyer de l'intestin!

Laissez-moi vous raconter un fait qui vous convaincra mieux que toute discussion:

Il y a 2 ans, au Congrès international vétérinaire de Berne, 2 professeurs suisses avaient convié une quinzaine de leurs collègues, de la même spécialité, à assister à l'autopsie de 2 vaches qui avaient

réagi à la tuberculine; à l'autopsie de la première, autopsie faite suivant toutes les règles, nos collègues de Berne, malgré toutes leurs recherches, ne purent découvrir aucune lésion tuberculeuse; ils nous déclarèrent solennellement que „pour eux, cette vache n'était pas tuberculeuse, qu'il s'agissait d'un de ces cas malheureux où la tuberculine est en défaut; qu'on allait procéder à l'autopsie de la deuxième vache". — Aussitôt je m'écriai que, si l'observation du sujet avait été bien prise, — ce qui n'était pas douteux un seul instant, — la vache était certainement tuberculeuse, et je demandai la permission de chercher plus longtemps la lésion qui avait échappé aux scalpels de nos collègues. Après dix minutes ou un quart d'heure de dissection, je fus assez heureux pour mettre à découvert, dans la profondeur du poumon, près de la bifurcation des bronches, un foyer tuberculeux du volume d'une aveline, résultant de l'agglomération de sept ou huit tubercules miliaires, absolument typiques. Vous pouvez juger d'ici l'effet produit!

Eh bien! supposez que j'aie eu moins de patience ou de foi, moins de chance surtout, cette observation recueillie dans des circonstances aussi solennelles, publiée urbi et orbi, eût été citée éternellement comme un exemple des erreurs auxquelles peut entraîner la tuberculine! Et si de pareils faits peuvent se produire entre les mains de professeurs habiles, placés dans les meilleures conditions pour faire une bonne autopsie, faut-il s'étonner qu'il s'en soit produit de semblables entre les mains de praticiens mal exercés, mal outillés, qui souvent doivent faire leurs autopsies à l'abattoir, au clos d'équarrissage, ou même dans la cour de la ferme? C'est pourquoi je répète ici ce qui je disais au Congrès de Berne, aux applaudissements de l'assemblée: „Quand vous n'aurez pas trouvé la lésion que la tuberculine avait dénoncée, ne dites pas que cette lésion n'existe pas, dites simplement que vous ne l'avez pas trouvée"!

3° On a dit aussi que certaines affections non tuberculeuses, du poumon ou des autres viscères, peuvent provoquer la réaction à la tuberculine tout comme la tuberculose. C'est une erreur absolue! Ni l'actinomycose, ni la bronchite vermineuse, ni les ecchinocoques, ni les douves du foie, pour ne parler que des affections le plus souvent citées, ne provoquent la réaction à la tuberculine, quand elles existent seules; mais il suffit de réfléchir un instant pour comprendre qu'aucune de ces affections n'exclut la possibilité d'une lésion tuberculeuse concomitante, ayant pu échapper à l'autopsie, en raison de sa faible importance, mais ayant, seule, provoqué la réaction! Je pourrais multiplier les exemples qui le prouvent. Il y a 2 ans, je faisais une conférence à Chartres et, comme toujours, je la complétais par une démonstration pratique; or, les deux animaux sacrifiés à l'abattoir avaient leurs poumons farcis d'ecchinocoques: un seul d'entre eux, cependant, le moins malade, avait réagi à la tuberculine; c'est qu'il avait, en même temps que des kystes à ecchinocoques, des lésions tuberculeuses des poumons et des ganglions! L'autre, dont le poumon était presque entièrement envahi par les kystes, n'avait pas donné trace de réaction; c'est qu'il n'avait pas trace de lésion tuberculeuse!

4° Enfin l'on a dit encore qu'une première injection de tuberculine empêchait les vaches tuberculeuses de réagir à une seconde injection. — Il est certain que si l'on répète l'injection après quelques jours seulement d'intervalle, beaucoup de vaches tuberculeuses ne réagissent plus; mais cette accoutumance est très passagère; après un mois il est exceptionnel que tous les animaux tuberculeux ne réagissent pas à nouveau, et les exceptions ne dépassent pas 5%, des cas; de plus, elles s'appliquent à des animaux très peu atteints, n'ayant que des lésions peu importantes, presque insignifiantes, déjà enkystées, peut-être dépourvues de virulence, en tout cas fort peu dangereuses au point de vue de la contagion.

Réduit à ces proportions, le fait allégué perd beaucoup de son importance.

La valeur diagnostique de la tuberculine n'étant plus contestable, il est facile d'en déduire la prophylaxie de la tuberculose bovine; rien de plus simple, de plus sûr, de moins onéreux.

On peut en formuler les règles ainsi qu'il suit:

1° Dans toute exploitation où a séjourné un animal tuberculeux, que le diagnostic ait été fait sur l'animal vivant ou seulement à l'abattoir ou à l'équarrissage, tous les animaux de l'espèce bovine devraient être soumis à l'épreuve de la tuberculine;

2° Les animaux reconnus sains seraient immédiatement isolés des malades; on leur attribuerait une étable spéciale, désinfectée à fond; on n'introduirait pas dans cette étable d'animaux nouveaux sans qu'ils aient été soumis à l'épreuve de la tuberculine;

3° Quant aux animaux que la réaction à la tuberculine aurait permis de déclarer tuberculeux, il faudrait en faire un examen clinique minutieux et les diviser en deux groupes:

a) Ceux qui ne présenteraient aucun symptôme extérieur de la maladie (toux fréquente, expectoration ou jetage, induration des ganglions ou des mamelles, etc.) — et ceux-là sont heureusement les plus nombreux, même dans les étables les plus gravement infectées, — ceux-là il ne serait pas nécessaire de les faire abattre à bref délai; le plus grand nombre de ces animaux ne possèdent que de lésions récentes, très peu étendues, parfois insignifiantes; ils ne sont donc guère dangereux au point de vue de la contagion; le propriétaire pourrait continuer, sans inconvénient, à les utiliser pour la production du travail ou du lait; il devrait surtout les préparer pour la boucherie, de façon à s'en débarasser, au meilleur compte, le plus tôt possible; mais il pourrait attendre que les vaches pleines aient mis bas et conserver leurs veaux, à la condition de les séparer des mères aussitôt après la naissance et de leur donner une nourrice saine ou de les élever au biberon avec du lait bouilli;

b) Ceux qui, au contraire, présenteraient un symptôme quelconque pouvant être rattaché à la tuberculose (toux fréquente, jetage ou expectoration, engorgement ou indurations des ganglions ou des mamelles, etc.), devraient être livrés au boucher dans le plus bref délai; chez eux, en effet, la maladie est déjà si avancée que le malade constitue un grave danger pour les voisins dont il peut, chaque jour, ag-

graver l'infection, en les exposant, chaque jour, à de nouvelles contaminations; bien plus, s'il s'agit d'une vache laitière, la prudence la
plus élémentaire veut qu'on empêche la vente ou la consommation du
lait; chez cette vache, en effet, ou bien la tuberculose est déjà généralisée et déjà son lait est éminemment dangereux, ou bien la maladie est si avancée que la généralisation est imminente et que le lait
peut incessamment, d'un jour à l'autre, sans que l'on s'en doute,
charrier des bacilles tuberculeux. A tous les points de vue, dans l'intérêt même du propriétaire, comme dans l'intérêt supérieur de la santé
publique, il faut donc faire disparaitre le plus tôt possible les animaux qui présentent des signes cliniques de la maladie, quand la réaction à la tuberculine permet d'attribuer à ces signes la signification qui leur appartient;

4° Les animaux reconnus tuberculeux, par la réaction à la tuberculine ou autrement, ne pourraient être vendus pour une destination
autre que la boucherie; ils devraient être recensés et marqués; le vétérinaire sanitaire devrait assister à leur abattage, et, si leur viande
était saisie pour cause de tuberculose généralisée, il serait équitable
d'accorder au propriétaire une indemnité représentant une partie plus
ou moins grande de la valeur de la viande saisie.

En France, nous avons, au Comité des Epizooties, préparé un
projet de loi basé sur les dispositions qui précèdent; ce projet de loi,
le ministre de l'agriculture l'a déposé sur le bureau de la chambre
des députés, il y a déjà plus de deux ans, le 20 juillet 1895. Il y est
encore, hélas! et pour combien de temps? Nul ne le saurait dire!
Mais ce qu'on peut affirmer, c'est que si le Parlement votait ce projet, même en l'amendant sur certains points de détail, et si l'administration tenait la main à ce qu'il fût sérieusement appliqué, nous se-
rions bientôt maitres de la tuberculose des bovidés, et nous pourions,
en quelques années, la faire entièrement disparaitre. Ce jour là, on
n'aurait pas seulement rendu un immense service à l'agriculture; on
aurait, du même coup, tari l'une des sources de la tuberculose humaine!

Dr. **V. Stchépotiev** (Constantinople).

Les sanatoria pour les phtisiques pauvres au point de vue de la protection de la santé publique.

Mesdames et Messieurs!

Le bulletin du bureau statistique de la mairie de Moscou pour
l'année 1896 nous démontre que durant cette année il y est mort 3487
phtisiques. Le chiffre total de la mortalité de la capitale pour la dite
année étant de 29228, c'est 12 phtisiques sur cent décédés.

Le chiffre de la population de Moscou, d'après le recensement général qui a eu lieu en Russie le 28 janvier (v. s.) de l'année courante
est de 988610 habitants. Cela fait que la mortalité par tuberculose

en 1896 a été à Moscou de 3,5 pour mille habitants (3,5 p r o m i l l e).

Je vous fais grâce des chiffres statistiques que j'ai ressemblés et qui se rapportent à quelques autres grandes villes de l'Europe [1]), mais j'attire votre attention sur le fait suivant: dans les villes Copenhague, Bruxelles, Moscou, Berlin, St.-Pétersbourg, Vienne, Paris et Londres—huit en tout— meurent en moyenne 50000 personnes par an par le fait seul de la tuberculose. Ce chiffre suffit à prouver combien est répandue la phtisie en Europe, quels ravages elle produit dans les populations et, par conséquent, quel dommage social en résulte. Durant ces 20 dernières années les gouvernements européens et les municipalités se sont mis à l'œuvre pour réaliser toute une série de mesures sanitaires dans le but d'amoindrir les ravages causés par la phtisie dans la population. Parmi ces mesures il faut citer: 1° l'organisation d'une surveillance sanitaire pour les manufactures, les abattoirs, boucheries, les laiteries et aussi pour les habitations privées; 2° les réformes scolaires et 3° les efforts pour amoindrir la pauvreté. C'est, en effet, surtout dans les classes pauvres, parmi les gens vivant à l'étroit, dans des espaces mal aérés et mal éclairés, et se nourrissant mal que la phtisie trouve les conditions les plus favorables à son développement et fait le plus de victimes. Je suis persuadé que les Conseils de bienfaisance récemment organisés dans tous les quartiers de Moscou contribueront beaucoup à amoindrir le prolétariat de la ville et aideront en même temps à son assainissement. Il va de soi que cette surveillance des logements privés et les secours aux pauvres, doivent tendre vers un contrôle des phtisiques cohabitants avec les personnes saines, vers leur isolement et leur traitement gratuit.

Quand on arrive à parler de l'isolement des phtisiques et de leur traitement, on se demande où il faudrait les isoler et où on pourrait les traiter d'une manière efficace—autant que la chose nous est possible? Nous savons que les hôpitaux généraux sont encombrés, surchargés de tuberculeux qui, au lieu de recevoir les soins hygiéniques requis par leur état maladif, se contagionnent à plaisir et, comme le dit le Dr. M o n i n dans son livre „La lutte pour la santé“, macèrent à qui mieux mieux les germes morbides dans leur „saumure respiratoire“. Dans beaucoup d'hôpitaux on n'admet pas du tout les malades chroniques et il n'existe pas d'hôpitaux spéciaux pour les tuberculeux. Et même s'il en existait de pareils, dans l'intérieur des villes, leur utilité serait très problématique. Dans les villes, en effet, où la population est nécessairement à l'étroit, où il y a beaucoup de fabriques, d'usines, de boutiques de tout genre, où l'air est saturé de poussière, de fumée et d'émanations malsaines, il nous manque la condition principale pour le traitement de la phtisie—l'air pur. Le médecin obligé de traiter les tuberculeux dans un hôpital général, situé dans la ville même, ne peut que prescrire les remèdes préconisés contre la phtisie: l'huile de foie de morue, la poudre de D o w e r, la créosote, le gaïacol, etc., bien que leur insuffisance soit notoire. Le but

---

[1]) A Londres le chiffre correspondant est 3,7 p r o m i l l e, à Milan, Dresde et Berlin 3,8⁰/₀₀, à Paris 4,2⁰/₀₀, à St.-Pétersbourg 5⁰/₀₀, à Bruxelles 5,6⁰/₀₀, à Buda-Pest 6,9⁰/₀₀ et à Vienne 7,7⁰/₀₀.

de ce traitement est d'atténuer la fièvre, de combattre la toux et de relever les forces du malade pour le mettre en état de quitter l'hôpital au plus vite et de pouvoir être noté dans le tableau „sorti avec amélioration". Le malade, quoiqu'un peu remis, rentre dans son entourage, retourne à son logement humide et à sa mauvaise nourriture, reprend les occupations ayant une influence délétère sur sa santé et au bout de peu de temps se voit obligé de retourner à l'hôpital, où dans la majorité des cas il termine bientôt sa triste existence. Tous les médecins attachés aux hôpitaux de ville savent parfaitement le sort réservé aux poitrinaires pauvres. Il faut absolument isoler ces malades et ajouter le traitement hygiénique au traitement curatif.

Nous voici revenus à la même question: où les isoler, où leur appliquer ce traitement hygiénique? Hélas! tant que nous n'aurons pas créé d'hôpitaux spéciaux aux poitrinaires, suffisamment éloignés des villes et dans des conditions climatériques favorables, nous ne saurons ni isoler, ni traiter ces malades. Les médecins comme Dettweiler, Rœmpler, Wolff, Weiker, Sabourin, Philippe et d'autres encore ont prouvé, d'une manière décisive, le grand rôle que la cure au grand air joue dans le traitement des poitrinaires. Les médecins nommés poursuivent cette cure dans les sanatoria créés et dirigés par eux. Les malades y restent au grand air le plus de temps possible, couchés sur des lits de repos ou se promenant dans le parc. L'alimentation renforcée devient facile là où l'appétit est réveillé par le mouvement et l'air pur. Les résultats atteints dans ces établissements sont plus réels et plus durables que les résultats obtenus par toute autre méthode. Le traitement libre dans des stations climatériques sans la surveillance constante du médecin ne saurait donner de bons résultats et ne les a, du reste, jamais donnés. Les comptes-rendus médicaux du Dr. Dettweiler à Falkenstein accusent en moyenne 14% de guérisons absolues (disparition des bacilles) et 14% de guérisons relatives (état stationnaire avec possibilité de retour à la vie commune, sous certaines réserves): au total 28% des malades traités arrivent à un résultat favorable. Les statistiques de quelques autres sanatoria nous donnent les chiffres suivants: à Gœrbersdorf (sanatorium Brehmer) 25% de guérisons, sanatorium Rœmpler 25% à 27%, à Hohenhonnef (Dr. Meissen) 27%, à Davos (Dr. Turban) 40%, à Halila, en Finlande, (Dr. Gabrilovitch) 36%. Tous ces sanatoria, pouvant être considérés comme modèles par leur installation, ont cependant un défaut commun: ils sont situés dans des conditions climatériques qu'on peut trouver plus favorables à des latitudes moins élevées. Le climat du Taunus, de la Silésie, de la Forêt Noire, de la Finlande et des vallées élevées de la Suisse n'est pas suffisament doux, les températures d'hiver et d'été ont une différence considérable. Il est vrai que beaucoup de médecins prétendent que la température n'a pas d'importance dans le traitement de la phtisie et que, si l'air est pur, exempt de poussière, s'il y a un abri contre le vent du nord,—c'est tout ce qu'il faut pour un sanatorium. Je ne puis être d'accord avec cette opinion: il est certain que ces trois conditions—l'air pur, l'absence de poussière et de vent—sont les principales, mais on ne peut nier l'importance de la température moyenne de l'année, du changement de température du-

rant les 24 heures, du plus ou moins grand nombre de jours de soleil. Le but de Dettweiler, comme il le dit lui-même, est de faire passer à ses malades en moyenne 10 heures sur les 24 au grand air, soit au parc ou sur les vérandas. Mais il existe en Europe des endroits où on peut facilement passer 12 et 14 heures au grand air.

Pour résumer, je répète encore une fois que le traitement des phtisiques peut être effectif et rationnel seulement par le régime des sanatoria sous une surveillance médicale constante, autrement dit, uniquement dans des établissements fermés. Ces établissements fermés peuvent très bien fonctionner n'importe où, pourvu que ce soit un endroit éloigné de la ville, peu peuplé, sec, libre de poussière et entouré de verdure —forêt ou parc. Mais ces établissements pourraient encore mieux atteindre leur but s'ils étaient situés dans un climat méridional, qui permettrait de pratiquer le traitement à l'air libre toute l'année sans presque se servir de couvertures chaudes et de plaids. Dans le choix d'un emplacement pour un sanatorium il ne faut pas se fier uniquement aux observations empiriques du médecin, mais consulter surtout les données de la science pour déterminer l'importance climatérique sanitaire du lieu. Il faut considérer comme meilleur, le climat où le malade peut passer au grand air le plus grand nombre de jours dans l'année et le plus grand nombre d'heures par jour.

Feu le professeur Botkine, qui a visité Constantinople en 1888 et a passé une partie de l'été aux îles des Princes, a émis l'opinion que ces îles pourraient servir d'excellente station climatérique pour le traitement des phtisiques. Ce petit groupe est composé en tout de 9 îles, dont quatre seulement sont habitées et sont servies par des bâteaux à vapeur. Ces 4 îles sont situées dans la mer de Marmara, près de l'entrée du golfe d'Ismidt, au sud-ouest de Constantinople et à une distance d'une heure et demie de cette ville, par 41° de latitude. Pour donner une idée de la beauté des îles des Princes, je me bornerai à citer les paroles de Gustave Schlumberger [1]: „Cet archipel en miniature contient des beautés faites pour ravir l'œil le plus blasé sur les merveilles de l'Italie et de la Sicile: nulle part la vue charmée ne se repose sur des côtes plus belles, sur un golfe plus gracieux, sur des lointains montagneux plus grandioses; nulle part la verdure n'est plus fraiche, plus variée; nulle part enfin des eaux plus bleues ne viennent baigner plus mollement mille criques ombreuses, mille poétiques falaises".

Au nord, les îles sont abritées par les montagnes de l'Asie Mineure; au sud, elles ouvrent une vue sur l'Olympe de Brousse. Les îles sont complètement abritées des vents du nord. Cela les distingue des rives du Bosphore qui y sont directement exposées. Le climat des îles des Princes correspond au climat des îles de l'Archipel: à Prinkipo et à Halki nous voyons des forêts d'oliviers—arbre qu'on ne rencontre presque nulle part ailleurs aux environs de Constantinople. Outre les oliviers, il y croit des cyprès, des pins, des platanes et des figuiers. L'air pur et doux est agréablement parfumé par les sapins et les herbes odorantes.

---

[1] G. Schlumberger, Les îles des Princes, Paris, 1894.

Voici le bulletin météorologique fait en 1895 par le Dr. D a n a s s i
à Prinkipo. Ce tableau peut donner une idée du climat des iles des
Princes.

Ile de Prinkipo. Observations Météorologiques, 1895.

	Baromètre à midi (moyenne du mois).	Température.			Humidité à midi (moyenne du mois).	Quantité de pluie(en mil-lim. par mè-tre carré).
		Maxima.	Minima.	Moyenne du mois.		
Janvier.	759,1	14,4	7,3	10,8	70	64,8
Février.	757,6	11,8	4,3	8,05	72	105,5
Mars.	758,5	13,5	4,4	8,95	68	78,3
Avril.	761,6	17,5	7,9	12,7	53	18,8
Mai.	762,4	22,3	12,1	17,3	54	19,8
Juin.	762,4	25,2	14,9	20,05	52	6,0
Juillet.	761,1	29,3	19,2	24,2	51	1,5
Août.	761,2	28,2	19,0	23,6	51	0,0
Septembre. . .	765,3	23,5	15,0	19,25	56	105,5
Octobre	761,7	22,5	13,7	18,1	62	70,4
Novembre . . .	766,3	16,8	9,4	13,1	71	88,3
Décembre. . . .	760,9	18,8	0,6	10,5	74	143,94

Après tout ce qui a été dit sur les îles des Princes, on peut conclure, ce me semble, qu'elles présentent toutes les conditions nécessaires pour l'installation d'un sanatorium. Sur chacune des quatre iles
on peut acheter un terrain à très bon marché. La distance de ces
iles de la plupart des grandes villes d'Europe ne devrait pas devenir
un obstacle: de nos jours, il existe des voies de communication commodes et rapides entre l'Europe et Constantinople.

4*

Outre cette considération, il y en a une autre: le malade poitrinaire doit habiter longtemps le sanatorium, plusieurs mois tout au moins, en présence desquels la longueur du voyage perd son importance.

On objectera peut-être qu'il est possible de fonder aux îles des Princes un sanatorium seulement pour des gens riches qui ne compteraient pas les dépenses du voyage. Je répondrai là-dessus que ces dépenses ne sont pas excessives (de Paris à Constantinople, viâ Marseille, le voyage en 1-ère classe coûte 225 francs, de Moscou à Constantinople, viâ Odessa, en 2-ème classe 29 roubles) et que, quelles que soient les dépenses, on en est récompensé par les avantages du climat. Certes, s'il se trouvait un médecin entreprenant et possesseur d'une somme suffisante pour fonder un sanatorium payant, destiné aux gens aisés, cela n'empêcherait pas d'en fonder aussi un pour les malades pauvres.

Il existe à Falkenstein, à peu de distance l'un de l'autre, deux sanatoria: l'un pour les malades payants (il appartient à une société d'actionnaires), l'autre pour les malades pauvres qu'on traite gratuitement. Le second subsiste sur ce qui reste des revenus du premier quand les actionnaires ont reçu leur 5%. De cette manière les malades aisés, se soignant dans le sanatorium payant, contribuent au bien-être des malades pauvres.

Ayant désigné les îles des Princes comme favorables sous toutes les conditions à la fondation d'un sanatorium, je me permets, pour terminer, d'attirer encore une fois votre attention sur la nécessité de fonder le plus grand nombre possible de sanatoria pour les phtisiques nécessiteux.

Sous ce rapport l'Europe n'a encore fait que peu de chose. Outre Falkenstein, il existe un sanatorium pour les pauvres à Ventnor sur l'île de Wight, en Angleterre (The Royal National Hospital for Consumption), fondé aux frais de la bienfaisance publique. L'île de Wight reçoit le Gulf-stream dont les vagues chaudes baignent l'île et transforment son climat en climat méridional. On y voit croître des palmiers, des eucalyptus et des figuiers. Tous les phtisiques nécessiteux au-dessus de 12 ans sont admis dans le sanatorium de Ventnor et y sont soignés gratuitement.

Plusieurs villes d'Allemagne ont déjà fondé des sanatoria pour les pauvres, d'autres, assez nombreuses, sont à leurs projets de construction: Brême, Worms, Wurzbourg et d'autres.

Il y a quelques mois, la ville de Bâle a construit, à ses frais un sanatorium dans la vallée de Davos près du célèbre curort. Il faut acclamer avec joie ces premiers pas des municipalités dans la lutte contre la phtisie par des soins et des traitements bien ordonnés.

La fondation de sanatoria pour les phtisiques pauvres est la question du jour.

La vie elle-même vient nous la poser.

Cette question exige une solution immédiate dans l'intérêt de la santé publique.

Rappelons-nous ici qu'au mois de septembre de l'année 1894 le Professeur Leyden, de Berlin, a fait au Congrès international d'hygiène à Budapest une communication en allemand „Ueber die Versor-

gung tuberculöser Kranker seitens grosser Städte" qu'il a publiée plus tard en forme de brochure.

Ce savant clinicien allemand attire l'attention des médecins et du public sur les sanatoria pour les tuberculeux pauvres. Il démontre justement que ces établissements présentent, en comparaison avec les hôpitaux des villes, les moyens prophylactiques et médicaux contre la phtisie les plus efficaces et il insiste sur la nécessité d'éloigner les tuberculeux hors des villes, en les établissant pour le traitement hygiénique au grand air dans des sanatoria spéciaux à la campagne.

Ma communication, que je viens de lire, était déjà rédigée lorsque j'ai appris le texte de la notice remise dernièrement à Paris à M. Méline, Président du Conseil, par une délégation du Conseil municipal, du Conseil de surveillance de l'Assistance publique et de la Commission spéciale instituée à l'effet d'étudier et de déterminer les mesures propres à empêcher la contagion de la tuberculose dans les hôpitaux.

Cette notice porte le titre: „Réforme de l'hospitalisation des tuberculeux".

Je me permet d'extraire quelques lignes de ce document:

„La tuberculose est, de toutes les maladies, la plus commune et la plus meurtrière; elle touche, dans les villes surtout, sous des formes diverses, peut-être un tiers de la population, et en tue un sixième. Elle fait chaque année en France 225.000 victimes. Chaque jour son domaine s'étend sous nos yeux.

Elle n'épargne personne, pauvre ou riche, mais frappe plus souvent et plus cruellement les pauvres qui se contagionnent plus vite et plus facilement dans un foyer étroit, et qui, touchés par elle, ne peuvent entamer une lutte, longue et coûteuse, où leur défaite est certaine.

Aussi, le sort des tuberculeux, partout, à Paris surtout, est il digne de pitié.

L'Assistance publique et la science viennent à leur secours cependant, puisqu'ils occupent le tiers des lits dans nos hôpitaux, et que plus de six mille sont secourus à domicile; et, malgré tant d'efforts, on ne sait qui il faut plaindre le plus: celui qui, après bien des tentatives inutiles, réussit enfin à trouver un lit à l'hôpital, trop souvent pour y mourir, ou celui qui reste dans sa famille et y succombe également.

A l'hôpital, le tuberculeux—phtisique ne peut pas trouver actuellement tous les soins qu'exige la maladie, même quand à son début elle laisse un espoir sérieux de guérison. En effet, les seuls moyens efficaces de combattre la tuberculose et qui sont: une ventilation continue d'air pur, une alimentation puissante, un repos prolongé pendant de longs mois, manquent à l'hôpital; les tuberculeux reçus dans les salles communes y sont soumis au régime commun à tous les malades.

Or, ce régime, ce mode d'hospitalisation conviennent et suffisent à la guérison des maladies aigues et courtes, où le traitement médical domine. Au contraire, le tuberculeux languit et meurt dans ce milieu antihygiénique d'une salle d'hôpital que sa présence rend plus insalubre encore par la contagion qu'il sème autour de lui.

Le phtisique, secouru à domicile, n'est guère plus heureux que celui qu'abrite l'hôpital. L'air pur, l'aliment convenable, le vêtement chaud, le repos lui manquent également. (Sa femme et ses enfants prennent souvent le germe de son mal et, à leur tour, frappent à la porte de l'Assistance publique... et telle est la fréquence de cette contagion que la grande majorité des enfants qui viennent à l'hôpital sont atteints de tuberculose osseuse, ganglionnaire, viscérale. etc.).

L'exemple des sanatoria où tant de tuberculeux trouvent la guérison nous montre le chemin qu'il faut suivre.

Il convient donc de changer radicalement le mode d'assistance donnée aux tuberculeux".

La commission de la tuberculose demande, entre autre, que des

sanatoria soient créés, où les pauvres recevraient les soins réservés jusqu'ici exclusivement aux riches. La notice est signée par le **Président** P. Brouardel et les Rapporteurs Grancher et Thoinot.

Ainsi, Messieurs, nous observons partout une commisération active pour la souffrance d'autrui. Il nous est permis de croire qu'à la fin de ce siècle l'assistance et l'hospitalisation des tuberculeux pauvres seront organisées d'une manière méthodique et rationnelle. L'accomplissement de cette œuvre, dans la mesure où il est donné à l'homme de remplir ses intentions, marquerait d'un signe d'honneur l'époque de demain.

Prof. **O. Bujwid** (Cracovie).

Sur les résultats de l'inoculation de tuberculine chez les animaux tuberculeux.

Les expériences sur le bacille de la tuberculose nous ont informé que celui-ci est virulent pour les hommes, même quand il provient de plusieurs espèces d'animaux. Même la tuberculose aviaire peut infecter les hommes.

Que la tuberculose bovine se répand sur les hommes par le lait et la viande, nous en avons déjà bien des faits constatés.

Les nouvelles recherches nous ont fourni des documents que la tuberculose suit une marche sans cesse envahissante, surtout dans les grandes villes. A Paris, la mortalité de la tuberculose, d'après M. Lagneau, est si grande que presque un quart de décès lui sont dûs. A Vienne, d'après M. Weichselbaum, elle n'est pas moins grande et comporte 67 sur 10000 habitants par an.

Les travaux de M. M. Nocard, Bang, Feser, nous ont démontré que la tuberculose bovine est peut être plus encore répandue. Les statistiques d'abattoirs établissent qu'en 1891 on a trouvé en Saxe 17,50%, d'animaux tuberculeux, à Bromberg 26,5% à Berlin 12%, à Copenhague 16,6% (1890).

En 1894, dans 127 abattoirs en Allemagne on a trouvé 64% de vaches tuberculeuses et seulement 0,4% de veaux.

Les choses se passent ainsi en France, en Autriche, et on pourrait dire qu'à présent aucun pays n'est libre de cette maladie, d'après M. Nocard.

Et cependant, il y a quelques dizaines d'années, la tuberculose n'existait pas dans nos étables. Au commencement du siècle, la maladie était inconnue en Danemark. Elle y apparait vers 1840, apportée par des reproducteurs achetés dans le Holstein et le Sleswig, mais c'est surtout à compter de 1850 qu'elle se diffuse dans tout le pays, sous l'influence de Shorthorns qu'on y importe en grand nombre; elle s'y est si bien développée depuis, qu'en 1893 la proportion de tuberculeux abattus à Copenhague dépassait 17%, et que sur un total de 19460 soumis à la tuberculine en 1893-4 dans 717 exploitations, 7428—soit 61%—ont été trouvés tuberculeux.

Jusqu'à présent, malgré cette marche rapide, on ne s'est guère

préoccupé de la tuberculose, quoique la situation est si grave, car cette maladie ne se développe que lentement et reste longtemps compatible avec toutes les apparences de la santé, les cultivateurs sont accoutumés à elle, ils la considèrent comme un mal nécessaire, ils ne cherchent pas les remèdes à l'éviter, ou, s'ils commencent à faire des recherches, ils se bornent à chercher un nouveau reproducteur, ou à changer la race de leurs animaux.

Et ce n'est qu'une double faute, car la tuberculose ne provient ni de l'hérédité, ni de la race. C'est la contagion qui est l'unique cause des progrès incessants de la tuberculose.

Après un grand nombre de recherches je suis parfaitement d'accord avec M. M. N o c a r d et B a n g. On peut affirmer que l'hérédité a un rôle insignifiant et pratiquement négligeable. Dans nos abattoirs nous avons la meilleure preuve. Plus haut, j'ai eu l'occassion de citer les chiffres des animaux abattus en Allemagne en 1894, où on a trouvé 64% de vaches et pas plus que 0,4% de veaux tuberculeux.

Il résulte alors que la tuberculose chez les animaux est exclusivement une maladie contagieuse, aussi bien que chez l'homme. En voici une preuve. Un propriétaire en Galicie possède deux étables: une avec une race rouge, qui en Pologne est moins infectée, et une autre avec la race hollandaise. Puisqu'il n'avait pas assez de place, il a transmis 14 veaux rouges dans l'étable où se trouvent les vaches de la race hollandaise. Après une épreuve avec la tuberculine j'ai trouvé que tous ces veaux sont tuberculeux,—au contraire, leurs mères, qui sont dans une autre étable, ont été trouvées toutes en bonne santé, excepté une, qui était restée pendant un temps avec les vaches contaminées.

Il résulte que si nous avons un remède diagnostique nous, pouvons très bien nous délivrer de la tuberculose, et cela peut être dans un temps très court. Nous savons cependant que le diagnostic vétérinaire de la tuberculose est très difficile et incertain. Nous ne pouvons reconnaitre la tuberculose que dans un état bien développé.

C'est la tuberculine, découverte par Robert K o c h, qui, n'ayant pas réussi dans la tuberculose humaine représente, cependant un très bon remède diagnostique chez les animaux. Il y a 5 ans, j'ai démontré cela dans un travail exécuté à l'Institut de Médecine expérimentale à St.-Pétersbourg. Récemment, c'est surtout M. M. N o c a r d, B a n g et F e s e r qui ont fait bien de recherches et qui ont fourni de précieuses preuves de la valeur diagnostique de la tuberculine chez les animaux domestiques.

Je ne peux pas citer ici toutes les expériences que j'ai faites moi-même, et qui ne sont pas si nombreuses que celles de Mr. N o c a r d, mais j'ai déjà en Galicie une étable de race hollandaise, appartenant à Mr. J. Wictor, qui contient 150 vaches et qui est tout à fait saine, pendant qu'il y a trois ans elle avait 75% d'animaux tuberculeux, et une année après—seulement 8%.

Jusqu'ici j'ai fait mes essais dans plusieurs étables en Galicie, avec 520 vaches, bœufs et veaux. Toujours quand il y avait la tuberculose, les animaux ont réagi, c. à. d., la température après 14—20 heures, in recto était de 1,5—2 degrés supérieure à celle qui a été avant l'inoculation. Pour la réaction suffit une faible tuberculine, et dans une

quantité de cas la réaction est plus forte chez les animaux qui ne possèdent qu'une trace minime de la tuberculose, un petit nœud dans les poumons, sur la plèvre, ou dans le foie.

J'avais ainsi occasion de faire une démonstration aux vétérinaires que, dans beaucoup de cas, il faut chercher cette petite lésion, et on la trouve toujours, sans exception, si la vache a réagi.

Il arrive cependant, mais ce n'est que rarement, que si l'animal n'a pas réagi on trouve pourtant des lésions très développées. Mais il arrive aussi que ce sont des lésions guéries, calcifiées. Dans un cas, j'ai pris quelques morceaux aussi calcifiées et je les ai inoculés à deux cobayes, et tous les deux sont restés en bonne santé.

On voit alors, que la tuberculine est un précieux remède diagnostic, et, pour diminuer la tuberculose humaine si répandue à présent, il serait bien indiqué d'introduire les inoculations de la tuberculine d'un mode obligatoire dans les étables.

Discussion.

Prof. C. Fraenkel (Halle) warnt vor einer Ueberschätzung der voraussichtlichen Erfolge der Anstaltsbehandlung für die arbeitende Bevölkerung. Der verhältnissmässig kurze Aufenthalt derselben in den Sanatorien, die baldige Rückkehr zu den früheren, unhygienischen Lebens- und Existenzbedingungen etc. würden in der übergrossen Mehrzahl der Fälle den Effect der Anstaltsbehandlung schnell wieder zum Verschwinden bringen, und der wesentlichste Nutzen der Sanatorien für die ärmere Bevölkerung vom Redner deshalb in der Möglichkeit gesehen, die Insassen zu zweckmässiger Behandlung ihres Lungenauswurfs und zu sonstiger hygienischer Disciplin zu erziehen.

Prof. Nocard (Alfort): En France, nous avons obtenu que dans les voitures publiques, les bâteaux-mouches, il fût interdit de cracher sur le parquet. Nous avons demandé que dans toutes les écoles communales, il fût inscrit sur le mur en grosses lettres ces 2 simples formules:

„Ne buvez pas du lait sans l'avoir fait bouillir".

„Ne crachez pas sur le parquet: c'est sale et c'est dangereux".

Cette mesure est déjà appliquée dans plusieurs départements et nous espérons qu'elle le sera bientôt partout.

L'homme conserve toujours les impressions qu'il a reçues et les habitudes qu'il a prises quand il était encore enfant.

Dr. Stchépotiev (Constantinople): Dans les conclusions de la communication du Prof. V a u g h a n nous trouvons ce qui suit: „5⁰ Le gouvernement devrait se poser comme devoir de construire, d'organiser et d'entretenir des hôpitaux pour les indigents atteints de tuberculose. Ces hôpitaux doivent se partager en deux classes: ceux destinés aux incurables et ceux pour les malades susceptibles de guérison". Je ne puis admettre cette distinction. On ne peut pas arracher aux phtisiques, même au dernier degré de la maladie, l'espoir de guérison. J'aurais proposé que les hôpitaux soient organisés pour des malades avec la maladie avancée et pour les malades au début de la maladie, mais que le nom d'hôpitaux pour les incurables ne soit pas employé.

Prof. Vaughan (Ann Arbor): I wish to say, that in many of the larger cities of the United States it is an offence for anyone to expectorate on the streets and in public conveyances. Men have been for doing this. The same cities have laboratories, in which sputum is examined free of charge. I wish to make these statements, because they show, that my Country is awake to the necessity of restricting tuberculosis.

Dr. Archinard (New Orleans): In New Orleans, as in all large cities of the United States, we have city-laboratories, where on the demand of a physician, and free of cost, the examination of the sputum or other secretions of persons, suspected of tuberculosis, is made. The result of this examination, with the name, age, residence, nativity, family and previous history of the patient is kept on record. Within 24 hrs., or as soon thereafter as practicable, the result of the examination is sent to the physician. To the patient is mailed a circular-letter, containing concise instructions, telling him, what precautions should be taken by him to keep from contaminating those around him, and also, what those around him should do to keep from getting infected.

Dr. Wehmer (Berlin) weist darauf hin, dass die in Frankreich geübte Aufklärung über die Gefahren des Sputum seit 6 Jahren in allen öffentlichen Gebäuden in Deutschland geübt wird. Ferner hebt er die Gefahren hervor, die durch gegenseitige Ansteckung bei zu engem Zusammenwohnen von Vieh und Menschen entstehen, und wofür unter Andern die kellerartigen, im Winter nur durch eine Fallthüre zugänglichen Kuhställe in der Gegend des Mosel-Flusses ein Beispiel bieten. Durch entsprechende Bauordnungen, wie dies z. B. dort geschehen, sei dafür zu sorgen, dass die Ställe gewissen Mindestforderungen in Bezug auf Luft und Licht zu genügen hätten. Hiermit werde ein wichtiges Moment zur Bekämpfung der Rindertuberculose gegeben.

Prof. Bujwid (Cracovie): Il est encore bien indiqué que dans les stations climatiques soit interdit de boire du lait et de se promener dans les étables des vaches; il est indiqué aussi que le service dans les étables soit soumis à une inspection d'un médecin. Aucune personne malade ne doit se trouver dans les étables.

Dr. J. Fekete de Nagyivány (Budapest).

Des logements de la population pauvre dans les grandes villes et des habitations ouvrières dans les centres industriels.

C'est une des questions les plus difficiles et des plus pressantes de la société moderne, que le Congrès de Moscou a mis sur son ordre du jour. Cette question touche profondément le champs considérable de l'économie, de la morale publique, de la sûreté publique et de l'hygiène. Et parce que les moyens de la solution embrassent un champs si large et si compliqué et parce que il y a non une, mais plusieurs clefs de

solution, c'est pour cela que la solution de la question marchait si difficilement et si lentement, même chez les anglais, dont la législation tâche dès un demi-siècle à réaliser les réformes nécessaires. Il y faut beaucoup d'expérience, beaucoup de sagesse, et encore plus de cœur chaud pour s'approcher du port. Dans cette partie de mon rapport je veux essayer à donner une esquisse brève et pratique de la sphère d'activité de l'état et de la société.

I. L'é t a t accomplit en premier lieu une mission policière et hygié-nique et il doit avant tout faire la guerre d'extermination aux habi-tations malsaines. C'est donc son devoir essentiel d'avoir soin de l'exécution p l u s r i g o u r e u s e des statuts sanitaires.

L'état ne peut pas permettre une construction contraire aux inté-rêts de la santé et de la morale. La coopération positive de l'état et les principes de l'avancement de la cause sont les suivants.

Où l'impôt de porte et de fenêtre existe encore, ces impôts sont à casser pour toujours, parce que les propriétaires de maisons ne se soucient pas de la ventilation des habitations et appliquent si peu de portes et fenêtres que possible.

L'état doit p a r t o u t secourir l'entreprise privée. Un fort moyen de ce secours est le p r ê t d e c a p i t a u x de construction à des intérêts bas (p. e. $3\frac{1}{2}—4\%$).

Il faudra donner aux ouvriers employés stablement des faveurs, lesquelles leur rendent possible à habiter dans leurs propres maisons. Ce peut aussi être réalisé par l'entreprise sociétaire. Que l'état donne aux entrepreneurs u n e e x e m p t i o n d'i m p ô t s de 25 années et qu'il charge les entrepreneurs des maisons d'ouvriers de l'impôt classifié de maison indispensable et qu'il les exempte de toutes les autres charges.

L e s m o y e n s s u f f i s a n t s e t p a s c h e r s d e c o m m u n i-c a t i o n d e s o u v r i e r s avanceraient aussi considérablement l'envie de bâtir. Et si l'état accorde aux entrepreneurs privés les faveurs sus-mentionnées, il pourra les engager pour ce motif, mais en général du point de vue du bien public à transporter les ouvriers demeurants plus loin à des prix modérés fixés par lui.

Que l'état bâtisse lui-même des lignes de communication d'ouvriers à bon marché ou qu'il engage les sociétés à bâtir ces lignes. Sans cela la construction des habitations ouvrières loin de la cité serait rendue extraordinairement difficile. L'état pourrait disposer que l'entre-prise privée organise au moins un train d'ouvriers du matin et un train du soir, où les colonies ouvrières existent déjà dans le voisinage de la ville. Cette disposition est non seulement nécessaire, mais aussi fondée. Et à ce que aussi les classes intelligentes puissent se servir des lignes, où les ouvriers voyagent avec leurs mœurs grossières et avec leurs vêtements sales, toutes les entreprises devront être engagées à employer des wagons à des prix très modérés (de troisième classe) pour les ouvriers.

C'est puis le devoir de l'état de rendre possible aux municipes des grandes villes à exproprier les quartiers qui offrent un danger général, où ils existent encore, et s'ils ne voudraient pas se servir de ce droit et s'ils voudraient maintenir les territoires dangereux à la santé

alors que l'état les exproprie lui-même et qu'il les rende à des sociétés philanthropiques ou à des autres sociétés.

Si les communes effectuent les statuts sanitaires incorrectement, le gouvernement devra nommer à leurs frais des commissaires qui feront respecter les lois de l'état. Si la maison d'un propriétaire privé est telle qu'elle rend nécessaire sa démolition, on devra ordonner celle-ci aussitôt, et cela sans aucune prétention de dédommagement, parce que dans le cas contraire les communes seraient chargées immesurément et injustement. C'est notre devise que personne n'est autorisé à maintenir des immeubles avec le menacement de la santé, et même de la vie d'autrui.

Si la fonction privée ne corresponderait pas au besoin, alors l'état devra aussi faire bâtir, pas comme don, mais pour améliorer l'état des classes infortunes des ouvriers. L'activité privée est la plus précieuse, quand elle se soumet au grand esprit de l'humanisme, mais si elle n'opère pas ou si elle est insuffisante, a l o r s l ' é t a t o u l a c o m-m u n e d o i t i n t e r v e n i r. C'est un devoir important qui attend l'état, en ce qui concerne la construction des habitations saines et à bon marché.

Il y a des nations chez lesquelles il est nécessaire à donner cet exemple, parce que surtout les propriétaires des latifonds exploitent aussi leurs ouvriers employés stabilement, en leur donnant un payement très modique et n'offrant pas à une famille une habitation séparée, mais en serrant deux, et même trois familles dans une chambre. Mais, d'autre part, leurs chevaux occupent des vastes localités installées avec le plus grand luxe.

L'état devra puis avoir soin que dans les écoles élémentaires surtout les institutrices, qui jusqu'à présent ne l'ont pas fait, enseignent leurs écolières aussi du point de vue pratique, q u ' e l l e s l e u r s f a s-s e n t a p p r e n d r e l e s r è g l e s d u m é n a g e. Mais les institutrices devraient connaître ces règles en premier lieu elles-mêmes. L'instruction publique devra en général être menée partout dans une nouvelle direction. Il nous faut des femmes qui ont un goût pour la vie domestique.

Dans le gouvernement des grandes maisons sociétaires d'ouvriers les dames tendres, intelligentes, qui connaissent le ménage, ont un rôle très important. Ces cultivatrices ont la mission de transformer les mœurs et le caractère des classes ouvrières les plus rudes. Si l'ange de l'humanisme les guide aux foyers négligés, alors elle donneront à la société des femmes ménagères qui connaissent et suivent la pureté. Elles ont passé les heures les plus glorieuses de leur vie aux lieux de repos des pauvres et des abandonnés! Ce sont les dames philanthropiques, qui nous conduiront au plus sûrement à la victoire de nos idées.

C'est enfin un grand devoir de l'état d'exterminer l'ivrognerie. L'ivrognerie tue la santé du corps et de l'âme, c'est l'ennemi le plus terrible du bonheur des peuples, parce que la sécheresse, les inondations, les guerres et les épidemies n'ont pas détruit tant de santé et tant de biens que l'usage excessif de l'alcool. Que l'état accepte pour des cabaretiers seulement des personnes parfaitement dignes de confiance et

qu'il les rende indépendants, où les droits constitutionnels sont exercés; et qu'il ne donne pas aux indignes pour certaines ·b o n n e s s e r v i c e s des récompenses en leur donnant des concessions des débits perpétuelles. Le cabaret est la fosse du salut des classes ouvrières. Moins il y a de cabarets, de ces nids de l'usure et de la prostitution, moins de danger menacera le salut des pauvres classes ouvrières. Et que la loi punisse chez toutes les nations rigoureusement l'ivrognerie elle-même comme un danger public.

II. La s o c i é t é avec ses puissantes associations a en premier lieu la mission à résoudre notre question. Ce sont surtout les villes avec une force de vie moussante, qui se développent rapidement, comme Paris, Berlin, Saint-Pétersbourg, Budapest, qui ont urgemment besoin des vastes constructions. Dans le voisinage de toutes ces métropoles on se peut encore procurer des grands territoires pour des colonies ouvrières, mais la spéculation sociétaire doit se hâter, parceque avec la perte du territoire on devra bâtir en haut, ce qui n'est pas avantageux à la morale et à la santé publique.

Mais la construction des maisons ouvrières jolies et salubres ne suffit pas, parce que si l'ouvrier y porte ses meubles sales et si la femme ne se soucie pas de la propreté, alors nous y serons parfaitement où nous étions à l'origine: au foyer rebutant de la saleté.

Qui n'a pas encore vu une habitation puante de saleté, rebutante et malsaine, qu'il entre dans l'habitation d'un roumain de Transylvanie ou d'un juif de Galicie, et il s'éloignera avec dégoût et en même temps avec un cœur douloureux de cette plaie à déraciner. La cause principale de cet état pitoyable est la rudesse de mœurs!

Ils suivent puis les occupations malsaines, qui rendent sales les habitations ouvrières.

C'est un fait que chacun doit habiter quelque part et les pauvres hommes chercheront volontiers les belles habitations, si elles ne seront pas plus chères que les cabanes misérables. Que résulte de tout cela? Que la solution radicale de la question dépend non seulement des habitations suffisantes, conformes et à bon marché: l e s e x i g e n c e s m o r a l e s e t i n t e l l e c t u e l l e s s o n t a u s s i i m p o r t a n t e s.

L'éducation pratique, réligieuse et morale est aussi un commandement indispensable. La législation et l'administration la plus excellente ne vaudra rien, si la vie privée ne lui donnera pas son secours. Puisque notre question est intimement liée avec les intérêts les plus importants de la vie du peuple, c'est la racine de la tâche qui est partiellement insoluble.

Mais les essors puissants de la société se mouveront seulement, si quelque chose les attire vers le territoire du mouvement. Si les ouvriers s'associent par le p r i n c i p e d e l'a i d e p e r s o n n e l l e et s'ils offrent par ceci aux capitalistes une garantie, alors ceux-ci n'auront pas peur des investitures. Les propriétaires des grands capitaux ne sauront peut être qu'ils peuvent bâtir aussi dans les centres des grandes villes des maisons ouvrières pour les ouvriers les plus pauvres avec un profit de 4—5 pour cent, mais que la construction soit pratique et que l'administration des maisons soit sage. Aux familles ouvrières plus pauvres, jusqu'à ce que leurs enfants sont petits, s u f f i t u n e

Apportée dans des tonneaux.	De même.	Un robinet à eau dans la cour.	Un robinet dans la cour.		Apportée dans des tonneaux.	
Simples latrines froides dans l'escalier.	Simples latrines froides dans le corridor.	Simples latrines froides dans l'escalier.	Simples latrines.	Simples latrines.	Simples latrines froides.	
$++$ $+++$	$++++$	$+$ $+$ $+++$	$++$	$++$	$+$	$+$
$++$ $++$	$+++++$	$++++$ $++$	$++$	$++$	$+$	$+$
$\mid\mid-\mid\mid$	2 $\mid-\mid\mid$	$\mid\mid-\mid\mid-$	$\mid\mid$	$\mid\mid$	$\mid\mid$	
$\mid\mid\mid\mid\mid$	2 $\mid\mid$ 2	$-2-2$ 2	$\mid-$	$\mid\mid$	$\mid$	$\mid$
$\mid\mid\mid\mid\mid$	$\mid$ 3 $\mid$ 6 2	7 8 -3 $\mid\mid$	$\mid\mid$	3 $\mid$	$\mid$	
$\mid\mid\mid\mid\mid$	$\mid$ 3 $\mid$ 2 2	$-2-2$ $\mid\mid$	$\mid\mid$	2 $\mid$	$\mid$	
1:6 — 1:21	1:6 — 1:14	1:9 — 1:28	1:7 — 1:18	1:6 — 1:12	1:7 — 1:9	1:5 — 1:13
1,3 5,3 2,0 2,0 2,5	2,3 2,6 2,0 2,3 2,0	— 2,2 1,4 3,0 1,5 2,0	3,2 3,5	2,2 2,6	2,5	5,5
49 39 24 29 34	39 44 73 29 44	19 39 44 58 29 63 117	39 44	44 11,7	49	24
411 343 205 274 274	308 343 548 274 313	171 308 377 480 614 514 445	313 343	304 102	145	171
4,5 4,0 7,5 6,5 5,0	3,1 3,2 1,6 4,0 3,0	8,3 5,5 4,0 3,0 2,8 3,0 1,3	3,7 5,0	2,7 2,3	3,3	3,6
1 2 3 4 6	1 2 4 5 6	6 7 8 10 12 13 14	2,3 3,1	7 15	9	12
3	18	22/20	13	31	30	21

La fourniture d'eau.	Un robinet à eau dans chaque logement.	Un robinet dans le corridor, un robin dans le logem., un robin dans le cor.	Un robinet à eau dans la cour.	Un robinet à eau dans le corridor.	Un robinet à eau dans le corridor.
Les cabinets d'aisance.	Simples latrines froides dans l'escalier.	— — —	Simple latrine dans le corridor.	Simples latrines dans le corridor.	Simples latrines froides dans le corridor.
L'odeur mauvaise rép. des latrines.	+|+|+|+++++++++	+++	++	-|+++	+++++
L'humidité.	+++++++++++++	+|++	++	++++	++++++
Le nombre des cham. n'ayant pas de poêles.	2 | | 2 | 2 — | 2 | 3 |	1 2 3	| |	— — — |	| | — |
Le nombre des chambres sans vasistas.	2 | | — | — | — — | |	— 2	| |	2 | 2 —	| | — | |
Le nombre des person. qui y habitent.	| | | | | | | | | 2 |	2 | |	6 4	| | | |	| | | |
Le nombre des chambres obscures.	| | | | | | | | — |	1 | |	3 3	| | | |	| | | |
Minim. et maxim. du rapport entre superf. lumin. et la superf. du plancher.	1:3 — 1:18	1:5 — 1:32	1:6 — 1:17	1:6 — 1:14	1:4 — 1:18
La moyenne des personnes par lit.	2,5 2,7 2,1 2,1 2,7 1,6 2,0 1,9 2,0 0,2	1,3 2,3 2,1	2,4 1,2	2,1 3,0 5,5 2,0	3,0 2,6 2,1 2,4 3,0
Pieds par personne. Carrés	39 61 53 49 63 39 49 53 49 49 49	63 29 39	41 63	49 63 34 49	53 34 24 49 68
Pieds par personne. Cubes	308 514 445 411 548 377 411 445 411 445 343	274 171 171	377 514	377 514 274 343	445 308 171 343 548
La moyenne des personnes par chambre.	3,0 2,7 3,2 3,0 2,7 3,2 2,6 2,4 3,2 2,6 3,2	4,3 4,0 5,2	2,4 1,8	2,1 2,0 2,7 2,0	3,0 3,2 3,2 3,0 2,2
N°N° des logements.	28 30 31 32 33 34 35 36 37 24 20	1 2 3	21 22	13 14 15 16	24 25 21 37 36
N°N° des maisons.	Le bloc en briques.	33	43	31	19/21

Simples latrines froides dans le corridor, une par trois logements. Le grenier a l'usage de latrines communes.	Apporté dans des tonneaux.	Latrine dans la basse cour.	Un robinet à eau dans le bain.	Simples latrines froides dans le corridor.	Il y a un robinet à eau dans le corridor de chaque étage.
+ + + + + + +		+		+ +	
+ + + + + + +		+		+ +	
− − − − − − 1		−		2 2 2 2 2 2 2 3 2 2 2 2 2 3 3 2 2	
− − − − − − −		−		1 − 2 2 1 − 2 2 − 1 2 − − − 2 1 −	
− − − − − − −		−		− − − 2 − − 1 − − − − − − −	
− − − − − − −		−		− − − 1 − − 1 − − − − 1 − − −	
1:9 — 1:25		1:20		1:16 — 1:21	
2,0 1,5 2,5 2,0 4,0 3,5 2,6		2,7		1,7 1,2 3,6 2,6 4,5 2,3 2,5 2,6 3,0 3,5 2,5 1,6 3,6 2,0 4,0 2,1 1,8 2,0 3,3 2,4 2,0 2,0	
44 78 29 101 78 34 49		24		29 63 29 31 34 53 39 41 24 29 58 68 34 44 29 39 44 39 34 24 53 49	
308 686 240 926 686 308 377		171		240 518 274 308 308 583 308 377 240 240 583 583 308 411 240 308 411 313 274 205 415 377	
3,6 3,0 5,0 1,0 2,0 4,0 3,2		5,3		4,0 1,6 3,6 2,6 3,0 2,3 3,3 2,6 4,0 3,5 1,6 2,7 2,6 4,0 2,1 2,1 2,0 3,3 2,1 2,6 2,6 4,0	
2 3 4 5 6 8 17		10		38 40 41 42 43 44 45 46 47 48 49 50 51 52 53 54 55 56 57 58 59 60	
13		19		17 le bloc de bois.	le grenier.

le surplus de son salaire pour un plaisir, mais il ne se loge pas mieux.

Par conséquent, nous croyons que la cause de l'agglomération des logements ouvriers sont: le défaut des habitations à bon marché, le prix trop haut des loyers, les habitudes de la population basse et le défaut des goûts plus raffinés.

Nous pouvons aussi expliquer par l'habitude et par le défaut de connaissances la grande saleté qu'on rencontre si souvent dans les logements ouvriers. L'agglomération dominante dans ces habitations donne, en outre, de grandes difficultés pour l'entretien de la propreté nécessaire. Il est très difficile d'entretenir assez proprement un logement où chaque personne n'a que vingt quatre pieds carrés et où tous les locataires s'occupent d'un travail sale. Dans de telles conditions la maîtresse la plus propre ne peut rien faire.

Quant à la fourniture d'eau, à l'éloignement des immondices, aux chambres habitables obscures, les locataires ne peuvent rien changer dans ce cas, ils n'ont qu'à souffrir. Autrement, ils peuvent rester sans un abri. Nous devons chercher la cause de ces défauts dans l'absence des connaissences hygiéniques qui se trouve au milieu de notre société qui fait trop peu pour faire disparaître les défauts sanitaires; on peut le dire non seulement de la fourniture d'eau et de l'éloignement des immondices, mais aussi de l'encombrement. Si notre société avait des connaissances du danger de l'agglomération, elle prendrait des mesures nécessaires. Si on ne le fait pas, il est évident qu'on n'a pas la connaissance nécessaire. Nous pouvons peut être dire que le défaut de telle connaissance est la cause principale de l'état insalubre des habitations ouvrières. C'est ce défaut qui est la cause d'absence des habitations à bon marché, d'existance de l'encombrement, de la fourniture mauvaise d'eau, de l'éloignement insuffisant des immondices, en un mot la cause de toutes conditions insalubres dont je viens de parler.

Ayant fait une telle conclusion nous devons entre les mesures proposées donner une place importante au développement de connaissances sur les mesures sanitaires nécessaires pour la santé de la population.

Nous pouvons propager ces connaissances au moyen des mesures suivantes:

1⁰ Il faut répandre les connaissances hygiéniques au moyen des écoles, des lectures populaires, des livres, des brochures, etc. Il est important aussi que les conditions insalubres existantes seraient publiées avec l'éclaircissement de leur cause, de leur conséquence et des mesures pour les remédier dans les journaux populaires.

2⁰ Il faut former des sociétés du secours sanitaire aux pauvres.

La formation des sociétés pareilles peut être très utile pour faire savoir à la population pauvre que l'hygiène personnelle et sociale est nécessaire. En visitant une pauvre habitation insalubre, le membre de la société peut dire au locataire ce qu'il faut faire pour l'amélioration du logement. Le pauvre aura ainsi les hommes savants qui peuvent lui donner un secours dans les cas nécessaires. En outre, ces sociétés peuvent rendre un grand service à l'étude de l'état sanitaire

des habitations. Les sociétés du secours sanitaire aux pauvres ont à l'étranger beaucoup d'influence sur l'amélioration des logements.

En croyant que la propagation des connaissances hygiéniques peut nous rendre un grand service, on ne doit pas oublier les autres moyens qui peuvent aujourd'hui-même améliorer les habitations, sans attendre que le plus grand nombre de la population ait une telle connaissance. Nous croyons que ce sont les moyens suivants:

1° La construction des habitations salubres et à bon marché dans les localités où existe un grand encombrement des ouvriers, aux centres où ils trouvent des occupations.

2° La surveillance sanitaire des habitations existantes qui peut faire disparaître les appartements obscurs et humides, améliorer la fourniture d'eau et l'éloignement des immondices, deminuer l'encombrement et la saleté.

3° La construction obligatoire des conduits d'eau dans toutes les maisons.

4° La construction plus suffisante des cabinets d'aisance et l'éloignement meilleur des immondices.

On peut à présent prendre toutes ces mesures. Il est suffisant pour ce but qu'il y ait dans la capitale un certain nombre de personnes énergiques et influentes qui dirigeraient leurs efforts à l'amélioration des conditions sanitaires.

Il faut dire en concluant qu'une autre enquête sur les logements ouvriers a été faite par moi dans un des faubourgs de St.-Pétersbourg (au nombre de 90). Les conditions sanitaires de ces logements sont semblables à celles dont je viens de parler. L'agglomération est grande ici et là. La moyenne de l'espace cube est 343 pieds par personne vdans la ville et 377 pieds dans le faubourg. L'éloignement des immondices est insuffisant dans tous les cas. L'humidité se rencontre 60 fois pour cent dans la ville et 62 fois pour cent dans le faubourg. Les logements du faubourg n'avaient pas plus souvent d'étuves constantes: 20% pour cent dans la ville et 27% dans le faubourg. J'ai rencontré aussi plus souvent dans le faubourg des chambres n'ayant aucune ouverture de ventilation: 22%, et seulement 16% dans la ville. La fourniture d'eau est meilleure dans la ville que dans le faubourg. Je n'ai pas trouvé dans le faubourg un seul logement ayant un robinet d'eau. 27 des 90 logements avaient des robinets à eau dans la cour. Les autres faisaient l'usage de l'eau portée avec les tonneaux. Le porteur d'eau est payé par les locataires. Quant à l'éclairage solaire des chambres habitables, les logements de la ville sont pires que ceux des faubourgs. Dans le premier cas 85 personnes (7,5% pour cent) habitaient les chambres obscures et demi-obscures et dans le deuxième seulement 25 personnes (1,3% pour cent).

Discussion.

Dr. **Léon Berthenson** (St.-Pétersbourg): Les idées que jai en général sur la question des habitations ouvrières sont formulées dans l'extrait qui est tiré de la „Hygienische Rundschau" de Berlin et qui vient d'être distribué à messieurs les Congressistes.

Si je prends la parole c'est uniquement parce que je suis de l'avis tout à fait opposé à celui qui est exprimé dans la 1-re conclusion de M. le rapporteur: je tiens à dire que c'est justement de l'Etat que nous devons attendre la construction des logements ouvriers, non seulement modèles, mais aussi au-dessous du prix ordinaire; l'État en a la possibilité et les moyens. La peur que cela tuerait la moralité des gens n'est, je me permets de le dire, basée sur rien, car les ouvriers étant des travailleurs prouvent par cela qu'ils travaillent. Les habitations existant pour les ouvriers n'abriteront jamais des fénéants.

Prof. **Bujwid** (Cracovie): Je ne peux pas être d'accord avec Mr. F e-k e t e   d e   N a g y i v a n y que l'Etat n'a rien à faire dans la chose si difficile pour l'initiative des personnes de bonne volonté. C'est surtout l'État qui doit prendre parole en premier lieu. Les associations ont aussi beaucoup à faire, mais ce sont les associations ouvrières, qui ayant été instruites d'une manière satisfaisante peuvent remplir ce but d'une manière excellente. Et c'est l'Etat qui doit intervenir et les aider dans tout ce difficile travail.

Dr. **Colignon** (Monaco): La plupart des conclusions déposées à la suite des communications qui viennent d'être faites au sujet des logements ouvriers, surtout au point de vue de la prophylaxie de la tuberculose, sont excellentes, mais elles ne sont peut être pas toutes très pratiques.

On demande que l'Etat construise des logements ouvriers, — n'est ce pas une chose impossible que de devoir proposer de telles dépenses au Gouvernement et ne vaudrait-il pas mieux faire comprendre à ceux qui possèdent l'argent, aux financiers, que les petits logements rapportent un grand revenu? L'exemple de Londres est à ce sujet très probant. En France, à Paris les petits logements rapportent beaucoup.

Certaines autres conclusions ne sont pas toujours applicables. On propose de séparer le mari de la femme quand l'un des deux est tuberculeux. Est-ce possible dans la classe ouvrière où il n'y a qu'une chambre en général? Dans la classe aisée, en demandant cette séparation on produit un effet moral déplorable, et souvent le médecin ne peut l'obtenir. Dans cette grave question de la prophylaxie de la tuberculose le médecin peut plus que tous les règlements; ses conseils sont écoutés. On pourrait encore répandre dans le public, soit par des conférences, soit par des brochures, les notions principales d'hygiène et les meilleurs moyens de se garantir de la contagion.

Prof. **Boumariage** (Bruxelles) déclare qu'il ne veut à aucun prix de l'intervention constante de l'Etat, surtout en matière de construction des maisons ouvrières. L'Etat est une espèce de Dieu dont on réclame tous les bienfaits, mais en réalité il n'est qu'un être impersonnel sans responsabilité.

A Bruxelles, il existe une organisation modèle pour l'assainissement des maisons ouvrières et l'amélioration constante dans leur construction. Quand il existe dans une famille un individu contaminé, aussitôt le médecin traitant envoie au Bourgmestre de la ville une note imprimée par laquelle il fait connaître le nom du malade, son adresse et l'histoire de la maladie infectieuse. Quelques heures après, mais toujours aussitôt que possible, la désinfection est opérée par un agent

spécial. Ensuite un rapport complet est fait sur l'état de l'habitation par un médecin de bureau d'hygiène, les eaux potables sont analysées, les égouts sont examinés par des hommes compétents, et la ville impose aux propriétaires les mesures nécessaires à l'amélioration des habitations. Si le propriétaire résiste, on ferme sa maison au nom de la salubrité publique.

D'autre part, quand on veut construire une maison à Bruxelles, on doit au préalable en envoyer les plans à la Municipalité qui impose les changements qu'elle croit nécessaires.

Ce mode d'organisation a produit un double fruit et diminué considérablement la mortalité des habitations de notre ville:

1° on parvient souvent à éteindre sur place les foyers d'infection;

2° on améliore insensiblement les maisons ouvrières.

Dr. H. Cooper Pattin (Norwich): This question being gradually solved in England and great improvement effected under combined influences of the „Housing" of the Working Classes Act private effort and municipal administration. Fine blocks of dwellings, having been erected in many places, notably at Glasgow and London, insanitary areas cleared, bad houses demolished. Suggested, that members of this section visit England and see for themselves, what has been and is being done.

Dr. Bertillon (Paris): J'ai visité avec le plus vif intérêt les maisons ouvrières élevées par la municipalité de Glasgow. Quand j'étais dans cette ville, j'ai demandé à voir les logements ouvriers les plus misérables, ceux qui étaient immédiatement au-dessus de ce qui était défendu.

On m'a fait visiter des maisons très misérables, surveillées d'ailleurs par le service sanitaire. Sur chaque porte était inscrite la capacité du logement avec indication du nombre des personnes qu'il était autorisé de recevoir à raison de 400 pieds cubiques par personne.

A côté de ces maisons misérables, la ville en a édifié de splendides, où pour le même prix les ouvriers ont des logements très aérés, très confortables, avec water-closets, bains, buanderie, etc., communes à plusieurs ménages. Ces logements étaient construits par la ville et administrés par elle. Elle n'éprouvait aucune difficulté à mettre à la porte les locataires qui ne la payaient pas.

Ces logements étaient bien réellement occupés par des ouvriers. Ils n'étaient pas occupés par des employés ou des petits bourgeois, comme il arrive très souvent dans les logements à bon marché édifiés dans beaucoup de villes françaises par des sociétés philanthropiques.

A Glasgow aussi des sociétés philanthropiques existent. L'action des municipalités ne gène pas celle des particuliers, au contraire. Pour que les particuliers élèvent des maisons pour ouvriers, il est indispensable que la loi leur permette d'expulser promptement et sans frais les locataires qui ne paient pas. Sans quoi, l'administration de ces maisons devient très difficile et même impossible.

J'ai fait une statistique des logements dans les grandes villes. Si l'on appelle m a l l o g é s les gens qui vivent dans des logements où le nombre des habitants dépasse le double du nombre des pièces (par exemple lorsqu'un logement de 2 pièces contients 5 habitants ou plus) on trouve que certaines villes anglaises, grâce à l'organisation dont je viens de parler, contiennent la population la mieux logée qu'il y ait

en Europe. D'autres, au contraire, (telle que Newcastle ou Tyne, qui ne fait rien pour loger les ouvriers) ont des chiffres déplorables.

Ing. **E. de Kontkowski** (St.-Petersbourg): Je dois faire une petite observation sur la méthode statistique qui compte les logements insalubres non par le cubage des appartements, mais d'après le nombre des personnes habitant une chambre (plus de deux); cette méthode n'est qu'un pis aller, qu'on peut accepter à titre provisoire, vu la difficulté de faire une enquête sur le cubage des logements des classes pauvres. Mais l'objet qui m'a fait prendre la parole, ce sont les travaux de la commission sur les logements ouvriers, constituée depuis deux ans à la Société d'hygiène de St.-Pétersbourg. Ces travaux ne sont pas encore terminés, mais nous avons déjà des résultats qui méritent d'être rapportés devant vous.

D'abord, nous sommes arrivés à la conclusion qu'il est impossible de compter sur une rente de plus de 4% pour le capital employé, en comptant en sus une amortisation de 1%, pour rembourser les premiers frais. Puis nous avons établi un minimum de 1,5 sag. cub. = = 15 mètr. cub. d'espace libre par personne et une ventilation de 30 mètres cubes par personne et par heure.

En prenant pour fondement ces données, nous avons fait des projets de logement pour familles dans de grandes maisons et dans des cottages et de logements pour ouvriers non mariés dans des casernes, dont chaque chambre contient de 10 à 20 personnes. Les résultats financiers sont les suivants: on peut offrir un logement séparé pour chaque famille dans une maison à quatre étages au prix de 36 roubles = 100 fr. par personne et par an. Le logement dans les casernes coûtera 24 roubles = 60 fr. par personne et par an. Ces prix ne sont pas supérieurs aux prix payés présentement par les ouvriers de St.-Pétersbourg, qui ne remplissent aucune des conditions hygiéniques (M-me P o k r o w s k a ï a). Il est bien désirable que l'initiative de l'Etat, des villes et de grandes sociétés privées vienne à l'aide des classes pauvres pour la construction de logements salubres et à bon marché.

Dr. **de Kőrösy** (Budapest [1]): Etant hier malade, je ne pouvais faire ma remarque immédiatement. Il y a différentes manières de calculer l'encombrement des logements, p. e. par pièce ou par chambre. Prenons une famille de 6 personnes, qui habite un logement composé d'une chambre, une cuisine et un garde-manger. Si vous faites le calcul sur la base des pièces, vous aurez 2 individus par pièce, donc un résultat très satisfaisant. Mais le même logement donne, si nous calculons par chambres, 6 individus. Il est ainsi trop clair qu'on ne peut pas comparer le quotient 2 au quotient 6. La statistique de la ville de Budapest est basée sur les chambres, celle des autres villes citées dans la discussion d'hier par pièces. Voilà la cause pourquoi le chiffre de Budapest est plus élevé. Mais il ne correspond pas à la vérité de dire que l'état de la ville de Budapest est plus désavantageux que celui de toutes les autres villes. La comparaison est simplement impossible, vu qu'il est inadmissible de comparer ces deux choses absolument différentes. Je devais cette explication ultérieure à la renommée de la

---

[1] Remarque faite dans la Troisième Séance. *Réd.*

ville de Budapest, que je ne pouvais pas laisser présenter devant cette réunion illustre dans une lumière injuste.

Dr. Bertillon (Paris): Mon savant ami M. de K ö r ö s y, ainsi que je le disais hier, a imprimé les observations qu'il vient de résumer devant vous, avec tous les développements nécessaires. J'ai aussi publié une réponse à ses objections.

Je ne puis rentrer ici dans une discussion épuisée et qui d'ailleurs ne serait pas aujourd'hui à sa place. Je me bornerai à dire que, tout en reconnaissant la justesse des observations de M. de K ö r ö s y (observations que j'avais d'ailleurs prévues et combattues dans mon mémoire), je crois qu'il en exagère considérablement la portée et que les chiffres que je présentais hier correspondent non pas exactement, mais approximativement à la réalité.

Troisième Séance,

Tenue en commun avec la Section VI: Maladies de l'enfance,

Dimanche, le 10 (22) Août, 10 h. du matin.

La séance fut ouverte par le Prof. S. B o u b n o f f (Moscou).

Dr. Pauli (Lübeck).

Ueber den Einfluss der Schularbeit auf Gesundheit und körperliche Entwicklung der Kinder.

Mein Herren!

Das dem Herrn Correferenten und mir zugeteilte Thema wird von uns in der Weise behandelt werden, dass Jener Ihnen eigenste wertvolle Untersuchungen darbieten wird, wärend mir es gestattt sei, das bis jetzt auf diesem Gebiet Geschaffene zusammenfassend kritisch zu beleuchten, nachzuforschen, inwieweit die sogenannten Schulkrankheiten auch wirklich der Schule zur Last zu legen sind, was bisher geschehen ist, eine Schädigung des zarten kindlichen und jugendlichen Organismus zu vermeiden, und was für die Zukunft in diesem Punkte zu erstreben ist. Es geht hieraus hervor, dass Sie, meine Herren, von mir nichts Neues erfahren werden, aber vielleicht ist doch eine kurze zusammenfassende Besprechung dieses Gegenstandes an dieser Stelle, als Einleitung zu dem folgenden Vortrage und die sich hieran schliessende Discussion, von einigem Werte.

Mein Herren! Dass auf den jugendlichen Körper das mit dem Schulbesuch zusammenhängende längere Stillesitzen und die mit dem Lernen verbundene geistige Anstrengung einen ungüstigen Einfluss habe, dies ist wol schon früher erkannt und gewürdigt worden, als wir es literarisch belegen können. Schon die durch ein hohes Geistesleben ausgezeichneten alten Culturvölker haben dies sicher gewusst, da sie bei

der Ausbildung der Knaben den Leibesübungen einen breiten Raum gewährten. Aber auch das Mittelalter und die späteren Jahrhunderte haben sich bei den verschiedensten Völkern diese Erkenntniss bewahrt, denn fast zu jeder Zeit finden wir, teils von Aerzten, teils von hervorragenden Schulmännern ausgehend, Hinweise, dass neben der Bildung des Geistes auch die Erhaltung der körperlichen Gesundheit zu berücksichtigen sei. In diesem bereits seit Jahrhunderten stattfindenden Drängen paedagogischer Schriftsteller auf den regelmässigen Wechsel von Beschäftigung und Erholung bei der lernenden Jugend sehen wir den Beginn der Ueberbürdungsfrage; die bis auf den heutigen Tag sich fortsetzenden Klagen, dass die Schule durch zu hohe Ansprüche an ihre Pflegbefohlenen die Gesundheit derselben schädige, zeigen, dass trotz aller Anstrengungen, diesen Klagen gerecht zu werden, doch immer wieder der Wunsch, die Kinder recht viel lernen zu lassen, diese Bestrebungen illusorisch machte. Die Zulassung der Leibesübungen als notwendigen und unentbehrlichen Bestandteil des Unterrichtes Mitte dieses Jahrhunderts in Preussen war ein wichtiger Schritt, allein trotzdem schwindet die Ueberbürdungsfrage nicht von der Tagesordnung. Zur Klärung derselben ist in den letzten Jahrzehnten viel durch ausgebreitete statistische Untersuchungen beigetragen worden, allein eine allgemeine durchgreifende Besserung ist noch nicht erzielt.

Sehen wir uns nun die sogenannten Schulkrankheiten genauer an! Ich schliesse hier von meiner Betrachtung diejenigen Erkrankungen aus, an deren Entstehung die Schule keinerlei directe Schuld hat, wie Infectionskrankheiten, geschlechtliche Verirrungen, zufällige Erkrankungen, und ziehe in den Kreis meiner Betrachtungen nur diejenigen, welche mit derselben im engsten Zusammenhange stehen. Wir können dieselben in zwei Gruppen teilen, insofern die einen hervorgerufen werden durch den einfachen Aufenthalt in der Schule und die hiermit zusammenhängenden fehlerhaften Stellungen des Körpers, die andern durch eine Ueberanstrengung des Geistes der jugendlichen Individuen. Zu der ersten Gruppe gehören Verkrümmung der Wirbelsäule und Kurzsichtigkeit, zuweilen auch Circulationsstörungen mit ihren Folgen, zu der zweiten die durch Ueberbürdung hervorgerufenen Zustände.

Betrachten wir nun mehr jede dieser Erkrankungen mit besonderer Berücksichtigung der Frage, ob sie allein durch den Aufenthalt und die Ansprüche der Schule hervorgerufen werden, oder einen wie grossen Anteil diese daran hat, falls auch andere Verhältnisse eine Rolle bei ihrer Entstehung spielen.

Verkrümmungen der Wirbelsäule finden sich bei der Schuljugend häufig und in nicht geringem Procentsatz, und zwar in ihren verschiedensten Formen, bei Knaben nach Krug und Brunner in 17—24%, und zwar 10% flache Rücken, 1—2% Skoliosen, 1—2% Kyphosen, 4—6% seitliche Verbiegungen, wärend bei Mädchen Maier von 336 nur 147 fehlerfrei fand. Hier nahm die Abweichung in Haltung und Bau mit dem zunehmenden Alter bedeutend zu, so dass von 7-jährigen 43%, von 13-jährigen 70% abnorme Körperhaltung zeigten. Können auch dieses Autors Angaben, weil sie sich

auf eine zu geringe Anzahl beziehen, nicht verallgemeinert werden, so scheinen doch die Mädchen im Verhältniss mehr an fehlerhafter Körperhaltung zu leiden, wie die Knaben. Schon dieser Umstand spricht dafür, dass die Schule nicht **allein** die Ursache davon sein kann, wie im Allgemeinen, besonders von Laien, angenommen wird. Hervorgerufen soll sie werden durch die beim Schreiben notwendig werdende schlechte Haltung. Zunächst darf man nicht vergessen, dass selbst bei anhaltendem Schreiben in fehlerhafter Haltung die hierbei verwandte Zeit nicht eine so lange ist, dass die Ermüdung der die Wirbelsäule im Gleichgewicht haltenden Muskeln, welche bei den Verbiegungen derselben ja eine Hauptrolle spielt, sowie die abnorme Belastung der Wirbelsäule selbst keine so anhaltende ist, dass sie sich nicht wieder ausgleichen könnte; es müsste ferner bei den Knaben der Procentsatz ein noch viel höherer sein, wenn dieses Moment allein zu deren Entstehung genügte. Man muss daher zu dem Schlusse kommen, dass, abgesehen von einer acuten Erkrankung der Wirbel selbst, eine individuelle Anlage vorhanden sein muss, damit diese verhältnissmässig geringen und kurzdauernden Gelegenheitsursachen eine habituelle Rückgratsverkrümmung hervorrufen können. Meines Erachtens muss allerdings die Schule nach Möglichkeit auch solche Gelegenheitsursachen beseitigen, wenn sie dazu im Stande ist, und dies ist sie, wie wir weiter unten sehen werden.

Nur die Frage der S c h r i f t l a g e will ich gleich hier berühren. Es lag nahe, diese Verkrümmungen zurückzuführen auf die, besonders bei den früher durchweg hygienisch ungenügenden Schulbänken, unnatürliche, den Körper in der That verdrehende Haltung beim Schreiben, und so wurde die Frage aufgeworfen, ob durch eine andere Art der Schreibweise diesem Uebelstand nicht vorgebeugt werden könne. E l l i n g e r, G r o s s, M a r t i u s, B e r l i n - R e m b o l d t, S c h u b e r t, S e g g e l haben durch grosse statistische Untersuchungen diese Frage zu beantworten gesucht, allein völlig entschieden ist sie noch nicht. Bei einer so complicirten Verrichtung ist es naturgemäss unendlich schwer, zu einem sicheren Resultat zu kommen. Und in der That fand selbst S e g g e l, der Vertheidiger der Steilschrift, bei seinen Untersuchungen auffallend gute Kopf- und Körperhaltung in einer nach B e r l i n - Remboldt schreibenden Klasse, wiederum eine auffallend schlechte Haltung bei einer steilschreibenden Klasse, letzteres erklärend durch Abneigung des Lehrers gegen die Steilschrift. Im Ganzen scheint doch die Steilschrift grosse Vorteile zu bieten in Betreff der Augendistanz. Kopf- und Schulterhaltung, bei einiger Aufmerksamkeit seitens des Lehrers giebt aber auch die Schrägschrift bei leicht nach links gedrehtem Heft in Mittellage gute Resultate. Ganz zu verwerfen ist die bisher übliche Schrägschrift bei schräger Rechtslage des Heftes. Nicht zu vergessen ist aber, dass die Kinder sowol bei der Ausführung ihrer Schularbeiten, wie bei andern Nebenbeschäftigungen (Klavierspielen, Nähen, Malen) im elterlichen Hause oft viel länger in einer falschen Körperhaltung verharren, wie in der Schule, ganz abgesehen von anderen Momenten, wie Mappetragen u. dgl., welche denselben Effect haben. Also müssen auch die Eltern ermahnt werden, auf diesen Punkt ihre Aufmerksamkeit zu richten.

Mit grösserem Rechte muss nun die Schule verantwortlich gemacht werden für die immermehr überhand nehmende **Kurzsichtigkeit** ihrer Schüler. Gerade nach dieser Richtung hin sind ja von vielen Beobachtern, unter denen II e r m a n n C o h n, A d o l f W e b e r, S c h m i d t, v. H i p p e l, A x e l K e y hervorzuheben sind, eine grosse Reihe von Feststellungen gemacht worden, die ein gewisses abschliessendes Urteil schon jetzt gestatten. Wenn auch v. H i p p e l's Beobachtung, dass durch den Weggang zahlreicher Emmetropen vor dem Maturitätsexamen aus den Gymnasien das Procentverhältniss der Myopie für die oberen Klassen ohne Schuld der Schule selbst wächst, sicher zutrifft, wenn er auch streng scheidet zwischen angeborener und erworbener Myopie, so kommt doch auch er zu dem Schlusse, dass ein nicht unbeträchtlicher Teil der Schüler wärend der Schulzeit myopisch wird, bei einem anderen schon vorhandene Kurzsichtigkeit zunimmt. Auch die unbestreitbare Thatsache, dass unter den Schulkindern die Myopie steigt mit der Arbeitslast, (1% in Dorfschulen, 10% in städtischen Elementarschulen, 28% auf Gymnasien) weist klar darauf hin, dass die Schule die Hauptursache dieser Erkrankung ist, wenn auch nicht ganz ausser Acht zu lassen ist, dass ausserhalb der Schule liegende Einflüsse, Privatstunden in Nichtschulfächern, Arbeiten in dunkeln Räumen im Elternhause, in nicht seltenen Fällen hierzu beitragen. Die Thatsache, dass die Volksschulen, deren Schüler sicher zu Hause hygienisch schlechter dastehen, eine sehr geringe Zahl von Myopen aufweisen, lässt sich leicht damit erklären, dass gerade sie mit Nebenfächern nicht so geplagt werden, aber auch ihre Schulaufgaben sind sicher geringere.

Wir kommen nunmehr zu den durch **Ueberbürdung** hervorhgerufenen Krankheitszuständen. Ich kann mich über diese kurz fassen, denn die Thatsache, dass durch Ueberhäufung mit Arbeit bei den Kindern Ermüdungserscheinungen des Gehirnes und Störungen des Kreislaufes entstehen, welche sich nicht nur in Trägheit des Geistes äussern, sondern auch in mangelhafter Function des Körpers, wie Kopfschmerzen, Nasenbluten, Abnahme der Ernährung, Appetitlosigkeit, bleichsüchtiges Aussehen, Abmagerung und Anderes mehr, Zeichen, die wir vorwiegend als neurasthenische zu bezeichnen gewohnt sind, wird von keinem Ärzte bestritten. Auch hier haben (H e r t e l, A x e l K e y, B u r g e r s t e i n, Z i m m e r m a n n, E b b i n g h a u s u. Andere), statistische Untersuchungen in genügender Anzahl stattgefunden, und sie alle sind, im Gegensatz zu Untersuchungen über andere Punkte, zu ganz gleichem Resultate gekommen. Nur muss auch hier wieder darauf aufmerksam gemacht werden, dass vielfach von der Schule nicht geforderte Mehrarbeit im Elternhause, wie Musik, Handarbeit und dergleichen reichlich ein Teil der Schuld mitträgt.

Der Vollständigkeit wegen möchte ich noch kurz darauf hinweisen, dass auch durch Aufenthalt in schlecht ventilirten, überfüllten Schulräumen Schädigungen des Allgemeinbefindens, Kopfschmerz, Nasenbluten, schlechtes Aussehen und dergleichen entstehen können.

Fassen wir Alles bisher Besprochene zusammen, so steht es fest, dass an dem Zustandekommen von Verkrümmungen der Wirbelsäule, von Kurzsichtigkeit und Ueberbürdungserkrankungen bei der Schuljugend die Schule einen mehr oder weniger grossen Teil der Schuld

trägt, und es ist daher die Forderung vollberechtigt, dass durch Beseitigung der solche Uebelstände hervorrufenden Factoren unsere heranwachsende Jugend vor Schäden bewahrt bleibe, die sie in dem Kampfe ums Dasein schwächen. Dieser Forderung, welche seit Jahrhunderten den Paedagogen immer wieder entgegengebracht wird, gerecht zu werden, haben sich allerdings, Dank den Anstrengungen der letzten Jahrzehnte, hervorragende Schulmänner redlich bemüht, und auch die Regierungen haben zum Teil den Versuch gemacht, die gerügten Uebelstände abzustellen, allein doch ist noch viel zu thun übrig, und daher muss jede Gelegenheit, die sich darbietet, benutzt werden, von Neuem mit Nachdruck darauf hinzuweisen.

Die Mittel, welche ergriffen werden müssen, um dies zu erreichen, bestehen darin, die Schüler in hygienisch guten Räumen unterzubringen und den Lehrplan so zu gestalten, dass keine Ueberbürdung eintritt. Von Zeit zu Zeit durch Aerzte ausgeführte Untersuchungen haben nachzuweisen, ob und inwieweit das, was geschehen, genügt.

Was den ersten Punkt betrifft, so muss anerkannt werden, dass in den meisten Städten die Pläne neuer Schulhäuser der Begutachtung durch den Staat oder die Stadt unterstehen, welche diese fast stets durch beamtete Aerzte ausführen lassen. Es entstehen so immer mehr Schulräume, welche nach Kubikgehalt, Helligkeit, Trockenheit unsern Ansprüchen genügen oder doch sehr nahe kommen. Was die innere Einrichtung betrifft, so scheint man hier mehr Schwierigkeiten zu begegnen, wir aber müssen daran festhalten, dass zur Verhinderung schlechter Haltung und Kurzsichtigkeit die Subsellien nicht chablonenhaft der Klasse, sondern dem einzelnen in ihr befindlichen Schüler angepasst werden. Kleine Schüler derselben Klasse müssen eben kleine, grosse entsprechend grössere erhalten, eine Forderung, die unschwer durchzuführen ist. Welche Schulbank es ist, das ist gleichgiltig, wenn sie nur das erfüllt, dass der auf ihr sitzende Schüler nicht gezwungen ist, eine schlechte Haltung anzunehmen.

Indessen eine auch noch so zweckmässige innere und äussere Ausgestaltung der Schulräume nützt nichts, wenn der Schul- und Arbeitsplan ein unrichtiger ist, und hier sind wir bei dem Schwerpunk der ganzen Frage angelangt. Nicht allein geistige Ueberbürdung mit all ihren Folgen hat ein solcher zu verantworten, auch schlechte Haltung und Kurzsichtigkeit, kurz sämmtliche Schulkrankheiten werden erzeugt oder befördert durch unrichtige Ausgestaltung des Lehrplans. Je jünger der Schüler ist, desto leichter wird eine Ermüdung bei ihm eintreten, desto kürzer muss die geistige Thätigkeit sein, zu welcher er angehalten wird, soll er nicht Schaden an seiner Gesundheit davontragen, je länger letztere gewesen, desto länger muss auch die Zeit der Ruhe sein, deren er bedarf, um wieder geistig frisch zu sein. Das Haupterforderniss ist also, einmal das richtige Maas von Arbeit überhaupt für den Schüler festzustellen, dann aber hauptsächlich die richtige Art des Wechsels zwischen Arbeit und Erholung zu finden.

Was den ersten Punkt betrifft, so handelt es sich hier nicht nur um das Pensum, welches der Schüler in den Schulstunden zu erledigen hat, sondern auch um die sogenannten Hausarbeiten,

welche er ausserhalb der Schulzeit anfertigen muss. Bei dieser Gelegenheit muss wieder mit besonderem Nachdruck daran erinnert werden, wie so oft nicht die Schule, sondern das **Elternhaus** an häuslicher Ueberbürdung der Kinder Schuld hat. In unbedachtsamster Weise werden diese durch Musik, Zeichnen, Lernen fremder Sprachen und dergleichen in ihrer freien Zeit behindert, und wenn dann die Kinder blass und elend aussehen, und träge und unlustig sind, dann wird dies Alles der Schule in die Schuhe geschoben. Man muss energisch der falschen Meinung entgegentreten, als ob die Ausübung der Musik, des Malens, Zeichnens, Stickens, Brennens, Schnitzens und dergleichen lediglich eine Erholung für die Kinder sei. Wir Aerzte wissen, dass auch die Ausübung dieser Dinge ein ganzes Teil Anstrengung der Geistesthätigkeit erforderlich macht! Nun soll allerdings die Schule meines Erachtens diese Hausarbeiten auch in den Kreis ihrer Berechnung ziehen, allein darum hat sie es doch nicht nötig, dies auf Kosten dessen zu thun, was für die Ausbildung des Schülers dringend notwendig ist. Auch das Elternhaus muss individualisiren und derartiges nur dann dem Kinde zumuten, wenn es sich dazu eignet. Begabteren kann mehr, minder Begabten weniger auferlegt werden. Als Norm dessen, was die Schule ihren Pfleglingen an Hausarbeiten auferlegen darf, kann der Erlass des Grossherzoglich Hessischen Ministeriums von 1881 gelten, welcher bestimmt, dass die Fertigung der häuslichen Arbeiten höchstens in Anspruch nehmen darf bei Schülern von 6—9 Jahren (vorausgesetzt ist ein Schüler mittlerer Begabung) $^1/_2$—$^3/_4$ Stunden, von 9—11 Jahren 1 Stunde, von 11—13 Jahren 2 Stunden, von 13—15 Jahren $2^1/_2$ Stunden. **Key** und **Hertel** haben statistisch nachgewiesen, dass die Erkrankungshäufigkeit in den Schulen mit zu grosser Arbeitsdauer das normale Verhältniss um 10% übersteigt, woran auch die durch überlastende Hausarbeit **verkürzte Schlafzeit** Schuld hat. Von der Hausarbeit kommen wir nunmehr zu der eigentlichen Schularbeit selbst und ihrer Verteilung in den Schulstunden. Sie muss selbstverständlich so eingerichtet sein, dass der Schüler **nach jeder Stunde sich erholen kann**. Nur zu einem geringen Teile ist dies möglich durch Einschieben von Turnstunden zwischen die andern Stunden, denn die Ansicht, eine solche sei im Stande, der geistigen Ermüdung entgegenzutreten, ist nur in sofern berechtigt, als es sich um solche Leibesübungen handelt, bei welchen eine fortgesetzte genaue Aufmerksamkeit, z. B. auf Commandos, nicht nötig ist; sowie Letzteres stattfindet, kann von einer wirklichen Erholung keine Rede sein. Diese kann nur eintreten durch Pausen zwischen den einzelnen Unterrichtsstunden, bei denen die Schüler auf grossen, möglichst frei liegenden Plätzen, bei schlechter Witterung in grossen überdachten Räumen sich tummeln können, wie sie wollen. Eine Pause von 10 Minuten nach jeder Stunde ist unerlässlich. **Burgerstein's** und **Ebbinghau's** Untersuchungen mit Ausrechnen von Rechenaufgaben bewiesen, dass die Anzahl der dabei gemachten Fehler wächst mit der Länge der Stunde, dass somit 1 Stunde für jüngere Kinder eine zu lange Unterrichtsdauer ist. Nun, meine Herren, wir haben es an uns selbst erlebt, wir sehen es an unseren Kindern, dass die grösste Aufmerksamkeit immer im Anfange einer Stunde vorhan-

den ist; bei Extemporalien, wie auch bei häuslichen Arbeiten fallen
die ersten Sätze besser aus, wie die letzten, die Fehler häufen sich
in den letzteren immer mehr, je länger die Arbeit ist. Aber auch an
den Nachmittagsstunden zeigen die Kinder keine solche Arbeitskraft,
wie Vormittags, wenn diesen, wie an vielen Orten, die Hauptmahlzeit
vorhergeht: Plenus venter non studet libenter — ist wahrlich ein richtiger Satz, und die Mittagspause reicht nach Griesbach und Fried-
rich in der Regel nicht aus, um die Ermüdung des Vormittags aus-
zugleichen. Also: Erholungspausen von genügender Dauer zwischen den einzelnen Unterrichtsstunden, Verkürzung dieser
selbst, Fortfall des Nachmittagsunterrichts! Diesen
Forderungen ist an einzelnen Orten schon entsprochen worden, mögen
sie Allgemeingut aller Länder werden. Da in meiner Vaterstadt Lü-
beck die Schüler des Gymnasiums in dieser glücklichen Lage sind, so
gestatten sie mir, den Stundenplan dieses kurz anzuführen. Seit 1883
wurde, unter Fortfall des Nachmittagsunterrichtes, die Lehrstunde auf
45 Minuten gesetzt, und zwar für die Schüler der unteren Classen
4—5, für die der oberen 6 Stunden; jeder Stunde voraus geht eine
Pause von 10 Minuten, wärend welcher die Knaben sich auf dem
Hofe tummeln müssen. Schreib-, Turn-, Sing- und Zeichen-Stunden liegen innerhalb der wissenschaftlichen, letztere meist am Ende der
Schulzeit. Diese zuerst nur auf zwei Jahre versuchsweise eingeführte Ge-
staltung des Lehrplans wurde, da kein Widerspruch sich dagegen
erhob, beibehalten und scheint sich gut bewährt zu haben.

Pflege von Turnspielen an 1 oder 2 freien Nachmittagen seitens
der Schule, wie sie auch am Lübecker Gymnasium stattfindet, Tan-
zen für ältere Schüler, Schwimmen, Schlittschuhlaufen, nicht minder auch
Radfahren dienen dazu, geistiger Ermattung vorzubeugen. Was Letzteres betrifft, so muss dies allerdings vorsichtig betrieben werden, die
Kinder müssen stets unter Aufsicht vernünftiger Erwachsener es thun,
allein dann kräftigt es ungemein, wie ich es an meinen 2 Kindern
erfahren habe, von denen das jetzt 12-jährige Mädchen seit dem 11-ten, der
jetzt 13-jährige Knabe seit dem 7-ten Lebensjahre mit bestem Erfolge
vom Radfahren Gebrauch macht. Von Kindern ohne Aufsicht betrieben
schädigt es allerdings nicht selten den kindlichen Organismus empfindlich, wie ich es in mehreren Fällen in meiner Praxis sah. Richtig
wärend des Jahres verteilte Ferien ohne Ferienaufgaben, — die meist
jetzt üblichen 4-wöchentlichen Sommer-, 14 tägigen Ostern- und Herbst-,
sowie 10-tägigen Weihnachtsferien sind nicht gerade ideal, solange die
Ostern nicht festgelegt sind, da zu ungleiche Zeiten der Schularbeit
hierdurch entstehen, — müssen ausserdem noch hinzukommen.

Wir kommen nun zu dem Schlusse unserer Betrachtungen, zu der
Frage, in welcher Weise obige Erwägungen für die Schule nutzbrin-
gend zu verwerten sind.

Es ist klar, dass nicht der Laie es vermag, den geistigen und körperlichen Zustand des Kindes immer richtig zu beurteilen; so sehr
er sich auch mit obigen Fragen beschäftigt, er wird doch nicht selten
falsche Schlüsse ziehen, weil ihm die Möglichkeit des Individualisirens
bis zu einem gewissen Grade fehlt. Es bedarf daher jede Schule stets
der Aufsicht eines mit den Fragen der Schulhygiene vertrauten Arztes.

des S c h u l a r z t e s, welcher darüber zu wachen hat, dass die ärztlichen theoretischen Forderungen, soweit sie sich mit der Schulpraxis vereinigen lassen, auch durchgeführt werden. Dass er auch für alle andern Fragen, welche in der Schule das körperliche und geistige Befinden der Schüler betreffen, thätig sein muss, ist selbstverständlich. Es ist nicht notwendig, dass der Schularzt ein beamteter Arzt ist, besonders in grösseren Städten ist es gut, wenn dieser als Mitglied der Oberschulbehörde über dem Schularzte steht. Aber auch dieser allein kann nicht voll massgebend sein, alle einschlägigen Fragen zu beantworten und die Durchführung der von ihm für nötig befundenen Einrichtungen rücksichtslos durchzusetzen. Denn auf der anderen Seite vermag nur der S c h u l m a n n das Mass dessen anzugeben, was für den Schüler dringend notwendig ist, um ihn zu befähigen, den Anforderungen des späteren Lebens zu genügen. Freilich wird er dies viel besser ohne Schaden für den Schüler thun, wenn ihm die Grundsätze der Schulhygiene bekannt sind, und so ist eine weitere Forderung, die wir stellen müssen, dass f ü r d i e L e h r e r e i n e U n t e r w e i s u n g i n d i e s e m s o h o c h w i c h t i g e n G e g e n s t a n d e u n e r l ä s s l i c h ist. Liegt es an einzelnen Orten nicht in der Möglichkeit, die Schulen der Aufsicht eines Arztes zu unterstellen, so müsste man damit vorlieb nehmen, dass deren Lehrer die Grundsätze der Schulhygiene kennen. Schulen mit solchen Lehrern würden sicher für ihre Schützlinge besser sorgen, als solche, bei denen dies nicht der Fall ist. Am erspriesslichsten ist aber sicher. wenn beide Teile redlich zusammenwirken, und ich kann meine Betrachtungen schliessen mit den Worten Kraepelin's: „A r z t u n d S c h u l m a n n w e r d e n z u s a m m e n z u w i r k e n h a b e n, d e r e i n e, i n d e m e r d i e S c h ä d e n u n d i h r e U r s a c h e n a u f d e c k t, u n d d i e G r u n d z ü g e e i n e r k ö r p e r l i c h e n u n d g e i s t i g e n S c h u l h y g i e n e k l a r l e g t, d e r a n d e r e, i n d e m e r d i e a l l g e m e i n e n F o r d e r u n g e n d e r W i s s e n s c h a f t i m G e t r i e b e d e s U n t e r r i c h t s v e r w i r k l i c h t u n d i n e r z i e h e r i s c h e T h a t u m s e t z t".

Dr. S c h m i d - M o n n a r d (Halle).

Ueber den Einfluss der Schularbeit auf Gesundheit und körperliche Erziehung der Kinder.

Referent hat in mehrjährigen Beobachtungen die Gesundheitsverhältnisse aller Schulen· einer grösseren deutschen Stadt untersucht. Die Untersuchungen beziehen sich auf Körpergewicht, chronische Kränklichkeit (Kopfschmerz, Nervosität, Blutarmut etc.) und acute Infectionskrankheiten (Scharlach, Masern etc.). Es werden als wesentliche Einflüsse in ihrer Tragweite untersucht: Nachmittags-Unterricht, Arbeitsquantum, Verteilung der Arbeitslast, Schlafdauer, freiwillige häusliche Mehrarbeit, Alkohol und Nicotin, Bewegungsspiele.
Bezüglich des K ö r p e r g e w i c h t s ergiebt sich Abnahme des-

selben in der ersten Schulzeit, besonders bei den Mädchen ($^3/_4$ Kg. in 3 Monate).

Die chronische Kränklichkeit steigt im Laufe der Schuljahre. Es verlassen mehr kränkliche Kinder die Schule (20—35%) als hineinkommen (3—20%). Die Kränklichkeit der Knaben beträgt bis 30%. Besonders kränklich sind die Mädchen (bis 50%). Bei Mittelschülern, die geistig nicht überlastet sind, findet wärend der kräftigen Entwicklung im 13. und 14. Jahre ein als physiologisch anzusehender Rückgang der Kränklichkeit statt.

Dieses findet aber nicht statt auf höheren Schulen mit viel Schularbeit und viel häuslicher freiwilliger Nebenbeschäftigung.

Ja, die Kränklichkeit bei den am stärksten belasteten Schülern einer höheren Schule ist wesentlich grösser als bei den Mädchen aus gleichen Familien. Wir finden bei ihnen bis 70% Nervöse, bis 20% Schlaflose. Die Arbeitslast betrug hier oft bis 11—12 officielle Arbeitsstunden, die Schlafdauer sank zuweilen auf 5 und 6 Stunden.

Bei Nachmittagsunterricht beträgt die Zahl der Kränklichen um die Hälfte mehr als auf Schulen mit gleichem Schülermaterial aber ohne Nachmittagsunterricht.

Die acuten Krankheiten sind häufiger in den unteren Klassen, entsprechend der Wirkung jeder Ansammlung von Menschen. Sie nehmen an Zahl ab in den späteren Jahren, im Gegensatz zur chronischen Kränklichkeit. Sie sind, bei gleichem Schülermaterial, abhängig von der hygienischen Beschaffenheit des Schulgebäudes. Sie treten häufiger auf da, wo Licht und Luft mangeln. Man kann verlangen Luftraum pro Kopf 4 Cbm. mit höchstens $2^0/_{00}$ Kohlensäure. Man findet aber in neueren Schulen 3 Cbm. Luft mit $2,5^0/_0^0$ Kohlensäure. In alten Schulen aber sind Klassen mit nur 1 Cbm. Luftraum und $3,8^0/_0^0$ durchschnittlicher Kohlensäure, oft aber auch mit 6 und $7^0/_{00}$. In letzteren Schulen beträgt die Erkrankungsziffer weit mehr als in neuen Schulen.

In alten Schulen erkranken acut von 100 Kindern 25 Knaben und 39 Mädchen gegen 18 Knaben und 27 Mädchen in neuen Schulen.

Unsere Lüftungsverhältnisse sind ungenügend; die Kohlensäureproduction durch die Ausatmung der Kinder beträgt oft mehr als man bisher nach den Experimenten annahm; man nahm ca. 10 Liter per Stunde an, es werden aber oft 20 Liter producirt per Stunde. Es sind also die unsern Lüftungsconstructionen zu Grunde liegenden Ziffern zu klein.

Es erzeugt sich also der Schuleinfluss in: 1) Gewichtsrückgang in der ersten Zeit; 2) Vermehrung der acuten Krankheiten in hygienisch ungenügenden Gebäuden; 3) Vermehrung der chronischen Kränklichkeit entsprechend der Inanspruchnahme der Zeit durch Unterricht.

Die Nervosität auf höheren Knabenschulen ist erschreckend gross. Eine Verminderung des jetzigen Schulplans ist zu fordern, wie sie schon mit gutem Erfolg eingeführt ist in Schweden.

———————

Dr. A. S. Wirenius (St.-Petersburg).

Zur Frage über die Ueberbürdung der Lernenden in den mittleren Schulanstalten.

Bei Beurteilung von paedagogischen Fragen wird gewöhnlich ganz ausser Acht gelassen oder man hält es für überflüssig, zunächst sich in eine Betrachtung einzulassen, ob die Schule in ihrem Wesen wirklich im Princip der Natur des Menschen entspricht, oder ob sie nur eine künstliche Cultureinrichtung ist, die mehr Schaden als Nutzen oder, im äussersten Falle, die Schaden und Nutzen in gleichem Grade bringt.

Zu dieser skeptischen Ansicht führen jedoch folgende Schlüsse.

Das ganze Leben des Menschen bietet vom ersten Tage bis zum letzten eine unendliche Abwechslung von Bewegung und Ruhe, von Thätigkeit und Erholung. Das Verhältniss zwischen Bewegung und Ruhe, zwischen Thätigkeit und Erholung ist aber einer sehr grossen Menge von kaum bemerkbaren Veränderung und Schwankungen im Laufe des Tages, der Monate und Jahre unterworfen.

Die elementarste Muskelarbeit auch diese basirt auf den ungleichen Wellen der Curve der Muskelanstrengung und der seelischen Befriedigung, was aber eine reingelehrte Arbeit oder eine solche aesthethischen Charakters betrifft, die mit dem feinsten Spiel der Sinnersorgane verknüpft ist, so tritt dort ein Wechsel ein zwischen angespannter, anziehender Thätigkeit und einer beinahe paralytischen Ermüdung oder Ohnmacht, die sich häufig jeder Controlle entzieht und sogar aller Schlüsse des Menschen spottet.

Nicht allein das Genie arbeitet impulsiv zu gewissen Zeiten, zu bestimmten Perioden, aber eine jede so zu sagen mittelmässig begabte Person hat individuell ihre eigenen Stunden einer mehr productiven Arbeitsfähigkeit und einer kaum zu brauchenden Thätigkeit. Ein talentvoller Mensch arbeitet mit Eifer, vergisst seine Umgebung; er benutzt die Minuten und Stunden der über ihn gekommenen Begeisterung; aber auch ein mittelmässig begabter Geistesarbeiter hat gewisse, mehr oder weniger willkürliche, unbestimmte Zeiten erfolgreicher Arbeit und schätzt, zum Nutzen der Sache selbst, die Momente der ihm eigenen Begeisterung. Und eine solche scheinbar unregelmässige Arbeit, sogar bei äusserster Anstrengung und Dauer, bringt grösstenteils nicht allein keinen Schaden, sondern ergiebt sogar, nach entsprechender Erholung, vollständige Befriedigung und Vergnügen.

Um einen Menschen zu einer streng bestimmten, nach Stunden und Minuten eingeteilten Arbeit vorzubereiten, d. h. um die natürliche instinctive zu einer mehr oder weniger automatischen Thätigkeit, die künstlich nach Stunden und Teilen eingeteilt ist, zu erziehen, ist eine unendliche Unterdrückung der Reflexe und eine abwechselnde Verstärkung und Nachlassen der Aufmerksamkeit und des Eifers bei der Arbeit erforderlich, also eine Umwandlung und Knechtung der Natur des zu Erziehenden auf eine gewisse, häufig empirisch, zufällig erdachte Weise.

Die Schule verfährt ähnlich. Sie verlangt von einem lebenden freien Wesen geregelte Thätigkeit und geregelte Erholung im Laufe von soviel und so viel Monaten, in sechstägigen Perioden, in zehnstündigen täglichen Arbeitsfristen, in dreiviertelstündigen Abteilungen geistiger Anstrengung. Die Natur zeigt nichts ähnliches und man kann den Menshen auch zu nichts Aehnlichem antreiben. Das Antreiben, die Dressur des Menschen ist möglich, aber allerdings nur unter der Bedingung des Verlustes an einem gewissen Teil von Individualität, Originalität, von Güte des Lehrresultats.

Man mag sagen, dass die Schule, indem sie mit einer Masse von Schülern zu thun hat, nicht anders verfahren kann, als sie eben verfährt, da sie sonst sich mit jedem einzelnen Schüler besonders beschäftigen müsste. Das ist wahr, aber eben so wahr ist auch, dass die Paedagogen nicht das Recht haben, zu sagen, dass die Schule rationell gestellt sei, dass sie den Anforderungen der Natur der Schüler entspräche. Giebt man aber einmal zu, dass sie irrationell gestellt ist, so bewirkt sie auch mehr oder weniger Schaden für das Nervensystem der Schüler oder genauer gesagt für das Hauptorgan der geistigen Thätigkeit — für das Gehirn. Sie strengt es unregelmässig an, thut ihm Gewalt an und verdreht seine Functionen. Auf solche Weise, wenn man die Existenz der Schule zugiebt, giebt man auch einen gewissen Teil Schaden zu, den sie den Schülern zufügt. Wir wollen zugeben, dass dieser Teil Schaden zulässig ist, und zwar gern, in Anbetracht des Nutzens, welchen sie den Schülern bringt. Wer wird aber darüber streiten, dass in keiner Weise der Schule das Recht gegeben werden darf, diese Zulässigkeit zu missbrauchen. Sie muss möglichst viel Nutzen und möglichst wenig Schaden bringen, und zu diesem Zweck muss sie die Sache der Erziehung möglichst nahe den Anforderungen der Natur des Menschen stellen, also sich möglichst vorsichtig verhalten zur Anstrengung des Gehirns, zur Anstrengung des Nervensystems.

Wir sprachen schon von dem unvermeidlichen Schaden der Schule, der in der Unmöglichkeit von ihrer Seite besteht, bei der Erziehung eines Schülers ganz den Anforderungen seiner materiellen und geistigen Natur zu entsprechen. Aber es muss hier auch auf ein Uebel hingewiesen werden, dass die Schule bei dem Zustande des gegenwärtigen Systems der Bildung auch nicht austilgen kann, das ist der unversöhnliche Widerspruch zwischen den Ansichten der Mitglieder der Gesellschaft und der Leiter der Schule. Ohne die unnormalen Ansichten der Gesellschaft zu besprechen, die häufig Egoismus, Bestechlichkeit. Kriecherei, Unwissenheit, Nepotismus u. d. gl. bezeugen d. h. Ansichten, welchen die Schule immerhin mehr oder weniger erfolgreich entgegenwirken kann durch Ermahnung und Beispiel, hat man in der Gesellschaft auch noch andere Ansichten die sowol den Anforderungen der Wissenschaft als auch des gesunden Menschenverstandes entsprechen, von der Schule aber nicht geteilt werden — das sind Ansichten über die Wichtigkeit und Notwendigkeit gewisser Wissenschaften und Künste, gewisser Familien-, Gesellschafts-, und politischen Verhältnisse. Die Schule kann oft nicht mit ihren Meinungen durchdringen. um so weniger der Schüler, der in der Umgebung von Personen lebt, die ganz

anderer Ueberzeugung sind, kann sich mit diesen befreunden und wendet sich eben dadurch von den ersteren ab und ist genötigt die schweren Resultate des Kampfes zu ertragen zwischen dem Bestreben sich auszusprechen und zu handeln nach den im Hause aufgenommenen Ueberzeugungen und der Notwendigkeit zu sprechen und zu handeln gegen seine Ueberzeugung zur Genügeleistung der Schule. Dieser Kampf kann nicht ohne Einfluss bleiben auf den moralischen Zustand des Schülers, muss sein psychisches Gleichgewicht stören und muss also in Summe in bedrückender Weise auf das Nervensystem wirken.

Es ist auch noch ein anderes Uebel, an dem die Schule keine Schuld hat oder wenn überhaupt, so nur indirect, das ist die Notwendigkeit auch solche Fächer vorzutragen, welche ihr aufgedrängt worden und die nichts desto weniger schädlich einwirken können auf die Ueberzeugungen und Herzen der Schüler, z. B. das Vortragen von Fächern, die nur an das Gedächtniss Anforderung stellen.

Es liegen also auf diese Weise der Existenz der Schule selbst solche Ursachen zu Grunde, welche die Ausbildung der Schüler stören können; die Schule muss also, indem sie im Auge behält, den unabsichtlich aber nichts desto weniger unvermeidlich von ihr zugefügten Schaden zu beseitigen, durch vollständig rationelle Anordnungen in Bezug auf die Unterrichtsmethoden und das Sanitärregime der Schüler.

Wir gehen jetzt zu den Ursachen der Störung der Gehirnthätigkeit über, die unmittelbar der Schule aufs Gewissen fallen oder richtiger von ihrer Unkentniss der Daten der Anthropobiologie abhängen, d. h. der Wissenschaft, welche zur streng wissenschaftlichen und unveränderlichen Leiterin in Sachen der wahren Erziehung dienen muss.

Regelmässig angeordnete geistige Beschäftigungen wirken auf den Menschen in belebender und assainisirender Weise, dagegen unregelmässig angeordnete drücken ihn, ermüden, schwächen und, im äussersten Falle, können ihn zur Krankheit führen, zur Ermüdung und Uebermüdung des Gehirns.

Eine verstärkte geistige Arbeit, die sich eine gewisse Zeit wiederholt, kann zu mehr oder weniger andauernder Unfähigkeit zum Arbeiten führen, wenn sie nicht mit Erholung und Zerstreuungen abwechselt. Der von Arbeit ermüdete Schüler ersetzt die verlorene Energie an Feiertagen und in den Ferien, sammelt aber nur sehr selten einen Vorrat für schwere Tage, wie viele meinen.

Eine jede Arbeit ist, einfach nach dem Gesetz der Trägheit, geneigt die Grenzen der ihr zukommenden Norm zu überschreiten, und wenn sie nicht rechtzeitig nach Anweisung der Erfahrung und der Obrigkeit angehalten wird, so überschreitet sie leicht diese Grenzen zum Schaden des Arbeiters, ja zum Schaden der Resultate der Arbeit selbst. Folglich muss auch eine geistige Arbeit, die dem Belieben des Schülers überlassen ist oder die über Gebühr ausgedehnt wird, unter Voraussetzung ihrer Unschädlichkeit, da keine sichtbaren Zeichen der Ermüdung zu bemerken sind, auf gleiche Weise schädlich sich erweisen. Sie muss sich an streng bestimmte Regeln halten, an eine gewisse Norm und darf in keiner Weise dem Instinct und der kurzsichtigen Anschauung des Schülers überlassen werden.

Eine jede Specialarbeit nimmt gewöhnlich für sich einen Löwenan-

teil von der gesammten Energie der Körpers und beherrscht oft die ganze Thätigkeit des Menschen, indem sie nur wenige Stunden zur Erholung übrig lässt. Bei einer solchen ausschliesslichen Specialarbeit sind alle Organe und Teile des Körpers, die nicht an derselben teilnehmen, zur Unthätigkeit genötigt, ungeübt fangen sie allmälig an das Gefühl der Stockung, der Müdigkeit zu empfinden und die Structur und die Functionen ihrer integraler Teile zu wechseln. Die Harmonie des Organismus zeigt sich gestört und der Mensch wird allmälig unfähig, die ihm von der Natur gegebenen Kräfte und Tähigkeiten in all ihrer Fülle und Vollkommenheit zu benutzen, wird mehr oder weniger verstümmelt, beschränkt in seinen Lebenäusserungen. Die ausschliessliche Geistesarbeit überlässt dem Zufall alles Uebrige, da aber die Fülle und Harmonie der Geistesentwicklung ganz und gar verknüpft sind mit der normalen Thätigkeit aller Teile und Organe des Leibes, so kann auch eine solche Arbeit nie so erfolgreiche wertvolle Resultate erreichen, welche sie erreichen würde bei mehr oder weniger gleichmässiger Thätigkeit aller Teile des Organismus. Einer Ausnahme unterliegen in gewissem Grade nur besondere begabte Naturen, aber ihre Zahl ist vergleichsweise unendlich klein.

Indem wir Alles was über den Schaden ausschliesslicher und übermässiger geistiger Arbeit gesagt ist bedenken, muss bemerkt werden, dass, obgleich diese Ausschliesslichkeit nur unter der Bedingung der Unthätigkeit alles Uebrigen erreicht werden kann, sie doch mehr oder weniger immer mit einer grösseren Schwächung und Erschöpfung der Thätigkeit droht, als eine allseitige gleichmässige Thätigkeit aller vorhandenen Kräfte und Thätigkeiten des Menschen. Sogar eine mässige aber ununterbrochene Arbeit irgend eines Organs bietet alle Chancen für eine rasche Ermüdung desselben; was aber eine verschärfte Arbeit anbetrifft, so ist eine solche direct als schädlich für den Organismus zu rechnen. Das beweist, wie vorsichtig man sich zu verhalten hat bei jeder Arbeit, am meisten bei einer geistigen, einer Gehirnarbeit, die sich in dem Organ concentrirt, welches am energischsten an allen Lebenserscheinungen beteiligt ist und das in Bezug auf seine Verluste am langsamsten und schwersten wieder hergestellt wird.

Die Klage über zu grosse Beschäftigungen der Schüler ist nicht neu. Schon früher gelang es den Schülern nicht, sich auf alle Unterrichtsstunden des nächsten Tages vorzubereiten, um so weniger können sie das jetzt, da, nach dem Bekenntniss der Lehrer selbst, die Anforderungen des Schulprogramms jetzt bedeutend höher sind. Man rechnet als genügend 8 Stunden geistiger Beschäftigung am Tage. Aber erstens kann auch ein vollständig ausgebildeter Erwachsener nicht genügend 8 Stunden arbeiten, und zweitens zeigt die Praxis, dass die Schüler der oberen und sogar der mittleren Klassen noch mehr lernen.

Wenn man sich von den Daten der Hygiene leiten lässt, so kann man sogleich an den Fingern abzählen, dass 8 Stunden geistiger Beschäftigungen sich nur schwer von der Dauer des ganzen Tages abtrennen lassen. Rechnet man 9 Stunden auf den Schlaf (in den unteren Klassen 10 und sogar 11 Stunden), 2 Stunden aufs Essen, eine Stunde auf die Toilette, 2 Stunden auf Spiele in der Luft, 1 Stunde

auf Gymnastik und Handarbeit und nur 1 Stunde auf vollständige Erholung, so bleiben zu geistigen Beschäftigungen genau 8 Stunden übrig.
Wenn man vom Schlaf oder vom Essen, oder von den Spielen u. s.
w. irgend etwas fortlässt, so heisst das, die Gesundheit und normale
Entwicklung des Kindes aufs Spiel setzen um so mehr, da die Mehrzahl dieser Kinder schwach und kränklich ist und einer sehr aufmerksamen sanitärischen Pflege bedarf. Wenn ein Jüngling stark und gesund
ist, so arbeitet er in einer gewissen Zeit auch mehr und behält mehr,
als ein schwacher und kränklicher Jüngling.

Ein kräftiger und gesunder Jüngling ist auch geistig besser gestimmt
und erträgt alles Leid und Widerwärtigkeiten leichter, als ein ewig
aufgeregter und unentschlossener, welker und kränklicher Jüngling.
Die Paedagogen sagen, dass die an Gesundheit musterhaften Jünglinge
fast auf jedem Schritt sich als die faulsten Sterblichen erweisen. Diese
Beobachtung ist aber unrichtig. Gewöhnlich findet der Arzt in einem
gut arbeitenden jungen Menschen in der Mehrzahl der Fälle ein aus-
gezeichnetes Nerven- und Muskelsystem, ungeachtet des nicht selten
unscheinbaren Ansehens eines solchen Menschen. Schwache aber gut
fortschreitende junge Menschen kommen am häufigsten aus den intel-
ligenten Klassen der Gesellschaft. Sie ertragen anscheinend leicht die
Bürde des Unterrichts und scherzen über die Vorstellung der Aerzte
über den engen Zusammenhang zwischen Gesundheit und Unterricht,
aber ihr fictiver Sieg endet beinahe immer mit einer Niederlage, da
sie dank ihrem weit ausdauernden Schulalter und der guten häuslichen
Pflege während des Unterrichts sich halten, aber in den Jahren der
Mannbarkeit schwach werden, siechen und überhaupt kaum ihre Existenz hinschleppen in irgend einem mehr oder weniger privilegirten
Dienst.

Das gleichgiltige Verhältniss der Schuladministration zu den Schülern zeigt sich besonders scharf und anschaulich zur Zeit des Eintritts
der Geschlechtsreife.

Das rasche Wachsen des Körpers wird auch bisweilen von einem
Wechsel des Charakters begleitet und einem Nachlassen der Aufmerksamkeit und des Erfolgs der Beschäftigungen und ruft auch ein unge-
rechtes Verhältniss zu Kindern seitens der Aelteren hervor.

Die Sache geht so weit, dass Kinder, die anerkannt krank sind
oder eben von einer schweren anhaltenden Krankheit genesen sind,
nicht nur von Seiten der Schule kein Mitleid hervorrufen, sondern auch
kein gerechtes Verhalten gegen sich wegen verschiedener Nachlässig-
keiten und Vergehungen, die direct abhängen von den schwächenden
Folgen der Krankheit.

Einige behaupten, dass die Schüler und Lehrer ewige Feinde unter
einander sind. Allerdings, wenn dass der Fall ist, so ist auch Grund
dafür. Wie man auch den Lehrer vertheidigen mag und wie man auch
dem Schüler zu Leibe gehen mag, das Factum ist doch, dass die Lehrer zum grössten Teile anormale Persönlichkeiten sind. Alle sind
ewig unzufrieden, blasirt, wenn nicht direct von der „Stimmungs-
krankheit" befallen. Das ist auch begreiflich. Mit Arbeit ist der Lehrer
überhäuft, die Anforderungen an ihn sind, so zu sagen, schonungslos,
Schüler hat er in jeder Klasse so viel, dass auch zwei Lehrer kaum

mit ihnen fertig werden könnten, das Gehalt dürftig, die Gesundheit
schwankend u. s. w. Unter solchen Umständen wird er unwillkürlich
aus einem Lehrer zu einem Beamten, aus einem Menschen zur Ma-
schine, und behält nur seine schlechtesten Züge bei.

Die Wissenschaft der Gegenwart bringt zu der Ueberzeugung, dass
der Denkprocess immer ganz regelmässig vor sich geht, und dass unrichtige Resultate und Irrtümer nur von dem fehlerhaften oder unzu-
reichenden Material abhängen, das dem Verstande vorliegt. Dieses
dient zum Beweise dafür, dass nicht in den Schülern der Schule, nicht
in ihrer Unfähigkeit zur Aneignung und Verarbeitung der Kenntnisse
die Wurzel des Uebels steckt, sondern in dem Lehrmaterial, welches
ihnen die Herren Specialisten der Paedagogik praesentiren.

Wir können uns nicht enthalten hier die Worte unseres hochbe-
gabten Philosophen und Paedagogen zu citiren, des Prof. N. G r o t
über das System der gegenwärtigen europäischen Erziehung. Er sagt:
„Leider ist bisher die Sache der Cultur des menschlichen Geistes auf
solche Grundlagen gestellt, welche den einfachen Anforderungen des
gesunden Menschenverstandes widersprechen. Die niedere Cultur desselben ist zum grössten Teile begründet auf der Mitteilung von Sagen,
Mythen und anderen Producten der Phantasie, und dann auf der Entwicklung falscher Triebe, die in der Furcht vor Strafen, in dem Streben nach Lob und Belohnungen bestehen. Die höhere Cultur, indem
sie die Mitteilung positiver Kenntnisse aus allen Zweigen der Natur-
wissenschaften vernachlässigt, füllt den Geist der Jünglinge mit scho-
lastischem Gewäsch, mit leeren grammatischen Formen und mit Fac-
ten eben solcher mythologischer Art. An Stelle des Studiums der Natur, des Menschen und der Geschichte der Entwicklung der menschlichen Gesellschaft, wird geschoben das unvernünftige Auswendiglernen
von grammatischen Formeln todter Sprachen, die Bekanntmachung mit
den obscoenen Mythen der primitiven Menschheit und das Behalten
eines grossen Haufens von historischen Namen und Zahlen ohne allen
erbaulichen Inhalt. Ebenso auf dem Gebiet „der Triebe“ wird durch
künstliche Methode der Nummern, durch Strafen und Belohnungen ein
System absolut falscher und sogar von moralischer Seite zu verwer-
fender Motive geschaffen,— ein System, das darauf mit Mühe und nur
von wenigen Individuen zerstört und umgemacht wird in etwas Na-
türlicheres und Normales“.

„Es versteht sich von selbst, dass auf diese Art die Theorie der
Cultur des menschlichen Geistes ihre eigene Arbeit vernichtet und dem
Menschen eine Fülle von künstlichen Hindernissen auf dem Wege zu
seiner geistigen Ausbildung schafft. Diese Ausbildung wird, das wollen
wir zugeben, formell erreicht: die unbewussten Erkenntnissprocesse
werden zuerst bewusst und dann auch willkürlich, aber für den Preis
der Irrtümer, Vorurteile und falschen Motive der Thätigkeit, zum
Kampf gegen welche diese Entwicklung gemacht war“.

„Als Resultat erweist sich allerdings, dass man, ehe man weiter
geht, erst Alles von Neuem selbst ummachen muss, aber dazu gehört
Energie und gesunder Menschenverstand nur von Ausnahmenaturen:
bei der Mehrzahl zeigt sich die Energie und der gesunde Menschenverstand auf immer eingeschläfert und die Irrtümer und falschen

Beweggründe sind so fest eingewurzelt, dass keine Anweisungen „der Theorie der Erkenntnisskunst" mehr im Stande sind den Verstand von dem aufgesammelten Schutt und Schmutz zu reinigen".

Das von N. Grot Gesagte beweist, dass nicht allein Aerzte, z. B. Preyer, Löwenthal, gegen das gegenwärtige Erziehungssystem auftreten, sondern dass auch einige Paedagogen ersten Ranges ihre Ansicht teilen (z. B. Been, Spencer, Carpenter, Burgerstein).

Wir bleiben also dabei stehen, dass die Lehranstalten, wie in der Qualität und Quantität der Lehrfächer, so in der Lehrmethode selbst, bedeutende Hindernisse zur Aneignung und Verarbeitung der den Schülern mitgeteilten Kenntnisse darbieten; indem sie viel Zeit auf das Lehren von Fächern verschwenden, die zu gar nichts nützen, entziehen sie dadurch die Zeit, die zur Erlernung von notwendigen Fächern kostbar ist, sie helfen also zur Verzögerung der Geistesentwicklung der Schüler und berauben viele der Möglichkeit das Verlorene in der Zukunft einzuholen.

In dem Fundament der Schulbildung liegt also die Ursache der Ermüdung der Schüler von der Arbeit. Als Gegengewicht gegen diese Ermüdung könnte wol dienen (obgleich nicht ganz, aber nur in gewissem Grade) eine richtig eingerichtete körperliche und moralische Erziehung und eine rationelle sanitäre Aufsicht über die Schüler. Aber auch das Alles entspricht, wie wir gesagt haben, nicht den Anforderungen der gegenwärtigen Paedagogik und Hygiene, und trägt auch seinerseits viele Beweggründe zur Unterdrückung der Energie des Körpers, zur Unterdrückung und Schwächung der Thätigkeit des Nervensystems, kann folglich zum Schlusse, besonders bei schwachen und kränklichen Subjecten (und deren ist die Mehrzahl), zur sogenannten Ueberbürdung führen.

Ein volles Bild der Gehirnüberbürdung, welche hauptsächlich durch vollständige und mehr oder weniger langdauernde Unfähigkeit zur Geistesarbeit charakterisirt wird, erhält man ziemlich selten im Schulalter, besonders in den untern Klassen. Im Gegensatz zu den Erwachsenen, äussert sich bei den Jünglingen diese Krankheit häufiger ziemlich schnell— um nicht zu sagen plötzlich—für das Auge der Umgebung und sogar für den Kranken selbst. Der Mensch im Schulalter ist merkwürdig geduldig bei verstärkter Arbeit und lässt sich sogar bisweilen so von ihr hinreissen, dass er nicht allein seine Umgebung vergisst, sondern auch verschiedene seiner Bedürfnisse, seine Sorgen und Unglück. Hingerissen von der Arbeit, richtet er keine Aufmerksamkeit auf den Verlust des Appetits, auf den mangelnden Schlaf, auf die Schwierigkeit der Aufmerksamkeit, der Concentrirung auf die Arbeit, auf den Wechsel seiner Emotionen und seines Betragens u. s. w. Auf Anmerkungen über seine Gesundheit von Personen, die ihm nahe stehen, antwortet er zum grössten Teil mit Lachen, indem er sie und dadurch auch sich selbst tröstet, dass man anders nicht arbeiten kann, dass zu einer guten Arbeit auch grösserer Eifer erforderlich ist und grössere Leibesopfer. Der erkrankende Jüngling erträgt die Kopfschmerzen, die bisweilen ziemlich lange dauern, die Schwindelanfälle, die temporäre Verstumpfung oder Bewusstlosigkeit

und setzt, sogar im Anfalle der Krankheit, indem er mit den Fäusten
die Schläfen zusammenpresst, seine quälenden Arbeiten fort. Wenn er
äusserste Müdigkeit empfindet, so bemüht er sich sich dadurch zu
helfen, dass er sich auf einen Stuhl hinstreckt oder Länge lang auf den
Divan und wieder liest oder büffelt...

Solch eine mehr oder weniger starke Anstrengung kann bisweilen
Monate, ja sogar Jahre dauern, wenn sie nur nicht plötzlich eine noch
grössere Verstärkung der Arbeit erfordert (z. B. zu den Examen und
Repetitionen) oder wenn nicht irgend ein körperliches Leiden oder ein
bedeutender Diaetfehler (Hungern, Berauschen), wenn nicht eine starke
Nervenerschütterung eintritt (besonders deprimirende Emotionen und
Leidenschaften). Bei einer von ähnlichen Complicationen hält es der
von der Arbeit übermüdete Schüler gewöhnlich nicht aus: er verliert
die Fähigkeit sich zu beschäftigen, verliert den Schlaf, oder schläft
äusserst unruhig, wird welk, apathisch, ängstlich; er sucht die Ein-
samkeit und gramt und beunruhigt sich über diejenigen, von denen er
sich fern hält.

Ein solcher Zustand kann einige Tage dauern, noch häufiger einige
Wochen, aber dann kehrt allmälig die Fähigkeit sich zu beschäftigen
wieder und der Kranke erholt sich von den beschwerlichen Nerven-
zufällen. Leider übrigens bleibt die Praedisposition zu einer zweiten
Erkrankung, welche bei den obenerwähnten Ursachen sich aufs Neue
zeigen kann und dabei schneller und sogar stärker als das erste
Mal.

Aehnliche Formen der beschriebenen Erkrankung kommen häufiger
bei den Studenten und in den oberen Klassen der höheren Lehranstalten bei den Abiturienten vor. In den mittleren und niederen Klassen beobachtet man weniger scharfe Formen der Uebermüdung oder
noch häufiger Neurosen (functionelle Störungen des Nervensystems),
wie z. B. Hysterie, Hystero-Epilepsie, Katalepsie u. s. w. Neurosen
zeigen sich in Gestalt einzelner, gewöhnlich bald vorübergehender An-
fälle unter dem Einfluss verschiedener niederdrückender Ursachen
(Kränkung der Eigenliebe, Verfolgung durch Höhergestellte, ungerechte
oder unehrliche Beziehungen der Lehrer u. dgl.), bei Schülern die zu
eifrig arbeiten, und auch sich in hygienischer Beziehung nicht in Acht
nehmen (sich spät schlafen legen, sich geschlechtlichen Anomalieen hin-
geben, stark rauchen, starken Kaffee trinken u. d. gl.). Dieselben
Missbräuche bei der Arbeit, welche bei Erwachsenen mit Ueberbürdung endigen, äussern sich bei Knaben als Neurosen.

Wie die Cerebralneurasthenie, so erscheinen auch die Neurosen
anscheinend plötzlich, aber gewöhnlich gehen ihnen längere oder kürzere Zeit Erscheinungen von nervöser oder psychopathischer Art
voran.

Wir wollen untersuchen, welche Ursachen als hauptsächliche, welche als zweiten Grades bei der Uebermüdung der Schüler angesehen
werden können.

Dass die Einrichtung für das Leibeswol in der Mehrzahl der
Schulen des Erdballs antihygienisch ist, dass die Leibesconstitution
und die Gesundheit der gegenwärtigen Schuljugend unseres „nervösen
Jahrhunderts" und die oekonomischen Verhältnisse ungenügend, um

nicht zu sagen „äusserst schlecht" sind, dass das moralische Regime der Schulen, ausser der englischen, sich durch seinen deprimirenden Charakter auszeichnet, endlich, dass geistige Beschäftigungen, nach dem Bekenntniss von Hygienikern und Physiologen, überhaupt den Kräften und Fähigkeiten der Schüler nicht entsprechen, — das Alles findet mehr und mehr Bestätigung in den neuesten Beobachtungen über verschiedene Details der körperlichen, moralischen und geistigen Einrichtung der Schule und des Unterrichts.

Aber welche von diesen vier Ursachen spielt die Hauptrolle bei der Hervorrufung der Müdigkeit des Gehirns bei den Schülern?

Die Einrichtung der Schulen in Bezug auf das Körperwol in der Gegenwart ist, soviel bekannt, im Vergleich zu Früherem, nicht nur nicht schlechter geworden, sondern hat sich sogar verbessert, dank der allmälig gestiegenen Aufmerksamkeit der Administration auf die Hinweise der Hygiene.

Die Körperconstitution und die Gesundheit der gegenwärtigen Schuljugend, wenn sie auch schlecht ist, war auch in Bezug auf die einzelnen Schüler früher schlecht, hätte also auch früher zu einem ähnlichen Riss der Arbeitskraft führen können, allein über Ueberbürdung fing man vorzugsweise erst zu Anfang des gegenwärtigen Jahrhunderts an zu reden.

Das moralische Regime der Schule hat sich nicht gesenkt im Vergleich zu der früheren „guten"! alten Zeit, wo die Rute und Peitsche als unvermeidliches Hilfsmittel jeder Erziehung angesehen wurden.

Alle diese drei Gründe — wie jeder für sich, so auch alle zusammen—können unzweifelhaft auf die Schwächung, sowol der Gesammtenergie des Körpers der Schüler, wie auch auf die Energie irgend eines Specialsystems oder Organs einwirken, folglich auch des Nervensystems und speciell des Gehirns, wie derjenigen Teile des Organismus, welche unmittelbar an der Sache der geistigen Bildung Teil nehmen. Aber diese Gründe können bei der geistigen Ueberbürdung der Schüler nicht beschuldigt werden wegen eines directen unmittelbaren Einflusses, und spielen offenbar nur eine Rolle zweiten Grades, eine mittelbare.

Es bleibt auf diese Art nur die vierte Ursache übrig: die Nichtübereinstimmung der gegenwärtigen Geistesbildung mit den Kräften und Fähigkeiten der Schüler, infolge der ihr selbst angehörenden Fehler. Und in der That zu Gunsten dieser Behauptung spricht einerseits die gegenwärtige anthropobiologische Kritik des jetzt wirkenden Systems der Paedagogik, und andrerseits der Charakter der pathologischen Erscheinungen bei den Schülern.

Die Fehler des gegenwärtigen paedagogischen Systems sind, vom Standpunkte der Anthropobiologie aus, folgende: 1) das Fehlen von Harmonie in der Erziehung und bevorzugende Erziehung der geistigen Seite der Schüler, zum Nachteil der Erziehung andrer Seiten, d. h. die fast ausschliessliche Cultivirung der Gehirnthätigkeit; 2) die bedeutende Verabsäumung einer rationellen Cultur der Organe des peripherischen Nervensystems, d. h. der Sinnesorgane und der Organe der Bewegung; 3) gleicherweise die Vernachlässigung—Hand in Hand mit

der Ignorirung der Cultur der Organe des peripherischen Nervensystems—der emotionellen und activen Erscheinungen des psychischen Lebens der Schüler, d. h. ihres Charakters; 4) die Abwesenheit einer regelmässigen Reihenfolge und strengen Consequenz in der Mittheilung von wissenschaftlichen Kenntnissen; 5) die beinahe totale Ignorirung inductiver, concreter Kenntnisse und die Cultivirung des Geistes ausschliesslich durch abstracte, deductive Kenntnisse; 6) das Programm der Schulanstalten, das auf Schüler von vorzugsweise höherer Begabung berechnet ist und endlich 7) die Zahl und Verteilung der Unterrichtsstunden und das System der Repetitionen und Examen, welches eine zu starke Anstrengung der Geisteskräfte bedingt.

Da alle diese Details des Unterrichs nicht den Kräften und Fähigkeiten der Schüler, nicht nur der schwachen, sondern auch der Mehrzahl der mittelentwickelten entsprechen, da sie ausserdem eine Richtung zeigen, die nicht der Natur der Schüler entspricht, so ist es klar, dass sie das Nervensystem übermässig anstrengen und zu einer mehr oder weniger schweren und mehr oder weniger raschen Ermüdung und Ueberbürdung führen müssen.

Ueberdies führt Alles dies zur Geistesermüdung eines kräftigen und gesunden Schülers. Was soll man aber sagen, wie sich das ausdrückt bei einem Schüler, der nicht kräftig gebaut ist und mehr oder weniger von ungenügender Gesundheit? Aber inzwischen sind der Schüler dieser letzten Kategorie, wenn nicht die Mehrzahl, so doch ein sehr grosser Teil in den Lehranstalten.

Schwach und kränklich sind die Schüler aus sehr vielen Gründen. Viele sind erblich krank. Die Verschiedenheit der Ehen, antisanitäre Sitten und Gebräuche, übermässige Arbeit der Eltern, die Leidenschaft zum Genuss von Spirituosen und narkotischen Substanzen, das Fortreissenlassen von Excessen aller Art, moralisches Elend, die Aufziehung der Säuglinge durch Ammenmilch oder mit dem Saughorn—das Alles stempelt die Kinder zur Kränklichkeit und hält ihren Wuchs und Entwicklung auf.

Auf diese Weise treten die Kinder schon mit allenmöglichen Störungen der Gesundheit in die Schule ein und verlangen von Seiten der Anstalt nicht allein ein nachsichtiges Verhalten zu ihnen selbst, sondern auch besondere Sorge zur Bewahrung und Verbesserung ihrer Leibesconstitution und Gesundheit.

Sehr viele Paedagogen behaupten, dass eine solche Sorge sie nichts angeht; sie irren aber entschieden hierin, denn die Bestimmung und der Zweck der Schule ist eben, den Schüler zu einem harmonisch allseitig ausgebildeten zu machen, ist dieses aber ein Mal zugegeben, so muss die Sorge um den geistigen, wie auch den moralischen und körperlichen Zustand des Schülers sich beziehen auf die Competenz der Schule, und die Sorge um das Leibeswol der Schüler muss den Paedagogen zur Pflicht gemacht werden.

Wenn die Schule nur kräftige gesunde und übermittelbegabte Schüler aufnehmen würde, so würde sie dadurch nicht allein der Unwissenheit und dem moralischen Verfall in die Hand arbeiten, sondern würde auch ohne Schüler bleiben.

Wenn Specialisten von Erziehung und Bildung sich weigern, schwache

und kränkliche Schüler zu unterrichten und nur mit starken und gesunden Schülern zu thun haben wollen, so muss man ihnen deutlich machen, dass diese Schüler auch ohne Paedagogen sich Kenntnisse erwerben und geistig sich entwickeln können, dagegen aber namentlich schwache und kränkliche Schüler einer besonders sorgfältigen Pflege von Specialisten bedürfen und ohne solche risquiren, ewig schwächlich zu bleiben und unterzugehen in der Finsterniss der Unwissenheit.

Ja die Schule darf nicht allein die schwachen und kränklichen Schüler nicht ignoriren, sondern muss im Gegenteil ihnen aufmerksamer und sympatischer entgegenkommen, als starken und gesunden Kindern. Der Instinct zieht einen jeden humanen Menschen zu einem schwachen Wesen; ein grosses Verdienst wird zuerkannt den Eltern, denen es gelungen ist einen kränklichen und schwach begabten Sprössling zu einem mittleren Schüler zu bringen. Auf welche Weise kann denn ein Specialist-Paedagog auf den Erfolg der Erziehung von nur allein kräftigen, gesunden und befähigten Schülern rechnen und sich von allen übrigen lossagen, an denen er sein Talent und seine Kenntnisse in der Paedagogik viel besser beweisen kann!

Wenn die Paedagogen gute Physiologen und Hygieniker wären, so würde ihnen das anormale Aussehen und die Stimmung eines beliebigen Schülers leicht auffallen und sie würden einsehen, dass die den Kräften unangemessene geistige Anstrengung, welche die Schüler tragen, in den allerschärfsten und augenscheinlichsten Zeichen sich ausdrückt in allen Bewegungen, in dem ganzen Tonus ihres Körpers. Und diese Unkenntniss hängt, unserer Ansicht nach, mit der vollständigen Unkenntniss von den Paedagogen der Grundlagen der Medicin und sogar mit der vollständigen Unkenntniss der neueren Psychologie zusammen.

Für einen Arzt, der nicht nur unter Schülern lebt, sondern sich einfach aufmerksam auf alle Details ihres Lebens verhält, ist das enge Verhältniss des Unterrichts zur Natur und zum Charakter des Knaben vollständig klar, so dass Unkenntniss hiervon bei einem Paedagogen zu treffen ihm nicht allein sonderbar, sondern auch schwer zu erklären scheint. In der That muss man nur vernünftig und aufmerksam zu den Schülern und dem Unterricht sich verhalten und unwillkürlich von selbst macht sich der wahre Sachverhalt bemerklich.

Der Schüler sitzt und arbeitet in der Klasse. Das sind die wesentlichen Functionen des Schülers. Er sitzt mit kurzen Zwischenpausen der Erholung 4, 5, 6 Stunden; er arbeitet unablässig mit der Kraft des Gedächtnisses, des Urteils, des Vernunftschlusses. Was heisst „sitzen?" Was heisst „geistig arbeiten?" Wer mit der Physiologie und Psychophysiologie bekannt ist, dem ist klar, dass hier die Rede ist von einem grossen Verlust der Energie des Muskel- und Nervensystems und hauptsächlich des Gehirns. Die Klassenbeschäftigungen haben als Resultat einen verstärkten Verlust an Nervenenergie, und je angestrengter und andauernder diese Beschäftigungen sind, desto grösser und fühlbarer ist auch der Verlust.

Je jünger der Organismus ist und je zarter und schwächer er ist, um so mehr hat die Energie die Neigung sich gleichmässiger in ihm

zu verteilen, nach Teilen und Organen, sich beinahe in allen Teilen des Körpers gleichzeitig zu äussern, aber sich nicht auf einen bestimmten Teil zu beschränken. Bei einem Knaben tritt die Energie aller Körperteile gleichsam plötzlich in Thätigkeit, aber jeder einzelne Teil, jeder einzelne Organ wagt sich nicht einzeln anzustrengen, selbständig zu handeln.

Ein erwachsener Mensch kann, auf dem Wege der Uebung, einen beliebigen Teil des Körpers, ein beliebiges Organ zu einen hohen Grade der Vollendung in Bezug auf Kraft und Geschicklichkeit bringen, ohne dem Bestande und der Thätigkeit des ganzen kaum zu schaden; dagegen ist die Eigenschaft — die Cardinaleigenschaft—des kindlichen und Knabenorganismus, die Arbeit der Teile und Organe zu decentralisiren und sie gleichmässig auf alle Teile zu verteilen und dazu in kurzen Fristen. Und darum ist es nicht wunderbar, dass die Uebung oder Arbeit irgend eines bestimmten Teiles beim Schüler zur Schwächung und Erschöpfung nicht allein dieses Teiles, sondern auch des ganzen Körpers bedeutend rascher führen muss, als beim erwachsenen Menschen.

Ein Erwachsener, der sich mit irgend etwas speciell beschäftigt, ist, so zu sagen, fähig, unermüdet zu sitzen und zu arbeiten über das einförmigste monotonste Detail, und die angesammelte vereinigte Energie des Organismus anzuwenden, so zu sagen, auf einen Punkt, auf ein Organ. Beim Knaben aber müssen alle Teile und Organe gleichzeitig sich bewegen oder ausruhen, und er ist speciell geneigt zu einer Beschäftigung, die auf alle Organe zusammen einwirkt oder zu einer Beschäftigung, die rasch in kaum bemerkbarer Reihenfolge einen Teil nach dem andern, ein Organ nach dem andern berührt.

Je concetrirter die Arbeit ist, desto anziehender ist sie für den Erwachsenen; im Gegenteil, je verschiedenartiger die Arbeit ist, desto lieber ist sie dem Knaben. Mit einem Worte, der Organismus des Knaben unterscheidet sich vom Organismus des Erwachsenen dadurch, dass alle seine Teile und Organe mehr gleichzeitig, gleichmässig wachsen und sich entwickeln und die Arbeiten und Spiele gerade solcher Art gefordert werden, die dieser Gleichzeitigkeit, Gleichförmigkeit des Wachstums und der Entwicklung entsprechen.

Aber alles Gesagte führt zu dem Schlusse, dass die Gehirnarbeit des Knaben, wenn sie auch zugelassen wird, so doch absichtlich varirt werden muss und sich in möglichst engen Grenzen in Bezug auf die Zeit und Anstrengung halten muss und häufig mit körperlichen Uebungen, Spielen und verschiedenen Zerstreuungen abwechseln muss. Die Mannigfaltigkeit, Vielseitigkeit und zugleich Harmonie in den Bewegungen und Handlungen müssen als Fundament der Erziehung und Bildung des Knaben angenommen werden. Insbesondere bezieht sich dies Alles auf die Schüler bis zum Eintritt der Geschlechtsreife.

Es muss noch bemerkt werden, dass der Knabe nicht nur in der Klasse sitzt und lernt, sondern eine beträchtliche Zahl von Stunden auch ausserhalb der Klasse, und dass diese Arbeit und dieses Sitzen direct verknüpft sind mit den Bedingungen des Unterrichts, so dass die ganze Zeit sitzender Beschäftigung zusammengenommen in den

mittleren und höheren Klassen der höheren Lehranstalten 10 bis 14½ Stunden gleich ist. So zeigen wenigstens die gewissenhaft zusammengestellten hygienischen Schuluntersuchungen von A. Key in Stokholm, und diesen Ziffern nähern sich auch die Ziffern in den höheren Schulen anderer europäischen Städte. In ähnlicher Weise sind die Stunden des Schlafes bei den Schülern der erwähnten Klassen äusserst beschränkt, und zwar: an Stelle der nach A. Key für 15–18 jährige Schüler erwünschten 9—8½ Stunden Schlaf kommen nur 8—7 Stunden, d. h. 1½—2 Stunden weniger als die Regel.

Die in der Schule mehr oder weniger gebräuchliche gleichmässige, langdauernde, sitzende Geistesarbeit widerspricht den Principien des Baus und der Verrichtungen des kindlichen Organismus und muss anatomische Veränderungen und physiologische Erscheinungen pathologischen Charakters hervorrufen. Das ist auch in der That der Fall.

Bei den Schülern beobachtet man einerseits eine Verzögerung, ein Anhalten des Wachstums und der Entwicklung derjenigen Teile und Organe des Körpers, welche nicht geübt werden, welche nicht zum Bedarf der Schulbeschäftigungen dienen; andrerseits aber beobachten wir ein vorzeitiges Wachsen und Entwicklung solcher Teile, die zum Leben durch künstliche Reizung und Cultivirung hervorgerufen werden, die in den Bedingungen der Schule und des Unterrichts liegen. So z. B. erscheinen die Extremitäten schlecht entwickelt und nicht ausgewachsen, inzwischen die Geschlechtsteile frühzeitig einen mehr oder weniger hohen Grad der Entwicklung erreicht haben. Die Thätigkeit des Gehirns erscheint stark, nicht den Jahren entsprechend, dagegen die Thätigkeit des Rückenmarks schwach und langsam. Ueberhaupt fällt die Disharmonie der Teile und Organe des Leibes der Schüler in die Augen und erfüllt den Blick des Künstlers und Anatomen mit Ekel.

Ein zerrüttetes Sehvermögen, ein schlechtes Gehörvermögen, ungenügend entwickelte übrige Sinnesorgane, welke Haut und Muskeln, schwache Lungen und Herz, ein gekrümmter Rücken, missgestaltete Extremitäten—das sind die charakteristischen anatomischen Kennzeichen eines Schülers in einer jetzigen Schule. Ferner kommt eine ganze Reihe pathologischer Erscheinungen. Häufige Kopfschmerzen neurasthenischer Natur, häufige Dispepsie, eine schwache oft aussetzende Herzthätigkeit, Schmerzen in der Gegend des Brustknochens, alle möglichen neuralgischen Leiden, Geschlechtsanomalieen u. s. w., u. s. w. malen ein trauriges Bild des körperlichen Zustandes der derzeitigen Schuljugend.

Alle Krankheitserscheinungen, die am Schüler beobachtet werden, zeichnen sich aus durch langsamen Verlauf und man kann sagen durch adynamischen Charakter. Träge Verdauung, schlechter Appetit, Neigung zu scharfen picanten Genussmitteln und Abneigung vor natürlichen, gewöhnlichen Nahrungsmitteln, leidenschaftliche Sucht zu Allem das Nervensystem erregenden charakterisirt den Schüler wenigstens wärend der Schulzeit, und verlässt ihn eigentlich nur wärend des Sommers, der Ferienzeit, wenn er, dank dem Einfluss der Natur, auflebt und die Rückkehr eines mehr oder weniger normalen Zustandes seiner Körperkräfte und Functionen fühlt.

Der Charakter des Betragens, aller Handlungen, Vergnügungen, der Erholung und des Schlafs des Schülers zeichnen sich gleicher Weise durch eine adynamische, depressive Färbung aus, so dass, wenn man viele Schüler ansieht, man sich wundern muss, wie stark doch die Ursachen sein müssen, welche einen jungen lebensvollen Organismus in einen solchen Zustand vorzeitigen Ablebens bringen könne. Sie verwelken, ohne aufgeblüht zu sein.

Die Fächer des Schulunterrichts müssen nicht nur auf die Kräfte und Fähigkeiten der Schüler berechnet sein, sondern auch darauf, dass die Beschäftigungen anziehend seien und die emotionelle Seite der Natur des Schülers berühren. Der Zusammenhang des emotionellen Lebens und der Thätigkeit des capillaren Blutumlaufs und der willkürlichen Muskeln, der in der Gegenwart ausser jedem Zweifel gestellt ist, weist auf die volle Wichtigkeit hin, ihn bei den Schülern zu erhalten in den Grenzen, welche die Natur ihres Alters anweist.

Geistige Beschäftigungen, die vollständig der Wissbegierde des Schülers entsprechen und zugleich mit der kleinsten Zahl der Thatsachen und Handlungen die grösste Menge Kenntnisse geben — diese Beschäftigungen sind zugleich die angenehmsten und anziehendsten. Und umgekehrt, Haufen einförmiger sich wiederholender Kenntnisse mit kleinen Auszügen von wissenschaftlichen Begriffen und wissenschaftlichen Ideen beeinflussen ermüdend langweilig den Geist und die Seele des Knaben und bringen ein bedrückendes, Widerwillen erweckendes Gefühl hervor.

Menschen, die predigen, dass die Schulfächer ernst sein müssen, trocken und sogar langweilig, um absichtlich die Aufmerksamkeit und den Fleiss des Knaben wegen der Disciplin und der Anleitung zu einem ernsten Verhalten zu den Lehrfächern zu zwingen, irren entschieden und bringen der Sache des Unterrichts anstatt Nutzen directen Schaden. Man behält, man eignet sich gut nur das an, was die Aufmerksamkeit auf sich zieht und sie auf längere Zeit fesselt; gewaltsam in den Kopf hineingequetscht und rasch vergessen wird das, was der Schüler nicht begreift, was in ihm ein Gefühl der Uebelkeit, des Abstossenden erregt. Wenn man genau betrachtet was anziehend ist, so zeigt es sich, dass das Anziehende gerade den Forderungen entspricht, welche die Natur des Knaben selbst an den Unterricht stellt, die Natur aber ist feindlich einer langdauernden Concentrirung, einer langen Uebung einzelner Teile des Nervensystems und geneigt zu gleichzeitiger Arbeit beinahe aller Teile des Nervensystems auf ein Mal oder wenigstens zu einer rasch wechselnden Arbeit verschiedener Teile und Organe. Mit einem Wort, das intellectuelle und emotionelle Leben gehen immer Hand in Hand, und das, was den Anforderungen des intellectuellen Lebens entspricht, dasselbe entspricht auch den Anforderungen des emotionellen Lebens. Gerade eben deshalb müsste man, nicht allein zum Zwecke der Hygiene oder der Erhaltung der Gesundheit, auf der Durchführung des obenausgedrückten Gedankens auf den emotionellen und intellectuellen Charakter der Schulbeschäftigungen, bestehen, sondern auch zu paedagogischen Zwecken d. h. zum Zwecke einer erfolgreichen Entwicklung der Geisteskräfte und Fähigkeiten des Schülers.

Es bleibt noch das Willenselement der Erziehung übrig. Wir wollen hier nur die Frage über die Aufmerksamkeit der Schüler berühren. Nach der Ansicht von R i b o t hängt die Aufmerksamkeit von Affectzuständen ab, diese letzteren lassen sich zurückführen auf Bestrebungen, die im Grund Bewegungen oder Hemmungen der Bewegungen sind. Die Aufmerksamkeit ist also von vornherein mit Bewegungsbedingungen verknüpft; es ist eine Bewegungserscheinung. Wird dies ein Mal zugegeben, so sind auch verständlich die Beziehungen zwischen der Aufmerksamkeit und dem befriedigenden Zustand des Muskel- und Nervensystems. Alle diese Systeme sind in der Mehrzahl der Fälle bei den Schülern schwach, zart und unentwickelt; alle diese Eigenschaften müssen sich in ungenügender Concentrirung der Aufmerksamkeit auf die Schulfächer äussern, besonders, wenn diese Fächer die emotionelle Seite nicht berühren und mit Vergewaltigung der Aufmerksamkeit drohen. Ueberhaupt wird die Aufmerksamkeit in Lehranstalten erhalten gewöhnlich nicht durch den Reiz der mitgeteilten Kenntnisse, sondern durch äussere, künstliche, disciplinare Mittel, d. h. durch Versprechen von Belohnungen oder Androhung von Strafen, was schliesslich der Sache des Unterrichts und der Sache der bewussten Aneignung des Gelehrten schadet. Man kann sogar sagen, dass eine gewaltthätige Hervorrufung der Aufmerksamkeit direct vorbeischlägt dem angemerkten paedagogischen Ziele: sie zieht vom Lernen ab, ohne dass sie zu ihm anzieht.

Ueberhaupt, die Erziehung des Willens auf dem Wege einer unendlichen Hemmung der Reflexe und ein gewaltsames Festhalten der Aufmerksamkeit auf interesselose Elemente des Wissens bildet unzweifelhaft die schwache Seite der derzeitigen Schule und führt nicht nur zur Schwächung der Eigenthätigkeit, der Selbständigkeit in Urteilen und Handlungen, sondern auch zur Unterdrückung alles Gesunden, Männlichen, Nüchternen im Charakter der Jugend.

Wir sagten: der Schüler sitzt und arbeitet in der Klasse. Die Klassenarbeit entspricht — wie wir gesehen haben — den Geisteskräften des Schülers nicht: sie übersteigt sie, das Sitzen aber ruft eine langwierige Muskel-Anstrengung hervor, die der Natur des Knaben nicht zukommt, also das Resultat dieser geistigen Arbeit und dieses Sitzens muss ein doppelter Schaden sein.

Jede Ermüdung, wie man gegenwärtig zugiebt, hängt ab von einer Anhäufung von Producten chemischer Zersetzung in den arbeitenden Teilen und Organen infolge des Unvermögens der Teile diese Producte rechtzeitig zu entfernen bei ihrer raschen und reichlichen Bildung. Daher droht dem Schüler, bei angestrengten geistigen Beschäftigungen in der Klasse, die erwähnte Ansammlung von Producten der Zersetzung und Vergiftung des Blutes durch sie d. h. es droht Ermüdung oder Ueberbürdung.

Sitzende Beschäftigungen überhaupt, welcher Art sie auch sein mögen im Laufe von 12 — 10, sogar von 8 Stunden, besonders bei ungenügender Bewegung wärend der übrigen Zeit, haben im Laufe von vielen Jahren gewöhnlich zur Folge eine grössere oder kleinere Verzögerung des Stoffwechsels im Körper, eine Hemmung der Ernährung d. h. führen zu Störungen der Gesundheit, die, nach B o u c h a r d, genannt werden „maladies par ralentissement de la nutrition“.

Was aber die sitzenden geistigen Beschäftigungen betrifft, so droht
bei ihnen, ausser der Gefahr des verzögerten Stoffwechsels, noch die
Gefahr einer Störung der Thätigkeit des Nervensystems, das unmittelbar bei einer geistigen Arbeit interessirt ist. Auf solche Weise bedingt
der Unterricht, wie er gewöhnlich eingerichtet ist, direct bei den Schülern eine Verzögerung des Stoffwechsels und verschiedene nervöse
Krankheitserscheinungen.

Ueberhaupt befindet sich in den Schulanstalten, in diesen Centren
der geistigen Thätigkeit, das Nervensystem der Kinder zum grössten
Teil immer im Zustande einer übermässigen Anstrengung und darum
äussert es sich auch durch alle ungünstigen Einflüsse der Schule und
des Unterrichts entschieden mehr oder weniger empfindlich. Zeichen
von Nervenschwäche beobachten wir bei den Schülern auf Schritt und
Tritt, und bei irgend einer Erkrankung derselben nimmt ihr Nervensystem immer grösseren oder geringeren Anteil.

Also, wenn die Rede ist von der Bestimmung der Beziehungen zwischen der Schuleinrichtung und dem Unterricht zur Gesundheit der
Schüler, so muss zuerst die Aufmerksamkeit gerichtet werden darauf,
wie es bei den Schülern, unter diesen Bedingungen der Schule, mit
dem Stoffwechsel im Körper und mit der Thätigkeit des Nervensystems
bestellt ist. Die kleinste Veränderung im Zustande des Nervensystems
muss also eine sorgfältigere Beobachtung des Knaben veranlassen und
Anwendung von Vorsichtsmassregeln in Bezug auf sein sanitäres
Regime.

Die mehr oder weniger häufige Wiederholung von Kopfschmerzen,
Zahnweh, von Abnormitäten des Schlafs, Wechsel des Appetits, sogar
Störung der Seelenstimmung jedes von diesen Kennzeichen muss
als Warnung für den Erzieher dienen und dem Arzt Vorsicht ein-
flösen.

Dr. J ä g e r (Stuttgart), der einen sehr guten Aufsatz über die Ueberbürdung der Schüler [1] veröffentlicht hat, besteht darauf, dass schäd-
liche Einflüsse der Schule und des Unterrichts sich zuerst im Wachstum und Körpergewicht der Schüler äussern müssen.

Wachstum und Gewicht sind Resultate der Thätigkeit aller physiologischen Functionen, die im Körper des Menschen wirken, also,
obgleich man aus den Veränderungen im Wachstum und Gewicht auch
teilweise urteilen kann über Veränderungen in den Geweben und Organen des Körpers, so muss doch nichts desto weniger eine genaue
Bestimmung der Thätigkeitsstörungen dieser Gewebe und Organe im
Speciellen eine unvergleichlich grössere Bedeutung für den Arzt haben,
als die Bestimmung der Veränderungen im Wachstum und Gewicht
des Körpers überhaupt. Ueberdies, Veränderungen in den einzelnen Organen und Geweben bieten für den Arzt Interesse bei täglicher, sogar
stündlicher Beobachtung und Revision, wärend inzwischen Veränderungen des Wachstums und Gewichts des Körpers sich klarer im
Verlauf von mehr oder weniger langen Zeitperioden zeigen und sicher
nur geschätzt werden können bei Zusammenstellung von einer Menge

---

[1] „Deutsche Vierteljahrschr. f. öff. Gesundheitspflege". 1865. I.

Bedingungen, sowol des Körpers der Schüler selbst, als auch seiner Umgebung in den Wänden der Schule und ausserhalb derselben.

Endlich sind das Wachstum und das Gewicht überhaupt so complicirte Einheiten, dass in manchen Fällen Schwankungen in ihren Ziffern nur mit Mühe erklärt und begriffen werden können. So ist ruckweises Wachsen und Zunahme des Gewichts bei einzelnen Subjecten oder eine unerwartete Verringerung des Gewichtes und sogar des Wuchses (was wirklich bei Schülern der mittleren Schulanstalten beobachtet wird) nicht nur der Mittelsumme dieser Ziffern störend, sondern versetzt häufig den Forscher direct in Zweifel. Prof Uffelmann gab dem Körpergewicht in den Grenzen der ersten Jugend keine besondere Bedeutung; was aber die Ziffern des Wachstums anbetrifft, so sind sie im Mittel eigentlich nur dann brauchbar, wenn sie nach der individualisirenden Methode untersucht werden, aber durchaus nicht nach der generalisirenden Methode und bei dem Sammeln von jedem einzelnen Schüler dann lehrreich, wenn sie in möglichst häufigen Terminen (zum wenigsten monatlich) erhalten werden. Was die Massenbeobachtungen Jäger's über die Veränderungen des Wachstums und die Kränklichkeit bewiesen, dass regelmässige Verhältniss zwischen dem Fallen der Curve des Wachstums und dem Steigen der Curve der Kränklichkeit, das kann man durchaus zugeben für das Lebensalter, wo das Wachstum ziemlich scharf und fühlbar ist, nämlich von 12—15 Jahren, d. h. in den Jahren, die von Jäger beobachtet sind, wärend die Ziffern des Wachstums im Alter von 17 Jahren eder mehr, die sich nur sehr schwach ändern oder unverändlich bleiben, bei Vergleichung mit Ziffern der vergrösserten oder verringerten Kränklichkeit, kaum zur Erlangung irgend welcher lehrreichen Schlüsse dienen werden.

Mit einem Wort, ohne zu läugnen eine gewisse Bedeutung für das Urteil über die Gesundheit der Schüler des Wachsthums und Gewichts ihres Körpers, wäre es doch wünschenswert hierzu sicherere und augenscheinlichere Daten zu benutzten. Als solche Daten eignen sich vielfältige Krankheitssymptome, besonders Symptome nervöser Eigenschaft.

Auf die Nervensymptome geht Jäger nicht speciel ein und, wenn er auch unter der Zahl der Schulkrankheiten Nervenkrankheiten, sogar Neurasthenie erwähnt, so beschränkt er sich doch nur auf diese Erwähnung und bezieht die Neurasthenie augenscheinlich auf das angehende Mannesalter, aber duchaus nicht auf das Knabenalter.

Ein so indifferentes Verhalten zu den Nervensymptomen der Schüler bildet auch unzweifelhaft die schwache Seite der Jäger'schen Abhandlung.

Indem er streng objective Daten zur Frage über das Vorhandensein einer Ueberbürdung zeigen will, begnügt er sich hauptsächlich mit Ziffern über das Wachstum und das Gewicht des Körpers, mit Untersuchung der Kurzsichtigkeit und Bestimmung der Ziffern der Kränklichkeit. Allen diesen Daten kann man freilich einen gewissen Grad der Bedeutung nicht absprechen, doch sich allein mit diesen Daten zu begnügen zum Beweise des Vorhandenseins einer Ueberbürdung ist kaum gestattet.

Wir haben schon hingewiesen auf die enge Verbindung der

sitzenden geistigen Beschäftigungen mit der Verringerung des Stoffwechsels im Körper und mit der Störung der Thätigkeit des Nervensystems. Wenn einmal die Rede ist von der Bestimmung des Einflusses
der Schulbeschäftigungen in der Schule und zu Hause auf die Gesundheit und die Leibesconstitution der Schüler, so muss man selbstverständlich bei ihnen Abweichungen von der Norm suchen in Bezug auf
den Stoffwechsel und die Nerventhätigkeit, besonders auf letztere.

Um dieses noch anschaulicher zu beweisen, nehmen wir als Beispiel ein Jahr der Beobachtungen über die Schüler der mittleren Lehranstalten aus unserer eigenen Praxis. Von 367 Schülern litten an
Nervosität 101 oder 27,5%, wobei nach dem Alter die Nervosität sich
folgendermassen vertheilte:

9 J.	10%	15 J.	28%
10 J.	11,1%	16 J.	24%
11 J.	30,8%	17 J.	26%
12 J.	23,2%	18 J.	50%
13 J.	31,3%	19 J.	23%
14 J.	33,3%	20 J.	25%

Es ist merkwürdig, dass die Nervosität sich schon im 10-ten und 11-ten
Jahre äussert. Ihren höchsten Grad erreicht sie im 19-ten Jahre
(50%), einen ziemlich hohen im 15-ten Jahre (33,3), theilweise auch
im 14-ten Jahre (31,3%) und 12-ten Jahre (30,8%). In den übrigen
Jahren hielt sie sich um 25%.

Wenn wir unsere Zifferdaten mit den Ziffern zusammenstellen, die
Dr. Nesterov von den Moskauer Schülern erhalten hat, so stellen
sich folgende Procente heraus:

Alter.	Nach Wirenius.	Nach Nesterov.
10 J.	11,1%	8,33%
11 J.	30,8%	20%
12 J.	23,2%	16,6%
13 J.	31,3%	20%
14 J.	33,3%	25%
15 J.	28,0%	9,09%
16 J.	24,0%	39,3%
17 J.	26,0%	66,6%
18 J.	50,0%	55,5%
19 J.	23,0%	77,7%
20 J.	25%	42,8%

Wenn man zum Beispiel einzelne Nervensymptome nimmt, so wurden in einem Jahre bei den erwähnten 101 nervösen Subjecten von
367 Schülern beobachtet Kopfschmerzen in 79 Fällen (bei 52 waren häufige Schmerzen, bei 21 zeitweise und bei 6 seltene); Zahnschmerzen
in 49 Fällen, unregelmässiger Schlaf in 46 Fällen (bei 39 war der Schlaf

unterbrochen, mehr oder weniger beunruhigt; bei 2 Schlaflosigkeit, bei 1 Schlafsucht und 4 waren befallen von Somnambulismus), Dispepsie in 41 Fällen, Schmerzen in der Herzgrube auch in 41 Fällen, Schmerzen in der Gegend des Brustknochens in 18 Fällen, lästiges Herzklopfen in 16 Fällen, Dyspnoë in 14 Fällen u. s. w.

Hierbei halten wir es für unsere Pflicht zu bemerken, dass das Sammeln von Krankheitsdaten, namentlich in Bezug auf Nervenstörungen, sehr grosse Schwierigkeiten bietet, so dass, ungeachtet aller unserer Erfahrung in diesem Fache, wir doch bekennen müssen, dass die Ziffern, zu denen wir gelangt sind, wahrscheinlich bedeutend den wirklichen nachstehen. In jedem Falle muss die Anzahl der Schüler, die von Nervosität befallen sind oder die über dieses und jenes Symptom nervösen Charakters klagen, in den mittleren Schulanstalten sehr gross sein, die Thätigkeit der Schulärzte muss also vorwiegend auf die Erforschung der pathologischen Erscheinungen namentlich des Nervensystems gerichtet sein.

Indem wir die Frage der Nervosität berühren, können wir nicht verschweigen, dass sich im Leben der Schüler ein Factor befindet, der äusserst schädlich auf ihr Nervensystem einwirkt, aber leider dem Auge der Aerzte entgeht.

Dieser Factor ist: geschlechtliche Anomalieen.

Die Untersuchung dieses kitzlichen sanitär-moralischen Details der Schüler bildet bisher ein noli me tangere in den Schulanstalten, und inzwischen wäre sie im höchsten Grade wünschenswert nicht allein sogar zum Zweck der Verfolgung der Unmoralität, als auch zum Zweck der Rettung der jungen Leute von dem verderblichen Einfluss geschlechtlicher Anomalieen auf ihre körperliche und geistige Gesundheit.

Die medicinische Besichtigung nackter Körper der Knaben und Jünglinge zeigt, dass wir gewöhnlich bei kleinen und in der Entwicklung zurückgebliebenen Geschlechtsorganen, bei diesen Personen eine gesunde Haut, kräftige Muskeln finden, überhaupt die Spannung aller Gewebe erhöht, wir bemerken einen offenen, kühnen Blick, eine Sicherheit in den Bewegungen, eine gute Seelenstimmung, mit einem Worte, wir beobachten Gesundheit, einen frischen, lebensfrohen Zustand, Zufriedenheit mit sich selbst und der Umgebung. Und umgekehrt, bei vorzeitiger Entwicklung der Geschlechtsorgane, die ihrer Grösse und Form nach an die Organe eines Erwachsenen erinnern, sehen wir häufiger eine welke Haut. schwache Muskeln, bemerken überhaupt eine schlechte Spannung der Gewebe, einen mehr oder weniger trüben, unsicheren Blick, Unsicherheit in den Bewegungen, gedrückte Seelenstimmung, mit einem Worte, wir beobachten ein welkes, indolentes, mehr oder weniger unzufriedenes Wesen, das sich zur Umgebung pessimistisch verhält. Es ist begreiflich, wie sich ein Schüler, der sich einem Geschlechtslaster hingegeben hat, zu einer seine Kräfte übersteigenden geistigen Arbeit und zu jedem niederdrückenden Affect verhalten wird; er wird risquiren an diesem oder jenem Nervenleiden zu erkranken, wenigstens zu leiden an dem oder jenem schweren Anfall nervöser Natur.

Ueberhaupt führt Alles dies zu dem Schlusse, dass Beobachtung

über den Zustand der Geschlechtsteile und Untersuchung des Verhältnisses des Schülers zum Geschlechtsleben einen Hauptteil der Thätigkeit des Schularztes ausmachen und ihn häufig zu Erwägungen führen, die sehr wichtig bei Entscheidung der Frage über den Zustand des Nervensystems des Schülers und sein ärztliches Regime sind. Folglich wird es, parallel mit der Untersuchung der Schüler auf Nervosität, sehr zweckmässig sein, auch zur Untersuchung über den Zustand seiner Geschlechtsorgane zu schreiten.

Wiederholen wir es: bei der Aufsuchung der Gründe der Ueberbürdung bilden die Krankheitserscheinungen nervösen Charakters die zuverlässigsten Daten der medico-sanitären Untersuchung; alle anderen Daten stehen ihnen an Wert weit nach und dienen nur zu einer mehr oder weniger schwachen Aushilfe bei der endlichen Entscheidung der Frage.

Allein ungeachtet dessen, dass zur Sammlung aller diagnostischen Daten in Bezug auf das Nervensystem und den psychischen Zustand der Schüler eine specielle Bekanntschaft mit den medicinischen Wissenschaften nötig ist und die Teilnahme eines Specialisten bei allen Details des körperlichen, geistigen und moralischen Lebens der Schüler, so sehen wir doch, dass nicht allein zu einer streng wissenschaftlichen Untersuchung, sondern sogar zu einer einfachen medicinischen Besichtigung in Lehranstalten, sich für die Aerzte einfach unüberwindliche Schwierigkeiten herausstellen, und es ist darum verständlich, dass die Bearbeitung einer so zarten und so complicirten Frage, wie die Frage über Ueberbürdung, sehr verwickelt erscheint und bis jetzt nicht zum gewünschten Resultat geführt hat.

Dr. Jäger sagt, dass wir bei Untersuchung der Frage über die häuslichen Arbeiten, die besonders die Kräfte der Schüler angreifen, an die Kritik der Methode des Unterrichts stossen — ein dem Arzte verbotenes Feld!

Ja ein verbotenes, denn die Paedagogen halten nur sich selbst für competent in dieser Sache. Keiner gewiss entzieht ihnen ein gewisses Recht darauf. Allein andrerseits sind auch die Aerzte im Recht darauf zu dringen, dass die Methoden des Unterrichts sich in der engsten Verbindung mit der geistigen und teilweise auch Moralhygiene befinden und darum muss ihre Meinung bezüglich einiger Details dieser Methoden von den Paedagogen gehört und angenommen werden, wenn auch nicht zur Ausführung, so doch zur gehörigen Erwägung.

Die Nichtzulassung des Schularztes zur Bearbeitung der hygienischen Details des Unterrichts und der Erziehung führt nicht nur zur Constituirung und Anwendung falscher Methoden und didaktischer Kunstgriffe, sondern auch zur Störung der Gesundheit der Schüler und zu schlechten Fortschritten beim Unterricht.

Der Arzt ist nach der Meinung vieler Paedagogen und sogar Aerzte, nur gewissermassen ein Gehilfe des Paedagogen in der Schule und nur fähig Angaben zu machen über einige Daten wegen der Gesundheit und des Körperbaus der Schüler. Der Verfahrer rechnet vergeblich, dass der Paedagog, überzeigt von den Beweisen des Arztes zu Gunsten der Ueberbürdung, mit aller Bereitwilligkeit sich beeilen wird nach

seinem Programm zu handeln und die traditionellen Ordnungen der Schule und des Unterrichts nach Belieben der Aerzte und Hygieniker zu stürzen. Bei der Lage des Schulwesens, die wir gegenwärtig finden, ist entschieden gar keine Hoffnung darauf vorhanden, dass die Paedagogen durch den Unterricht oder richtiger durch das gegenwärtige Programm zu Gunsten der Gesundheit der Schüler einträten. Die Paedagogen haben sich noch lange nicht losgesagt vom Geiste und den Traditionen des Mittelalters, um einen gebührenden Teil Aufmerksamkeit auf den Körper der Schüler zu verwenden; sie leben und handeln bis jetzt noch in der Ueberzeugung, dass die Seele eins, der Körper ein Anderes sei, dass mit der seelischen Seite des Knaben zu verfahren sei wie mit etwas vollkommen Unabhängigem vom Körper, ja sogar wie mit etwas, das den Körper ohne Controlle verspottet. Mit einem Wort, das Verhältniss zwischen den seelischen und körperlichen Erscheinungen wird von der Mehrzahl der Paedagogen nur verworren begriffen, ungeachtet aller neuerer Untersuchungen über diesen Gegenstand von Specialisten der Psychologie und der Psychophysiologie.

Die Daten des gegenwärtigen Wissens zeigen nicht nur die engste Verbindung zwischen physiologischen Erscheinungen und psychischen Processen, sondern auch die directe Abhängigkeit von moralischen und geistigen Erfolgen des Menschen von seinem körperlichen Wolergehen. Darauf kommt die Wissenschaft dazu, dass die Aneignung abstracter und wissenschaftlicher Ideen nur dann erfolgreich, sogar möglich wird, wenn der Geist des Schülers sich vollständig gewöhnt hat concrete Vorstellungen und Begriffe zu wahrnehmen und zu begreifen; dass die Aneignung des Concreten auf dem Wege lang andauernder Uebung und Entwicklung der Sinnesorgane erfolgt, also im directen Zusammenhang mit dem materiellen Wesen des Menschen steht. Auf diese Weise führen die Angaben sowol der Wissenschaft, als auch einer vernünftigen paedagogischen Praxis zu der Ueberzeugung von der Notwendigkeit einer gleichen Aufmerksamkeit wie auf die geistige und moralische, so auch auf die körperliche Seite des Lebens der Schüler. Durch eine solche Aufmerksamkeit auf alle Seiten des Lebens fördert man nicht nur die Harmonie der Entwicklung des ganzen Menschen, sondern auch die Fortschritte der geistigen und moralischen Erziehung.

Hand in Hand mit der Erziehung des Geistes muss auch die körperliche Erziehung der Jugend gehen; der einen wie der anderen halten einige Gelehrte (Mosso) sogar für zweckmässig, einen gleichen Teil der Aufmerksamkeit von Seiten der Schuladministration zu widmen. Der Paedagog und der Arzt, beide erscheinen als unvermeidliche Factoren der Erziehung und müssen beständig übereinstimmen in ihren Meinungen und dem Programm ihrer Thätigkeit. Die paedagogische und hygienische Seite der Erziehung und Bildung weisen auf die Notwendigkeit einer gleichen Teilnahme des Paedagogen und Arztes hin in allen Specialitäten des Lebens der Schüler, es ist daher die Abwesenheit des Arztes bei Entscheidung paedagogischer Fragen ebenso unerwünscht und schädlich für die Gesundheit der Kinder und die Ziele der Erziehung, als auch die Abwesenheit des Paedagogen bei Entscheidung von schulsanitären Fragen. Ueberhaupt müsste in der Zukunft

der ganze sanitäre Teil einer Schulanstalt, d. h. Alles, was die körperliche, moralische und geistige Hygiene der Schüler betrifft, überlassen werden der Aufsicht von Specialisten der Schulhygiene, wenn nicht einer Verbindung von solchen Specialisten der Schulhygiene, der nervösen und physischen Krankheiten und der Kinderkrankheiten.

Nur bei einer gebührenden Verteilung des paedagogischen und sanitären Teils wird es möglich sein, den Schaden zu vermeiden, den der Sache des Unterrichts und der Gesundheit der Kinder von der Unkenntniss der Paedagogen von der Medicin und von der Unkenntniss der Aerzte von der Paedagogik zugefügt wird.

Es muss bei den Schulanstalten eine strenge sanitäre Inspection eingerichtet werden, die auf den Principien der derzeitigen Schulhygiene fusst, Hand in Hand mit einer paedagogischen Inspection, die auf den Principien der neueren Psychologie und Paedagogik gegründet ist. Eine jede neue sanitäre oder paedagogische Frage oder eine solche, welche Reformen verlangt, muss im Falle der Notwendigkeit methodisch verarbeitet werden und beraten werden kollegialisch von Paedagogen und Aerzten und darauf eine praktische Verwendung finden auf das Leben der Schule und der Schüler.

Wenn der Paedagog und der Schularzt die Sache gewissenhaft und kundig leiten werden, wenn sie beide zusammen gemeinsam arbeiten und sich einander helfen werden, wenn sie ganz übereinstimmen werden in ihren Anschauungen und Massregeln, nur dann wird Ordnung geschaffen werden in der Führung der paedagogischen Sache, die den Anforderungen der derzeitigen Wissenschaft über Erziehung und Erhaltung der Gesundheit entspricht. Dann — ist es möglich mit Ueberzeugung zu sagen — alle ähnliche Fragen. wie die Frage der Ueberbürdung der Schüler, über Abendbeschäftigungen, über die regelmässige Verteilung der Zeit zur Arbeit und zur Erholung, über geschlechtliche Anomalieen, über den Einfluss körperlicher Krankheit auf die Erfolglosigkeit der Arbeiten, über Strafen, Belohnungen u. s. w. werden unterworfen werden einer längst zu erwartenden Bearbeitung und werden eine gewünschte Lösung finden, die in gleicher Weise die Aerzte und die Paedagogen befriedigt.

Leider ist die Mehrzahl der Paedagogen noch nicht vorbereitet, Alles hier gesagte klar zu begreifen und so werden also Specialisten der Schulhygiene kaum rasch zur Teilnahme an der Erziehung der Jugend zugelassen werden. Es bleibt folglich nur übrig auf zukünftiges Heil zu warten und unruhig zu beobachten, wie diese Jugend von Jahr zu Jahr schwächer wird, von Kräften kommt durch die Last beschwerlicher Bedingungen des Schullebens und allmälig dem neuesten europäischen Moloch „der Entartung" zum Opfer fällt

Dr. A. S. Wirenius (St.-Pétersbourg).

Project einer medicinisch-sanitären Instruction für Aerzte der niederen und mittleren Lehranstalten.

1. Bei jeder Lehranstalt ist ein Arzt-Hygienist angestellt.

2. Genannter Arzt wird durch den Chef des Lehr-Bezirks auf Vorstellung des Bezirks-Sanitäts-Inspectors in den Dienst gestellt.

3. Nach seinem Eintritt in den Dienst ist genannter Arzt im Lauf von 2 Jahren ein „stellvertretender" Arzt und wird im Etat erst, nachdem er vom Sanitäts-Inspector als für den Dienst tauglich befunden worden ist, und, nach erfolgter Zustimmung des ganzen Collegiums der Schul-Aerzte eines bestimmten Bezirks, bestätigt.

4. Der Arzt ist dem Anstalts-Vorsteher in den Grenzen der bestehenden medicinisch-sanitären Instruction untergestellt. Der Arzt hat das Recht diejenigen Forderungen, welche vom Anstalts-Vorsteher oder vom Paedagogischen Conseil an ihn gestellt werden, aber in der Instruction nicht erwähnt sind—nicht zu erfüllen; ja, er kann über widergesetzlich an ihn gestellte Forderungen sich beim Sanitäts-Inspector beklagen.

5. Die Schul-Aerzte eines bestimmten Bezirks (Gruppen der Lehranstalten einer Stadt oder etlicher Städte) bilden ein „Collegium"; zur Durchsicht des Letzteren gelangen die eine allgemeine Beurteilung verlangenden Fragen. Dieses Collegium ist dem Sanitäts-Inspector, der von der höheren Schul-Administration ernannt wird, untergeben.

Die Anzahl der Sanitäts-Inspectoren wird nach der Zahl der Lehrbezirke oder der bestimmten Lehr-Rayons, je nach vorliegender Notwendigkeit, bestimmt.

6. Die Thätigkeit der Schul-Aerzte steht unter der Aufsicht und Leitung des Sanitäts-Inspectors; ihm auch reichen die Aerzte Klagen über unrichtiges Benehmen der Schul-Administration den Aerzten gegenüber ein.

7. In Fällen besonderer Notwendigkeit beruft der Sanitäts-Inspector alle Aerzte des ihm untergebenen Rayons zu einer Versammlung, in welcher er den Vorsitz führt.

In gewöhnlichen Fällen versammelt sich das Collegium der Aerzte selbstständig ohne den Sanitäts-Inspector. Ein Mal im Jahre versammeln sich alle Aerzte des Bezirks, um alle ärztlichen Jahresberichte anzuhören.

8. Ein Schularzt wird für eine, zwei oder mehrere Schulen ernannt.

9. Die Thätigkeit des Schularztes besteht in Folgendem:

Er soll darauf achten, dass das Schulgebäude und die Räume in demselben in Sanitäts-Beziehung den Forderungen der Wissenschaft entsprechen; dass der körperliche, sittliche und geistige Zustand der Lernenden durch den Unterricht nicht Schaden nehme; dass die Verteilung der Stunden für Schlaf, Erholung, Essen, geistige Beschäf-

tigung, körperliche Uebungen dem Alter und Geschlecht der Lernen-den, ihren Kräften und Fähigkeiten gemäss entsprechen, dass der Unterricht in allen Gegenständen, besonders in denjenigen, die auf die Thätigkeit und Entwickelung der Sinnes- und Bewegungs-Organe Bezug haben, nach den Vorschriften der Physiologie und Hygiene ge-schehe und dass überhaupt kein einzelner Lebensfactor des Lernen-den Dank der Schule und dem Unterricht eine Störung erfahre.

10. Der Arzt muss stets im Stande sein, über den Gesundheits-zustand jedes einzelnen Schülers Rechenschaft zu geben; daher muss er wenigstens ein Mal im Jahre eine medicinisch-sanitäre Untersuchung der Schüler vornehmen und jedem Einzelnen von ihnen ein medicinisch-sanitäres Attestat ausstellen, damit die vom Schüler gewonnenen anatomisch-physiologischen Daten zur Wertschätzung seines Körper-baues, Temperaments und seiner Gesundheit dienen können, und zu-gleich eventuell zur Erklärung der körperlichen Hindernisse für eine regelrechte sittliche und geistige Entwickelung. Das Gesagte bezieht sich hauptsächlich auf die Pensionäre der Lehr - Anstalten, und daher ist von den Aerzten der Internate eine besonders genaue Aufmerksam-keit betreffs der sanitären Bedingungen im Leben der Schüler zu fordern.

11. Bei den medicinisch-sanitären Untersuchungen und Besichtigungen der Schüler soll der Arzt das von der IV. Section der Gesellschaft zur Wahrung der Volksgesundheit ausgearbeitete und alle wesentlichen Daten betreffs der sanitären Untersuchung von Schule, Unterricht und Schülern enthaltende Programm [1] als Richtschnur nehmen.

12. Der Arzt hat das Recht zu jeder Zeit eine medicinische Be-sichtigung und seiner Meinung nach notwendige sanitäre Untersu-chungen der Schüler vorzunehmen, nur hat er vorher zu erwägen, ob nicht ein Hinderniss durch eine wichtige Unterrichtsstunde oder Extemporalien geboten wird, oder, ob nicht vielleicht durch das Weg-rufen der Schüler die mündliche Erklärung des Lehrers über diesen oder jenen wesentlichen Gegenstand gestört wird. Ueberhaupt hat der Arzt sich lieber vorher mit den betreffenden Lehrern bezüglich der Besichtigung und des Wegrufens der Schüler zu verständigen.

13. Was die Zeit für Beobachtung der Schüler betrifft, so hat der Arzt das Recht dieselbe wärend jeder beliebigen Unterrichts-Stunde, zur Zeit der Recreation und Erholung, des Essens, des Schlafes vorzunehmen: er kann, wann es ihm gelegen ist, die Schüler in je-dem Augenblick ihres Lebens besuchen und in ihrer Mitte verweilen, so lange er es für nötig erachtet.

14. Der Arzt kann nach vorher getroffener Uebereinkunft mit dem Lehrer wärend des ganzen Verlaufs der Stunde in der Klasse blei-ben; und, auf einer der letzten Bänke sitzend, einen nach dem an-deren, die Schüler zu sich rufen, ohne ihre Aufmerksamkeit zu stö-ren, zum Zweck einer näheren Erläuterung derjenigen sanitären Ein-zelheiten, welche mit Hilfe einer mündlichen Untersuchung möglich ist.

---

[1] Der grösste Teil des Programms ist in der „Zeitschr. f. Schulgespfl." im J. 1893 abgedruckt.

15. Alle vom Arzte bemerkten wichtigen Mängel und Missstände (Vernachlässigungen) der Schule in materiell-hygienischer wie auch in sanitärer Beziehung betreffs des Unterrichts und der Schüler müssen in einem besonderen Schnurbuch, welches im Zimmer des Arztes verwahrt und von einer speciell-medicinisch-sanitären Behörde controllirt wird, vermerkt werden. Alle im Buche verzeichneten Bemerkungen müssen vom Arzt dem Schul-Vorsteher zum Zweck einer Richtschnur und der Erfüllung mitgeteilt werden.

16. Ausser den sanitären Pflichten liegen dem Arzt auch noch medicinische ob. In Externaten muss der Arzt nicht weniger als 1 Mal in der Woche erscheinen. In von einer Beschäftigung in den Klassen freier und betreffs Erkrankungen günstiger Zeit bleibt es dem Arzt überlassen, die Anstalt zu besuchen, wann er es für nötig hält. In Fällen von häufiger auftretenden Erkrankungen und beim Herrschen irgend einer Epidemie, wie auch in den Monaten der medicinisch-sanitären Besichtigung der Lernenden, muss der Arzt die Anstalt nicht weniger als 2 Mal wöchentlich besuchen; 3—4-malige Besuche werden jedenfalls dem Ermessen des Arztes überlassen.

17. In Externaten behandelt der Arzt die Schüler und giebt ihnen nur ambulatorisch ärztlichen Rat und Anweisung. Er befreit Kranke, verkrüppelte und schwache Schüler, je nach der Notwendigkeit, von den Stunden der Gymnastik, des Singens, des Zeichnens, des Schönschreibens, des Tanzens etc., für gewisse, bestimmte Zeit. Er achtet darauf, dass mit ansteckenden Krankheiten Behaftete unter keiner Bedingung in die Schulräume gelangen, wozu er die Mithilfe des paedagogischen Personals bezüglich der Aufsicht über die erkrankten Schüler geniesst. Er bestimmt die Termine der Quarantaine für die an ansteckenden Krankheiten erkrankten Schüler und trifft mündlich die entsprechenden Massregeln zur Desinfection der Sachen und der Wohnungen der Erkrankten. In Fällen gewöhnlicher, nicht ansteckender Krankheit kann der Arzt armen Schülern alle notwendigen Medicamente, Verband und andere Mittel umsonst auf Kosten der Lehranstalt verschreiben.

18. Zu Hause sich behandelnde Schüler müssen nach ihrer Genesung dem Anstalts-Arzt von dem sie behandelnden Arzt oder von den Eltern Daten über die gewesene Krankheit und deren Complicationen vorstellen, wobei nach Möglichkeit die Ansicht des betreffenden Arztes über den Einfluss der gewesenen Krankheit auf die ferneren geistigen Beschäftigungen und die körperlichen Uebungen des Schülers in der Anstalt beizufügen ist.

19. Der Arzt behandelt die Schüler nicht bei ihnen zu Hause, ist aber verpflichtet einen kranken Schüler auf Wunsch des Anstalts-Vorstehers hin zu besuchen, im Fall dass eine Gefahr für die Verbreitung der Krankheit auf die Schüler der Anstalt vorliegt, oder falls der Verdacht besteht, dass der Schüler absichtlich sich von dem Besuch der Klassen absagt, wobei vorläufige Erkundigungen durch den Klassen-Aufseher zu keinem Resultat betreffs der Feststellung des wirklichen Bestehens der Krankheit geführt haben.

20. In den Lehranstalten mit Pensionären verwaltet der Arzt, ausser der Behandlung und der sanitären Aufsicht über die Exter-

nen, noch das Lazaret, in welchem er streng auf die Erfüllung aller Forderungen der Hygieine und Therapie bezüglich des Locals und der Nebenräume des Lazarets, speciell betreffs der Abteilung für „ansteckende Kranke", sieht. Die Ernährung und Kleidung der Pensionäre, besonders der Kranken, stehen unter der speciellen Aufsicht des Arztes; zugleich steht vollständig unter seiner Leitung die Desinfection alles Dessen, was im Lazaret einer Reinigung und Unschädlichmachung unterliegt.

21. Die Behandlung der Kranken und die Festsetzung der Zeit der Kranken-Visiten ist dem Arzt freigestellt; bei betreffs der Diagnose und Behandlung schweren Fällen steht dem Arzt das Recht zu, sich an betreffende Specialisten zu wenden.

22. Ansteckende Kranke werden, wo möglich, zur Behandlung zu den Eltern oder in ein Krankenhaus geschickt; geschieht das nicht, so werden sie im Lazaret der Anstalt, in der Abteilung für ansteckende Krankheiten behandelt, wobei alle bei dem Lazaret Dienenden unter der Aufsicht des Arztes alle Massregeln und Mittel zu beachten haben, um eine Uebertragung der Ansteckung auf im Hause Wohnende zu verhüten und die strengste Desinfection des Lazarets und des ganzen Inventars nach jedem Fall einer ansteckenden Erkrankung (wenigstens des Zimmers und der Gegenstände, die der Kranke benutzt hat) vorgenommen wird.

23. Dem Arzt ist der Feldscheer untergeben. Dem Letzteren liegt die Pflege des Kranken, die Bereitung der Medicin, die Vornahme der Desinfection ob und hat er überhaupt alle auf ihn bezüglichen Forderungen des Arztes zu erfüllen. Die Wohnung des Feldscheers soll neben dem Lazaret gelegen sein, jedoch von dem letzteren durch eine Capital-Wand und eine Doppelthür getrennt. Nachts soll der Feldscheer sich in einem unmittelbar an das Krankenzimmer stossenden Zimmer befinden; im Falle einer gefährlichen Erkrankung eines Pensionärs soll der Feldscheer sich in der Nähe des Kranken aufhalten, es sei denn, dass zu diesem Zweck speciell eine barmherzige Schwester oder Wachfrau ernannt wird, damit der Feldscheer eine vollkommene Nachtruhe habe, um am Tage besser arbeiten zu können.

24. Wie in den Internaten, so auch in den Externaten hat der Arzt seine Aufmerksamkeit darauf zu richten, ob die Schutzpocken jedem der Schüler vor seinem Eintritt in die Schule genügend eingeimpft waren und alle Fälle, in denen eine Wiederholung der Impfung nötig erscheint, zu notiren. Den Schülern, die schlecht geimpft worden sind, hat der Arzt vorzuschlagen, sich im elterlichen Hause impfen zu lassen, oder er impft sie selbst.

25. Die Frage einer Wiederholung der Impfung (Revaccination) aller Schülern von 12 — 15 Jahren, unterliegt einer Beurteilung in dem Conseil aller Aerzte der Lehranstalten.

26. Eine speciell wichtige Bedeutung in wissenschaftlicher Beziehung hat die medicinisch-sanitäre Untersuchung der Schüler.

27. Der Arzt muss jedes Jahr alle Schüler in anatomisch-physiologischer und pathologischer Hinsicht nach dem verkürzten Programm, welches von der IV. Section der Russischen Gesellschaft zur Wahrung der Volksgesundheit herausgegeben worden ist, untersuchen. Nach dem

genauren Programm der genannten Section steht es dem Arzt frei
eine beliebige Anzahl Schüler der Anstalt — einzeln, oder nach Klassen, oder nach dem Lebensalter, je nach seinem Wunsch—zu untersuchen und zu besichtigen, und zwar 2 Mal im Jahr—am Anfang und
am Ende des ersten Schul-Jahres, wärend die Untersuchungszeit
für die übrigen Schüler vom 2-ten Jahr des Schulbesuchs an, im
März, April, am besten im Mai festzusetzen ist. Dem Arzt ist es dabei
nicht verwehrt alle Schüler auch 2 Mal im Jahr zu untersuchen.
Hierbei ist dem Arzt zu erklären, dass trotz der pflichtmässig vorzunehmenden Untersuchungen nach dem verkürzten Programm, seine
Aufmerksamkeit besonders in Anspruch nehmende pathologische Fälle
eine nähere, eingehendere und umständlichere Untersuchung verlangen [1]), und dass bei diesen Fällen ihnen einige Punkte des genaueren Programms als Richtschnur zu empfehlen sind.

28. Die eigentliche Untersuchung zerfällt in 2 Teile: a) die nötigen Facta und Erscheinungen werden am nicht entkleideten Schüler, zu der Zeit und an dem Ort, die der Arzt für nötig findet,
gesammelt, und b) die Daten am entkleideten Schüler werden
nicht im Beisein anderer Personen, an einem für eine derartige
Untersuchung durchaus geeigneten Ort (am bestem im Zimmer des
Arztes) gesammelt. Im Allgemeinen können fremde Personen, speciell in der Lehranstalt Dienende, z. B. die Klassen-Aufseher, oder
Aerzte-Specialisten, die unter Erlaubniss des Curators zugelassen
werden, nicht anders der Untersuchung beiwohnen, als nach vor-
hergegangener Besprechung mit dem Anstalts-Arzt, weil die Anwesenheit fremder Personen gewöhnlich sehr die Schüler genirt, sie nö-
tigt alles, was durch die objective Untersuchung nicht festzustellen
ist, zu verheimlichen, und im Allgemeinen mit mehr oder weniger
grossem Schaden für die Sache verbunden ist. Daten, die betreffs der
Schüler im Beisein fremder Personen erlangt werden, haben häufig
keine wissenschaftliche Bedeutung und sind daher weder in medicinisch-sanitärer Hinsicht noch für einen richtigen Jahres-Bericht
tauglich.

29. Zum Zweck einer rationellen medicinisch-sanitären Aufsicht
über die Anstalt und die Schüler und der Untersuchung der Schüler
müssen dem Anstalts-Arzte alle zu diesem Zweck nötigen Mittel
und Apparate zur Verfügung gestellt werden. Es muss in der Anstalt
ein besonderes Zimmer mit den nötigen Meubeln und für wichti-
gere sanitäre Untersuchungen, medicinische Besichtigung und Untersuchung der Schüler nötigen Apparaten eingeräumt werden. Zur
Verfügung des Arztes muss ausserdem alles für eine ambulatorische
Behandlung (bei augenblickliche medicinische Hilfe verlangenden Fällen
oder beim armen Schülern unentgeltlichen Ablass von Arzneimitteln)
Nötige vorhanden sein.

---

[1]) Nach dem genaueren Programm ist es wünschenswert, über die Schüler an-
thropologische Daten zu erhalten, da Russland überhaupt der wissenschaftlichen
Sammlung und Registrirung derartigen Daten — gleich den übrigen europäischen
Staaten—bedarf; jedoch, in Beachtung der vielseitigen Thätigkeit des Arztes der
Lehranstalt, kann man eine solche Untersuchung nur seiner Beachtung empfehlen,
jedoch sie nicht von ihm dienstlich verlangen.

30. Alle, eine ernste Beachtung verdienenden Fälle von körperlichen Fehlern oder Krankheitsfällen, besonders solche, die in naher Beziehung zum Unterricht oder zur Lebensweise der Schüler stehen, muss der Arzt nach Gruppen teilen und dieselben zur Kenntniss von Specialisten (betreffs Augen-, Ohren-, Nasen-, Zahn-, Nerven- und anderen Krankheiten) bringen, damit specielle Massregeln zu ihrer Behandlung getroffen werden können.

31. Bei der Classification der Krankheiten muss der Arzt ein bestimmtes, gleichartiges Programm einhalten, z. B. das Programm der Herren Prof. Bistrov und Dr. Lebedinsky, welches in der IV. Section der Gesellschaft zur Wahrung der Volksgesundheit zusammengestellt ist. Bei der Besichtigung und Untersuchung der Schüler hat man seine specielle Aufmerksamkeit auf die Krankheiten, welche in engem Zusammenhang mit der Einrichtung der Schule und dem Unterricht stehen, richten.

32. Alle Krankheiten der Schüler, wenn sie vom medicinisch-paedagogischen Standpunkt aus betrachtet werden, zerfallen in 4 Hauptgruppen: 1) Krankheiten, die sich unvermittelt in Folge ungünstiger Sanitätsverhältnisse der Schule und des Unterrichts entwickeln. 2) Krankheiten, zu denen die Anlage (Neigung) in Folge der ungünstigen Verhältnisse der Schule und des Unterrichts erlangt wird. 3) Krankheiten, die in der Schule einen günstigen Boden zu ihrer Entwickelung und Weiterverbreitung finden. 4) Krankheiten, die in der Schule günstige Verhältnisse zur Verschlimmerung und verlängerter Dauer finden (Näheres conf. in dem genauen Programm der IV. Section der Gesellschaft zur Wahrung der Volksgesundheit). Indem der Arzt die erwähnte Einteilung der Krankheiten im Auge hat, muss er bei der Besichtigung hauptsächlich die bei den Schülern gefundenen Krankheitssymptome, welche zur 1-ten Gruppe gehören, vermerken, wobei er aber nicht die Anzeichen von Symptomen, die zu den übrigen 3 Gruppen gehören, besonders wenn sie bei den Schülern häufig angetroffen werden, vergessen darf.

33. Alle Facta, die der Arzt bei der Besichtigung und ambulatorischen Behandlung der Schüler, wie auch bei jedem beliebigen günstigen Fall betreffs der Gesundheit des Schülers und der Sanitäts-Verhältnisse, unter denen er sich befindet, erlangen kann, werden von ihm vermerkt und zu seiner persönlichen Betrachtung registrirt. Die Zusammenstellung aller Facta am Ende des Schuljahrs giebt die Möglichkeit zu einem wahren Verständnis betreffs der näheren Verhältnisse des Sanitätszustandes und der Morbilität der Schüler und zum Zusammenstellen einer Parallele mit solchen näheren Verhältnissen früherer Jahre. Eine solche Zusammenstellung und Folgerungen aus der letzten verlangen mehr oder weniger längere Zeit und können allendlich nicht früher als beim Anfang des nächsten Lehrcursus zum Abschluss gebracht werden; daher kann der medicinisch-sanitäre Rechenschaftsbericht vom Arzt für das ganze Schul- (Lehr-) Jahr im August des folgenden Schuljahrs (nicht später als am 1-ten September) gefordert werden [1]).

---

[1]) Die seit langer Zeit bestehende Forderung des medicinischen Rechenschafts-

34. Ein derartiger Rechenschaftsbericht unterliegt der Durchsicht und der Beurteilung des Sanitäts-Inspectors, zu dem Zweck, aus den Rechenschaftsberichten aller Aerzte des Lehrbezirks eine Schlussfolgerung zu ziehen und eine möglichst vollkommene Einheit in der Sache der medicinisch-sanitären Rechenschaftsablegung in diesen Anstalten zu erlangen.

35. Eine Copie des ärztlichen Rechenschaftsberichts ist vom Schriftführer für den Verweser der Lehranstalt anzufertigen, der Rechenschaftsbericht selbst wird dem Chef des Lehrbezirks zugesandt.

36. Dem Arzt der Lehranstalt steht das Recht zu von der Kanzelei der Anstalt und von den Klassen-Aufsehern alle die Daten biographischen Charakters bezüglich jedes einzelnen Schülers zu fordern, sofern dieselben ihm zur Erklärung der Beziehungen der Gesundheit und der Körperanlage der Kinder zu ihrem geistigen und sittlichen Leben nötig sind, zu dem Zweck um einem Unheil, welches aus dem Nichtwissen oder der Unverständniss betreffs dieser Beziehungen nicht nur für die Gesundheit der Schüler, sondern auch für den ganzen Unterricht entstehen kann, vorzubeugen.

37. Gleich dem Verweser der Lehranstalt hat auch jeder Lehrer das Recht vom Arzt eine Antwort auf jede Frage medicinisch-sanitären Charakters betreffs jeden einzelnen Schülers zu verlangen, falls sich dieses zu paedagogischen, oekonomischen etc. Zwecken als nötig erweist.

38 Der Arzt hat das Recht einen der Eltern oder Verwandten oder den Vormund des Schülers zu sich zu fordern, falls Auskünfte, die vom Schüler selbst zu erfahren misslich erscheint, .nötig sind. Ebenso kann der Arzt Jeden der Klassen-Aufseher oder ihrer Gehilfen, oder die Erzieher und ihre Gehilfen ersuchen, an der Besichtigung, Untersuchung und Behandlung des Schülers teilzunehmen, falls bei solch einer Teilnahme der Zweck der genannten Proceduren leichter erreicht wird.

39. Der Arzt hat das Recht im Paedagogischen Rat zu erscheinen, wann es ihm beliebt, ist verpflichtet zu erscheinen, wenn er vom Verweser der Anstalt eingeladen wird, um irgend eine medicinisch-sanitäre Frage zu beantworten. Die betreffende Frage muss schon früher dem Arzt bekannt gegeben werden, damit er vor der Sitzung sie in

berichts zum 1-ten Jannar führt zu aussergewöhnlichen Schwierigkeiten betreffs der Feststellung genauer Daten bezüglich der Gesundheit und der Erkrankung der Schüler, da die im Rechenschaftsbericht aufgeführten Ziffern über 2 Semester von 2 verschiedenen Cursen sich nicht auf ein und dieselben, sondern in bedeutender Menge auf verschiedene Schüler beziehen und in der Mehrzahl der Fälle bei Schülern, die in verschiedenen paedagogischen und teilweise auch unter verschiedenen sanitären Verhältnissen sich befinden, gesammelt werden. Die Veränderungen in der Gesundheit des Schülers sind hauptsächlich dem jährlichen Schul-Cursus zuzuschreiben, und im Allgemeinen können die Complexe der medicinisch-sanitären Daten für jeden Schüler, in jeder der genannten Perioden, bei seiner Feststellung für viele Jahre, als bestes Mittel zur genauen Erkenntniss aller Veränderungen, die im Schüler unter dem Einfluss der Schule und des Unterrichts vorgegangen sind, dienen. Ueberhaupt erscheint es vollkommen zweckmässig, in medicinisch-sanitärer Hinsicht, das Schuljahr und nicht das „burgerliche Jahr" als für die Zwecke der medicinisch-sanitären Rechenschafts-Ablegung zweckentsprechend anzuerkennen.

allen ihren Eigentümlichkeiten bedenken und in die Sitzung mit einer
mehr oder weniger ausgearbeiteten fertigen Antwort, die von ihm entweder mündlich oder schriftlich, nach seinem Belieben, vorgelegt wird,
erscheinen kann. Im Fall einer verschiedenen Ansicht des Arztes mit
der Mehrzahl der in dem genannten Paedagogischen Rat anwesenden,
giebt er seine besondere Meinung ab, über die dem Sanitäts-Inspector oder dem Chef des Lehrbezirks, falls der Arzt es wünschen sollte,
Vortrag gehalten wird.

40. Fragen, welche die Anwesenheit des Arztes im Paedagogischen
Rat verlangen, sind im Allgemeinen alle diejenigen, bei denen es sich
um specielle medicinische oder schulhygienische Sachen, um körperliche Erziehung und um alle die Details der moralischen und geistigen Erziehung, welche eng mit der körperlichen Organisation des Schülers
verknüpft sind, handelt. Im Speciellen ist die Anwesenheit des Arztes
im Paedagogischen Rat in den Fällen nötig, wenn der Zweifel auftritt,
ob nicht die Fortschritte im Lernen, der Fleiss, die Aufmerksamkeit
und die Aufführung des Schülers durch Bedingungen körperlicher Art
gestört werden, d. h. sind dieselben vielleicht im Zusammenhang mit
ererbten, angeborenen oder erworbenen Fehlern oder Mängeln der Organisation, oder mit irgend welchen krankhaften Zuständen und Processen, unter denen die sich auf das Nervensystem beziehenden die
besondere Aufmerksamkeit auf sich lenken müssen.

41. Der Paedagogische Rat muss unbedingt den Arzt zu einer medicinisch-sanitären Untersuchung des Schülers in dem Fall einladen,
wenn es in der Absicht des Rats liegt, den Schüler aus der Anstalt
auszuschliessen oder ihn einer schweren Strafe zu unterziehen. Der
Arzt, nachdem er den Schüler untersucht hat und eventuell nötigen
Falls sich mit einem betreffenden Specialisten der Medicin oder Paedagogik beraten hat, muss dem Rat eine schriftliche Darlegung
seiner Ansicht a) über den Zustand des Schülers, und b) darüber ob
der Letztere nicht vielleicht in ursächlicher Beziehung zum Vergehen
oder Verbrechen des Schülers, die den Grund zu seiner Ausschliessung
aus der Schule oder einer anderen schweren Strafe abgeben, steht,
einreichen.

42. Einige Besonderheiten bedingt die Thätigkeit des Arztes der
Lehranstalt hinsichtlich der neueintretenden Schüler:

Bei der medicinischen Untersuchung dieser Kinder ist der Arzt
verpflichtet zu berücksichtigen, dass das Kind in der Lehranstalt
den Forderungen des Unterrichts entsprechen muss, daher nicht mit
Fehlern und Krankheiten, die das Lernen hindern, behaftet sein darf.

In dieser Hinsicht teilen sich alle Krankheiten in 6 Gruppen, und
zwar in solche, bei denen:

a) das Lernen in einer Lehranstalt überhaupt unmöglich ist;

b) das Lernen wärend mehr oder weniger fortdauernder Zeit
unmöglich ist;

c) das Lernen wärend kurzer Zeit unmöglich ist;

d) das Lernen ist möglich, doch zum Nachteil für die Behandlung
der betreffenden Krankheit;

e) das Lernen ist möglich, doch mit Nachteil für die Fortschritte
in den geistigen Beschäftigungen, und endlich

f) das Lernen ist möglich, doch mit mehr oder weniger Nachteil (Störung) für die Kameraden.

Der Arzt, indem er eine solche Gruppirung berücksichtigt, muss bei der Untersuchung eines neuen Schülers seine Aufmerksamkeit darauf wenden, ob das Kind nicht vielleicht mit Krankheiten der zwei ersten Gruppen behaftet ist, und dann schon darauf, ob das Kind vielleicht an einer Krankheit der vier übrigen Gruppen leidet. Der Zweck einer so aufmerksamen Untersuchung liegt darin: im ersten Fall das Kind zum Eintritt in die Schule überhaupt nicht oder zeitweilig bis zur Genesung nicht zuzulassen, und im zweiten Fall das Kind zuzulassen, doch nur wenn die Eltern des Schülers sich verpflichten, dass von ihrer Seite alle Massregeln zur Behandlung der Krankheit, mit der ihr Kind behaftet ist, werden genommen werden.

43. In Betracht der Wichtigkeit zu entscheiden, ob die wärend der Schulperiode bei einem Schüler erscheinenden körperlichen Mängel und Krankheiten durch Ursachen die in der Schule und in dem Unterricht liegen, oder durch solche, die von den Eltern oder anderen Verwandten in aufsteigender Linie ererbt sind, bedingt worden sind, muss der Arzt bei der Untersuchung und dem Ausfragen eines neueintretenden Schülers und seiner Eltern auf diese Details näher eingehen und dieselben in das Attestat des Untersuchten genau eintragen. Ueberhaupt soll der Arzt nicht vergessen, dass alle Daten, die von ihm bei der Untersuchung eines neueintretenden Schülers erhalten werden, in Beziehung zu den Daten, welche bei der Untersuchung desselben Schülers wärend der folgenden Lehrjahre sind, stehen, und somit dazu dienen die Frage von dem Einfluss der Schulverhältnisse und des Unterrichts überhaupt auf die Gesundheit der Schüler zu klären.

44. Zur Untersuchung und zum Ausfragen der neueintretenden Schüler muss der Arzt mit um so grösserer Genauigkeit sich verhalten, da viele hierbei erhaltenen biographischen, anthropologischen und medicinisch-sanitären Daten in das Attestat des Schülers ein für alle Mal eingetragen werden, und in der Folge meistens keiner Controlle oder einer nochmaligen Sammlung unterworfen werden. Ueberhaupt wird auf die Untersuchung eines neueingetretenen Schülers mehr Zeit und Mühe verwandt, als auf diejenige eines alten Schülers. Als Belohnung wird dem untersuchenden Arzt der Vorteil zu Teil, dass mit dieser Untersuchung die später vorzunehmenden Untersuchungen und Ausfragen desselben Schülers wärend seines Aufenthalts in der Schule bedeutend erleichtert und beschleunigt wird.

45. Die Aerzte aller Lehranstalten eines Kreises sollen sich ein Mal im Monat (die Ferien ausgenommen) zum Zweck einer Beratung über die mehr wichtigen und schwierigen Fragen im medicinisch-sanitärer und medicinisch-paedagogischer Hinsicht versammeln. Nicht eine einzige dieser Fragen darf ohne Beteiligung des genannten Conseils der Aerzte ausgearbeitet werden.

46. Die Fragen werden zur Durchsicht des Conseils der Aerzte entweder von einem Arzt selbst auf seinen Wunsch, oder von dem Sanitäts-Inspector oder einem der Schul-Directoren oder von der höheren Lehr-Behörde zugestellt. Die Entscheidung des Gen.-Conseils

in Special - Fragen wird vom Sanitäts-Inspector dem Chef des Lehrkreises, zum Zweck einer praktischen Anwendung der betreffenden Entscheidung im Leben der Lehranstalt zugestellt. Im Fall einer Meinungsverschiedenheit des Kreis-Chefs wird die Frage zum zweiten Mal dem Conseil der Aerzte übergeben, und erst bei nochmaliger Meinungsverschiedenheit des Chefs wird die Entscheidung des Conseils der höheren Obrigkeit übersandt.

47. Jede Massregel medicinisch - sanitären Charakters, jede Veränderung derselben Art wie auch die Einführung neuer Massnahmen in den Lehranstalten unterliegen einer vorläufigen Beratung im Conseil der Aerzte und wird erst danach der Durchsicht des Sanitäts-Inspectors und zur Bestätigung dem Chef des Kreises übergeben.

48. Zur Beurteilung kann in den Conseil der Aerzte jede beliebige medicinisch-sanitäre oder medicinisch-paedagogische Frage übergeben werden; unbedingt aber müssen dem Gen.-Conseil die Fragen, derentwegen in dieser oder jener Lehranstalt Reibungen zwischen den Aerzten und dem paedagogischen Conseil vorgekommen sind, vorgestellt werden.

49. Alle Fragen, die dem Conseil der Aerzte zur Beurteilung übergeben werden, werden den Forderungen der Wissenschaft und der zeitweiligen Lebensweise gemäss ausgearbeitet. Wenn nötig, werden zu den Sitzungen des Conseils dem Kreise zugeordnete Specialisten verschiedener Zweige der Medicin, wie auch anderweitige Specialisten, die durch ihre Kenntniss und ihre Erfahrung einer günstigen Lösung dieser oder jener wissenschaftlichen Frage oder irgend einer praktischen medicinisch-sanitären Massregel, welche für die Gesundheit der Kinder wirklich wichtig ist, nützen können, aufgefordert.

50. Die Resultate der Sitzungen des Conseils der Aerzte müssen von dem Sanitäts-Inspector dem Chef des Lehrbezirks, in Fällen von besonderer Wichtigkeit im Lauf von 10 Tagen, in weniger wichtigen Fällen im Laufe eines Monats mitgeteilt werden.

Desiderata.

In dem Fall, dass die höhere Schul - Administration zu einer ernsten Reform der Lehranstalten in medicinisch-sanitärer Hinsicht geneigt sein sollte, erlauben wir uns die Aufmerksamkeit derselben auf folgende Desiderata zu lenken.

Der Arzt einer Lehranstalt muss durchaus Hygienist sein. Die Rolle eines behandelnden Arztes (Therapeut) übernimmt er nur in dem Fall, wenn bei der Anstalt eine Pension mit einem Lazaret vorhanden ist. Und selbst in diesem Fall, bei Beachtung aller Umstände, wäre es besser, diese beiden Pflichten nicht in einer Person zu vereinigen, da stets die eine der Pflichten der anderen schadet, dagegen eine Teilung der Aemter sowol dem Arzt-Therapeuten wie dem Arzt-Hygienisten die für den Nutzen der Sache so wichtige Selbstständigkeit giebt. Jetzt wird es überall für richtiger gehalten, die Thätigkeit des Arztes-Hygienisten von derjenigen des Arztes-Therapeuten zu trennen, und die guten Resultate einer solchen Teilung müssen natürlich sich auch bezüglich der Schule ergeben. im Allgemeinen, wenn man die

8

Vereinigung beider genannten Aemter in einer Person zulassen will,
so müsste es jedenfalls einem Arzte nicht erlaubt sein, beide Aemter
an einer und derselben Lehranstalt zu erfüllen, aber wol könnte dann
erlaubt sein, dass ein Arzt an einer Lehrnastalt Hygienist, an einer
anderen Anstalt Therapeut sei.

Auf diese Weise muss bei jeder Lehranstalt ein Arzt-Hygieinist
sein, ein Arzt-Therapeut nur in dem Fall, wenn bei der Anstalt ein
Internat und ein Lazaret bestehen. Dabei wäre es wünschenswert,
dass im Internat beide Aerzte, sowol der Hygienist, wie der Therapeut,
zu Zeiten einander ihre Beobachtungen an den Schülern mitteilen
und gemeinschaftlich zur Förderung der Sache beitragen.

Da Internate überall verhältnissmässig in geringer Anzahl vorhan-
der sind, so ist es verständlich, dass die Anzahl der Aerzte-Therapeuten im Vergleich mit derjenigen der Aerzte-Hygienisten nicht gross
ist, und dass der medicinische Teil in den Lehranstalten vorzugsweise sich in den Händen der Aerzte-Hygienisten befinden wird.

Die Thätigkeit eines Arztes-Hygienisten bei einer Lehranstalt (besonders bei einem Externat) verlangt ausser dem Bekanntsein mit den
Grundsätzen der Hygieine noch gewisse Kenntnisse betreffs der Pathologie. Doch ist es unmöglich von dem Arzt-Hygienisten umfassende
Specialkenntnisse in allen diesen Teilen der Medicin zu verlangen.
Es sind Abschnitte der Pathologie, deren Erlernung eine fortlaufende
Reihe vieljähriger Beobachtungen im Krankenhause verlangt, was nicht
jedem Arzte möglich ist, selbst wenn er es wünschen sollte ein Spe-
cialist in einigen Zweigen der Medicin zu werden. Ausserdem verlangt
die Specialerforschung einiger Krankheiten, z. B. derjenigen des
Auges oder des Ohrs, solche Apparate, Einrichtungen und Instrumente,
die nicht jeder Arzt, ja nicht jede Lehranstalt sich anschaffen kann.
Daher ist es durchaus notwendig für alle Lehranstalten des Lehrkreises wenigstens 3 Specialisten (Aerzte) zu haben: einen für Augenkrankheiten, den Zweiten für Nervenkrankheiten und den dritten
für Chirurgie, und für sie alle Apparate und Instrumente, die zur
Untersuchung sowol der kranken wie auch der gesunden Schüler nötig sind, anzuschaffen.

Die Pflichten dieser Specialisten oder Consultanten haben in Folgendem zu bestehen:

Jeder von ihnen hat jährlich eine Besichtigung aller Schüler (und
Lehrenden), die von dem Arzt der Anstalt angedeutet sind, vorzunehmen;
zugleich ist er verpflichtet jederzeit in jede beliebige Lehranstalt auf
die bezügliche Aufforderung des Arztes derselben zu erscheinen, wenn
daselbst der Rat und die Anleitungen eines Specialisten notwendig
sind.

Alle Aerzte-Hygienisten und Aerzte-Therapeuten der Lehranstalten müssen jeden Monat (mit Ausnahme der Monate Mai, Juni und
Juli), d. i. 9 Mal im Jahr zu einer Versammlung erscheinen, auf der
unter dem Vorsitz und der Leitung des Sanitäts-Inspectors alle Fragen, die die medicinischen Verhältnisse der Anstalten berühren, gemeinschaftlich verhandelt werden.

Eine der Versammlungen, speciell diejenige des Monats April, der
auch die 3 Consultanten für Augenkrankheiten, Nervenkrankheiten und

Chirurgie beizuwohnen verpflichtet sind, muss der Erwägung der Resultate aller jährlichen Untersuchungen und Besichtigungen des Gesundheitszustandes der Schüler und des hygieinischen Zustandes der Anstalten geweiht sein, mit dem Zweck, dieselben für den Jahresbericht vorzubereiten. Ausserdem sollen in den genannten Versammlungen Anträge zur Verbesserung der hygienischen Verhältnisse der Lehranstalten, des Lehrens und der Lage in der die Schüler sich befinden, gemacht werden, und überhaupt müssen alle Fragen in möglichst streng-wissenschaftlicher Weise ausgearbeitet werden.

In Fällen irgend welcher wichtiger Missverständnisse zwischen den Aerzten der Lehranstalten und den Paedagogen muss die betreffende Frage zur Beurteilung in den „Rat der Aerzte" oder in eine Commission, die aus Aerzten und Paedagogen (5—6 Vertreter von jeder Seite), unter dem Vorsitz des Sanitäts-Inspectors zusammengesetzt ist, vorgestellt werden.

Es ist wünschenswert, dass keine einzige Bestimmung des Unterrichtswesens, die die medicinisch-sanitäre Seite in den Lehranstalten und betreffs des Unterrichts und der Schüler berührt, getroffen werde; es sei denn, dass sie früher im „Rat der Aerzte" geprüft und gutgeheissen worden sei.

Endlich müsste es als Regel aufgestellt werden, dass fortschreitend Aerzte-Specialisten für die Lehr-Anstalten vorbereitet würden, d. h. es wäre nötig, von allen Aerzten, die in den Dienst bei den Lehranstalten eintreten, Kenntnisse in der Schul-Hygieine oder wenigstens das Versprechen, dass sie sich mit diesem Gegenstand künftig beschäftigen würden, zu fordern; von den schon im Dienst stehenden Aerzten müsste verlangt werden, dass sie allmälig sich der neuen Ordnung anpassen, indem man sie veranlasst ihre Aufmerksamkeit auf die eine oder die andere hygienische Frage zu richten und von ihnen die medicinischen Rechenschaftsberichte nach dem neuen Programm verlangt. Ueberhaupt muss man allmälig, doch streng und standhaft auf dem Wege zum vorgeschriebenen Ziel fortschreiten. Neue nützliche Massnahmen, wenn sie einmal als Solche erkannt sind, werden sich leicht einimpfen, und es ist möglich, dass in verhältnissmässig kurzer Zeit die Schul-Hygiene in den Lehranstalten die Stellung, die ihr gerechter Weise nach zukommt, einnehmen wird.

Prof. **Baranowsky** (Lemberg).

Education physique de la jeunesse.

De quelle manière devrait-on organiser l'éducation physique et les exercices physiques dans les écoles.

Thèses.

L'éducation physique de la jeunesse, et de la jeunesse scolaire spécialement, est négligée dans nos temps au plus haut degré. L'anémie si généralement répandue, la nervosité, la dégénération successive du genre humain en sont la preuve.

8*

C'est pour cette raison qu'il faudrait le plus vite possible, dans l'intérêt du bien de l'humanité, organiser toute l'éducation physique de la jeunesse d'après un système bien médité et basé sur les principes de physiologie et de l'hygiène du corps et de l'esprit.

La cause principale du mal dans l'éducation de la jeunesse scolaire c'est le développement exclusif et trop forcé des facultés intellectuelles, le surmenage intellectuel et la privation des exercices corporels.

Ainsi, par conséquent, le but principal d'une éducation physique rationelle sera de chercher la juste mesure et l'équilibre dans les efforts et les exercices corporels et intellectuels de la jeunesse.

Dans les recherches d'un bon système de l'éducation physique il ne faut pas oublier. 1° que le surmenage des forces physiques n'est pas moins nuisible que celui des facultés intellectuelles; 2° qu'au travail intellectuel de la jeunesse scolaire il faut o p p o s e r u n e q u a n-
t i t é a n a l o g u e e t p r o p o r t i o n n é e d e t r a v a i l p h y s i-
q u e, mais qu'autant le travail intellectuel que le travail physique doivent être réglés et avoir des limites qui ne doivent pas être surpassées. Ces limites doivent absolument être conformes à l'âge et au développement individuel, physique et intellectuel.

L'école contemporaine, tant élémentaire que supérieure (collèges, lycées, gymnases), a dans tous les pays de l'Europe le même défaut: elle s'occupe, elle développe et exerce l'esprit et néglige le corps. Les médecins, les hygiénistes et les pédagogues ont donc le devoir sacré de combattre cette abnormité dans l'organisation des écoles et exiger qu'il y ait de l'équilibre dans le développement des facultés intellectuelles et physiques. Pour réformer les écoles dans ce sens-là, il faudrait: 1° faire la revision et dans les cas nécessaires la réduction des programmes d'études, autant sous le rapport de la quantité que de la qualité; 2° introduire l'enseignement obligatoire de la gymnastique dans toutes les écoles; 3° introduire des jeux obligatoires à l'air libre; 4° des excursions (marches, promenades) obligatoires; 5° des bains périodiques obligatoires; 6° organiser des colonies de vacances pour les enfants faibles, anémiques, anormaux.

La section XIV du XII Congrès international de médecine aura à se prononcer sur les résolutions suivantes:

1° Les programmes d'étude des écoles doivent être revus sous le rapport de la quantité et de la qualité des études et en cas nécessaire réduits de manière que le surmenage intellectuel devienne impossible.

2° Il faut ensuite que dans toutes les écoles l'enseignement de la gymnastique, trois fois par semaine, soit obligatoire. Dans ce but, il faut pourvoir les bâtiments scolaires des salles de gymnastique et des places des jeux, où les élèves feraient les exercices gymnastiques à l'air frais pendant l'été.

3° De même il est nécessaire d'introduire dans les écoles des jeux de mouvement à l'air libre, deux fois par semaine (l'hiver, le patinage). C'est pourquoi des places de jeux auprès des bâtiments scolaires sont indispensables. Dans les grandes villes il faut mettre à la disposition

des écoles des places de jeux publics, qui ne devraient pas être trop éloignées du centre de la ville.

4° Des excursions (promenades, marches) une fois par semaine, obligatoires pour tous les élèves, doivent compléter les exercices précédents.

Tous ces exercices physiques, mentionnés dans les paragraphes précédents doivent être distribués également dans la semaine, de sorte que chaque jour la jeunesse scolaire aura à tour de rôle le travail intellectuel et les exercices physiques.

5° Des bains périodiques (bains de douche ou dans la rivière) sont indispensables pour la santé de la jeunesse scolaire. Par conséquent, il faut que chaque bâtiment d'une école plus fréquentée ait des bains de douches dans le plan de sa construction. Dans les lieux où cela serait impossible il faudrait faciliter à la jeunesse scolaire l'emploi des établissements des bains publics.

6° La gymnastique de la jeunesse scolaire, ses jeux et exercices corporels, en général toute son éducation physique, doit être dirigée par les maîtres, qui ont un brévet spécial. Outre cela, tous les instituts d'éducation et d'étude doivent être soumis à une inspection médicale stagiaire.

7° Aussi pour les apprentis des métiers, du commerce et de l'industrie il faudrait faciliter les exercices corporels, l'enseignement de la gymnastique et l'emploi des bains.

8° L'éducation physique des enfants faibles, anémiques, anormalement développés doit être dirigée par les médecins.

9° Pour les enfants faibles, anémiques, etc., il faut organiser des colonies de vacances dans les montagnes, dans les endroits climatiques et aux bords de la mer.

Prof. **A. Palmberg** (Helsingfors).

In welcher Art soll die physische Erziehung der Schulkinder angeordnet werden.

Die Frage von dem allgemeinen Gesundheitszustande der Schuljugend ist in dem vorigen Jahrzehnte eingehenden und genauen Untersuchungen unterworfen worden von Dr. Hertel und der dänischen Schulcommission in Kopenhagen und dem übrigen Dänemark, und von Professor Dr. Axel-Key nebst der schwedischen Schulcommission in Stockholm und dem übrigen Schweden.

Diese Untersuchungen, welche in Schweden 15179 Knaben aus den niederen und Mittelschulen und 3209 Mädchen in den Privatmädchenschulen umfassten, bezogen sich nur auf chronische Krankheiten, unter denen mehrere, wie Bleichsucht, Nasenbluten, Appetitlosigkeit, habituelles Kopfwehe, Nervosität, Rückgratsverkrümmungen u. s. w. mehr oder weniger von der Schularbeit abhängen. Dabei ergab sich für Schweden, dass im Durchschnitt 36 Procent der Knaben und 60 Pro-

cent der Mädchen mit chronischen Uebeln behaftet waren. Das Kran-
kenprocent stieg ziemlich regelmässig mit den Klassen.
Im Durchschnitt litten an:

	Knaben.		Mädchen.
	Vorbereitende Schulen.	Mittelschulen	Privatschulen.
Bleichsucht	16,8	12,7	36,6
Nasenbluten.	4,3	6,2	6,8
Nervosität	4,4	2,0	6,5
Appetitlosigkeit.	10,6	3,2	12,0
Kopfschmerzen	8,9	13,5	36,1
Rückgratsverkrümmung	2,8	1,5	10,8

Die dänischen Untersuchungen, welche 17134 Knaben und 11260
Mädchen aus den höheren Schulen und den Volksschulen betrafen,
zeigten mit den schwedischen ziemlich übereinstimmende Resultate,
obgleich ein wenig niedrigere Procentsätze, durchschnittlich 30 Procent für die Knaben und 50 Procent für die Mädchen.
In England hat Dr. Francis Warner ebenfalls Untersuchungen über
den Gesundheitszustand der Schulkinder, obgleich nach einem anderen Plane, angestellt. Seine Untersuchungen betrafen bis 1892 etwa
50000 Kinder, davon 26884 Knaben und 23143 Mädchen, und bis
1894 andere 50000, von denen 26287 Knaben und 23713 Mädchen.
Von der ersten Gruppe wurden 5569 oder 20 Procent der Knaben
und 3607 oder 15,6 Procent der Mädchen als in irgend einer Art lei-
dend notirt.
Die Krankheitszustände werden in folgende Kategorieen zusammengestellt:

	Knaben.		Mädchen.	
	Anzahl.	Procent.	Anzahl.	Procent.
Störungen in der physischen Ent-wicklung.	3616	13,5	2235	9,7
Störungen im Nervensystem. . .	3413	12,7	2074	9,0
Störungen in Ernährung. . . .	1030	4,0	973	4,2

Von der zweiten Gruppe wurden 5112 oder 19,5 Knaben und 3829 oder 16,2 Mädchen nicht gesund und verteilten sich die Krankheitszustände wie folgt:

	Knaben.		Mädchen.	
	Anzahl.	Procent.	Anzahl.	Procent.
Störungen in der physischen Entwicklung.	2308	9,0	1618	7,0
Störungen im Nervensystem . .	2853	10,8	2015	8,5
Störungen in Ernährung. . . .	749	3,0	770	3,2

Bemerkenswert ist, dass bei der Schuljugend in England die Mädchen überhaupt eine bessere Gesundheit zeigten als die Knaben.

Leider sind bei uns in Finland officielle Massenuntersuchungen über den Gesundheitzustand der Schulkinder bis jetzt nicht gemacht worden. Ich werde mir doch erlauben einen Factor vorzulegen, dem ein relativer Wert für die Beurteilung dieser Verhältnisse bei uns zuerkannt werden muss. In allen unseren Schulen, sowol in den Mittel- wie in den Volksschulen, ist paedagogische Gymnastik eingeführt und die Teilnahme daran obligatorisch. Befreiung davon kann nur erlangt werden durch ein ärztliches Zeugniss auf Grund irgend eines Krankheitszustnndes, welcher durch das Turnen verschlimmert werden könnte.

In den Schulen in Helsingfors waren die Zahlen für die von der Gymnastik befreiten Kinder folgende:

	Knaben.		Mädhen.	
	Anzahl.	Vom Turnen befreite %.	Anzahl.	Vom Turnen befreite %.
Mittelschulen . . .	1275	3,06	973	11,63
Höhere Volksschulen.	1152	1.30	1306	3,70

In den Primärschulen mit 1684 Schüler (Knaben und Mädchen) war Niemand von der Gymnastik befreit.

In Bezug auf die Ursachen zur Befreiung von der Gymnastik waren dieselben in 51 Procent bei den Knaben und in 35 Procent bei den Mädchen Organstörungen; in 49 Procent bei den Knaben und in 65 Procent bei den Mädchen allgemeine Schwächezustände.

Aus einer Vergleichung zwischen den Mittelschulen und den Volksschulen geht auch hervor, dass bei uns bessere Lebensverhältnisse überhaupt keinen Schutz gegen Krankheitszustände im Schulalter gewähren.

Dr. Leo Burgenstein in Wien hat sinnreiche Experimente gemacht um zu erfahren, wie lange Zeit beim fortgesetzten Lernen vergeht bis geistige Müdigkeit eintritt. Er liess nämlich die Schüler Reihen von einfachen Zifferzahlen addiren oder multipliciren und notirte die mit der Zeit zunehmenden Fehler. Dabei ist er zu dem Schluss gekommen, dass die einzelnen Schullectionen im Allgemeinen nicht länger als drei Viertelstunden dauern sollten, unterbrochen durch einviertelstündige Pausen.

Aehnliche und vielleicht noch mehr beweisende Untersuchungen sind von Kraepelin gemacht worden. Auch nach seinen Erfahrungen dauern die einzelnen Lectionen zu lange Zeit. Besonders jüngere Schüler sollten nie länger als eine halbe Stunde in einem Striche auf der Schulbank sitzen. Er behauptet sogar, dass bei dem jetzigen Schulsystem die Schüler unter allen Lectionen, mit Ausnahme der ersten, sich in einer Müdigkeitsnarkose befinden.

Griessbach, der um den Eintritt der Müdigkeit zu eruiren Untersuchungen über die Schärfe der Tastempfindungen anstellte, hat ebenfalls eine Verstärkung des Müdigkeitsgrades im Verhältniss zu den fortschreitenden Lectionen constatirt.

Allerdings, Müdigkeit darf noch nicht als Ueberbürdung angesehen werden; aber wird die Müdigkeit nicht durch nötige Ruhe und Erholung neutralisirt, so treten gewiss Störungen in der Gesundheit ein und zwar zunächst die sogenannten allgemeinen Schwächezustände.

Dass eine solche geistige und körperliche Ueberbürdung bei den Schulkindern oft genug existirt, darf wol durch das Obenangeführte als festgestellt angesehen werden und wird auch im Allgemeinen als eine unbestreitbare Thatsache betrachtet. Eine von der weniger klargestellten schulhygienischen Fragen aber ist die von den Methoden und den Mitteln gegen diese Ueberbürdung. Vieles sehr bedeutungsvolles ist wol auch schon in dieser Richtung gethan. Hierzu müssen gezählt werden die Anordnungen im Betreff des Bauplatzes und der Construction des Schulhauses, der Schulmöbeln, der Wärmung, Ventilation und Beleuchtung, des Unterrichtsmaterials, des Unterrichtsplanes und der Curse u. s. w. Aber das rechte Argumentum ad hominem, die individuelle physische Erziehung, wie sie durchgeführt werden soll, das ist noch nicht vollkommen klargestellt worden.

Die Schwierigkeiten, welche sich hier entgegenstellen, sind auch so gross, dass wir kaum hoffen können der Ueberbürdung in allen Fällen vorzubeugen. Die hauptsächlichsten dieser Schwierigkeiten sind:

1. Die Verschiedenheiten in dem Körperzustande und der geistigen Begabung der Schüler;

2. Die Verschiedenheiten in den oekonomischen und Familienverhältnissen derselben.

Es ist klar, dass wenn man die Schüler wie die wehrpflichtigen Soldaten auswählen könnte, so dass man ein einigermassen gleichmässiges Material hätte, die Sache ungemein vereinfacht wäre. Nun ist es aber nicht so. In der Schule bringt man zusammen Kinder von schwächlicher und empfindlicher Constitution mit kräftigen und robusten, solche von grosser geistiger Begabung mit anderen von be-

schränkter. Verschiedene Nahrungs-, Wohnungs- und andere Familien-
verhältnisse kommen noch dazu.

Hier kann man ja überhaupt nur Durchschnittsresultate erlangen
um so mehr als die Aufgabe der Schule sich hauptsächlich darauf beschränken muss, dem von der Schule selbst hervorgerufenen Uebel
entgegenzuwirken [1]).

Es stellen sich also für die Schule zwei Forderungen auf:

1. Die Müdigkeit, von den Lectionen herrührend, möglichst zu beschränken.

2. Den Störungen in der Körperentwicklung, welche von dieser
Müdigkeit und der Schularbeit im Allgemeinen verursacht werden
könnten, vorzubeugen und im Gegenteil danach zu streben, die körperliche wie die geistige Entwicklung durch die Schularbeit zu be-
fördern.

Um der Müdigkeit von den Lectionen entgegenzuwirken, sind natürlicher Weise kürzere Unterrichtsstunden ein Hauptmittel. Die Untersuchungen von Burgerstein und anderen haben gezeigt, dass die
Lectionen nicht über drei Viertelstunden für ältere Schüler und nicht
über eine halbe Stunde für jüngere dauern sollen. Da aber die Müdigkeit nicht nur von der Gehirnarbeit, sondern ebensoviel vom Still-
sitzen im geschlossenen Zimmer herrührt, müssen die Zwischenpausen
benutzt werden zu Bewegungen im Freien, um frische Luft zu schöpfen,
das Blut in raschere Circulation zu bringen, das Nervensystem zu be-
leben und den Gliedern die nötige Elasticität wiederzugeben.

Freie Spielplätze in der Nähe der Schule und ein grosser überdachter Hof sind also sehr wünschenswerte Bedingungen bei jedem
Schulhause.

Lange und vielseitige Erfahrungen haben gelehrt, dass eine gut
geleitete Gymnastik das vorzüglichste Mittel ist, den Körper zu stärken und harmonisch auszubilden. Die Gymnastik mit ihren methodi-
schen, allseitigen Bewegungen, physiologisch angeordnet, verschieden
für die verschiedenen Organe des Körpers, und als pädagogische Gymnastik speciel geeignet die schlimmen Folgen des Stillsitzens bei der
wachsenden Jugend zu neutralisiren, kann von keiner anderen Methode, wie Fechten, militärischem Exerciren, Sport und dergleichen
ersetzt werden. In dieser Hinsicht hat Dr. Brooker auch gezeigt, dass
Kinder, welche nur militärisches Execiren geübt hatten, eine weniger
gute Körperentwicklung zeigten als diejenigen, welche zu Gymnastik
nebst Militärübungen angehalten waren Geordnete Spiele im Freien
können aber doch wegen ihrer belebenden und erheiternden Wirkun-
gen mit der Gymnastik abwechseln.

Wenn man aber, wie es gewöhnlich geschieht, die Gymnastik als
eine Recreation, eine Erhohlung von der geistigen Arbeit betrachtet,
so ist das gewiss ein Fehler. Die methodische Gymnastik nimmt die
Aufmerksamkeit sehr in Anspruch und gewährt also dem Gehirn keine
Erhohlung, ebenso wenig wie dem Körper überhaupt. In welchem Grade
dieses geschieht, hängt doch sehr von der Methode und dem Lehrer

---

[1]) Es wird hier nur von Externaten gesprochen.

ab. Die Erfahrung bei uns in Finnland hat gelehrt, dass schwächere Kinder nach der Gymnastikstunde geistig wie körperlich mehr angestrengt sind als nach irgend einer anderen Section. Kopfschmerzen, Herzklopfen, Abgeschlagenheit, grosse Müdigkeit sind die gewöhlichen Symptome, welche auch dem Arzte Veranlassung geben das Zeugniss auszustellen, dass das Kind die Gymnastik nicht verträgt, sondern davon befreit werden muss.

Also die Gymnastik soll die Kinder stärken und kräftigen, soll den schädlichen Folgen der Ueberbürdung entgegenwirken und sie eliminiren, aber die Kinder werden dadurch nur schwächer. Das ist ja ein Paradox.

Aber wo liegt der Fehler? Gewiss nicht in der Gymnastik, sondern in der verkehrten Auffassung und Anordnung derselben.

Es ist klar, dass hier die verschiedenen Körperszustände der Kinder in Betracht gezogen werden müssen. Die Gymnastik muss in gewissem Grade individualisirt werden durch Verteilen der Kinder in Gruppen mit weniger anstrengenden Uebungen und längeren Ruhepausen zwischen denselben für die schwächeren. Ueberhaupt sollen complicirte, die Aufmerksamkeit und das Nachdenken sehr in Anspruch nehmende Uebungen, da wo das Gehirn schon müde ist, ausgeschlossen werden und Vorsicht im Allgemeinen beobachtet beim Einlernen neuer Gruppen von Bewegungen u. s. w. Das Augenmerk des Lehrers muss hier immer daraufgerichtet sein, die Schüler nicht zu belasten, sondern den allgemeinen Schwächezuständen entgegen zu wirken.

Gewöhnlich werden gewisse Organstörungen, besonders Brüche, Herzleiden, rachitische Deformitäten, als bestimmte Hindernisse für die Teilnahme an der Gymnastik angesehen. Die gymnastischen Bewegungen fürchtet man, sollen diese Uebel verschlimmern.

Aber bewegt sich denn das Kind nicht auch sonst? In physiologischer Hinsicht muss es ja ganz unrecht sein zu denken, dass geregelte gymnastische Bewegungen, den Kräften und dem Körperzustande des Kindes angepasst, Schaden verursachen sollten, gewöhnliche Bewegungen wie Gehen, Laufen etc. aber nicht. Der Fehler liegt gewiss, wie gesagt, darin, dass man die gymnastischen Uebungen unpassend anordnet und nicht individualisirt. Ich rede hier nicht von der ganz individuellen passiven Krankengymnastik, welche überhaupt den Schulübungen nicht angepasst werden kann.

Schon von mehreren Schulhygienikern ist als fehlerhaft hervorgehoben worden durchaus eine Lection- mit einer Zeitstunde zusammen fallen zu lassen. Es wäre gewiss ein Gewinn, wenn man anfangen wollte mehr anstrengende Lectionen nur eine halbe Stunde dauern zu lassen. In diesen Lectionen würde man dann, besonders für schwächere Kinder, die Gymnastik zählen müssen. Durch passende Methoden, gehörige Individualisirung und mässige Dauer der Sectionen ist gewiss vorauszusetzen, dass die Gymnastik allen Schülern den Nutzen bringen wird, den man damit beabsichtigt. Zwar könnten einzelne Krüppel durch ihre Körpergestalt verhindert sein, daran teilzunehmen; aber Befreiung für allgemeine Schwächezustände muss fortfallen. Ist aber ein Kind doch so schwach, dass es nicht einmal gelinde, active

gymnastische Bewegungen vertragen kann, so ist es gewiss auch zu schwach den anderen Lectionen beizuwohnen, bis sein Zustand durch Ruhe und ärztliche Behandlung gebessert worden ist.

Da nun die Gymnastik überhaupt ebenso anstrengend ist wie die übrigen Lectionen, so folgt daraus von selbst, dass keine Extrastunden dazu angewiesen werden dürfen, sondern dass die Gymnastik in den Lectionsplan mit den anderen Unterrichtsgegenständen eingereiht werden soll.

Durch diese Anordnung verfällt auch die Frage von dem Verlegen der gymnastischen Uebungen vor, zwischen oder nach den übrigen Lectionen. In dieser Hinsicht gilt nur die allgemeine Regel, dass weniger anstrengende Lectionen auf mehr anstrengende folgen sollen.

Wie oft soll nun die Schulgymnastik geübt werden?

Soll die Gymnastik die Aufgabe erfüllen können, die von der Schularbeit drohende Ueberbürdung zu neutralisiren, so scheint es unbedingt nötig, dass auch sie, wie die geistige Arbeit, jeden Tag geübt wird. Da wo schon drei Stunden wöchentlich zur Gymnastik bestimmt sind, wird es wol auch möglich werden diese drei ganzen in sechs halbe Stunden zu verteilen, um so mehr als dann andere anstrengende Lectionen auf die übrigen halben Stunden verlegt werden könnten.

Aus dem Obigen geht hervor, dass grosse Forderungen auf die Competenz der Turnlehrer gestellt werden müssen. Um das Gruppiren der Schüler zu erleichtern, müsste jedes Kind im Beginn des Schultermins ein ärztliches Zeugniss über seinen Gesundheitszustand mitbringen.

Das grosse Gewicht, was daran zu legen ist, dass die Gymnastik nur in guter, reiner Luft geübt wird, brauche ich hier nicht näher darzulegen. Im Allgemeinen sind ja auch die Gymnastiksäle gross und luftig. Aber ohne richtige Beurteilung der Bedeutung der reinen Luft von Seiten des Schulvorstehers, des Lehrers, der Bedienung und der Jugend selbst wird es gar oft vorkommen, wie ich es mehrmals beobachtet habe, dass die Luft in den grossen Sälen schlecht und sehr staubig ist. Da es auch unmöglich ist die Luft in geschlossenen Räumen so rein zu halten, wie im Freien, muss die Regel bleiben die gymnastischen Uebungen, wenn irgend möglich, im Freien auszuführen. Ein freier überdachter Hof ist deshalb, sowol für die gymnastischen Uebungen, wie für die rechte Benutzung der Zwischenpausen, in der Schule von Nöten.

Dem Gymnastiklehrer muss es zukommen die Luftverhältnisse im Turnsaale zu überwachen und für peinliche Reinlichkeit derselben daselbst zu sorgen.

Ich will hier nicht unbemerkt lassen, dass die Lehrmethoden und die Curse, die Auswahl und die Menge der Unterrichtsgegenstände, ebenso wie schlechte Lehrbücher, bedeutende Factoren für die Ueberburdung der Schulkinder ausmachen. Wenn diese Missverhältnisse einmal eliminirt werden könnten, wäre die Aufgabe der Schuljugend — eine gute physische Erziehung zu geben—ungemein erleichtert.

Ich erlaube mir zuletzt im Kurzen anzugeben, wie die körperliche Erziehung der Schulkinder bei uns in Finnland geordnet ist.

Die Competenzforderungen für Gymnastiklehrer sind:
1. Studentenexamen.
2. Einjähriger Cursus an der Universität in Chemie und Physik.
3. Zweijähriger Cursus in dem gymnastischen Institute an der Universität.
4. Praktische Probelection in der Normalschule.
5. Examen paedagogicum.

Für Gymnastiklehrerinnen in der Mädchenschulen sind die Competenzforderungen dieselben nur mit der Ausnahme, dass statt Studentenexamen absolvirter Cursus in höhere Mädchenschule genügt und dass die Probelection in der Mädchenschule gehalten wird.

Die Volksschullehrer absolviren in den Seminarien einen Cursus in der pädagogischen Gymnastik.

In den Volksschulen werden neben Gymnastik auch praktische Handarbeiten (Slöjd) gelehrt.

Die Schulstunden sind abgebrochen durch zehn Minuten Pausen. Die Gymnastikstunden sind drei in der Woche. Wann die Witterung es erlaubt, wechseln die gymnastischen Uebungen mit geordnetem Spiele im Freien ab.

Dr. M-me **Vinogradova-Loukirskaïa** (Moscou).

Quels sont les exercices physiques qu'il faut introduire dans les écoles de filles?

Depuis quelque temps, en Russie, comme à l'étranger, l'attention générale se porte sur l'excès de fatigue de la jeunesse scolaire et sur son manque de développement physique.

Une éducation physique régulière et bien organisée dans les écoles serait un des moyens de réagir contre ce triste état de choses.

Les écoles anciennes, qui s'occupaient du développement physique en même temps que du développement intellectuel, formaient des hommes robustes et instruits.

Nos écoles n'ont en vue que le développement intellectuel au détriment du développement physique, qui est relegué à la dernière place, et souvent même complètement ignoré.

Le développement intellectuel de l'homme n'est-il pas intimement lié a son développement physique?

C'est à bon droit que le Dr. James Word fait observer que le développement moral est plus intimement lié au développement physique qu'on n'a l'habitude de le croire.

C'est surtout dans les écoles de filles qu'il importe d'introduire des exercices physiques; car les écolières, les internes surtout, mènent une vie beaucoup plus sédentaire que les garçons.

Les jeunes filles de nos internats russes n'ont que trois heures de récréation par jour, repas compris.

Ces récréations sont encore soumises à un contrôle: en hiver, à une température de moins de 15 degrés du froid, et quand il n'y a

pas de vent, elles suivent deux à deux, pendant trois quarts d'heure au plus, les allées d'un jardin; lorsque le temps est mauvais, elles marchent dans la salle de récréation, et plusieurs restent sur place, pour répéter leurs leçons.

Les jeux sont bannis de la plupart des écoles.

Pour ce qui concerne nos externats, les élèves sont obligées de s'y rendre par tous les temps, quand le thermomètre ne marque pas plus de 20 degrés de froid.

Les programmes des externats sont à peu près les mêmes que ceux des internats, ce qui nous amène à conclure que les externes des écoles secondaires n'ont pas plus de temps libre que les internes. Ce manque de motion doit nécessairement influer sur la santé des élèves.

En 1835, Q u e t e l e t faisait remarquer que la mortalité des femmes augmente et devient très sensible entre 14 et 18 ans, et selon le prof. J a n s s e n les décès atteignent leur maximum entre 10 et 15 ans, c'est à dire à l'âge de la puberté.

Depuis peu, à un congrès en Ecosse, M a t t h e w H a y (Aberdeen) constate que, malgré tous les perfectionnements hygiéniques apportés de nos jours dans les écoles, la mortalité des filles de 10 à 15 ans reste bien au-dessus de celle des garçons du même âge, et que les cas de mort accasionnés par la tuberculose et les maladies des organes respiratoires sont encore très fréquentes dans les écoles, et surtout chez les jeunes filles de cet âge (10 à 15 ans) [1].

Chez les filles, c'est un fait constaté par plusieurs auteurs (M i h a ï-l o v, W a s s i l i e v, Q u e t e l e t, N a g o r s k y), la différence entre la circonférence de la poitrine et de la demi-taille est beaucoup pire que chez les garçons, qui fréquentent les mêmes écoles. Mes mensurations, faitent dans 2 écoles secondaires de Moscou, montrent que les élèves des internats ont la poitrine moins développée que les élèves des externats.

Peut être le manque de motion est une des causes qui influent nuisiblement le développement thoracique, qui à son tour rend les écolières sujettes aux maladies poitrinaires.

Des exercices physiques régulièrement organisés dans les écoles, tout en fortifiant l'organisme, seraient un bon préservatif contre l'envahissement de l'anémie, des névroses, de la phtisie et tant d'autres maladies fréquentes dans les écoles; ils serviraient comme moyen de réaction contre les scolioses, et régulariseraient aussi le développement sexuel.

Médecins et pédagogues s'entendent à reconnaître l'importance du mouvement pour la santé de l'homme, mais lorsqu'il s'agit de décider le genre d'éducation physique qu'il convient d'introduire dans les écoles, les opinions diffèrent: les uns recommandent la gymnastique, d'autres proposent les jeux.

Les premiers disent que la gymnastique moderne, qui consiste en mouvements multiples, est l'exercice le plus propre au développement physique de la jeunesse.

---

[1] „Вѣстн. Восп.". № 1, № 5.

En faisant passer l'élève graduellement des exercices faciles à d'autres plus difficiles et plus compliqués, on l'amène à exécuter, sans une trop grande dépense de force, les exercices les plus difficiles. A mesure qu'on augmente le nombre et la vitesse des mouvements, on oblige les muscles à travailler avec plus de force.

Cette éducation régulière et systématique 1° développe la force et l'adresse, 2° discipline les élèves et les habitue à l'ordre, 3° contribue à leur développement intellectuel et leur donne une satisfaction morale.

Les ennemis de la gymnastique répondent que, bien qu'on puisse à l'aide de la gymnastique développer certains groupes de muscles, elle a cependant peu d'influence sur la santé, car attirant le sang vers les muscles pendant le mouvement, elle agit trop peu sur les organes intérieurs (respiration, circulation), si bien que les effets de la gymnastique sont plutôt locaux que généraux.

Quant à cette discipline, obtenue par des commandements qui obligent les élèves à se soumettre comme des automates à une volonté étrangère, elle est plutôt nuisible.

Pour ce qui est de la satisfaction morale que donnent les exercices de gymnastique bien executés, elle ne peut être ressentie que par les élèves fortes et bien formées, qui sont ordinairement en petit nombre; la plupart des enfants n'emportent de ces leçons que fatigue et ennui.

Si les leçons sont pénibles et ennuyeuses, c'est, dit-on, la faute aux maitres de gymnastique, qui ne savent pas faire de leurs leçons un jeu de gymnastique régulier et intéressant.

Les exercices physiques pratiqués dans nos écoles secondaires de jeunes filles sont: le c h a n t, la g y m n a s t i q u e et l a d a n s e. Les deux dernières ne sont pas enseignées dans les hautes classes.

Le c h a n t est un excellent exercice respiratoire. D'après les nombreux témoignages de médecins, la phtisie ne se développe que très rarement chez les chanteurs, et facilement chez les sourd-muets. Aussi faudrait il faire chanter toutes les élèves, mais dans nos écoles on ne fait chanter que les enfants qui ont de jolies voix; de cette manière, le chant n'atteint pas son but dans l'éducation physique.

La g y m n a s t i q u e n'est enseignée que dans les instituts, dans quelques écoles ècclesiastiques et dans très peu d'externats.

Elle se compose pour la plupart: 1° des mouvements libres des articulations, 2° des exercices avec des instruments portatifs, 3° de la marche et de la course, 4° des sauts, 5° du grimper.

Depuis peu, dans quelques écoles on a introduit les exercices à la balle. Dans d'autres écoles, la gymnastique est bornée aux exercices libres des articulations et aux exercices d'ordre.

Voyons à quel point ces différents exercices répondent au but de l'éducation physique?

Les m o u v e m e n t s l i b r e s d e s a r t i c u l a t i o n s, exercices de tête, de bras, des jambes et du tronc, sont utiles au point de vue de l'hygiène, parce qu'il ne font travailler toutes les parties du corps qu'en proportion des forces, mais ils ne sont pas cependant exécutés volontiers par les élèves.

Les enfants, dit le Dr. L a g r a n g e, tout en exécutant les mouvements

d'après les commandements, évitent tout effort des articulations. Ces exercices négligemment exécutés, n'atteignent donc pas leur but. Ces exercices ne peuvent être accomplis ponctuellement et consciencieusement par les élèves qu'autant qu'ils ne sont pas trop prolongés.

Aussi faudrait-t-il veiller à ce qu'ils n'occupent pas trop de temps dans la leçon, comme cela se fait dans beaucoup d'écoles.

Pour renforcer les mouvements libres des articulations, on emploie des instruments portatifs de poids différent: bâtons, anneaux, haltères. Ces exercices augmentent l'extension des muscles, développent la force et l'adresse des bras.

Plusieurs savants, entre autres le prof. Leshaft, considèrent tous ces exercices comme inutiles, vu qu'il ne contribuent pas au développement régulier de tous les groupes de muscles, mais agissent surtout sur les muscles du bras et de l'épaule [1]).

Il me semble que ces exercices pourraient être exclus du programme des exercices physiques, d'autant mieux qu'ils peuvent être remplacés pas le jeu de balle, qui atteint les mêmes buts.

Les exercices de balle sont très utiles, tout en étant le jeu favori des écoliers, mais dès qu'on fait de cet exercice une leçon de gymnastique trop prolongée, il devient aussi ennuyeux et fatigant.

Les exercices de marche et de course habituent les élèves aux mouvements d'ensemble, qui ont de l'importance dans les jeux.

Le Dr. Lagrange fait remarquer, avec beaucoup de justesse, la différence entre la course libre et la course gymnastique. Dans la course libre, l'enfant peut toujours s'arrêter dès qu'il est fatigué, tandis que la course en ligne au pas gymnastique fatigue les élèves, car tous ne sauraient soutenir une course également longue. Chez les uns, la course provoque des palpitations et l'essoufflement dangereux; chez les autres, elle ne suffit pas même pour activer le travail des poumons.

Il m'est arrivé plus d'une fois d'assister à des leçons de gymnastique, où l'on exerçait les élèves à la course et à la marche cadencée à l'aide du métronome.

Les élèves se plaignaient de la difficulté que leur donnait la nécessité de régler leur pas sur le métronome. On peut en conclure que la marche et la course gymnastique ne sont point des actes automatiques.

Celui qui fait ces exercices doit assujettir la contraction de ses muscles aux coups du métronome, ce qui exige un travail considérable du système nerveux central. Ces exercices trop prolongés ne réussissent qu'à contribuer au surmenage des élèves.

Dans les écoles de filles, ces exercices doivent être restreints au minimum, d'autant plus qu'aux leçons de danse, les écolières apprennent à marcher aux sons de la musique, et que ce genre de marche est plus intéressant pour les enfants que la marche gymnastique.

---

[1]) Лесгафтъ, Пригот. учит. Гимнаст. въ госуд. Западной Европы. 1880 г. Стр. 22.

Les sauts demandent une surveillance plus sérieuse que les exercices précédents. Les sauts se rattachent aux exercices plus difficiles; ils sont un bon excitant, ils développent la force, l'adresse et le courage.

Il est de plus grande importance de veiller à ce que les élèves ne passent que graduellement des exercices faciles aux plus difficiles, car un saut maladroit et trop brusque peut produire une commotion de l'organisme, qui nuirait à différents organes, entres autre au cerveau et aux organes féminins. Il serait peut être plus prudent de ne pas permettre les sauts de profondeurs aux jeunes filles déjà formées.

Du grimper. —Les cordes, les perches, les échelles sont d'exercices qui demandent principalement l'aide des mains, et surtout du poignet, et servent à développer les muscles des mains et de la partie supérieure du corps.

Il est douteux que les barres transversales, les trapèzes, les recks et autres engins pratiqués dans la gymnastique soient utiles dans les écoles de filles.

MM. Lagrange, Leshaft, Mosso s'entendent à prouver que ces exercices sont nuisibles à cause de leur difficulté aux enfants, dont le développement n'est pas encore complet. Rotelmann, en observant à l'aide d'un dynamomètre l'intensité de la force des deux mains, et en mesurant la taille des hommes d'âge différent, nous apprend que tous les exercices où le poids du corps pèse sur les mains, sont rarement à la portée d'un enfant [1]).

Dans les écoles de filles, les exercices avec des appareils employés dans différents systèmes de gymnastique sont dans tous les cas superflus, si non nuisibles.

Il est à désirer que la gymnastique ne soit enseignée qu'autant qu'il est nécessaire pour bien exécuter divers jeux.

Les danses ne sont pas enseignées dans les écoles écclesiastiques, et cependant ce sont de bons exercices pour développer l'esthétique et la grâce, tout en procurant aux élèves quelque plaisir dans leur vie monotone.

Le manque de temps fait que les jeux ne sont pratiqués que très rarement.

Aujourd'hui, beaucoup considèrent l'éducation physique donnée dans les écoles anglaises, comme une des plus régulière, et les jeux y occuppent une place importante. Mr. de Coubertin propose d'introduire en France les jeux anglais et indique leur utilité: 1° les jeux anglais développent la force et fortifient la santé; 2° ils affaiblissent la sensualité et modèrent l'imagination; 3° ils forment le caractère, donnent de l'individualité et développent l'énergie et l'indépendance [2]).

D'après Lagrange, le but des exercices physiques n'est pas de former des athlètes, des acrobats et des sportsmans, mais de donner des hommes vigoureux. Les jeux en plein air, dit-il, sont la seule gymna-

---

[1]) „Zeitschrift d. preussischen statistischen Bureau's" 1877. Cit. chez Vierordt, Psychologie d. Kinderalters P. 441 etc. Докладъ Д-ра Покровскаго. 93 г.
[2]) „Вѣстн. Восп." Т. I. № 2.

stique capable de satisfaire aux exigences de l'hygiène pour les enfants et les adolescents [1].

En Allemagne, les jeux ont trouvé leur défenseur dans la personne du ministre de l'instruction publique Gossler; ils y ont du reste beaucoup de partisans. Dans quelques villes, les jeux sont introduits dans les écoles comme exercices obligatoires (Braunchweig, Schwerin, Stettin, etc. [2]).

En Belgique, l'inspecteur général de la gymnastique scolaire, le colonel Doks, a été très satisfait des résultats qu'il a obtenus en remplaçant par les jeux bon nombre d'exercices avec des appareils [3].

Chez nous en Russie, le prof. Leshaft conseille d'introduire les jeux dans les écoles, et le dr. Pokrowsky recommande chaleureusement de remplacer la gymnastique actuelle, qu'il regarde comme positivement nuisible, par les jeux.

L'utilité pédagogique des jeux est reconnue par le plus grand nombre des observateurs. „Je ne crois pas, dit le prof. Leshaft, qu'on puisse trouver un meilleur moyen que les jeux, pour fixer l'attention de l'enfant et pour lui apprendre à se posséder" [4].

Le prof. Sikorsky fait observer que les jeux contribuent considérablement au développement intellectuel de l'enfant.

James Word dit à son tour que les jeux en plein air, en activant la respiration et en procurant à l'organisme une plus grande quantité d'oxygène, favorisent le développement du cerveau.

La course, qui est la base des jeux, est considérée comme le meilleur moyen de développer rapidement la capacité des poumons. Le dr. Lagrange donne comme exemple le développement athlétique du thorax chez les membres du Racing-club, lesquels se sont longtemps adonnés à la course, sans faire aucun exercice des bras [5].

La course qui influe les organes de la respiration et la circulation est indubitablement l'un des exercices les plus utiles.

Les jeux, tout en amusant et en divertissant les élèves, les détournent du passe-temps nuisible, et en habituant les élèves à une discipline sensée et consciente, ils l'emportent sur la gymnastique, où la discipline est basée sur une soumission automatique.

L'émulation, selon Lagrange, est un puissant stimulant pour la volonté, donc les jeux athlétiques servent dans l'éducation morale de bon expédient contre l'excès d'impressionnabilité et contre l'affaiblissement de la volonté, dont souffre notre jeunesse [6].

Quoique beaucoup de médecins et de pédagogues conviennent que les jeux, et surtout en plein air, sont des exercices physiques qui répondent le mieux aux exigences de l'hygiène et de la pédagogie, on fait cependant les objections suivantes:

[1] Lagrange, Гигиена физ. упр. дѣтей и молодыхъ людей, стр. 261.
[2] Roydt, „Вѣсти. Восп." Т. 2. № 8.
[3] Lagrange, Ib. p. 28.
[4] Лесгафтъ, Физическое развитіе въ школахъ, 1880, стр. 21—23.
[5] Lagrange, Ibid. p. 61.
[6] Lagrange, p. 230.

1⁰ Les jeux ne conviennent qu'aux petits enfants, les enfants de l'âge scolaire n'aiment pas à jouer.

On ne peut aimer que ce que l'on connait, et les élèves ne connaissent pas les jeux et ne savent pas jouer. Or, avant de se prononcer, il faut commencer par enseigner aux enfants différents jeux qui conviennent à leur âge, leur donner du temps et de la place pour jouer; c'est alors seulement qu'il sera à propos de porter un jugement sur les jeux.

2⁰ Les jeux au dedans, comme au dehors, demandent plus d'espace que la gymnastique; aussi sont ils inaccessibles à certaines écoles, où l'on est trop à l'étroit.

On peut montrer les jeux aux enfants dans les salles mêmes où ils font la gymnastique et la danse. La plupart des internats ont aussi des jardins ou des grandes cours, parfaitement commodes pour les jeux. Les élèves qui n'ont pas de place dans l'école pour les jeux, peuvent être réunis dans des établissements publics, munis d'un emplacement convenable aux jeux au dedans, comme au dehors.

3⁰ Les maitres de gymnastique, qui eux mêmes connaissent très peu les jeux, ne les introduisent pas volontiers dans les écoles.

Si le prix de ces leçons était plus élevé, on pourrait avoir des maitres plus compétents.

4⁰ Il arrive souvent que les jeux excitent chez les enfants des passions, qui peuvent avoir de mauvaises conséquences. L'école étant responsable s'opposera à l'introduction des jeux dans le programme; de sorte qu'on est réduit à se borner à la gymnastique.

Il est douteux que les jeux, enseignés aux leçons d'exercices physiques, demandent plus de surveillance que les exercices avec appareils. Du reste, les jeux ont aussi leurs partisans parmi les pédagogues, qui au 3-ème congrès dans la province de Rhein en Vestphalie s'écrièrent: „Apprenez de nouveau nos enfants à jouer, et il ne; ra plus question de surménage" [1]).

5⁰ On prétexte souvent que notre climat rigoureux est l'obstacle principal aux jeux en plein air.

Le dr. Pokrowsky répond: „partout où il y a des enfants, il y a nécessairement des jeux; la seule différence est dans les costumes des enfants du nord et de ceux du midi".

En effet, le patinage, par exemple, prend d'une année à l'autre plus d'extension et devient, malgré le climat, l'amusement favori de la jeunesse.

Pour être bien portant, l'homme doit se faire à tout ce qui l'entoure, aussi faut-il, dès l'enfance, s'habituer au climat dans lequel on doit vivre. Les jeux en plein air y aideront.

Quels exercices physiques faut il introduire dans les écoles de filles?

L'histoire nous apprend qu'à Athènes, les femmes s'occuppaient de différents travaux manuels et prenaient grand soin de la beauté de

---

) Покровскій, Въ защиту дѣтскихъ игръ. „Вѣстн. Воен." Т. II. № 7.

leurs visages et de la grâce de leurs tailles, tandis que les spartiates, qui comprenaient qu'une mère bien portante peut seule donner une génération vigoureuse, mettaient au premier rang l'éducation physique des jeunes filles. Les femmes spartiates s'exerçaient à sauter, à courir, à lutter, à balancer le disc, etc. Les exercices se faisaient en plein air. Il résulta de ces deux systèmes d'éducation que les athéniennes, pâles, faibles, peu développées physiquement, enviaient involontairement les robustes spartiates, fortes et bien faites, et que cette éducation physique n'empêchait pas les spartiates d'être des épouses, des mères et des ménagères accomplies [1]).

Ce n'est de la beauté de son visage et de l'élégance de sa taille que doit se préoccuper la femme d'aujourd'hui. Toutes les femmes ne peuvent se livrer aux travaux à l'aiguille, ainsi qu'aux sciences. Il faut, tout en donnant aux jeunes filles, selon leurs capacités, une éducation intellectuelle convenable, en faire des femmes fortes, bien portantes, capables d'être bonnes mères femmes citoyennes qui puissent en cas de besoin travailler elles mêmes, afin d'avoir les ressources nécessaires pour soutenir matériellement leur famille.

L'étendue du programme des études ne permet pas de consacrer beaucoup de temps aux exercices physiques, et nous sommes dans la nécessité de faire un choix sévère entre les systèmes proposés et de n'accepter que ceux des exercices, qui répondent le mieux aux exigences de l'hygiène et de la pédagogie et qui sont à la portée de toutes les élèves.

Les jeux sont ceux qui répondent le mieux à toutes ces exigences. Il faut, sans doute, les systématiser et les répartir selon l'âge et la force des élèves.

Il serait bon de diviser les exercices physiques: en exercices obligatoires et en exercices libres.

Dans les écoles de filles, on pourrait indiquer une leçon d'exercice physique à la place d'une des leçons de dessin; et dans les 4—5 classes inférieures, on pourrait encore remplacer une des leçons de caligraphie.

Il serait à désirer que pendant les leçons d'exercices physiques, on enseigne aux élèves différents jeux réglés sur l'âge et la force des élèves, et qui tout en contribuant à leur développement moral et physique, les intéressent, afin que, dans leur temps libre, les élèves, selon leur goût, puissent se livrer à ces exercices.

Pendant les vacances d'été, qui durent chez nous de 2½ à 3 mois, les élèves abandonnent la gymnastique, de sorte que ces exercices n'ont sur l'organisme qu'une influence passagère.

Les écolières s'habituent si bien à une vie sédentaire qu'en vacances, elles continuent à mener le même genre de vie, ce qui influe nécessairement leur état physique et moral.

Après avoir enseigné aux élèves différents exercices, et leur avoir donné un emplacement convenable, il nous faut leur donner du temps, pour s'y exercer à leur gré.

[1) Karl Schmidt, Исторія педагогики. Русск. перевод. 1877 г. Т. I, стр. 197 и 231.

Ce n'est qu'à ces conditions qu'on peut espérer que l'éducation physique dans les écoles exercera vraiment une bonne influence sur la santé des élèves.

Pour cette raison, il est nécessaire de mieux régler le programme des études scolaires, et, en formant les plans des leçons, il faut avoir en vue plus les intérêts des élèves que des maitres.

Je résume ce qui précède:

1° La vie sédentaire que mènent les élèves des écoles secondaires est sans aucun doute nuisible à leur santé.

2° L'éducation physique est trop négligée dans les écoles de filles, et même elle est totalement exclue de la plupart des externats.

3° L'école doit prendre soin non seulement du développement intellectuel des élèves, mais aussi de leur développement physique et de leur santé.

4° L'éducation physique doit entrer dans le programme scolaire et dans le plan des heures de leçons.

5° Le manque de temps ne peut être obstacle à l'éducation physique.

6° La gymnastique dans les écoles de filles, comme moyen de discipline, n'est pas nécessaire.

7° Les exercices avec appareils, employés dans divers systèmes de gymnastique, ainsi que les exercices avec bâtons, haltères, etc., peuvent être exclus des écoles de filles, sans aucune perte pour la santé et le développement des élèves. Ils peuvent être remplacés plus utilement par la balle et autres jeux.

8° Les exercices physiques peuvent se borner aux exercices suivants: a) G y m n a s t i q u e, comme exercices préparatoires pour les jeux (marche, course, sauts); b) J e u x d'intérieur et jeux de plein air; c) E x e r c i c e s d e b a l l e; d) C h a n t général; e) D a n s e s; f) En hiver — p a t i n a g e, en été n a t a t i o n. canotage et promenades.

9° Il est idispensable de donner aux élèves un emplacement convenable pour les jeux d'intérieur et les jeux en plein air et leur donner du temps pour s'y exercer à leur gré.

10° Les maitres d'exercices physiques, outre l'éducation générale, doivent connaitre différents systèmes d'éducation physique.

11° Il est à désirer que les exercices physiques soient sous le contrôle des médecins des écoles.

Profitant aujourd'hui de la présence des personnes qui ont approfondi la question sur les divers systèmes d'éducation physique, j'aimerais à entendre leurs opinions sur les exercices physiques qu'il faut introduire dans les écoles de filles.

Dr. A. Menella (Rome).

Le vélocipédisme.

Cet exercice gymnastique. depuis quelques années, s'est développé d'une étrange façon, et de l'usage régulier on est tombé dans un abus

exagéré; pour cela on doit y rappeller l'attention du médecin: je m'en occupe depuis deux années.

Considéré comme un exercice gymnastique, appliqué avec modération, le vélocipédisme doit rendre des avantages aux conditions générales de l'organisme; mais à cause de la manie envahissante pour la construction de la bicyclette faite pour des marches très rapides, il est impossible, absurde d'espérer d'obtenir la modération dans le cyclisme. Personne ne pourra empêcher les courses exagérées est les tournées longues et folles à travers le globe. Après l'alarme de Petit, un grand nombre de physiologistes et de médecins s'est occupé de l'action que cet exercice a sur l'appareil cardio-vasculaire; mais, à vrai dire, le cyclisme n'apporte du danger au cœur pas plus qu'aucun autre exercice gymnastique n'ayant pas une action prédisposante à la cardiopathie; mais si le cœur et les grands vaisseaux sont dans des conditions pathologiques quelconques, ou s'il y a une prédisposition, la bicyclette rend ces conditions assurément plus graves. Je ne veux pas faire des distinctions académiques: la bicyclette ne sera jamais inoffensive et encore moins un remède dans les maladies de l'appareil circulatoire.

Mais sur les organes de la respiration les effets du cyclisme sont toujours dangereux, à cause de l'accroissement de la fonction respiratoire, lorsqu'on tient le thorax courbé. Quelqu'un assure qu'on peut tenir le buste vertical lorsqu'on est sur la selle de la bicyclette. C'est vrai, mais seulement quand on marche dans une plaine et avec un exercice modéré. Mais dans les montées et avec une allure véloce il faut courber le torse à cause de l'effort musculaire et de la résistence de l'air, qui sont en proportion avec l'ampleur du thorax et la vélocité de l'allure.

La poussière qu'on inspire à cause de l'accroissement de la respiration prépare, avec la position courbée, à des processus chroniques et tuberculeux des organes respiratoires. Le vélocipédisme met en contraction quelques groupes musculaires, en laissant d'autres en repos. C'est une gymnastique partiale et incomplète: à cause de cela un habile vélocipédiste devient un mauvais marcheur. En augmentant l'action cardiaque et respiratoire, le cyclisme produit des effets vasodilatatoires à la périphérie et l'hypersécrétion de la peau. A cause de cela, le vélocipédiste expose continuellement la surface de son corps en transpiration ou très réchauffé à un courant d'air, proportionné à la vélocité de l'allure, sans compter les vents. Cette évaporation, ce refroidissement de la peau ne peut être sans effet dangereux sur l'organisme, immédiatement ou pour l'avenir. Les conséquences dangereuses seront plus fortes dans l'exercice exagéré, plus légères dans le cyclisme modéré, mais elles doivent toujours être fatales et immanquables, en commençant par un simple catarrhe jusqu'à de graves pneumonies. Voilà la triste caractéristique de la bicyclette.

Lorsqu'on est assis sur la bicyclette en arrêt, presque tout le poids du corps gravite sur la région périnéale qui reste ainsi pressée entre deux systèmes rigides, entre la selle et la squelette du pelvis. Si le vélocipède est en mouvement, outre cette compression il y a le frottement et les secousses au périnée. Pour cela, les conséquences dange-

reuses pour les organes qui se trouvent dans cette région ou tout près, sont sans nombre, aussi bien dans l'homme que dans la femme.

La très délicate région périnéale ne peut, ni ne doit tolérer aucune action traumatique, quelque légère qu'elle puisse être. Il faut absolument modifier la selle, en lui donnant une forme ailée, de manière qu'on puisse y appuyer les bosses ischiatiques, non le périnée.

Pour les raisons que je viens d'exposer, le vélocipédisme est inférieur à tous les exercices gymnastiques; les dangers qu'il cause sont inévitables et sont en plus grand nombre que les avantages.

Je ne me doute pas que de l'exagération le cyclisme retourne dans les limites du possible, mais je me souhaite au moins qu'avant de se livrer à cet exercice gymnastique on demande le conseil d'un médecin, pour éviter les graves et dangereuses contre-indications.

Discussion.

Dr. **Caradec** (Brest): Ce que je vais dire n'est qu'une synthèse de travaux plus complets.

Depuis le vote de la loi sur l'instruction obligatoire, l'école est en France le milieu où se passe une grande partie de la vie de l'enfant. Il est donc nécessaire de lui demander ce qu'elle en fait.

Comme toute institution humaine, l'école a son bon et son mauvais côté.

Quand elle retire l'enfant du milieu microbien où il croupit, l'école rend des services réels. Mais encore faut-il que sans être un palais, elle remplisse certaines conditions d'hygiène.

Pour apporter de la clarté dans le sujet, j'ai établi 5 divisions:

1º Maladies scolaires portant sur les fonctions de nutrition;
2º   „   „   „   „ l'appareil visuel;
3º   „   „   „   „ le système osseux;
4º   „   „   „   „ l'appareil nerveux;
5º   „   „ de nature contagieuse portant sur la peau et les muqueuses.

I. Maladies scolaires portant sur les fonctions de nutrition.

La digestion réclame une activité intelligente mise en contact avec le stimulant atmosphérique. Or, la conception de nos programmes est très défectueuse à ce sujet. L'enfant est obligé de manger très vite, sans mâcher.

Comment veut-on qu'il digère bien dans ces conditions? Le résultat est jugé du reste par les troubles dyspeptiques et par les dépôts urétiques que l'on trouve dans l'urine.

La respiration s'exerce en général dans des conditions détestables, par suite de la mauvaise aération. Les rhumes, bronchites contractés n'ont souvent pas d'autre origine que ces mauvaises conditions d'habitation.

II. Maladies scolaires portant sur l'appareil visuel.

Le sens de la vue est peut être celui qui est le plus défavorablement influencé par les travaux scolaires. La myopie est le produit direct de la civilisation moderne. Encore faudrait-il que les méthodes

de lecture et d'écriture ne déformassent pas des organes naturellement sains et que l'école ne devînt pas une fabrique de myopes.

Or, c'est le cas. L'éclairage des classes est souvent si défectueux que l'enfant est tenu à des efforts énormes pour accommoder l'œil à la vision des caractères. Force lui est de se rapprocher de l'objet et voici la myopie constituée.

Ce n'est pas la seule raison. Qu'il y ait une distance trop grande entre le banc et la table, et l'enfant est obligé de se pencher pour lire ou écrire: d'où encore myopie.

III. Influence des travaux scolaires sur les fonctions de relation.

L'enfant est fait pour agir. La scolarité le réduit à devenir un être passif. Et cependant, la nature a des droits, et quand on les outrepasse, elle se venge en comburant incomplètement les matières organiques, d'où troubles variés (maux de tête, nausées, anorexie, affaiblissement général, etc.). C'est en nous basant sur ces considérations hygiéniques que nous sommes opposés à certaines punitions, comme les retenues de promenades, la privation de récréation, etc.

IV. Influence des travaux scolaires sur le système osseux.

Je parlais plus haut de la myopie causée par la disposition défectueuse du milieu scolaire. La courbure du rachis est souvent causée par les mêmes conditions.

Ces déformations se rapportent à un type: la gibbosité.

Or, l'origine de cette déformation remonte à la mauvaise proportionnalité entre la table et le banc. Ceci n'arriverait pas si la table formait un plan incliné et était rapproché du banc.

Les épaules hautes, qui se rencontrent si fréquemment, sont souvent naturelles, mais se présentent aussi chez les enfants qui travaillent à une table trop élevée.

La manière dont l'enfant s'assoit sur son banc mérite aussi d'être notée. Comme le banc est dur, l'enfant ne s'assoit que sur une fesse et penche instinctivement le corps du côté opposé: d'où l'élévation d'une hanche. L'amélioration du mobilier scolaire modifierait encore cette déformation.

V. Maladies scolaires portant sur l'appareil nerveux.

Certaines maladies nerveuses ne paraissent de rapport avec des études prolongées. Elles sont souvent la résultante de désordres qui ont leur origine dans les fonctions digestives (dyspepsie scolaire) et dans l'anémie globulaire. Le type est le suivant. Enfant pâle, maigre, tressaillant au moindre bruit, pourvu de tics, agaçable et d'humeur changeante. C'est au moment des examens que cette surexcitation nerveuse bat son plein. Les médecins appelés à voir de près les mauvais effets actuels ont condensé leurs opinions sous le titre de surmenage.

L'enfant travaille trop tôt.

L'enfant travaille mal.

L'enfant travaille dans de mauvaises conditions hygiéniques.

Il faudrait trouver la formule qui, tout en permettant la culture intégrale de l'esprit, respecte les droits du corps.

VI. Maladies scolaires de nature contagieuse portant sur la peau et les muqueuses.

C'est une remarque générale que depuis l'application de la loi sur l'instruction obligatoire, certaines maladies contagieuses ont augmenté de fréquence. De ce nombre est la diphtérie, la rougeole, la scarlatine, la varicelle, les oreillons, la coqueluche, la teigne, etc. Voici un lot de maladies qui tirent leur fréquence de la contagion qui s'exerce dans les écoles, et il serait indispensable que l'instituteur ou l'institutrice, à défaut de parents imprévoyants, sachent reconnaître les premiers symptômes pour éloigner l'enfant à temps.

Ainsi le mal serait limité et l'école resterait ce qu'elle doit être: un milieu sain pour le corps et l'âme.

Dr. Madeuf (Paris): Faire coucher l'enfant sur la dure, c'est l'obliger à dormir sur le côté ou sur le ventre, c'est d'ailleurs ainsi que sont presque toujours couchés les travailleurs dans les champs, les voyageurs dans les wagons ou les salles d'attentes, et c'est ainsi que dorment l'Arabe, le nègre et tous ceux qui sommeillent sur la terre. On en trouvera une éclatante démonstration dans le „rêve de Detaille" dont je montre la photographie à chaque mère de famille pour la convertir au lit dur pour les enfants. Le „rêve de Detaille" représente le sommeil d'une armée, et il est facile de compter 7 soldats sur 8 couchés sur le côté ou sur le ventre, un seul est couché sur le dos.

Il est facile de tirer les conclusions sur les méfaits d'un bon lit, c'est à dire du sommeil sur le dos chez les enfants en particulier. L'enfant ne mouche pas, cette seule observation aurait dû conduire les mères de famille à placer leurs enfants le plus possible dans la position convenable, surtout pendant le sommeil, pour les débarrasser de leurs sécrétions nasales. Or, dans le sommeil sur le dos, les mucosités nasales qui se forment pendant la nuit tombent à l'entrée de la trompe d'Eustache, dans l'arrière-gorge; elles irritent les régions où elles séjournent, comme elles irritent la lèvre des enfants qu'on mouche rarement, ou celles des personnes atteintes de coryza. Ces mucosités de l'arrière-nez provoquent des maladies d'oreille, du nez, qui obligent à respirer par la bouche; des affections de gorge, de la toux spasmodique. Il est à remarquer que les Arabes, les nègres, sont rarement atteints d'affections de l'oreille, grâce à leur position pendant le sommeil; il en est de même des mammifères (chiens de chasse exceptés). Ajoutons que le voile du palais dans la position sur le dos vient se coller, pour ainsi dire, au pharynx et rétrécit l'espace nécessaire à l'air de la respiration: tel enfant qui dort la bouche ouverte, s'il repose sur le dos, respire normalement par le nez si on le fait coucher sur le coté en lui donnant un lit dur. Ces différentes observations et celles concernant la digestion, la circulation, etc., que l'on pourrait ajouter, condamnent d'une manière absolue l'emmaillotage et la position obligatoire de coucher sur le dos, comme cela se fait dans mon pays. N. B. on aura soin de bien habiller l'enfant pendant le sommeil, parce que le repos sur un lit dur laisse un espace libre entre le sujet, le lit et les couvertures, espace qui n'existe pas dans un lit moelleux;

c'est surtout pour avoir plus chaud que l'on couche dans un bon lit. — Enfin on habituera peu à peu l'enfant à coucher sur un lit dur.

Dr. **Charles Chudoba** (Prague): Je propose à M-me Vinogradova d'ajouter encore pour 12°: l'usage des bains, surtout l'usage des bains de douche — pour récréer les forces physiques des élèves.

Prof. **Baginsky** (Berlin): Der Grundfehler der Erziehung liegt darin, dass mit der Uebergabe einer grossen Zahl von Schülern an einen einzelnen Lehrer das Individualisiren aufhört. Denn einzelnen Kindern wird nicht nach ihrer Eigenart der Unterricht angepasst. Ein zweiter Fehler ist der mangelhafte Turnunterricht, wie er neuerdings geübt wird. Derselbe entspricht nicht im Entferntesten mehr den ursprünglichen Auffassungen der alten Vertreter der Gymnastik wie Guthsmuth, Jahn u. s. w. Endlich ist es gar nicht stark genug zu betonen, dass Turnen keine wirkliche Erholung an sich ist, sondern selbst ermüdet, daher ist das Einschieben von Turnstunden zwischen den Stunden des geistigen Unterrichts durchaus zu verwerfen.

Dr. **Josef Schrank** (Wien).

Die Ueberwachung der Schulkinder in Betreff der Infectionskrankheiten.

Aus der Schulpflicht, die in den meisten Staaten direct oder indirect besteht, erwächst der Bevölkerung das Recht zu verlangen, dass die durch den Schulbesuch bedingten Gefahren für die Schüler, wenn dieselben nicht gänzlich beseitigt werden können, so doch auf das möglich geringste Mass herabgesetzt werden.

Zu diesen Gefahren gehört ohne Zweifel die Verbreitung gewisser Infectionskrankheiten durch die Schule.

Es ist anerkannt, dass ein grosser Uebelstand des öffentlichen Unterrichts vor dem häuslichen in der Gefahr der leichteren Ausbreitung gewisser Krankheiten unter den Schulkindern in der Schule liegt. Diese Gefahr zeigt sich in der Schule um so grösser, da die Mortalität bei Infectionskrankheiten im Kindesalter unter gleichen Verhältnissen sich höher beziffert, als bei denen, die der Kindheit bereits entrückt sind.

Es könnten zum Beweise dieser Thatsachen statistische Daten hinreichend angeführt werden.

Die Schule giebt oft den Herd einer infectiösen Krankheit ab, wie viele Masernepidemieen, wie Scharlach- und Diphterieepidemieen beweisen, die ihren Anfang in einer Schule genommen haben, von der die Krankheit auf die Familie übergegangen ist.

Die italienische Unterrichtsverwaltung teilt die übertragbaren Krankheiten, welchen die Kinder besonders unterworfen sind, in zwei Gruppen ein.

Die eine dieser Gruppen fasst jene Krankheiten in sich, die mit Fieber auftreten und wobei die Kinder verhindert sind, die Schule

besuchen zu können. Derlei Krankheiten wären: Diphtheritis, Croup, Masern, Keuchhusten, Blattern, Varicellen (Wasserpocken), Mumps, Rose, typhöses Fieber und Ruhr.

Bei den Krankheiten, die zur andern Gruppe gehören, kann der Schüler die Schule besuchen, aber es erwächst dadurch eine Gefahr für den mit ihm in Berührung kommenden Mitschüler. Solche Krankheiten wären: Tuberculose der Lunge, der Drüsen, der Knochen (Skrofeln), der Haut (Lupus) und Eingeweide, ansteckende Augenkatarrhe, Grind, Krätze u. s. w.

Die Uebertragung (Ansteckung) dieser Krankheiten kann auf verschiedene Art geschehen. Am häufigsten erfolgen die Ansteckungen durch den Kranken selbst, durch dessen Gebrauchsgegenstände, durch dritte Personen, durch Vermittelung von Tieren, durch Luftstaub, durch Nahrungsmittel u. s. w.

So kann durch falsche Zöpfe der Grind, durch die Hände die Krätze, durch die Finger und Sacktücher contagiöse Augenkrankheiten, durch das Sitzbrett der Aborte bei kleinen Mädchen Vulvitis u. s. w. übertragen werden. Die Ueberwachung der Schulkinder in Betreff der Infectionskrankheiten soll den Zweck haben, die Schulkinder vor einer Ansteckung in der Schule zu bewahren. Zu diesem Zwecke ist vorzusorgen, dass keine Infectionskrankheiten in die Schule eingeschleppt werden, dass im Falle ein Schulkind von einer derartigen Krankheit betroffen wird, so bald als möglich dessen Schulausschluss erfolgt und dass dessen Schuleintritt nur nach dessen vollständiger Genesung und Freisein von den betreffenden Krankheitskeimen, wie nach gründlicher Desinfection der mit dem kranken Kinde in Berührung gekommenen Effecten, zugelassen werde. Der beste Schutz gegen Einschleppung infectiöser Krankheiten wäre, dass kein Kind die Schule betreten dürfte, ohne dass vorher von einem Inspectionsarzte das Kind einer gründlichen ärztlichen Untersuchung unterzogen und das Nichtvorhandensein einer ansteckenden Krankheit constatirt würde.

Diese Massregel hätte sich auch auf alle Personen zu erstrecken, die im Schulraume mit den Kindern zu verkehren haben. Auch wären die in der Schule vorhandenen Schuleffecten, wie die von den Schülern mitgebrachten, einer entsprechenden Desinfection zu unterziehen.

Bei der Untersuchung hätte der Inspectionsarzt besonders zu achten, ob Fieber vorhanden ist, über welches das Thermometer näheren Aufschluss geben würde, ob katarrhalische Zustände sich bemerkbar machen, wie Thränen in den Augen, Röte derselben, Schnupfen, Husten; ob Flecken am Leibe, besonders im Gesichte, am Halse oder an der Brust und dem Rücken sich zeigen; ob das Kind vor kurzem erbrochen habe. Diese eben erwähnten Erscheinungen stellen sich mehr oder weniger bei Beginn der Infectionskrankheiten ein.

Unmittelbar vor der Genesung tritt bei den fieberhaften Hautkrankheiten eine Schuppenbildung der Haut auf. Diese Schuppen enthalten den Ansteckungsstoff; durch dieselben kann leicht die Infectionskrankheit übertragen werden.

Oft reichen die klinisch ausgeführten Untersuchungen nicht hin, gewisse Infectionskrankheiten einwandsfrei zu constatiren; man muss

bakteriologische Untersuchung gewisser Secrete, Membranen und Auswurfsstoffe zu Hilfe nehmen.

Dies ist häufig der Fall bei Diphtheritis in ihrem Beginne und in der Reconvalescenz. Es lassen sich oft im Rachen der Diphtherie-Reconvalescenten bis zu einem Monat Löffler'sche Bacillen nachweisen. Bei solchen Kindern müssen wiederholte Male genaue bakteriologische Untersuchungen vorgenommen werden und ist deren Wiedereintritt in die Schule so lange hinauszuschieben, bis keine Löffler'schen Bacillen nachgewiesen werden können.

In wenig Städten sind bis jetzt regelmässige ärztliche Untersuchungen der Schulkinder vor Beginn des Unterrichtes eingeführt. Dass dieselben in hygienischer Hinsicht grosse Erfolge haben, beweist die vor Kurzem in New York durchgeführte sanitäre Einrichtung; nach dieser werden von 150 angestellten ärztlichen Schulinspectoren jeden Tag um 9 Uhr Vormittag in einem besonderen Zimmer alle Schulkinder, die krank scheinen oder nach längerer Zeit in die Schule wiederkehren, ärztlich untersucht.

Die krank befundenen Kinder werden nach Hause geschickt und hievon die Gesundheitsbehörden verständigt. Es wurden im ersten Tage nach Einführung dieser Institution 2565 Knaben uud 1690 Mädchen untersucht, davon 140 wegen Ansteckungsgefahr beanständet; und zwar litten 14 an Diphtherie, 3 an Masern, 1 an Scharlach, 3 an Mumps, 1 an Croup.

Ausserdem waren 35 Kinder mit ansteckenden Augenkrankheiten und 8 mit übertragbaren Hautkrankheiten behaftet. Herpes tonsurans konnte unter diesen Schulkindern an 67, und zwar bei 55 nur am Kopfe, bei 12 auch an dem übrigen Körper nachgewiesen werden.

Bei Durchführung der hygienischen Massregeln wäre ein Unterschied zu machen zwischen den einzelnen Infectionskrankheiten, so z. B. zwischen Scharlach und Masern. Bei ersteren ist die Mortalität bedeutend grösser als bei letzteren. Auch bedingen die Nachkrankheiten bei Scharlach häufig eine Gefahr für das Leben des Betroffenen.

Die Masern sind eine Krankheit, die beinahe alle Menschen einmal in ihrem Leben befällt. Die Mortalität ist eine geringe und kommen Sterbefälle fast nur bei Kindern unter 5 Jahren, also im vorschulpflichtigen Alter vor.

Ueber die Art der Infection bei Masern ist man noch ganz im Unklaren. Sie grassiren in Gassen, die unter sich nicht mehr Berührungspunkte haben, als die wo keine Masernfälle auftreten.

Aus vielen Gründen ist gegen die Ausbreitung der Masern, wenn es nicht Kindergärten oder ähnliche Anstalten betrifft, die allzugrosse Strenge bei der Durchführung der hygienischen Massregeln nicht nötig. Die Desinficirung der Schuleffecten und der Schule selbst bietet Schwierigkeiten dar. Einfacher würde sich die Sache bei den Schulrequisiten gestalten, wenn die Schulkinder in der Schule dieselben liessen und für zu Hause eigene besässen. Ferners wenn gewisse Schulrequisiten aus der Schule beseitigt, wo möglich durch andere ersetzt würden.

Nach den Ratschlägen des Gesundheitsrates von New-York wird zur Verhütung von Infectionen in den Schulen der Gebrauch von

Schiefertafeln, Griffeln und Schwämmen verboten. Diese Art von Infectionen geschieht meist dadurch, dass die Schüler behufs Reinigung der Schiefertafeln dieselben anspucken; bekommt ein Schüler die Tafel, die von einem Infectiösen benutzt wurde, in seine Hände, so können die daran haftenden pathogenen Keime übertragen werden, d. h. von Mund zu Mund gebracht werden. Auch würde der Genuss von Früchten in den Schulpausen strenge zu untersagen. Auch das Küssen der Hände der Lehrer, wie überhaupt das Küssen, ist als ein Mittel zur Uebertragung von Infectionsstoffen anzusehen.

Aehnlich verhält es sich mit dem Missbrauche, dass die Schulkinder in der Schule aus einem Glase oder Blechgefäss trinken, aus welchem auch Mitschüler unmittelbar vorher ohne vorausgegangene Desinfection getrunken haben. Es soll jedes Kind in der Schule einen numerirten Trinkbecher erhalten und es muss sorgfältig darauf gesehen werden, dass keine Verwechselung stattfindet. Auch wäre zur Zeit des Herrschens von Infectionskrankheiten als Trinkwasser nur Quellenwasser, oder Grundwasser, oder gekochtes Wasser zu verwenden. Auch mit den Schulbüchern sollte keine Verwechslung statthaben. Denn die Benützung der Bücher anderer Schüler, die sich im Prodromalstadium befinden, kann leicht zur Infection führen. Der inficirte Schüler schlägt die Blätter eines Buches mit mit Speichel benetzten Fingern um, ein anderer Schüler, der das Buch erhält und die Finger, mit denen er es berührt, zum Munde führt, kann, wenn der Speichel des ersteren Infectionskeime enthält, inficirt werden, wie: Diphtherie, Scharlach, Blattern u. s. w.

Gegen die Ausbreitung gewisser Infectionskrankheiten, wie Diphtherie, wäre das Waschen der Hände und der Nasenhöhlen mit einer antiseptischen Flüssigkeit, wie auch das Ausgurgeln oder die Inhalation eines Sprays von Kali hypermanganicum von Seite der Schulkinder inmittelbar nach Schluss des Unterrichts vor dem Verlassen des Schulgebäudes dringend zu empfehlen.

Auf dem VIII. hygienischen Congress (1894) wurde von Gräfin d'Vilma Hugonnai (Budapest) beantragt, als Bekleidungsmaterial für Kinder der Spiel- und Volksschulen, den Waschstoff obligatorisch eine zuführen. Es ist wol wahr, dass das Kleid, das aus der Wäsche kommt, frei von Krankheitskeimen ist, aber sehr bald kann es so mit schädlichen Keimen inficirt sein, wie ein nicht waschbares Kleid. Wollte man den Zweck erreichen, dass die an den Kleidern haftenden pathogenen Keime nicht von einem Kinde auf das andere übertragen werden, so müsste man waschbare Ueberkleider, ähnlich wie die Spitalskitteln von Operateuren und anderen Personen, die an ihren Kleidern frei von Keimen sein wollen, einführen.

Die Schuleffecten, welche notwendiger Weise in die Schule gebracht werden müssen, wären in eigenen Desinfectionskästen in der Dauer von circa 20 Minuten einer Temperatur von circa 70° C. auszusetzen. Bei dieser Manipulation kann man sicher sein, dass die Krankheitskeime der in Betracht kommenden Infectionskrankheiten vernichtet werden.

Die Schullocalitäten und das darin befindliche Mobilar wäre täglich nass zu reinigen; Wände, Fenster, Thüren mindestens allmonatlich

zu seifen. Der Kehricht wäre zu verbrennen, wenn er nicht als Substrat einer bakteriologischen Untersuchung dienen soll.

Wie in der Luft der Krankenhäuser, lassen sich mitunter auch in der Luft der Schulen pathogene Keime nachweisen. So zum Beispiel gelangen durch die vertrockneten und durch die Füsse zerriebenen Sputa, wenn dieselben von Lungenkranken herrühren, Tuberkelbacillen in die Luft. Besonders ist auf die Reinhaltung der Anstandsorte zu sehen.

Die Schullocalitäten sollen häufig ventilirt werden, aber nie zu einer Zeit, in der sich Schulkinder daselbst aufhalten. Von grosser Bedeutung gegen die Einschleppung von Infectionskrankheiten von aussen in die Schule wäre die Herabsetzung der Frequenz in den unteren Klassen auf 30—40 Kinder, wie die Erbauung von Schulgebäuden nach dem bei dem Krankenhausbau bewährten Pavillonsystem

Von nicht minderer Bedeutung für die Einschleppung ansteckender Krankheiten in die Schule sind die häuslichen Verhältnisse der Schüler. Wird ein Schulkind von einer Infectionskrankheit betroffen, so ist dasselbe aus der Schule auszuschliessen und so lange zu isoliren, bis die Gefahr der Ansteckung für seine Mitschüler geschwunden ist. Die Isolirung soll erst dann aufhören, nachdem das erkrankte Kind sich in der Reconvalescenz befindet und bereits gebadet hat und die bakteriologischen Untersuchungen ein negatives Resultat ergeben.

Nach einem Erlasse des königl. italienischen Ministeriums des Unterrichts müssen von Beginn der Krankheit bis zur Wiederaufname in die Schule

nach typhösem Fieber . . . . 6 Wochen,
„ Diphtheritis, Croup und Scharlach wenigstens . 6 „
„ Ruhr . . . . 4 „
„ Masern . . . . 4 „
„ Blattern . . . . 3 „
„ Varicellen . . . . 3 „
„ Mumps . . . . 3 „
bei Keuchhusten nach . . . . 3 Wochen nach
Aufhören der charakteristischen Hustenanfälle verstrichen sein.

Die Schulrequisiten solcher Kinder, die in der Schule zurückgelassen wurden oder sich in der Wohnung einer Familie befunden haben, bei der ein Infectionsfall vorgekommen ist, sollen desinficirt oder vernichtet werden.

Man muss nicht nur sofort diejenigen isoliren, welche die ersten erkennbaren Symptome der Krankheiten zeigen, sondern auch alle, welche mit dem Kranken in Berührung gekommen sind, da bei den exanthematischen Fiebern häufig die Ansteckung im Prodromalstadium, welches dem Exanthema vorausgeht, erfolgt und nicht ausschliesslich nur in der Periode des Ausschlages und der Abschuppung. Bei diesen hängt die Zulassung zur Schule von der Dauer des Verdächtigseins ab, welche der maximalen Dauer der beiden Perioden der Incubation und der Invasion gleicht.

Layet in Bordeaux fügt noch einige Tage in Rücksicht auf etwaige Verzögerungen oder Irrtümer hinzu. Nach Layet ist die Dauer des Verdächtnissseins:

bei Scharlach . . . . 12 Tage
„ Masern . . . . 16 „
„ Keuchhusten . . . . 24 „
„ Rötheln . . . . 20 „
„ Diphtherie . . . . 10 „
„ Mumps . . . . 24 „
„ Varicellen . . . . 20 „

Nach dem Erlasse des italienischen Ministers des Unterrichts **wird**
die Zulassung der verdächtigen Schüler in die Schule nach verstrichener
Incubationsdauer erlaubt, und zwar:

bei Diphtherie und Croup . . . . . nach 7 Tagen,
„ Scharlach . . . . „ 5 „
„ Masern . . . . „ 10 „
„ Keuchhusten . . . . „ 10 „
„ Blattern . . . . „ 12 „
„ Varicellen . . . . „ 14 „
„ Mumps . . . . „ 16 „
„ Typhus . . . . „ 21 „
„ Ruhr . . . . „ 8 „
„ Cholera . . . . „ 3 „

Derselbe Vorgang, wie bei den oben erwähnten Schülern, welche
der Krankheit verdächtig sind, hat auch bei Schülern von Familien,
bei denen Infectionskrankheiten vorkommen, nach Isolirung des Kranken
und vorgenommener Desinfection zu geschehen. Viele von den Schulhygienikern sind nicht dafür, dass diese Schulkinder wärend der
Incubationszeit von der Schule ferngehalten werden sollen, sondern sie
sind vielmehr der Meinung, besonders wenn die Schule sich in volk-
reichen Orten befindet, dass man sie in der Schule belasse und unter
strenger ärztlicher Beobachtung wärend dieser Zeit stelle, weil im
gegenteiligen Falle eine Verbreitung durch die Schulkinder in der
Bevölkerung nicht ausgeschlossen, sondern wahrscheinlich ist.

Eine derartige Ueberwachung in der Schule ist meist schwer durchzuführen, und die Ansteckungsgefahr für die Kinder, die eine solche
Klasse besuchen, gross, wärend die Kinder zu Hause isolirt, im Falle
dieselben mit einer infectiösen Krankheit behaftet sind, weniger Gelegenheit haben ihre Erkrankung auf andere zu übertragen. Ich wäre daher
für ein Fernhalten solcher Schulkinder von der Schule.

Der Schulschluss einer Klasse oder der ganzen Schule ist bei ge-
häuften Erkrankungen auszusprechen und die Schule nach streng durch-
geführter Desinfection derselben und nach Ablauf der Incubationsdauer
der aufgetretenen Infectionskrankheit für die gesund gebliebenen Schulkinder wieder zu eröffnen. Die Einführung von Isolirungsschulen für
Kinder, die wegen infectiöser Erkrankung ihrer Geschwister vom Schul-
besuche excludirt sind, bieten grosse Schwierigkeiten; man müsste so
viele Specialschulen errichten, als Infectionskrankheiten auftreten; man
könnte nicht alle Schüler in eine Klasse geben. Die Eltern würden ihre
Kinder nicht in solche Schulen schicken, aus Furcht, dass dieselben
inficirt würden.

Auch jene kranken Schulkinder, die mit Infectionskrankhei-

ten behaftet sind, in deren Verlaufe kein exanthematisches Fieber sich einstellt, wie Herpes tonsurans, Tuberculose, ansteckende Augencatarrhe u. s. w., sollen wärend der Dauer ihrer Erkrankung von der Schule ausgeschlossen sein und erst nachdem ihre Genesung durch eine ärztliche Untersuchung genau constatirt wurde, der Schuleintritt wieder gestattet werden. Es muss geradezu befremden, wenn in einem französischen Erlass vom 21 März 1896, in dem die Bekämpfung ansteckender Krankheiten in den französischen Lyceen und Collèges angestrebt wird, den von Pelade (Herpes tonsurans) ergriffenen Schülern der Schulbesuch unter der Bedingung gestattet wird, dass dieselben auf besonderen Bänken sitzen und wärend der Pausen von ihren Collegen getrennt sind; in der Schule haben sie ihren Kopf stets bedeckt zu halten und zwar mit regelrechtem Verbande.

Tuberculöse Kinder sollen von der Schule auch in ihrem eigenen Interesse fern gehalten werden. Leider bietet es grosse Schwierigkeiten, die Lungentuberculose in ihrem Beginne ohne Vornahme bakteriologischer Untersuchungen der Auswurfsstoffe sicher nachweisen zu können. Es wäre daher bei Kindern, die längere Zeit an Bronkhialkatarrhe leiden, zeitweise deren Auswurf auf das Vorhandensein von Tuberkelbacillen zu untersuchen. Auch wäre durch Ausstellung von Spucknäpfen in den Schullocalitäten Sorge zu tragen, dass die Expectorationsstoffe der von Husten befallenen Kinder nicht auf den Boden gelangen.

Alle bis jetzt angeführten hygienischen Massregeln hatten den Zweck, von dem Schulkinde die Infectionskeime fern zu halten. Es frägt sich nun, haben wir Mittel, welche bewirken, dass wenn das Schulkind den Krankheitskeimen ausgesetzt ist, es nicht die Krankheit acquirirt.

Es ist bekannt, dass der Organismus der Invasion der Krankeitskeime einen Widerstand entgegensetzt, der um so energischer ist, desto kräftiger die Körperconstitution des Individuums ist.

Daraus folgt, dass gesorgt werden muss, dass die Schulkinder g u t g e n ä h r t, in gesunden, nicht lichtarmen Wohnungen untergebracht werden, überhaupt dass alle zur gedeihlichen physischen Entwicklung notwendigen Bedingungen erfüllt werden.

Für gewisse Infectionskrankheiten sind uns Mittel bekannt, welche das Schulkind immun gegen die Krankheit machen. Ein solches Mittel wäre die Schutzpockenimpfung, durch welche, wie die Statistik lehrt, die Sterblichkeit bei Blattern tief gesunken ist.

In neuerer Zeit wendet man zur Immunisirung gegen gewisse Infectionskrankheiten die Impfung mit abgeschwächten Bakterienculturen oder Bakteriengiften, oder die Injection von Blutserum (Heilserum) von immungemachten Tieren an. In der Zukunft dürfte einen grossen prophylaktischen Wert bei Kindern das Diphtherieheilserum erlangen.

Bis jetzt sind es leider nur wenige Infectionskrankheiten, gegen die das Heilserum in der jetzigen Form prophylaktisch auf längere Zeit wirkt. Ohne Zweifel kann man jetzt schon behaupten, dass die prophylaktische Serumbehandlung, überhaupt die Impfung gegen die Ausbreitung gewisser Infectionskrankheiten immer mehr und mehr zu grosser Bedeutung gelangt.

Um die angeführten hygienischen Massregeln erfolgreich durchführen zu können, bedarf es vor Allem der Schulärzte (beamtete Aerzte), welche

am geeignetsten sind die Erkrankung rechtzeitig zu erkennen und die daraus sich ergebenden prophylaktischen Massregeln und deren Controlle durchzuführen. In Frankreich wird seit 1879 die ärztliche Untersuchung der Schulkinder durch die Schulärzte ausgeführt.

New-York hat vor Kurzem, wie schon erwähnt, 150 ärztliche Schulinspectoren angestellt. Es ist unerlässlich, dass zu ärztlichen Schulinspectoren nur Aerzte herangezogen werden, welche in der Hygiene und Bakteriologie gut bewandert sind.

Auch Boston hat bereits Schulärzte. Ich kann der Ansicht, welche Dr. P a l m b e r g auf dem VIII. hygienischen Congress in Budapest im J. 1894 vertrat, dass die obligatorische Anstellung eines Schularztes für Volksschulen auf unüberwindliche Schwierigkeiten stösst und auch keine conditio sine qua non zur Verhütung des Verbreitens epidemischer Krankheiten durch die Schule sei, und die besten Resultate wären zu erwerben durch ein Zusammenwirken des allgemeinen Gesundheitsamtes mit dem respectiven Schulvorsteher, nicht beipflichten. In vielen Städten besteht bereits das Institut der Schulärzte. Die Schwierigkeit der Anstellung solcher Aerzte liegt nur im Kostenpunkte.

Wenn auch die Schullehrer über die ersten Symptome der Infectionskrankheiten nicht nur informirt werden, sondern auch daraus Prüfung ablegen müssen, so wären sie durchwegs nicht in der Lage, die ärztlichen Agenden, welche die Schulhygiene zur Verhütung der Infectionskrankheiten in der Schule fordert, wenn auch notdürftig ausführen zu können, denn dazu bedarf es eines gründlichen Wissens in der Medicin. Es müsste einer der wichtigsten Notbehelfe bei dem schnellen Erkennen von Infectionskrankheiten — die bakteriologische Untersuchung — gänzlich entfallen.

Am Schlusse meines Vortrages erlaube ich mir aus dem Gesagten folgende Thesen wegen ihrer Wichtigkeit zu resumiren:

1) Die Schule muss als ein Factor der Verbreitung infectiöser Krankheiten unter die Schulkinder angesehen werden.

2) Die gegenwärtig in den meisten Städten bestehenden Massregeln zur Verhütung der Infectionskrankheiten durch die Schule entsprechen nicht den an sie gestellten Vorderungen.

3) In allen Fällen, wo das Erkennen einer Infectionskrankheit durch die bakteriologische Untersuchung schneller und sicherer bewerkstelligt werden kann, ist dieselbe auszuführen.

4) Der Mangel an ärztlicher Aufsicht in der Schule ist die Hauptschuld, dass Infectionskrankheiten durch die Schulen verbreitet werden.

5) Die Aerzte sind zu verhalten, alle in ihrer Praxis vorkommenden Infectionskrankheiten sobald wie möglich dem Gesundheitsamte zur Anzeige zu bringen.

6) Die Schule soll rein gehalten werden, unreine Schulkinder sind zum Unterricht nicht zuzulassen.

7) Beim Vorkommen von Infectionskrankheiten, besonders Diphtherie, sind die Schulkinder zu verhalten, die Hände und die Nasenhöhlen mit einer antiseptischen Flüssigkeit zu machen, wie auch den Mund mit einer derartigen Flüssigkeit auszuspülen und zwar unmittelbar nach Schluss des Unterrichtes.

8) Gesunde Kinder aus inficirten Familien dürfen, wenn sie zu Hause bleiben, die Schule nicht besuchen. Ihr Zutritt ist erst gestattet, wenn die Ansteckungsgefahr für die Schule vorüber ist.

9) Die grössere Schülerzahl in einer Klasse bedingt auch eine grössere Gefahr der Ansteckung unter sonst gleichen Umständen. Die Schülerzahl einer Klasse soll die Zahl 40 unter keiner Bedingung überschreiten.

10) Zeigen Kinder in der Schule Erscheinungen einer Infectionskrankheit, so sind sie sofort aus der Schule zu entfernen und die Kinder, die mit ihnen in Berührung waren, unter einer Art Contumaz zu setzen. Die Schule ist sofort zu desinficiren.

11) Die Isolirung soll erst dann aufhören, wenn sich das kranke Kind in Reconvalescenz befindet und bereits gebadet hat, der bakteriologische Befund ein negatives Resultat ergeben und die Wohnung wie die Effecten des kranken Kindes desinficirt worden sind.

12) Die häuslichen Verhältnisse der Schulkinder sind, wo es nur möglich ist, bei der Durchführung der schulhygienischen Massregeln stets zu berücksichtigen.

13) Die Schutzpockenimpfung ist obligatorisch in allen Ländern ein zuführen.

14) Die Widerstandsfähigkeit der Schulkinder gegen Infectionsnkh eiten muss durch eine sorgfältige physische Erziehung gesteigert werden, und darf daher letztere nicht nebensächlich behandelt werden.

15) Zur Durchführung der schulhygienischen Massregeln sind unerlässlich Schulärzte, welche in Ausführung hygienischer und bakteriologischer Untersuchungen eine gewisse Routine besitzen.

Д-ръ **Н. А. Русскихъ** (Екатеринбургъ).

О борьбѣ съ дѣтской смертностью.

Вопросъ о дѣтской смертности имѣетъ обширную литературу, потому что имъ съ большимъ интересомъ занимались многіе авторы, видя въ цифрахъ ея довольно чувствительный показатель санитарныхъ условій жизни изслѣдуемаго населенія. Однако, несмотря на это, если бы мы захотѣли привести вполнѣ точныя данныя изъ статистики, охватывающей хотя бы главнѣйшія государства Европы за опредѣленный продолжительный періодъ времени, то это едва ли было бы вполнѣ возможно, такъ какъ методы вычисленій приняты у многихъ разные и результаты ихъ неудобосравнимы. Мѣстами эти вычисленія велись настолько неточно, что, напр., для выясненія этихъ неправильностей по отношенію къ населенію въ Россіи, В. Я. Б у т я к о в-с к о м у пришлось написать обширную статью, чтобы „опровергнуть общепринятыя понятія о чрезмѣрной смертности въ Имперіи и разрѣшить нѣкоторыя возникшія по этому предмету недоразумѣнія" [1]).

---

[1]) Опытъ о записках смертности въ Россіи и т. д. „Зап. Имп. Акад. Наукъ". Т. VIII. 1896.

При этомъ и свои таблицы онъ считалъ далекими „отъ той степени законченности, какой подобныя таблицы могутъ достигнуть со временемъ“.

Нѣкоторыя части Европейской Россіи имѣютъ свою собственную таблицу, напр. Польша, малодоступную для общаго пользованія, а нѣкоторыя мѣста, напр. Уральская область, повидимому такъ же, какъ и Кавказъ и Сибирь, еще совсѣмъ не имѣютъ правильно поставленной статистики. Мы не нашли также подробной статистики Турціи и другихъ Балканскихъ государствъ.

Не имѣя возможности привести какія-либо новыя и полныя данныя о дѣтской смертности, мы укажемъ только на нѣкоторые матеріалы и воспользуемся цифрами, относящимися до смертности дѣтей до 1 года, такъ какъ на дѣтей этого возраста въ особенности рѣзко вліяютъ окружающія ихъ условія.

Уже изъ табл. на стр. 148 — 149 можно видѣть, какъ велико колебаніе смертности дѣтей до 1 года въ различныхъ странахъ: разница между смертностью въ Ирландіи и Вюртембергѣ болѣе чѣмъ въ 3 раза. Но въ дѣйствительности они еще больше, такъ какъ здѣсь взяты среднія цифры; если же взять ихъ по отдѣльнымъ болѣе тонкимъ районамъ, то окажется, что, напр., въ Пермской губ. смертность дѣтей до 1 года достигаетъ 47, 9% (въ 1883 г.), а въ нѣкоторыхъ приходахъ она достигаетъ колоссальной цифры 60% (Карагайскій приходъ Оханск. у.) [1] изъ родившихся, т. - е. въ 6 разъ болѣе, чѣмъ въ Ирландіи.

Вообще же въ Россіи замѣчается громадное колебаніе цифръ смертности, отъ 12, 5% (Виленская губ.) до вышеуказаннаго въ Пермской губ., которая является въ этомъ случаѣ выдающейся, теряющей почти половину дѣтей до 1 года.

Такія колебанія, указывающія на сравнительное неблагополучіе извѣстныхъ районовъ, уже давно обратили на себя вниманіе изслѣдователей, и высокія цифры смертности находятъ себѣ объясненіе въ тѣхъ или иныхъ природныхъ или общественныхъ условіяхъ жизни населенія. Соотвѣтственно этому предлагается рядъ мѣръ къ пониженію % смертности, хотя, къ сожалѣнію, онѣ остаются пока въ области неисполненныхъ desiderata. Безъ сомнѣнія, нѣкоторыя причины большей смертности являются совершенно непреоборимыми, какъ, напр., условія климата, расы и проч., но есть и ближайшія, болѣе доступныя для насъ причины, которыя находятся, такъ сказать, въ нашихъ рукахъ.

Кстати сказать, перечисленіе причинъ дѣтской смертности, которое можно найти во многихъ работахъ, нерѣдко еще не раскрываетъ истинной причины ея въ данной мѣстности. Такъ не трудно указать, напр., на вредныя вліянія континентальности климата, но оказалъ ли послѣдній свое превалирующее вліяніе въ извѣстномъ случаѣ, или же здѣсь могутъ быть другія, болѣе важныя причины смертности, — остается неизвѣстнымъ. Для Пермской губ., напр., гдѣ смертность весьма велика и климатъ отличается свойствами конти-

---

[1] Предтеченскій, Нѣкоторыя цифровыя данныя о дѣтской смертности въ Перм. губ. „Труды VI съѣзда вр. Перм. губ.“. 1896.

нентальнаго, имѣетъ большое значеніе тотъ фактъ, что здѣсь же, caeteris paribus, у магометанъ смертность дѣтей до 1 года равна только 16, 5%. Очевидно, что климатъ тутъ не причемъ. Скажемъ болѣе, здѣсь не играетъ главной роли бѣдность низшихъ классовъ, потому что живущіе здѣсь магометане не отличаются зажиточностью; напротивъ, въ хорошо извѣстной мнѣ юго-восточной части Екатеринбургскаго уѣзда башкиры-магометане влачатъ самое жалкое существованіе, а между тѣмъ за 4 года (1891—1894) магометане этого уѣзда имѣли только 15, 8% дѣтской смертности до 1 года. То же самое относится къ магометанамъ и другихъ мѣстностей Россіи, напр. Пензенской губ., имѣющихъ только 14% смертности въ этомъ возрастѣ; это же доказывается и относительно евреевъ въ мѣстахъ ихъ осѣдлости.

Оставляя въ сторонѣ тѣ общія условія, которыя вызываютъ усиленную дѣтскую смертность, какъ вліяніе почвы, климата и проч., мы перечислимъ здѣсь только тѣ, которыя могутъ быть до извѣстной степени устранены. Сюда относятся: 1) отказъ матерей кормить своихъ дѣтей грудью, часто ничѣмъ не вызываемый; 2) незнаніе самыхъ элементарныхъ правилъ питанія и физическаго воспитанія дѣтей въ ранній возрастъ ихъ жизни; 3) искусственное вскармливаніе; 4) недостатокъ врачебной помощи въ мѣстахъ, отдаленныхъ отъ жительства врача; 4) беззаботность и равнодушіе нѣкоторыхъ родителей къ положенію своихъ дѣтей, отданныхъ на воспитаніе; 5) недостаточная вѣра въ пользу оспопрививанія; 6) масса предразсудковъ и обычаевъ, вмѣшивающихся въ физическое воспитаніе дѣтей; 7) отхожіе промыслы матерей, при чемъ дѣти пользуются дурнымъ уходомъ и 8) почти полное отсутствіе вниманія со стороны состоятельныхъ и интеллигентныхъ классовъ къ судьбѣ новорожденныхъ дѣтей.

Всѣ эти условія составляютъ, по крайней мѣрѣ въ Пермской губ., ближайшія причины разсматриваемаго нами явленія. Однако всѣ они очень трудно могутъ быть зарегистрированы съ точностью, но мы наблюдаемъ ихъ ежедневно въ нашей практикѣ, когда приносятъ больныхъ дѣтей и матери сообщаютъ анамнестическія данныя ихъ заболѣванія. Въ громадномъ большинствѣ случаевъ эти заболѣванія сводятся къ разстройству пищеварительнаго тракта, явившемуся вслѣдствіе неправильнаго кормленія, а эта неправильность легко могла бы быть устранена при желаніи родителей.

Впрочемъ, мы дѣлали даже попытку собрать цифровый матерьялъ, при чемъ оказалось, что въ Екатеринбургскомъ уѣздѣ „только рѣдкія изъ женщинъ (18%) начинаютъ прикормъ дѣтей своевременно, большинство начинаетъ его, когда ребенку не исполнилось еще 4-хъ мѣсяцевъ, и очень многія (60%!) прикармливаютъ на 1-мъ же мѣсяцѣ" [1].

По другому выводу, изъ 2000 наблюденій, собранныхъ Уральскимъ Медиц. Общ. въ городѣ Екатеринбургѣ по отношенію нѣкорыхъ частей Урала и разработанныхъ врачомъ А. И. Сморкдинпе-

[1] „Записки Урал. Медиц. Общ. въ г. Екатеринб." I годъ. 1891.

Таблица смертности до 1-го года.—Mortalité des enfants pendant leur première année.

	Страны. États.	По Bertillon'y.		По Pfeiffer'y.		По Bodio.		По центр.стат.комит.	
		Годы. Époques.	Умер. до 1 года. % Décès.	Годы.	Умер. до 1 года. % Décès.	Годы.	Умер. до 1 года. % Décès.	Годы.	Умер. до 1 года. % Décès.
1	Ирландія, L'Irlande	65—83	95.5	—	—	1865—78	9.48	—	—
2	Норвегія, La Norvège	66—82	104.9	56—65	10.4	66—76	10.74	66—82	10.5
3	Шотландія, L'Écosse	65—81	122.0	55—64	11.9	65—75	12.81	65—46	12.2
4	Ольденбургъ, L'Oldenbourg	—	—	55—64	12.3	—	—	—	—
5	Шлейзвигъ - Гольштейнъ, Schleswig-Holstein	—	—	55—59	12.4	—	—	—	—
6	Берлинъ	72—76	131.4	61—67	13.5	66—78	13.69	66—82	13.2
7	Швеція, La Suède	66—82	131.9	—	—	—	—	—	—
8	Рядъ-Исландія, L'Islande	80—83	135.2	—	—	—	—	—	—
9	Данія, Le Danemark	70—82	237.5	50—54 / 56—60	13.6 / 14.4	—	—	70—82	13.8
10	Греція, La Grèce	78-82	137.7	—	—	—	—	—	—
11	Англія (Валисъ) L'Angleterre (Wales)	66—82	149.2	38—64	14.9	66—78	15.25	66—82	14.9
12	Бельгія, La Belgique	67—83	148.2	51—60	15.4	—	—	—	—
13	Португалія, Le Portugal	62—	150.0	—	15.5	66—73	17.35	67—83	14.8
14	Массачуэетсъ, Le Massachusets	70—81	163.4	—	—	—	—	—	—

Цифры по Bertillon'у взяты изъ Encyclopédie d'hygiène, прочія цифры и

№									
17	Испанія, L'Espagne	—	—	58—68	18.6	—	—	—	—
18	Седмиградія, Siebengebürge	63—	—	63—65	19.0	—	—	—	—
19	Голландія, La Hollande	—	—	—	—	—	—	—	—
20	Нидерланды	78—81	193.3	50—59	19.6	69—78	19.83	78—81	19.3
21	Швейцарія, La Suisse	69-80	195.2	50—64	20.4	66—74	21.77	69—80	19.5
22	Пруссія, La Prusse	74—82	207.8	60—66	22.2	67—78	21.88	74—82	20.8
23	Италія, L'Italie	72-83	209.7	63—68	22.8	—	—	72—83	21.0
24	Эльзасъ-Лотарингія, L'Alsace-Lorraine	72-81	212.7	—	—	69—78	22.08	72—81	21.3
25	Тюрингія, La Thuringie	—	—	63—67	25.3	74—78	24.65	—	—
26	Кроація-Славонія, La Croatie	74—82	234.0	—	—	—	—	—	—
27	Румынія, La Roumanie	75—82	250.0	64—65	24.7	—	—	—	—
28	Венгрія, La Hongrie	—	—	56—65	21.1	66—78	25.75	65—83	25.5
29	Австрія (Цейсл.) L'Autriche	66-83	255.3	61—69	27.9	66—78	27.16	66—83	26.2
30	Баденъ, Le Bade	66—83	261.7	60-67	26.2	—	—	—	—
31	Военная Граница	—	—	—	—	—	—	—	—
32	Европейская Россія, La Russie d'Europe	67—78	266.8	55—65	26.3	67—75	26.54	67—81	27.1
33	Саксонія, Le Saxe	65—79	270.0	63—69	29.2	65—74	27.63	65—70	27.0
34	Гогенцоллернъ, Le Hohenzollern	—	—	27—69	30.7	—	—	—	—
35	Баварія, La Bavière	66—83	308.4	58—66; 62—68	35.4; 36.0	66—78	31.62	66—83	30.8
36	Вюртембергъ, Le Wurttemberg	71—81	312.5	—	—	71—77	32.36	71 81	31.2

в ы м ъ [1]), оказывается, что 49% начинаютъ прикормъ съ 1-го мѣсяца, 12% со 2-го, 6% съ 3-го и 5% съ 4-го мѣсяца. Отсюда естественно вытекаетъ то заключеніе, что заболѣваемость дѣтей во многихъ случаяхъ зависитъ отъ нераціональнаго способа кормленія ихъ въ первые же мѣсяцы жизни.

Многочисленный рядъ изслѣдователей-врачей, наблюдающихъ въ разныхъ частяхъ Россіи, свидѣтельствуетъ, что воспитаніе дѣтей перваго возраста въ массѣ населенія обставлено очень неудовлетворительно. Сами матери нерѣдко не пользуются хорошимъ питаніемъ, внѣшнія условія жизни порой до крайности не гигіеничны, непосильный трудъ истощаетъ силы, въ особенности во время страды, и при всемъ этомъ полное отсутствіе знаній по гигіенѣ ребенка, съ обширнымъ запасомъ предразсудковъ на этотъ счетъ. Вообще здѣсь имѣются налицо всѣ условія для заболѣванія нѣжнаго дѣтскаго организма, при недостаточности медицинской помощи, что и влечетъ за собой зачастую смерть ребенка, или же здоровье его надрывается настолько, что хилость остается на продолжительное время, если не на всю жизнь. Вообще картина самая безотрадная и она не преувеличена въ только что сказанномъ,—ежедневныя наблюденія врачей ее подтверждаютъ вполнѣ. [2]) Только магометанскія и еврейскія дѣти находятся въ сравнительно счастливыхъ условіяхъ, что зависитъ отъ релігіозныхъ воззрѣній этихъ народностей.

Несмотря на то, что все это совершается у всѣхъ на виду, мѣръ для борьбы не принимается почти никакихъ. Мы не говоримъ о врачебной помощи, хотя и она для деревенскаго жителя мало доступна, по недостаточности въ Россіи медицинскаго персонала; во всякомъ разѣ она является уже тогда, когда ребенокъ заболѣлъ и рѣчь идетъ о его лѣченіи. Не говоримъ также о такихъ учрежденіяхъ, какъ воспитательные дома, которые возникаютъ благодаря печальной необходимости пріютить сиротъ, да такихъ учрежденій и не много и вліяніе ихъ на смертность дѣтей проблематично. Такихъ же учрежденій, которыя приходили бы на помощь матерямъ, когда онѣ должны отправляться на работу, окружали бы ребенка всевозможными попеченіями въ ея отсутствіе, каковыми являются „ясли“, — ихъ у насъ, къ сожалѣнію, ничтожное число, не превышающее двухъ-трехъ десятковъ на всю Россію. При томъ зачастую ясли не обезпечены средствами, открыты на небольшое число мѣстъ и вообще сколько нибудь замѣтной роли до сихъ поръ не играли. Ясли въ деревняхъ встрѣчаются только какъ отдѣльныя попытки частныхъ лицъ, и нынче въ первый разъ Пермское губернское земство открыло на лѣто 11 яслей, по однимъ на каждый уѣздъ. Но и эта сѣть яслей, конечно, капля въ морѣ.

А такихъ учрежденій, гдѣ каждая мать могла бы найти совѣтъ по гигіенѣ дѣтскаго возраста, которыя бы активно стремились рас-

---

[1] „Записки“. 2. IV. 1895.

[2] J. Bertillon говоритъ о Россіи: „Près de la moitié des berceaux se vident dans un cercueil et ne sont pour les parents qu'un triste sujet d'angoisses et de larmes“.

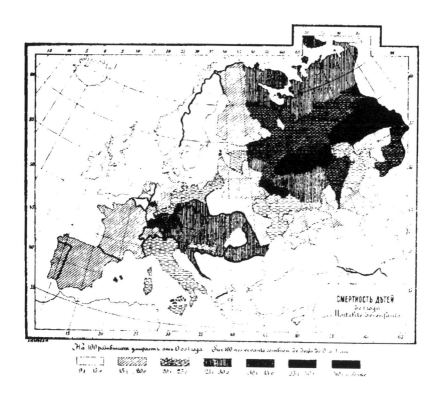

СМЕРТНОСТЬ ДѢТЕЙ
до 1 года
Mortalité des enfants

На 100 родившихся умираетъ отъ 0 до 1 года   Sur 100 nés vivants combien de décès de 0 à 1 an

| 9 ‥ 15 ‰ | 15 ‥ 20 ‰ | 20 ‥ 25 ‰ | 25 ‥ 30 ‰ | 30 ‥ 35 ‰ | 35 ‥ 40 ‰ | 40 и более |

Карта распредѣленія дѣтской смертности до 1 года.

Distribution géographique de la mortalité des enfants
pendant leur première année.

ширить кругъ познаній матерей, такихъ учрежденій нѣтъ. Медики?—
но къ нимъ обращаются только при болѣзняхъ дѣтей, да ихъ и не
такъ много. Учебныя заведенія?—но въ нихъ гигіена игнорируется
вполнѣ, если не считать кой-какихъ отрывковъ въ педагогикѣ, пре-
подаваемой въ женскихъ гимназіяхъ. Дальше этого ничего нѣтъ и
все предоставлено итти самому себѣ.

Намъ думается, что нѣтъ нужды развивать подробности этой
картины, она близко знакома всѣмъ практическимъ врачамъ и ги-
гіенистамъ. Рѣчь можетъ итти только о томъ, что дѣлать? Этотъ
вопросъ возникаетъ, вѣроятно, въ головѣ каждаго врача, въ амбу-
латорію котораго ежедневно приносятъ дѣтей—жертвъ неправильнаго
физическаго воспитанія. Энергія падаетъ, когда знаешь, что кромѣ
этихъ десятковъ заболѣвшихъ дѣтей стоятъ сотни, тысячи или также больныхъ. или имѣющихъ заболѣть, вслѣдствіе безпорядочнаго за
ними ухода, тѣмъ болѣе, что матери, выслушивающія ваши совѣты,
проявляютъ зачастую замѣчательное равнодушіе къ своимъ дѣтямъ,
видя причину болѣзни то въ „дурномъ глазѣ", то въ какомъ-то
„повѣтріи". Многія изъ нихъ, уже имѣвшія ранѣе 6—8 человѣкъ
дѣтей, съ удивленіемъ выслушиваютъ, что нельзя кормить хлѣбомъ
съ 1-го мѣсяца, нельзя давать прокислую соску и пр.

Мы полагаемъ, что для организаціи борьбы съ дѣтской смертностью, для постоянной обработки вопросовъ, касающихся ея, для
болѣе точной и обнимающей всѣ европейскіе народы статистики дѣтской смертности и для привлеченія возможно большаго числа лицъ
для этой борьбы различныхъ профессій, такъ или иначе могущихъ
быть здѣсь полезными, необходимо устройство международнаго общества, съ постояннымъ бюро, централизующимъ это дѣло. Это
общество или союзъ могло бы организовать отдѣльныя филіальныя
учрежденія, заботящіяся объ извѣстномъ районѣ и проводящія въ
массу населенія всѣ тѣ здравыя понятія о физическомъ воспитаніи,
которыя выработаны наукой и опытомъ. Общество, имѣя повсюду
своихъ агентовъ, подобно Обществу Краснаго Креста, могло бы
устранвать образцовые пріюты (ясли) для дѣтей перваго возраста,
дѣйствовать всѣми способами, помогая несвѣдущимъ и неимущимъ
матерямъ. Особенно видную роль могли бы играть здѣсь женщины,
преданныя дѣлу. Для опубликованія своихъ задачъ и своихъ дѣй-
ствіи общество могло бы основать свой органъ, а для болѣе деталь-
ной разработки вопроса объ организаціи этого дѣла было бы жела-
тельно теперь же избрать комиссію изъ представителей различныхъ
національностей, находящихся на XII международномъ съѣздѣ врачей въ Москвѣ и заинтересованныхъ этимъ дѣломъ. Къ будущему
съѣзду они приготовили бы подробныя данныя, касающія недостат-
ковъ существующей статистики, выработали бы способы ея объеди-
ненія, и наконецъ подготовили бы проектъ организаціи борьбы съ
дѣтской смертностью на возможно широкихъ началахъ.

Dr. H. Zahor (Prag).

Ueber den Einfluss der öffentlichen Impfung auf die Bewegung der Blattern in Prag.

Conclusionen:

1. Nach dem Jahre 1888 sind die Blattern in Prag in einer mehr weniger marquirten Abnahme begriffen, so zwar, dass im Laufe der letzten drei Jahre: 1895, 1896 und 1897, die Blattern vollkommen verschwunden sind: diese evidente Abnahme fällt mit der Verminderung der Prager Sterblichkeit und hauptsächlich mit dem Fortschritte der öffentlichen Impfung zusammen.

2. Die Morbidität der Nichtgeimpften ist beinahe zweimal so stark, wie die der Geimpften, und, consequenter Weise, ist die Sterblichkeit der Nichtgeimpften achtmal so gross, wie die der Geimpften.

3. Die Vorteile der öffentlichen Impfung und deren Einfluss auf die Abnahme der Blattern sind in den vom Vortragenden an den XII internationalen Aerzte-Congress in Moskau eingesandten tabellarischen Ausweisen und Diagrammen so klar und praecis, dass dieselben die Regierungen direct zur Einführung der obligatorischen Impfung auffordern.

Quatrième Séance.

Lundi, le 11 (23) Août, 9 h. du matin.

La Séance fut ouverte par le Prof. Boubnoff (Moscou).
Présidents: Prof. Fränkel (Halle), Prof. Nocard (Alfort).

Prof. Escherich (Graz).

Ueber specifische Krankheitserreger der Säuglingsdiarrhoeen.

(Streptokokkenenteritis).

Aus dem Chaos, das gegenwärtig noch die Verdauungsstörungen des Säuglingsalters in klinischer und aetiologischer Beziehung bilden, hebt sich in immer schärferen Zügen neben den auf dyspeptischer Grundlage entstehenden Störungen eine Gruppe von Erkrankungen ab, welche nach Art der echten Darminfectionskrankheiten, wie der Dysenterie und der Cholera asiatica, einsetzen und sich verbreiten. Der Beginn derselben ist mit oder ohne vorausgehende Diarrhoeen ein acuter, häufig von Fieber, Prostration, schweren Allgemeinerscheinungen begleitet. Die örtlichen Krankheitserscheinungen am Darme entsprechen

meist den einer entzündlichen Affection des Dickdarmes, wie sie von
W i d e r h o f e r unter dem Namen der Enteritis follicularis in meister-
hafter Weise gezeichnet wurde. Der Verlauf ist ein schwerer, bei jungen
Kindern häufig tödlich. Sie erliegen entweder der acuten Attaque oder
verfallen in einen Zustand des Marasmus, in welchem sie dann an
Cystitis und ihrer Complication, Pneumonie, Atrophie etc. zu Grunde
gehen. Ihr zeitliches Auftreten ist nicht abhängig von der Lufttempe-
ratur, eher scheinen Herbst und Winter bevorzugt. Dagegen tritt eine
ausgesprochene Contagiosität derselben zu Tage, so dass es in Kinder-
spitälern zu lange sich hinziehenden Hausepidemieen kommt. Wir hatten
1896 unter einer derartigen Endemie zu leiden, wobei im Zeitraum von
7 Monaten nicht weniger als 18 Kinder erkrankten und 6 davon starben. Eine kurze Mitteilung darüber findet sich in den „Mitteilungen
des Vereines der Aerzte in Steiermark", 1897, Nr. 3. Eines ähnlichen
Vorkommnisses thut H e u b n e r in seiner Schrift über Säuglingsspi-
täler Erwähnung; er ist geneigt, diesen infectiösen Momenten die
Ursache der schlechten Erfolge zuzuschreiben, welche bisher die künstliche Ernährung der Säuglinge in Spitälern aufzuweisen hat.

Es ist bemerkenswert, dass die Beweisgründe für die Aufstellung
dieser specifischen Darminfectionskrankheiten der Kinder lediglich dem
klinischen Charakter und dem epidemiologischen Verhalten derselben
entnommen wurden. Die bakteriologische Durchforschung der Stühle
hat trotz der grossen Arbeit und Mühe, welche zahlreiche Forscher
darauf verwendet, bisher noch keinerlei specifische Bakterienarten erkennen lassen. Unter normalen, wie in pathologischen Fällen, fanden
sich neben den gewöhnlichen Milchkotbakterien nur vereinzelte, den
Fäulnisserregern oder den Luftkeimen zugehörige Bakterienarten.

B a g i n s k y [1]), der als einer der Ersten sich mit bakteriologischen
Untersuchungen der Säuglingsdiarrhoeen beschäftigt hat, kommt zu dem
Schlusse, dass diese letzteren durch die abnorm reichliche Wucherung
saprophytischer, zum Teil als Fäulnisserreger bekannter Bakterien
hervorgerufen seien, welche durch Abspaltung giftiger Producte aus
den in der Nahrung vorhandenen Eiweisskörpern zur Entstehung der
schweren toxischen Symptome Veranlassung geben.

In anderer Weise haben einzelne französische Autoren sich über
den Mangel specifischer Krankheitserreger hinweggeholfen. Da sie im
normalen wie im pathologischen Stuhle (Cholera infantum) dasselbe
Bacterium coli vorfanden, so nahmen sie an, dass in dem letzteren
Falle eine Aenderung des Charakters des Colibacillus eingetreten sei
und dieser plötzlich infectiöse und toxische Eigenschaften angenommen
habe. Die Verschiedenheiten in der Virulenz der isolirten Colibacillen,
sowie der Umstand, dass dieselben häufig agonal und regelmässig nach
dem Tode im Blute und den Organen der Kinder gefunden wurden,
scheinen zu Gunsten dieser Annahme zu sprechen. Trotzdem glaube
ich, dass bis heute der Nachweis von der Existenz einer p r i m ä r e n,
durch Bacterium coli hervorgerufenen Darminfectionskrankheit für das
Säuglingsalter noch nicht erbracht ist und dass die im Verlaufe und
nach Ablauf von Verdauungsstörungen auftretende Colibacillose nur eine

---

[1]) Ueber Cholera infantum. „Archiv für Kinderheilkunde", 1891, Bd. XII.

secundäre, durch Epithelverluste im Darm und die gesunkene Widerstandsfähigkeit des Organismus ermöglichte Invasion darstellt. Dagegen können die in gewisse Körperhöhlen (Harnwege, Gallenblase, Peritoneum) eingedrungenen Colibacillen, wenn sie dort die Bedingungen zu ihrer Vermehrung finden, sehr wol selbstständige, unter Umständen sogar tödlich endende Erkrankungen hervorrufen.

In jüngster Zeit hat C z e r n y den Versuch gemacht, den Schwierigkeiten der directen Faeces-Untersuchung dadurch aus dem Wege zu gehen, dass er sich auf die Isolirung der im Blute der verdauungskranken Säuglinge nachweisbaren Bakterien beschränkte. Er ging dabei von der Voraussetzung aus, dass es bei allen schwereren Formen, den von ihm als Gastroenteritis bezeichneten Verdauungsstörungen, zum Uebergange der krankheitserregenden Bakterien in die Blutbahn komme. Ich kann diese Annahme für das Gros der auf dyspeptischer Grundlage sich entwickelnden Verdauungsstörungen nicht zugeben. Zahlreiche Untersuchungen haben mir gezeigt, dass bei den gewöhnlichen Magendarmkatarrhen der künstlich genährten Säuglinge das Blut steril bleibt, oder höchstens in der Agonie Colibacillen oder andere Bakterien nachweisbar werden. Indess will ich damit keineswegs die Möglichkeit eines solchen Ueberganges in Abrede stellen — ich werde in Folgendem selbst ein praegnantes Beispiel dafür anführen—allein der exacte Nachweis eines solchen scheint mir durch die Untersuchungen von C z e r n y & M o s e r [1] keineswegs erbracht. Die genannten Autoren haben zwar bei einer Anzahl an schweren Verdauungsstörungen leidender Säuglinge der Prager Findelanstalt im Blute der Erkrankten spärliche Exemplare der gewöhnlichen Eiterkokken, des Bacterium coli, lactis aërogenes, pyocyaneus, nachweisen können. Allein den Ort, von welchem aus dieselben in das Blut eingedrungen sind, erschliessen sie nur „aus den klinischen Beobachtungen". Selbst wenn wir davon absehen, dass erst zu erweisen wäre, ob die im Blute gefundenen Bakterien die Ursache von Verdauungsstörungen sein können, so fehlt jedenfalls der Nachweis, dass dieselben, vor ihrem Erscheinen im Blute, im Darmcanal, respective den Stühlen in grösserer Menge vorhanden waren. Ein solcher Nachweis wäre besonders hinsichtlich der Eiterkokken und des Pyocyaneus möglich und notwendig gewesen, da dieselben unter gewöhnlichen Umständen nicht im Stuhle vorhanden sind und, bei der ungemeinen Neigung dieses Lebensalters für Infectionen, von den verschiedensten Stellen aus in den Kreislauf eindringen können.

Zu den wenigen Forschern, welche, nicht abgeschreckt durch eine lange Reihe von Misserfolgen, unverdrossen auf dem allein richtigen Wege der bakteriellen Durchforschung der Stühle weiterschritten, gehört B o o k e r. Er gelangt in seinen jüngsten, in „John Hopkin's Hospital reports", Vol. VI. 1897, veröffentlichten Arbeit zu Resultaten, die sich vielfach mit denjenigen berühren, welche ich selbst auf Grund langjähriger Untersuchungen über diesen Gegenstand gewonnen habe. Er unterscheidet im Wesentlichen, gestützt auf den klinischen Befund und die mikroskopische Untersuchung der Stühle, zwei, respective drei

---

[1] Klinische Beobachtungen an magendarmkranken Kindern im Säuglingsalter. „Jahrbuch für Kinderheilkunde". 1894, Bd. XXXVIII.

Arten von Durchfallkrankheiten der Kinder: eine Gruppe nicht entzündlicher, dyspeptischer Verdauungsstörungen, welche unseren Gährungsdyspepsieen und -Katarrhen entspricht und eine Gruppe primär infectiöser Erkrankungen mit entzündlichen Veränderungen der Darmwandungen, in welcher er nach den im Stuhl in überwiegender Zahl auftretenden Bakterien eine bacilläre und eine durch Streptokokken hervorgerufene Enteritis unterscheidet. Wenngleich die Gegenüberstellung und die klinische Charakterisirung dieser Formen noch nicht mit genügender Schärfe hervortritt und der Autor es verabsäumt hat, die den klinischen Typus bestimmenden Bakterienarten aus dem Stuhle zu isoliren, so liegt doch in dieser Arbeit ein wesentlicher Fortschritt, insoferne hier zum ersten Male der systematische Versuch einer Differencirung des dem diarrhoeischen Stuhl zukommenden Bakterienbildes und einer Verwertung derselben für die klinische Diagnose gemacht wurde.

Der Grund, weshalb man diesen naheliegenden Weg nicht schon früher eingeschlagen hatte, liegt wol darin, dass die meisten Untersucher in einseitiger Weise nur die Resultate der bakteriologischen Züchtungsmethoden in Betracht zogen, welche in monotoner Eintönigkeit die verschiedenen Arten der Coligruppe, das Bacterium lactis, den Proteus und einige Hefen- und Kokkenarten aufwiesen. Ich habe schon vor Jahren darauf aufmerksam gemacht, wie gross der Unterschied ist, der namentlich in pathologischen Fällen zwischen dem Ergebniss der bakterioskopischen Stuhluntersuchung und den Culturmethoden besteht. E b e r l e [1]) hat an meiner Klinik gezeigt, dass bei sorgfältig angelegter Cultur nicht mehr als 5—10% der im normalen Kot sichtbaren und färbbaren Bakterien auf den Platten sich entwickeln. Die unrichtigen Schlussfolgerungen, deren ich vorhin Erwähnung gethan, sind zumeist dadurch veranlasst, dass man auf Grund der Züchtungsmethoden die Bakterienflora des Darmes in pathologischen Zuständen für eine viel einfachere und constantere hielt, als sie in Wirklichkeit war. Die aufmerksame Untersuchung der mikroskopischen Stuhlpraeparate bei verschiedenartigen Darmerkrankungen lässt dies ohne Weiteres erkennen.

Freilich ist zunächst gerade die unentwirrbare Menge und Mannigfaltigkeit der Bakterienformen ein schwer zu überwindendes Hinderniss. Allein mit zunehmender Uebung lernt das Auge ziemlich sicher den Kreis der morphologisch einigermassen auffälligen, häufiger wiederkehrenden Arten von den nur zufällig erscheinenden unterscheiden. Störender ist der Umstand, dass sich bei der mikroskopischen Durchmusterung grosse Unterschiede in den verschiedenen Partieen des Stuhles finden, je nachdem dieselben aus Nahrungsresten, oder aus Schleim oder Eiter bestehen. Von grossem Nutzen erwies sich mir dabei die Anwendung einer Färbmethode, die ich bereits im Jahre 1892 durch Dr. A. S c h m i d t [2]) beschreiben liess. Dieselbe besteht aus der von W e i g e r t angegebenen Fibrinfärbmethode und Nachfärbung mit Fuchsin, wodurch im d i a r r h o e i s c h e n (e n t e r i t i s c h e n) Stuhle die

[1]) „Centralblatt für Bakteriologie". 1896, Bd. XIX.
[2]) Zur Kenntniss der Bakterien der Säuglingsfaeces. „Wiener klinische Wochenschrift". 1892, Nr. 45.

der normalen Darmflora zugehörigen Bakterien rot gefärbt erscheinen und sich von den violett gefärbten fremden, der Entfärbung widerstehenden Bakterienarten ungemein deutlich unterscheiden. (Anders liegen die Verhältnisse im normalen Milchkot, wie l. c. auseinandergesetzt ist).

Mit Hilfe dieser Färbemethode, deren ich mich seit Jahren bei der Untersuchung der Säuglingsstühle bediene, war es mir möglich, in der Gruppe der primär infectiösen Darmerkrankungen auf Grund der im mikroskopischen Bilde nachweisbaren Bakterien mehrere Krankheitstypen, darunter auch die von Booker beschriebenen Bilder, zu unterscheiden. Ich gebe im Nachfolgenden die Schilderung einer klinisch wie bakteriologisch gut charakterisirten Streptokokkenenteritis welche mir im Laufe dieses Frühjahres vorkam, und die ich mit Unterstützung der an meiner Klinik thätigen Volontäre Dr. Hirsh aus Baltimore und Dr. Libmann aus New-York studirt habe. Die Mitteilungen dieser Herren werden nebst den zugehörigen Abbildungen demnächst im „Centralblatt für Bakteriologie" erscheinen. Indem ich betreffs aller Einzelheiten auf diese Arbeiten verweise, beginne ich mit der Schilderung des Krankheitsbildes, soweit sich dieses aus den beobachteten drei Fällen abstrahiren lässt.

Die Erkrankung setzt inmitten voller Gesundheit oder, von leichten Diarrhoeen eingeleitet, acut, mit schweren Allgemeinerscheinungen, Somnolenz, Fieber und Erbrechen ein. Das Erbrechen sistirt alsbald, dafür kommt es zu wenig copiösen, flüssigen Entleerungen, welche den Charakter der Dickdarmstühle tragen und ganz oder zum grössten Teile aus Schleim und Galle, untermischt mit Eiter und Blutpunkten, bestehen. In denselben finden sich reichlich die Streptokokken. Der Stuhl wird sehr häufig und, wie es scheint, unter Schmerzen abgesetzt; das Abdomen ist eher eingesunken, auf Druck schmerzhaft und lässt in der linken Regio inguinalis das contrahirte Colon fühlen. Der Harn wird klar, in geringer Menge abgesondert, enthält Eiweiss, keine oder nur spärlichste Cylinder; in Cultur, ebenso wie das Blut, Streptokokken. In dem schwersten Falle (Werk), einem acht Monate alten Kinde, trat der Tod auf der Höhe dieser Erscheinungen am dritten oder vierten Krankheitstag ein. Die Section zeigt im ganzen Darmtract den Zustand des acuten Katarrhes, hie und da capilläre Blutungen. Im untersten Teile von Dünndarm und Dickdarm sind die Darmwandungen starrer, die Follikel und Plaques mässig geschwellt, nicht ulcerirt, die Schleimhaut deutlich verdickt, gewulstet, in der Nähe des Afters stellenweise oberflächliche Substanzverluste. Im Herz, Niere, Leber beginnende Verfettung.

Die Streptokokken wurden mikroskopisch und in der Cultur im ganzen Darmcanal am reichlichsten und nahezu in Reincultur im oberen Teile des Dickdarmes nachgewiesen. Sie wurden ausserdem aus dem Blute und sämmtlichen Organen gezüchtet und waren in letzteren auch mikroskopisch, namentlich in der Nähe der Blutgefässe nachweisbar. (Dr. Libman).

Der zweite Fall, acht Monate alt, erlag erst, nachdem die stürmischen Erscheinungen von Seiten des Darmcanales bereits wieder im Rückgange waren, an den Folgen der Allgemeininfection. Die Strepto-

kokken wurden hier zuerst im Stuhle, dann wiederholt im Blute des Lebenden nachgewiesen. Es traten Lungenerscheinungen hinzu. Der Patient starb acht Tage nach der Aufnahme ins Spital unter dem Bilde der Adynamie in hochgradiger Cyanose. Fieberhafte Temperatursteigerung bestand nur am ersten Tage. Im Harn war Eiweiss, kein Indican; auf Agar ausgestrichen, fanden sich Streptokokken und Bacterium coli.

Die Section ergab katarrhalische Veränderungen des ganzen Darmes, Schleimhaut blass und stellenweise injicirt, keine stärkere Schwellung der Follikel, keine Geschwüre. In dem dünnflüssigen Darminhalt Streptokokken, die auch aus den untersuchten Organen isolirt wurden. Die von Dr. H i r s h angefertigten Schnittpraeparate des Darmes zeigten, dass einzelne Streptokokken auch in das submucöse Gewebe eingedrungen waren und ein subseröses Lymphgefäss in dichten Massen erfüllten. In den Bronchien reichlich schaumige Flüssigkeit, in der rechten Lunge zwei walnussgrosse Verdichtungsherde; Unterlappen fast vollständig luftleer.

Der dritte günstig endende Fall betraf ein $2\frac{1}{2}$-jähriges Mädchen, das anscheinend nach einem Diaetfehler gleichzeitig mit mehreren anderen Familiengliedern plötzlich erkrankte. Im Beginn hohes Fieber, Erbrechen, Sopor, von Convulsionen unterbrochen, kahnförmig eingesunkener Leib. Die häufig und unter Schmerzen abgesetzten Stühle bestanden aus gallig gefärbten Schleimmassen, in welchen reichlich die Streptokokken vorhanden waren, Blut, Eiter und Epithelfetzen. In den nächsten Tagen trat noch einmal Temperatursteigerung auf 38,8° auf; die Zahl und Beschaffenheit der Stühle besserte sich und gleichzeitig verschwanden die Streptokokken aus dem Stuhle, der noch durch mehrere Tage Blut, Eiter und kleisterartige Schleimmassen enthielt. Der Harn enthielt am ersten Tage Eiweiss, war jedoch ebenso wie das Blut dauernd frei von Bakterien.

Der im Vorstehenden erwähnte Coccus erscheint im Stuhl zumeist als nicht charakteristischer Diplococcus; dazwischen finden sich jedoch stets kurze, starre Ketten von sechs bis acht und mehr Gliedern. Die letzten zeigen eine eigentümliche Abplattung in der Längsachse der Kette und nicht selten eine besondere Grösse und Färbbarkeit eines oder beider Endglieder, so dass die gefärbte Kette an das Bild einer kleinen Raupe mit dunklem Kopfstück erinnert. Auch in den Organschnitten ist manchmal deutliche Kettenbildung wahrnehmbar; dagegen ist dieselbe bei der Züchtung auf künstlichen Nährböden sehr viel schwieriger zu erkennen. Sie wird hier verdeckt durch die gleichzeitige Teilung in der senkrecht zur Kettenachse gelegenen Richtung. Man erkennt an den abgeplatteten Gliedern feine Teilungslinien, denen bald die Verdopplung einzelner oder sämmtlicher Kettenglieder folgt, so dass hacken-, kreuz-, schachbrettartige Figuren, auch Tetraëder entstehen. Ueberhaupt bietet der Coccus je nach dem Nährboden ein sehr verschiedenes Aussehen und verschiedene Lagerung: gleichwol glaube ich ihn nach den am meisten charakteristischen Formen als Streptococcus bezeichnen zu müssen. In seinem culturellen Verhalten steht er dem F r a e n k e l-W e i c h s e l b a u m - Coccus am nächsten; er widersteht gleich diesem der G r a m'schen, respective W e i g e r t'schen Ent-

färbung und ist pathogen für weisse Mäuse. Dieselben gehen unter
heftigen Diarrhoeen in zwei bis drei Tagen zu Grunde. Unter den künstlichen Nährmedien behagt ihm am besten der Traubenzuckerbouillon
mit Zusatz von etwas menschlichem Serum; auf Agar bildet er kleine
weisse Colonien: auf Gelatine ist keine oder nur spärlichste Entwickelung unter geringer Verflüssigung zu constatiren. Die Virulenz geht
bei Fortzüchtung auf künstlichem Nährboden bald ganz verloren, wärend die Vegetation eher eine reichlichere wird.

Ich stehe nicht an, die beschriebenen Kokken in demselben Sinne
als Erreger der Krankheit zu bezeichnen, wie dies heute betreffs der
Cholera oder Typhusbacillus allgemein annerkannt ist. Sie sind im
normalen Darme nicht in nachweisbarer Menge vorhanden, ihr Erscheinen in den Entleerungen fällt zusammen mit den Symptomen einer
schweren Darmentzündung. Die Untersuchung post mortem zeigt, dass
sie im Darminhalt in grosser Menge, stellenweise in Reincultur vorhanden und befähigt sind, in die Darmwandung und speciell in die
Lymphgefässe einzudringen. Auf diesem Wege gelangen sie in die
Organe, ins Blut, in den Harn, wo sie auch schon in vivo mit Leich-
tigkeit nachgewiesen werden können.

Wenngleich ihre Pathogenität bis jetzt nur für weisse Mäuse nachgewiesen werden konnte, so können wir doch nicht zweifeln, dass ihnen
ebenso wie den nahe verwandten Pneumoniekokken toxisch-infectiöse
Eigenschaften für den menschlichen Organismus zukommen, wofür der
histologische Befund von Kokken in den Geweben, die schweren Allgemeinerscheinungen und die Verfettung der parenchymatösen Organe
sprechen.

Ich schlage daher vor, den Coccus als Streptococcus ente-
ritidis zu bezeichnen. Es ist zwar im Jahre 1895 von Tavel („Annales suisses“, II. Serie, 11) eine Entérite streptococcique beschrieben
worden, allein die von Krumbein näher beschriebenen isolirten Arten
scheinen sich nicht wesentlich von den bekannten Typen der kurzen
und langen Streptokokken zu unterscheiden. Tavel ist der Meinung,
dass die Erkrankung auf die aus unbekannten Ursachen erfolgte Vi-
rulenzsteigerung gewisser, normal im Darminhalt vorkommender Arten
zurückzuführen sei. Für die von mir beschriebenen Fälle scheint mir
die Annahme einer Infection von aussen (mit der Milch?) wahrschein-
licher. Jedenfalls kann man sich schon mikroskopisch davon überzeu-
gen, dass in Handelsmilch in dem durch Centrifugiren erhaltenen
Sediment nicht selten Streptokokken zu finden sind, die vermutlich
von Eutererkrankungen der Kühe stammen. Weitere Uebertragungen
im Spital wurden, obgleich die Kinder sich auf der allgemeinen Abteilung befanden, nicht beobachtet.

Das klinische Krankheitsbild entspricht dem einer zunächst auf den
Darmtract, und zwar dem unteren Abschnitt desselben localisirten In-
fection, welche neben hochgradigen örtlichen Reizerscheinungen auch
schwere toxische Allgemeinerscheinungen hervorruft. Erst im weiteren
Verlaufe kommt es zu einer Invasion des gesammten Organismus, und
zwar durch Eindringen der Kokken in die Lymphgefässe des Darmes.
Es lässt sich also thatsächlich ein erstes Stadium, in welchem die
Bakterien auf den Darmtract beschränkt sind, und ein zweites Stadium

der Allgemeininfection unterscheiden. Die bis zum letzteren vorgeschrittenen Fälle endeten tödlich.

Die Diagnose des Streptokokkenenteritis gegenüber den zahlreichen ähnlich verlaufenden Erkrankungen lässt sich nur durch die Untersuchung des Stuhles stellen, und zwar genügt in der Regel das ungemein charakteristische mikroskopische Bild, das man bei Anwendung der oben angegebenen Färbungsmethode erhält. Jedoch muss man die verschiedenen Partieen durchsuchen. Die Isolirung der Kokken auf Agarplatten ist wegen der Kleinheit der Colonieen schwierig und mühsam. Man kann sich die Sache erleichtern, wenn man eine weisse Maus subcutan mit dem kokkenhaltigen Schleim impft und die Bakterien aus dem Blute der Maus isolirt. Bei den bis zur Allgemeininfection vorgeschrittenen Fällen gelingt der Nachweis der Kokken in Blut und Harn.

Therapeutisch haben wir von hoch hinaufreichenden Darmirrigationen mit Plumbum subaceticum, später Tannigen, auch Stärkeklystiren, zufriedenstellende Wirkung gesehen. Diaetetisch wurden nach vorausgegangener Reinigung des Darmes mittelst Calomel schleimige Abkochungen und Kindernährmehl—zur Erzeugung saurer Reaction im Dickdarm — verabreicht [1]).

Prof. **Hueppe** (Prague).

Les mesures d'hygiène publique contre les maladies infectieuses.

L'auteur n'a pas remis son rapport à la Rédaction.

Prof. **F. J. Bosc.** (Montpellier).

Des bases de la prophylaxie.

Sur les mesures d'hygiène publique contre les maladies infectieuses et en particulier de la préservation individuelle au moyen d'inoculations de virus, de toxines, de sérums.

Les mesures d'hygiène contre les maladies infectieuses comportent un nombre trop considérable d'applications pour qu'il nous soit possible de les passer toutes en revue.

Les règles les plus importantes peuvent se formuler dans trois propositions:

1) Empêcher la maladie de se produire en détruisant les germes morbifiques hors de l'organisme humain, dans leur lieu d'origine.

2) La maladie étant en évolution ou terminée, empêcher que les germes qui ont pullulé ou se sont renforcés chez le malade, ne se disséminent et ne deviennent cause de contamination.

---

[1]) Beiträge zur antiseptischen Behandlung der Magendarmkrankheiten des Säuglings. „Therapeutische Monatshefte". October 1887.

3) Empêcher l'action des germes en mettant l'organisme à même de résister à leur invasion.

I.

Destruction des germes dans leur lieu d'origine.

Pour agir efficacement suivant la première de ces règles, il est
nécessaire de connaître l'origine première des agents de l'infection, de
même que leur mode de propagation à l'homme pour produire la
maladie.

L'origine hydrique ou tellurique de la fièvre typhoïde a entraîné
de longues discussions; l'existence du bacille de K o c h, chez les vaches laitières, dans la viande, dans le lait, a permis de faire de grands
progrès dans la prophylaxie de cette maladie. Il est du plus haut
intérêt de savoir si la tuberculose aviaire, la diphtérie des pigeons,
sont transmissibles à l'homme. Il est non moins utile de savoir si tel
microorganisme répandu dans la nature à l'état saprophytique ne peut
pas devenir virulent et pathogène pour l'homme après son passage
chez l'animal.

J'ai choisi, pour exemple du grand intérêt qu'il y a à rechercher
l'origine exacte des germes, une maladie dont la nature contagieuse
n'est pas douteuse, le c a n c e r. J'espère montrer combien, pour cette
maladie, la recherche des origines du contage est importante, bien
spéciale et combien, par suite, elle peut être utile pour la prophylaxie.

En me basant sur des preuves expérimentales et anatomiques, je
crois avoir démontré que le c a n c e r est causé par des organismes
cellulaires que l'on range dans les êtres inférieurs, sous le nom de
s p o r o z o a i r e s.

Les s p o r o z o a i r e s sont très répandus dans la nature, et on en
trouve pour ainsi dire chez la plupart des êtres vivants, à l'état de
saprophytes, de parasites inoffensifs, qui parfois cependant peuvent
devenir virulents même pour leur hôte habituel et entraîner la mort.

Si l'on réduit cette étude aux faits qui me paraissent le plus
intéressants dans leur application à la prophylaxie, l'on voit que les
sporozoaires habitent de préférence dans le corps de certaines classes
d'animaux.

Parmi les vertébrés le lapin est l'animal qui en contient le plus;
des épidémies de coccidiose tuent rapidement des quantités considérables de ces animaux agglomérés. Les sporozoaires ont leur siège
d'élection dans le foie et en particulier au niveau des canalicules
biliaires, et, dans beaucoup de lapins normaux, on rencontre un foie
strié de canaux jaunâtres ou portant des tumeurs blanchâtres pouvant
atteindre le volume d'un petit pois. Dans ces tumeurs on trouve un
magma caséeux formé, au microscope, d'une agglomération de kystes
coccidiens. Ces lésions peuvent exister en différents points, au niveau
du tube digestif, par exemple, ou du tissu cellulaire sous-cutané, sous
forme de tumeurs qui fréquemment se vident à l'extérieur.

Dans les campagnes, où l'élevage du lapin se fait dans presque

11

toutes les maisons, le sol peut être largement souillé de coccidies enkystées. Le lapin ne peut-il pas devenir dangereux dans l'alimentation, d'autant plus que, dans certains pays, le foie est écrasé cru et sert à la confection de sauces qui ne sont pas ou qui sont à peine passées au feu. Or, c'est presque toujours à l'état de kystes que la coccidie habite le foie, c'est-à-dire sous une forme résistante qui peut être réellement dangereuse pour les voies digestives, en particulier pour l'estomac, où ces kystes sont maintenus longtemps et malaxés.

Parmi les animaux non invertébrés qui entrent communément dans l'alimentation, il faut citer l'escargot. Dans certaines régions et en particulier dans le Midi de la France, on mange d'énormes quantités d'escargots à peine ébouillantés. Dans certains villages, les habitants mangent chaque matin en allant aux champs des escargots crus en quantité. Or, l'escargot renferme des klossias parfois en grande quantité.

Or mes expériences m'ont montré que les coccidies enkystées du lapin, injectées dans la peau de cet animal, donnent lieu à de volumineuses tumeurs dues au développement de ces kystes dans les mailles conjonctives; injectés dans le péritoine, ces kystes développent dans le foie, l'épiploon, des tumeurs qui ont les caractères essentiels de la coccidiose de ces organes.

Mais des expériences encore plus importantes m'ont montré que, si les coccidies du lapin ou de l'escargot paraissent s'adapter parfois difficilement à des milieux animaux différents, cette adaptation peut se faire facilement quand on sait choisir la voie d'introduction, et quand on injecte des formes kystiques et en assez grande abondance.

C'est ainsi que les kystes coccidiens du foie du lapin peuvent produire des tumeurs chez le chien, en revêtant tous les caractères histologiques des tumeurs désignées sous ce nom. C'est ainsi que le rein de l'escargot, inoculé dans le péritoine du cobaye ou du chien, donne naissance à une véritable carcinose miliaire.

Or, il n'est pas douteux, tout au moins pour le Midi de la France, que le cancer ne soit plus fréquent à la campagne, où se fait l'élevage du lapin et où cet animal sert fréquemment comme nourriture. De même, dans le cours de notre enquête, nous avons vu le cancer de l'estomac être extrêmement fréquent dans les villages où les habitants faisaient à jeun une grande consommation d'escargots crus.

Les poissons d'eau douce portent aussi un nombre considérable de kystes de même genre, et, dans beaucoup de pays, ces poissons sont mangés à peine cuits, ou tout au moins le centre ne s'élève pas à une température telle que les kystes soient détruits. Un fait d'un extrême intérêt, au point de vue de pathogénie et prophylaxie du cancer, m'a démontré combien certaines espèces de poissons peuvent dans des circonstances déterminées devenir dangereuses et produire une infection cancéreuse.

Un homme jeune, en mangeant une truite, sent une arête pénétrer dans sa langue; il en retire un fragment aussitôt et croit avoir tout

enlevé. Après quelques jours, il sent un peu de gêne au point piqué, et, au bout de 15 jours, il extrait tout-à-coup du point demeuré vaguement douloureux, avec une gouttelette de pus, un gros fragment d'arête. A partir de ce moment, la petite plaie s'agrandit, s'indure, se creuse, et, au bout de quelques mois, on était en présence d'un beau cancroïde de la langue, avec déterminations ganglionnaires précoces, à marche rapide, et pour lequel l'examen histologique démontra l'existence des caractères typiques de l'épithélioma.

Or, la truite contient des kystes de sporozoaires; la tanche est un des poissons qui en contiennent peut-être le plus grand nombre.

Voilà certains animaux servant à l'alimentation et vivant dans le milieu humain, qui contiennent des éléments de contage dangereux. Sont-ils les porteurs primitifs de ces coccidies kystiques ou amœboïdes, ou bien faut-il penser que celles-ci aient besoin pour leur développement d'un double habitant, du passage d'un organisme animal sur un autre, au même titre que le tœnia, par exemple.

Cette condition nous paraît fort probable. Si l'on étudie le contenu intestinal des insectes du midi de la France, on voit que tous ou presque tous renferment des grégarines, douées de mouvements de progression et de mouvements d'évagination et d'invagination du segment céphalique et souvent visibles à l'œil nu. On trouve également des coccidies et des grégarines à divers degrés de développement. Si on observe la paroi intestinale étalée sous le microscope, on est frappé de voir, faisant saillie dans la cavité générale et traversant la tunique intestinale, de gros sacs kystiques, à paroi épaisse, contenant un très grand nombre de corps sporiformes à double contour, à gros noyaux taillés en navicelles. Sur des coupes, on voit le gros bout du kyste, dirigé vers la cavité générale, l'extrémité effilée traverser la paroi intestinale, et l'on peut voir les corps sporiformes venir se vider au milieu des cellules épithéliales de l'intestin.

Ces énormes quantités de kystes, existant dans l'intestin des insectes et se déversant au-dehors, nous permettent de comprendre que toutes les herbes, et en particulier celles de nos jardins, que les eaux croupissantes, soient contaminées, et que les animaux comme le lapin, l'escargot, les poissons, prennent à leur tour ce parasite à l'état de kyste dans leurs voies digestives. Ces kystes vont éclore rapidement dans leur intestin, donner naissance à des coccidies amœboïdes qui pénètrent l'épithélium et vont se fixer dans les canalicules biliaires, le foie, l'organe de B o j a n u s, ou même pénétrer dans la circulation générale.

Les insectes doivent donc tenir une grande place dans la prophylaxie du cancer. Si l'on songe que c'est surtout à la campagne que le cancer est de beaucoup le plus fréquent, que c'est là qu'on est environné d'insectes de toute sorte qui parfois circulent dans les habits et sur la peau, on devra penser qu'il peut y avoir là une relation de cause à effet pour ce qui regarde les cancers extérieurs. Ce point sera surtout important pour les femmes qui nourrissent et laissent leur sein nu, le mamelon excorié. Un seul insecte écrasé sur la peau et dans les environs de cette porte d'entrée représente la mise en liberté de

11*

milliers de kystes, c'est-à-dire de formes de résistance, aptes à se greffer et à se plier aux conditions de tout nouveau milieu.

D'autre part, les corps des insectes morts, les excréments des insectes déposés dans les eaux croupissantes, peuvent permettre la pénétration de kystes ou d'amèbes dans la trompe des moustiques ou des insectes piquants, d'où encore un moyen de contamination qui est des plus importants pour la transmission de la fièvre intermittente et qui me parait pouvoir l'être tout autant pour le cancer.

Un fait qui plaide dans ce sens m'a été relaté par le professeur F o r g u e. Une personne intelligente, piquée à la joue par une mouche, écrase d'un brusque mouvement de main cette mouche sur le point piqué. Or, c'est très exactement en ce point que se développa, peu de temps après, un épithélioma à marche rapide.

Les eaux croupissantes deviennent également dangereuses, de même que le transport par l'air des excréments d'insectes desséchés et contenant des kystes. Transportés sur une surface irritée comme la lèvre du fumeur, ne pourront-ils pas être le point de départ d'une tumeur maligne?

Au même titre que les escargots mangés crus, les légumes mangés crus peuvent devenir dangereux, en ce qui concerne le développement de néoplasies internes, surtout ceux qui ne sont qu'imparfaitement lavés, et qui, même lavés, sont laissés dans les cuisines, exposés aux déjections des blattes par exemple lesquels contiennent de nombreux kystes dans leur intestin. Dans une maladie aussi grave que le cancer et dont la malignité s'accroit chaque année, aucune investigation étiologique n'est inutile.

La transmission du contage à sporozoaires peut se faire d'un animal à l'autre, du lapin au chien, de l'escargot au chien, du chien au lapin, de l'homme au lapin et au chien; à plus forte raison, la contamination sera-t-elle facile d'espèce à espèce et pourra-t-elle revêtir un véritable caractère de malignité. Ainsi des tumeurs du foie du lapin, injectées en séries à lapins, déterminent des tumeurs à marche; de même de chien à chien; il en sera de même d'homme à homme. La contagion est certaine, ordinairement difficile, parce que la porte d'entrée et la forme d'évolution du sporozoaire ne sont pas toujours favorables, mais ces conditions sont parfois tellement propices, que l'on a pu assister à de véritables épidémies de cancer.

L'on voit toutes les règles que la prophylaxie du cancer peut tirer de ces connaissances, que l'on considère leur source même ou les moyens de transmission. Il est facile d'en déduire les mesures les plus propres à lutter contre des cancers viscéraux ou cutanés.

Ces conseils s'adressent plus particulièrement aux gens qui habitent la campagne, surtout les mois d'été et dans les pays méridionaux; et, plus spécialement, ceux où les insectes abondent et où il est d'habitude de manger des escargots crus.

Tous les légumes, et en particulier ceux qui doivent être mangés crus, devront être très soigneusement lavés; l'eau devra être filtrée, et l'on évitera soigneusement les piqûres d'insectes et l'exposition au grand air de parties du corps tels qu'un mamelon ou une lèvre excoriés; l'on devra formellement rejeter cette pratique instinctive

d'écraser sur un point quelconque de son tégument l'insecte d'apparence inoffensive qui est venu s'y poser.

Le poisson devra être mangé bien cuit, de même que les escargots et tous les animaux porteurs de coccidies. Le foie du lapin devra être rejeté ainsi que toute partie de l'animal portant des tumeurs jaunâtres, qui sont des tumeurs à coccidies.

Enfin, tout animal porteur d'une tumeur, y compris les chevaux à tumeurs mélaniques, devra être abattu et brûlé ou enterré dans, la chaux vive, et l'on prendra, vis-à-vis des personnes cancéreuses, les mêmes précautions que pour les autres malades atteints d'une affection contagieuse grave.

II.

La maladie étant en évolution ou terminée, empêcher que les germes qui ont pullulé ou se sont renforcés chez le malade, se disséminent et deviennent une cause de contamination.

Le moyen le plus simple est la destruction du germe. Pour cela, il faut l'atteindre chez le malade et dans les circumfusa.

1° Pendant l'évolution de la maladie infectieuse et contagieuse, la règle primordiale est l'isolement complet du malade Je ne veux pas insister ici sur l'application de cet isolement qui, théoriquement, doit être absolu pour toute maladie infectieuse, mais dont la rigueur et le moment d'application sont sujets à varier avec la nature de la maladie.

Pour remplir toutes les conditions de prophylaxie par destruction des germes, il est de la plus haute importance de distinguer les maladies infectieuses à évolution rapide (diphtérie, peste, choléra) et les maladies infectieuses à évolution chronique (tuberculose), au point de vue de la facilité de l'isolement et de la rigueur des mesures prophylactiques. C'est évidemment pour les premières que ces mesures pourront être le plus impérieusement exigées, non pas qu'elles ne soient pas aussi indispensables pour les secondes, mais parce que la formation de foyers de vastes épidémies est immédiatement à redouter, et que l'évolution rapide et en foyers de la maladie permet d'appliquer toutes les mesures nécessaires, même à un grand nombre d'individus.

Pour ce qui est des contages liquides (matières fécales, urines, crachats), ou des contages solides, éliminés par le malade (fausses membranes), il est indispensable d'avoir des vases en faïence, de nettoyage facile, dans lesquels on recueillera les matières, après avoir versé préalablement du lait de chaux ou une solution forte de sublimé.

Le contenu, déjà désinfecté, sera versé s'il est possible, non pas dans les égouts communs, mais transporté dans des fosses contenant de la chaux vive; cette pratique devrait exister tout au moins pour les milieux hospitaliers, et peut-être serait-il encore bien plus pratique d'incinérer tous ces résidus et plus particulièrement les crachats et les matières contaminées présentant une certaine épaisseur, fausses membranes, objets de pansement.

Pour ce qui regarde la désinfection des objets venus au contact

du malade et en particulier des linges, ils devraient être recueillis, dans la chambre même du malade, dans une caisse en zinc à fermeture hermétique laissée à demeure et fournie par les municipalités ou les agences de désinfection.

La désinfection du malade au cours de sa maladie est importante, car elle permet de détruire avant la guérison une quantité considérable de contage et peut empêcher le développement d'infections secondaires. Ainsi pour la variole, la scarlatine, les lavages de la peau avec une solution de sublimé, de façon à enlever les squames à mesure de leur formation; des frictions de corps gras sur des plaques d'érysipèle; les lavages antiseptiques fréquents de la gorge dans la diphtérie ou les angines malignes.

Pour la diphtérie en particulier, les lavages antiseptiques réguliers de la gorge aideront à faire disparaître plus rapidement le bacille de Lœffler qui peut y persister pendant plusieurs mois avec conservation de la virulence, et empêcheront la pullulation du streptocoque.

2° Lorsque la maladie est terminée, il est un point de la plus grande importance qui est malheureusement considéré trop superficiellement par le médecin. C'est le moment où la désinfection du local contaminé doit être pratiquée.

Prenons, par exemple, un cas de variole. Le malade est levé, mange, va bien, mais il a encore de la desquamation en voie de se faire sur divers points du corps.

Le médecin n'est pas en droit de faire pratiquer encore la désinfection définitive du local, car c'est commettre une double faute ou bien forcer le malade à sortir de son appartement isolé pour aller contaminer d'autres points et avoir fait une désinfection inutile de la pièce, puisque l'individu va de nouveau l'habiter avec ses squames. Lorsque des lavages quotidiens à la liqueur de van Swieten auront déjà fait disparaître les squames et qu'il ne s'en reformera plus, à ce moment on pratiquera simultanément une dernière désinfection du malade (bain au sublimé) et la désinfection énergique des locaux infectés.

Pour certains cas, le rôle du médecin pourra devenir très délicat, par suite de l'absence de signe clinique précis, qui détermine le moment où tout danger de contagion a disparu. Dans certains cas de diphtérie par exemple, l'angine est guérie cliniquement, et cependant l'examen bactériologique de la gorge montre la présence du bacille de Lœffler parfois en quantité considérable, malgré les lavages antiseptiques répétés. Doit-on continuer à garder l'enfant strictement isolé, doit-on attendre pour la désinfection du local? Nous pensons que, lorsque les limites de persistances dépassent la durée ordinaire, il faut ne pas se contenter de la recherche simple du bacille, mais il est nécessaire de pratiquer l'examen de sa virulence. Dans le cas de bacille non virulent, on fera cesser l'isolement après avoir pris toutes les mesures de désinfection et du malade et des objets antérieurement contaminés. Toutefois il est peut-être prudent de défendre à cet enfant, encore suspect, l'entrée de l'école ou de toute agglomération d'enfants parmi lesquels certains peuvent présenter un degré maximum de réceptivité.

Pour ce qui concerne la désinfection des locaux et objets contaminés, l'idéal serait de pouvoir désinfecter en une seule séance et l'appartement et les objets qu'il contient, sans transport de ceux-ci au dehors.

L'a n h y d r i d e   s u l f u r e u x détériore la plupart des objets mobiliers; il ne peut être appliqué qu'à la désinfection de murs nus, de sorte qu'une désinfection par ce gaz se complique de désinfections partielles par d'autres moyens.

De plus, cette désinfection est douteuse dans ses résultats. D'après certains auteurs, les vapeurs d'acide sulfureux à saturation détruisent tous les germes après une durée d'action de six jours. Cette durée d'action des vapeurs nécessaire est déjà de beaucoup trop longue, dans la pratique; mais, ce qui est autrement grave, ces vapeurs ne touchent pas aux spores charbonneuses, et S a n a r e l l i a montré que le pouvoir désinfectant des vapeurs d'acide sulfureux est très incertain.

Dans des expériences personnelles, nous avons exposé pendant plus de six jours des échantillons de divers microbes, à des vapeurs saturées. Les échantillons ensemencés ont donné rapidement des cultures.

Quelle est la valeur des agents de désinfection employés sous f o r m e   l i q u i d e: crésol, lysol, liqueur de van S w i e t e n, acide phénique?

Il est nécessaire que le liquide imprègne tous les points de l'objet et que son action persiste au moins pendant une heure. Ainsi que le disent L e m o i n e & V a i l l a r d, il faut pulvériser le liquide désinfectant jusqu'à ce qu'il ruisselle le long des murs, et, même dans ces conditions, la désinfection est souvent incomplète.

Pour ces auteurs la solution d'a c i d e   p h é n i q u e à 5% serait préférable pour la désinfection des murs aux solutions de sublimé à 1 ou 2%₀.

Cependant ce procédé est à recommander pour la désinfection des murs limitant des espaces non complètement fermés: corridors, cours intérieures, etc.

Si la désinfection des murs nus et des parquets présente une grande importance, il est tout aussi urgent de procéder à la stérilisation des objets qui ont été en contact avec le malade: linges, literie, objets, mobiliers, livres... pour lesquels les procédés précédents sont inutilisables.

Les é t u v e s   à   a i r   c h a u d   s o u s   p r e s s i o n remplissent ce but, mais seulement en partie; elles ne peuvent être utilisées que pour les objets d'une certaine catégorie: linges, matelas, tentures; mais les meubles, les livres et les objets délicats ne peuvent être exposés à leur action. D'ailleurs, la question de la désinfection absolue par l'étuve n'est peut-être pas franchement résolue et quelques doutes se sont élevés à ce sujet, pour les objets épais ou tassés, comme les matelas et les amoncellements de couvertures. D'autre part, la moindre négligence dans la surveillance entraîne des détériorations parfois importantes des objets.

Mais, même en combinant ces divers procédés, on n'arrive pas à pouvoir pratiquer la désinfection de tous les objets. Les bibe-

lots, les tentures, les livres, les meubles, échappent à toute désinfection.

Enfin, pour pratiquer ces désinfections morcelées, il faut transporter les objets contaminés hors des locaux infectés, et l'on court le risque de répandre les germes sur le parcours.

Avons-nous d'autres agents capables de simplifier une opération de désinfection, tout en la rendant certaine?

Il est un corps étudié par les hygiénistes dans ces dernières années et qui a donné d'excellents résultats: c'est le formol.

Nous possédons actuellement des appareils qui permettent la production d'une très grande quantité de vapeurs sèches de formaline, jusqu'à saturation d'un espace donné. M. Trillat a fait faire un très grand pas à la désinfection par les vapeurs de formol en faisant construire un appareil qui peut produire de grandes quantités de vapeurs en transformant la presque totalité du formol employé. Cet auteur s'est basé sur ce fait que, si l'on mélange du chlorure de chaux à du formol (chloroformol) et que l'on chauffe ce mélange dans un autoclave à la pression de 3 à 6 atmosphères, la totalité du liquide passe rapidement à l'état de vapeurs sèches.

Avec le docteur G. Roux, de Lyon, j'ai été l'un des premiers à étudier les propriétés désinfectantes de ces vapeurs dans des conditions pratiques. Les recherches de Vaillard & Lemoine ont vérifié la valeur des règles établies dans ce travail [1]).

Les essais faits sur un cube total de $737^{mc.}$,560 et sur des échantillons divers: microbes, champignons, crachats de tuberculeux, poussières, secs et humides, ont montré qu'au bout de six heures de contact ces échantillons sont complètement stérilisés. Les crachats humides de tuberculeux étalés en couches minces, exposés douze heures à l'action des vapeurs saturées de formaline et injectés sous la peau des cobayes, n'ont produit qu'une légère inflammation banale, de courte durée. Les échantillons humides ont été désinfectés au même titre que les échantillons secs.

On peut dire sans restriction que tous les joints des objets nettement en contact avec les vapeurs de formol sont totalement désinfectés. Mais, lorsque le contact est rendu difficile, le résultat est plus précaire.

Ainsi, sur deux échantillons de microbes placés dans la poche d'un habit dont la patte avait été rabattue, l'un a été tué (staphylocoque), mais l'autre (coli-bacille), plus résistant, a donné lieu à une culture maigre au cinquième jour. Du staphylocoque placé sous un amoncellement de draps, a résisté, de même que du charbon placé au centre d'un matelas non défait.

De la laine prise au centre d'un matelas de scarlatineux a donné des cultures vivaces de streptocoque; au contraire l'échantillon microbien placé entre un matelas simplement replié sur lui-même a été tué.

Pour que la désinfection soit efficace, il faut donc que les vapeurs puissent aborder tous les points de l'objet. Quoique l'expérience démontre que la force de pénétration des vapeurs de formol est très

---

[1]) „Annales de l'Institut Pasteur", 1896.

considérable, elle ne peut s'exercer efficacement devant des résistances trop grandes. Il sera donc nécessaire d'étendre les linges et les habits sur des cordes, de retourner les poches des habits, et étendre la laine des matelas éventrés.

Ces précautions étant prises, la désinfection peut être considérée comme complète.

Dans les questions d'hygiène pratique, il est utile de chercher à simplifier les moyens de désinfection.

C'est dans ce but que nous avons construit, avec le Dr. Périer et Edouard Bosc, de nouveaux appareils producteurs de vapeurs sèches de formol.

Partis de ce principe que l'on peut, à l'aide d'une pression énergique, saturer à froid un gaz quelconque, de vapeurs de formol, nous nous sommes servis, tout d'abord, de l'acide carbonique liquéfié, qui est un générateur de pression forte et d'un courant gazeux énergique. Ce courant allant agir dans un récipient nommé „saturateur", et contenant le formol, projette ce dernier dans un pulvérisateur et le transforme, sous une pression de 2 kil., en vapeurs complètement sèches. Les bonbonnes d'acide carbonique liquéfié, présentant des inconvénients au point de vue pratique, nous nous sommes adressés, pour obtenir un courant gazeux de même énergie, à une pompe aspirante et foulante qui rend très simple le maniement de l'appareil.

La totalité de la formaline passe à l'état de vapeur sans qu'il puisse y avoir polymérisation; en outre, la mise en marche de l'appareil est instantanée, et son application à la désinfection peut se faire en tout lieu, puisque l'appareil fonctionne sans chauffage. Les vapeurs obtenues par ce procédé, à l'état froid, sont entièrement sèches, de sorte que l'odeur de formol disparaît immédiatement après l'ouverture de l'appartement, sans laisser de traces et sans former de condensation sur les objets.

D'après les nombreuses expériences que nous avons faites avec ces vapeurs froides et sèches de formol à saturation, nous avons établi que, après évaporation de 200 gram. de formol saturé de vapeur dans un espace de 50 mètres cubes, et une action de deux heures, la désinfection est complète. Après une heure et demie même, les milieux ensemencés avec les échantillons exposés sont demeurés complètement stériles.

Je crois cependant que, dans la pratique, on aurait des mécomptes, si l'on se basait sur des chiffres aussi réduits, car il faut compter, non pas seulement avec une action bactéricide sur des micro-organismes bien exposés aux vapeurs, mais encore avec les poussières, les murs, les linges épais, les tentures, les objets légèrement humides, souillés fortement... etc.

Je pense qu'une fois la saturation obtenue par évaporateurs de 200 gram. de formol par 50 mètres cubes, il faut laisser agir ces vapeurs au moins pendant cinq heures consécutives quand il s'agit d'une maladie infectieuse ordinaire, à bacille peu résistant, pendant huit à dix heures, quand il s'agit de la désinfection de logements et de linges de tuberculeux.

Mais l'agent de désinfection ne doit pas seulement être un excel-

lent bactéricide, il faut encore que tous les objets à désinfecter puissent subir son action sans être détériorés et que ces vapeurs n e s o i ent pas toxiques pour l'homme.

L'action détériorante du formol est nulle, quelle que soit la délicatesse de l'objet exposé aux vapeurs s è c h e s, même à saturation et pendant longtemps.

La t o x i c i t é du formol est un point qui a attiré notre attention et sur lequel déjà A r o n s o n, T r i l l a t, P o t t e v i n, M o s s o et P a o l e t t i avaient publié des recherches intéressantes. Introduite par la voie i n t r a - v e i n e u s e, la solution normale de formol (40°/o) entraîne la mort immédiate à très faibles doses (0,22 à 0,35 par kilogr.), et cette toxicité diminue avec la dilution de la solution. On obtient la survie, chez le chien, à partir d'une dose 0.052 de formol par kilogr. du poids du corps en solution à 0,66%. Si l'on fait des injections successives de formol chez un même animal, l'intolérance devient de plus en plus considérable.

Les i n j e c t i o n s s o u s - c u t a n é e s déterminent d'énormes escharres, qui, chez le cobaye, ont fait tomber complètement toute la paroi abdominale et mis la masse intestinale à nu. Ces escharres ont leurs bords nettement limités, et elles sont aseptiques, les tissus voisins conservant leur aspect normal. Si l'on laisse couler du formol (40°/o) sur des excoriations ou des blessures profondes de la peau, il se produit une douleur vive et une inflammation avec production d'une eschare qui met longtemps à cicatriser.

L'action de la solution en f o r m a l d é h y d e sur la p e a u s a i n e se marque par une sorte de chitinisation passagère de la peau.

L'action toxique des v a p e u r s d e f o r m o l nous intéresse davantage; c'est à ces vapeurs que seront exposées les personnes chargées de la désinfection et celles qui vont habiter le local, une fois cette désinfection terminée.

D'après P o t t e v i n, „les vapeurs de formol ne devraient être employées dans la pratique de la désinfection qu'avec la plus extrême prudence". Nous avons placé des animaux, cobayes, lapins, pendant plus de deux heures dans un espace restreint s a t u r é de vapeurs sèches de formol; ils ont présenté du larmoiement et de l'écoulement nasal sanguinolent, une congestion intense de l'arbre respiratoire, une diminution marquée de la sensibilité et un état parétique prononcé, mais ils se sont remis progressivement. Quand on enferme des animaux dans un espace non plus complètement saturé de vapeurs, du larmoiement, de l'écoulement nasal se produit, mais, même après 7 à 8 heures d'exposition à ces vapeurs, les animaux se remettent parfaitement.

Si l'on envisage les conditions dans lesquelles les vapeurs de formol p e u v e n t a g i r dans une désinfection, on voit que la personne qui va ouvrir les orifices, l'opération terminée, est celle qui est le plus exposée. Je me suis exposé volontairement à ces vapeurs, dans des salles absolument saturées: l'impression est évidemment fort désagréable: on ressent une sensation de piqûre intense au niveau des conjonctives, et une sensation de striction dans la gorge; un larmoiement intense, un écoulement nasal abondant, une toux suivie de re-

jet de mucosités claires se produisent, mais tout disparaît rapidement dès qu'on est sorti de l'appartement saturé. Les ouvriers qui travaillent dans une atmosphère saturée de ce gaz se portent très bien et s'accoutument facilement à son odeur pénétrante.

Lorsque l'appartement est ouvert et un courant d'air établi, les vapeurs se dissipent instantanément, et, au bout de quelques minutes, on peut entrer dans les pièces désinfectées sans ressentir aucune impression, même odorante particulière, à condition que la désinfection ait été faite à l'aide de vapeurs complètement sèches.

En somme, la désinfection par le formol réalise les conditions les meilleures réclamées par l'hygiène: elle permet de désinfecter les objets de toute nature sans les détériorer; à condition que ces vapeurs puissent aborder tous les points de l'objet, on peut faire la désinfection totale des appartements contaminés sans avoir à transporter aucun objet au dehors; mais il est indispensable de tenir un compte exprès des réserves que j'ai formulées plus haut, et, lorsque les conditions signalées ne pourront être remplies dans leur totalité, on s'aidera des chaudières à air chaud sous pression, pour la désinfection des objets de literie et des linges.

III.

Empêcher l'action des germes en mettant l'organisme à même de résister à leur invasion.

(Des diverses méthodes propres à produire l'immunité).

Depuis les premiers essais de vaccination raisonnée de Pasteur, les connaissances que nous avons acquises sur la vie des microbes et sur la manière dont réagit l'organisme vis-à-vis des agents infectieux, ont ouvert à la prophylaxie et à la thérapeutique un vaste champ d'applications.

Cependant, malgré tout le chemin parcouru, il faut bien avouer que nous ne sommes qu'à peine sortis du domaine expérimental et que l'application à l'homme des méthodes qui paraissent parfaites chez les animaux, doit être encore envisagée avec une grande circonspection.

C'est surtout lorsqu'on considère, comme moyens prophylactiques, ces méthodes d'immunisation que l'on sent le besoin d'exprimer de formelles réserves. Il est cependant nécessaire d'établir une classification dans les méthodes qui ont pour but de vacciner l'homme contre des infections déterminées, d'envisager le quantum de dangers, d'inconvénients, et d'avantages de chacune d'elles.

D'une façon très générale et pour éviter toute équivoque, il me semble qu'il faut entendre à l'heure actuelle par „vaccin" toute substance qui, introduite dans l'organisme, préserve ce dernier de la maladie.

Sous le nom de vaccination il faut donc entendre l'ensemble des mesures prophylactiques qui sont d'ordre biologique et, il faudrait ajouter, „qui empêchent l'éclosion de la maladie par leur action spécifique".

La vaccination peut être obtenue par trois procédés distincts:

1° Vaccination par les virus vivants.

2° Vaccination par les produits de sécrétion des virus.

3° Vaccination par les humeurs de sujets réfractaires, soit naturellement, soit à la suite d'une infection spontanée, soit artificiellement par injection de microbes ou de produits microbiens.

Les deux premiers procédés introduisent dans l'organisme le facteur même de la maladie, et constituent „l'immunité" dite „active" pour indiquer que l'organisme la crée à ses risques et périls; la troisième constitue l'immunité passive, c'est-à-dire celle dans laquelle l'organisme n'aurait qu'à accepter passivement des substances immunisantes déjà créées dans un autre organisme.

1° Vaccination par les virus vivants.

Le point de départ de cette vaccination est la constatation de la non-récidive de la plupart des infections. Il était tout naturel de chercher à imiter la nature, d'essayer de produire l'immunité en injectant le microbe même de la maladie, dont on voulait préserver l'économie. Mais il était indispensable de ne donner la maladie qu'à un degré peu marqué: provoquer une maladie sûrement bénigne pour éviter la maladie mortelle.

La pratique qui devait découler des conceptions primitives de la bactériologie était l'injection de doses très minimes de virus spécifique. Chauveau, Vaillard, Emmerich, ont appliqué cette méthode au charbon, au tétanos, au rouget des porcs. Mais la notion de quantité n'est pas suffisante; il faut surtout tenir compte de la virulence des microorganismes et de l'état de réceptivité plus ou moins grand du sujet à vacciner. Or, il y a de telles incertitudes sur la valeur du produit injecté, que, si théoriquement cette méthode est importante, elle ne peut pas trouver une application générale dans la prophylaxie humaine. Ainsi, dans la variolisation, on inoculait l'agent pathogène inconnu de la variole, et si le plus souvent il en résultait une variole légère et la production de l'immunité, dans des cas impossibles à prévoir, il survenait une variole grave et même mortelle, capable d'accroître une de ces épidémies que l'on voulait enrayer. Le streptocoque peut être extrêmement virulent et introduit sous la peau en quantité minime, produire une septicémie mortelle. On a montré enfin que, pour des milieux de même nature et ensemencés avec le même microorganisme, il peut se produire des variations extraordinaires de virulence.

Alors même qu'il serait possible d'avoir des virus de force connue, constante, capable de produire une maladie, toujours identique, il faudrait encore être sûr de la façon dont réagirait l'organisme individuellement, car ici il ne peut être question de règle fixe; tout est au contraire imprévu.

D'autre part, l'expérimentation a montré que l'immunisation est d'autant plus prononcée et sa durée d'autant plus longue que la

maladie inoculée a été plus intense. Une atteinte légère ne donne souvent qu'un état réfractaire passager. Et encore, malgré la gravité de la maladie produite, l'immunité pourra être très légère et très fugace. Ainsi pour le pneumocoque, le streptococcus erysipelatis, la durée de la période de résistance n'est que de quelques jours ou de quelques semaines, et, fait plus grave, chez l'homme, une atteinte de pneumonie, d'érysipèle, semble prédisposer à des récidives.

Il est encore à remarquer combien il faut un temps considérable, 10 à 14 jours, pour arriver à réaliser cette immunité à partir du moment où l'on a introduit le virus. La vaccination est rendue de ce fait inefficace.

On est arrivé cependant à rendre les résultats de l'immunisation par les virus vivants, plus réguliers et moins précaires, en étudiant l'influence de la v o i e d'i n t r o d u c t i o n du microbe. Ainsi le pyocyanique, très virulent quand on l'introduit dans le sang, ne donne que des accidents sans gravité lorsqu'on l'introduit sous la peau; le bacille du charbon symptomatique inoffensif dans le sang tue l'animal lorsqu'on l'introduit dans le tissu cellulaire sous-cutané. Le virus claveleux injecté dans le sang immunise l'animal sans éruption générale, alors que l'inoculation de traces de virus sous la peau provoque des pustules énormes et une généralisation consécutive, le plus souvent suivie de mort. G a l t i e r a montré que l'inoculation du virus rabique dans les veines des ruminants n'est suivie d'aucun accident et donne l'immunité, mais le virus rabique injecté dans les veines du chien lui donne la rage.

Ces pratiques sont donc redoutables pour le médecin, puisqu'il lui est impossible, au point de vue de l'innocuité, de conclure sûrement d'un animal à un autre et à plus forte raison des animaux à l'homme.

Une pratique d'un haut intérêt est celle qui consiste à inoculer le virus en un point périphérique et de faire l'ablation de la porte d'entrée. Ainsi pour le charbon et la clavelée. V a i l l a r d a montré que l'injection du b. tétanique dans la queue du lapin confère l'immunité après 3 ou 4 inoculations à 8 jours d'intervalle.

Mais, même avec ces procédés, d'ailleurs inapplicables à l'homme, les résultats sont très inconstants, et, suivant la virulence du germe introduit, on aura des généralisations et la mort.

Pour que ce mode de vaccination devint réellement praticable, il faudrait que l'accident local demeurât léger, que le virus introduit en ce point s o i t a t t é n u é ou a d a p t é de façon à ne produire que l'ébauche de la maladie ou une maladie en apparence nouvelle, tout en produisant une immunité forte et durable.

La production de l'immunité par les v i r u s a t t é n u é s est une des grandes découvertes de P a s t e u r.

L'atténuation des virus s'obtient fréquemment d'une façon accidentelle et le simple vieillissement de la culture atténue la virulence des microbes, parfois d'une façon très rapide. Mais l'atténuation ne comporte pas seulement un affaiblissement passager du microbe compatible avec un dangereux réveil de la virulence; l'atténuation réelle comporte une diminution d e v i r u l e n c e d é f i n i t i v e m e n t a c-

quise et héréditaire; elle crée une nouvelle race culti-
vable avec les mêmes caractères, mais capable de
provoquer chez l'animal une maladie légère engen-
drant l'immunité pour le virus fort.

Chez l'homme, on a appliqué les virus atténués au traitement de
la pneumonie. Les frères Klemperer, après avoir essayé le pouvoir vaccinant de cultures de pneumocoques, chauffées à 58°, ont injecté des cultures aussi atténuées à des pneumoniques à la période
d'état, mais les résultats ont été incertains.

On les a appliqués également au traitement de la fièvre typhoïde
en employant, comme Rumpf, des cultures de bacille pyocyanique
stérilisées à 60°. Cet auteur, sur 65 malades traités, aurait observé
des améliorations dans 40°/₀ des cas, mais Kraus et Buswel, qui
ont repris ces essais, n'ont obtenu aucun résultat.

Au point de vue prophylactique, chez l'homme, on ne peut guère
signaler que les injections préventives de Haffkine contre le choléra,
mais je ne puis insister sur elles n'ayant pas de documents assez
précis pour en juger.

Cette pratique des injections de virus atténués me parait destinée
à demeurer, tout au moins avec nos connaissances actuelles, dans le
domaine expérimental.

Quelque atténué que soit un microbe, il n'est pas certain qu'il ne
recouvre pas sa virulence, dans des conditions imprévues. D'autre part
l'atténuation ne comporte pas l'absence de danger. La maladie, diminuée dans son intensité, demeure toujours une maladie qui, chez les
tarés et même chez les bien portants, peut laisser des séquelles graves. Les accidents éloignés des états infectieux spontanés, même légers, doivent nous donner à réfléchir. Si l'atténuation est une con-
quête réelle pour l'immunisation des animaux chez lesquels les suites
éloignées sont pour nous d'importance très relative, elle ne peut conduire que difficilement à des pratiques de prophylaxie humaine.

Voyons ce que donnent les procédés d'adaptation des germes.
On pourrait objecter aux conclusions précédentes que le seul moyen
prophylactique qui ait jusqu'à maintenant fait ses preuves, c'est justement une methode de prévention par inoculation des germes vivants:
la vaccination Jennérienne.

Le germe contenu dans la pulpe vaccinale est introduit sous la
peau, il provoque une lésion locale, une maladie générale insignifiante,
et il préserve de la variole.

Cependant le vaccin jennérien lui-même est passible des mêmes
objections de fond, car dans certains cas il peut provoquer une éruption généralisée, véritable variole, et même la mort. Mais ces cas sont
extrêmement rares, et on peut dire que le vaccin Jennér'ien demeure
vaccin. De là, sa supériorité sur la variolisation, c'est-à-dire la création d'une éruption variolique généralisée légère, mais dégénérant
facilement en variole grave.

C'est qu'en effet, ainsi que j'ai cherché à le démontrer, le vaccin
et la variole sont produits par des agents de même nature, mais modifiés par le passage sur un animal donné, la vache ou le cheval.

Cette adaptation des virus par le passage du virus d'une espèce

animale à certaines autres espèces données n'est pas une exception, elle a été appliquée au rouget du porc. Le rouget, après une série de passages chez le lapin, devient tellement habitué à l'organisme du lapin qu'il ne produit plus d'accidents lorsqu'on le transporte sur le porc et c e p e n d a n t il c o n f è r e l'i m m u n i t é. C'est donc moins une atténuation qu'une adaptation, car il conserve sa virulence pour le lapin. Le changement des conditions biologiques, l'adaptation à un milieu vivant suffit pour transformer ses propriétés vis-à-vis d'un autre milieu donné et pourvu des mêmes propriétés.

C e t t e t r a n s f o r m a t i o n d e s v i r u s e n v a c c i n s p a r a d a p t a t i o n dans des organismes différents, peu importante pour les microbes, du moins semble-t-il jusqu'à maintenant, acquiert une extraordinaire valeur quand il s'agit de tout ce vaste groupe de maladies dont on n'avait pas démontré jusqu'à maintenant la réalité et qui constituent les m a l a d i e s à s p o r o z o a i r e s.

La vaccine, la variole, la clavelée, la syphilis, la malaria, le cancer, un grand nombre de dermatoses et probablement la rage reconnaissent une semblable origine, de même que, d'une façon très probable, les maladies éruptives, rougeole, scarlatine, et des maladies voisines comme la coqueluche. Elles sont produites—et si la démonstration n'en est pas complète, elle tend tous les jours à se faire—par un parasite de même genre, un sporozoaire, de telle sorte qu'il est difficile, on peut même dire impossible, d'établir une distinction précise au point de vue de l'examen microscopique entre chacune de ces maladies. Les différences me paraissent venir surtout de la v i r u l e n c e d u p a r a s i t e, de la f o r m e é v o l u t i v e qu'il revêt et de l'a n i m a l chez lequel il évolue.

Au point de vue de la forme évolutive, le parasite reconnait une forme kystique, une forme amœboïde volumineuse et une forme protoplasmique sporiforme. La forme kystique n'évolue que lentement dans l'organisme et est ordinairement localisée; la forme amœboïde et surtout la forme sporoïde évoluent avec une extrême intensité, entrainant une généralisation rapide, après un stade local de durée variable. Mais la différence essentielle, capitale, lui vient de l'organisme dans lequel il va évoluer.

Chez le mouton, un parasite évolue avec des accidents locaux sérieux, suivis d'une généralisation rapide et mortelle qui constituent la c l a v e l é e. Or, la clavelée est inoculable à l'homme. Nous en avons observé un fait avec P o u r q u i e r, et, dans ce cas, l'éruption était une éruption non douteuse de p u s t u l e s t y p i q u e s d e v a r i o l e d e m e u r é e l o c a l i s é e a u x m a i n s. Or, le virus recueilli dans ces pustules humaines et retransporté chez le mouton, donna des pustules atténuées qui déterminèrent une véritable vaccination.

D'autre part, en faisant passer le virus claveleux du mouton chez d'autres animaux, nous avons pu lui faire subir une transformation marquée, mais sur laquelle nous ne pouvons nous prononcer d'une façon absolue pour le moment.

Cependant, chez l'homme, la variole évolue comme une maladie grave et générale au même titre que la clavelée chez le mouton, et j'ai la conviction que la variole est peut être due au passage à l'homme

de la clavelée du mouton dans des conditions spéciales. Dans notre cas de contamination de la clavelée à l'homme, par piqûre, il s'est produit une variole locale confluente, mais la pénétration de la clavelée très virulente, épidémique des troupeaux, par les bronches, ne pourrait-elle pas donner lieu à la variole généralisée?

Cette constatation entrainerait des mesures prophylactiques immédiates.

L'homme peut donc être vaccinogène pour la clavelée vis-à-vis du mouton, mais ce même virus peut provoquer chez lui, dans d'autres conditions, une maladie grave parce qu'elle devient générale, et c'est la variole.

De même, la pustule vaccinale cutanée est sans danger pour le veau, mais le vaccin injecté dans la trachée peut déterminer une magnifique éruption généralisée et la mort. Or, ce même veau devient vaccinogène vis-à-vis de la variole de l'homme. La variole de l'homme inoculée à la génisse donne le vaccin Jenn ê r'ien; le cow-pox et le horse-pox sont la forme d'adaptation de la variole chez la génisse et chez le cheval.

Il y aurait donc identité entre: clavelée, variole, vaccin, claveau-vaccin, mais il y a différence essentielle dans les effets de par l'animal inoculé et de par la porte d'entrée, de telle sorte que telle de ces trois maladies n'évolue que chez tel animal (avec ses caractères précis), et que le vaccin de l'une ne servira pas fatalement à l'autre.

La syphilis est une maladie surtout maligne chez l'homme, mais on retrouve une forme voisine chez les chevaux, la dourine, et il est à remarquer que la dourine aurait été, d'après la tradition arabe, transmise de l'homme syphilitique à la jument; on est parvenu également à la transmettre au singe et peut-être à l'étalon. Il semble donc que ce virus se modifie profondément par son passage dans un organisme déterminé et dans des conditions déterminées. Il en est de même pour la rage, qui, demeurant très virulente chez le lapin, chez le chien..., etc., trouve dans le singe un organisme où le virus peut se transformer et devenir vaccinogène, ainsi que Pasteur l'a démontré.

C'est dans cette voie qu'il faut s'engager pour arriver à la prophylaxie de ces maladies et à la découverte de vaccins énergiques inoffensifs, légers même au point de vue de la lésion locale. Non seulement pour chacune de ces maladies à l'état de virulence il semble possible de trouver un vaccin par transport direct, mais il semble encore qu'il existe des rapports étroits, entre des maladies virulentes évoluant dans des espèces différentes.

Le virus fort et le vaccin ne présentent pas, au fond, de différences essentielles; ils ont le même agent; ils tirent leur différence d'action des variations de leur condition biologique.

Ainsi, Béclère, Chambon et Ménard ont montré que l'injection de sérum de génisse vaccinée, dans le sang d'un animal porteur de pustules vaccinales, permet de diminuer très fortement la végétabilité de ces pustules et la virulence des germes pathogènes qui y sont enfermés.

2° Vaccination par les toxines.

Les virus vivants fabriquent des poisons auxquels on a donné le nom de t o x i n e s. D'une façon très générale, les microbes agissent surtout par ces produits. Dans le tétanos, la diphtérie, le choléra, il y a moins infection au sens propre du mot qu'i n t o x i c a t i o n.

On pensa donc logiquement, que la vaccination pourrait être obtenue avec les toxines, au même titre qu'avec les virus vivants. De fait, l'inoculation des toxines constitue un moyen d'immunisation d'une puissance remarquable, soit qu'il s'agisse de substances contenues dans le corps du microbe et y adhérant, soit de produits sécrétés et mis en liberté dans le bouillon de culture.

Y a-t-il une différence essentielle entre l'injection du bacille mort et l'injection de toxines solubles? On a montré que les poisons adhérents au microorganisme sont plus nécrotisants que les produits solubles. Il semblerait que ce ne soit là qu'une question de degré et surtout peut-être une action locale caustique plus prolongée.

La solution complète de cette question est d'une très grande difficulté à cause des variations de composition des produits solubles suivant les germes, et de la complexité de composition d'une toxine donnée.

Nous avons vu que l'extraction des toxines n'était pas toujours facile. Les unes sont des corps de nature alcaloïdique qui résistent à des températures de $110-120^\circ$ et passent à travers le filtre de porcelaine; d'autres, extrêmement fragiles, sont retenues par le filtre et sont tuées à des températures supérieures à 58°, comme les toxines de la bactéridie charbonneuse; enfin d'autres, qui sont des t o x a l-b u m i n e s, peuvent être d'une toxicité véritablement inimaginable. Nocard a tué des chevaux en leur injectant $1/_{10}$ de centim. cube de toxine tétanique, et certaines toxines diphtériques peuvent tuer un cobaye adulte à la dose de $1/_{15}$ de centim. cube.

En outre, il peut exister dans une même toxine plusieurs substances toxiques différentes. Brieger a isolé de la toxine tétanique la tétanine, la tétanotoxine, la spasmotoxine, et une autre non qualifiée; Manfredi & Traversa ont isolé du streptocoque un poison convulsivant et en poison paralysant; Brieger & Boer croient avoir isolé du bacille diphtérique trois substances différentes.

Il me paraît dangereux de se laisser aller avec trop de confiance dans cette voie de séparation exagérée de poisons contenus dans une même substance. Il ne faut pas oublier que nous sommes en présence de substances albuminoïdiques dont l'analyse nous est inconnue, dont la complexité est plutôt l'œuvre de l'expérimentateur qu'elle n'a une existence réelle. C'est ainsi que, si l'on précipite des solutions d'albuminoïdes par l'alcool par exemple, on obtient, avec un composé simple, des précipités dont une partie est soluble, l'autre insoluble sans que l'on sache pourquoi et dont pour un même échantillon on peut voir des degrés variables de solubilité, sans motif apparent.

Ce que l'on peut dire, c'est que les toxines sont des composés variables au point de vue de leur nature et de leur nocivité.

Au point de vue pratique, ce qui nous importe actuellement, c'est

de savoir que les toxines sont à la fois immunisantes et noci-ves pour l'organisme sain qui les reçoit.

Comment se marque cette toxicité? Les substances immunisantes sont-elles de nature différente que les substances nocives? Peut-on arriver à supprimer les substances nocives tout en conservant à la toxine son pouvoir d'immunisation?

a) Toxicité.—Le pouvoir toxique des produits microbiens n'est plus à démontrer. Si l'on prend une toxine de composition complexe, telle que la tuberculine de Koch, on voit que l'empoisonnement peut-être foudroyant et la mort survenir en 6 heures avec de l'hypother-mie et des convulsions. Dans le cas d'empoisonnement aigu, en 2 à 3 jours, c'est d'abord une hyperthermie progressive suivie d'hypothermie, de la diminution de poids, de congestion des organes. Lorsque l'em-poisonnement est lent, 8 à 10 jours, l'élévation thermique persiste 12 heures, puis l'hypothermie survient progressive, les animaux meurent dans le marasme, et, à l'autopsie, on trouve dégénérescence graisseuse généralisée à tous les parenchymes.

Les produits tirés du corps même du streptocoque produisent de l'amaigrissement et une cachexie mortelle. Chantemesse & Widal et tous les auteurs qui se sont occupés de l'immunisation de la fièvre typhoïde par les cultures stérilisées de bacille d'Eberth, constatent chez les animaux vaccinés un amaigrissement progressif, et, pour un certain nombre, une cachexie aboutissant à la mort. Beumer & Peiper, in-jectant des cultures stérilisées d'Eberth à l'homme bien portant, ont vu 1 à 2 centim. cubes de ces cultures provoquer en quelques heures des frissons de l'hyperthermie (39 à 40°) et de l'hypertrophie de rate.

Les toxines solubles ne sont pas moins dangereuses.

Nous avons vu que les toxines diphtériques et tétaniques provo-quent, à la dose de fractions de centim. cube, la mort chez les ani-maux sains. Les toxines solubles du bacille d'Eberth isolées par Chantemesse présentent une telle toxicité que l'on peut être effrayé à bon droit des accidents graves produits par les plus faibles doses: phénomènes paralytiques, état cachectique conduisant à la mort. On connaît les graves effets immédiats ou éloignés des toxines colibacil-laires.

Les toxines sont donc des substances éminemment nuisibles pour la nutrition et la vie de nos cellules. Injectées à doses mortelles, elles reproduisent parfois toute la maladie au même titre que le microbe lui-même; injectées à doses extrêmement faibles, elles produisent tou-jours des accidents immédiats: fièvres, frissons, malaises, inappétence, perte de poids... et des accidents éloignés tels que la cachexie et la mort, alors même que l'animal paraissait être revenu à lui, et chez les jeunes animaux des arrêts de développement et des troubles de nu-trition parfois très intenses.

b) Action immunisante et atténuation de la noci-vité.—Ces mêmes toxines peuvent avoir cependant une action utile à l'organisme, l'immunisation n'étant pas toujours en rapport avec les doses de toxines injectées. L'immunisation qui en résulte est aussi so-

lide et aussi durable que celle que l'on obtient par inoculation de virus vivants, sans avoir à craindre l'apparition de septicémies mortelles.

Les effets nuisibles et les effets utiles immunisants de toxines répondent-ils à des substances différentes et isolables? B o u c h a r d a pensé l'un des premiers que les substances vaccinantes et les substances toxiques étaient différentes, dans une certaine mesure et les travaux de G a m a l e ï a, de G. F r a e n k e l, de C h a r r i n, de R o g e r ont montré que l'on pouvait arriver à dissocier cette double action.

Par la c h a l e u r, en particulier, on détruit un grand nombre de principes nocifs en laissant intacts, au moins une partie, les principes susceptibles d'augmenter la résistance aux virus.

Si l'on f i l t r e le venin de serpent sur porcelaine, on lui fait perdre sa toxicité en lui laissant ses propriétés vaccinantes. Mais si la filtration des cultures d'E b e r t h leur fait perdre leur toxicité, leur pouvoir immunisant disparaît également. Avec les données actuelles on n'est pas encore tenu de se ranger à cette théorie de la similitude des deux substances. On l'est d'autant moins que pour arriver à une immunisation rapide on cherche à produire les toxines les plus virulentes possibles et que dans beaucoup de cas la vaccination n'a été possible que lorsque des cultures d'extrême virulence ont été obtenues. Il y aurait donc une sorte de relation entre la toxicité du liquide et son pouvoir d'immunisation.

Quoi qu'il en soit, on comprend l'extrême importance qu'aurait cette séparation des produits toxiques et des produits vaccinants.

Peut-on éviter aux toxines le reproche adressé aux virus vivants; est-on sûr d'obtenir des produits d e q u a l i t é i d e n t i q u e d a n s l e s c o n d i t i o n s d o n n é e s? Malheureusement, il n'en est rien: ainsi pour la toxine diphtérique l'on voit sans motif apparent se produire des variations extraordinaires.

De là un danger dans l'application de la toxine, surtout lorsqu'il s'agit de toxines d'une valeur toxique aussi élevée que les toxines diphtérique ou tétanique.

Comment dès lors, dans les conditions actuelles, se conduire pour l'immuniser à l'aide des toxines?

Le point fondamental est de tenir un compte très étroit du degré maximum d'immunisation à développer en rapport avec un minimum de toxicité du liquide à injecter.

Pour atteindre ce but, c'est-à-dire pour arriver à vacciner tout en développant le moins possible des phénomènes toxiques, on a essayé toute une série de moyens, et l'on a ainsi trouvé une sorte de formule de vaccination pour chaque toxine.

L'i n f e c t i o n d e t r è s f a i b l e s q u a n t i t é s d e t o x i n e s f a i t e s à r e p r i s e s f r é q u e n t e s e t e n a u g m e n t a n t p r o-g r e s s i v e m e n t, a donné les meilleurs résultats en rapport avec cette constatation, qu'il n'y a pas de rapport absolu entre la quantité de toxines injectées et le pouvoir immunisant développé. Le grand écueil de cette méthode, c'est de trouver quelle est la d o s e m i n i m a à injecter au début, puisque une dose extrêmement faible peut déterminer dans un organisme neuf des réactions extrêmement énergiques et même foudroyantes, et que cette toxicité peut être très variable avec la réceptivité de l'individu.

12*

Il était donc utile de rechercher à atténuer cette toxicité tout en conservant au maximum les propriétés immunisantes. Les moyens d'atténuation sont nombreux, mais ils ne sont pas également applicables à toutes les toxines. Tandis que les unes résistent à des températures de 120° et traversent le filtre (tuberculose, morve), d'autres sont presque détruites à 58° et retenues par le filtre, d'autres enfin traversent le filtre de porcelaine mais sont très sensibles à la chaleur. Pour certaines même, les filtrations sont nuisibles; pour le streptocoque, la substance qui passe à la filtration est très toxique, et, au lieu de conférer l'immunité, elle augmente la réceptivité.

L'adjonction de trichlorure d'iode, de liqueur de Gram aux premières doses à injecter à l'animal neuf produit un affaiblissement marqué de toxicité.

L'électricité pourrait, d'après Smirnov, d'Arsonval, amener un affaiblissement dans la toxicité; mais cette action a été niée par d'autres auteurs et en particulier par Marmier.

Le mélange de toxines et de sérum d'immunisé a été utilisé pour le tétanos par Behring & Kitasato.

La chaleur constitue un moyen plus facile à graduer. La chaleur à 100 — 120° diminue notablement la nocivité de certaines toxines, tout en conservant suffisamment leur pouvoir préservatif; mais d'autres sont tuées à cette température ou ont leur pouvoir immunisant trop diminué.

La température de 65 à 80° parait être la plus favorable. C'est ce que Frænkel a montré pour la toxine diphtérique; c'est ce qu'on a vu également pour la toxine tétanique.

En dehors de ces procédés simples d'atténuation, il en est d'autres plus compliqués. On a fait des cultures d'Eberth en présence du thymus de veau et on les a ensuite stérilisées à 60°. Mais il est difficile de dire quelle part dans l'atténuation revient au thymus et à la chaleur.

Un procédé plus important consisterait, comme nous l'avons dit plus haut, à séparer chimiquement les substances immunisantes des substances toxiques. On ne peut pas dire encore que les essais qui ont été tentés entrainent une conviction complète. On connait tous les essais qui ont été tentés dans ce sens pour le choléra, la diphtérie, le tétanos, etc.

Par ces divers procédés on peut obtenir une immunisation solide et de longue durée contre des doses énormes de poison. Malheureusement, il n'en est pas toujours ainsi. Pour le streptocoque par exemple, il est nécessaire de continuer à intervalles assez rapprochés, les inoculations de toxines pour maintenir l'immunité. Ou bien l'immunisation n'est obtenue que chez certains animaux: ainsi la toxine typhique n'immunise réellement que le chien, etc.

Il est donc certain qu'aucun mode d'immunisation par les toxines microbiennes n'est sans présenter de sérieux dangers.

Des troubles graves peuvent survenir de la première dose et d'une façon immédiate: hyperthermie, frissons, albumine, abattement, amaigrissement, paralysies, convulsion, cachexie progressive, etc.

Il est, en outre, imposssible de dire si l'i n o c u l é n'aura pas des accidents, alors même que les injections ont été faites sans accidents immédiats et sans troubles qui permettent de les prévoir; ils peuvent surprendre inopinément et constituer des lésions chroniques irréparables du côté du rein, du cœur, du système nerveux, de la nutrition générale.

Si donc le médecin songe à transporter ces méthodes dans la prophylaxie humaine, il aura le devoir de réfléchir aux dangers qu'il va faire courir à un homme sain, dans le but de le préserver d'une maladie qu'il n'est pas fatalement destiné à contracter.

L'homme est d'une grande sensibilité aux poisons bactériens, et, si l'on songe aux dangers que nous venons de signaler, l'on pensera que, dans l'état actuel de nos connaissances, l'honnêteté commande de s'abstenir.

Cependant il est des cas dans lesquels tous les moyens qui tendent à enrayer une maladie épidémique grave en mettant les individus à l'abri par des mesures prophylactiques sont autorisés. C'est ce qui a lieu pour le choléra indien, dont les ravages sont énormes.

Je dois également rappeler tous les espoirs qu'avait fait naitre l'apparition de la première tuberculine de K o c h; je n'ai pas besoin d'insister sur les méfaits de cet agent dans l'ordre thérapeutique; et je n'ajoute pas que personne n'a songé à l'appliquer à la prophylaxie de la tuberculose.

La deuxième tuberculine a été accuellie avec méfiance pour plusieurs raisons; déjà l'on signale de divers côtés des accidents sérieux dus à son emploi. Ces accidents pourraient s'expliquer suffisamment par l'état d'impureté dans lequel est livré cet agent aux médecins et dont j'ai pu par moi-même me rendre compte.

E. F r e n k e l avait traité 57 cas de f i è v r e t y p h o ï d e par des cultures stérilisées de bacilles typhiques, en employant des doses quotidiennement croissantes; il a observé des frissons, de l'hyperthermie suivie d'une défervescence à caractère critique et une amélioration de l'état général sans effets nuisibles.

Encouragés par cette innocuité, plusieurs auteurs ont appliqué l'inoculation de toxines à la prophylaxie de la dothiénentérie.

Pfeiffer & K o l l e stérilisent des cultures virulentes d'E b e r t h et inoculent 1 centim. cube de cette émulsion sous la peau d'hommes sains. Au bout de deux à trois heures, apparaissent des frissons, des vertiges, un malaise vague; la température s'élève à $38^0,5$, le sommeil est agité, et le lendemain la température est encore un peu élevée, puis tout disparait. Cette seule injection de 1 centim. cube conférerait au sérum sanguin une action immunisante à l'égard de l'infection typhique expérimentale du lapin, au moins égale à celle du sérum sanguin de convalescent de la fièvre typhoïde.

W r i g h t & S e m p l e ont injecté à plusieurs personnes normales des produits solubles obtenus par émulsion glycérinée et portée 5^m à 60^0.

L'inoculation sous-cutanée produit de la rougeur au niveau de la piqûre, de la douleur, des trainées de lymphangite partant du point d'inoculation, de la fièvre, des vomissements, de l'anorexie; le lende-

main, les personnes étaient revenues à l'état normal. Or, le sérum
de ces personnes produirait l'agglutination et l'immobilité des bacilles
typhiques, au même titre que le sérum des cobayes vaccinés.

Ce ne sont là que des essais. et rien de probant n'en résulte,
sauf en ce qui regarde la nocivité limitée des injections. Nous ne
sommes pas fixés sur la réalité de la production de l'action préservatrice chez ces personnes placées dans un foyer de dothiénentérie,
ni surtout de la durée de cette préservation, en supposant qu'elle
existât.

3° Traitement préventif par les sérums.

La découverte des qualités du sérum des vaccines marque une
étape nouvelle dans la marche de la médecine vers la recherche des
agents prophylactiques et curateurs. Elle représente un progrès immense,
à la fois théorique, puisqu'il fait dépendre la défense non des produits
injectés mais de l'organisme lui-même, et pratique, car il n'emploie
plus directement ces corps dangereux. virus vivants et toxines.

Est-ce à dire cependant que le but soit complètement atteint, que
la méthode définitive de vaccination soit établie? C'est ce que nous
allons examiner.

Les recherches de Grohmann, Fodor, Flugge, Nuttal,
Nissen, de Behring et Buchner, avaient montré que le sang
et le sérum d'animaux normaux, possédait in vitro un pouvoir
bactéricide non douteux.

A peu près en même temps, Bertin et Picq démontrent que le
sang d'un animal réfractaire, Richet et Héricourt celui d'un animal
vacciné contre une infection, est capable d'arrêter une infection de
même nature développée chez un autre animal. Ce sont donc ces savants qui ont créé réellement „l'hématothérapie", c'est-à-dire la méthode générale qui prit le nom de sérothérapie lorsque Bouchard
(1890) eut montré que le sérum présente absolument la même action
bactéricide que le sang défibriné.

L'année suivante, Behring & Kitasato firent une découverte
qui eut de suite un grand retentissement. Le sang des animaux vaccinés n'est pas seulement bactéricide, mais il est capable de neutraliser les poisons produits par les microbes, il est antitoxique.

A partir de ce moment, la sérothérapie était bien assise et des
essais furent tentés chez l'homme contre la diphtérie, le tétanos, la
pneumonie, mais avec des succès divers. Il faut arriver jusqu'au
Congrès de Budapest, c'est-à-dire aux résultats publiés par Roux,
pour la voir entrer définitivement dans le domaine de la médecine.
On supputa avec admiration tous les services que l'injection d'une
petite dose de sérum du sang, c'est-à-dire d'une substance à peu près
inoffensive, allait rendre à la prophylaxie et à la thérapeutique.

Notre but était de rechercher quelle est la valeur des sérums
au point de vue prophylactique, nous devons nous borner à l'étude
de la séroprophylaxie.

Pour avoir un bon sérum il est indispensable d'avoir un sujet dont
l'immunité acquise soit la plus forte possible, puisqu'il s'agit ici du

simple transport des substances immunisantes, contenues dans son sérum.

Cette immunité pourra être créée artificiellement, chez les animaux, ou bien sera le fait chez l'homme d'une maladie spontanée.

Ainsi le sérum recueilli chez les malades convalescents ou guéris d'une fièvre typhoïde, de la scarlatine, de la rougeole, de la syphilis, du rhumatisme, possède des propriétés vaccinantes indubitables.

Mais nous insisterons principalement sur les s é r u m s p r o p h y l a c-ti q u e s p r o d u i t s p a r i m m u n i s a t i o n a r t i f i c i e l l e.

§ 1.—*Résultats de l'application prophylactique des sérums chez l'homme.*

Les plus importants de ces sérums sont ceux qui se rapportent à la diphtérie, au tétanos, au choléra, à la peste, aux pneumococcies, à la fièvre typhoïde, aux colibacilloses, aux streptococcies.

La séroprophylaxie ayant été souvent utilisée chez l'homme pour diphtérie, nous commencerons par elle cette étude.

a) D i p h t é r i e. — R o u x faisait, en somme, des injections pré-ventives, lorsqu'à tout entrant du pavillon de la diphtérie il injectait 20 centim. cubes de sérum. B e h r i n g recommande les injections prophylactiques et conseille l'injection de 1 centim. cube de son sérum. W i d e r h o f e r a injecté des enfants sains, préventivement, avec du sérum antidiphtérique de B e h r i n g, au quart de la dose théra-peutique. G a b r i t c h e v s k y injecte préventivement la mère d'un enfant diphtérique et voit se produire de violentes douleurs dans tous les membres. F i l a t o v a observé également des accidents, et il a fait en outre remarquer que non seulement l'immunité est de courte durée, mais encore qu'elle ne diminue même pas la gravité d'une diphtérie survenue assez longtemps après l'injection du sérum. Ainsi, un enfant reçoit une injection préventive de sérum; quatre mois après. il contra-cte la diphtérie et meurt de paralysie cardiaque.

K o s s e l insiste sur cette faible durée de l'immunité qui, dans ses cas, n'a pas excédé 8 à 14 jours, au maximum, et S c h ü l e r voit un enfant injecté préventivement d'après la methode de B e h r i n g (1 centim. cube) prendre la diphtérie sept jours après l'injection de sérum. B a g i n s k i a présenté une statistique assez importante; sur 102 enfants injectés préventivement, 2 seuls prirent la diphtérie. P e c k, pendant une épidémie de diphtérie dans un asile d'enfants, injecte préventivement 500 enfants et n'observe pas un seul cas de diphtérie. B e u m e r n'a pas de cas de diphtérie sur 121 cas d'injections préventives, A r o n s o n n'en a que 3 sur 130 injectés, et S c h ü l e r un seul sur 53. L o h r. dans la clinique de H e u b n e r, a injecté du sérum aux malades avoisinant les lits contaminés, dans des salles d'enfants où, de temps à autre, éclataient des cas sporadiques de diphtérie. Il n'obtint aucun résultat; mais, ayant injecté tous les mala-des de la salle et tous les nouveaux enfants, la morbidité tomba de 20 à 3, pour des périodes correspondantes. Ces trois cas de diphtérie, survenus malgré la séroprophylaxie, se sont produits 30 à 40 jours après l'injection préventive; on décida alors de faire ces injections toutes les trois ou quatre semaines aux anfants qui restaient encore

dans la salle; il n'y eut plus dès lors un seul cas de diphtérie. Ces injections prophylactiques furent même étendues aux pavillons de scarlatine et de rougeole, où de nombreux cas de diphtérie se produisaient ordinairement; à partir du moment où les injections furent faites, il n'y eut qu'un seul cas de diphtérie qui survint 21 jours après l'injection sérique. Ce même auteur rapporte enfin le cas de 12 enfants placés en ville, au centre d'un foyer diphtérique, et qui furent injectés préventivement: un seul contracta la diphtérie, le lendemain de l'injection. Les accidents observés ont été ceux que l'on a notés dans le traitement de la diphtérie par le sérum.

Spronck & H. Wirtz ont constaté une action préventive efficace dans 98°/₀ des cas, et les accidents se seraient montrés dans la proportion de 23 à 38°/₀, surtout dans les cas où l'on avait injecté la plus forte quantité de sérum.

Polievctov (1895) fait des injections prophylactiques dans une école de Moscou, où il y avait eu 3 cas en 8 jours. Il injecte préventivement 93 sujets; un seul enfant est atteint 8 jours après l'inoculation. Les autres furent préservés et on n'observa comme accidents qu'un seul cas d'urticaire.

A côté de ces statistiques, qui sont favorables à la méthode, il y en a d'autres qui le sont bien moins ou qui plaident contre la séroprophylaxie.

Ainsi Krasnobaïev montre que, sur 1965 individus injectés préventivement, il y eut 43 cas de diphtérie, dont 3 mortels. Les résultats généraux recueillis dans les hôpitaux d'enfants, au sujet de cette action préventive, montrent, sur 344 injections préventives, qu'il y a eu 7 cas de diphtérie dont 3 suivis de mort, soit 2,03°/₀ de morbidité. Or, dans ces mêmes hôpitaux, la morbidité des enfants non injectés préventivement était de 2,71°/₀, c'est-à-dire la même, à peu de chose près.

Dans beaucoup de cas l'injection préventive n'a aucun effet.

Hilbert n'accuse qu'un succès relatif, et Richter, sur 72 sujets injectés préventivement, observe 7 cas de diphtérie.

Kassowitz s'est élevé, dès 1895, contre l'injection prophylactique de sérum antidiphtérique. D'après ses observations, non seulement le sérum ne préserve pas de la diphtérie, mais même dans le cas où la maladie surviendrait, cette injection ne mettrait pas à l'abri d'une issue fatale. Sur 67 enfants immunisés, 13 ont contracté la diphtérie et deux sont morts.

La statistique de Chokolev parle dans le même sens.

Ce relevé de statistiques est certainement incomplet, mais il me semble exprimer suffisamment l'indécision qui règne encore actuellement sur l'opportunité de l'emploi prophylactique du sérum antidiphtérique. Il y a eu des séries heureuses et des séries malheureuses, mais, même pour les cas les plus heureux, on est en droit d'adresser certaines critiques à la méthode.

Tout d'abord, l'injection préventive est-elle indispensable de par le degré de contagion de la diphtérie?

Certains auteurs ont fait à cet égard des réflexions intéressantes.

Feer & Flügge ont montré que la prédisposition à prendre la diphtérie n'est ni très grande ni très répandue.

L'expérience montre que les enfants sont doués de moyens de résistance considérable. Ainsi, sur 17 enfants normaux de 1 à 11 ans, le sérum a été trouvé 11 fois fortement antitoxique et inerte seulement dans deux cas. Il semble donc que, sur ces 17 enfants, 2 étaient seuls nettement exposés à contracter la maladie s'ils s'étaient trouvés dans un foyer de diphtérie.

Wassermann trouve, dans l'existence de ce sérum antitoxique chez un grand nombre d'enfants normaux, l'explication de ce fait, que, dans les hôpitaux d'enfants, on rencontre non point des „e x- p l o s i o n s“ de diphtérie, mais une augmentation progressive du chif- fre des malades. Dans une journée, le petit nombre d'enfants suscep- tibles d'avoir eu la maladie l'ont prise et ce n'est qu'après leur sor- tie que la maladie sévit, mais parmi les nouveaux arrivés.

L'injection préventive n'est donc pas commandée dans la diphtérie par le danger d'une contamination en masse.

Si, en second lieu, nous prenons les statistiques des auteurs les plus favorables à la méthode, nous constatons un fait d'une haute importance, c'est que fréquemment se produisent des cas de diphté- rie chez les injectés au bout d'un temps variable. L'explication doit en être recherchée dans ce fait, démontré expérimentalement, que l a d u r é e d e l'a c t i o n p r é v e n t i v e e s t t r è s c o u r t e.

Comme l'expérimentation avait montré que la durée de l'immunité chez les animaux n'excédait pas quelques semaines, B e h r i n g, qui avait aussi constaté cliniquement de pareils faits, conseillait de répéter les inoculations préventives, toutes les 10 semaines.

Mais même cette répétition dans les inoculations à un pareil inter- valle ne parait pas suffisante pour mettre sûrement à l'abri de la con- tagion. L o h r cite des cas de diphtérie survenus 30, 40, 21 jours après l'injection préventive. W o l f f L e s w i n constate un cas de diph- térie, cinq semaines après une injection préventive. V i d a l (de Nis- san) en a vu un survenir 8 semaines après l'injection. Cette durée de la protection peut être bien plus courte, à tel point qu'on est en droit de se demander si l'immunité existait réellement. Dans un cas de S c h ü l e r la diphtérie est survenue 7 jours, dans un cas de P o- l i e v c t o v, 8 jours après l'injection de sérum.

G i l l e t a recherché systématiquement à quelle date survient la diphtérie chez les sujets qui ont reçu une injection préventive de sé- rum.

Dans 11 cas la diphtérie est survenue le soir même de l'inoculation.
„ 12 „ „ „ „ „ du 2-e au 3-e jour après l'inoculation.
„ 8 „ „ „ „ „ du 4-e au 6-e „ „ „
„ 2 „ „ „ „ „ du 7-e au 10-e „ „ „
„ 7 „ „ „ „ „ du 11 e au 30-e „ „ „
„ 3 „ „ „ „ „ après le 30-e „ „ „

Une seule conclusion peut se dégager de ce tableau, c'est qu'on n'est à aucun moment après l'injection absolument sûr du développe- ment de l'action vaccinante, et cela même le 2-e et 3-e jour, alors

que cependant un des grands avantages de la séroprophylaxie serait de produire en quelques heures la vaccination.

Comme conclusion, on peut dire que l'action préventive efficace du sérum antidiphtérique chez l'homme ne peut être encore formellement acceptée. Cette action, si elle existe, en dehors de l'action antitoxique naturelle, est non seulement très passagère, mais on ne sait encore rien de certain au sujet du moment où elle débute et du moment où elle disparaît dans l'organisme, de telle sorte qu'il est impossible de fixer une date de revaccination.

b) Tétanos.—Le sérum antitétanique a un pouvoir vaccinant d'une très grande intensité, et son application à l'homme serait d'autant plus avantageuse que son action curative est empêchée par la marche même de la maladie. La porte d'entrée est ordinairement insignifiante, la période d'incubation (intoxication) est longue, et, lorsque les symptômes éclatent, les lésions sont irrémédiables. Malheureusement, ces conditions rendent la prophylaxie très difficile, et l'on est réduit à injecter le sérum dans les cas où le médecin pense qu'il pourrait se développer du tétanos d'après la nature de la plaie (écrasement), la profession de l'individu et la nature du terrain, parfois renommé pour sa force tétanique.

C'est de cette façon que Nocard a obtenu des succès certains dans les applications des injections préventives, dans l'art vétérinaire. En médecine humaine, Bazy a inoculé préventivement 23 blessés à l'hôpital de Bicêtre, le terrain de l'hospice et des environs ayant la réputation d'être très fortement tétanigène. Et, de fait, il n'eut pas de tétanos, tandis que l'année précédente il en avait eu 4 cas dans son service.

Dans certains pays, en Islande, par exemple, où le tétanos cause le $\frac{1}{8}$ de la mortalité, l'injection préventive serait de mise, et elle le serait également dans le cas de lutte avec les naturels des Nouvelles-Hébrides, dont les flèches contiennent du poison tétanique.

Le tétanos se déclarant chez les 3,3% des blessés par armes à feu, il serait également indiqué d'injecter préventivement tous les blessés de cette nature.

Le nombre des injections préventives n'est pas encore assez grand pour qu'on puisse formuler aucune règle à ce sujet. Cependant, si l'immunisation est produite très rapidement au bout de 35 minutes, d'après Roux & Vaillard, elle est très passagère et ne durerait pas plus de cinquante jours. D'autre part, il faut injecter de hautes doses de sérum, 100 gram. par jour, pendant trois et quatre jours, si on veut être assuré du résultat.

c) Streptococcies. — Le sérum antistreptococcique est celui qui a reçu le plus d'applications prophylactiques après le sérum antidiphtérique. Mais il est difficile de produire une immunité solide chez les animaux, c'est-à-dire d'avoir un sérum très actif quoique Roger, Mironov, Marmorek, Denys et Leclef y soient parvenus.

L'action préventive de ce sérum serait des plus nettes avec le sérum de Marmorek et celui de Roger. Le sérum de Denys aurait une action préventive très nette avec de petites quantités et pourrait empêcher l'explosion de l'érysipèle; si on l'inoculait au point

où l'on dépose les microbes, la dose préventive pourrait être encore abaissée.

Il y aurait d'autant plus lieu d'essayer, chez l'homme, le pouvoir préventif de ce sérum, que son action thérapeutique est très douteuse et que certaines maladies à streptocoque, comme les septicémies puerpérales, se prêtent à la prophylaxie.

E. D u r h a m voudrait que les injections préventives de sérum antistreptococcique devinssent une pratique chirurgicale régulière. Comme l'agent pathogène le plus fréquent des péritonites est le streptocoque, on devrait, dans tous les cas où l'on doit intervenir sur l'abdomen, pratiquer, la veille, une injection de sérum antistreptococcique dans le péritoine.

Dans certaines cliniques, on a injecté préventivement le sérum de M a r m o r e k à toutes les accouchées, mais je n'ai pas pu me rendre compte d'une façon précise des résultats obtenus.

Jusqu'à maintenant, d'ailleurs, l'emploi prophylactique de ce sérum a été mis en avant, mais non réellement appliqué.

Il y a pour cela quelques bonnes raisons.

Tout d'abord, nous avons vu qu'il n'y a pas de sérum antistreptococcique d'une puissance d'immunisation forte et absolument certaine, à cause des variations trop grandes et de l'insuffisance des procédés.

Secondement, les espèces de streptocoques et les manifestations morbides qui en dépendent sont extrêmement variables, et l'on a le droit de se demander si les immunisations produites par l'un de ces streptocoques fourniront un sérum applicable à toutes les espèces?

P a r a s c a n d a l o aurait bien produit un sérum ayant des propriétés vaccinantes et curatrices pour toutes les variétés de streptocoques, mais M é r y a montré qu'il y a des espèces de streptocoques qui résistent à l'action du sérum de M a r m o r e k; P é t r u s c h k y a vu que, sur deux espèces de streptocoques, le sérum de Marmorek demeurait toujours impuissant, alors même que l'injection du sérum avait été faite vingt-quatre heures avant l'infection; C o u r m o n t a insisté sur ces mêmes faits.

En outre, il faut injecter une quantité très considérable de ce sérum, de 60 à 100 grammes.

Enfin, à la suite d'immunisation par le virus vivant, l'injection de sérum à un individu sain non seulement peut ne pas vacciner, mais peut lui communiquer une maladie streptococcique: érysipèle, abcès, septicémie..., etc.

Nous concluerons en disant:

Il n'existe pas encore de sérum antistreptococcique ayant une action suffisamment active et constante.

On n'a aucune preuve certaine de l'efficacité de ce sérum sur toutes les affections à streptocoques.

Les dangers sont considérables.

L'application prophylactique de ce sérum à l'homme ne peut être recommandée.

d) F i è v r e t y p h o ï d e.—On peut produire également un s é r u m a n t i t y p h i q u e, mais la question est encore moins avancée que pour les sérums antistreptococciques. D'ailleurs, son emploi chez l'hom-

me à titre de moyen préventif ne nous paraît pas avoir une très grande portée pratique.

Le sérum d'individus convalescents ou guéris depuis longtemps de la fièvre typhoïde, a un notable pouvoir immunisant. S t e r n a obtenu des résultats positifs avec le sérum de très anciens typhiques. C h a n t e m e s s e & W i d a l avaient déjà constaté ce pouvoir immunisant, mais remarqué que sa durée n'atteint pas quatre semaines.

Au point de vue expérimental, la question est loin d'être fixée, et les résultats sont souvent contradictoires, d'autant plus qu'il est difficile d'obtenir une toxine soluble dans les bouillons de culture et que, suivant le procédé d'immunisation employé, le sérum est seulement ou antiinfectieux ou antitoxique.

En outre, vient ici la question de l'identité ou de la non identité de l'Eberth et du Coli, qui a entraîné les médecins à rechercher les qualités immunisantes de chacun des deux séparément ou associés contre la fièvre typhoïde.

En somme, aucune méthode de v a c c i n a t i o n p r é v e n t i v e contre la fièvre typhoïde n'a encore fait sa preuve. Il est peut-être certains procédés dont on peut attendre de bons résultats, mais on ne peut encore formuler un jugement.

e) P n e u m o c o c c i e s.—La prophylaxie de la pneumonie est aussi peu avancée que celle de la fièvre typhoïde, pour ce motif qu'on ne possède pas de moyen pratique de produire une immunisation énergique des animaux.

Les propriétés du sérum des vaccinés sont encore très discutées et, tandis que, pour F o a & C a r b o n e, il ne serait pas plus bactéricide que le sérum normal, tandis que pour K l e m p e r e r il ne serait qu'antitoxique, d'après R o g e r, M o s n y, I s s a ï e v, D e n y s, ce sérum posséderait les propriétés nettement bactéricides.

Le sérum des vaccinés est i m m u n i s a n t et K l e m p e r e r a pu développer avec lui des immunités durant plus de 4 semaines.

F o a & C a r b o n e ont pu immuniser des souris et des lapins, mais ces résultats sont difficiles à obtenir et fort aléatoires.

Dans l'hygiène ordinaire, l'injection préventive de sérum ne trouverait d'ailleurs que peu d'applications. Ce n'est que dans les cas de foyers d'épidémicité graves, comme il peut s'en produire dans les prisons, les milieux fermés à agglomérations d'hommes, que les sérums antipneumococciques pourraient être utilisés. Dans ces circonstances, il sera utile de se souvenir que le sang des pneumoniques guéris rend le lapin réfractaire à l'action du pneumocoque, même 11 jours après la défervescence.

f) R a g e.—Je dois signaler en passant les recherches portant sur le sérum antirabique, et qui datent des premiers temps de la sérothérapie. B a b è s & L e p p ont montré qu'un chien qui reçoit, pendant 6 jours, 5 centim. cubes de sang d'un chien vacciné est réfractaire à l'inoculation rabique; il en est de même pour le lapin. In v i t r o, B a b è s, T i z z o n i, ont démontré l'existence de ces mêmes propriétés; ils ont vu que le sang de vacciné, mis en contact pendant plusieurs heures avec des virus rabiques, fait perdre à ce dernier ses propriétés pathogènes.

Tizzoni & Centanni ont pu arriver à préparer un sérum extrêmement actif et prophylactique au titre de 1:25000.

Ces essais de prophylaxie expérimentale semblent suffisamment probants pour qu'il soit permis de les transporter chez l'homme, à côté de la méthode pastorienne. La simple atténuation d'un virus vivant laisse toujours la porte trop ouverte au retour possible d'une virulence dangereuse; l'injection de sérum antirabique offrirait moins de dangers.

Il resterait à vérifier, chez l'homme, l'activité de ces sérums. Ici, comme pour la fièvre typhoïde, je ferai remarquer que le sang d'homme mordu et immunisé par la méthode ordinaire paraît être bien plus actif que le sang d'animaux immunisés.

g) **Variole.** — Les essais de séroprophylaxie de la variole doivent être indiqués, non pas qu'ils puissent détrôner la vaccination jennérienne, mais parce qu'ils sont fort intéressants théoriquement et qu'ils peuvent rendre des services là où la vaccine ordinaire ne peut rien. Le vaccin jennérien a la propriété extrêmement remarquable de produire une immunité forte, de longue durée, et sans accidents; en renouvelant la vaccination tous les 10 ans, on est ordinairement à l'abri d'une invasion de variole, ou, tout au moins, cette dernière revêt des caractères de grande bénignité. Mais le vaccin jennérien met 12 à 15 jours, quelquefois davantage, à imprégner l'organisme et à produire la vaccination. Dans ce laps de temps, l'individu peut prendre la variole, et celle-ci évolue comme s'il n'y avait pas de vaccination faite. D'autre part, les revaccinations ne se font pas régulièrement, et la variole peut surprendre les individus dont l'immunité est nulle ou très atténuée. Au contraire, le sérum antivariolique agit rapidement, l'immunité est produite en 24 heures, d'où une supériorité manifeste en temps d'épidémie. Il constitue un moyen préservatif immédiat, mais l'immunité est de courte durée, et, de plus, il faut injecter d'énormes quantités de sérum pour l'obtenir.

Ces résultats ont été acquis péniblement. Après les recherches de **Maurice Raynaud**, **Sternberg** avait montré, in vitro, qu'une goutte de vaccin, mélangée à 4 gouttes de sérum d'un veau vacciné, perd les propriétés de provoquer une éruption vaccinale. Chez l'animal, **Kramer & Boyce**, **Beumer & Peiper**, **Hannover**, etc., malgré l'injection de grandes quantités de sérum de veau vacciné, n'arrivent pas à produire l'immunité; cependant **Hlava** obtient des résultats positifs. Ainsi, des veaux ayant reçu 15 à 30 gram. de sérum eurent des pustules à évolution très rapide. Si l'on injecte du sérum de veau vacciné en pleine éruption vaccinale, au quatrième jour, on peut empêcher le développement de la vaccination par injections de 20 à 30 centim. cubes de ce sérum.

Les résultats expérimentaux les plus importants ont été publiés récemment par **Béclère**, **Chambon** et **Ménard**. Ces auteurs ont montré que le sérum de génisse vaccinée, recueilli hors de la période virulente (10 à 15 jours après vaccination), peut produire l'immunisation, vis-à-vis de la vaccine inoculée, mais il faut injecter dans les tissus sous-cutanés de très grandes quantités de sérum, le 100-e du poids du corps. Dans ce cas les éléments varioleux sont rudimentai-

res et de plus non virulents, et l'immunité est produite en 24 heures.

Chez l'homme, L a n d m a n n a injecté à des enfants du sérum de veau vacciné depuis 5 à 28 jours, ainsi que du sérum d'homme vacciné 4 mois auparavant; injecté à la dose de 1/800-e du poids du corps, le résultat fut négatif.

H l a v a a injecté à 14 enfants 3 à 9 centim. cubes de sérum de veau, puis, les vaccinant 1 à 5 jours plus tard, il n'obtient pas d'éruption ou bien quelques éléments très faibles; s'il injecte le sérum en pleine éruption vaccinale (4-e jour), il empêche avec 3 centim. cubes seulement le développement de l'éruption.

h) M a l a r i a. — Pour terminer, je signalerai des essais de prophylaxie contre la malaria, essais très originaux et dont les résultats sont à contrôler et à étendre.

C e l l i & S a n t o r i, ayant vu que le sérum du sang des animaux immunisés, avait un p o u v o i r p r é s e r v a t i f bien marqué, injectèrent à 6 personnes du sérum d'animaux sains, vivant dans les Marais Pontins et réfractaires: buffle, bœuf, cheval... L'action thérapeutique fut nette sur ces 6 personnes, chez lesquelles se prolongea le temps d'incubation connu de la fièvre quarte.

Mais c'est surtout l'action préventive dont l'importance serait grande pour l'hygiène des pays à fièvre. C e l l i & S a n t o r i l'ont essayé sur une famille lombarde de 5 personnes. Pendant un mois, ces personnes reçurent 3 à 4 injections de 10 centim. cubes de sérum du sang de buffle; quatre demeurèrent indemnes, la cinquième, pour laquelle le traitement dut être suspendu, présenta un léger accès de fièvre, qui céda rapidement à la quinine.

Or une autre famille lombarde non traitée eut tous ses membres atteints par la malaria.

§ 2.—*Des accidents consécutifs aux injections du sérum.*

Les applications, que nous venons de signaler, de divers sérums préventifs à la prophylaxie humaine, ne nous ont pas conduit à des conclusions fermes au sujet de leur valeur, et, même pour le sérum antidiphtérique, les auteurs ne sont pas d'accord sur son degré d'activité préventive.

Si donc l'on ne peut rien affirmer de certain au sujet de l'efficacité prophylactique des sérums, tout au moins est-il indispensable que les liquides injectés ne soient pas aptes à produire des accidents chez les sujets qui les reçoivent, et qu'en voulant préserver un organisme sain, le traitement ne coure le risque de lui donner une véritable maladie.

Les injections de sérum d'animaux immunisés ne sont-elles suivies d'aucun accident?

Ces accidents ont pu être surtout étudiés à la suite des injections curatives, et l'on connait surtout ceux qui suivent l'injection de sérum antidiphtérique.

Ils sont très variables comme intensité et comme variété. Très souvent ils réalisent un véritable syndrome qui rappelle une maladie gé-

nérale et en particulier le tableau du rhumatisme articulaire aigu. La température s'élève à 39, 39°5, une éruption d'urticaire se produit en même temps que des arthropathies très douloureuses avec ou sans liquide, et l'on a même constaté un souffle intense à la pointe avec battements précipités. Dans d'autres cas, le syndrome peut avoir encore une bien plus grande gravité; la température s'élève à 41°6, de l'urticaire survient avec nausées, vomissements, anurie, et un véritable collapsus se produit.

Parfois l'abattement se montre très grand, dès le début, puis la température monte à 40°, 40°5, des douleurs lombaires apparaissent, une forte albuminurie, de la diarrhée parfois sanguinolente, une éruption polymorphe, quelquefois des vomissements, des nausées, du coma, des convulsions et la mort au bout de 4 à 5 jours.

On a observé encore, quelques jours après une double injection de sérum, une adynamie de plus en plus profonde, une température de 39°8 et des accès de dyspnée intense suivis de mort.

On peut noter tous les intermédiaires entre cette symptomatologie sévère et des accidents de peu d'importance passagers et isolés du côté d'un appareil.

Je ne puis insister ici sur les accidents; on trouvera ailleurs cette exposition faite au complet.

Parmi les plus fréquents, il faut signaler des abcès, en dehors de toute faute, des érythèmes allant jusqu'au purpura, des arthropathies pouvant aboutir à la suppuration (Broca), des hyperthermies ordinairement rapides, parfois très fortes; des troubles gastro-intestinaux allant jusqu'à la diarrhée, sanguinolente et dysentériforme. L'oligurie est un phénomène assez commun et l'on peut voir survenir de l'anurie. L'hyperazoturie est constante, et il y a souvent de la phosphaturie et une peptonurie passagère.

L'injection peut-elle produire de l'albuminurie? Pour de nombreux auteurs, le sérum n'a aucune action directe sur une albuminurie déjà existante et n'en produirait pas de nouvelle. Cependant l'albuminurie a été signalée fréquemment, et Treyman a cité un cas de néphrite hémorrhagique.

On a noté également des adénopathies, de la tuméfaction de la rate, des troubles cardiaques, tels que de la tachycardie, de l'arythmie, un bruit de galop, des œdèmes des extrémités.

A la suite de l'injection de sérum antistreptococcique, on a noté des abcès dans lesquels existait du streptocoque; des plaques d'érysipèle phlegmoneux de grande étendue avec élévation thermique, douleurs vives, prostration, langue sèche...

Dans certains cas, on trouve le même syndrome de haute gravité, que celui qui se développe à la suite de l'injection de sérum antidiphtérique. Gaulard a observé des températures à marche variable, tantôt hyperthermique (40°), tantôt hypothermique, des vomissements incoercibles et la mort. Laran a vu survenir de l'hyperthermie (41°), un grand frisson, des vomissements, de l'érythème polymorphe, du purpura et un état général grave, bien près de la terminaison fatale.

Chez 10 enfants observés par Variot, présentant une angine,

les troubles produits par le sérum furent autrement graves que ceux produits par la maladie elle-même et inspirèrent de vives inquiétudes.

Béclère a observé avec le sérum antivariolique de génisse, injecté à doses élevées, des accidents de même nature: exanthèmes, arthropathies qui démontrent que, si ce sérum est remarquablement toléré il n'est pas indifférent pour l'organisme.

On pourrait objecter que les accidents que nous venons de signaler ne dépendent pas du sérum injecté aux malades, mais bien de la maladie elle-même.

Les observations d'accidents observés à la suite d'injections prophylactiques de sérum, c'est-à-dire faites chez l'homme normal, nous démontrent qu'il n'en est rien.

Un des faits les plus graves a été rapporté par Izor Alfoldi: une fillette de 3 ans reçoit une injection préventive de 2 centim. cubes de sérum Behring n° 1. A la suite de l'opération, l'enfant est abattue et, le lendemain, elle présente une température de 40°2, des douleurs lombaires, une forte albuminurie; le 3-e jour surviennent des nausées, une éruption pétéchiale et la mort au 4-e jour.

Tel encore le cas, assez difficile à expliquer, de la mort rapide de la fille de Langerhans à la suite d'une injection préventive de sérum de Behring.

Vinslow injecte à trois enfants 5 centim. cubes de sérum, comme dose prophylactique. Il observe, dans les trois cas, des érythèmes scarlatineux ou urticariens accompagnés de fièvre et de malaise, et dans la statistique de Morril il semblerait que les individus sains injectés soient plus exposés à présenter des accidents que les diphtériques. Ainsi il a observé des éruptions plus nombreuses et bien plus fortes, chez les individus sains injectés que chez les malades traités de la même façon. Lohr, malgré sa statistique si favorable aux injections préventives, a observé les mêmes accidents, ainsi que Spronck et Wirtz.

Johannessen a fait des injections préventives de sérum de Roux dans 41 cas et s'est attaché à en observer scrupuleusement les effets. Sur ces 41 cas, il a observé six fois une réelle hyperthermie; dans 31 cas, il s'est produit des éruptions cutanées de nature variable: taches, pustules, vésicules, urticaire, érythèmes généralisés, avec légère élévation thermique et diarrhée forte dans un cas; les éruptions ont récidivé deux fois, et dans un de ces cas la fièvre a été élevée et l'éruption a revêtu un caractère hémorrhagique. Chez dix malades, il a vu des arthropathies avec lassitude générale, et une fois il a vu de l'albuminurie et de l'hématurie.

L'auteur tire du nombre et de la gravité de ces accidents la conclusion suivante: il faut s'abstenir des injections préventives, ou ne les faire qu'avec la plus grande prudence.

Mais ce ne sont pas seulement des accidents aigus qui se produisent: on a vu, à la suite d'injections prophylactiques, des enfants demeurer pâles, chétifs, et être arrêtés dans leur développement.

Les injections préventives de sérum antitétanique peuvent produire également des accidents, et on a noté, en particulier, de l'anurie

dans plusieurs cas et des exanthèmes identiques à ceux qui suivent l'injection de sérum antidiphtérique, d'abord localisés puis tendant à se généraliser.

Ces accidents peuvent se montrer encore plus facilement dans certains cas. C'est ainsi que l'on a bien mis en lumière les effets nuisibles du sérum injecté à des individus en puissance de tuberculose. Il peut non seulement provoquer chez eux des réactions extrêmement intenses, mais B e n d a aurait vu une injection de sérum réveiller une tuberculose: poussées congestives, bronchopneumonies, expectoration sanguinolente. Dans un cas de R o g e r, rapporté par P o i x, l'injection de 20 centim. cubes de sérum provoqua chez un tuberculeux une élévation de température et aggrava l'état général du malade.

On peut donc affirmer que les s é r u m s p r é v e n t i f s n e s o n t p a s i n o f f e n s i f s p o u r l'h o m m e. Ils peuvent causer des accidents graves et même produire la mort. Ces accidents ne sont pas seulement des phénomènes suivant immédiatement ou de près l'injection, produisant le tableau d'une maladie générale ou des accidents locaux microbiens, mais ils peuvent agir chroniquement sur l'organisme et d'une façon insidieuse entraîner des troubles de nutrition qui aboutissent à une sorte de cachexie. Si on ajoute à ces dangers que l'action vaccinante n'est pas certaine, qu'elle est très passagère et nécessite des injections répétées de sérum, on comprendra la réserve que font au sujet d'injections prophylactiques la majorité des cliniciens.

§ 3. — *Des causes de la toxicité des sérums et des procédés d'atténuation.*

Ne pourrait-on pas atténuer les propriétés toxiques des sérums, tout en leur conservant leurs propriétés vaccinantes?

Pour répondre à cette question, il est indispensable de rechercher d'abord à quelle cause on peut attribuer ces propriétés nocives et de voir ensuite si la détermination de nature et l'isolement de la substance active est possible.

A. — *Causes de la toxicité.*

On peut, a p r i o r i, invoquer trois ordres de causes:

1° L e s a c c i d e n t s s o n t d u s à l'a g e n t p a t h o g è n e q u i a s e r v i à l'i m m u n i s a t i o n.

2° L e s a c c i d e n t s s o n t d u s à u n e p r é d i s p o s i t i o n i n d i v i d u e l l e.

3° L e s a c c i d e n t s s o n t d u s a u s é r u m l u i - m ê m e.

1° L e s a c c i d e n t s s o n t d u s à l'a g e n t p a t h o g è n e q u i a s e r v i à l'i m m u n i s a t i o n. — Certains accidents, abcès, érysipèle, lymphangites, survenus à la suite de l'injection de sérum antistreptococcique, ont fait penser qu'ils étaient dus à la présence du streptocoque dans le sérum.

R o g e r y a découvert, en effet, un streptocoque encore virulent, et on a trouvé du streptocoque dans les abcès formés au point d'inoculation.

A la suite de l'immunisation de l'animal par des cultures vivantes de streptocoques, quelques-uns de ces micro-organismes peuvent être retenus par les organes, dans la rate, par exemple, et repasser à un moment donné dans le courant circulatoire.

On devra redouter ce danger pour tous les sérums préparés par l'injection à l'animal du virus vivant. D'où la conclusion qui s'impose: l'immunisation des animaux qui doivent fournir un sérum prophylactique par les virus vivants doit être proscrite, ou bien on ne devra se servir que d'un sérum dont on aura préalablement vérifié la stérilité par des cultures.

2° Les accidents sont dus à une prédisposition individuelle.— Certains sujets peuvent présenter une prédisposition plus marquée à réaliser des accidents à la suite des injections de sérum. Cette sorte de prédisposition a été constatée par de nombreux auteurs; mais, en dehors de cette prédisposition générale qu'il est impossible de soupçonner, il faudra tenir compte des prédispositions créées par des lésions locales ou l'existence de certaines maladies. Il est évident qu'une tare rénale chez un individu n'est pas favorable à l'injection de sérum, et nous avons vu que celle-ci était très nuisible aux tuberculeux avérés ou en possession d'une tuberculose latente. Ce n'est pas la lésion ou la maladie antérieure qui créent les accidents; elles favorisent leur production et exagèrent leur intensité.

3° Les accidents sont dus au sérum lui-même. — Le sérum ne contenant pas ordinairement des microbes et la prédisposition n'agissant que comme cause adjuvante, il faut voir si les accidents ne seraient pas dus à des substances contenues dans le sérum.

D'après les recherches de plusieurs auteurs et les nôtres, les sérums même normaux sont des composés complexes que l'on ne peut considérer comme des agents inactifs. Ils le deviennent bien davantage lorsqu'il s'agit de sérums recueillis chez des animaux immunisés. Ceux-ci peuvent contenir à la fois des substances mêmes du sérum normal, des toxines non complètement éliminées, des substances nouvelles produites du fait de l'immunisation, des antitoxines.

Nous devons faire l'étude successive de chacun de ces agents.

a) Toxicité des sérums normaux. — Un premier fait important est la différence qui existe entre les effets du sérum injecté, suivant qu'il appartient à un animal de même espèce ou d'espèce différente à celui qui le reçoit: tandis que l'on peut, sans inconvénient, injecter du sang d'un animal à un animal de même espèce, l'injection du sang d'un animal à un animal d'une autre espèce entraîne des troubles graves et parfois la mort immédiate.

Cette question de l'action nocive des sérums a une très haute importance, puisque, dans la pratique de la sérothérapie, on fait des injections de sérum hétérogène d'espèces très différentes.

D'après M. Hayem, cette influence nocive du sérum étranger devrait être rapportée tout entière à ses propriétés coagulatrices. Rummo & Bordoni, à la suite de longues recherches, pensèrent que les sérums n'entraînaient pas la mort par coagulation, mais bien par le développement de réelles propriétés toxiques.

Nous avons publié sur ce sujet, avec M. Mairet, une série de

travaux en 1894. Depuis lors, cette question a été de ma part l'objet d'études suivies.

Si l'on injecte à des lapins, dans la veine de l'oreille, un sérum frais et aseptique d'homme ou de chien, l'on produit la mort immédiate avec des doses moyennes de 15 et 20 centim. cubes par kilogramme du poids du corps.

Dans le cours de l'injection ou peu de temps après, la respiration s'accélère, le cœur augmente de fréquence et d'énergie, la température s'élève, l'état général n'étant pas modifié, puis la respiration se ralentit, devient difficile et saccadée avec périodes passagères d'accélération, le cœur faiblit, la température continue à s'élever, il apparaît de l'affaissement qui peut aller jusqu'à la résolution complète; enfin des pauses respiratoires se produisent, et tout à coup l'animal, secoué par un mouvement convulsif, est comme projeté en avant, se redresse contre les obstacles et meurt dans des convulsions intenses.

A l'autopsie immédiate, on trouve des caillots volumineux dans le cœur droit, dans le tronc ou les ramifications de l'artère pulmonaire, et la vessie renferme souvent une urine franchement hématurique.

Les animaux sont morts par action coagulante du sérum. La coagulation est-elle cause unique de la mort?

Pour résoudre cette question, il fallait supprimer l'action coagulante sans altérer le sérum lui-même. Nous nous sommes servis de l'action légèrement anticoagulante du chlorure de sodium et du sulfate de soude, ajoutés au sérum de chien en très faible quantité. L'injection de ce mélange dans les veines de lapins peut produire la mort de ces animaux sans qu'il soit possible de découvrir le moindre caillot dans leur système circulatoire, en particulier dans le poumon; mais il faut en injecter un tiers en plus que du sérum normal.

Dans les premières expériences, la coagulation, survenant rapidement, empêchait donc de suivre le développement de phénomènes d'un ordre différent. Puisque les animaux meurent en dehors de toute action de coagulation, il est bien légitime de penser que les symptômes développés sous l'influence du sérum salé représentent bien des symptômes de toxicité. Or, en dehors du brusque mouvement de procursion suivi de mort rapide, les effets produits par le sérum salé sont les mêmes que ceux qui suivent l'injection de sérum ordinaire coagulant, sauf qu'ils sont plus prononcés, surtout du côté de la température, et qu'il s'y ajoute de l'albuminurie.

On peut donc dire que l'action coagulante n'apparaît que comme un épisode mortel et brusque, au milieu de l'injection, que tous les effets développés, dès le début, dépendent d'une action différente à laquelle il convient de donner le nom „d'action toxique".

On pourrait objecter que les phénomènes, développés sous l'influence du sérum salé, ne sont pas dus au sérum lui-même, mais bien à l'action des sels ajoutés. Cette théorie ne peut guère se soutenir, puisque les effets de sérum salé sont les mêmes que ceux de sérum normal en dehors de la coagulation.

Pour répondre cependant expérimentalement à cette objection nous avons fait une nouvelle série d'expériences en nous servant de l'action de la chaleur.

13*

Au moment où nos expériences allaient paraitre, M. H a y e m (Soc. Biol., 1894) montrait que, lorsqu'on chauffe le sérum de chien à une température de 56° à 59° centigr., on fait disparaitre les propriétés coagulatrices, le sérum demeurant intact en apparence. Les expériences que nous avons faites de notre côté confirmaient celles de M. H a y e m sur ce point, mais nous les avions imaginées surtout dans le but de mettre en évidence, et contrairement à l'opinion de M. H a y e m, les propriétés toxiques des sérums.

Si l'on chauffe le sérum de chien à une température de 57—60°, les propriétés coagulatrices cont complètement détruites et on peut injecter au lapin, par la voie veineuse, des doses très considérables, jusqu'à 60 centim. cubes de sérum par kilogramme, en ne produisant que des effets physiologiques très légers et passagers sur la respiration et le cœur. Avec le sérum chauffé à 57°, on observe encore les mêmes effets: disparition des propriétés coagulatrices et absence presque complète des propriétés toxiques.

Il y avait donc lieu de penser que l'action de la chaleur sur les substances coagulatrices et les substances toxiques, ne devait manifester des effets différents que dans des limites très voisines. Il fallait chercher quelle était la température capable de supprimer les propriétés coagulatrices, tout en conservant au maximum les propriétés toxiques.

Si on chauffe le sérum à 55°, la disparition de l'action coagulatrice persiste, et on peut injecter une quantité toujours très élevée de sérum (32 centim. cubes), sans produire la mort, mais déjà les effets sur la respiration et le cœur sont bien plus accentués.

A la température de 52—53°, on arrive maintenant à fixer la dose toxique sans développement de propriétés coagulantes, et on retrouve des effets toxiques de même ordre que ceux qui suivent l'injection de sérum salé. Après l'injection au lapin de 40 centim. cubes de ce sérum par kilogramme du poids du corps, la respiration se ralentit de même que le cœur, la température s'élève, le myosis se marque, puis la respiration s'accélère; le cœur devient plus fréquent et plus énergique; puis la température continue à s'élever, de l'affaissement et une parésie des membres antérieurs se produisent, allant jusqu'à la résolution complète; enfin la respiration devient extrêmement superficielle, le cœur très fréquent, faiblit de plus en plus, la température est élevée, 38°,5 à 39°,7, et l'animal meurt en attaques, sans avoir uriné. A l'autopsie, on ne trouve aucune coagulation; mais il semble que nous soyons arrivés à la limite de suppression de l'action coagulatrice. En effet, dans un seul cas, nous avons trouvé un léger caillot sur la valvule tricuspide, mais insuffisant pour expliquer la mort, tout le reste du système circulatoire étant complètement libre.

Est-ce à dire cependant que nous ayons obtenu le maximum des effets toxiques? Les expériences suivantes nous montrent qu'il n'en est rien.

En diminuant le chauffage du sérum à 50°, on obtient une accélération rapide et forte de la respiration suivie de ralentissement avec irrégularité, jusqu'à arrêt complet; une accélération intense de la circulation, des phénomènes de parésie aboutissant à la résolution, à des

attaques convulsives intenses et à la mort; la température s'élève de 1°,5 à 2° dans un court espace de temps. Mais, ici, on ne peut injecter des doses immédiatement mortelles, à moins d'entraîner la mort par coagulation. Il n'est donc pas possible de connaître la t o x i c i t é a b s o l u e; mais on peut injecter des doses supérieures à celles du sérum ordinaire (25 centim. cubes par kilogr.), sans tuer l'animal, et l'on voit se développer ainsi un tableau toxique des plus intenses, très exactement semblable à celui que développent les doses mortelles de sérum ordinaire pendant la période qui précède la coagulation.

Si on porte le sérum à une température de 43°, on ne remarque aucune différence entre ce sérum et le sérum ordinaire.

Nous pouvons conclure de ces expériences que, si le sérum normal de chien tue de par ses propriétés coagulatrices, il possède néanmoins des propriétés toxiques très nettes; qu'il est difficile de fixer le degré de t o x i c i t é a b s o l u e des sérums fortement coagulants à cause de la dissociation imparfaite des propriétés coagulatrices et toxiques.

Si l'on prend pour mesurer le pouvoir toxique, le sérum dont l'action coagulante est supprimée à sa limite, on peut dire que pour le chien, le sérum tue environ à la dose de 30 centim. cubes par kilogr. du poids du corps.

D'après les expériences qui précèdent, nous voyons que la chaleur n'a pas seulement une action sur les propriétés coagulantes, elle peut a t t é n u e r l e s p r o p r i é t é s t o x i q u e s. L'on peut injecter dans les veines des doses très élevées (60 centim. cubes par kilogr. de sérum chauffé à 57°—60°), sans produire la mort. Si l'on porte une certaine quantité d'un même sérum de chien à des températures variées, on constate que l'abaissement progressif de température produit une augmentation marquée du degré et des caractères de la toxicité de ce sérum.

Toutefois, il est à noter que si, d a n s c e s l i m i t e s, l'augmentation du chiffre thermique (maximum 60) diminue de plus en plus la toxicité, elle n e p a r v i e n t p a s à l'a b o l i r c o m p l è t e m e n t.

Au point de vue des modifications de la toxicité, il faut compter encore avec le temps de chauffe. Ainsi, tandis qu'un sérum chauffé 45ᵐ, à une température de 53°, tue le lapin immédiatement à 40 centim. cubes par kilogr., ce même sérum, chauffé au même degré, pendant une heure et demie, ne tue qu'en 24 h. et à la dose de 45 centim. cubes par kilogramme.

E n r é s u m é, les sérums hétérogènes fortement coagulants ont des propriétés toxiques. Ces propriétés sont marquées par de l'hyperthermie, des troubles cardiaques et respiratoires, parfois de l'albuminurie, de l'hématurie, de la diarrhée, des attaques convulsives suivies de mort. L'action de températures de 50 − 58°, d'une durée plus ou moins grande, atténue plus ou moins cette toxicité, sans toutefois l'abolir complètement.

On pourrait objecter encore que la chaleur détermine des modifications dans la composition du liquide.

Pour répondre à cette objection, il fallait rechercher si parmi les sérums hétérogènes, certains n'étaient pas pourvus de propriétés toxiques extrêmement énergiques, si certains autres n'étaient pas dépour-

vus des propriétés coagulantes ou, tout au moins, n'en possédaient qu'à un degré assez peu marqué pour ne pas gêner l'expérimentateur.

Le sérum des bovidés possède des propriétés toxiques très prononcées. Hayem a vu se produire après l'injection un état d'accablement extrême, des efforts de vomissements, de la diarrhée parfois sanguinolente, de l'anurie, de l'albuminurie, des troubles de la calorification, mais la mort est entraînée cependant par le pouvoir coagulant. Ajoutons que M. Hayem a fait une remarque des plus intéressantes et que nous retrouverons plus loin, c'est qu'on observerait de grandes différences individuelles de toxicité pour un même sérum.

A moins de descendre chez les animaux tout-à-fait inférieurs, les sérums n'ont pas de pouvoir toxique assez considérable pour entraîner la mort rapide avant l'apparition de l'action coagulante.

Parmi les sérums dont l'action coagulante est très faible, il faut mettre en première ligne le sérum du cheval, dont on se sert surtout dans la sérothérapie.

Zagari & Calabrese (1895) ont vu que l'on pouvait injecter 50 centim. cubes par kilogr. de sérum de cheval normal dans les veines du lapin, sans tuer l'animal. Si on porte la dose à 70, 80, 90 centim. cubes par kilogr., la mort survient dans l'espace de huit jours à douze heures. Il faudrait en injecter 95 centim. cubes pour produire la mort immédiate. Chez le chien, il faudrait 125 centim. cubes par kilogr. pour entraîner la mort immédiate. Les effets toxiques se marquent par une élévation de température de 1° à 2°, pouvant persister pendant douze heures, un ralentissement du cœur, une augmentation rapide de la pression cardiaque (130^{mmhg} à 170) qui fait retour à la normale au bout d'une heure. Ce n'est qu'aux doses de 20 centim. cubes par kilogr. qu'il provoque des troubles du côté des reins, un véritable processus inflammatoire (glomérulo-néphrite) tendant à la réparation. Il produit une diminution des globules rouges et de l'hémoglobine et possède le pouvoir d'attirer les leucocytes à un degré de beaucoup inférieur à celui de la toxine diphtérique. Les recherches d'Ewing ont vérifié cette légère hyperleucocytose développée sous l'influence du sérum de cheval normal.

Roger & Cadiot ont vu également que le sérum de cheval normal n'était pas toxique pour le lapin et que l'injection de 40 à 45 centim. cubes par kilogr. ne produisait aucun effet.

Les recherches de M. Arloing lui ont montré que le sérum de cheval normal est réellement inoffensif pour le lapin, qu'il faut arriver aux doses de 120 centim. cubes par kilogr. pour entraîner la mort; mais si on l'injecte dans les veines du chien, la mort survient en trente-six heures avec la dose minima de 6 centim. cubes par kilogramme.

On voit combien ces résultats diffèrent de ceux de Zagari & Calabrese.

Poix a constaté chez le lapin, à la suite de l'injection, de l'hyperthermie, de l'hyperazoturie, une augmentation des phosphates, mais il n'a jamais vu de lésion rénale ni d'albuminurie.

Si l'action est peu marquée sur la nutrition des animaux adultes,

Arloing a démontré que l'injection de sérum normal à des animaux jeunes produit au contraire des troubles graves et retarde notablement leur croissance.

Mes premières expériences avec le sérum de cheval remontent à la fin de l'année 1894.

Dans une série d'expériences j'ai pu atteindre des chiffres élevés (50 centim. cubes par kilogr.) sans produire de coagulation et sans entrainer la mort; mais dans d'autres cas et avec le sérum de chevaux différents, la mort a suivi immédiatement l'injection de doses relativement faibles, telles que 29, 30 centim. cubes par kilogr. du poids du corps, sans qu'il y ait eu action coagulante.

Le degré de toxicité peut donc varier, dans une très large mesure, avec l'animal qui fournit le sérum.

Dans le cas de mort rapide, le tableau symptomatique exprime une toxicité considérable. La respiration, d'abord accélérée, se ralentit de plus en plus, devient difficile et s'arrête; la circulation s'accélère progressivement; le cœur s'accélère, puis se ralentit, devient irrégulier; la température monte de 39^0, $39^0,5$ à 40^0, $40^0,7$, $40^0,8$; les urines émises, même au cours de l'injection, sont franchement albumineuses; les pupilles sont à peine contractées; il se produit enfin des attaques cloniques et tétaniques.

Dans le cas de mort tardive à la suite de hautes doses (28 à 50 centim. cubes par kilogr.), on observe les mêmes phénomènes que nous venons de décrire pour ce qui regarde la respiration, la calorification, la circulation; les urines émises à la fin de l'injection ne contiennent pas ordinairement d'albumine ou seulement de légères traces, mais une heure après elles peuvent être franchement albumineuses et contenir encore le lendemain des traces d'albumine, qui disparaissent au 3-e jour.

J'ai constaté chez plusieurs animaux, alors que les urines émises le jour de l'injection et le lendemain ne contenaient pas d'albumine, que celles émises au bout de 10 jours en contenaient des doses assez prononcées. Du côté du système nerveux et de la nutrition, on constate un affaissement passager et de l'amaigrissement.

Pour arriver à connaître plus intimement les effets toxiques du sérum sur l'organisme, nous avons injecté dans les veines, à une série de lapins, des doses faibles quotidiennes de sérum de cheval, pendant 2 à 6 jours.

Dans le cas d'injection d'une dose de 20 centim. cubes (8,6 cc. par kilog.) répétée pendant 2 jours seulement, on observe de l'accélération du cœur et de la respiration, une élévation thermique de 1 à $1,5^0$, pas de modification pupillaire, des traces d'albumine dans les urines du lendemain, qui persistent le jour de la 2-e injection et disparaissent au 5-e jour.

Même aves l'injection de ces faibles doses, il est des cas où les phénomènes sont bien plus prononcés avec des sérums pris à des chevaux différents; la respiration devient pénible, ralentie, les urines très fortement albumineuses, déjà 2 heures après l'injection, puis l'albumine diminue le lendemain, mais s'aggrave fortement 2 à 3 heures après la 2-e injection de sérum.

Lorsque l'injection quotidienne est poursuivie pendant 4 ou 6 jours, on voit l'accélération du cœur persister entre les injections et s'exagérer encore après chacune d'elles; avec chaque nouvelle injection, la température subit une élévation de plus en plus forte, quoique déjà revenue à la normale immédiatement avant; ainsi, le premier jour, elle monte de 39° 2 à 40° 1, le deuxième jour de 39° 2 à 40° 6, le quatrième jour de 39° 5 à 41° 5; l'albuminurie s'exagère après chaque nouvelle injection: ainsi, 3 heures après la première injection, urines franchement albumineuses, le lendemain matin traces d'albumine, 2 heures après l'injection, albumine abondante; 24 heures après, pas d'albumine dans les urines, mais après la troisième injection traces très fortes qui persistent encore le lendemain, pour devenir encore plus marquées après la cinquième injection.

Cette persistance de l'albumine dans l'intervalle des injections coïncidait avec une respiration plus pénible, la persistance de la fièvre.

Donc, à la suite d'une série quotidienne d'injections, on voit, non seulement, après chaque injection, s'aggraver tous les phénomènes toxiques développés ordinairement par le sérum, mais ceux-ci tendent à devenir persistants.

Nous avons observé les mêmes phénomènes avec le sérum normal de la chèvre et du chat.

En résumé, ces expériences nous prouvent d'une manière définitive l'existence, dans le sérum, de principes réellement toxiques, leur aggravation et leur persistance possible à la suite d'injections faibles mais répétées. Elles nous permettent d'étudier les caractères de toxicité des sérums et leur atténuation par la chaleur; elles nous montrent qu'avec la disparition des propriétés coagulantes le degré de toxicité des sérums fortement coagulants se rapproche beaucoup de celui des sérums, qui le sont très peu.

Il serait très intéressant de rechercher le rapport qui existe pour chaque sérum entre l'action coagulante et l'action toxique réelle; on pourrait de cette façon établir, au point de vue de la toxicité réelle des sérums, un classement plus correct que celui qui est reçu actuellement.

Si l'introduction du sérum par les veines est utile pour l'étude de la toxicité des sérums, ces derniers sont, dans la clinique, toujours injectés par la voie sous-cutanée.

Il était donc indispensable d'étudier les effets de ces injections sous-cutanées, d'autant qu'elles constituent un nouveau moyen de prouver les propriétés toxiques, en supprimant les propriétés coagulantes.

Leclainche & Rémond, en injectant du sérum par la voie péritonéale, avaient vu les sérums de la vache et du mouton, chauffés à 40°, produire des coliques, des hoquets, de la prostration et parfois la mort. Ce n'étaient pas là des effets mécaniques, car si on injecte des doses doubles, 40 centim. cubes de sang de cheval, de chien, dans le péritoine de cobayes, on ne produit rien. En injectant dans le péritoine de cobayes du sang de couleuvre, Phisalix & Bertrand ont montré sa très haute toxicité; de même Calmette pour le sang du cobra capel.

Pour ce qui est des injections sous-cutanées, Calmette a montré que le sérum de cobra capel, injecté sous la peau, reproduit les mêmes symptômes que par injection intraveineuse: dyspnée, paralysie du train postérieur, hypothermie, vomissements, affaiblissement du cœur, mort par asphyxie. Leclainche (1896) ne produit aucun accident en injectant du sérum de cheval sous la peau de cobayes, tandis que le sérum du chien, de la vache, de la chèvre, est toxique, et surtout convulsivant.

Arloing trouve également que l'injection de sérum de cheval normal sous la peau du chien ne produit pas d'effets nocifs. D'après Otto Weiss, au contraire, les mêmes accidents qu'après l'injection intra-veineuse peuvent suivre l'injection sous-cutanée, en particulier l'anurie, mais ils se manifestent plus tardivement.

Les expériences de Béclère, Chambon et Ménard ont montré que l'injection sous-cutanée d'une dose considérable de sérum de cheval normal aseptique détermine chez la génisse des accidents multiples identiques à ceux qui se produisent chez l'homme: de la fièvre, des éruptions polymorphes généralisées urticariennes ou rubéoliformes, des arthropathies.

Mes expériences ont porté sur des chiens de petite taille qui ont reçu sous la peau une dose unique ou des doses quotidiennes de 20 centim. cubes. Ces injections reproduisent, quand elles sont assez abondantes, les mêmes effets que l'injection intra-veineuse mais avec un degré d'intensité moins considérable et après un temps plus long. Ainsi une injection quotidienne de 20 centim. cubes sous la peau du flanc, continuée pendant 3 jours (60 centim. cubes en tout), produit de l'accélération du cœur suivie de ralentissement et d'irrégularités, du ralentissement de la respiration, une élévation de température de 5 sixièmes à 1°,05. Les urines n'ont pas paru d'abord modifiées, mais, après la seconde et la troisième injection, elles sont devenues rares (oligurie très marquée) et nettement hématuriques. Les jours suivants, l'hématurie disparaît, mais il existe des traces d'albumine qui disparaissent bientôt après.

En somme, les injections sous-cutanées d'un sérum hétérogène déterminent les mêmes effets que les injections intra-veineuses, mais avec plus de lenteur et moins d'intensité. Certaines espèces animales sont plus sensibles que d'autres à l'action d'un sérum donné, ainsi la génisse pour le sérum de cheval.

Il serait donc utile d'avoir une gamme de toxicité expérimentale des sérums des diverses espèces animales vis-à-vis les unes des autres, en se souvenant que cette toxicité peut varier suivant l'animal même qui a fourni le sérum et suivant l'animal qui le reçoit.

S'il existe une pareille variation d'une espèce animale à l'autre et d'individu à individu, il est donc impossible et même dangereux de préjuger des effets de l'injection d'un sérum animal à l'homme normal.

Bertin (de Nantes) a injecté (1895) du sérum de cheval normal à des enfants sains, et il a vu se produire une éruption nette d'urticaire au bout de 7 jours. Johannessen a injecté du sérum de cheval normal sous la peau de 21 personnes, à la dose de 2 à 10

centim. cubes. Dans 8 cas il a vu se produire une élévation de température allant jusqu'à 38°,7 de 5 à 13 heures après l'injection et pendant une durée de 2 à 12 heures; 12 fois il a observé des érythèmes confluents avec prurit, ordinairement 3 à 11 jours après l'injection et pendant une durée de 1 à 3 jours, et ces érythèmes ont récidivé dans quelques cas. Plusieurs fois cet auteur a noté des douleurs diffuses articulaires, de la faiblesse générale. Chez une fillette, il a vu se produire à la fois de l'hyperthermie, un érythème généralisé, de l'albuminurie.

Sevestre a fait également des injections de sérum normal à des enfants sains, et il a vu se produire au bout de quelques heures une réaction fébrile accompagnée de troubles gastriques, et des arthropathies.

En juillet 1895, nous avons recherché, chez l'homme sain, les effets du sérum de cheval normal, à très faibles doses. Sous l'influence d'injections sous-cutanées de 2 centim. cubes par jour j'ai vu apparaître au cinquième jour, demi-heure après l'injection, un malaise général, avec affaissement très prononcé et une douleur dans la jambe droite. Cette douleur était très vive, empêchait absolument toute station debout; l'individu était en même temps très essoufflé, le pouls était très fréquent et faible, et j'ai craint un moment une syncope. Les injections suspendues, les phénomènes ont disparu.

Le sérum d'âne, d'une parfaite innocuité pour le lapin et pour la génisse, produit, chez l'homme, de la fièvre, des vomissements, des vertiges, de l'urticaire.

Le sérum de chien a été souvent employé, surtout dans le traitement de la tuberculose et du lupus. Richet & Héricout ont signalé quelques accidents. Feulard a vu l'injection de 1 à 2 centim. cubes de sérum de chien normal à des lupiques produire 2 fois de l'urticaire, et Morel-Lavallée a vu se produire des palpitations, de la dyspnée, du purpura, des hématuries. Simonet de Laborie a observé, avec 2 à 4 centim. cubes, des démangeaisons, de l'urticaire.

J'ai observé, à la suite d'injections sous-cutanées de 4 à 6 centim. cubes de sérum de chien, des phénomènes de dyspnée intense, avec suffocation, et au point de l'inoculation une sensation douloureuse, avec gonflement, puis une éruption d'urticaire qui pouvait se généraliser et une élévation de température de 1°,5 à 2 degrés. Dans plusieurs cas, ce gonflement in loco a été très prononcé, et l'éruption a suivi l'injection de quelques minutes.

Tommasoli a injecté du sérum de veau normal et d'agneau à des syphilitiques, et il a vu se produire des plaques rouges au niveau du point piqué, de l'urticaire généralisé, de la fièvre avec embarras gastrique.

L'on voit, en somme, que tous les sérums, qu'ils aient ou non des propriétés coagulantes, déterminent chez l'homme et par injections sous la peau les mêmes effets toxiques que nous avons étudiés chez les animaux, sauf que nous voyons survenir des accidents locaux et des phénomènes éruptifs bien plus marqués.

Nous avons déjà dit que les sérums de même espèce n'ont

aucun inconvénient. et, en effet, nous avons injecté à des hommes sains et sous la peau des doses de 10 à 20 centim. cubes par jour, pendant plusieurs jours, sans observer autre chose qu'une faible élévation de température.

On peut conclure de toute cette étude que le sérum normal hétérogène est loin d'être inoffensif, même en injections sous-cutanées.

b) Toxicité du sérum des vaccinés. — Le sérum antitoxique produit-il des accidents particuliers ou sa toxicité n'exprime-t-elle que celle qui est propre à tout sérum normal? Les recherches entreprises dans ce sens sont contradictoires.

On peut prendre comme type, dans cette étude, le sérum antidiphtérique.

Zagari & Calabrese, qui ont comparé l'action du sérum antidiphtérique à celle du sérum normal, concluent à un pouvoir toxique à peu près nul. inférieur même à celui du sérum normal. Ainsi, à la dose de 80 centim. cubes, mort en 15 jours avec le sérum antidiphtérique, et en 5 jours avec le sérum normal; à la dose de 90 centim. cubes, mort en 3 jours avec le premier, en 12 heures avec le second; chez le chien, avec 100 et 125 centim. cubes par kilogr., l'animal survit.

Au point de vue des effets fonctionnels, le sérum antitoxique produit une élévation de température de 1°,1 en moyenne, et la poussée fébrile n'aurait jamais duré jusqu'au lendemain matin; les battements du cœur diminuent en fréquence (125 à 99) et la pression cardiaque augmente. Il n'aurait aucune influence sur le rein, cependant des doses plus élevées peuvent provoquer un processus de glomérulonéphrite très léger et tendant à la réparation.

Du côté de la calorification, Poix a vu, dans les heures qui suivent l'injection, une élévation thermique atteindre quelques dixièmes à 1°. L'hyperthermie serait d'autant plus accentuée que la dose injectée serait plus considérable; elle subsiste ordinairement le lendemain, mais elle disparaît les jours suivants.

Les modifications des urines sont des plus importantes: au point de vue de la quantité, on a constaté tantôt une diminution. tantôt une augmentation. Charrin & Roger ont constaté une augmentation de l'urée et une augmentation plus considérable de l'acide phosphorique. Desgrès a vu les mêmes phénomènes se produire et a constaté une augmentation de chlore.

Le sérum antidiphtérique est-il capable de produire de graves lésions rénales chez l'animal sain?

Wissmann a fait chez le lapin deux séries d'expériences: l'une avec une seule dose très faible (1 centim. cube), l'autre avec cette même faible dose, mais répétée quotidiennement durant trois jours. Il sacrifie chaque jour un animal, et il constate, chez ceux de la première série, une hyperémie intense, et, à l'examen microscopique, les cellules épithéliales des tubuli remplies de granulations réfringentes. Chez les animaux de la deuxième série, il constate les mêmes lésions mais bien plus accentuées.

Kossorotov a trouvé des altérations encore plus marquées. En

injectant le sérum antidiphtérique par la voie sous-cutanée, à doses thérapeutiques, il a trouvé des altérations rénales ressemblant à celles que l'on rencontre à la suite des maladies infectieuses aiguës: hyperémie très prononcée du foie, plus prononcée encore au niveau du rein, dégénérescence trouble et granuleuse des cellules de divers parenchymes; ganglions lymphatiques hypertrophiés, nombreux globules rouges crénelés, leucocytose marquée.

V. Kahlden, au contraire, n'a trouvé absolument aucune lésion au niveau du rein ou du myocarde d'un lapin et d'un cobaye ayant reçu une dose assez notable de sérum antidiphtérique.

Poix, chez des lapins ayant reçu en plusieurs fois 5, 15 et même 25 centim. cubes de sérum, n'a trouvé aucune altération appréciable des reins.

Cependant Siegert a vu cliniquement et expérimentalement l'injection sous-cutanée de sérum antidiphtérique être fréquemment suivie d'albuminurie et d'une légère albumosurie, analogue à celle que l'on observe chez les animaux soumis à l'immunisation. Il se produit en même temps une diminution de quantité de l'urine, de l'anurie et, comme lésion rénale la plus grave, une néphrite parenchymateuse hémorrhagique aiguë, mais les rapports entre cette néphrite et le sérum non altéré ne sont plus bien établis.

Comme modifications du sang, il se produirait une hypoleucocytose de 24 à 48 heures de durée (Ewing), parfois tellement prononcée qu'elle peut devenir inquiétante.

Au point de vue de la nutrition, nous avons noté les phénomènes d'hyperexcrétion de l'urée et de sels, et l'amaigrissement qui survient chez les injectés. En outre de cette action immédiate, Arloing a démontré que, si l'on injecte de petites doses quotidiennes de sérum antidiphtérique à des cobayes jeunes, tandis que les témoins augmentent de 34% du poids initial, les animaux injectés n'augmentent que de 19 ou même de 16%. Ces expériences nous expliquent qu'à la suite des injections préventives de sérum antidiphtérique, on ait vu se développer des états anémiques rebelles et que certains enfants demeurent, pendant des mois, pâles et chétifs.

Pour me faire une opinion sur cette question controversée, j'ai fait des injections à des chiens et à des lapins normaux, avec du sérum antidiphtérique provenant de chevaux différents et retiré à l'animal 24 heures, 15 jours, 25 jours après la dernière injection de toxine.

L'injection dans les veines de lapins normaux d'un sérum antitoxique recueilli vingt-quatre heures après la dernière injection de toxine a tué l'animal au bout de neuf jours, à la dose de 8 centim. cubes par kilogr. du poids du corps. Après l'injection, il s'est produit une accélération de la respiration, de l'hyperthermie, (39°,2 à 40°,5); au bout d'une heure est survenu de l'affaissement. des urines fortement hématuriques; le lendemain, l'hématurie avait disparu, mais l'albumine était abondante, et elle n'a disparu qu'au troisième jour; notons une diarrhée forte le lendemain; au neuvième jour, amaigrissement, cachexie, mort. A l'autopsie, une conges-

tion intense du rein, une hyperémie forte avec ecchymoses du tube digestif, et dans le gros intestin une ulcération profonde, du diamètre d'une pièce de 50 centimes.

Le sérum du même cheval immunisé et recueilli 20 jours après la dernière injection de toxine s'est montré encore d'une extrême toxicité, puisque, à la dose de 9 centim. cubes par kilogr., il a tué l'animal au onzième jour, avec hyperthermie (41°,5), albuminurie intense, diarrhée.

Dans une deuxième série d'expériences, j'ai injecté le sérum retiré à un autre cheval, 24 heures, 9 jours et 15 jours après la dernière inoculation de toxine.

Le sérum de 24 heures a tué le lapin en douze jours, à la dose de 8 centim. cubes par kilogr. et en dix jours à la dose de 23 centim. cubes. Le pouls est faible, la respiration, très difficile, se ralentit (136 à 60), la température s'élève de 38°,2 à 39°,6; le lendemain, hématurie qui persiste les jours suivants. A l'autopsie, il existe une néphrite hémorrhagique.

Ce même sérum, recueilli au neuvième jour après la dernière injection de toxine et injecté au lapin à la dose de 26cc. par kilogr., a produit les mêmes phénomènes d'intoxication, sauf que l'hématurie a été remplacée par une albuminurie forte. Le sérum recueilli au quinzième jour n'a pas entraîné la mort, à la dose de 28 cc., mais il a produit de l'accélération et de la faiblesse du cœur, de la difficulté respiratoire, de l'hyperthermie qui persista plusieurs jours et de l'albuminurie qui ne se montra que le lendemain, disparut le troisième jour, mais reparut les quatrième et cinquième jours.

De ces deux expériences, il semblerait qu'on puisse dire hardiment que le sérum antidiphtérique a des qualités toxiques élevées comparativement au sérum normal et constitue un liquide dangereux.

D'autres expériences sont venues nous montrer combien cette question est difficile à résoudre et demande à être traitée avec réserve.

Un cheval est saigné vingt-quatre heures après sa dernière injection de toxine diphtérique, et le sérum frais est injecté à une série de lapins, par la voie intra-veineuse. Or, les animaux ont parfaitement survécu malgré l'injection de 29 et 33 centim. cubes par kilogr. du poids du corps, après avoir présenté de la difficulté respiratoire, de l'hyperthermie, des urines albumineuses pendant plusieurs jours et un peu d'affaissement.

Il faut expliquer fatalement ces énormes variations dans la toxicité par des différences individuelles: tel animal aura un sérum bien plus toxique qu'un autre, immunisé cependant dans les mêmes conditions.

Nous avons également injecté dans les veines du chien du sérum antidiphtérique recueilli chez l'animal quinze jours après la dernière injection; il a été injecté tout frais, c'est-à-dire datant à peine d'un mois, ancien (trois à quatre mois) et âgé de six mois.

Le sérum frais, injecté à la dose de 10,5 cc. par kilogr., a produit les réactions les plus fortes: accélération du cœur et de la respiration (26 à 42), hyperthermie (39°,3 à 41°,6) ou 40° avec retour à la normale seulement le lendemain matin, oligurie pendant vingt-quatre heures, sans atteinte de l'état général.

Les mêmes phénomènes se sont développés sous l'influence du sérum de 3 mois, à la dose de 4 centim. cubes et 3,5 cc. par kilogr.: traces d'albuminurie deux heures après l'injection, albuminurie forte, dans la nuit, disparaissant le lendemain, anurie, dans un cas, fatigue, spasmes, mouvements convulsifs.

Le sérum plus ancien, âgé de quatre mois, et le sérum très ancien, de six mois, ont donné absolument les mêmes réactions aux doses de 6,2 cc. et 5,54 cc. par kilogr.

Nous avons vu plus haut que les effets nocifs de ces injections sous-cutanées de sérum antidiphtérique à l'homme normal sont complètement identiques à ceux que nous venons d'observer chez l'animal sain.

En somme, le sérum d'un animal immunisé reproduit chez l'individu sain, des phénomènes de même ordre que le sérum normal, mais il a un degré de toxicité bien plus considérable; il s'y ajoute encore quelques autres effets qui varient suivant le moment auquel on a soustrait le sang à l'animal: ainsi le sérum recueilli 24 heures après la dernière injection de toxine reproduit les lésions et les symptômes très graves d'une maladie toxinfectieuse, surtout du côté des reins. A des distances plus grandes de la dernière injection de toxine, ces phénomènes toxiques s'amendent, mais ils peuvent être encore marqués. Ils sont, en outre, variables avec le cheval qui fournit le sérum.

A quelle substance faut-il attribuer ces accidents?

Nous éloignons immédiatement la première hypothèse de Roux, qui les attribuait à une infection concomitante et celle qui en rattachait tout au moins une partie à un streptocoque surajouté (Sevestre).

Il faut rechercher la cause de cette nocivité, dans les qualités de la substance injectée.

Le sérum normal entre pour une part dans la toxicité du sérum antitoxique, mais il existe entre eux une différence qui ne se marque pas seulement par le degré de toxicité mais encore par ses caractères et par les lésions. Comment expliquer cette différence?

On pourrait penser que les toxines injectées sous la peau se répandent dans le sang, et ne s'éliminent que lentement par le rein. Et en effet, le sérum le plus dangereux est celui qui est fourni par les animaux auxquels il faut injecter fréquemment des toxines tous les 10 à 15 jours. David Walsch avait été frappé de la ressemblance qui existe entre les accidents qui suivent l'injection de sérum, exanthèmes, diarrhée dysentériforme.., etc., et ceux qui suivent l'injection de tuberculine.

Si l'on attend en général 15 jours après la dernière injection de toxine avant de saigner l'animal, c'est que l'on pensait à la présence, dans le sang, d'une quantité plus ou moins grande de la toxine injectée. Mes expériences m'ont montré que le sang d'un cheval recueilli 24 heures seulement après la dernière injection de toxines est doué d'une toxicité très considérable et reproduit le tableau de l'intoxication par la toxine diphtérique: dégénération profonde des parenchymes; vaso-dilatation marquée. lésions intestinales dysentériformes aboutissant parfois à l'ulcération, anurie, néphrite hémorrhagique..... Au quinzième

jour, le sérum peut encore tuer avec de faibles doses, et, au vingtième jour, j'ai constaté la gravité des effets déterminés par c e r t a i n s sérums antitoxiques.

On est donc en droit de penser que l'élimination des toxines se fait pendant une période considérablement longue et qu'il est nécessaire d'attendre longtemps avant de faire la récolte du sérum.

Mais, si la toxine peut exister pendant un certain temps dans le sang de l'animal, on ne peut pas lui attribuer, d'une façon générale et dans la totalité, les accidents consécutifs aux injections sériques. Lorsque le sérum est recueilli tardivement, la toxicité diminue, et l'on constate des effets inverses de ceux produits par la toxine, par exemple diminution de la leucocytose, augmentation de la facilité de coloration des leucocytes. Enfin, les toxines s'éliminant progressivement par les urines, on ne peut songer à leur persistance indéfinie dans le sang.

Il faut donc penser qu'il existe, dans le sérum antitoxique et e n d e h o r s d u s é r u m l u i - m ê m e, u n e s u b s t a n c e n o c i v e a u t r e q u e l a t o x i n e.

Cette substance ne serait-elle pas la substance qui donne au sérum ses qualités thérapeutiques et prophylactiques?

Dans ce cas, la même substance serait à la fois utile et nuisible, mais cette double propriété n'a rien qui doive nous étonner; elle est commune à beaucoup de substances.

Avons-nous toutefois des raisons en faveur de cette hypothèse?

Si les expériences de Zagari & Calabrese, celles d'Arloing, de P o i x retirent toute nocivité au sérum antitoxique, les expériences de divers auteurs et les nôtres concluent, au contraire, en faveur d'une toxicité augmentée par rapport au sérum normal.

On a objecté que les accidents étaient plus fréquents après les injections de 600 V. 1 qu'aqrès celles de 1.500 à 3.500 V. 1, qu'il n'y avait pas de rapport entre la quantité de sérum injecté et les accidents (Unruh) et d'autre part, d'après R u f f e r, les accidents seraient d'autant plus rares que la capacité antitoxique serait plus forte et par suite la quantité de sérum injecté plus faible.

Mais nous ferons remarquer que d'autres statistiques donnent des résultats inverses à celle de Unruh, et qu'il n'est pas étonnant que les accidents diminuent avec des sérums de capacité antitoxique forte sous un petit volume, attendu qu'on élimine un facteur énergique de toxicité, le sérum normal.

Pour arriver à nous faire une lumière plus vive sur ces substances toxiques, il faudrait rechercher isolément les propriétés de chacun des éléments contenus dans le sérum normal et dans le sérum antitoxique.

Le sérum normal est une substance très complexe. Il contient des substances minérales qui, chacune prise à part, sont dépourvues de toxicité dans les limites où elles se trouvent dans le sérum. A l b e r-t o n i a montré que les c e n d r e s étaient inoffensives, et, si l'on fait la dialyse, le liquide qui passe n'est pas toxique, à proprement parler.

Restent l e s s u b s t a n c e s a l b u m i n o ï d e s. Or, si on précipite tatalement celles-ci par la chaleur ou l'alcool, le sérum devient tout-

à-fait inoffensif. Dans nos recherches sur les causes de la toxicité du serum du sang normal, nous avons vu que l'extrait alcoolique et l'extrait éthéré de sérum n'ont ni propriétés coagulantes, ni propriétés toxiques, mais que le précipité produit par l'alcool absolu renferme les principes actifs du sérum, coagulateurs et toxiques.

Nous avons constaté, en outre, qu'un m é l a n g e a l c o o l i q u e d e s é r u m à 30° enlève à ce sérum toutes ses propriétés coagulatrices, par précipitation des matières qui les tiennent sous leur dépendance. La précipitation du filtratum par des mélanges à 40° ou supérieurs à 40° permet l'isolement des s u b s t a n c e s t o x i q u e s, m a i s n o n p a s d a n s l e u r t o t a l i t é.

Enfin ces substances sont détruites en grande partie, mais de même non en totalité, par une température de 55 à 58°, insuffisante pour entraîner leur précipitation.

Les substances précipitées par l'alcool présentent toutes les réactions des matières albuminoïdes. Dissoutes dans l'eau et injectées dans les veines du lapin. elles produisent des troubles de même ordre que ceux qui suivent l'injection du sérum i n t o t o. Allant plus loin dans la détermination de ces albuminoïdes toxiques, j'ai constaté que les s é r u m - g l o b u l i n e s devaient être considérées comme l'un des agents importants de la toxicité du sérum normal.

La s é r u m - g l o b u l i n e extraite de 80 centim. cubes de sérum de chien de toxicité connue, injectée dans les veines du lapin, a produit la mort en quelques heures. Le cœur devient très fréquent, la respiration se ralentit et devient irrégulière, la température s'élève légèrement, les pupilles deviennent normales. Dans les moments qui suivent l'injection, le cœur s'affaiblit fortement, la respiration se ralentit et devient difficile et haletante, de l'hypothermie se manifeste (39°2 à 36°4), l'affaissement se prononce, la résolution complète survient et la mort. A l'autopsie, congestion intense des poumons et de tous les parenchymes, diarrhée avec hyperémie et ecchymoses de l'intestin et du mésentère. Avec des doses moins rapidement mortelles, le cœur est revenu à la normale, la respiration demeure quelques jours difficile, il se produit une hyperthermie nette (38°2 à 39°9), de quatre à six heures de durée, le lapin présente de l'anxiété, de l'horripilation et demeure affaissé pendant plusieurs jours. Du côté des urines, on constate de l' a l b u m i n e dans l'urine des mictions qui surviennent six à sept heures après l'injection, et le lendemain des t r a c e s f o r t e s d'a l b u m i n e sont constatables.

Mais la sérum-globuline ne fournit pas, par elle seule, l'explication de la toxicité totale pour un volume de sérum donné.

Les principes actifs qui existent dans les sérums antitoxiques sont-ils des principes de nature différente de ceux qui existent dans le sérum normal, ou bien s'agit-il des mêmes principes augmentés en quantité?

On est arrivé actuellement à cette conclusion, c'est que ces principes actifs sont des substances a l b u m i n o ï d e s, mais la détermination n'en a pas été faite d'une façon satisfaisante.

G u é r i n, M a c é, O g a t a, avaient pensé que ces corps étaient des d i a s t a s e s; pour d'autres auteurs, et en particulier pour S m i r-

n o v, il s'agirait de g l o b u l i n e s, de telle sorte que l'assimilation serait encore plus grande entre les substances actives du sérum normal et celles du sérum antitoxique.

H a n k i n serait allé plus loin dans cette analyse, et, chez les animaux vaccinés, il aurait isolé des protéines défensives de deux sortes, l'une antibactérienne, l'autre antitoxique.

Ces résultats sont malheureusement trop peu certains. Cependant, si les recherches de B e h r i n g, F r a e n k e l, W a s s e r m a n n. n'ont abouti qu'à séparer du sérum un produit qui renferme un mélange de divers albuminoïdes du sérum, W a s s e r m a n n aurait recueilli, sous forme d'une poudre soluble dans l'eau, la totalité de l'antitoxine renfermée dans le lait et aurait constaté qu'elle n'a qu'une toxicité faible.

B a l d i serait arrivé à séparer le principe actif du sérum antidiphtérique par précipitation; ce p r é c i p i t é m a n q u e d e s o u f r e, contrairement au sérum normal, d'où l'on pourrait supposer que l'antitoxine serait liée à une molécule protéique et se serait substituée à la molécule du soufre. L'antitoxine ne serait pas une transformation directe de la toxine diphtérique, mais un produit de l'organisme.

E n s o m m e, nous ne savons encore rien de précis sur la cause de la toxicité plus grande du sérum antidiphtérique, mais il est probable qu'il faut l'attribuer à une combinaison des albuminoïdes du sérum normal avec les toxines ou à des sécrétions modifiées.

Il nous reste à expliquer certaines particularités comme l'action nocive exagérée du sang de certains chevaux.

On peut invoquer le tempérament même de l'animal, l'alimentation, le surmenage, les conditions hygiéniques du milieu, la période de la journée où le sérum est recueilli. La constipation, la période digestive, paraissent avoir une grande influence. Les chevaux doivent être placés dans les conditions hygiéniques de milieu, d'alimentation les plus parfaites, et à l'Institut P a s t e u r on les fait jeûner vingt-quatre heures avant de pratiquer la saignée.

B. *Atténuation de la nocivité des sérums.*

Puisque tout sérum est toxique par lui-même. on a cherché à l'injecter sous son plus petit volume. B e h r i n g livre des flacons de haute valence, d'une contenance de 3 à 5 centim. cubes pour le traitement et 1 centim. cube pour obtenir l'état réfractaire. Plus récemment même, B e h r i n g a pu concentrer l'antitoxine dans une plus faible quantité de sérum: $\frac{1}{2}$ centim. cube renfermerait la dose préventive nécessaire et suffisante. Avec ce nouveau sérum on aurait constaté une diminution dans le nombre des accidents, ce qui s'accorde avec le rôle réel joué par le sérum lui-même. Les statistiques, cependant, prouvent que l'on en observe encore un nombre considérable (11 à 16%), ce qui démontre également le pouvoir nocif des substances actives du sérum antitoxique.

Le c h a u f f a g e d u s é r u m nous paraît pouvoir trouver ici une application.

Les premiers, avec M. M a i r e t, nous avons indiqué le chauffage

14

comme moyen d'atténuer les propriétés toxiques des sérums. Nous avons montré que, si l'on chauffe une heure un sérum d'une toxicité déterminée à des températures comprises entre 50 et 60°, on observe une diminution d'autant plus prononcée de la toxicité que la température est plus élevée, mais, même après un chauffage d'une heure à 60°, les propriétés toxiques ne sont pas encore complètement abolies.

Béclère, Chambon et Ménard on fait, pour la première fois, des expériences de chauffage des sérums d'animaux vaccinés, pour voir si on pouvait arriver à détruire le pouvoir nocif sans altérer le pouvoir antitoxique. Ces auteurs avaient démontré que le sérum de cheval injecté à la génisse au 125-e du poids du corps produit des accidents tels que de l'urticaire, des arthropathies, de la fièvre. Chauffé pendant une heure trois quarts à 58°, ce même sérum ne produisit rien. Malheureusement, d'autres expériences faites par ces mêmes expérimentateurs et rapportées dans la thèse d'Ungauer ne sont plus aussi favorables à l'atténuation, par le chauffage. Chauffé à 58—59°, le sérum produit encore une éruption, mais toutefois beaucoup plus discrète. On pourrait penser que le chauffage au-delà de 60 pourrait diminuer encore les effets de cette toxicité; malheureusement, il faut tenir compte de l'antitoxine elle-même qui perd, au-delà de 60°, ses propriétés actives spécifiques. Ce procédé pourrait être applicable à d'autres sérums. Ainsi, Calmette prépare un sérum dont les propriétés antivénéneuses résistent à une température de 60°. Il faudrait connaître exactement le degré de résistance de chaque sérum à la chaleur.

La filtration du sérum à la bougie Chamberland a été appliquée par Tizzoni & Cantani au sérum antitétanique. Bokenham & Funk avaient indiqué ce procédé comme moyen de stérilisation et de filtration du sérum antidiphtérique, mais on a démontré que la filtration fait perdre au sérum les $^9/_{10}$ de sa valeur curative. De Martin a démontré que, quoique la substance active demeure sur le filtre, il suffirait de recueillir cette partie pour avoir une quantité considérable d'antitoxine à peu près pure, la presque totalité du sérum étant éliminée.

Le vieillissement ne modifie pas dans de grandes proportions les pouvoirs toxique et préservatif des sérums; nous les avons vus très développés dans des sérums datant de 6 mois.

Guinard & Dumarest ont montré que le sérum normal subit une atténuation spontanée à partir du cinquième ou sixième jour, mais elle est très faible, se modère vers le dixième jour et demeure telle pendant longtemps.

Bokenham & Klein, Funk, auraient vu diminuer les accidents par l'emploi de sérum desséché: Rochon conseille de dessécher du sérum dans le vide et de le dissoudre dans l'eau stérilisée au moment de s'en servir.

Chantemesse a proposé l'introduction des sérums par la voie rectale. L'effet préventif serait le même et toute toxicité aurait disparu.

Je dois dire enfin un mot des antitoxines obtenues arti-

ficiellement. Après Nentzky, Smirnov a pu transformer la toxine en antitoxine à l'aide de l'électrolyse. Par l'électrolyse d'un vieux bouillon contenant des toxines, il a obtenu une antitoxine sûre et inoffensive même à fortes doses. Cette antitoxine artificielle peut guérir les cobayes 5 heures après l'inoculation. Ces recherches ont besoin de vérifications, d'autant plus que, d'une façon générale, l'action de l'électricité sur les toxines a été niée dans ces derniers temps.

N'arrivant pas encore, malgré la connaissance plus intime des sérums de vaccinés, à pénétrer complètement les causes de leur toxicité, il nous reste un pas à faire dans cette voie, dans l'étude du mécanisme de l'immunité.

C. *Mécanisme de l'immunité.*

Dans la recherche du mécanisme de l'immunité, il ne me sera pas possible d'entrer dans le détail des faits. Je voudrais seulement établir l'état actuel de la question en y ajoutant quelques réflexions suggérées par mes expériences et en me limitant à l'étude des propriétés préventives.

Pendant quelque temps, deux théories opposées ont cherché à expliquer, chacune par elle seule, le problème de l'immunité. Pour les uns, tout le processus de défense se réduirait à une action phagocytaire, pour les autres ce processus se ferait par l'intermédiaire des propriétés bactéricides des humeurs de l'organisme. Sous l'influence des résultats acquis dans ces dernières années, ces deux grandes théories ont dû fusionner, et leur association permet d'expliquer d'une manière satisfaisante beaucoup de phénomènes embarrassants. Cependant la lutte persiste encore, pour savoir qui, de la phagocytose ou du pouvoir bactéricide des humeurs, a la part prédominante dans la défense.

Les innombrables recherches entreprises par Metchnikov et ses élèves démontrent la réalité de la phagocytose. Si on y ajoute la notion, moins démontrée, de la chimiotaxie, on voit que le leucocyte assure ainsi la défense locale. Lorsque cette dernière est suffisamment active, dès le début, elle peut empêcher la pénétration de l'économie par les agents morbides.

D'autre part, et Bouchard et son école ont beaucoup fait pour cette étude, le sérum des animaux normaux mais surtout des animaux vaccinés a un pouvoir microbicide indubitable; dans ce milieu le microbe subit des modifications annonçant sa mort ou tout au moins une atténuation qui va jusqu'à la perte des propriétés pathogènes.

L'objection faite immédiatement par les partisans exclusifs de la phagocytose est que, si l'on démontre ces faits in vitro, tous les efforts pour les retrouver dans le sein de l'organisme vivant ont complètement échoué. Si l'on prouvait que, chez un animal vacciné, la matière bactéricide décelée dans le sérum, c'est-à-dire dans le sang mort, se retrouve pendant la vie répandue dans les humeurs, la phagocytose ne serait plus la manifestation univoque et absolue de la destruction des microbes.

Les recherches dans le sang vivant sont difficiles à établir, et cel-

les qui ont été entreprises pour démontrer directement cette action bactéricide sont peu démonstratives.

La découverte de Pfeiffer a paru résoudre un moment le problème en faveur du rôle des humeurs, en dehors de toute action phagocytaire. R. Pfeiffer a montré que la destruction extra-cellulaire des bactéries ne se fait pas uniquement hors de l'organisme, mais qu'on peut l'étudier facilement dans l'organisme même de l'animal infecté. Dans le péritoine de cobayes immunisés contre la péritonite cholérique, le vibrion est détruit à l'aide des liquides seuls et sans l'intervention des phagocytes. Les vibrions subissent, en effet, une transformation granuleuse en dehors des cellules, rapidement et à un moment où les leucocytes sont encore très peu nombreux dans la cavité péritonéale.

Si cette destruction n'est pas due aux phagocytes, elle ne serait pas due davantage à une propriété bactéricide du sérum sanguin des cobayes vaccinés. C'est le suc péritonéal lui-même qui agit; ce suc devient bactéricide probablement sous l'influence d'une sécrétion rapide des cellules du péritoine.

D'ailleurs, cette action défensive extra-cellulaire ne serait pas limitée au vibrion cholérique: les recherches de Pfeiffer et de Dunbar étendent cette même action aux animaux vaccinés contre la fièvre typhoïde, au pyocyanique, aux vibrions phosphorescents. .

Ce serait donc une propriété générale, et elle serait d'autant plus grande que l'animal serait plus immunisé.

M. Metchnikov a fait une critique très serrée du phénomène de Pfeiffer. Il est vrai que, dès le début de la péritonite cholérique, il existe un stade de destruction extra-cellulaire des vibrions, mais, si l'on suit très exactement ce qui se passe du côté des globules blancs, on voit que ceux-ci subissent un processus de phagolyse; ils sont impuissants à englober un seul leucocyte et ils se dissolvent; mais si l'on suit encore la marche des phénomènes, l'on voit se faire au bout de demi-heure un véritable afflux de leucocytes plus vivaces, qui, loin de se dissoudre, englobent les vibrions et les détruisent.

Mais il y a plus: si l'on prend une goutte de lymphe à un cobaye neuf, et si on y ajoute un peu de vibrion et de sérum préventif, on obtient le phénomène de Pfeiffer.

Le pouvoir bactéricide n'apparait donc pas nécessairement comme émanant des cellules péritonéales. Et si l'on songe à la période de phagolyse primitive, si l'on songe que les seuls éléments cellulaires contenus dans la lymphe des vaccinés sont des leucocytes, il faut bien penser que, si la destruction extra-cellulaire des vibrions, in vivo, est un fait réel, elle apparait comme la manifestation bactéricide d'un liquide issu des leucocytes.

D'ailleurs cette destruction cellulaire n'est que de courte durée; elle est impuissante à détruire tous les vibrions, et il est nécessaire que la phagocytose entre en jeu.

La puissance de destruction extra-cellulaire apparait donc, suivant l'expression de Bordet, comme un véritable perfectionnement de la phagocytose.

Pfeiffer a fait une première objection à ces vues de Metchni-

kov. Il reconnaît que l'englobement des microbes par la phagocytose a lieu, mais il est plutôt nuisible qu'utile, car il maintient les microbes vivants. Cette constatation tendrait à ruiner complètement la théorie de la phagocytose et son corollaire que la destruction extra-cellulaire des bactéries se fait par des produits de dissolution des phagocytes.

Pour prouver le contraire des faits avancés par Pfeiffer, on n'a qu'à soustraire les leucocytes aux influences néfastes, qui sont cause de la phagolyse. Issaïev donne une preuve très élégante de l'action bactéricide du phagocyte et de l'origine phagocytaire des produits bactéricides du sac péritonéal. Si on injecte du bouillon dans le péritoine, 24 heures avant l'injection du vibrion, la phagolyse n'a pas lieu, le bouillon ayant renforcé les phagocytes, et la phagocytose s'exerce de suite par une grande affluence de leucocytes et la transformation granuleuse de microbes dans leur intérieur.

Il résulte de ceci que le pouvoir bactéricide des humeurs ne se manifeste que dans certaines conditions très limitées, qu'il est dû à une substance d'origine phagocytique et qu'en somme le processus de défense est surtout constitué par la phagocytose, la substance bactéricide étant contenue principalement dans le corps des leucocytes et sa sécrétion paraissant se faire sous l'influence de la vaccination.

Il existe donc une substance bactéricide. Nous devons nous attacher maintenant à l'étude la plus précise de son origine, de sa nature et de son mode d'action.

Nous venons de voir les preuves avancées par Metchnikov, au sujet de l'origine leucocytique des substances bactéricides des humeurs. A la suite de Metchnikov, Haffkin, Buchner, Denys, ont montré le rôle important du leucocyte dans la formation de cette substance.

Metchnikov a apporté de nouvelles preuves en séparant, chez l'animal vacciné, le liquide sanguin de ses éléments cellulaires. Une ligature faite à la racine d'un membre amène la formation d'un œdème; le liquide d'œdème recueilli n'est que du plasma dépourvu de tout élément figuré. Or, ce liquide a un pouvoir bactéricide très faible, tandis que le sérum du même animal a un pouvoir bactéricide énergique.

De même si l'on diminue artificiellement pendant la vie le nombre des leucocytes du sang, on diminue également le degré du pouvoir bactéricide.

Si donc les liquides dépourvus de cellules et recueillis in vivo sont peu bactéricides, il faut admettre, pour expliquer le pouvoir bactéricide énergique du sérum, que les leucocytes ont laissé diffuser la substance bactéricide qu'ils gardaient fixée dans leur intérieur, dans les conditions normales de la vie. Le sérum est en effet un produit de la mort du sang et renferme de nombreux leucocytes, complètement ou incomplètement dissous.

Dans le sang vivant, les leucocytes gardent les substances bactéricides, pour exercer la phagocytose; dans le sérum ou sang mort, les substances bactéricides ont transfusé et donnent leurs propriétés à toute la masse du liquide.

Pfeiffer a repris les expériences de Metchnikov, et il aurait vu con-

trairement à ce dernier la transformation granuleuse se faire dans une région œdématiée par la compression veineuse après injection de vibrion et de sérum préventif.

Pfeiffer n'a pas constaté non plus l'instantanéité de la phagocytose chez les animaux préparés par une injection intrapéritonéale de bouillon, comme le voulait Issaïev. Il n'y a eu ni phagocytose immédiate, ni hyperleucocytose consécutive. Enfin Pfeiffer cite le cas d'une chèvre hypervaccinée dont la mort survint par intoxication à la suite d'une injection sous-cutanée de vibrion sans qu'on pût constater le concours de la phagocytose.

Il est difficile de répondre à des examens aussi nettement contradictoires d'auteurs ayant une valeur scientifique si considérable; il est probable qu'il s'agit là de différences dans la technique. Elles ont l'incovénient grave de laisser le problème en suspens.

L'origine de la substance bactéricide demeurant douteuse, voyons quelle est sa nature.

La substance bactéricide a comme caractères de perdre complètement son efficacité après un chauffage très court (5 m) à 60° et par un chauffage de 30 m. à 52 degrés. Elle manifeste son activité malgré une dilution très étendue et disparaît par le vieillissement. Cette substance bactéricide agit en produisant l'agglutination, l'immobilisation et enfin la transformation granuleuse des microbes.

Fraenkel & Sobernheim ont montré que, si on chauffe à 70° le sérum d'animaux vaccinés, on ne trouve plus trace de matière bactéricide, comme il fallait le penser. Mais ce sérum, qui a perdu ses propriétés bactéricides, a conservé néanmoins une action préventive très nette; il peut immuniser des animaux.

Il semble donc qu'à côté de la substance bactéricide, le sérum des vaccinés contienne une autre substance plus résistante et qui constitue la substance préventive. Si on étudie l'action de la substance préventive sur le microbe, on voit qu'elle produit l'immobilisation, une agglutination prononcée des bactéries, mais non la transformation granuleuse.

Cette dissociation par la chaleur est-elle suffisante pour faire admettre qu'il s'agit là de deux substances réellement différentes?

La chaleur décompose avec une telle facilité les matières albuminoïdes qu'il est possible qu'elle ait produit en s'élevant une atténuation progressive. C'est ce que nous avons montré pour le sérum normal, dont le chauffage, progressivement augmenté, fait disparaître certains phénomènes toxiques, en diminue d'autres, mais sans faire disparaître complètement le pouvoir nocif.

Ce qui tendrait à nous faire persister dans cette opinion, c'est que la substance préventive agit sur les microbes de la même manière que la substance bactéricide, puisqu'elle immobilise et agglutine, mais avec moins d'intensité, et puisqu'il ne faut qu'une différence de température peu marquée pour que l'atténuation du pouvoir préventif se manifeste.

Si au lieu de considérer le sérum des vaccinés, nous recherchons ce qui se passe dans le sérum normal, nous voyons que celui-ci possède, à n'en pas douter, un pouvoir bactéricide des plus

nets. Les animaux neufs qui n'ont subi aucune contamination, possèdent un sérum qui a des propriétés destructives à l'égard de divers micro-organismes. Il existe donc un pouvoir bactéricide spontané. Ainsi le lapin a le sang et l'humeur aqueuse bactéricides vis-à-vis du charbon. Mais ce qu'il y a de très remarquable, c'est que ce pouvoir bactéricide résiste à l'action prolongée pendant une heure d'une température de 60°. On a donc affaire à des substances bactéricides pour lesquelles la distance qui les sépare des substances préventives devient bien moins sensible, et d'autre part ce sérum normal possède un pouvoir préventif non douteux.

Puisque les substances bactéricides du sang des vaccinés diffèrent de celles du sang normal en quantité et en qualité, il faut penser que le sérum des vaccinés a subi une modification profonde et qu'il s'est même formé probablement une substance nouvelle.

Dans les recherches qui vont suivre, si nous admettons cette similitude de nature entre les propriétés bactéricides et les propriétés préventives, nous pouvons nous limiter à l'étude des propriétés préventives des sérums.

Pour arriver à savoir pourquoi, chez les vaccinés, cette qualité préventive est si fortement augmentée, il est nécessaire d'établir une comparaison entre les qualités du sérum normal et du sérum des vaccinés.

Le sérum normal est capable de produire l'immunité vis-à-vis de divers micro-organismes, et ce sérum est à la fois microbicide et antitoxique. Le pouvoir microbicide est indubitable et a été prouvé par des expériences nombreuses sur lesquelles nous ne voulons pas revenir. Le pouvoir antitoxique est également certain: ainsi Bertin, de Nantes, a obtenu des guérisons réelles d'enfants diphtériques par l'injection de sérum normal. Dans une série d'expériences faites sur le lapin j'ai pu arriver à immuniser et à guérir ces animaux contre l'injection de doses fortes de toxine diphtérique, par l'injection de sérum de lapins normaux. Je ne puis ici rapporter ces expériences dans le détail, mais elles montrent des faits intéressants dans la marche des phénomènes.

Le sérum normal serait en outre préventif et même le sérum de certains animaux serait plus spécialement préventif vis-à-vis de telle maladie. Ces animaux sont dits réfractaires, et les premiers essais de Bertin & Picq (septembre 1890) tendent à la vaccination de la tuberculose par des sérums de cette nature.

On a objecté que la puissance immunisante du sérum normal n'est nullement en rapport avec l'état réfractaire de l'animal.

Ainsi, un animal dont le sérum est nettement préventif vis-à-vis d'un micro-organisme est cependant très sensible à l'inoculation de ce microbe. Mais il est à remarquer que l'inverse peut avoir lieu; d'ailleurs, nous verrons plus loin que, chez les vaccinés, la substance préventive dérive donc de la quantité de toxine injectée, et l'on comprend dès lors, avec Buchner, pourquoi le pouvoir préventif ne dépend pas rigoureusement de la valeur de l'immunité de l'animal.

Il est vrai que, d'une façon générale, le sérum des animaux normaux ne possède pas un pouvoir préventif très considérable, mais

il peut l'exercer contre un grand nombre de micro-organismes; son action n'est pas spécifique.

Au contraire, le sérum des vaccinés serait spécifique, et il serait très énergique; en outre, il y aurait eu rapport entre l'action préventive du sérum et l'état réfractaire de l'animal.

Cependant de nombreux faits tendent à faire penser que l'action du sérum des vaccinés n'est pas aussi étroitement spécifique qu'on l'avait pensé. On a signalé l'action du sérum d'un animal vacciné contre un microbe, sur des microbes d'une autre espèce; et chez l'homme on a montré qu'un même sérum pouvait avoir une action efficace sur des maladies de nature différente.

Les exemples sont déjà nombreux pour le sérum antidiphtérique, le sérum antistreptococcique, de telle sorte qu'à côté d'une action plus marquée par le virus qui a servi à la vaccination, le sérum du vacciné peut agir, comme le sérum normal, sur les autres micro-organismes.

Mais il y a plus; des substances prises en dehors de l'organisme peuvent être capables de provoquer une action immunisante et curative contre divers virus.

Ainsi Issaïev a montré que, si on injecte du bouillon ordinaire dans le péritoine d'un cobaye, vingt-quatre heures avant l'inoculation du vibrion cholérique, on produit une immunité complète. Cette même action peut être attribuée au chlorure de sodium.

L'injection de nucléines et de nucléo-albumines peut développer une action préventive et thérapeutique, et les Américains ont appliqué avec succès les injections de nucléo-albumines au traitement de diverses maladies infectieuses, la diphtérie, l'érysipèle, etc.

L'action de ces substances se rapprocherait donc de celle du sérum de sang normal.

Existe-t-il une différence entre les propriétés immunisantes de ces divers agents y compris le sérum normal et celles qui se développent sous l'influence du sérum des vaccinés?

Les injections de bouillon de sérum normal, a-t-on dit, ne sont préventives qu'en tant qu'elles fournissent un moyen de défense immédiat à l'organisme en permettant d'atteindre la défense régulière par la phagocytose, et par leur action attractive sur les phagocytes. De même, la valeur préventive du vibrio Metchnikovii contre le vibrion cholérique ne serait due qu'à un appel banal de phagocytose.

Mais on remarquera qu'il n'y a là qu'une question de degré et rien qui permette d'établir une différence radicale.

Si l'on regarde bien, l'on voit que le processus de défense s'établit de la même façon, c'est-à-dire que l'on constate et l'appel plus actif des phagocytes et une action phagocytaire plus énergique. La spécificité n'est donc pas démontrée de ce fait.

Le point seul, sur lequel doit porter notre attention, c'est de rechercher pourquoi le sérum d'un immunisé possède un pouvoir plus grand, une action pseudo-spécifique sur le microbe qui a servi à la vaccination.

Pour résoudre ce problème, il faut arriver à savoir: quelle est la nature de la substance préventive des vaccinés.

Les matières préventives en dehors de leurs qualités communes,

qui dépendent du sérum lui-même, sont variables pour chaque sérum, puisque chacun d'eux agit plus fortement sur un microbe donné.

La cause de cette différence entre les substances préventives des sujets neufs et des sujets vaccinés doit être recherchée tout d'abord dans l'introduction d'une substance elle-même spécifique, microbe ou toxine, dans l'organisme du vacciné.

Buchner avait pensé que les substances préventives ne sont que des matières microbiennes élaborées par nos cellules et plus ou moins transformées, ainsi l'antitoxine diphtérique dériverait de la toxine diphtérique.

L'examen fait par divers auteurs des ressemblances entre les substances d'origine microbienne et les substances préventives, nous laisse penser qu'elles présentent des points de contact très nombreux qui laissent entrevoir tout au moins une combinaison dans laquelle on peut retrouver par l'analyse la double origine, avec quelque chose en plus apporté par la combinaison elle-même. Le sérum des vaccinés développe un pouvoir d'attraction très prononcé vis-à-vis des phagocytes; il en est de même pour la majorité des produits microbiens. Le sérum des vaccinés produit une immunisation très rapide à faibles doses; il en est de même pour les produits microbiens lorsqu'ils sont assez énergiques et que leur toxicité n'est pas très forte. Si on chauffe le sérum des vaccinés à 100°, il est encore vaccinant; les substances microbiennes chauffées à 100° peuvent rester encore vaccinantes.

La différence a v e c l e s é r u m n o r m a l portent sur chacun des trois points non dans le fond, comme nous l'avons déjà dit, mais dans leur degré et d'une façon suffisante pour montrer qu'il y a une combinaison nouvelle.

Tandis que le sérum des vaccinés produit une immunisation forte et rapide, le sérum normal ne produit qu'une immunité ordinairement faible; mais on voit également du sérum de vaccinés n'être préventif qu'à de très hautes doses. Le sérum des vaccinés a une action attractive sur les leucocytes, plus forte que le sérum normal. Tandis que le sérum normal perd ses propriétés préventives au-delà de 70°, le sérum des vaccinés les conserve encore après un chauffage à 100°.

Les substances préventives ont acquis des qualités qui les rapprochent des produits microbiens qui leur ont donné naissance. Comme, d'autre part, on ne retrouve plus les qualités toxiques graves des produits microbiens et que les substances immunisantes se reproduisent dans l'organisme alors même qu'on saigne l'animal à plusieurs reprises, il faut donc admettre que cette pseudo-spécificité du sérum des vaccinés est en rapport avec une t r a n s f o r m a t i o n d a n s l'é l a b o r a t i o n d e s s u b s t a n c e s p r é v e n t i v e s.

Le dernier mot du problème est donc de savoir où s'é l a b o r e la m a t i è r e p r é v e n t i v e chez l'animal neuf et par suite où se fait sa transformation chez le vacciné.

Pour l'animal neuf, la chose est délicate. Si nous admettons que les substances bactéricide et préventive ne sont que des produits de séparation artificielle d'un même corps, il faut penser que la substance préventive est comprise dans le corps du leucocyte et passe de là dans le sérum, par le fait de la dissolution de leucocyte lui-même.

Chez l'animal vacciné, on peut préciser un peu plus la question à cause des propriétés nouvelles que revêt la substance préventive.

Si on injecte des toxines, l'on voit se produire un afflux de leucocytes et une augmentation de leur vivacité, et il se développe dans le sérum une substance à la fois fortement bactéricide et préventive.

La puissance préventive et bactéricide doit provenir donc de l'excitation de l'appareil phagocytaire et par suite de l'augmentation des produits qu'il contient normalement. Mais comme ces produits phagocytiques sont devenus eux-mêmes, au même titre que la toxine, attractifs et stimulateurs des leucocytes et qu'ils supportent les températures de 100°, il faut bien penser que la c o m b i n a i s o n s'est faite e n t r e l a t o x i n e e t l e p r o t o p l a s m e d u l e u c o c y t e. Ce dernier sécrète alors une substance qui participe des propriétés pseudo-spécifiques de la toxine.

La combinaison ne peut-elle pas se produire, i n v i v o, dans les liquides? Il y a des raisons de le penser, puisque la substance bactéricide peut se produire dans un liquide privé de cellules. Dans ce cas, il faudrait croire qu'il peut se faire une combinaison directe entre les albuminoïdes du sang liquide et des toxines.

L'immunité active se développe donc par un processus d'attraction et de stimulation phagocytaire pseudo-spécifique que modifie, pour un temps suffisamment long, l'économie, ainsi que le montrent les troubles de la nutrition générale.

L'immunité passive, prompte et passagère, est due simplement au transport dans les humeurs de substances primitives spécifiques déjà formées dans un autre organisme.

L'immunité naturelle est due aux propriétés normales du phagocyte et des substances à la fois bactéricides et immunisantes qui en dérivent.

Le processus de défense est donc toujours le même dans ses grandes lignes.

Si l'on admet que les produits bactéricides et préventifs demeurent enfermés i n v i v o dans les leucocytes, on est exclusivement phagocytaire, mais l'on peut penser que l'excitation phagocytaire va de pair avec une transsudation qui développe dans le sang une action atténuante rendant l'englobement plus facile.

Enfin, l'immunité ne réside pas dans la quantité de substances immunisantes que l'on injecte dans le sang, mais dans la force de réaction des leucocytes.

Telles sont les conclusions que l'on peut tirer, il me semble, des recherches faites surtout dans ces derniers temps.

Le problème, cependant, ne laisse pas que de présenter encore de grandes obscurités, surtout en ce qui regarde l'origine de la substance préventive normale et son mode de renouvellement par le fonctionnement de nos cellules.

La plus grande difficulté consiste à savoir si, réellement, les propriétés bactéricides et préventives existent dans le sang vivant, le phénomène de Pfeiffer laissant encore des doutes dans certains esprits, et les constatations, comme celle de M a m o u r o v s k y, pour la fièvre récurrente, n'ayant pas été vérifiées.

Nous possédons un moyen de conserver le sang in vitro dans les mêmes conditions de vitalité qu'il présente dans l'organisme.

Si on reçoit du sang d'un animal directement dans de l'extrait de sangsue, le sang demeure incoagulable; on peut étudier toute une série de phénomènes, ainsi que nous l'avons fait avec Delezenne[1]; dans ce sang rendu incoagulable, les leucocytes conservent leurs mouvements. Si on le laisse exposé à l'air, il met longtemps à se putréfier, et cet obstacle à la putréfaction persiste jusqu'au moment où la coagulation commence à se produire, c'est-à-dire au moment de la mort du sang. On voit persister les mouvements des leucocytes, très vifs les premiers jours, puis décroître et cesser.

Si on stérilise une certaine quantité d'extrait de sangsue, si on y ajoute une quantité voulue de sang recueilli aseptiquement et si on introduit dans le mélange une faible quantité de colibacille, on observe que dans ce milieu, la phagocytose se fait avec une très grande énergie et que les globules blancs, à mouvements amœboïdes persistants et très vifs, englobent des bacilles et leur font subir une transformation granuleuse.

Ce pouvoir phagocytaire persiste in vitro pendant plusieurs jours, mais à condition que la quantité de culture introduite ne soit pas trop considérable, sans quoi les phagocytes sont rapidement tués et une pullulation extrêmement énergique de microbes se fait dans le milieu entraînant la coagulation au moins partielle.

Ce sang rendu incoagulable agit-il uniquement sur les microbes par phagocytose ou bien le liquide a-t-il des propriétés bactéricides directes?

Si l'on place dans un verre de montre quelques centim. cubes d'une culture très jeune de colibacille connue et si on y apporte IV à V gouttes de sang incoagulable, on voit se produire au bout d'un temps variable une agglutination très nette et l'immobilisation. Si, au lieu de prendre le sang in toto et bien mélangé, on se sert de la couche de plasma qui, par le repos, vient nager à la surface, le phénomène est encore plus rapide et plus intense.

Il est vrai que cette expérience n'est pas absolument probante, puisqu'on a démontré, depuis lors, que le colibacille agglutinait avec beaucoup de substances, mais cette agglutination, plus marquée avec la couche superficielle plus riche en sécrétions leucocytiques, garde une partie de sa valeur à cette expérience. D'ailleurs, si après avoir mis en contact une petite quantité de culture de colibacille avec un sang rendu anticoagulant, et si après deux jours on retire du liquide et on l'ensemence sur divers milieux, les cultures sont maigres et tendent à présenter des formes involutives, et la virulence en est diminuée. Mais cette action paraît se faire sentir avec une plus grande énergie dans les mélanges déjà âgés de quelques jours.

Ces propriétés des substances anticoagulantes se font sentir d'une façon encore plus marquée in vivo.

Si l'on injecte 2 centim. cubes par kilogr. d'extrait de sangsue à un chien, le sang de cet animal demeure incoagulable hors des vais-

---

[1] Bosc & Delezenne, C. R. 1896.

seaux. Or, si on examine ce sang retiré des vaisseaux, on constate que l'action de l'extrait sur les leucocytes se montre encore à une plus grande énergie que dans le sang rendu incoagulable in vivo. Les globules blancs présentent des mouvements améboïdes d'une intensité remarquable, parfaitement visibles même quand on observe le sang à la température ordinaire, et cela encore au bout de trois ou quatre jours.

Ou constate d'ailleurs, in vivo, la même activité de la phagocytose et un pouvoir bactéricide du sang augmenté par rapport à celui du sérum normal du même animal, et l'on fait les mêmes constatations que celles que nous avons faites pour le sang rendu incoagulable in vitro.

Si nous acceptons l'identification que nous avons tenté de faire tout à l'heure entre les propriétés bactéricides et les propriétés préventives du sérum, le sang rendu incoagulable in vivo doit avoir une action préventive plus marquée que le sérum normal.

Nous avons démontré cette action immunisante du sang rendu incoagulable. On injecte à des chiens dans la veine de l'oreille une quantité d'extrait de sangsue frais suffisante pour rendre le sang incoagulable pendant plusieurs heures, et, 3/4 d'heure à 1 heure 1/2 après cette opération, on injecte une dose de colibacille ou de streptocoque capable d'entrainer rapidement la mort. Si on compare les nombreuses séries d'expériences que nous possédons, nous voyons que, tandis que les animaux témoins succombent rapidement avec les symptômes si graves de l'injection colibacillaire ou streptococcique, les animaux dont le sang avait été antérieurement rendu incoagulable ne présentaient que des symptômes plus ou moins atténués de l'infection et guérissaient après avoir présenté des phénomènes réactionnels très marqués.

Ce n'est pas seulement une action immunisante que nous avons vue se développer, mais encore une véritable action empêchante lorsque l'injection d'extrait de sangsue était faite peu de temps après l'injection de colibacille.

Nous n'avons pas un assez grand nombre d'expériences pour dire que l'extrait de sangsue développe une action antitoxique mais, d'après les faits que je possède, elle parait exister à un certain degré.

Il n'est pas étonnant de voir l'extrait de sangsue développer la même action immunisante que l'injection de bouillon (Issaïev). Le bouillon de culture contient de la peptone, substance qui, injectée dans les veines, rend le sang incoagulable au même titre que l'extrait de sangsue.

Or, cette substance anticoagulante existe nécessairement dans l'organisme, en particulier dans les liquides circulants. C'est elle qui maintient l'état liquide des humeurs et qui permet le développement des propriétés défensives.

Je dis qui permet le développement, car la substance anticoagulante n'agit pas par elle-même.

L'extrait de sangsue actif frais ne présente aucune propriété bacté-

---

[1] Bosc & Delezenne, C. R. 1896.

ricide. Si on le laisse exposé à l'air, les microbes s'y cultivent très bien et si on ensemence de l'extrait de sangsue stérilisé mais actif, tous les micro-organismes s'y développent avec activité.

Ces substances agissent donc d'une façon indirecte et, comme nous l'avons démontré, en stimulant la vie du phagocyte et ses fonctions. Mais en dehors de cette action sur les éléments figurés du sang, l'extrait de sangsue agit énergiquement sur l'organisme et produit des réactions très vives: une véritable fièvre (augmentation de 2° et plus, à la fois dans le rectum et sous la peau), une accélération du cœur avec a b a i s s e m e n t d e l a p r e s s i o n s a n g u i n e, une accélération de la respiration, de la diarrhée, qui peut devenir sanguinolente et sanglante si la dose injectée est trop forte, une vaso-dilatation énergique du côté des parenchymes et de l'intestin.

Il est donc à penser que les substances anticoagulantes n'agissent pas seulement sur les leucocytes, mais encore sur l'ensemble des cellules de l'organisme. Ceci nous conduit à rechercher, par un autre chemin que celui que nous avons suivi antérieurement, q u e l l e e s t l ' o r i g i n e e t l a n a t u r e d e l a s u b s t a n c e i m m u n i s a n t e.

Rechercher l'origine primitive de la substance immunisante, c'est rechercher tout d'abord l'origine de la substance qui permet sa formation et son exagération, c'est-à-dire de la substance anticoagulante.

Cette substance anticoagulante ne paraît pas se trouver toute formée dans les cellules, ni être élaborée dans toutes les cellules de l'économie. Elle paraît se former uniquement dans le foie.

Le sang de la veine sus-hépatique met plus longtemps à se coaguler que celui des autres veines de l'économie, et les circulations artificielles faites dans le foie et les autres organes, en se servant par exemple de peptone, montrent le rôle prépondérant et même presque absolu du parenchyme hépatique. D'autre part, il se fait dans le foie une véritable transformation, puisque la peptone ne se retrouve plus dans le sang sus-hépatique et que, mélangée directement au sang i n v i t r o, elle n'est pas anticoagulante.

Quelles sont donc les substances qui dans l'organisme vont servir à la formation intra-hépatique des substances anticoagulantes?

On peut penser immédiatement aux peptones prises au niveau de l'intestin, d'autre part on a montré que dans la peptone ce sont les albumoses qui développent le pouvoir anticoagulant.

Or, dans l'économie, des substances de cet ordre se trouvent dans le leucocyte lui-même, ainsi que l'a montré Lilienfeld, sous forme d'histone et de nucléohistone. On en trouve encore dans les cellules de certaines glandes, telles que le thymus; on peut dire aussi que les s u b s t a n c e s a l b u m i n o s i q u e s existent dans toutes les cellules, mais en bien plus faible quantité. Ainsi donc ces cellules contiennent des produits qui, par leur passage dans la circulation et dans le foie, fourniront une substance douée de propriétés anticoagulantes. Or, les expériences de Wooldridge, nous ont montré que ces substances possèdent des propriétés préventives identiques à celles développées par le bouillon, la peptone, et les albumoses en général.

Le foie transforme donc, en une substance directement anticoagulante, toute une série de matières albuminoïdes qui le traversent.

L'extrait de sangsue représente, on peut dire à l'état de pureté, ces substances directement anticoagulantes. Malheureusement, on n'a pas pu précipiter cette substance et la déterminer chimiquement. On comprend toute l'importance qu'aurait une pareille détermination; elle mettrait en possession d'un des termes primitifs de transformation des albuminoïdes, et d'une substance à action vitale des plus énergiques.

Quoi qu'il en soit, nous arrivons à un premier résultat à savoir qu'il existe dans toutes nos cellules des principes qui n'ont pas d'action par eux-mêmes, mais qui, après leur passage à travers le foie, fournissent au sang des principes qui ont la propriété d'en maintenir l'incoagubilité et de produire une excitation cellulaire phagocytique et une excitation cellulaire générale d'où parait dépendre l'immunité.

Cette force vitale, excitant général des cellules, étant connue, il nous reste à rechercher quels sont les produits qui, dans ces cellules ou sécrétés par elle, vont exercer leur action bactéricide et préventive.

Nous avons noté les réactions générales vives que produit l'injection d'extrait de sangsue, et nous avons pensé qu'elles indiquent une modification dans les fonctions cellulaires, en particulier dans l'élaboration.

Or, si on a l'attention portée sur certains organes, en particulier les glandes à sécrétion interne, on voit que quelques-unes élaborent une substance particulière, appelée substance colloïde, qui est déversée dans le sang et est indispensable à la vie, comme le démontre l'extirpation de l'un ou de l'autre de ces organes (glandes pituitaire, thyroïde...).

L'étude que j'ai faite de cette substance m'amène à penser actuellement que son action est indispensable parce qu'elle règle la vie de l'organisme. C'est grâce à elle que paraissent se faire les remplacements d'albumines intra-cellulaires. Il est à remarquer, en effet, que cette matière colloïde est une substance surtout nucléaire, produite en grande partie par la dissolution des noyaux de cellules sécrétantes. Ces substances dérivées des noyaux sont prises par les cellules pour remplacer les albumines usées et reformer leur noyau et leur protoplasma. Comme toute substance neuve, elle a des propriétés oxydantes très énergiques, et par suite elle décrasse rapidement la cellule et augmente sa vitalité. Ce remplacement doit se faire aussi bien au niveau des globules blancs qu'au niveau des cellules fixes.

Ce seraient donc de ces substances nucléaires que s'empareraient les globules blancs pour augmenter leur propre force, et sur ces substances repose peut-être l'origine des substances bactéricides préventives enfermées au maximum dans le phagocyte.

Nous n'avons pas à nous étonner de cette conclusion: les nucléines et les nucléoalbumines possèdent des propriétés immunisantes et thérapeutiques considérables.

On voit donc comment nous comprenons le cycle de ce qui constitue la défense vitale de l'organisme et le fond même de la nutrition et de l'activité cellulaire: nos cellules laissent aller dans le sang des substances albuminoïdes de déchet ou puisées dans l'intestin; celles-ci, en passant à travers le foie, se transforment en substances anticoagulantes, aptes à maintenir la vie du phagocyte et son mouvement; les phagocytes, en particulier, reçoivent des matières albuminoïdes de remplacement, bactéricides et préventives formées principalement au niveau des glandes closes. Voilà pour l'immunité naturelle.

Il faut remarquer que les toxines ont une action anticoagulante réelle, elles sont de puissants lymphagogues, et déterminent de l'hypoleucocytose, de la vaso-dilatation, des réactions générales et des lésions de même ordre que les substances anticoagulantes. Or, ces toxines sont des substances albuminoïdes, des toxalbumines, qui doivent pouvoir se combiner avec les albumines de remplacement dans tout l'organisme mais plus particulièrement avec celles qui sont en circulation ou enfermées dans le leucocyte. Elles peuvent agir également sur les cellules qui donnent naissance aux albumines de remplacement, c'est-à-dire sur des cellules pituitaires, thyroïdiennes etc... Il peut se former ainsi des composés albuminoïdes ayant des caractères dépendant à la fois des albumines de remplacement et des toxines, et qui présentent une instabilité telle que, sous l'influence du chauffage, l'albumine de remplacement est détruite, et la toxalbumine plus résistante se retrouve à l'état de pureté.

La vaccination exagère donc la quantité de substance anticoagulante en circulation dans le sang, excite par suite la vitalité de la phagocytose et sa fonction d'englobement; de plus, elle forme avec les albumines de remplacement cellulaires ou sériques, en particulier aves celles du globule blanc, des composés fortement bactéricides, et pourvus d'une sorte de spécificité. Ainsi s'explique l'immunité artificielle dite active.

Dans le cas d'immunité passive, l'organisme reçoit ces substances de défense, toutes préparées et l'action préventive persiste pendant toute la durée de leur élimination.

Ces substances ne sont pas seulement bactéricides, elles sont également antitoxiques. Les recherches actuelles démontrent de plus en plus que tout sérum normal et surtout le sérum de vaccinés est à la fois bactéricide et antitoxique.

Nos recherches nous ont montré d'ailleurs que des injections d'histon ou de nucléohiston, de proto- ou deutéralbumoses sont capables de développer une action antitoxique nette préservatrice et curatrice vis-à-vis de la toxine diphtérique, et même jusqu'à un certain point, vis-à-vis de la toxine tétanique, ainsi que Freund & Gross l'avaient déjà démontré.

Une dernière remarque au sujet des combinaisons qui produisent les substances immunisantes dans l'organisme est que, d'après ce que nous venons de dire, ces substances présenteront des caractères dépendant à la fois des toxines et des albuminoïdes normaux. La substance immunisante est anticoagulante, hypoleucolytique, élève la

pression sanguine—mais elle présente une t o x i c i t é qui participe à l a f o i s des albumines du sérum normal et des toxalbumines, la combinaison la diminuant mais sans l'abolir.

Il n'est donc pas étonnant que le sérum antidiphtérique soit toxique même longtemps après la dernière inoculation des toxines.

Je voulais en arriver par là à montrer tous les avantages qu'il y aurait à supprimer l'action des toxines dans la production de l'immunisation, et à chercher à exciter les propriétés préventives de l'animal normal au point de lui donner une immunité suffisante vis-à-vis des diverses espèces pathogènes. Pour cela il faudrait connaître encore davantage les substances grâce auxquelles se fait le mécanisme et l'immunité et arriver à leur isolement, à leur production synthétique.

La maladie serait ainsi combattue par les forces mêmes de l'organisme. L'on verrait ainsi s'effacer la notion trop absolue de cause, l'on verrait la vie elle-même dominer la maladie, et ce „quelque chose" qui dans l'organisme entretient la fonctionnalité être chargé de la défense. On arriverait ainsi à cette théorie de la maladie, la plus séduisante et la plus forte, que proclame le „vitalisme".

Discussion.

Prof. Guttstadt (Berlin) bespricht die Statistik der Diphtherie-Sterblichkeit auf Grund von 2 Quellen: die allgemeine Sterblichkeit, wie die der Altersklassen. In Städten Preussens, in denen über jeden Sterbefall ein ärztliches Attest vorgelegt werden muss, ist eine Abnahme der Sterblichkeit an Diphtherie in den Jahren 1895 und 1896 zu constatiren. Besonders beweiskräftig ist die Statistik der Krankenhäuser. Ueber jeden Behandelten geht eine Zählkarte dem Königl. Preussichen statistischen Bureau in jedem Jahre zu. Ueber 40000 Behandelte an Diphtherie bis 1894 hatten eine Sterblichkeit von 25%; 1895 und 1896 ist die Sterblichkeit auf 15% gesunken. Auch nach Altersklassen ist sie bedeutend gefallen. Wenn man leichte und schwere Erkrankungen unterscheidet, zeigt sich ebenfalls die Abnahme der Sterblichkeit. Eine Abnahme durch Milderung des genius epidemicus zu erklären, ist noch nicht zu entscheiden. Dass der Zugang an Diphtheriekranken in Krankenhäuser bedeutend grösser und dadurch die Anzahl der leichten Erkrankungen grösser geworden ist, ist nicht der Fall. Die Methode der Therapie muss im Allgemeinen von Einfluss auf die Behandlungsergebnisse der Diphtherie sein.

Prof. Bujwid (Krakau): Indem ich mit verschiedenen Diphtheriebacillen von verschiedenem Ursprung gearbeitet habe, bin ich zu dem Schlusse gekommen, dass hier eine Einheit der Gattung und nur vielleicht die Verschiedenheit der Race vorkommt. Der Diphtheriebacillus ist, was die Form und Toxicität anbelangt, ein vielfach veränderlicher, wie das schon längst von Roux bewiesen worden ist. Aus einem Bacillus, welcher gar nicht toxisch wirkt, bekommt man durch die Cultur und Nährbodenverschiedenheit einen sehr toxischen; aus einem langen Stäbchen, ein kurzes. Ich muss daraus schliessen, dass diese alle Fragen bis jetzt nur eine grosse Variabilität bewiesen. Dass disce

Bacillenarten doch Einheit besitzen, ist auch durch Serumbehandlung bewiesen. Verschiedene Diphtheriesera (Behring, Roux u. a.) wirken auf verschiedene Diphtherieepidemieen ganz ähnlich. Das ist auch ein Beweis, dass die Diphtheriebacillen nur eine grosse Variabilität darbieten.

Prof. C. Fränkel (Halle) bemerkt, dass er seinen früheren Standpunkt, wonach Diphtherie- und Pseudodiphtheriebacillus identisch oder richtiger durch unsere bisherigen Methoden nicht mit Sicherheit von einander zu unterscheiden seien, angesichts des neuen, von E. Neisser angegebenen differentialdiagnostichen Verfahrens mit Hilfe einer besonderen Doppelfärbung, modificirt habe und geneigt sei, die Möglichkeit einer Trennung der beiden Gruppen anzuerkennen. Er habe die Neisser'sche Methode an einer grossen Anzahl von Culturen dieser Mikroorganismen verschiedener Herkunft nachgeprüft und im Wesentlichen bestätigen können.

Was die auffallenden, von Herrn Hueppe gemachten Mitteilungen über die Vielfältigkeit des Diphtheriebacillus und die daraus hervorgehende Unsicherheit der bakteriologischen Diagnose der Diphtherie angeht, so könne sich Redner bei der Kürze und Unvollständigkeit der Hueppe'schen Ausführungen ein Urteil hier natürlich nicht erlauben. Doch sei es ihm im hohen Grade unwahrscheinlich, dass Hueppe sich mit seinen Anschauungen im Recht befinde; er glaube vielmehr, dass es sich hier nur um Variationen des gleichen Mikroorganismus handle, die durch besondere Nährböden und Entwickelungsbedingungen hervorgerufen seien.

Prof. K. B. Lehmann (Würzburg): Die Mitteilungen des Hr. Prof. Hueppe erinnern mich lebhaft an die Mitteilungen des Hr. Cunningham vor etwa 10 Jahren über verschiedene Formen des Choleravibrio. Man sollte sich stets der ausserordentlichen Variabilität der Bakterien bewusst sein, für die die Untersuchungen meines Instituts in neuerer Zeit sehr wertvolles Beweismaterial erbracht haben (Dr. Neumann, Variationen des Microc. pyog. aureus nach Farbeverflüssigung; Lehmann & Böttcher, Variabilität der Begeisselung; Lehmann & Neumann, Uebergang von Sarcinen in Mikrokokken, etc.). Ehe Herr Prof. Hueppe nicht durch langdauernde Cultur die bleibende ernstliche Verschiedenheit seiner Diphtheriebacillen bewiesen hat, scheint es mir viel natürlicher dieselben als Varietäten einer Art (Corynebacterium diphtheriae, Lehmann & Neumann) anzusehen, als die Richtigkeit unserer gesammten Auffassung des Diphtheriebacillus ernstlich in Frage zu ziehen.

Prof. Hueppe (Prag): Die Veränderlichkeit der bei Diphtherie gefundenen infectiösen und toxischen Mikroben geht weit über das hinaus, was wir irgendwie als zur Veränderlichkeit einer Art kennen. Vielleicht liegen ähnliche Verhältnisse vor wie bei infectiösen Darmkatarrhen oder bei der Pneumonie, und eine dieser Arten ist die gewöhnliche. Auf jeden Fall sind wir noch zu sehr im Stadium der Vorarbeiten, um jetzt prophylaktisches Immunisirungsverfahren gesetzlich vorschreiben zu können.

Prof. **M. Ogata** (Tokio).

Die Pestepidemie in Formosa.

Wir sind in grosser Gefahr zur Einschleppung der Pest ausgesetzt, indem in neulich zu Japan gehörigem Formosa im vorigen Jahre die Krankheit ausgebrochen ist. Der Schiffsverkehr zwischen Japan und Formosa nimmt stets zu. Auch sind einige Pestfälle auf Schiffen in Nagasaki oder in anderen Häfen vorgekommen, welche von Formosa angekommen sind, die glücklicherweise hier die Krankheit nicht weiter verbreitet haben.

In Amping (ein Hafen in Formosa) kamen im vorigen Jahr, von April bis Juni, 45 Pesttodesfälle vor.

In Taihoku (Hauptstadt von Formosa) brach am Ende October desselben Jahres die Pest aus. Herr Jamagiwa und ich erhielten den Antrag vom Erziehungsministerium, weitere Forschungen über die Krankheit anzustellen. Herrn Jamagiwa fiel die klinische und anatomische, mir die bakteriologische Untersuchung zu. Wir reisten am Ende November vorigen Jahres mit unseren Assistenten von Tokio ab und kamen am 10. December in Taihoku an. Wir sind hier über 3 Wochen bis zur Abnahme von Pestfällen, geblieben. Die Zahl der Pestkranken beträgt vom 28. October bis Ende December 132. Die Todesfälle betrugen 56°/₀ der Erkrankungen. Seitdem sind die Pestfälle in Formosa leider noch nicht zu Ende gekommen und beträgt die Zahl der Erkrankungen von Januar bis Anfang Juni dieses Jahres über 500, darunter mehr als 400 in Taihoku.

Ueber die Herkunft des Pestkeimes in Ampin und Taihoku ist Nichts genau zu ermitteln.

Die Ergebnisse meiner Untersuchung habe ich kurz am Ende März dieses Jahres beschrieben und an die Redaction des „Centralblattes für Bakteriologie und Parasitenkunde" geschickt und deren genaueren Bericht habe ich im April in der medicinischen Gesellschaft zu Tokio vorgetragen.

Ich möchte hier wieder meine Hauptresultate über die Pestuntersuchung kurz erörtern.

Jetzt liegt reichliche Literatur über die Pest, namentlich von Kitasato, Yersin, Aoyama, Lowson, Zetnow, Kolle, Wilm u. A. vor, die ich hier nicht genau citiren möchte, aber soviel bemerke ich ausdrücklich, dass sie über die Natur des Pestgiftes noch nicht einstimmig sind, trotzdem viele Autoren den Pestbacillus von Kitasato und den von Yersin für identisch halten. Die Bacillen von Kitasato und Yersin sind ganz verschiedener Natur. Kitasato hat selbst erklärt, dass sein Pestbacillus von dem Yersin'schen Bacillus ganz verschieden ist.

Der Unterschied der Bacillen von beiden Herren liegt in dem Fundort, der Form und der Beweglichkeit, dem Verhalten zu Gram'scher Färbung sowie in künstlichen Nährboden; so namentlich den Kitasato'schen Bacillus findet man angeblich fast in allen Fällen im Blute der Pestkranken, wärend man den Yersin'schen selten im Blute, aber stets in Bubonen der Pestkranken findet. Der Kitasato'sche Bacillus färbt

sich durch Gram'sche Methode, wärend der Yersin'sche sich dadurch entfärbt. K. B. ist beweglich, Y. B. unbeweglich; K. B. bilden auf Agar-Agar runde, unregelmässige grauweissliche, bei durchscheinendem Lichte bläuliche Colonien, die bei schwacher Vergrösserung Glaswatte ähnlich aussehen, wärend die Yersin'sche Bacilluscolonie weisse durchscheinende irisirende Ränder hat. K. B. sieht in künstlichen Nährböden aus, wie eine Kette einer Microkokkusart, wärend Yersin'sche Bacillen Ketten von kurzen Stäbchen und in Agar-Agar kurze Stäbchen bilden. Kitasato sagte im ersten Bericht („Jap. officielles Blatt" vom 31 August und 1 Sept. 1894): „im Blute angeschwollener Lymphdrüsen und anderer Organe der Pestkranken findet man eine Art von Bacterium. Bei Impfung der Bacillen auf Versuchstiere kommt selten Drüsenanschwellung vor". Beim 2-ten Vortrag, 2 Jahre nach dem ersten Bericht („Zeitschrift der med. Gesellschaft in Tokio"), sagte er: „In angeschwollenen Lymphdrüsen der Pestkranken fand ich ausser einer Art von Bacillus im Blute noch den Yersin'schen Bacillus. Bei Impfung der Bacillen auf Versuchstiere kommen stets die Drüsenanschwellung vor".

Ich habe in Taihoku nur 27 Pestkranke inclusive Pestleichen untersucht, und zwar bei 18 Kranken (meist in Reconvalescenz), die im Isolirhospital sind, habe ich das Blut aus Fingerspitzen mikroskopisch untersucht und auch damit auf Agarnährböden Culturversuche angestellt, doch konnte ich keine specifische Bakterien finden. Nur habe ich aus Geschwürseiter eines 50 Tage vorher an der Pest erkrankten Patienten, bei Impfung zweier Mäuse, dieselben nach 3—4 Tagen sterben gesehen. Aus dem Blute und den inneren Organen letzterer Mäuse habe ich den Pestbacillus rein cultivirt.

Von frisch exstirpirten Lymphdrüsen von 2 acuten schweren Pestfällen habe ich mikroskopische Praeparate und Culturen auf Agar-Agar angestellt, sowie Impfung bei vielen Versuchstieren gemacht; ich fand hier reichliche Pestbacillen. Aus der Lymphdrüse sowie aus dem Blute und den inneren Organen der Versuchstiere habe ich den Pestbacillus rein cultivirt.

Bei 2 acuten Pestfällen fand ich im Blute aus der Fingerspitze einige Pestbacillen und habe damit auf Agar-Agar Pestbacillus cultivirt; jedoch lieferte das Blut aus einer Pestkranken neben dem Pestbacillus noch Colonien eines anderen Bacillus, welche makroskopisch den Colonien des Fränkel'schen Pneumoniebacillus ähnlich aussah und sich nicht bei Gram'scher Methode entfärbte. Der Form und Grösse nach war der letztere Bacillus dem Diphtheriebacillus ähnlich. Bei Impfung des Bacillus auf 2 Mäusen blieben diese jedoch gesund.

Im Blute eines an Pest schwer Erkrankten fand ich keinen einzigen Pestbacillus. Ebenso waren damit ausgeführte Culturversuche negativ, wärend in exstirpirten Lymphdrüsen reichlich Pestbacillus enthalten war und bei Impfung desselben auf Agar-Agar reichlich Colonien von Pestbacillen sich entwickelten.

Bei der Section des Kranken habe ich aus Lymphdrüsen und inneren Organen direct oder aus Versuchstieren Reincultur von Pestbacillen gewonnen, wärend Culturversuche mit Herzblut letzterer Leiche sowie Tierversuche negativ ausfielen.

15

Aus dem Blute und den inneren Organen von 3 weiteren Pestleichen habe ich bei der Section einerseits mikroskopische Praeparate hergestellt und Cultur gemacht, andererseits viele Versuchstiere damit geimpft, und habe aus allem jenen Material Reincultur von Pestbacillus gewonnen.

Aus der Milz einer der letzten Leichen entwickelten sich auf Agar-Agar, ausser dem Pestbacillus, noch Colonien eines anderen Bacillus, welche makroskopisch wie Thautröpfchen aussahen und nicht über einige Millimeter gross waren. Der letztere Bacillus war ein kurzes Stäbchen, welches Ketten bildete und bei Gram'scher Methode nicht entfärbt wurde. Das Aussehen der Cultur sowie die Form und Grösse desselben sind sehr ähnlich dem Kitasato'schen Pestbacillus, aber blieben bei Impfung von dieser Cultur 2 Mäuse gesund. Dagegen zwei starben mit aus gleicher Milz cultivirtem Pestbacillus geimpfte Controllmäuse nach 3—4 Tagen mit charakteristischem Pestbefund.

Bei den 2 letzt erwähnten Leichen habe ich in der Galle und Urin virulenten Pestbacillus gefunden. Bei einer von letzteren Leichen habe ich 24 St. vor dem Tode den Urin untersucht und darin auch Pestbacillus gefunden.

In den Schnittpraeparaten der angeschwollenen Lymphdrüsen und der inneren Organe der Pestleichen findet man reichliche Pestbacillen und zwar in Lymphdrüsen mehr als in anderen Organen, ja man kann sagen, dass viele Stellen der Lymphdrüse Brei von Pestbacillus bilden. Die Pestbacillen färben sich in gehärteten Schnittpraeparaten nicht so stark wie die aus dem frischen Gewebssaft, resp. entfärben sich dieselben leicht bei der Behandlung der Färbung. Die Formen der Bacillen im Schnittpraeparate sind sehr verschieden, doch die Mehrzahl derselben sind kuglig, und sehen wie Mikrokokken aus. Daneben giebt es auch stäbchenförmige Pestbacillen. Ausserdem sah ich einige anderen Bakterien, welche wie Heubacillen oder Colibakterien aussahen. Diese letzteren Bakterien findet man meist in kleinen Gefässen oft beisammen, ja oft dieselbe verstopfend und auch folgend zur Gefässbiegung oder Verästung. Die Bakterien findet man auch an Stelle der Blutung. Dieselbe färben sich intensiver als Pestbacillen durch alkalische Methylenblaulösung und färben sich durch Gram'sche Methode.

Bei directer Impfung der Gewebssaft aus der Milz einer letzt secirten Leiche an 2 Meerschweinchen, starben beide nach 4—5 Tagen. In der Milz der Meerschweinchen fand ich auch einige Colibakterien ähnliche Bacillen, welche durch Gram'sche Färbug sich nicht enttärbten, neben Pestbacillen. Aber bei weiterer Uebertragung der Gewebssäfte des Meerschweinchens auf Mäuse verschwanden durch Gram färbbare Bacillen und blieben nur Pestbacillen.

Der von mir oben als Pestbacillus bezeichnete Bacillus ist ein kurzer Bacillus mit abgerundeten Enden von veränderlicher Form und Grösse; bald sind sie kuglig, bald bilden sie kurze oder lange Stäbchen u. s. w. Die Bacillen färben sich leicht durch Anilinfarben. Die beiden Enden der Bacillen färben sich dabei stärker als der mittlere Teil, oft bleibt der mittlere Teil der Bacillen ungefärbt, besonders wenn man das Deckglastrockenpraeparat aus Gewebssaft der Pestleiche ½—1 Minute mit Ribbert'scher Farbelösung färbt. Dabei sehen

die meisten Bacillen wie sporenhaltige Heubacillen aus, deren mittlerer
Teil ungefärbt bleibt. Die Bacillen entfärben sich bei Anwendung der
Gram'schen Methode. (Das Verhalten meines Bacillus auf Nährböden
lasse ich wegen Zeitersparniss weg.)

Auf Agar-agar entwickeln sich die Bacillen im Brütofen innerhalb
24 Stunden als weisse durchscheinende, am Rande aparisirende Colonie.
Bei schwacher Vergrösserung zeigen die kleinen Colonien meist runde
Form und sind farblos und fein granulirt. Bei weiterem Wachsen
der Colonie sieht man makroskopisch eine grauweissliche Farbe der
Colonie mit feuchter glänzender Oberfläche auf dem Nährboden. Mit
der Zeit bildet sich ein weisslicher Ueberzug durch Verschmelzung der
einzelnen Colonien. Die Colonien zeigen schleimige, fadenziehende
Eigenschaft.

Die Bacillen aus Cultur haben auch verschiedene Formen, bald
sind sie kuglig, bald stäbchenförmig, bald bilden sie Fäden aus mehreren Gliedern.

Die Colonien auf Gelatinnährböden sehen ähnlich aus wie die auf
Agar-agar.

Die Stichcultur in Nährgelatin entwickelt sich bei einer Temperatur
von 18—22⁰ C nach einigen Tagen, entlang des Stichcanals, als weisse
Fäden, oder isolirte runde Colonie. Die Entwickelung auf der Oberfläche ist stärker als in der Tiefe und erhebt sich die Colonie über der
Oberfläche. Es tritt bei der Entwickelung der Bacillen keine Verflüssigung der Nährböden ein.

Auf Kartoffeln wächst der Bacillus im Brütofen nach einigen Tagen
entlang des Impfstrichs als weisse Linie.

In Bouillon im Brütofen bilden die Bacillen 24 St. nach Impfung
flockigen Badensatz und die darüberstehende Flüssigkeit hie und da
Flöckchen, aber keine starke Trübung. Bei mikroskopischer Untersuchung des Flöckchens sieht man meist Ketten aus kurzen Stäbchen.

In sterilisirter Milch entwickeln sich die Bacillen im Brütofen nach
einigen Tagen, dabei findet keine Gerinnung statt.

Auf Blutserum entwickelt sich der Bacillus ähnlich wie bei Agar-
agar.

Mäuse, Ratten, Meerschweinchen, Kaninchen, Katzen und Schweine
starben bei Impfung der Pestbacillus (bacillushaltiger Gewebssaft der
Pestkranken oder Culturen des Bacillen) meist nach 2—6 Tagen. Bei
Schweinen und Katzen erfolgt der Tod etwas später.

Bei der Section der Versuchstiere sieht man ein blutiges Oedem an der
Impfstelle, Vergrösserung der Lymphdrüsen und auch stellenweise Blutung im Unterhautgewebe und den inneren Organen. Milz und Leber
sind in den meisten Fällen vergrössert und findet man oft weisse
Pünktchen.

In den Lymphdrüsen und inneren Organen sind reichlich (bei
Tieren), im Blute mehr oder weniger Pestbacillen enthalten.

Tauben, Hühner und Hunde verhalten sich bei Einimpfung der Pestbacillen refractär.

Ich habe in Taihoku 6 todte Ratten untersucht, welche Pestbacillen im Blute und inneren Organen enthielten, also Pestratten waren. Hier

möchte ich bemerken, dass die Einwohner in Formosa erkrankte oder todte Ratten sehr fürchten und die Pestkrankheit als Rattenseuche nennen. Bei 4 Ratten fand ich reichliche Flöhe. Ich habe 7 Stück Flöhe, die ich in sterilisirtem Wasser aufgefangen habe, zwischen 2 sterilisirten Gläsern zerrüben und diese zerriebene Masse 2 Mäusen subcutan geimpft; eine Maus starb nach 3 Tagen. Bei der Section sind reichliche Pestbacillen im Blute und inneren Organen gefunden und aus dem Blut und inneren Organen des Versuchstiers habe ich Pestbacillen rein gezüchtet.

Meine bisherige Beobachtung über die aus Pestkranken, Pestleichen und Pestratten cultivirten, für Mäuse, Ratten, Meerschweinchen u. s. w. pathogenen, für Hunde und Tauben refractären Bacillen stimmen im Grossen und Ganzen betreffs Form, Cultur und Pathogenität mit dem Pestbacillus von Yersin, aber nicht mit dem Bacillus von Kitasato überein.

Meine Resultate, kurz zusammengefasst, sind folgende:

1. In den angeschwollenen Lymphdrüsen der Pestkranken und bei den Pestleichen (innere Organe und meist Blut bei letzteren) findet man einen bei Versuchstieren, wie Mäuse, Meerschweinchen u. s. w., eine pestähnliche Krankheit hervorbringenden pathogenen Bacillus.

2. Im Blute der Pestkranken findet man nicht constant die Pestbacillen. Die Diagnose durch Blutuntersuchung der Pestkranken führt also nicht stets zum Ziel.

3. In der Galle und im Urin der Pestleichen findet man auch Pestbacillen. Auch im Harn der Pestkranken habe ich bei einmaliger Untersuchung Pestbacillus gefunden.

4. Der Pestbacillus scheint meistens von Wunden als auch durch Insecten wie Flöhe und Mosquitos inficirt zu werden.

5. Im Blute und den inneren Organen der an Pest erkrankten Ratte findet man stets den bei menschlicher Pest ebenfalls vorkommenden Pestbacillus.

6. Die an Pestratten befindlichen Flöhe enthalten Pestbacillen, die nach dem Tode der Ratte das Pestgift auch auf Menschen übertragen können.

7. Im Blute der Lymphdrüsen und den inneren Organen der Pestkranken oder Leichen kommen ausser dem Pestbacillus noch andere verschiedene Bakterien vor.

8. Der Pestbacillus ist gegen Antiseptica sehr wenig widerstandsfähig. Der Pestbacillus stirbt sofort in 5% Carbolsäure, nach 15 Minuten in 0,5% Carbolsäure; sofort stirbt er in 1‰ Sublimatlösung und nach 5 Minuten in 0,1‰ Sublimatlösung. Im gesättigten Kalkwasser stirbt er nach 5 Minuten, ebenso in halbgesättigtem Kalkwasser. Gegen directes Sonnenlicht (im Februar) starb er nach 4 Stunden.

9. Im Boden und Staub der Pesthäuser habe ich den Pestbacillus durch Impfung von Versuchstieren nicht gefunden.

Prophylaktisch sollte man bei Bedrohung der Pestepidemie, ausser allgemeinen Vorsichtsmassregeln, zunächst auf erkrankte oder verendete Ratten und Schweine achten, da diese Tiere stets vor Menschen erkranken und sterben. Ausserdem sollte man auch auf Insecten wie Flöhe, die in Folge der Abkühlung der verendeten Rat-

ten diese Tiere verlassen und das Pestgift direct auf den Menschen übertragen können, Acht geben. Auch Mosquitos oder Fliegen können von Pestkranken oder aus Secreten derselben den Pestbacillus auf Menschen oder auf Nahrungsmittel übertragen. Es kann möglicherweise die Pest eigentlich (wie die Krankheitsgeschichte in Formosa lehrt) primär eine Rattenseuche und dieses Tier die nächste Ursache zur Verbreitung dieser Krankheit bei den Menschen sein. Man sollte die erkrankten oder die Tierleichen sofort desinficiren, resp. verbrennen und eine Reinigung und Desinfection der Wohnung und Kleidung u. s. w. ausführen, wenn man solche erkrankte Tiere in seinem Hause findet, oder wenn möglich sollte sofort die Wohnung gewechselt werden. Die Pestkranken sollen isolirt und deren mit Secreten und Excreten oder Blut der Kranken verunreinigte Wäsche oder Gegenstände desinficirt werden. Auch mit Pestkranken in Berührung kommende Aerzte, Wärterinnen u. s. w. sollen die Hände desinficiren. In solchen Gegenden, in denen Fliegen, Mosquitos (in Taihoku das ganze Jahr hindurch sich reichlich finden), sollen die Pestkranken nur unter Mosquitonetzen verweilen. Die Leichen oder mit Pestgift beschmutzte Gegenstände würde man am besten verbrennen oder gründlich desinficiren; desinficirte Leichen sollten sehr tief begraben werden. Wäsche und Lumpen oder Wolle u. s. w., welche aus einer Pestgegend kommen, sollte man natürlich ebenfalls gründlich desinficiren. Schiffe, welche aus einer Pestgegend kommen, müssen natürlich inspicirt und bestimmte Zeit der Quarantaine unterworfen werden.

Discussion.

Dr. G. Nuttal (Baltimore): I think, that the difference between the two microorganisms observed by Kitasato and Yersin, as described by Prof. Ogata, is open to question. There is reason for believing, that there is a mistake—an error in observation. Cultures from various sources, examined by me and a number of colleagues, all correspond with the description given by Yersin. The plague bacillus is nonmotile. (The speaker then referred to experiments, which he had made with the plague-bacillus on flies, with bedbugs, and on various animals, and had just published in the „Centralblatt für Bakteriologie" vol. XXII).

Dr. Wladimirov (St.-Petersburg): Wenn ich mich nicht irre, so hat mein geehrter Herr Vorredner unter den Tieren, welche für Pestinfection nicht empfänglich sind, auch den Frosch genannt. Nach den Versuchen, welche in meinem Laboratorium in St.-Petersburg ausgeführt worden sind und noch fortgesetzt werden, halte ich mich für berechtigt zu behaupten, dass der Frosch gegen die Bubonenpest doch nicht immun ist. Es ist wahr, die Versuche in dieser Richtung sind sehr delicat und verlangen viel Geduld von Seiten des Experimentators, da man ein positives Resultat in erster Generation überhaupt nicht vor 12—16 Tagen erwarten kann und viele Frösche vor Ablauf dieses Termines sterben und man bei ihnen Kokko-Bacillen findet, welche oft schwer von denen der Pest zu unterscheiden sind.

Die Frösche, welche in den Lymphsack inficirt sind und that-

süchlich an Pest zu Grunde gehen, lassen die Pestbacillen im Herzblut wieder finden.

———

Prof. **Ed. Nocard** (Alfort).

La prophylaxie de la morve.

Thème.

1. Tout cheval présentant un symptôme quelconque pouvant se rattacher à la morve ou au farcin doit être soumis à l'épreuve de la malléine; si la malléine provoque une réaction complète (à la fois organique et thermique), le cheval est déclaré morveux et abattu sans délai; si, au contraire, la malléine ne provoque aucune réaction, le cheval est déclaré non morveux, quelle que soit l'apparence des symptômes ou des lésions qu'il présente.

2. Quand un cheval est reconnu morveux, tous les chevaux qui ont cohabité avec lui doivent être soumis à l'épreuve de la malléine. Après l'épreuve, ils sont divisés en deux groupes:

Dans le 1-er, on rangera les animaux sains, c'est-à-dire ceux qui n'ont éprouvé aucune réaction, organique ou thermique; le propriétaire en conservera le libre usage; on leur affectera une écurie spéciale, désinfectée à fond; on n'y introduira pas d'animaux nouveaux, sans les avoir soumis à l'épreuve de la malléine.

Le 2-ème groupe comprendra tous les chevaux suspects, c'est-à-dire tous ceux qui auront réagi à la malléine, d'une façon plus ou moins complète; ces chevaux seront recensés et marqués, ils seront rigoureusement isolés des animaux sains, dans une écurie particulière, désinfectée à fond; on leur affectera un personnel spécial, avec des ustensiles de pansage ou d'attache, des abreuvoirs, des seaux, des mangeoires ou des musettes à leur usage exclusif; tous les mois ou tous les deux mois, on les soumettra à une nouvelle injection de malléine; ceux qui, en outre de la réaction à la malléine, viendraient à présenter l'un quelconque des signes cliniques de la morve ou du farcin, seront abbatus sans délai; au contraire, ceux qui auraient subi, sans réagir, deux injections successives de malléine, seront déclarés sains et rendus à la libre disposition de leur propriétaire.

Cette procédure est actuellement suivie en France; elle a le gros avantage de réduire, autant qu'il est possible, les sacrifices imposés au propriétaire; elle lui permet de conserver une proportion notable des animaux contaminés, dont les poumons renfermaient, lors de la première épreuve, des lésions spécifiques récentes et clairsemées; en effet, une expérience déjà longue a établi que beaucoup de ces animaux, soustraits par l'isolement à toute occasion de contamination nouvelle, guérissent rapidement des lésions pulmonaires dont ils étaient atteints; il serait donc excessif d'exiger leur abattage, tant qu'un symptôme extérieur ne vient pas démontrer que la maladie est en progrès et sur le point de triompher de la résistance de l'organisme.

En outre des mesures applicables aux écuries que l'on sait infectées, il en est d'autres, d'ordre plus général, qui permettraient de découvrir les animaux suspects et de diminuer les chances d'infection des animaux sains.

1. Dans les pays où des commissions militaires font périodiquement le recensement des chevaux aptes au service de l'armée, elles rendraient de grands services en signalant aux agents sanitaires les chevaux qui présentent des symptômes pouvant se rattacher à la morve.

2. Une surveillance effective des foires et marchés, des abattoirs hippophagiques et des clos d'équarrissage, permettrait de reconnaitre bon nombre de foyers ignorés et de leur appliquer les mesures sanitaires capables de les étouffer sur place.

3. Les chevaux des loueurs, voyageurs de commerce, des marchands ambulants, des forains, des haleurs, des bâteliers, des saltinbanques, etc., étant plus particulièrement exposés à contracter la morve, devraient être l'objet d'une visite sanitaire périodique; ils ne devraient circuler que munis d'un certificat de santé délivré par l'autorité sanitaire; ce certificat n'aurait de valeur que pour un délai déterminé, aussi court que possible; il devrait être présenté à toute réquisition de l'autorité sanitaire ou du maire de la commune.

4. Enfin, les écuries d'auberge devraient être désinfectées à fond, périodiquement, le plus souvent possible et notamment au lendemain des foires et des marchés tenus dans la localité; la désinfection devrait porter surtout sur les auges, les mangeoires, les râteliers, les murs de fond, les anneaux d'attache, les seaux, vannettes et musettes d'usage courant.

Développement.

Messieurs, le bureau vous a fait distribuer ce matin le thème en lequel se résument les principes qui doivent présider, selon moi, à la prophylaxie de la morve du cheval.

Je vais essayer de les justifier brièvement devant vous.

I. Tout le système repose sur l'emploi systématique de la m a l l é i n e. La malléine, en effet, provoque, chez les chevaux q u i s o n t m o r v e u x à u n d e g r é q u e l c o n q u e, un ensemble de phénomènes généraux et locaux que nous désignons sous le nom de r é a c t i o n; quand la malléine provoque chez un cheval suspect une r é a c t i o n à la fois t h e r m i q u e et o r g a n i q u e, on peut affirmer que ce cheval est morveux. Quand, au contraire, la malléine ne provoque aucune réaction, on peut affirmer que l'animal n'est pas morveux, quelle que soit l'apparence des lésions qu'il présente.

La malléine m'a ainsi permis de différencier de la morve et du farcin plusieurs affections qui étaient jusqu'ici confondues avec elle.

Sur ce premier point, il n'y a plus à l'heure actuelle de contestation possible. C'est par dizaines de mille que se chiffrent les observations et les expériences qui établissent la valeur diagnostique incomparable de la malléine.

II. Il est bien rare qu'un cas de morve reste isolé dans une écurie

qui renferme un certain nombre de chevaux; la règle c'est que d'autres animaux voisins du premier deviennent morveux à leur tour; mais ils peuvent longtemps conserver toutes les apparences de la santé et, lorsque les signes cliniques de la maladie deviennent apparents, il y a déjà longtemps qu'ils ont répandu autour d'eux des germes morveux et qu'ils ont pu, à leur tour, contaminer d'autres chevaux jusque là indemnes.

La malléine permet de savoir, en quelques heures, quels animaux de l'écurie infectée sont réellement contaminés, et quels, au contraire, ont échappé à l'infection; dès lors on peut séparer les animaux sains des malades et les mettre à l'abri de toute chance de contagion.

Le nombre est parfois considérable des chevaux qui réagissent à la malléine dans une écurie où la morve n'a été reconnue que tardivement; c'est que, contrairement à ce que l'on pouvait croire étant donné l'extrême fragilité du bacille morveux, c'est surtout par les voies digestives que la morve se propage. Il suffit de faire ingérer à un cheval sain, avec ses aliments liquides ou solides, une petite quantité de culture morveuse virulente, pour le rendre morveux en quelques jours. Avant l'expérience, l'animal ne réagissait pas à la malléine; 8 à 10 jours après, il réagit de la façon la plus nette et, si on le sacrifie, on trouve dans ses poumons, des tubercules miliaires en tout semblables à ceux de la maladie naturelle. C'est ce qui fait tout le danger des abreuvoirs communs qui sont la règle dans l'armée et dans la plupart des écuries importantes: qu'un cheval morveux s'y ébroue, et la condition sera donnée pour que bon nombre des chevaux sains qui vont boire après lui s'infectent à leur tour!

C'est aussi ce qui fait le danger des écuries d'auberge, où se succèdent des chevaux de toutes provenances, sans que jamais on ait la précaution de nettoyer les auges, les mangeoires ou les rateliers!

A coup sûr, la morve peut naitre de tous les modes d'inoculation: du dépôt du jetage morveux sur une plaie ou sur une excoriation; du frottement d'une éponge infectée sur une muqueuse même intacte; de l'emploi chirurgical d'un instrument souillé de pus morveux, etc. etc... on peut expérimentalement donner la morve à un cheval sain, par inoculation sous épidermique, par injection hypodermique, intraveineuse ou trachéale, par pulvérisation dans la trachée, etc...—mais, si l'on trouve à l'autopsie de ce cheval les poumons farcis de lésions morveuses, ces lésions ne sont pas des tubercules miliaires semblables à ceux de la maladie naturelle, mais bien des infarctus plus ou moins étendus, des foyers multiples et limités de pneumonie ou de bronchopneumonie morveuse, plus ou moins analogues à ceux qu'on rencontre chez l'âne, après inoculation d'un produit morveux.

Je le répète, le seul moyen d'obtenir expérimentalement des tubercules miliaires du poumon, identiques à ceux de la morve naturelle, c'est de faire ingérer le produit virulent, culture, jetage ou pus.

J'ai fait l'expérience sur 32 chevaux, 1 âne et 2 mulets et toujours j'ai obtenu les mêmes résultats; les 32 animaux ont tous pris la morve, du 3-e au 8-e jour après l'ingestion virulente; sur 17 la morve ne fut dénoncée que par la réaction à la malléine; chez les 18 autres elle se manifesta par les signes cliniques ordinaires.

III. La malléine ayant désigné ceux des chevaux de l'écurie suspecte qui, sans présenter aucun symptôme extérieur, ont cependant des lésions morveuses internes, il semble que l'on ne doive pas hésiter à faire abattre tous ces chevaux morveux! Or, je recommande au contraire de ne faire abattre que ceux qui présentent l'un quelconque des signes cliniques de la maladie. Quant aux autres, si nombreux qu'ils soient, on peut les conserver, soigneusement isolés des animaux sains, et les utiliser comme par le passé; on se bornera à les soumettre tous les mois ou tous les 2 mois, à l'épreuve de la malléine et, quand ils auront supporté sans réagir 2 épreuves successives on pourra les remettre dans le rang et les rendre à la libre disposition de leur propriétaire; car ils seront guéris, complètement et définitivement guéris, des lésions morveuses du poumon dont ils étaient porteurs.

Eh quoi! la morve est-elle curable?

Certainement elle est curable, et dans un grand nombre de cas!

La première fois que j'ai parlé de curabilité de la morve, j'ai soulevé de formidables clameurs. C'était un véritable dogme, admis par tout le monde, que la morve du cheval est incurable! Il m'a fallu multiplier les expériences et accumuler les faits pour vaincre l'opposition violente et presqu'universelle que ma proposition a soulevée.

Notez bien que je ne prétends pas que tous les chevaux morveux puissent guérir; je pense au contraire que la morve, telle qu'on la connaissait autrefois, doit être pratiquement considérée comme incurable; quand elle se manifeste par du jetage et des ulcérations nasales ou cutanées, — ce qu'on appelait jadis le début de la maladie et ce qui n'est en réalité que „le commencement de la fin", — on peut dire que l'organisme est vaincu dans la lutte qu'il avait engagée contre le microbe envahisseur, et que les cellules ont été impuissantes à empêcher la généralisation du bacille morveux; il y a si peu de chances qu'elles réussissent à reprendre le dessus, qu'il vaut mieux faire abattre au plus tôt, comme incurable et dangereux, le cheval cliniquement morveux. Mais la morve avec symptômes extérieurs, la seule que nous connaissions autrefois, ce n'est que la dernière phase de la maladie; la première est représentée par ces lésions miliaires du poumon dont la malléine nous a montré l'extrême fréquence dans les milieux infectés. Ce sont ces lésions initiales, discrètes et limitées au poumon, provoquées par l'ingestion accidentelle et non renouvelée d'aliments souillés par du jetage ou du pus, ce sont ces lésions, dis-je, qui peuvent évoluer silencieusement dans la profondeur des organes et qui, très souvent, aboutissent à la régression finale, à la cicatrisation définitive, sans qu'on en ait, à aucun moment, soupçonné l'existence!

Très nombreux sont les faits qui le prouvent. L'un des plus démonstratifs, et des plus connus parce qu'il a provoqué de violentes discussions, est celui qui concerne le dépôt de remonte de Montoire; la morve y était apparue dans les 1-ers mois de 1892: le ministre de la guerre ordonna de soumettre à la malléine tous les chevaux du dépôt; une commission fut chargée de diriger l'opération et de faire un rapport sur les résultats obtenus.

En outre des chevaux qui présentaient des symptômes extérieurs pouvant se rattacher à la morve, la malléine provoqua la réaction sur un nombre considérable de chevaux qui ne présentaient absolument aucun signe permettant de les considérer comme suspects; à diverses reprises, la commission fit abattre un certain nombre de ces chevaux; le 21 août 1892 elle en fit abattre aussi 11, appartenant au groupe de ceux qui n'avaient pas réagi à la malléine. Chez tous les animaux abattus, qu'ils eussent ou non réagi à la malléine, on trouva des lésions pulmonaires identiques, consistant surtout en des tubercules miliaires grisâtres ou transparents, gélatiniformes, sans point caséeux central, sans coque fibreuse et sans auréole inflammatoire à la périphérie.

La nature morveuse de ces tubercules fut admise par tous les membres de la commission, sauf un; c'est ce qui explique une des conclusions du rapport: „Les chevaux qui n'ont pas réagi à la malléine ne doivent pas être considérés comme indemnes de morve"; mais, ce que le rapport ne dit pas, c'est que tout en affirmant l'origine morveuse de ces tubercules, deux des membres de la commission (messieurs Nocard et Roux) émettaient l'opinion que, si ces chevaux n'avaient pas réagi à la malléine, c'est qu'ils étaient guéris des lésions morveuses dont ils avaient été atteints; c'est que les tubercules trouvés dans leurs poumons n'étaient plus virulents, ne contenaient plus de bacilles morveux vivants.

Cette hypothèse, un peu hardie alors, a été complètement vérifiée depuis.

Les 11 sujets dont il s'agit avaient été pris au hasard parmi les 105 chevaux de l'annexe de Montoire qui n'avaient pas réagi à la malléine; on pouvait donc croire que les 94 chevaux du même groupe laissés vivants avaient, eux aussi, dans leurs poumons, des lésions de même nature; en d'autres termes, tout l'effectif de Montoire avait dû être infecté, plus ou moins gravement, à un moment donné.

Si l'on songe qu'il s'agit d'un dépôt de transition où la promiscuité est absolue, où les animaux sont entièrement libres, de jour comme de nuit, à l'écurie comme au parcours, de se flairer, de se mordre, de manger au même râtelier, de boire à la même auge; si l'on songe surtout que la morve y était restée méconnue pendant près de 5 mois, on comprend bien, qu'à un moment donné, tous les chevaux de l'annexe aient eu des tubercules morveux du poumon.

Pourtant, lors de la première injection de malléine à laquelle furent soumis tous les chevaux sans exception (28—31 mai 1892), beaucoup d'entre eux n'avaient pas réagi: 97 sur 233. C'est que, depuis plusieurs semaines, tous les chevaux avaient été mis au piquet; le jeune âge des animaux, l'abandon des locaux infectés, l'isolement individuel rigoureux, la suppression de toute occasion de contamination nouvelle, la stabulation permanente au grand air, la bonne nourriture, avaient déjà suffi pour permettre à un certain nombre de sujets de guérir des lésions minimes et clairsemées dont ils étaient atteints. Ce qui le prouve, c'est que, lors des injections ultérieures, le nombre des animaux qui ne réagissaient plus à la malléine allait, chaque fois, en augmentant; c'est, enfin, que 78 chevaux de Montoire que la malléine

avait tout d'abord déclarés morveux ou suspects ont pu, après 5 ou 6 mois de mise au piquet, être répartis entre divers régiments et faire un service actif sans qu'aucun d'eux ait présenté, depuis, le moindre symptôme inquiétant.

En somme, il s'est passé pour les chevaux de Montoire ce qui se passe toujours pour les chevaux de tout corps de troupe gravement infecté de morve; après plusieurs mois d'isolement individuel rigoureux, les animaux sont remis dans le rang, sans que d'ordinaire la morve reparaisse. La seule différence à noter, c'est que, pour Montoire, on sait que tous les chevaux, ou presque tous, avaient des lésions pulmonaires au moment de leur mise au piquet, tandis que, jusqu'ici, jamais personne n'avait fait et n'avait songé à faire la même constatation.

Des faits analogues ont été observés en Russie: en 1893, 658 chevaux d'une brigade de cavalerie de réserve du gouvernement de Charkov sont soumis à l'épreuve de la malléine; sur 290 seulement l'épreuve fut entièrement négative; pourtant, après plusieurs mois de surveillance et d'isolement, comme la plupart des suspects avaient cessé de réagir, ils furent remis en service; quelques-uns seulement, devenus cliniquement morveux, furent abattus; aucun des autres ne présenta par la suite le moindre symptôme de morve.

Voici un fait du même ordre encore plus probant, que j'ai recueilli en 1894 dans un dépôt d'une compagnie de tramways de Paris. Plusieurs cas de morve ayant été observés, tous les chevaux du dépôt, au nombre de 158, furent soumis à l'épreuve de la malléine; sur 29, la réaction fut complète: trois seulement présentaient des symptômes peu significatifs, ils furent abattus; l'autopsie révéla chez eux des lésions morveuses anciennes. Des 26 autres, dont aucun ne présentait le moindre symptôme, on abattit successivement 12 des plus âgés ou d'une faible valeur; chez tous, il existait des tubercules pulmonaires, en nombre variable, dont beaucoup translucides. On pouvait donc affirmer que les 14 autres chevaux, également sains en apparence, mais ayant réagi à la malléine tout comme ceux-là, avaient comme eux des lésions pulmonaires; on les conserva néanmoins, isolés dans une écurie spéciale et on les soumit deux fois par mois à l'injection de la malléine. Dès les premiers mois 11 de ces chevaux cessèrent de réagir et, depuis, la malléine reste sans effet sur eux; ils ont été remis au milieu des animaux sains et, depuis, ils ont fait un service très dur sans qu'aucun d'eux ait présenté le moindre symptôme de morve. Soumis de nouveau à la malléine après dix mois de ce travail, aucun d'eux n'a réagi; il me semble évident qu'ils sont complètement et définitivement guéris.

Mais l'observation clinique ne donne jamais qu'une certaine somme de probabilités confinant plus ou moins à la certitude. En pareille matière, on ne saurait trop accumuler de preuves.

Aux faits que je viens de citer, je suis en mesure d'en ajouter de nouveaux qui, je l'espère, ne laisseront aucun doute dans votre esprit!

L'an dernier, la commission militaire d'hygiène et de médecine vétérinaires a obtenu du ministre de la guerre l'autorisation de faire des

expériences tendant à vérifier l'exactitude des faits que je viens de vous exposer.

Une première série d'expériences a eu pour but d'établir la réalité de l'infection par les voies digestives, la valeur diagnostique de la malléine et la possibilité de provoquer dans les poumons des animaux infectés le développement de tubercules miliaires à tous les stades de leur évolution (on avait longtemps contesté la nature morveuse de certaines formes de ces tubercules).

Elle a porté sur 6 chevaux provenant de régiments où la morve n'a pas été observée depuis 10 ans; aucun de ces chevaux n'avait réagi à la malléine; deux d'entre eux furent désignés, par la Commission chargée de suivre ces expériences, pour servir de témoins; les quatre autres reçurent, dilué dans un demi-seau d'eau, le produit d'une culture sur pomme de terre d'un bacille morveux très virulent; cinquante heures après l'ingestion, la température de ces quatre chevaux s'élevait subitement de 1°8 à 2°6; une injection de malléine pratiquée le sixième jour provoquait chez les quatre sujets une réaction organique si intense que, pendant trois jours, on eut peur de les voir succomber; au contraire, les témoins supportèrent sans aucune réaction l'injection de malléine; dès le huitième jour, les quatre animaux mis en expérience avaient les ganglions de l'auge empâtés et l'un d'eux présentait du jetage et des ulcérations de la cloison nasale.

Le quinzième jour après l'ingestion, la commission fit abattre deux des morveux et l'un des témoins.

L'autopsie fut faite avec le plus grand soin; les deux morveux avaient les poumons farcis d'un grand nombre de tubercules miliaires à tous les degrés de développement, dont beaucoup entièrement translucides. Au contraire, les poumons du témoin ne contenaient aucun tubercule, translucide ou autre.

Les 3 autres chevaux furent sacrifiés 3 mois après; le témoin n'avait absolument aucune lésion, pulmonaire ou autre. Les 2 autres, qui depuis longtemps présentaient tous les signes cliniques de la morve chronique (glande, jetage, ulcérations nasales) avaient les poumons littéralement farcis de tubercules à toutes les phases de leur évolution; au milieu de tubercules calcaires, fibreux ou caséeux en nombre incroyable, on en trouvait beaucoup de consistance molle, d'apparence translucide, sans ramollissement central, sans densification du tissu à la périphérie, identiques en un mot à ceux qui viennent de se former; par une véritable auto-infection sans cesse renouvelée, ces chevaux avaient chaque jour augmenté le nombre de ces lésions pulmonaires, en souillant de leur propre jetage leurs aliments liquides ou solides.

La 2-e série d'expériences, encore plus intéressante, a porté sur 12 chevaux choisis comme les précédents dans des corps de troupe depuis longtemps indemnes de morve; aucun de ces douze chevaux, soumis à deux reprises à l'épreuve de la malléine, n'avait donné de réaction; le 30 novembre 1896, en présence de la Commission nommée pour suivre ces expériences, on a fait ingérer à chacun de ces douze chevaux la même quantité de culture morveuse virulente.

Trois cultures sur pomme de terre, âgées de quatre jours, ont été

soigneusement diluées dans 300 centimètres cubes d'eau stérilisée; chacun des chevaux en expérience a bu en présence de la Commission un demi-seau d'eau dans lequel on avait versé 25 centimètres cubes de la dilution morveuse.

Quinze jours après, tous ces chevaux ont été soumis de nouveau à l'épreuve de la malléine. Tous ont réagi de la façon la plus nette. On a continué à les observer avec soin, et chaque mois, ou à près, on a renouvelé l'injection de malléine. Plusieurs de ces chevaux ayant présenté des signes cliniques de morve ont dû être successivement abattus: trois le 21 janvier 1897, deux le 16 mai suivant; ces cinq chevaux n'avaient pas cessé de réagir à la malléine; ils ont présenté à l'autopsie de lésions morveuses, formidables chez l'un d'eux, considérables chez deux autres, assez discrètes chez les deux derniers.

Dès la fin de février, les neuf chevaux survivants avaient été mis au piquet dans le clos de l'École; ils y sont restés depuis, jour et nuit, par tous les temps, sauf pendant les quatre ou cinq jours nécessaires à l'épreuve de la malléine.

Le 5 juin, on dut abattre un sixième cheval atteint d'une pleurésie aiguë double des plus graves; à la dernière injection de malléine, ce cheval n'avait donné aucune réaction; il était donc considéré comme guéri; à l'autopsie, on constata l'existence d'un petit nombre de tubercules miliaires, fibreux, caséeux ou calcaires, disséminés dans les couches superficielles ou profondes des deux poumons; on put en recueillir onze, aussi proprement que possible; on y joignit un petit foyer récent de broncho-pneumonie de nature indéterminée; puis, après avoir broyé le tout soigneusement, on injecta la pulpe obtenue, moitié sous la peau de l'encolure d'une ânesse, moitié dans le péritoine de deux cobayes mâles. Deux autres cobayes reçurent chacun 5 centimètres cubes de liquide pleurétique. Tous ces animaux, inoculés depuis près de 3 mois, sont encore aujourd'hui bien portants. Il est donc certain que les lésions spécifiques inoculées n'étaient plus virulentes.

Les 6 derniers chevaux ne réagissaient plus depuis longtemps à la malléine; ils étaient donc guéris depuis longtemps.

Le 11 juillet dernier, la commission militaire a fait abattre 4 d'entre eux; l'autopsie a été faite en présence d'un grand nombre de vétérinaires militaires ou civils de Paris et de la banlieue. Chez tous, on constata l'existence de lésions morveuses indiscutables, mais assez peu nombreuses; la plupart des tubercules étaient fibreux; quelques-uns caséeux ou à demi translucides. On recueillit avec soin, pour chaque cheval toutes les lésions pulmonaires qu'on pût trouver; on les broya aussi complètement que possible, puis on injecta la pulpe ainsi obtenue, moitié sous la peau de l'encolure d'un âne sain, moitié dans le péritoine de 2 cobayes mâles.

J'ai quitté Alfort le 14 août dernier; ce jour-là, les 4 ânes et les 8 cobayes inoculés le 11 juillet étaient encore bien portants; ils n'avaient jamais été malades. Il est donc certain que les tubercules morveux inoculés ne renfermaient plus un seul bacille morveux vivant.

L'expérimentation, confirmant les données de la malléine, permet aussi d'affirmer, que ces 4 chevaux morveux se sont complètement guéris.

Restent 2 chevaux qui depuis longtemps ne réagissent plus à la malléine. Nous devons croire que si on les eût abattus, ils se fussent comportés comme les autres. On les a conservés pour les remettre en service; ils sont en train de faire les grandes manœuvres; s'ils supportent victorieusement cette épreuve, comme j'en ai la ferme conviction, on ne pourra plus prétendre que la guérison de ces chevaux n'est qu'apparente, que leurs lésions, momentanément endormies, auraient pu se réveiller sous l'influence du travail forcé et des fatigues répétées. Ainsi la démonstration expérimentale sera plus complète et plus éclatante [1]).

IV. Les mesures que je préconise n'ont pas seulement pour elles l'appui de l'expérimentation; elles ont encore la sanction de la pratique et d'une longue pratique.

En France, elles sont appliquées réglementairement dans l'armée depuis le 20 septembre 1895 et l'expérience acquise en démontre l'efficacité. Il n'y a pas de loi qui les impose aux particuliers; mais les propriétaires en comprennent bien vite l'importance et il en est bien peu qui se refusent à les laisser appliquer dans leurs écuries; les résultats obtenus sont excellents.

Je pourrais multiplier les exemples qui le prouvent. Je me bornerai à celui-ci.

Au mois de juillet 1895, la Compagnie Générale des Voitures de Paris m'a prié d'organiser la défense contre la morve qui décimait sa cavalerie. La situation était grave: sur un effectif de 12500 chevaux répartis en 23 dépôts, 586, morveux avec symptômes, durent être abattus en moins de 6 mois; on en sacrifia 170 dans le seul mois d'août! J'obtins du conseil d'administration et de l'homme éminent qui le préside, M. Bixio, de soumettre à l'épreuve de la malléine, tous les chevaux de la cavalerie; ce ne fut pas une mince besogne; il fallait opérer sans gêner le service; il fallait, dans chaque dépôt, séparer des animaux sains, ceux que la malléine signalait comme contaminés; il fallait leur attribuer des écuries spéciales, avec un personnel et un matériel à leur usage exclusif; il fallait surtout leur interdire absolument l'accès des abreuvoirs communs qui sont malheureusement la règle, en France, pour toutes les grandes agglomérations de chevaux; il fallait, enfin, désinfecter à fond toutes les écuries et, pour celles dont les mangeoires étaient en bois, il fallait, au bois, substituer le ciment de façon à rendre la désinfection possible. La compagnie m'accorda tout ce que je jugeai nécessaire. L'opération dura 8 mois; elle fut faite

---

1) Ces deux chevaux ont admirablement supporté, attelés à de lourds fourgons, les manœuvres du Nord que les pluies persistantes ont rendues très pénibles; ils sont rentrés gais, le poil luisant, n'ayant pas perdu un kilogramme de leur poids; à aucun moment ils n'ont présenté le moindre signe de malaise ou de fatigue. A leur rentrée à l'École, ils ont été malléinés de nouveau; ni l'un ni l'autre n'a donné de réaction organique ou thermique. La Commission les a fait sacrifier le 24 octobre; l'autopsie a montré dans leurs poumons des tubercules miliaires, nombreux chez l'un, assez rares chez l'autre, fibreux pour la plupart, quelques-uns infiltrés de calcaire, quelques autres encore gris et légèrement translucides. — Comme précédemment, on a recueilli ces lésions, on les a broyées avec soin et la pulpe ainsi obtenue a été inoculée, pour chaque sujet, sous la peau de l'encolure d'un âne et dans le péritoine de deux cobayes mâles. Ces animaux d'expérience se sont comportés comme les autres; ils n'ont jamais présenté la moindre lésion morveuse.

dans les meilleures conditions, par 3 de mes élèves, M. M. S c h r a d e r, Guignard et Malet, admirablement dirigés par un de mes anciens condisciples, M. Blanc, chef du service.

Sur 10231 chevaux composant l'effectif de 1895 et soumis à l'épreuve, 2037 ont présenté la réaction caractéristique, soit 20% en chiffres ronds.   Ce pourcentage déjà si élevé ne montre pourtant pas toute la gravité du mal: en effet sur les 23 dépôts de la compagnie, 16 étaient à peu près indemnes; pour les 7 autres, le nombre des chevaux contaminés variait de 32 à 56%!

Sur ces 2037 animaux dénoncés par la malléine sans qu'aucun d'eux présentât le moindre symptôme pouvant faire songer à la morve, 607 sont devenus c l i n i q u e m e n t   m o r v e u x et ont été abattus (440 de juillet à décembre 1895, 152 en 1896 et 15 en 1897); 338 o n t c e s s é d e r é a g i r à l a m a l l é i n e e t s o n t r e n t r é s d a n s l a c a t é g o r i e d e s s a i n s.   Un grand nombre de ceux-ci ont dû être réformés pour vieillesse, usure et accidents; nous avons fait l'autopsie de tous; chez tous les lésions étaient manifestement guéries, fibreuses ou calcaires; pour un certain nombre de sujets, ces lésions ont été recueillies avec soin, ensemencées et inoculées; les cultures n'ont pas donné le bacille de Löffler; aucun des animaux inoculés n'a pris la morve.

L'opération n'eût pas été complète si nous n'eussions pas soumis à l'épreuve de la malléine les chevaux neufs achetés pour la remonte de la cavalerie.

Sur 5027 chevaux présentés à la fin de 1895 à la commission d'achat, la malléine en dénonça 237, soit 3%, qui furent rendus aux marchands. En 1896, la proportion des suspects atteignit 6,77% des chevaux inoculés,—381 sur 5626! Ces chiffres ne montrent-ils pas éloquemment l'extrême importance de cette mesure?

La malléine n'a pas eu seulement l'avantage de dénoncer hâtivement la morve pulmonaire inaccessible à tout autre moyen de diagnostic et de nous rendre ainsi maitres de la maladie; elle nous a encore permis de remettre en service un grand nombre de chevaux que l'on eût autrefois séquestrés c o m m e s u s p e c t s à raison de symptômes pouvant faire songer à la morve.   Du 11 octobre 1895 au 30 juin 1897, 627 chevaux ont dû être ainsi malléinés (dont 392 pour glande, 63 pour jetage, 156 pour engorgements, lymphangites ou boutons d'apparence farcineuse, 2 pour epistaxis, 14 pour lésions variées).

Sur ces 627 chevaux, 265 seulement ont été reconnus morveux et abattus, 362 n'étaient pas morveux et ont pu être immédiatement remis en service. Le graphique qui fut présenté au Congrès portait uniquement sur les chevaux abattus comme présentant des signes extérieurs de morve: le chiffre des abattages était de 586 dans le dernier semestre de 1895; il s'abaisse graduellement à 159, à 140 pour les 2 semestres de 1896; il n'est plus que de 62 pendant le 1-er semestre de 1897.

Il ne faut pas oublier que sur ces 62 chevaux abattus en 1897, 15 étaient déjà m o r v e u x s a n s s y m p t ô m e s en 1895, le chiffre imputable aux infections nouvelles n'est donc que de 47! C'est un chiffre peu élevé, normal si l'on peut dire, étant donné les conditions de travail des chevaux de la Compagnie; pendant leur séjour aux sta-

16

tions de voitures installées sur la voie publique, ils sont en contact continuel avec des chevaux de toutes provenances, ils boivent souvent, malgré la défense qui en est faite aux cochers, dans les seaux communs des stations ou des marchands de vin. Ils sont donc incessamment exposés à l'infection; mais l'organisation actuelle du service permet d'affirmer que ces infections accidentelles,—qui se produiront de temps à autre tant que toutes les écuries des loueurs de voitures ne seront pas assainies—resteront limitées, ne provoqueront que de petits foyers, peu importants, promptement étouffés et que la situation si grave de 1895 ne se reproduira pas.

Vous voyez, Messieurs, que l'application des mesures que je préconise a donné dans la pratique les résultats que la théorie, basée sur l'expérimentation, permettait d'en espérer.

Dr. A. **Wladimirov** (St.-Pétersbourg).

Sur le phénomène d'agglutination dans la morve.

Lorsque j'annonçai au Comité de la XIV Section mon désir de faire une communication sur le phénomène d'agglutination dans la morve, je n'avais pas encore connaissance des expériences de M. le professeur M a c - F a d y e n relatives à cette question. Si néanmoins je me permets d'attirer votre attention sur cette matière déjà connue par la communication préliminaire du savant professeur anglais, je le fais dans la conviction que, dans l'étude de cette question si nouvelle, toute investigation pouvant contribuer à l'éclairer ne peut manquer d'intérêt.

Avant la découverte de la malléine on ne connaissait pas de moyen sûr permettant de diagnostiquer la morve dans les cas où la maladie ne se manifestait pas par des symptômes extérieurs fournissant les matières nécessaires pour les inoculations de contrôle. Si grande que soit la valeur pratique de la malléine, il me semble cependant que même les méthodes révélatrices auxiliaires sont dignes de tout intérêt, d'autant plus qu'il s'agit de s'assurer de l'existence d'une maladie invisible sur le vivant et même parfois à l'autopsie, ainsi que l'a indiqué M. Mac-Fadyen.

Dans l'espoir de trouver une méthode de ce genre, j'ai commencé, le 22 octobre de l'année passée, une série d'expériences, non achevées encore, mais qui m'ont déjà fourni quelques résultats dignes de mention. Il s'agissait de reconnaître si le phénomène de l'agglutination a lieu aussi bien dans la morve que dans le choléra, le typhus abdominal, la fièvre récurrente, la peste bubonique—maladies dans le diagnostic desquelles il rend déjà parfois de signalés services. Et, en effet, ce phénomène existe dans la morve.

Pour observer l'agglutination des bacilles morveux on peut se servir de différents procédés.

1° Mélanger le sérum à essayer à un liquide (bouillon ou solution physiologique de chlorure de sodium) contenant en suspension une culture de bacilles morveux faite sur un substratum solide. C'est le procédé signalé par M. Mac-Fadyen.

2° Mélanger ce sérum à des cultures morveuses en bouillon.

3° Ensemencer de bacilles morveux un mélange en proportions déterminées de bouillon et de sérum, dont la pureté à été préalablement vérifiée à l'étuve.

De ces trois procédés, c'est le dernier qui nous a fourni les résultats les plus nets.

L'agglutination se produit assez lentement et demande pour s'accomplir, non pas quelques heures, mais des jours entiers. Elle se manifeste de la façon suivante.

Tandis que dans les cultures morveuses ordinaires le trouble du liquide se produit fort régulièrement dans toute la masse et présente un degré de finesse tel qu'il est impossible d'en distinguer les particules constitutives, — dans le mélange de bouillon et de sérum susceptible de provoquer l'agglutination, les microbes morveux se répartissent très irrégulièrement en amas plus ou moins volumineux, ce qui donne au liquide un aspect plus ou moins finement ou grossièrement granuleux. La grosseur des divers granules est d'autant plus petite que le sérum est moins actif et que la quantité en est moindre dans le mélange. Au contraire, plus le sérum est actif et plus forte en est la proportion, plus volumineux sont les granules ou plutôt les grumeaux et les flocons.

Tous ces amas se déposent lentement au fond de l'éprouvette et y constituent un sédiment floconneux abondant qui se brise en morceaux lorsqu'on agite le récipient, tandis que dans les cultures ordinaires de la morve le dépôt est beaucoup moins volumineux et présente une consistance visceuse et filante.

Au cours de l'observation ultérieure on remarque que le liquide, qui s'était considérablement clarifié à la suite des phénomènes dont il a été parlé ci-dessus, redevient trouble, ce qui tient à une multiplication des microbes beaucoup plus abondante, qu'elle ne l'est dans les cultures ordinaires de la morve.

Le processus tout entier s'accomplit en l'espace de 3—7 jours. Il est à remarquer que la rapidité de la réaction est d'autant plus grande et ses phases d'autant plus nettes que la quantité de microbes ensemencés dans la mélange est plus petite.

En ce qui touche l'aspect microscopique des bacilles frappés d'agglutination, ceux-ci paraissent fortement modifiés: leurs contours deviennent irréguliers à tel point qu'on est fort embarrassé de distinguer les différents individus; les agglomérations ressemblent à des amas de granules, de globules, de corpuscules de toute forme.

Nous avons étudié les propriétés agglutinantes du sérum chez une série de 9 chevaux morveux et de 5 chevaux non morveux contrôlés rigoureusement, et — fait bien surprenant — il ne s'est pas trouvé un seul cheval dont le sérum ne possédât des propriétés agglutinantes et cela à un degré assez marqué.

Dans notre méthode d'expérimentation, le sérum des chevaux non morveux est susceptible de donner, en général, des résultats nettement positifs lorsqu'il est mélangé au bouillon dans la proportion de 1:200— 1:300. Cette force agglutinante du sérum s'accroit fortement chez les chevaux atteints de morve. Nous avons eu entre les mains des sérums provenant de chevaux incontestablement morveux et qui dans la pro-

portion de 1:1600 donnaient une réaction parfaitement nette. Il y a donc une différence assez considérable dans la force agglutinante des sérums provenant respectivement des chevaux morveux et des chevaux non morveux.

Nous ne doutons pas que cette différence ne soit assez grande pour constituer la base d'une méthode auxiliaire révélatrice de la morve. Mais nous ne doutons pas davantage que le procédé technique dont nous nous servons actuellement ne soit trop compliqué et trop délicat pour être appliqué dans la pratique. Mr. N. N. Afanassiev qui a eu l'obligeance de prendre part à la plupart des expériences dont je viens de parler poursuit en ce moment ces recherches en multipliant les observations et en élaborant les méthodes dans leurs détails.

Je ne puis terminer sans mentionner une expérience préliminaire faite sur une autre espèce animale. Deux lapins sains m'ont fourni du sérum qui s'est montré presque privé de pouvoir agglutinant, tandis que le sérum tiré du sang d'un lapin morveux donnait une réaction des plus nettes.

Les expériences poursuivies dans cette dernière voie ne pourront manquer, croyons nous, de jeter le jour sur quelques-unes des questions relatives à la pathologie comparée de la morve.

Prof. **Ed. Nocard** (Alfort).

Sur la sérothérapie du tétanos.

I. Traitement du tétanos confirmé.

Dans un travail présenté à l'Académie de Médecine de Paris le 22 octobre 1895, j'exposais les premiers résultats que m'avait donnés la sérothérapie du tétanos chez le cheval: employé à titre préventif, le sérum antitétanique avait merveilleusement réussi; contre le tétanos confirmé, il avait presque toujours échoué, même quand il avait été injecté à haute dose presqu'aussitôt après l'apparition des premiers symptômes de la maladie; tous les cas aigus avaient été fatalement mortels; les guérisons obtenues concernaient des cas de tétanos chronique affectant d'emblée une marche lente; ceux-là auraient guéri sans doute sans l'emploi du sérum.

C'est que le tétanos n'apparait que longtemps après l'absorption du poison tétanique; or, pendant cette longue incubation, la toxine absorbée a eu tout le temps d'exercer sur les cellules l'action qui lui est propre et d'où procèdent les manifestations tétaniques; si la dose de toxine est suffisante pour causer la mort, rien ne peut enrayer les effets de l'intoxication qui s'est effectuée silencieusement depuis déjà plusieurs jours; les malades traités, même par des doses massives de sérum, meurent tout comme ceux qui n'ont subi aucun traitement.

A l'appui de cette interprétation, je produisais des expériences qui semblaient en montrer le bien fondé.

Il y a quelques mois, la „Deut. Med. Wochenschr.", 1896, n° 43, insérait une note annonçant que la maison Meister Lucius & Brüning, de Höchst-sur-Main, tenait à la disposition des médecins et des vétérinaires un sérum préparé par MM. B e h r i n g & K n o r r, au

moyen duquel il était possible de guérir le tétanos confirmé, chez l'homme et chez le cheval. „Ce sérum est délivré à l'état sec; la dose curative est de 5 grammes; pour l'emploi, il faut dissoudre les 5 grammes de sérum sec dans 45 grammes d'eau stérilisée, chauffée à 40 degrés et la solution doit être injectée en une seule fois; pour le cheval, il vaut mieux faire l'injection dans les veines; le sérum agit ainsi plus complètement et plus vite; on gagne 24 heures sur l'injection sous-cutanée. Pour l'homme aussi, l'injection intraveineuse est préférable. Si l'on fait l'injection sous la peau, on ne peut compter sur le succès, dans les cas aigus, que si l'on intervient dans les 36 premières heures après l'éclosion du tétanos. Aussi ce remède doit-il être gardé en provision dans les grands hôpitaux et les instituts vétérinaires. La fabrique vend la dose curative au prix de 30 marks (37 fr. 50), prix très modéré, étant donné l'efficacité du produit et les grands frais de la fabrication" (sic).

Depuis la publication de la „Deut. Med. Wochenschr.", les journaux vétérinaires allemands ont rapporté un certain nombre d'observations concernant des chevaux tétaniques traités par l'antitoxine de Höchst. Le nombre des succès obtenus n'atteint pas la moitié des cas traités; encore ne connait-on pas tous les insuccès; je sais, par exemple, qu'à l'Institut vétérinaire de Budapest trois chevaux tétaniques ont été traités qui sont morts tous trois. Mon collègue d'Alfort, M. Cadiot, n'a pas été plus heureux, dans deux cas où la maladie ne semblait cependant pas exceptionnellement grave.

Les résultats de la pratique ne semblent donc pas confirmer les prévisions de la „Deut. Med. Wochenschr." Je sais bien que les conditions de la pratique ne permettent guère de porter un jugement en pareille matière. Le plus souvent, le vétérinaire est consulté tardivement, plusieurs jours après l'apparition des premiers symptômes; l'insuccès du traitement peut provenir de ce retard dans l'intervention; d'autre part, quand le cheval tétanique guérit après l'injection de sérum, qui pourrait dire qu'il n'eût pas guéri sans elle? D'un côté comme de l'autre, on n'a que des probabilités; la certitude fait défaut; tout ce que permet de dire l'étude attentive des observations publiées, c'est qu'en promettant le succès „quand l'injection sera faite dans les trente-six heures qui suivent l'apparition du tétanos", l'auteur de la „Deut. Med. Wochenschr." s'est beaucoup trop avancé; il suffit, pour s'en convaincre, de lire l'observation qu'a publiée le professeur Fröhner, de Berlin, („Monatsh. f. Tierh.", 1897, p. 298) et qu'on peut résumer ainsi: „Un cheval en traitement dans son service est pris d'un léger trismus le 29 janvier; 3 heures après l'apparition des premiers symptômes, on lui injecte dans la jugulaire 5 grammes d'antitoxine sèche de Höchst, dissous dans 45 grammes d'eau bouillie. Le 30, le trismus s'est accru; nouvelle injection de 5 grammes d'antitoxine. Le 31, état très grave, tétanos généralisé; 3-me injection de 5 grammes d'antitoxine; mort pendant la nuit".

A cette observation, on ne peut objecter ni retard dans l'intervention, ni insuffisance de la dose d'antitoxine injectée: l'animal a reçu 3 fois „la dose curative" de sérum sec, et la 1-re injection a été faite 3 heures après l'apparition des premiers symptômes; on ne peut guère

espérer dans la pratique des conditions plus favorables; le malade n'en a pas moins succombé.

Peut-être Fröhner s'est-il trouvé en présence d'un cas d'une gravité exceptionnelle?

La vérité est que l'observation clinique est insuffisante pour résoudre le problème; il faudrait un nombre considérable de faits, observés dans des conditions identiques. Encore devrait-on tenir compte de la contrée où le tétanos s'est produit, de la nature du traumatisme qui l'a provoqué; de la durée de l'incubation, etc..., etc..., toutes conditions ayant une grande influence sur la gravité, la marche et la terminaison de la maladie.

En réalité, c'est seulement par l'expérimentation qu'on peut établir la réelle valeur d'un traitement curatif du tétanos.

C'est ce que je me suis efforcé de faire dans une série d'expériences très simples, qui ont consisté essentiellement à injecter à plusieurs chevaux une dose de toxine tétanique suffisante pour tuer fatalement tous les chevaux inoculés; puis, certains de ces chevaux étant conservés comme témoins, les autres étaient traités suivant les indications de la „Deut. Med. Wochenschr“.

La toxine tétanique dont je me suis servi est préparée par M. Marie, au laboratoire de M. Metchnikov; elle est à l'état pulvérulent; on la conserve dans le vide, à l'abri de la lumière et de la chaleur; elle a gardé toute son activité depuis plus d'une année. Cette toxine tue les petites souris à la dose de un dix-millième de milligramme; à cette dose, elle donne le tétanos aux grosses souris, mais il faut aller jusqu'au millième de milligramme pour être sûr de les tuer toutes. Les cobayes de 500 grammes meurent tétaniques quand ils reçoivent un centième de milligramme de la même toxine.

Dans une première série d'expériences, qui a porté sur 16 chevaux, j'ai déterminé quelle dose minima de cette toxine il faut injecter au cheval pour être sûr de le tuer. Pour des chevaux pesant de 430 à 480 kilogrammes, la dose minima toujours mortelle est de 6 milligrammes; les chevaux qui n'en reçoivent que 5 milligrammes résistent dans la proportion de 1 sur 3 et, dans une expérience, de 1 sur 2. En général, c'est après une incubation de 6 jours pleins que les premiers symptômes apparaissent; chez quelques sujets, ils se montrent après 5 jours; chez quelques autres, seulement après 7 jours d'incubation. La durée de la maladie varie de 2 à 7 jours; ce sont les chevaux hongrois ou galiciens qui sont pris le plus tôt et meurent le plus vite; les normands et les danois sont un peu plus résistants.

La dose minima de toxine, toujours mortelle pour le cheval, une fois connue, il devenait facile d'établir la valeur curative exacte du sérum sec de Höchst. La seule difficulté consistait dans le prix élevé de ce produit; je rappelais tout-à-l'heure qu'au début, la fabrique de Höchst demandait 30 marks (37 fr. 50) de chaque dose curative de sérum sec; or, quand nous avons voulu nous procurer un certain nombre de flacons de ce sérum, on a émis la prétention de nous faire payer le double (60 marks, ou 75 francs) la dose curative de 5 grammes de sérum sec. La dépense excédait les ressources de mon budget.

J'ai tourné la difficulté en remplaçant, dans la plupart de mes expériences, le sérum de Höchst par une dose équivalente du sérum préparé à l'Institut Pasteur; il a donc fallu tout d'abord établir la valeur relative de ces deux sérums. M. Metchnikov a bien voulu se charger de cette délicate opération; à diverses reprises, il a expérimenté parallèlement un sérum sec délivré par la fabrique de Höchst le 11 décembre 1896 et un sérum sec préparé à l'Institut Pasteur au mois de février 1897 et fourni par le cheval n° 4. Dans toutes ces expériences, ces deux sérums ont montré une activité sensiblement égale; à la dose de 0,000,000,000,1 gr. (un dix-billionième de gramme), les deux sérums préservent la souris d'une dose de toxine dix fois supérieure à la dose mortelle et cent fois supérieure à la dose tétanigène. Le sérum de l'Institut Pasteur s'est montré un peu plus actif que celui de Höchst, car, dans les dernières expériences, plusieurs des souris traitées par le sérum de Höchst ont eu du tétanos du membre inoculé, alors que toutes celles traitées par l'autre sérum restaient indemnes.

Le sérum de l'Institut Pasteur ayant une activité au moins égale à celle de sérum de Höchst, il m'a été possible de multiplier les expériences [1]).

Expérience.—Le 14 mars 1897, à 10 heures, on me présente quatre chevaux qui ont reçu, le 9 mars précédent, sous la peau de l'encolure, 6 milligrammes de toxine sèche de l'Institut Pasteur.

L'un d'eux, n° 60738, est manifestement tétanique; le matin à 7 heures, on l'a trouvé la queue relevée, l'encolure rigide; il tourne tout d'une pièce. Ce cheval servira de témoin.

Les trois autres (n-os 52824, 45465 et 57624) ne présentaient absolument rien d'anormal, le matin à 7 heures, quand on a pénétré dans l'écurie. A 10 heures, je les fais sortir pour les examiner à l'aise; ils ont la démarche un peu raide; je les considère comme déjà malades et je leur injecte dans la jugulaire: au premier, 10 grammes de sérum sec de l'Institut Pasteur, dissous dans de l'eau tiède et représentant 100 centimètres cubes de sérum liquide; à chacun des deux autres 100 centimètres cubes de sérum.

Le 15 mars, les quatre animaux sont très mal; ils ont les membres raides comme des poteaux; trismus très accusé; appétit nul.

Le témoin et les n-os 52824 et 45465 sont tombés sur la litière, le 16 au soir, en tétanos généralisé; ils ont succombé dans la nuit.

Chez le n° 57624, le tétanos a évolué moins vite; il ne s'est généralisé que le 17 mars; le cheval est tombé le 18 au soir; on l'a trouvé mort le 19 au matin.

Ainsi donc, l'injection intraveineuse de sérum antitétanique, pratiquée dès l'apparition des prodromes du tétanos, est impuissante à enrayer la marche fatalement progressive, même quand la dose injectée est la double de celle indiquée comme curative.

Les résultats sont identiques lorsqu'on injecte l'antitoxine sèche de la fabrique de Höchst.

Expérience. — Le 28 avril, à 4 h. 1/2 du soir, j'injecte 6 milligrammes de toxine sèche sous la peau de l'encolure des trois chevaux danois, n-os 43480, 48993 et 52663.

Le 4 mai, à 8 heures du matin, aucun des trois chevaux ne paraît malade; un

---

[1]) Ces expériences ont porté sur trente-trois chevaux réformés de la Compagnie générale des voitures; ces chevaux ont été mis gracieusement à ma disposition par M. Bixio; je lui en exprime toute ma reconnaissance.

les sort pour mieux en juger; ils sont gais, vigoureux, souples dans tous leurs mouvements.

On les sort de nouveau, à 2 heures de l'après-midi, sans rien observer d'anormal.

A 5 heures du soir, on les sort pour la troisième fois; le n° 48993 paraît un peu raide de l'encolure et des reins; l'œil est brillant et plus saillant; le piqueur affirme que l'animal est pris: il y a juste six fois 24 heures qu'il est inoculé. Je lui injecte aussitôt dans la jugulaire 5 grammes de sérum sec de Höchst (du 11 décembre 1896).

Les deux autres chevaux examinés avec soin ne présentent encore rien d'anormal.

Le 5 mai, à 6 heures du matin, les deux chevaux non traités ne présentent aucun signe de tétanos. A 10 heures, on les examine à nouveau et l'on constate que le n° 43480 est un peu raide dans sa démarche. Je lui injecte aussitôt, dans la jugulaire, 5 grammes de sérum sec de Höchst (du 11 décembre 1896) dissous dans 45 grammes d'eau stérilisée.

Le 6 mai, le n° 52663, laissé comme témoin, est manifestement pris.

Le 7 mai, les trois chevaux ont du tétanos généralisé: ventre rétracté, encolure incurvée; ils marchent comme sur des poteaux; ils mangent pourtant encore un peu.

Le 8 et le 9, tout s'aggrave; trismus invincible; impossibilité absolue de prendre les aliments.

Le 10 mai, les trois chevaux sont encore debout, mais dans quel état misérable! fichés sur les membres, écartés et raides comme des poteaux; tous les muscles contracturés; les naseaux dilatés à l'excès; la tête étendue sur l'encolure violemment tordue!

A 5 heures, le n° 43480 (l'un des traités) tombe sur le sol, membres raides comme des barres de fer, râlant; il meurt dans la soirée.

Le n° 52663 (témoin) tombe et meurt le 12 mai.

Le dernier meurt dans la nuit du 12 au 13.

On n'obtient pas de meilleurs résultats, alors même que l'injection du sérum antitoxique est pratiquée 24 heures avant l'apparition des premiers symptômes.

Expérience. — Le 9 mars, à 10 h. 1/3, j'injecte sous la peau de l'encolure 6 milligrammes de toxine sèche aux 5 chevaux n-os 42153, 45550, 49645, 54407 et 55718.

Le 14 mars, à 10 heures, aucun de ces chevaux, examinés individuellement et de très près, ne présente le moindre symptôme pouvant faire songer au tétanos. Aux trois premiers, j'injecte dans la jugulaire 100 centimètres cubes de sérum antitétanique de l'Institut Pasteur (fourni le 15 février par le cheval n° 4); les deux derniers chevaux sont conservés comme témoins.

Le 15 mars au matin, les 5 chevaux présentent quelques symptômes suspects: c'est à peine si, à l'écurie, on note un peu de redressement de la queue; il faut les faire sortir pour constater un peu de raideur de l'encolure et des membres. Le 16, le tétanos est très net chez tous les animaux; toutefois ils mangent encore. Le 17, contractures généralisées; queue redressée; encolure incurvée; naseaux dilatés; la préhension des aliments est presque impossible. Le 18, l'état de tous les chevaux s'est encore aggravé: vers 10 heures du matin, l'un des traités (n° 42153) tombe, râlant et se débattant; il meurt le soir même; l'un des témoins (n° 54407) meurt le 19 à 4 heures du matin; l'autre le soir vers 5 heures; les 2 autres chevaux traités tombent le 20 et meurent dans la soirée.

Ainsi donc l'injection intraveineuse d'une dose considérable de sérum antitoxique est impuissante à enrayer l'évolution du tétanos provoqué par une dose de toxine toujours mortelle pour les témoins, même quand cette injection est pratiquée 24 heures avant l'apparition des premiers symptômes.

Si l'on intervient 48 heures avant, on a beaucoup de chances de

sauver le patient; parfois même on évite l'apparition de tout symptôme tétanique; mais il faut injecter de fortes doses de sérum et faire l'injection dans les veines.

E x p é r i e n c e s.— 1⁰ Le 24 février 1897, j'injecte 6 milligrammes de toxine sèche sous la peau de l'encolure des chevaux n⁰ 46214 et 49344.

Le 28 février, j'injecte d a n s l a j u g u l a i r e du premier, 100 centimètres cubes de sérum de l'Institut P a s t e u r (fourni le 15 février par le cheval immunisé n⁰ 4).

L'autre cheval inoculé est gardé comme témoin.

Le 2 mars à midi, le t é m o i n est manifestement pris; il a la queue relevée; il est raide de l'encolure et des reins. Le 3 mars, tétanos généralisé: ventre rétracté; membres raides comme des poteaux; naseaux dilatés à l'excès; tête étendue sur l'encolure contracturée. Il meurt pendant la nuit.

Le cheval traité n'a jamais présenté le moindre symptôme tétanique.

2⁰ Le 9 mars, un cheval danois (n⁰ 54096) reçoit, sous la peau, en même temps que 13 autres chevaux, 6 milligrammes de toxine.

Le 13, je lui injecte, s o u s l a p e a u, 60 grammes de sérum de l'Institut P a s t e u r (du 15 février, cheval immunisé n⁰ 4). Deux autres chevaux danois (n-os 54407 et 55178), laissés comme témoins, n'ont été pris que le 15 mars; le traitement a donc précédé de 48 heures l'éclosion du tétanos. Néanmoins, dès le 16, l'animal traité était nettement tétanique; le 18, le tétanos était généralisé; la mort survenait le 21 mars, deux jours après celle des témoins.

La dose de sérum injectée eût sans doute été suffisante pour sauver l'animal si l'injection avait été faite dans la jugulaire au lieu de l'être sous la peau.

Une dernière série d'expériences montre bien la haute valeur préventive du sérum antitoxique: une très faible dose de sérum suffit à empêcher l'apparition du tétanos, quand l'injection est faite, même sous la peau, peu de temps après que l'animal a reçu la dose de toxine toujours mortelle pour les témoins.

E x p é r i e n c e.- Le 9 mars, à 10 heures du matin, j'injecte, sous la peau de l'encolure de 14 chevaux, 6 milligrammes de toxine; de ces chevaux, trois non traités et servant de témoins sont devenus tétaniques, l'un (hongrois) le 14 mars, les deux autres (danois) le 15 mars. Sept autres, traités soit au moment de l'apparition de premiers symptômes, soit vingt-quatre ou quarante-huit heures auparavant, ont tous contracté un tétanos mortel.

Les 4 derniers ont résisté, grâce à un traitement moins tardif.

Le n⁰ 46443 (normand) a reçu sous la peau 10 centimètres cubes de sérum de l'Institut P a s t e u r, une heure après l'inoculation de toxine; il n'a jamais présenté le moindre symptôme de tétanos.

Le n⁰ 49298 (normand) a reçu sous la peau 20 centimètres cubes du même sérum vingt-quatre heures après l'injection de toxine; celui-ci non plus n'a jamais paru malade.

Le n⁰ 54378 (danois) a reçu sous la peau 30 centimètres cubes de sérum, quarante-huit heures après la toxine; un peu de raideur et d'incurvation de l'encolure se sont montrées le 19 mars et ont persisté pendant une quinzaine de jours; mais l'animal a toujours conservé l'appétit, la gaieté et la souplesse de ses membres: il n'a jamais paru sérieusement menacé; la guérison complète est survenue rapidement.

Le n⁰ 60277 (hongrois) a reçu sous la peau, le 12 mars, — trois jours pleins après l'injection de toxine,—40 centimètres cubes de sérum; le 14 mars au matin, il était manifestement tétanique; le même jour, à 10 heures, je lui injecte dans la jugulaire 75 centimètres cubes de sérum; jusqu'au 25 mars, la maladie s'est sans cesse aggravée; puis les symptômes se sont amendés peu à peu, au point que, le 4 avril, tout était à peu près rentré dans l'ordre, sauf une forte incurvation de l'encolure, du côté où la toxine a été injectée.

Si l'on considère l'extrême sévérité de cette expérience, — la dose de toxine, toujours mortelle pour les témoins, ayant été injectée d'un

seul coup et absorbée immédiatement,—on peut affirmer que, dans la pratique, on aurait beaucoup de chances d'enrayer l'évolution du tétanos ou de l'empêcher d'apparaître, en intervenant même plusieurs jours après le traumatisme. Mais il faut bien savoir que, plus l'intervention est tardive, plus la dose de sérum à injecter doit être considérable.

De cette longue étude expérimentale, je me crois en droit de conclure, comme je le faisais en 1895, que le traitement curatif du tétanos est encore à trouver.

Cela ne veut pas dire qu'il faille renoncer à l'emploi du sérum antitoxique dans le traitement du tétanos confirmé!

Bien au contraire! c'est ma conviction profonde que l'injection de sérum est le meilleur mode de traitement auquel on puisse avoir recours. En effet, tous ceux de mes correspondants qui ont traité des chevaux tétaniques par les injections de sérum s'en déclarent très satisfaits,—non pas que le nombre des guérisons obtenus ait été plus élevé, mais les crises ont été beaucoup moins nombreuses et moins intenses et, quand la guérison est survenue, la convalescence a été beaucoup moins longue.

D'autre part, il arrive souvent que le traumatisme d'où procède le tétanos échappe à toutes les recherches; on ne peut faire alors „l'éradication du foyer" si justement conseillée par M. Berger; l'élaboration des toxines s'y continue, augmentant ainsi sans cesse l'intoxication tétanique; c'est surtout dans ces cas-là que le sérum sera utile; impuissant contre les toxines déjà absorbées au moment où le traitement commence, il pourra exercer son action contre les toxines que le foyer méconnu continuerait à produire.

Malheureusement, ces cas sont les plus rares et, le plus souvent, l'emploi du sérum antitoxique n'empêche pas le tétanos d'effectuer son évolution si fréquemment mortelle. S'il faut donc continuer à employer le sérum dans le traitement du tétanos déclaré, celui qui compterait guérir la majorité de ses malades s'exposerait à de cruelles déceptions. Aujourd'hui, comme hier, la prudence la plus élémentaire impose l'injection préventive du sérum dans tous les genres de traumatismes que l'on sait être fréquemment suivis de tétanos.

La pratique des vétérinaires montre l'excellence de cette méthode.

II. Traitement préventif.

Vers la fin de l'année 1894, j'ai fait savoir aux vétérinaires praticiens que je leur enverrais sur leur demande telles quantités de sérum antitétanique dont ils pourraient avoir besoin.

J'ai ainsi distribué, depuis le 1-er janvier 1895 jusqu'au 1-er juin 1897, 8600 flacons de 10 centimètres cubes; je recommandais d'injecter à chaque sujet, sous la peau de l'encolure ou en arrière de l'épaule, 10 cent. cubes de sérum, le plus tôt possible après le traumatisme suspect, accidentel ou opératoire; 8 à 10 jours après, on devait faire une seconde injection de 10 cent. cubes. La quantité de sérum ainsi distribuée était suffisante pour immuniser plus de 4000 chevaux.

Grâce à l'obligeance de la plupart de mes correspondants, je connais les résultats du traitement pour 3088 animaux, dont 2708 chevaux, ânes ou mulets, 43 taureaux, 129 béliers ou agneaux et 206 porcs. Chacun de ces animaux a reçu 2 injections de sérum à 8—10 jours d'intervalle [1]),—soit 20 centimètres cubes pour les grands animaux et 6—10 cent. cubes pour les moutons et les porcs.

On en trouvera le détail dans le tableau ci-après.

Ces 3088 animaux peuvent se diviser en deux groupes bien distincts:

Le premier groupe, de beaucoup le plus important, comprend plus de 2500 animaux qui ont reçu la 1-ère injection de sérum aussitôt après l'opération qu'ils devaient subir: castration, amputation de la queue, ablation de champignons ou de tumeurs, opération de la cryptorchidie ou de la hernie ombilicale ou inguinale etc... etc... P a s un seul de ces 2500 animaux n'a pris le tétanos.

Le deuxième groupe est bien moins nombreux; il comprend pourtant encore près de 600 sujets; ceux-ci n'ont reçu la première injection que plus ou moins tard, 1, 2, 3, 4 jours et plus après le traumatisme accidentel dont ils avaient été victimes: clous de rue, enclouure, javart, morsures, blessures par dents de herse, coups de pied, chûtes graves, blessures souillées par de la terre ou du fumier, etc... etc...

Pour les animaux de ce groupe, les résultats du traitement devaient être a priori beaucoup moins satisfaisants que pour ceux du premier groupe; on devait craindre que, sur un certain nombre de sujets, l'injection de sérum fût trop tardive pour empêcher l'éclosion du tétanos.

Eh bien, ces craintes ne se sont pas réalisées! A u c u n d e c e s 600 animaux, traités plus ou moins tard après le traumatisme, n'a succombé au tétanos.

Un seul cheval, traité 5 jours après l'accident (piqûre de maréchal), a présenté des symptômes tétaniques; mais la maladie a été des plus bénignes: apparue le 10 décembre, elle avait complètement disparu le 22 décembre; l'animal n'avait jamais cessé de manger; à aucun moment il n'avait paru compromis. Injecté trop tard et à trop faible dose pour empêcher l'apparition du tétanos, le sérum en avait du moins considérablement atténué la gravité, puisque l'animal avait pu reprendre son service 12 jours après le début de la maladie!

Il suffit de jeter un coup d'œil sur le tableau (pp. 252—259) pour comprendre l'importance des résultats obtenus.

On y verra, par exemple que presque tous les animaux traités appartiennent à des écuries, des fermes, des villages où le tétanos avait fait des victimes quelques jours, quelques semaines ou quelques mois auparavant.

Nombre d'entre eux étaient voisins immédiats d'animaux tétaniques.

---

[1]) Plusieurs Vétérinaires n'ont pu faire qu'une seule injection de 10 ou de 20 cent. cubes; le résultat a été bon; mais je crois qu'il vaut mieux en faire deux, en raison de la courte durée de l'immunité due aux sérums.

Injections préventives de sérum antitétanique.

Résultats obtenus du 1-er janvier 1895 au 1-er juin 1897.

Vétérinaires opérateurs.	Animaux traités.	Nature du traumatisme.	Cas de tétanos observés sur des animaux non traités.	Renseignements.
Auvray à St.-Amauld de Vendôme.	5 chevaux · 41 agneaux ·	Castration · —	4 agneaux · 1 cheval.	Avait châtré, le même jour, 45 agneaux; le 8-e jour, 3 prennent un tétanos mortel; on inocule les 42 autres agneaux; un 4-e meurt le 10-e jour; les 41 restants demeurent bien portants. Un cheval châtré dans la même ferme, reçoit l'injection préventive et reste bien portant.
Baillon à Oulrhy le Château	2 chevaux ·	Castration ·	—	Dans une ferme où 2 autres chevaux venaient de mourir tétaniques. Voit chaque année 4 ou 5 cas de tétanos.
Barbry Armeutières.	8 chevaux ·	Castration ·	1 cheval.	Dans une commune où il venait de perdre un cheval récemment châtré.
Barry à Maximieux.	17 chevaux ·	Castration ·	1 cheval.	Venait de perdre un poulain châtré; en perdait quelques-uns chaque année; c'est ce qui le décide à recourir au sérum.
Bégné à Saint-Servan.	15 chevaux ·	Castration ·	4 chevaux.	Voyait chaque année 7 ou 8 cas de tétanos; en a vu 4 en 1896 dont un châtré par lui et non injecté, faute de sérum.
Bernaud à la Gorgue.	47 chevaux ou mulets ·	15 castrations · 20 écourtages. · 3 clous de rue ou plaies diverses.	3 chevaux. · 2 mulets.	Tous ces animaux appartiennent à des fermes où le tétanos a sévi antérieurement. Le tétanos est fréquent dans la région; M. Bernaud en a vu, en 1896, 5 cas sur des animaux écourtés et non traités.
Berque 6-e chasseurs-Mascara.	20 chevaux ·	Castration ·	6 chevaux.	Tétanos fréquent dans la région; a vu en 1896 six chevaux tétaniques après castration par les indigènes.
Bertrand à Maurage, Belgique.	5 chevaux ·	Castration et ecourtage ·	1 cheval.	Ces 5 chevaux appartenaient à une ferme où 2 chevaux étaient morts tétaniques l'année précédente. Mr. Bertrand soignait à la même époque un cheval tétanique dans le même village.
Bigot à Bonneval.	189 chevaux ·	Castration ·	10 chevaux.	Le 4 avril 96, Mr. Bigot reçoit dans son infirmerie un cheval tétanique; le 6 avril. Il châtre, dans sa cour où le tétanique

Biot à Pont sur Yonne.	47 chevaux.	Castration.	1 cheval.	trantes et non injecté, a contracté un tétanos mortel. Depuis lors, Mr. Bigot n'opère plus sans faire d'injection préventive; aucun de ses opérés n'a pris le tétanos. Il a vu 2 chevaux blessés, mais non traités, mourir tétaniques. Mr. Biot voyait chaque année 4 ou 5 cas de tétanos après castration; cette année, il châtre le même jour 2 poulains dans 2 fermes contiguës; un seul sujet reçoit l'injection de sérum; l'autre prend un tétanos mortel.
Bissauge à Orléans	2 chevaux.	1 clou de rue. 1 blessure grave.	2 chevaux.	Dans 2 écuries où venaient de mourir 2 chevaux tétaniques.
Bouchet à Creil.	6 chevaux.	2 clous de rue. 1 écourtage. 3 blessures graves.	2 chevaux.	Les 2 clous de rue concernaient des chevaux voisins de 2 tétaniques.
Bouquet à Chablis.	9 chevaux.	5 castrations. 1 clou de rue. 2 blessures graves.	1 cheval. 6 agneaux	Ces 8 chevaux appartenaient à des villages où le tétanos avait sévi antérieurement; a vu, en 1896, 7 cas de tétanos: 1 cheval et 6 agneaux non injectés.
Carrière à Sainte-Afrique.	32 chevaux.	25 castrations. 5 champignons. 2 cryptorchides. 2 castrations.	6 chevaux.	A vu en 1895 six chevaux tétaniques, châtrés sans injection préventive.
Caminade à Cahuzac.	2 chevaux.	2 castrations.	—	Appartenaient à une écurie où un cheval était mort tétanique qq. mois auparavant.
Chassaing à Pamiers.	3 chevaux.	blessures multiples, suite d'accidents.	2 chevaux.	Traités parce que 2 chevaux blessés dans la même accident sont devenus tétaniques.
Cavel à Guise.	60 chevaux.	Castration. écourtage.	1 cheval. 15 agneaux	Dans des communes où il perdait chaque année quelques chevaux châtrés ou écourtés; n'opère plus sans injection préventive; en 1896, a vu 1 cheval blessé et 15 agneaux châtrés par un berger mourir de tétanos.
☐ Coret à Aubervilliers.	170 chevaux.	101 clous de rue ou piqûres. 43 écourtages. 3 castrations. 61 opérations ou plaies diverses.	22 chevaux.	La région d'Aubervilliers est éminemment tétanigène; depuis 15 ans, Mr. Coret voyait en moyenne 35 chevaux tétaniques chaque année; en 2 ans 1/2 il n'en a vu que 22 sur des chevaux non traités; la différence donne la mesure des bénéfices qu'il a retirés du traitement. L'un des chevaux traités a présenté quelques jours après l'injection des symptômes très nets de tétanos; mais il avait été traité 5 jours après le traumatisme (piqûre de maréchal) et il n'avait reçu que 10 cmt. cubes de sérum; la maladie a d'ailleurs été des plus bénignes: apparue le 10 décembre, elle avait complètement disparu le 22 décembre.

Vétérinaires opérateurs.	Animaux traités.	Nature du traumatisme.	Cas de tétanos observés sur des animaux non traités.	Renseignements.
Crouzel à Coutances.	4 chevaux	2 castrations ; 2 blessures graves.	—	Dans un pays où le tétanos est assez fréquent chez l'homme et les animaux.
Declaude à Troyes.	9 chevaux	6 castrations ; 3 cryptorchides	—	
Denis à Genappe, Belgique.	53 chevaux	36 écourtages ; 15 castrations ; 2 clous de rue	7 chevaux	Dans une région où le tétanos est très fréquent, puisqu'en même temps, Mr. Denis a pu voir 7 chevaux non traités devenir tétaniques.
Didier à Dun s/Meuse.	7 chevaux	Castrations.	4 chevaux	Dans des villages où le tétanos a été observé les années précédentes; en 1896, Mr. Didier a vu 4 chevaux, non traités, prendre le tétanos.
Coutier à Attigny.	4 chevaux	Castrations et écourtage.	—	Appartenaient à une ferme où 3 chevaux étaient morts tétaniques antérieurement.
Delmotte à Ferrières.	1 cheval.	Castration	2 chevaux	Traité parce que 2 chevaux châtrés en même temps étaient pris du tétanos.
Dupont à Mous.	4 poulains.	Exomphales	—	Le tétanos était si fréquent dans le pays après l'opération de la hernie que Mr. Dupont avait renoncé à la pratiquer.
Dieudonné à Einville.	47 chevaux	Castrations. écourtages. exomphales. blessures graves	11 chevaux ; 3 bœufs ; 2 moutons	Dans des fermes ou des villages où le tétanos est fréquent sur l'homme et sur les animaux.
Douarche à Maule.	11 chevaux	Castrations. clou de rue. blessures de herse.	2 chevaux	Tétanos fréquent dans la région.
Duhois à Laudivisiau.	54 chevaux	Castrations.	??	Perdait chaque année plusieurs chevaux châtrés. Ne fait plus de castration sous faire d'injections préventives.
Dupuy 8-e d'artillerie, Nancy.	3 chevaux	1 clou de rue. 1 champignon. 1 blessures multiples.	1 cheval.	Soignait en même temps 1 cheval tétanique.
Ecole de Saumur.	27 chevaux	23 castrations	4 chevaux	A la même époque, 4 chevaux non traités ont pris un

			sérum; n'en perd plus.
Belgique. Fouque à Marseille.	47 chevaux	Castration, clou de rue.	5 chevaux.	A vu, en même temps, 5 cas de tétanos sur des chevaux non injectés; sur 40 béliers africains précédemment châtrés dans le même local et par le même procédé, 18 étaient devenus tétaniques presqu'en même temps; les 22 autres avaient été aussitôt livrés au boucher. 12 béliers ont pu être châtrés 1 mois après, sans accident, grâce à une injection préventive de 5 cent. cubes.
	12 béliers africains. }	écourtage castration. }	18 béliers.	
Gabriel à Ribemont.	6 chevaux	Écourtage.	2 chevaux.	Dans 2 fermes où 1 cheval venait de mourir tétanique. Le tétanos est si fréquent dans la région surtout après l'amputation de la queue, que la plupart des propriétaires ont renoncé à cette opération.
Gellez à Carvin.	1 cheval. 1 bœuf. 47 agneaux.	Castration.	11 agneaux.	Dans une ferme où 11 agneaux châtrés en même temps que 38 autres ont succombé au tétanos; le sérum injecté dès les 1-ers cas a sauvé 38 agneaux du troupeau. Les autres sujets ont été châtrés ultérieurement dans la même ferme.
Guignaut à Yerville.	13 chevaux.	Castration.	1 cheval.	Venait de perdre un cheval, tétanique après castration.
Guénard à Nonancourt.	14 chevaux.	Castration.	2 chevaux.	Dans des fermes ou des villages où le tétanos avait été observé l'année précédente; a eu à soigner, en 1896, 2 chevaux tétaniques, non injectés.
Henry à Tunis.	7 chevaux.	Castration.	1 cheval.	Soignait en ce moment un cheval tétanique à la suite de blessures à la nuque.
Huet Eucaussines d'Enghien Belgique.	6 chevaux.	Castration écourtage.	1 cheval.	Dans des fermes où l'on perdait chaque année 1 ou 2 chevaux tétaniques; les fermiers n'osaient plus faire châtrer ni écourter leurs chevaux; chez l'un d'eux un cheval était mort, 1 mois avant d'une blessure à la couronne.
Jacquot à St.-Nicolas du Port.	15 chevaux.	5 castrations, 2 clous de rue. 4 écourtages, 2 exomphales. 2 blessures graves.	2 chevaux.	Dans des villages où le tétanos avait sévi antérieurement; a vu 2 cas de tétanos en 1896, sur des chevaux non injectés.
Jouquan à Vitré.	5 chevaux.	2 castrations. 1 exomphale. 2 plaies souillées.	7 chevaux.	Tétanos très fréquent dans la région, surtout à la suite de hernies opérées par des empiriques; en a vu 7 cas depuis 6 mois.
Lapérière à Vervins.	233 chevaux.	Castrations écourtages.	3 chevaux.	Dans des villages où le tétanos avait sévi. „L'injection préventive de sérum est le complément indispensable de la castration et de l'écourtage". Lettre du 4 avril 97.

Vétérinaires opérateurs.	Animaux traités.	Nature du traumatisme.	Cas de tétanos observés sur des animaux non traités.	Renseignements.
Le Morvan à Rouen.	15 chevaux	10 castrations, 4 niquetages, 1 clou de rue.	1 cheval.	Le clou de rue observé sur un cheval de cirque voisin d'un autre, mort tétanique peu de temps auparavant.
Loix à Nivelles, Belgique.	225 chevaux	125 castrations, 20 écourtages, 15 exomphales, 65 clous de rue, piqûres ou blessures souillées.	2 chevaux.	Dans des écuries ou des villages où le tétanos avait sévi antérieurement; voyait 6 à 7 cas de tétanos chaque année; n'en a vu qu'un cas en 1896 et un cas en 1897. „Ne fait plus une opération, sans faire en même temps une injection de sérum".
Lorin à Meaux.	7 chevaux	Castrations, clous de rue et blessures diverses.	1 cheval.	Dans une exploitation où s'étaient produits plusieurs cas de tétanos, dont 1 en 1896.
Marange à Vézelive.	6 chevaux	5 castrations, 1 plaie de flux.	1 cheval.	Le chevaux châtrés appartenaient à 3 fermes dont 2 avaient eu du tétanos l'année précédente. Le blessé occupait une stalle où 6 semaines auparavant était mort un cheval tétanique après castration. Mr. Marange voit chaque année 5 ou 6 cas de tétanos.
Marion à Ravières.	28 chevaux	19 castrations, 2 écourtages, 1 exomphale, 1 clou de rue.	1 cheval.	Dans des communes où le tétanos avait sévi antérieurement.
Mathieu à Attigny.	191 chevaux	Castration et écourtage. Castration. Castration.	3 chevaux. 1 homme.	Tétanos fréquent dans la région, tant sur les hommes que sur les animaux.
Mercier à Fontenay le Comte.	30 taureaux. 29 béliers. 17 poulains ou muletons.	6 castrations, 10 exomphales, 3 blessures souillées.	6 Poulains ou mulets.	Dans des villages où le tétanos est très fréquent; en a vu 6 cas cette année sur des sujets non injectés; un des poulains traités est né dans une écurie où 2 autres poulains non traités avaient succombé au tétanos ombilical, dont l'un quelques jours auparavant.
Mesnard à Iliersac.	30 chevaux. 5 ânes.	2 blessures souillées.	4 chevaux ou ânes.	La plupart appartenaient à des écuries ou des villages où le tétanos avait régné l'année précédente.

Mirot à Cavaillon.	11 chevaux	7 châtrés. 4 champignons.	2 mulets.	Observait, au moment où il opérait, 2 mulets tétaniques; avait perdu 2 chevaux châtrés l'année précédente.
Moutsarrat à Néus en Puelle.	16 cheva x	15 castrations. 1 clou de rue.	1 cheval.	Appartenaient à des écuries où il y avait ou du tétanos quelques mois auparavant.
Mollereau à Charenton.	45 chevaux	31 clous de rue. 8 plaies souillées. 6 castrations.	7 chevaux.	19 de ces chevaux appartiennent à un établissement où 2 chevaux atteints de blessures insignifiantes et non injectés ont pris le tétanos; les uns et les autres avaient pour litière de la paille poussiéreuse ayant servi à l'emballage de bouteilles d'eau minérale transportées par bateau. A observé en outre 5 autres chevaux tétaniques non injectés.
Mongin à Mirecourt.	4 poulains	Écourtage.	1 poulain	Sur 5 poulains écourtés en même temps, 1 prend le tétanos; les 4 autres injectés aussitôt sont restés sains.
Monod à Fort de France, Martinique.	8 chevaux 1 mulet	6 clous de rue. 2 plaies souillées. 1 écourtage.	1 bélier.	Dans des exploitations où le tétanos est très fréquent tant sur l'homme que sur les animaux; à la Martinique, les pertes dues au tétanos sont considérables; beaucoup de propriétaires n'osent plus faire châtrer ou écourter leurs chevaux.
Mourot à Tunis.	4 chevaux	3 castrations. 1 bleime suppurée.	—	Avait en 2 chevaux tétaniques en 1895.
Moreau à Sézaune.	4 chevaux	—	1 cheval.	Cohabitaient avec un 5.e cheval mort tétanique.
Mulotte à Château-Salins.	47 chevaux	Castrations et blessures graves.	16 chevaux 1 taureau	Ces 47 chevaux appartenaient à 33 écuries dont 15 étaient infectées; les autres étaient voisines de celles-ci. Mr. Mulotte ne fait plus une opération, ne traite plus un traumatisme quelconque sans faire d'injection préventive.
Pavot à Vendegies au bois.	38 chevaux	22 castrations. 8 écourtages. 8 blessures diverses ou exomphales.	??	Dans des fermes ou des villages où le tétanos a été observé antérieurement.
Naulot à Monthard.	8 chevaux	4 châtrés. 2 écourtés. 1 hernie. 1 clou de rue.	2 chevaux 15 agneaux	Dans des fermes où le tétanos avait sévi. Un des écourtés était voisin d'un tétanique, l'autre habitait une écurie contiguë à une bergerie décimée par le tétanos ombilical.
Picard à Sourdon.	85 chevaux	Castrations et écourtages.	3 chevaux.	A vu, en même temps, 3 chevaux tétaniques.

Vétérinaires opérateurs.	Animaux traités.	Nature du traumatisme.	Cas de tétanos observés sur des animaux non traités.	Renseignements.
Pierrot à Stenay.	140 chevaux	132 castrations, 8 clous de rue ou blessures	2 chevaux, 1 taureau	Voyait chaque année 10 à 12 cas de tétanos; n'en a vu que 3 cette année: un cheval opéré d'une hernie et non traité; le second avait été châtré en même temps que 4 autres, dont 3 seulement purent être injectés faute de sérum; le taurillon châtré en même temps qu'un poulain, seul injecté, est seul devenu tétanique.
Plessis à Blois.	29 chevaux	Castration et écourtage	2 chevaux	Ne perd plus de chevaux depuis qu'il injecte tous ses opérés; a vu, en 1896, un seul cheval tétanique non injecté.
Quentin Tilly sur Meuse.	10 chevaux	Castration	1 enfant.	Dans des fermes où le tétanos avait été observé antérieurement; dans l'une d'elles un enfant venait de succomber.
Ravier Saint-Mihiel.	135 chevaux, 14 taureaux.	Châtrés ou écourtés, châtrés	2 chevaux, 3 bovins, 2 hommes	Dans des fermes où le tétanos s'était montré antérieurement, tant sur les hommes que sur les animaux; y a vu mourir, en 1896, un homme, une jeune fille, 2 chevaux et 3 bovins. N'opère plus sans injection préventive.
Saudé à Buzancy.	184 chevaux	175 castrations, 3 champignons, 5 exomphales, 1 clou de rue.	12 chevaux, 11 béliers	Tétanos très fréquent dans toute la région, surtout sur les poulains, les taurillons et les béliers châtrés par les hongreurs.
Simon à Lunéville.	6 chevaux	2 castrations, 3 écourtages, 1 exomphale	?	Dans un village où, l'an dernier, sur 3 poulains châtrés, 2 avaient pris le tétanos.
Tayot à Launois.	40 chevaux	Castrations, écourtages, hernies et plaies diverses.	7 chevaux, 3 veaux.	Tétanos très fréquent dans toute la région, car il a vu, en même temps, le tétanos sur 7 chevaux et 3 veaux non injectés.
Tonneller Les Sièges.	13 chevaux	12 castrations, 1 exomphale	2 chevaux	Dans une même commune où 6 chevaux tous châtrés le même jour, 4 seulement sont injectés faute de sérum; l'un

Vajou à Milly.	1 castration. 1 hernie. 1 blessures graves.	3 chevaux	1 cheval.	deur de l'encolure et des membres; tout a disparu en quelques jours; il n'avait reçu qu'une injection de 10 cent. cubes. Dans des écuries où le tétanos avait sévi quelques mois auparavant.
Villedieu à Bie.	(Pas de chiffres).		8 poulains.	Le 5 mars, dans un village où il soignait une ânesse tétanique, l'un meurt tétanique le 1-er avril; il injecte du sérum aux 4 autres dont l'un avait déjà un peu de trismus; celui-ci meurt le 7 avril; les 3 autres ont résisté. Le tétanos est fréquent dans la région; l'an dernier, sur 8 poulains châtrés le même jour, 6 auraient succombé. Les mulets guériraient dans la proportion de 60%.
Warnesson Versailles.	Traumatismes graves accidentels ou chirurgicaux.	64 chevaux.	8 chevaux.	Dans des localités où le tétanos avait sévi antérieurement. „On peut dire qu'employé préventivement, le sérum est d'une efficacité absolue".
X... (Signature illisible).	5 écourtages, 1 plaie, 2 castrations, 1 exomphale.	9 chevaux.	??	Dans des fermes ou des villages où il avait antérieurement perdu des chevaux tétaniques.

En résumé: 3098 animaux (2708 chevaux, ânes ou mulets, 45 taureaux, 129 béliers ou agneaux, 206 porcs), ont été traités préventivement avec succès.

Pendant le même temps, les mêmes vétérinaires ont vu 314 cas de tétanos sur des animaux non traités préventivement, dont 220 chevaux, 83 béliers ou agneaux et 11 bœufs ou vaches.

Pour certains, le traumatisme s'était produit en même temps e-dans les mêmes conditions que pour d'autres non traités dont quelquest uns sont devenus tétaniques.

Dans nombre de cas, il s'agissait de localités où le tétanos était si fréquent que les propriétaires avaient renoncé à faire subir à leurs animaux certaines opérations usuelles qui en augmentent la valeur: castration, amputation de la queue, opération de l'exomphale etc...

La plupart de mes correspondants n'ont eu recours au traitement préventif que là où ils avaient antérieurement perdu un ou plusieurs opérés; pourtant presque tous ont eu à enregistrer des cas de tétanos survenus sur des animaux de leur clientèle qui n'avaient pas subi l'injection de sérum. C'est ainsi que pendant tout le temps qu'a duré l'expérience, mes 75 correspondants, qui n'ont perdu aucun des 3088 animaux traités préventivement, ont observé 314 cas de tétanos sur des animaux non traités, dont 220 chevaux, 83 béliers et 11 bovidés.

Je ne voudrais pas fatiguer le Congrès par le détail des faits observés; je lui demande pourtant la permission de lui en citer quelques-uns parmi les plus intéressants.

I. Du 1-er janvier 1896 au 4 avril suivant, M. Bigot, vétérinaire à Bonneyal, avait châtré chez lui sans accident 32 chevaux; le 4 avril, il reçoit dans son infirmerie un cheval tétanique provenant d'une ferme où le tétanos est si fréquent, qu'on ne peut y châtrer les agneaux, par une méthode sanglante, sans que la plupart meurent du tétanos. Le 6 avril, M. Bigot châtre 8 chevaux, dans la cour de son infirmerie où le tétanique a séjourné; 5 de ces 8 chevaux meurent du tétanos du 12-e au 30-e jour après l'opération. Dès l'apparition des 1-ers cas, M. Bigot me demande du sérum et fait des injections à tous les chevaux qu'il a châtrés depuis le 6 avril et qui peuvent s'être contaminés comme les premiers; ces chevaux étaient au nombre de 28; 10 avaient été châtrés les 12 et 15 avril; deux d'entre eux prennent encore le tétanos et succombent, en dépit des doses massives de sérum qu'ils reçoivent; des 26 autres chevaux, opérés les 12, 15, 19, 22 et 25 avril, aucun n'est devenu tétanique. Ils étaient pourtant contaminés comme les autres, car un cheval qui reçut, le 10 mai, dans la même cour infectée, un feu en pointes pénétrantes et pour lequel l'emploi du sérum ne fut pas jugé nécessaire prit le tétanos et y succomba. Depuis, M. Bigot a châtré, sans en perdre un seul, grâce à l'injection préventive de sérum, 163 chevaux, dont beaucoup appartenaient à des fermes où le tétanos avait fait une ou plusieurs victimes en 1895 et 1896.

II. Il existe au nord-est de Paris une région, comprenant plusieurs communes, où le tétanos est d'une extrême fréquence. Un de mes anciens condisciples, M. Coret, Vétérinaire à Aubervilliers, y voit, chaque année, depuis 15 ans, de 30 à 40 chevaux tétaniques. Du 1-er janvier 1895 au 1-er juin 1897, M. Coret a soumis aux injections préventives de sérum antitoxique 170 chevaux, atteints de clous de rue, de piqûres de maréchal, de blessures aux membres, etc..., toutes lésions particulièrement dangereuses au point de vue du tétanos; 1 seul de ces animaux, traité 5 jours après le traumatisme, (piqûre de maréchal) est devenu tétanique; mais le tétanos a été des plus bénins; il n'a duré que 12 jours et l'animal a fait depuis un excellent service. En 2 ans $^1/_2$ M. Coret n'a perdu aucun des chevaux qu'il a traités préventivement; or, pendant le même temps, il a été appelé à visiter 22 chevaux atteints de tétanos, à la suite de traumatismes analogues, mais non soumis aux injections préventives. Sans l'emploi du sérum, M. Coret aurait eu au moins 75 à 80 chevaux tétaniques; la différence paraît bien mesurer le bénéfice qu'il a retiré de la méthode nouvelle; il a sauvé du tétanos plus de 50 chevaux de sa clientèle.

III. M. Pierrot, de Stenay, perdait chaque année 10 ou 12 animaux tétaniques; en 1896, il n'en a perdu que 3; l'un d'eux est un cheval châtré en même temps que 4 autres, dont 3 seulement reçurent l'injection de sérum, M. Pierrot ayant épuisé sa provision. Des 2 chevaux non injectés, l'un prit un tétanos mortel. Le

tétanos est beaucoup plus rare chez les bovidés que chez les chevaux. M. Pierrot châtre le même jour un poulain et 2 taurillons; le poulain seul reçoit l'injection de sérum; l'un des 2 taurillons non injectés meurt tétanique.

IV. M. Tonnelier des Lièges a observé un fait identique. Six poulains sont châtrés le même jour, dans le même village. Il ne peut faire d'injection de sérum qu'à 4 d'entre eux; un des 2 autres prend le tétanos.

V. M. Mongin de Mirecourt signale un fait analogue: de 5 poulains écourtés en même temps, 1 prend le tétanos; les 4 autres injectés aussitôt restent sains.

VI. Autres faits analogues prouvant la possibilité d'enrayer brusquement la mortalité dans un troupeau où le tétanos apparaît après la castration:

a. Le 21 mai 1897, je recevais de M. Gellez, de Carvin, une dépêche me demandant du sérum sur 49 agneaux châtrés par le berger, dont 9 étaient déjà tétaniques; une injection de 5 cent. cubes fut faite le 22 mai aux 40 survivants; 2 furent pris le jour même; les 38 autres restèrent bien portants.

b. Le 15 avril 1896, M. Auvray châtre 45 agneaux; le 23 avril 3 meurent tétaniques; le 24, inoculation des 42 survivants; un seul meurt tétanique le 25.

VII. A la porcherie du domaine d'Autour, on ne pouvait pas châtrer de porcelets, sans perdre du tétanos 10 à 12% des opérés; depuis l'emploi du sérum, on a pu en châtrer 206 sans qu'aucun soit devenu tétanique.

Je pourrais multiplier ces exemples.

Je me borne à signaler que la plupart de mes correspondants ne font plus d'opérations sanglantes sans les compléter par l'injection préventive de sérum; et je termine en répétant, avec M. Warnesson de Versailles, qu' „employé préventivement, le sérum antitétanique est d'une efficacité absolue".

Dr. Kortchak-Tchepourkovsky (Kichinev).

De la périodicité des épidémies diphtériques dans les campagnes de la Russie.

L'étude des épidémies diphtériques nous a fait remarquer un phénomène très frappant dans leur marche, à savoir la régulière périodicité de leurs réapparitions dans un endroit déterminé. Ici, j'aurai l'honneur d'attirer votre bienveillante attention sur les faits pouvant servir à l'appui de la thèse susdite et sur un essai d'explication de cette périodicité. De plus, je tâcherai de mettre bien en évidence l'importance pratique que la connaissance de cette périodicité peut avoir quand il s'agit de combattre les épidémies de la diphtérie.

Il me semble opportun de faire remarquer tout d'abord que l'organisation sociale de notre patrie et son état de culture intellectuelle diffèrent singulièrement de celles des états de l'Europe occidentale et, en ce qui concerne l'objet de notre étude, c'est à la population rurale qu'appartient le rôle prépondérant en raison de son nombre, de sorte que l'importance d'une épidémie en Russie est déterminée par son expansion dans les campagnes et non dans les villes. Perdues au milieu d'un espace énorme, nos campagnes, ainsi que les districts et les gouvernements qui en sont formés, avec leurs communications sociales, commerciales et administratives fort peu fréquentes, se distinguent fortement des campagnes de l'Europe occidentale. On ne sera donc pas surpris de voir que la marche des épidémies diphtériques en Russie ne suit point les mêmes règles que dans l'Europe occidentale. Parmi les populations de cette dernière, ce sont celles de la Galicie (Autriche) de la Boukovine, de la Roumanie et des états slaves de la péninsule

Balcanique qui offrent des conditions d'existence analogues à celles existant en Russie. De plus, suivant la littérature de ce pays, la vie rurale est également très développée dans la péninsule Hispanique.

C'est ce qui nous permet de croire que dans ces pays aussi les épidémies diphtériques se produisent avec une périodicité constante; sans doute, il peut y avoir des conditions spéciales, et surtout telle organisation des mesures pour combattre ces épidémies qui rompent cette régularité, car il est certain qu'une destruction totale du contage diphtérique dans un pays y enrayerait toute épidémie, tandis que l'affaiblissement du contage fait dévier l'épidémie de sa grande régularité de réapparition. La différence du niveau de culture des populations, la fréquence des communications se traduisent par les particularités spéciales dans la marche de la diphtérie par les villes. Cependant, le fait essentiel qui détermine la périodicité des épidémies dans les campagnes, notamment, la répartition par âge des personnes susceptibles de recevoir le contage diphtérique, subsiste dans les villes et campagnes des pays industriels en y déterminant d'un côté l'accroissement du flot épidémique et de l'autre la périodicité de cet accroissement à des intervalles plus courts que pour les campagnes.

J'aurai l'honneur de vous démontrer tout cela à l'aide des diagrammes qui servent pour exprimer les chiffres suivants.

Tabl. I. Mouvement de la mortalité ayant pour cause la diphtérie dans certaines paroisses du district de Kherson (gouvernement de Kherson) pour une période de 20 ans.
Décès par 1000 habitants.

Paroisses	Années	1870 / 1880 — 71 / 81	72 / 82	73 / 83	74 / 84	75 / 85	76 / 86	77 / 87	78 / 88	79 / 89
N. Petrovskoïé	I	—	—	—	—	—	1,83	13,0	2,68	2,66	0,33
	II	0,66	1,33	1,66	1,33	12,0	18,0	10,0	31,0	8,3	1,8
Dymovka	I	0,5	—	—	—	4,5	19,5	23,0	6,5	1,0	0,5
	II	0,44	—	—	2,22	2,66	11,5	37,73	55,83	5,75	14,22
Poltavka	I	—	—	5,5	2,25	1,5	96,25	18,25	4,12	1,5	—
	II	0,22	2,89	1,35	0,44	18,22	64,29	56,22	12,89	2,0	1,11
Chirokaïa Balka	I	—	1,0	5,0	—	89,5	16,0	5,0	4,5	6,0	7,5
	II	2,66	3,55	—	—	37,33	60,89	8,0	—	—	—
Bogoïavlénsk	I	—	0,43	2,25	0,71	44,71	16,14	4,28	9,43	2,0	0,71
	II	0,4	2,4	2,4	10,9	8,4	16,4	17,73	28,93	6,9	1,6
Konstantinovka	I	2,5	—	21,25	—	13,75	17,5	45,0	16,25	—	1,25
	II	1,25	3,75	5,0	101,25	20,0	28,75	51,25	10,0	—	1,25
Gouriévka	I	13,0	2,0	—	1,0	7,5	22,0	42,5	18,5	9,0	4,0
	II	13,2	3,2	16,8	0,5	38,0	38,0	18,0	35,6	16,4	—
Matvieiévka	I	1,33	2,66	4,0	1,53	3,33	1,33	56,0	11,33	3,33	1,33
	II	—	9,3	27,5	6,0	3,5	3,0	93,5	19,0	2,0	0,5
Mariinskoé	I	2,66	0,89	5,77	2,0	1,33	6,66	4,89	5,53	51,77	19,55
	II	1,6	3,0	7,6	18,2	6,8	3,2	6,2	1,6	5,0	42,4
N. Bougue	I	—	4,11	0,66	—	0,89	23,33	4,0	10,0	8,55	3,89
	II	4,5	5,9	5,1	2,8	30,2	9,1	14,5	10,4	2,1	2,0

Tabl. II. Mouvement de la mortalité causée par la diphtérie d'après les registres des paroisses dans certains districts du gouvernement de Kherson[1]) (en coéfficients annuels par 1000 habitants):

Districts.	Années.	1870 80 90	71 81 91	72 82 92	73 83 93	74 84 94	75 85	76 86	77 87	78 88	79 89
Kherson	I	1,3	1,1	2,1	1,4	10,1	23,0	17,8	14,2	11,9	5,2
	II	2,3	4,1	5,8	7,3	11,8	10,4	14,1	14,2	9,3	9,7
Elisabetgrade.	I	—	—	—	—	—	2,1	4,1	3,2	2,1	1,3
	II	1,7	4,2	6,1	7,3	7,8	8,8	12,8	10,6	6,7	6,1
	III	4,7	4,6	3,2	4,6	6,2					

De tous ces faits, et des diagrammes qui en sont déduits, il résulte clairement:

1º Que dans des agglomérations détachées (des paroisses), des districts entiers et même des gouvernements ou même dans une zone entière de la Russie, les épidémies diphtériques offrent en général une périodicité assez régulière dans leur mouvement dans le temps, se reproduisant en moyenne tous les dix ans (à compter de l'apparition de l'une à l'apparition de la suivante, ou de l'acmé à l'acmé des épidémies); en d'autres termes, tous les dix ans nous avons une épidémie.

2º Des cas séparés offrant une déviation de cette loi sont observés pendant cet intervalle de dix ans; en dehors du développement nettement épidémique (grande épidémie) il existe une expansion moins considérable (petite épidémie, épidémie intermédiaire); ou bien l'apparition d'une seconde épidémie avance ou retarde formant une période interépidémique de 6 à 13 ans.

3º La période décennale intermédiaire peut être partagée en plusieurs temps de la période épidémique ce qui offre le tableau III: durant 2-3 ans on observe un faible développement de l'épidémie (l'affaiblissement après l'acmé et l'accroissement après une accalmie complète), autant d'années d'accalmie complète, 4 à 6 années sont le moment du plus grand stationnement du flot épidémique.

[1]) En Russie, dans les campagnes. les petites villes et dans un très grand nombre des villes plus considérables c'est le clergé de la paroisse qui enregistre la mortalité sur des registres de paroisse; c'est encore lui qui note la cause de la mort l'attribuant à telle maladie en raison des symptômes extérieurs accessibles à une personne depourvue des connaissances spéciales. En comparant les notes des registres de paroisse avec les données de l'enregistrement fait par des médecins et par d'autres procédés encore, j'ai acquis la conviction que l'enregistrement des cas de la diphtérie dans les registres de paroisse, lorsqu'il s'agit d'une epidémie diphtérique, est tenu régulièrement.

Tabl. III. Mouvement des atteintes de la diphtérie dans les gouvernements méridionaux de la Russie, d'après les Rapports du Département Médical du Ministère de l'Intérieur (en chiffres absolus), depuis 1877 à 1894.

Gouvernements.	1877	1878	1879	1880	1881	1882	1883	1884	1885	1886	1887	1888	1889	1890	1891	1892	1893	1894
Bessarabie	10207	6885	2942	2358	1242	1779	1856	908	1053	2124	1486	1766	1550	1641	1891	2015	3421	5522
Volhynie	—	—	107	412	736	314	48	25	156	393	449	803	808	1220	1551	1985	1590	2368
Voronèje	464	1102	5702	8528	6400	9287	4032	3172	3142	1987	6332	3299	3659	7447	4965	4198	5755	12784
Ekatérinoslav	1059	1355	4903	10000	8183	4889	2416	2222	2222	5682	10074	8524	10628	7884	5214	6221	7072	10425
Kiév	2564	6963	7278	8250	8494	8503	427	5729	8012	6189	6607	4714	10092	12466	13703	12457	5590	9221
Koursk	657	2503	3644	10240	9252	10468	6202	3633	1880	2209	2384	3176	3685	3656	3424	2193	2448	5127
Orel	—	—	614	463	635	535	136	438	36	399	930	795	615	660	514	653	962	2100
Piénza	—	—	46	315	508	726	453	292	542	462	406	323	524	914	1166	1302	3144	7173
Podolie	5065	7699	8274	15414	10627	11354	7805	5588	4241	2642	2987	5165	5380	7474	7473	5146	5795	13801
Poltava	13512	14013	15762	20643	10122	9573	3906	3616	5134	6145	7557	7874	9993	12281	9738	7292	4555	18216
Saratov	—	—	843	1838	2891	3854	2151	139	2350	1338	530	607	893	1350	2940	2866	9511	6559
Samara	—	—	—	623	2924	4969	2972	1387	1176	812	1032	1488	1175	1062	1544	2377	7168	9642
Simbirsk	—	—	75	26	629	1305	1727	2846	1920	1699	3249	3770	1172	693	1130	2309	5139	10899
Tauride	2452	2144	1646	1143	1463	940	780	1026	3064	2163	5524	4623	5602	2779	2962	2882	2626	2893
Tambov	—	—	385	1357	1279	205	690	151	180	391	2541	1235	1602	2524	2438	2716	3958	7759
Tchérnigov	58	50	3728	4523	4344	4326	2607	3024	3423	3185	4944	6674	4852	6046	4934	4673	2683	3717
Kharkov	—	15434	20064	18277	9100	8390	4941	4082	4709	5898	9360	8817	9217	8983	7201	6278	1929	6491
Kherson	6549	1999	967	3324	5900	7872	8049	8701	9212	10722	10752	7735	5966	5213	583	2049	3395	5059

4° Quant à la différence entre les agglomérations petites (campagne, paroisse) et les agglomérations plus ou moins étendues (district, gouvernement) elle consiste en ceci que, dans les premières, l'épidémie accomplit tout le cycle de son développement en un an, un an et demi, et ensuite c'est une accalmie complète qui survient; dans les districts et les gouvernements, l'épidémie dure de 4 à 6 ans, composée, pour ainsi dire, des épidémies plus petites, quant à l'expansion territoriale. Dans ce dernier cas, on n'observe point une cessation complète de la diphtérie; la maladie continue sous la forme des cas sporadiques ou des petites boutades épidémiques.

Pour juger de la marche des épidémies diphtériques dans certains pays de l'Europe et de l'Amérique je présente à la page suivante des données statistiques, pour caractériser ici le développement de la diphtérie.

Ces chiffres, et les diagrammes qui en sont déduits, laissent voir que la périodicité des apparitions des épidémies diphtériques s'y observe également sans être aussi nettement caractérisée qu'elle l'est en Russie. De plus, nous avons à constater ce fait que les intervalles interépidémiques y sont plus courts, à savoir tous les 5 ans il y a une élévation du flot épidémique et les intervalles entre ces élévations sont à peu près égaux. Il s'en suit que la marche des épidémies diphtériques s'opère sans oscillations considérables, mais cependant au bout d'un certain nombre de ces oscillations habituelles (durant un espace de 5 ans) il survient, pendant un des périodes quinquennales, une forte élévation de la courbe des épidémies diphtériques. Or, sur la foi des données susdites, nous nous croyons en mesure d'affirmer que les épidémies diphtériques réapparaissent dans un endroit à des intervalles réguliers (égaux), intervalles dont la durée varie selon l'endroit. Ces intervalles dans des pays du type des villes commerçantes et industrielles sont de 5 années en moyenne, et dans les campagnes de 10 années.

On est tenté de se demander si ce n'est point là un phénomène de hasard?

La grande régularité du phénomène dans les pays les plus différents est là pour combattre une telle supposition. S'il en est ainsi, la constance même du phénomène dans les conditions de temps et de lieu les plus différentes, démontre que son origine est d'un caractère général. Il faut que nous citions la conclusion suivante faite par M. le Dr. Hauser de Madrid au Congrès international d'hygiène et de démographie (Paris, 1889) qui est en complet accord avec nos déductions: „La diphtérie a suivi une marche tellement typique, qu'on ne peut l'expliquer que par l'existence d'une loi d'évolution bien spéciale que nous formulons comme suit: une épidémie de la diphtérie ne fait pas son évolution comme celle de la fièvre typhoïde dans un temps limité de 3 à 4 mois pour revivre dans la même année ou dans l'année suivante. Elle prend au contraire un cycle de 10 ans pour parcourir toutes les périodes d'ascension, d'état et de descente".

Mais enfin, où chercher la cause de la périodicité des épidémies diphtériques?

Tabl. IV. Mortalité par diphtérie; décès par 10000 habitants.

Années.	Belgique.	Angleterre.	Londres.	Florence.	Berlin.	Paris.	S.-Pétersbourg.	Odessa.	Massachusetts.	New-York.
1855	5,43	—	0,20	—	—	—	—	—	—	—
56	4,94	—	0,32	—	—	—	—	—	—	—
57	6,67	—	0,82	—	—	—	—	—	—	—
58	7,37	—	3,39	—	—	—	—	—	—	—
59	7,52	—	5,17	—	—	—	—	—	—	—
1860	6,14	2,61	1,74	—	—	—	—	—	—	—
61	8,59	2,25	2,30	—	0,1	—	—	—	—	—
62	9,29	2,41	2,35	—	0,7	—	—	—	—	—
63	12,99	3,15	2,75	—	6,7	—	—	—	—	—
64	13,99	2,61	2,07	—	5,1	—	—	—	—	—
65	15,28	1,96	1,41	—	5,9	—	—	—	—	—
66	11,82	1,40	1,52	4,9	4,3	—	—	—	—	5,3
67	8,36	1,20	1,45	4,6	5,1	—	—	—	—	3,1
68	7,96	1,37	1,58	3,1	17,9	—	—	—	—	3,1
69	6,93	1,17	1,07	3,4	8,1	—	—	—	5,4	3,3
1870	11,32	1,20	1,01	5,1	4,9	—	—	—	4,6	3,2
71	17,02	1,11	1,05	42,2	6,2	—	5,8	—	5,0	2,3
72	9,82	0,93	0,80	36,8	5,5	6,20	5,3	—	4,9	4,7
73	9,16	1,08	0,93	22,7	6,8	6,39	4,4	—	4,7	12,2
74	9,00	1,50	1,22	19,3	7,3	5,27	3,5	—	5,6	15,7
75	10,26	1,12	1,07	17,8	12,6	6,66	4,7	—	11,1	19,3
76	8,66	1,29	1,09	11,4	11,9	7,91	5,8	—	19,9	16,2
77	7,83	1,11	0,88	6,4	10,9	12,13	5,8	—	19,1	9,1
78	7,82	1,40	1,55	5,9	—	9,30	6,2	—	15,0	—
79	7,62	1,20	1,55	11,3	—	8,44	3,9	—	13,4	—
1880	8,10	1,09	1,44	13,3	—	9,87	4,0	—	13,5	11,6
81	7,23	1,21	1,72	9,6	—	10,38	8,4	5,4	12,6	18,1
82	7,11	1,32	2,22	8,5	—	10,61	16,5	9,3	9,5	11,9
83	7,46	1,38	2,11	8,4	—	8,77	12,5	12,0	8,4	7,7
84	8,55	1,86	2,11	7,3	—	9,39	8,5	8,2	8,3	8,0
85	8,75	1,64	2,27	4,1	—	7,97	11,6	11,5	7,8	9,5
86	9,22	1,49	2,12	4,6	—	7,34	7,8	7,9	7,9	12,0
87	6,72	1,60	2,35	7,1	—	7,82	6,0	6,0	8,1	14,3
88	5,97	1,79	3,19	5,4	—	—	3,5	3,5	9,0	12,5
89	5,40	1,89	3,90	2,3	—	—	5,2	5,2	—	10,7
1890	5,61	1,79	3,30	3,8	—	—	4,7	4,6	—	7,7
91	5,37	—	—	—	—	—	3,6	3,2	—	8,1
92	5,03	—	—	—	—	—	2,2	3,4	—	7,2
93	—	—	—	—	—	—	2,4	10,0	—	10,1
94	—	—	—	—	—	—	8,0	—	—	12,1
95	—	—	—	—	—	—	5,5	—	—	8,7

Pour que des cas de diphtérie apparaissent, il faut que les deux conditions suivantes existent: 1° le microbe actif de la diphtérie (le bacille de Klebs-Löffler), 2° la réceptivité de l'organisme humain pour l'action pathogène de ce bacille. Par conséquent, ce sont les conditions de l'existence et de la multiplication du bacille et dans celles de la réciptivité ou non réceptivité de l'organisme qui déterminent les oscillations dans le développement des épidémies diphtériques dans le temps, oscillations que nous avons déjà constatées. Nous avons donc à caractériser le rôle que joue chacun des éléments déjà nommés dans le développement de l'épidémie.

Quant aux propriétés biologiques du bacille diphtérique, nous en noterons les principales, en omettant les détails: 1° la faculté de se conserver fort longtemps (faculté de résistance) sur des objets inanimés et, au contraire, l'impossibilité de se développer „dans le sol ou à sa surface, dans l'eau, sur les murs, dans des sous-sols", à ce que prétend le prof. C. Flügge; 2° sa grande ténacité, c'est-à-dire l'adhérence aux objets entourant le malade, sans nous arrêter aux conditions générales de l'état de l'organisme telle que la plus ou moins bonne nutrition qui lui assure la possibilité de lutter tranquillement contre l'infection et en particulier au rôle des organes ayant rapport à telle espèce d'infection, la diphtérie, en ce qui nous concerne: les muqueuses du pharynx, l'état des reins; nous devons attirer l'attention sur la prédisposition et l'immunité naturelle que donne l'âge par rapport à l'atteinte de la diphtérie. Quant aux enfants âgés d'un jour jusqu'à un an, il est démontré par les faits que leur réceptivité pour la diphtérie est entre 0 et 9% sur le nombre des personnes ayant été en contact immédiat avec les malades de la diphtérie; après 15 ans la réceptivité est si minime que les auteurs la négligent. L'âge de la plus grande réceptivité pour la diphtérie est de 1 à 15 ans. Cet âge encore comporte de notables variations même si on ne le divise que par groupes de 5 ans. Ainsi, à l'âge de 1 à 5 ans la réceptivité se traduit par 85% environ; pour le groupe de 5 à 10 ans, elle est de 70% et pour le groupe de 10 à 15 ans elle n'atteint que 40%. Il en résulte que l'âge de la plus grande réceptivité, c'est de 1 à 5 ans et de 5 à 10 ans; l'âge de 10 à 15 ans est presque deux fois moins réceptible que chacun des deux précédents. En d'autres termes, le milieu le plus favorable pour les ravages de la diphtérie est l'âge de 1 à 10 ans.

Mais pour déterminer le contingent capable de fournir des victimes au contage diphtérique, il ne suffit pas de savoir la réceptivité des différents âges, il faut encore déterminer les rapports numériques entre ces groupes dans la population. Or, les groupes d'enfants de 1 à 5 ans font 30% environ du nombre général des enfants (de 0 à 15 ans), ceux de 5 à 10 ans 33% environ et les enfants de 10 à 15 ans — 25%. Il s'en suit que sous ce rapport encore les deux premiers groupes jouent un rôle prépondérant, bien que la différence entre les deux groupes et le trosième soit moindre que dans le cas précédent, de sorte que cela encore nous conduit à la même conclusion, à savoir: que le milieu de l'activité la plus intense du contage diphtéri-

que est la population enfantine à l'âge de 1 à 10 ans [1]). En effet, si l'on calcule, en se basant sur le % de la réceptivité de chacun des groupes susdits, le % du nombre général des enfants d'une population capables d'être atteints par la diphtérie, nous arriverons à ceci que les malades atteints à l'âge de 0 à 1 an font de 0 à 0,81% de toute la population enfantine; ceux de 1 à 5 ans 25% environ et ceux de 5 à 10 ans 23% environ et de 10 à 15 ans 10% environ. En d'autres termes, l'âge de 10 à 15 ans doit fournir $1/_8$ seulement de toutes les atteintes de la diphtérie et les deux groupes de 1 à 10 ans $5/_6$ environ, au $5/_{12}$ environ chacun. Nous pouvons compléter ce qui vient d'être dit par l'exposition de la distribution effective des différents âges sur tous les 100 malades atteints de la diphtérie. Les chiffres concernant les pays les plus différents se rapprochent fort l'un de l'autre. On constate que l'âge de 1 à 5 ans fournit de 42 à 48%, de 5 à 10 ans — 36 à 40% et de 10 à 15 ans — 8 à 18% du nombre général des atteints par la diphtérie. Nous ajouterons encore que la distribution des % des malades d'après des groupes plus menus (ne différant l'un de l'autre que par un an) montre un décroissement graduel et non pas brusque pour chaque groupe.

Ainsi, tous ces parallèles donnent lieu à conclure que deux groupes de différents âges ont une importance capitale en déterminant la possibilité de l'explosion d'une épidémie, ce sont les groupes de 1 à 5 ans et de 5 à 10 ans, de sorte que, la réceptivité existant dans ces groupes et le contage diphtérique étant présents, une épidémie de la diphtérie peut faire son apparition; au contraire, la réceptivité ab-

---

[1] D'après leur composition en âge, les populations enfantines des différents pays diffèrent sensiblement, si l'on considère le rapport entre des différents groupes d'enfants séparés, et le chiffre de la population de tout âge, mais cette différence s'atténue considérablement si l'on prend garde au rapport des groupes enfantins (de 1 à 15 ans) les plus réceptibles pour la diphtérie pour le chiffre général des enfants de 0 à 15 ans. C'est ce qui résulte clairement du tableau suivant:

	A G E S.			
Groupement de tous les enfants (de 0 à 15 ans) par âges, en %	0—1 an.	1—5 ans.	5—10 ans.	10—15 ans.
Village N. Nicolaïevka (gouv. de Kherson	13,9	31,7	32,7	21,8
„ Rospopény (gouv. de Bessarabie)	7,3	27,9	34,6	30,1
„ Serdoba (gouv. de Saratov)	8,1	35,2	34,4	22,3
Ville de Breslau (Silésie)	8,2	27,3	33,3	30,4
Groupement des enfants atteints, par âges, en %				
N. Nicolaïevka.	3,8	48,1	38,5	9,7
Rospopény	0,0	42,8	39,0	18,4
Breslau.	2,7	48,3	40,3	8,6

sente, une épidémie déjà existante doit cesser ses ravages, et l'entrée d'un contage virulent frais ne peut pas la provoquer.

Considérons maintenant le rôle que peut jouer cette circonstance pour la fixation du délai au bout duquel les épidémies peuvent se rénouveller.

Imaginons-nous que dans un pays donné (nous prenons pour simplifier, une campagne russe de quelque 500 âmes) une épidémie de la diphtérie a passé, s'étant éteinte de sa fin naturelle, c'est-à-dire, sans l'intervention des mesures sanitaires effectives prises pour enrayer le virus, éteinte parce que toute la population enfantine restée vivante est devenue immune, car à l'immunité naturelle d'une certaine partie des enfants (dont nous avons parlé plus haut) s'est jointe l'immunité acquise par le reste des enfants à la suite de la diphtérie déjà subie.

Imaginons-nous encore que, dans notre pays, il existe un bacille diphtérique d'une virulence moyenne. Qu'aurons nous donc la première année après le passage d'une épidémie? Le chiffre des organismes humains susceptibles d'être atteints par le contage diphtérique est trop minime: il ne forme que 3—4% du nombre des enfants, au milieu desquels se développe une épidémie, par conséquent, dans ces conditions l'épidémie ne peut apparaitre. Une année après, c'est-à-dire, dans la deuxième année après une épidémie, nous avons 10—12% environ du nombre des organismes nécessaires pour faire éclore une épidémie. Si dans ces conditions une petite épidémie sporadique de la diphtérie se développe cela ne fera que reléguer l'épidémie au plus loin, parce qu'une partie des enfants, qui aura acquis l'immunité, devra être exclue des réserves qui forment les cadres épidémiques. Trois, quatre ans après, la population réceptible pour la diphtérie atteindra jusqu'à 22—30% du chiffre des atteintes qui transforment la diphtérie en épidémie. En d'autres termes, si maintenant des conditions favorables apparaissaient pour la propagation du contage diphtérique déjà apporté, l'épidémie n'atteindrait que $^1/_5$—$^1/_3$ des proportions qu'elle peut avoir dans 10 ans. Ce n'est que cinq ou six ans après une épidémie qu'on aura un contingent susceptible d'être atteint égal à la moitié environ du chiffre indispensable pour qu'une épidémie se manifeste.

Les choses en étant là, l'épidémie ayant la possibilité de se manifester dans des proportions qui font la moitié de son développement maximum, il y a autant de chances pour son apparition que contre elle; cela ne tiendra qu'au poison diphtérique assez virulent et aux conditions favorables de la propagation du contage. A ce point de vue, des endroits d'une population dense, avec des communications plus animées, sont plus favorables pour l'apparition d'une épidémie, et nous avons vu que, dans les villes, les épidémies se développent tous les 5 ans, sans offrir cependant des variations aussi brusques d'élévation et d'accalmie que dans les campagnes.

Il n'en est point ainsi dans les campagnes. Ici, au bout de cinq—six ans la population enfantine est également prête à recevoir le contage diphtérique, mais il faut qu'il y soit importé à nouveau des foyers où, grâce à une population plus considérable (sans comparaison),

il y a plus de matière pour la culture du poison diphtérique même dans les premières années qui suivent l'épidémie. C'est ici par conséquent que les propriétés biologiques du contage, dont nous avons parlé plus haut, doivent jouer un rôle considérable: la lenteur de sa propagation par suite de son incapacité de se transmettre par des milieux aussi communs et mobiles que l'air et l'eau. Dans tous les cas, la 5—6-e année après l'épidémie, commence la dissémination du contage diphtérique des endroits plus peuplés vers ceux qui le sont moins, et c h a q u e a n n é e la quantité du poison virulent augmente sur un territoire déterminé et en même temps le nombre des enfants réceptibles grossit. C'est ainsi que se forme, vers la s e p t i è m e, h u i t i è m e, etc. année l e s c o n d i t i o n s l e s p l u s f a v o r a b l e s p o u r l e d é v e l o p p e m e n t d e l a d i p h t é r i e s o u s l a f o r m e d'une g r a n d e é p i d é m i e. Au bout de dix ans, la composition de la population réceptible pour la diphtérie reste invariable, si dans cet intervalle il n'y a pas eu d'épidémie, car autant le nombre des nouveaux organismes réceptibles (de 1 an) s'est accrû, autant il y a de pertes du côté de ceux qui sont entrés dans l'âge d'immunité naturelle, sans avoir eu une épidémie à subir. Par conséquent, quel que soit l'espace de temps écoulé après 10 ans succédant à une épidémie, la situation reste presque la même en ce qui concerne le développement d'une nouvelle épidémie, à la condition qu'il y ait des conditions favorables pour la vie du bacille diphtérique, c'est-à-dire la situation la plus propice au développement épidémique de la diphtérie. Au contraire, si l'épidémie commence à se développer après 5 ou 6 ans et vers la 7-e ou 8-e année atteint son maximum, dans ce cas, au bout de 2—3 années, la réceptivité de la population enfantine acquerra l'état défavorable pour le développement d'une épidémie, cet état par où nous avons commencé notre raisonnement.

Nous ajouterons encore à ce qui vient d'être exposé que la p é r i o d i c i t é des épidémies diphtériques considérée comme un phénomène ayant toute l'apparence d'une loi et tenant essentiellement aux proportions et à la composition des groupes de différent âge, nous paraît d'autant plus démontrée que nous avons eu la chance d'observer le même phénomène par rapport à d'autres maladies contagieuses très répandues et inhérentes à un petit groupe d'âge déterminé, telles que la rougeole, la variole.

Le schéma du développement des épidémies diphtériques ci-dessus exposé expliquant le cycle de leur manifestations et la durée des intervalles interépidémiques, on peut susciter les objections suivantes:

1° Jamais la population ne peut se trouver dans des conditions où le contage entrerait dans toutes les maisons, et tous les individus réceptibles par leur âge à la diphtérie la subiraient; par conséquent, dans un endroit donné, même après l'extinction d'une grande épidémie, il pourrait se trouver des enfants ayant acquis l'immunité et d'autres n'en ayant point. Donc, au nombre des enfants nés après une épidémie, il faut ajouter les enfants échappés au contage, pour avoir le nombre des enfants réceptibles.

2° Le fait d'avoir subi la diphtérie ne donne pas une immunité complète à l'organisme et, de plus, les enfants à l'âge de réceptivité

mais pourvus de l'immunité naturelle peuvent en perdre le bénéfice dans la suite et grossir ainsi la quantité de la matière vive sur laquelle la diphtérie aura à opérer.

3° Il paraît étrange que cette périodicité se laisse observer non seulement dans des endroits d'un espace limité, comme les campagnes, les petites villes, mais aussi sur de vastes territoires d'un district, d'un gouvernement et même les parties entières de la Russie. Il semblerait qu'ici, l'apparition de l'épidémie dans un endroit et simultanément son extinction dans un autre devrait contribuer à ce que le chiffre des atteintes par la diphtérie, quoique considérable, reste pendant toutes les années à peu près le même, notant la diphtérie à l'état constant, pour ainsi dire.

A toutes ces objections on ne peut répliquer que ceci: là où des faits cités dans ces objections sont observés, on observera une déviation d'une périodicité nette, des épidémies dans les intervalles, des épidémies sporadiques ou des pandémies à demeure fixe. Mais le fait même de la périodicité montre que les déclinaisons résultant de l'irréceptivité de la population et les mesures prises jusqu'alors, ne purent avoir raison du contage pathogène qui trouva le moyen de manifester sa funeste influence; il est vrai que cette dernière dans certains endroits était de plus en plus faible, mais le développement se fit néanmoins d'après l'ordre de la périodicité que nous avons indiqué.

Quant à la deuxième objection elle n'est pas essentielle, car, même dans l'absence des statistiques exactes concernant les récidives de la diphtérie chez un seul et même individu, il est communément admis que ces récidives sont fort rares, aussi rare probablement que l'est la réceptivité chez des personnes âgées de plus de 15 ans; ces récidives ne peuvent avoir une influence appréciable sur la marche des épidémies.

Enfin le fait de la périodicité sur de vastes territoires démontre: 1° soit que le contage diphtérique ait eu pour lieu d'origine un seul pays, d'où la diphtérie s'était répandue par cercles concentriques sur des espaces de plus en plus grands, et que le début des épidémies arrivant pour la deuxième fois dans le lieu de l'importation primitive du contage ne soit advenu que lorsque le contage eut fait le tour de tous les endroits du territoire donné réceptible pour le contage; 2° soit que le contage ait été importé simultanément dans différents endroits d'où il commencerait son expansion par cercles concentriques également, et ferait le tour de tous les points accessibles à son action pendant un espace de temps inférieur à 10 ans.

Il va de soi qu'en parlant de la périodicité des épidémies diphtériques, nous sommes loin d'en reconnaître la fatalité. Il est vrai que la périodicité se manifeste d'autant plus clairement qu'il trouve moins d'obstacles artificiels et en revanche, plus énergiquement et adroitement on combattra la force virulente du contage et plus les déviations de la loi de la périodicité seront nettes. C'est ce que nous voyons dans l'exemple des villes de l'Europe occidentale et dans les déviations que subissent certaines épidémies rurales.

Tout ce qui vient d'être exposé m'a permis de formuler les thèses suivantes:

1° Les épidémies de la diphtérie dans la population rurale de la Russie se reproduisent avec une assez grande régularité tous les dix ans en moyenne.

2° La périodicité des épidémies tient à de nombreuses conditions parmi lesquelles les suivantes jouent un rôle prépondérant: l'âge des personnes, la réceptivité pour telle épidémie, la rapidité d'expansion du contage, l'efficacité des mesures prises pour combattres les épidémies ou l'absence complète de ces mesures.

3° La périodicité des épidémies a une grande importance au point de vue des organisations sociales ayant pour but de les combattre, là surtout où les mesures sanitaires n'ont point acquis un caractère rationnel et constant, comme cela a lieu dans les campagnes. Le fait de savoir d'avance les moments de réapparition permet de se préparer en temps opportun à combattre les épidémies.

4° L'étude de la périodicité des épidémies et de leurs origines est, suivant nous, un problème qui mérite d'attirer l'attention des épidémiologistes et médicins publics.

Dr. Jos. Schrank (Wien).

Die Notwendigkeit der Errichtung bakteriologischer Untersuchungsstationen zur Feststellung der Diagnose bei Infectionskrankheiten.

Viele von den Infectionskrankheiten, deren Erreger Mikroben sind, lassen sich auf klinischem Wege gar nicht oder erst in einem späteren Krankheitsstadium nachweisen. In den meisten dieser Fälle lässt sich die Diagnose schnell und sicher durch die Vornahme einer bakteriologischen Untersuchung der Krankheitsstoffe des betreffenden Kranken bestimmen.

Nur durch die Bakteriologie ist eine Differentialdiagnose im Anfange der Erkrankung zwischen Cholera und Cholera nostras, Diphtheritis und Pseudodiphtherie, Gonorrhoe und Fluor insons u. s. w. möglich.

Es lassen sich bei Lungentuberculose die Tuberkelbacillen im Sputum zu einer Zeit nachweisen, in welcher kein Kliniker schon den Beginn einer so mörderischen Krankheit constatiren kann.

Im Anfange der Erkrankung ist es klinisch schwer, oft sogar unmöglich, Diphtheritis von einer Streptokokkeninvasion zu unterscheiden.

Es kann Gonorrhoe vorhanden sein, ohne nachweisbare entzündliche Erscheinungen; in einem solchen Falle giebt oft nur die bakteriologische Untersuchung des spärlichen Urethralsecrets oder des Harnes Aufschluss.

Die frühzeitige sichere Feststellung der Diagnose hat bei gewissen Infectionskrankheiten in curativer Hinsicht einen grossen Wert, hängt oft sogar der ganze Heilerfolg ab, dass das Mittel, besonders wenn es ein Heilserum ist, im Beginne der Erkrankung angewendet wird.

Ein Irrtum in der Diagnose macht bei Diphtheritis den Heilerfolg sehr problematisch.

Von geradezu grösster Bedeutung und Wichigkeit ist das frühzeitige Erkennen der infectiösen Krankheiten in prophylaktischer Hinsicht.

Man kann fast mit Bestimmtheit sagen, dass Epidemieen nie zum Ausbruch gekommen wären, wenn die ersten Fälle dieser infectiösen Krankheiten sogleich erkannt und isolirt worden wären. Das Feuer lässt sich leicht im Keime ersticken, aber schwer, wenn es bereits an vielen Orten auflodert.

Die Hauptaufgabe der Hygiene ist, das Auftreten der Epidemieen zu verhindern, die zuerst sporadisch auftretenden Fälle zn isoliren.

Cholera und Diphtheritis würden vielmehr wüten und verheerend auftreten, wenn nicht dieser hygienische Grundsatz in den meisten Staaten zur vollen Geltung gelangt wäre.

Das Meldewesen für Infectionskrankheiten würde, indem bei jeder Meldung auch der bakteriologische Befund einer Untersuchungsanstalt beizulegen oder in der möglich kürzesten Zeit nachzusenden wäre, eine Umgestaltung erfahren, die von grossem Belange für die öffentliche Gesundheitspflege und Sanitätsstatistik sein würde. Es würden die Kosten der Desinfection bei Fällen nicht infectiöser Krankheiten, die gegenwärtig häufig irrtümlich als infectiöse zur Anzeige gebracht werden, erspart. Die Statistik über die Ausbreitung der Infectionskrankheiten, wie über die Heilerfolge bei denselben, würde sich viel genauer gestalten.

Die bakteriologischen Untersuchungen der Krankheitsstoffe bei Infectionskrankheiten sind in der Mehrzahl der Fälle aus klinischen oder hygienischen Gründen notwendig.

Die wenigen hygienischen Institute, die mit Universitäten und anderen höheren Lehranstalten verbunden sind, reichen nicht hin, wenn derartige Untersuchungen obligatorisch eingeführt werden, um die vielen Objecte, welche von praktischen Aerzten und Gemeinden zur Untersuchung übersendet werden, schnell, genau und präcise bakteriologisch auf Krankheitskeime zu prüfen.

Auch liegt es nicht im Zwecke derartiger Institute, die ihre Thätigkeit mehr auf den Unterricht und die Pflege der Wissenschaft zu concentriren haben, sich mit derlei meist chablonenartigen Untersuchungen zu beschäftigen.

Der Staat oder die Gemeinde hat keinen besonderen Grund, staatlische Anstalten zu diesem Zwecke zu errichten, wenn Privatanstalten bestehen und zwar in hinreichender Anzahl. In diesem Falle trägt der Staat der öffentlichen Sanitätspflege vollkommen Rechnung, wenn er die vcn Privaten errichteten Untersuchungsanstalten überwacht und Sorge trägt, dass die Untersuchungen von wissenschaftlich gediegenen Bakteriologen in entsprechenden Laboratorien, die keine Uebertragung von Krankheitskeimen nach aussen, überhaupt keine Inficirung befürchten lassen, ausgeführt werden. Würde der Staat für die Errichtung solcher Anstalten als Staatsanstalten sein, so wäre dies leicht durchzuführen. In Städten, in denen bereits staatliche Untersuchungsanstalten für Nahrungsmittel bestehen, in denen auch selbstverständlich bakteriologische Untersuchungen der letzteren vorgenommen wer-

den, könnte das bakteriologische Laboratorium dieser Anstalten auch als Untersuchungsstation zum Nachweise pathogener Keime in Krankheitsstoffen verwendet werden.

In einigen Städten bestehen bereits schon seit längerer Zeit solche bakteriologische Untersuchungsstationen, die nicht vom Staate, sondern von Gemeinden oder Privaten errichtet worden sind. Diese bestehenden Anstalten sind meist solche, die sich nur mit der bakteriologisch-diagnostischen Untersuchung bei Diphtheritis, beziehungsweise Diphtherieverdacht befassen.

Es muss hervorgehoben werden, dass New-York die erste Stadt war, wo eine derartige Untersuchungsanstalt speciell zur Constatirung der Diphtheriekeime in den Halsbelägen bereits vor mehreren Jahren (1893) ins Leben trat. Diese Anstalt wird von der Stadt erhalten. Für die Untersuchungen werden keine Gebühren eingehoben. Solche Anstalten bestehen gegenwärtig in den meisten Grossstädten der Vereinigten Staaten Nordamerikas.

Die Einrichtung in New-York besteht darin, dass ausser einer Centralstelle unter der Leitung eines geschulten Bakteriologen, über die ganze Stadt hin, in Verbindung mit den Apothekern, Depôts etablirt sind, wo alle nötigen Behelfe für das Anlegen einer ersten Bacillencultur zu haben sind.

Die Ausführung dieser Einrichtung ist folgende: findet der Arzt einen Kranken Diphtherie-verdächtig, so beschafft er sich vom nächsten Depôt einen Carton, in welchem 2 Eprouvetten, die eine mit schräg erstarrtem Löffler's Blutserum, die andere mit einem Wattepinsel, beides im sterilisirten Zustande, ferner eine gedruckte Gebrauchsanweisung und ein Blanquett mit Vordruck zur Angabe der Personalien des Patienten. Der Arzt impft nun den Nährboden in der Eprouvette mit den Partikeln oder Secret, die er von der erkrankten Halspartie mit dem Wattepinsel entnommen hat, füllt das Blanquett aus und giebt den Carton mit den beiden Eprouvetten verschlossen an das Depôt. Spät Abends werden aus sämmtlichen Depôts die geimpften Eprouvetten, respective Cartons, durch Boten eingesammelt und nach der Centralstation zur weiteren bakteriologischen Bearbeitung gebracht.

Nach 12 Stunden sind oft schon die Culturen derart entwickelt, dass der Arzt schon am folgenden Vormittage von der Centrale den schriftlichen oder telephonischen Bescheid erhält. Seit ungefähr 2 Jahren sind die Aerzte in den meisten Grossstädten der amerikanischen Union auch verhalten, an diese Anstalten das Sputum ihrer Kranken bei Tuberculose-Verdacht einzusenden.

In Oesterreich wurde schon im Jahre 1895 vom niederösterreichischen Landes-Sanitätsrat die Vornahme der bakteriologischen Untersuchungen in allen Fällen der Serumbehandlung im Interesse der Klarstellung des Wertes dieses Heilverfahrens als unerlässlich bezeichnet und sprach sich hierbei auch für die allgemeine Einführung der bakteriologisch-diagnostischen Untersuchung bei Diphtherie, beziehungsweise bei Diphtherie-Verdacht aus prophylaktischen Gründen aus.

In Wien beabsichtigt die Oesterreichische pharmaceutische Gesellschaft, in Verbindung mit dem Allgemeinen Österreichischen Apotheker-Verein, eine bakteriologische Untersuchungsanstalt nach dem Muster

der in New-York zu errichten. Hiebei sollen auch die Apotheken als Depôts verwendet werden. Als Centrale wäre das Bakterio-Laboratorium des Allgemeinen Oesterreichischen Apotheker-Vereins bestimmt. Dieses Laboratorium, dessen Hauptbestimmung die bakteriologische Untersuchung von Nahrungs- und Genussmitteln und von Trinkwässern ist, hat seit seinem 7-jährigen Bestehen bei 143 derlei Untersuchungen ausgeführt. Verschiedene eingetretene Schwierigkeiten haben bis jetzt die Errichtung dieser proponirten Anstalt vereitelt.

In Linz in Oberösterreich besteht seit 1895 eine bakteriologische Untersuchungsanstalt beim k. k. Sanitätsdepartament der Oberösterreichischen Statthalterei, die sich hauptsächlich mit der bakteriologischen Untersuchung der Urethralsecrete auf das Vorhandensein von Gonokokken, der Sputa auf das von Tuberkelbacillen, der Halsbeläge auf das von Diphtheriebacillen beschäftigt. Diese Anstalt hat mehr den Charakter einer staatlichen.

In der Stadt Salzburg werden derlei Untersuchungen im chemisch-bakteriologischen Laboratorium der k. k. Hofapotheke in Salzburg vom Magister pharm. E. Proksch seit dem J. 1895 ausgeführt.

In Deutschland wurden derlei Untersuchungen zuerst in Dresden vom Bezirksarzte D. W. Hesse in seinem Amtsbezirke bei Diphtherie-Verdacht vorgenommen. Die Aerzte seines Bezirkes erhielten in Reagensgläsern sterilisirte Glasstäbe, welche nach der Impfung in Holzhülsen gesteckt und an die Untersuchungsstelle gesendet wurden.

In Berlin bestehen bis jetzt keine derartigen selbstständigen bakteriologischen Untersuchungsanstalten. Einen Teil dieser Untersuchungen, nämlich den für die Stadt, ubernimmt das Koch'sche Institut für Infectionskrankheiten, und zwar kostenlos.

In Paris macht das Laboratorium der „Presse médicale" die bakteriologische Untersuchung bei Diphtherie-Verdacht unentgeltlich und setzt von dem Resultate der Untersuchung nach 23 Stunden den Arzt in Kenntniss.

In Petersburg in Russland soll in der neuesten Zeit eine Untersuchungsstation auf pathogene Keime von der dortigen Pharmaceutischen Gesellschaft ins Leben gerufen worden sein.

Am Schlusse meines Vortrages erlaube ich mir folgende Sätze, deren Motivirung in dem Vorhergesagten liegt, aufzustellen:

1. Es sind in allen grösseren Städten derartige Anstalten, sei es vom Staate, der Gemeinde, oder von Privaten zu errichten.

2. Diese Anstalten sind in gleicher Weise für alle bakteriellen Infectionen einzurichten.

3. Dieselben müssen leicht zugänglich, dem Arzte wie den Patienten ohne grossen Zeitaufwand ermöglicht sein. Die Untersuchung hat in der raschesten Zeit zu erfolgen und ist sogleich nach Beendigung derselben das Resultat telephonisch oder telegraphisch dem Arzte bekannt zu geben.

4. Auch darf die Untersuchung keine namhaften Kosten verursachen; für arme Kranke wäre dieselbe jedenfalls von den sie zu versorgenden Gemeinden zu entrichten.

5. Als Depôts zur Uebernahme des Untersuchungsobjectes wären in den grösseren Städten Apotheken die geeignetsten Orte.

18*

6. Staatliche Anstalten wären den privaten vorzuziehen, da diese mit den staatlichen Untersuchungsanstalten für Nahrungsmittel leicht verbunden werden könnten und der Kostenpunkt einer Untersuchung neben der staatlichen Garantie wesentlich vermindert werden würde, wodurch diese Einrichtung jedermann leicht zugänglich gemacht werden könnte.

Dr. **Louis Csatáry de Csatár** (Budapest).

Mesures à prendre pour empêcher la propagation des maladies infectieuses par les voyageurs.

Conclusions.

1º Il faut absolument défendre le transport de tous ceux qui souffrent de maladie infectieuse ou bien contagieuse, dans des wagons et bâteaux servant à l'usage commun des voyageurs.

2 Chaque direction des chemins de fer doit être munie des wagons spéciaux pour le transport des malades, comme il en est dans les chemins de fer de l'Etat R. hongrois qui est en possession de plusieurs wagons de sauvetage construits conformément aux instructions du rapporteur du présent.

3º Dans les bâteaux à long cours des appartements, séparés doivent servir à la réception des malades infectieux.

4º Il faut surveiller en temps d'épidémies les voyageurs venant des pays contaminés; ceux qui sont atteints de maladie infectieuse doivent être remis aux soins médicaux de la prochaine station; il faut détacher le wagon dans lequel le malade trouvait place, et le soumettre à une désinfection rigoureuse.

5º Il est de haute importance de surveiller les voyageurs arrivant d'un pays contaminé, mais cette surveillance médicale ne pourra jamais être vexatoire.

6º Les gares de frontière doivent être munies des outils nécessaires pour la désinfection des linges souillés, mais il faut absolument défendre de tracasser inutilement les voyageurs par l'emploi des matières soi-disant désinfectantes.

7º Il est de la plus haute importance, qu'un nombre suffisant de médecins habiles et versés en matière d'épidémie soit appliqué et convenablement doté pour la surveillance en cas d'épidémie.

8º Il faut éviter tout ce qui pourrait empêcher inutilement le commerce et le libre mouvement; des mesures inutiles à cet égard pourraient causer plus de dommage que l'épidémie.

Discussion.

Dr. **Léon Berthenson** (St.-Petersbourg): Il est incontestable que les voyageurs propagent les maladies infectieuses de tout genre, mais dans cette propagation un rôle plutôt restreint ont les personnes qui présentent les cas de maladie soi-disant voyante, les cas qui s'annoncent eux-mêmes mais qui, parait-il, préoccupent par préférence M. le

rapporteur; un rôle beaucoup plus important jouent les personnes qui se
déplacent en voyageurs ordinaires et qui propagent les germes des maladies bien plus dangereuses que les maladies aiguës épidémiques. Vous devinez, Mesdames et Messieurs, que je parle de tuberculose. Pendant que
les personnes alitées et les malades reçus comme tels dans les voitures
de chemin de fer ou dans les cabines des bâteaux à vapeur, surtout
au temps d'épidémies, surveillés par les gouvernements et par le public
même, faisant la peur des voyageurs, provoquent des mesures préventives de tout genre, d'autres malades qui se déplacent en voyageurs
ordinaires et propagent les germes des maladies non moins dangereuses que les maladies aiguës épidémiques sont laissés sans aucune
attention. Peut-on nier que les wagons et les cabines, surtout les
sleeping cars, pourraient être, et le sont selon moi, des propagateurs
très sérieux de tuberculose et d'autres maladies chroniques. Eh bien!
il est évident que pour la propagation des maladies infectieuses par
les voyageurs il faudrait avant tout recourir aux mesures prophylactiques générales et journalières. La surveillance constante infatigable et
l'assainissement journalier et minutieux des wagons, des bâteaux, des
omnibus et des voitures publiques devraient entrer dans les devoirs
des assistances publiques et des ministères de voies de communication.

Cinquième Séance.

Mardi, le 12 (24) Août, 9 h. du matin.

La Séance fut ouverte par le Prof. S. Boubnoff (Moscou).
Présidents: Dr. Zàhor (Prague), Prof. Bonmariage (Bruxelles), Prof. Bossi (Gênes), Dr. Bertillon (Paris), Prof. Saltet (Amsterdam).

Dr. Jacques Bertillon (Paris).

Trois projets de nomenclature de maladies
(Causes de décès; causes d'incapacité de travail)

**Adoptés dans toute l'Amérique du Nord (Etats Unis—Canada—Mexique) une partie
de l'Amérique du Sud et une partie de l'Europe.**

Les statisticiens ont toujours reconnu la nécessité d'user de méthodes et de nomenclature parfaitement uniformes de façon à aboutir
à des statistiques parfaitement comparables. Est-il besoin d'insister
sur la nécessité de l'uniformité en statistique? La statistique vaut surtout par la comparaison, et pour qu'une comparaison soit possible,
soit entre deux pays, soit pour un même pays, entre deux époques,
il faut que les cadres de la statistique n'aient pas changé.
Vous avez vu avec intérêt les diagrammes relatifs à la ville de
Hambourg où l'on voyait la fièvre typhoïde diminuer si grandement
au moment où l'on améliorait son eau d'alimentation. Cette comparaison si instructive aurait perdu toute sa valeur si les cadres de la
statistique avaient changé.
Il suffit souvent du plus faible changement dans le texte d'une nomenclature pour modifier gravement les chiffres, et parfois de la façon

la plus imprévue. Supposons, par exemple, qu'une nomenclature porte la rubrique „rhumatisme“ et une autre la rubrique „rhumatisme articulaire“, non seulement les chiffres de ces deux rubriques ne seront pas comparables, mais encore l'addition du mot „articulaire“ modifiera gravement la valeur de plusieurs rubriques. La „méningite rhumatismale“, la „péritonite rhumatismale“, la „pleurésie rhumatismale“ pourront être comptées à la rubrique „rhumatisme“ dans la première de ces nomenclatures tandis qu'elles seront sûrement comptées aux rubriques „méningite“ ou „péritonite“ etc. dans la seconde. Ainsi l'addition d'une simple épithète à une rubrique modifie non seulement cette rubrique mais encore plusieurs autres rubriques qui pourtant n'ont subi aucune modification.

L'uniformité est donc extrêmement désirable en statistique. Un changement, même excellent en lui-même, est mauvais par lui-même car il trouble la comparabilité des statistiques. Il faut donc n'introduire de changements que lorsqu'ils sont rigoureusement indispensables. La devise de la statistique est: n o l i m e t a n g e r e.

C'est dans cette pensée que l'Institut international de statistique, dans sa séance du 2 octobre 1891 (session de Vienne), nous a confié le soin de „proposer au prochain Congrès une nomenclature des causes de décès“. Un des auteurs de cette proposition, M. le docteur G u i l l a u m e, avait émis le vœu que l'on présentât deux ou trois nomenclatures dont l'une fût le résumé de l'autre, de façon que chaque administration pût choisir une nomenclature plus ou moins développée sans nuire néanmoins à l'exactitude des comparaisons internationales.

Le sujet que nous avons à traiter n'est pas nouveau.

Déjà, en 1853, le Congrès de statistique de Bruxelles avait décidé „qu'il y avait lieu de former une nomenclature uniforme des causes de décès“ et avait chargé MM. M a r c d'E p i n e (de Genève), et W i l l i a m F a r r, de présenter un projet de nomenclature à un prochain Congrès. En effet, dès 1855, ces deux médecins distingués apportaient chacun un projet de nomenclature fondé sur des principes très différents.

Dans la Commission [1]) où furent discutées ces deux nomenclatures, le président, M. R a y e r, fit remarquer que la classification de maladies n'avait qu'une importance secondaire, et que le point important était de dresser la liste des unités morbides assez fréquentes pour mériter l'attention du statisticien, afin que les relevés des causes étant faits et publiés par unités connues, la comparaison des documents fût toujours possible [2]). C'est en partant de ce point de vue si judicieux que fut dressée la liste présentée à l'approbation du Congrès. Cette liste fut traduite en anglais par William Farr, en allemand par M. Virchow, en italien par M. Bertini, en suédois par M. Berg.

---

[1]) Composée, notamment, de MM. R a y e r (France), président; B a l f o u r (Angleterre); B e r g (Suède); B e r t i l l o n (France); B e r t i n i (États Sardes); H u m b e r g (Danemark); M e d i n g (Allemagne); B o u d i n, P a r c h a p p e, T h o l o z a n, T r é b u c h e t, V i l l e r m é, W e b e r, et des deux rapporteurs.

[2]) Compte rendu du Congrès international de statistique, par le Dr. B e r t i l l o n, dans la „Gazette hebdomadaire de Médecine“, 1855. Les procès-verbaux de cette Commission ne figurent malheureusement pas dans le compte rendu du Congrès.

Les unités morbides, définies par le Congrès de 1855, figurent encore aujourd'hui dans presque toutes les nomenclatures, mais non pas suivant la classification adoptée par le Congrès. Nous venons de voir que la Commission d'étude attachait peu d'importance à cette classification, et c'est avec juste raison. Aujourd'hui, comme en 1855, la nature des maladies nous est encore trop peu connue pour que nous puissions nous flatter de constituer une classification naturelle des maladies. Si nous avions cette prétention, les progrès de la science ne tarderaient pas à bouleverser complètement notre œuvre au grand détriment de la statistique à laquelle l'uniformité et la continuité sont des conditions très nécessaires.

Est-ce à dire qu'il ne faille pas de classification du tout et qu'on puisse se contenter de l'ordre alphabétique? Non, l'ordre alphabétique est un mode de classement très mauvais et très peu pratique, parce que la plupart des maladies portent plusieurs noms: le lecteur ne pouvant deviner si la dothiénenterie, par exemple, a été désignée sous le nom de fièvre muqueuse ou fièvre typhoïde, ou de fièvre continue, etc., serait obligé de lire la nomenclature entière pour la trouver et de la relire une seconde fois très attentivement pour apprécier les limites exactes de cette rubrique et se rendre compte de sa véritable et exacte signification. Ainsi la classification par analogie, même la plus mauvaise, est préférable à l'ordre alphabétique.

Presque toutes les nomenclatures actuellement en usage dérivent plus ou moins directement de celle de William Farr, c'est-à-dire qu'elles classent les maladies, autant que possible, d'après leur siège anatomique et non pas d'après leur nature. Cela se comprend, puisque les progrès de la science modifient fréquemment l'idée que les médecins se font de la nature des maladies; or une nomenclature statistique doit être modifiée aussi rarement que possible afin de rendre faciles les comparaisons avec le passé.

On distinguera donc les maladies de chaque appareil : nerveux, circulatoire, respiratoire, digestif, génito-urinaire, les affections de la peau et celles des organes de la locomotion (os, articulations, muscles).

En dehors de ces maladies, dont le siège est déterminé, se trouvent les maladies qui affectent l'organisme tout entier; autrefois on établissait entre ces maladies générales de nombreuses divisions qui ont aujourd'hui vieilli. Le mieux est donc d'énumérer ces maladies en tête de la liste celles que W. Farr réunissait par la dénomination heureuse de zymotiques; puis celles que l'on a qualifiées de virulentes; enfin les autres maladies générales et intoxications lentes. Mais ce serait sans doute un tort que d'inscrire dans notre nomenclature ces distinctions générales, car dès aujourd'hui on peut prévoir qu'elles perdront avant peu de temps l'importance qu'on leur attribuait autrefois. Par exemple, à notre époque, la liste des maladies dites infectieuses s'allonge chaque jour d'affections qui naguère étaient classées autrement. Mieux vaut donc s'abstenir de ces divisions qui sont forcément provisoires et qui d'ailleurs ne sont pas utiles à la statistique.

En effet, ainsi que l'ont dit plusieurs orateurs du Congrès de statistique de Paris et d'autres auteurs distingués, ce qui importe en

statistique médicale, c'est d'avoir des chiffres relatifs à un certain nombre de maladies définies. C'est dans la même pensée que les auteurs de la nomenclatu. e italienne ont supprimé complètement les titres. Quoique nous approuvions le motif qui les a guidés, nous conservons quelques titres pour la facilité des recherches.

Des principes qui nous ont dirigé dans la direction de la 2-e et de la 1-re nomenclature.—Ce qui précède indique assez pourquoi, dans la rédaction des nomenclatures abrégées, nous ne nous sommes pas appliqué à rédiger des titres généraux comprenant un groupe de maladies. Nous pensons que dans l'état actuel de la science on ne peut pas espérer de grouper les maladies d'une façon définitive. Que signifient aujourd'hui les mots „maladies enthétiques, diéthiques, diathétiques, etc.", que W. Farr proposait à l'adoption du Congrès de statistique de 1855? Ils ont perdu toute espèce de sens, et il est certain qu'aujourd'hui une statistique qui se coi tenterait de nous dire combien de personnes sont mortes de „maladies diathétiques", par exemple, ne nous paraîtrait guère intéressante. Mais si le nom de groupes morbides a perdu son sens, le nom des maladies a gardé le sien; par exemple, ce groupe des maladies „diathétiques" se composait notamment de la „goutte", de „l'anémie", du „cancer" et de la „gangrène" (sénile, etc.). Ces maladies, qui nous semblent aujourd'hui si bizarrement réunies, ont conservé le sens très nettement défini qu'elles avaient en 1855.

L'histoire du passé doit nous éclairer sur l'avenir. Les groupes de maladies qui paraissent les plus naturels à un moment donné perdent rapidement leur raison d'être. Nous ne pouvons donc pas nous en servir en statistique médicale, si nous voulons faire œuvre durable. Au contraire, le sens des maladies définies ne change que beaucoup plus lentement.

C'est pourquoi, quand nous rédigerons les nomenclatures abrégées, nous nous garderons de réunir plusieurs maladies qui nous semblent aujourd'hui connexes, sous un terme générique, car nous craindrions que ce groupement ne devînt, en quelques années, artificiel et suranné. Il nous paraît bien préférable de garder dans la nomenclature abrégée les maladies définies qui sont les plus dignes d'étude, soit en raison de leur nature transmissible, soit surtout en raison de leur fréquence.

Résumé des considérations qui précèdent.—Les considérations qui précèdent justifient sans doute la méthode de travail que nous nous sommes imposée.

Nous avons adopté les divisions dans lesquelles les maladies doivent être classées, ainsi que le voulait William Farr, d'après leur siège anatomique plutôt que d'après leur nature:

I. — Maladies générales.
II. —   „   du système nerveux et des organes des sens.
III. —   „   de l'appareil circulatoire.
IV. —   „   „   respiratoire.
V. —   „   ..   digestif.
VI. —   „   „   génito-urinaire et de ses annexes.
VII. —   „   puerpérales.
VIII. —   „   de la peau et de ses annexes.

IX. — Maladies des organes de la locomotion.
X. — Vices de conformation.
XI. — Maladies du premier âge.
XII. — „ de la vieillesse.
XIII. — Affections produites par des causes extérieures.
XIV. — Maladies mal définies.

Nous avons ensuite extrait des dictionnaires de médecine usuels (Littré & Robin, Mathias Duval & Lereboullet, Maxwell) tous les noms de maladies qu'ils contiennent, et nous les avons rangées sous chacun des chapitres ci-dessus; puis, nous aidant des principales nomenclatures existantes, nous avons choisi les rubriques les plus importantes.

Les nomenclatures qui nous ont surtout servi sont la nomenclature de William Farr, la nomenclature du Congrès de statistique de 1855, celle de la Ville de Bruxelles, celle de la Ville de Paris (1865, corrigée en 1874, puis en 1880), celle de Virchow, celle du royaume d'Italie et enfin le schéma du Bureau fédéral de statistique, publié tout récemment.

Ce travail a été exécuté en 1885, sur la demande de la Commission de statistique de la Ville de Paris, qui désirait que la nomenclature parisienne permit autant que possible les comparaisons internationales. Douze années de pratique permettent d'affirmer que cette nomenclature a subi avec succès l'épreuve de l'expérience et que les réponses faites par les médecins viennent y trouver facilement leur place naturelle.

I. — Maladies générales

3-e nomenclature.—Voyez à la page 292.

Cette énumération diffère assez peu de celle qui se trouve dans les chapitres 1, 2, 3 et 6 de la nomenclature de Berlin. Elle diffère moins encore de celle qui se trouve sous les nᵒˢ 9 à 43 de la nomenclature italienne. Nous avons cru devoir donner quelque développement à notre rubrique Tuberculose.

L'importance tout-à-fait prépondérante de cette terrible maladie nous détermine à rapprocher toutes ses manifestations, ainsi que le fait la nomenclature suisse. Au lieu de cela, quelques nomenclatures n'ont pas de rubrique: „Tuberculose"; elles placent la tuberculose pulmonaire avec les maladies du poumon; la tuberculose des méninges avec les maladies du système nerveux, etc.; en sorte qu'il est difficile et parfois impossible de savoir combien la tuberculose fait de victimes. Il nous a paru préférable de consacrer à cette maladie protéiforme une sorte de chapitre spécial.

La nomenclature allemande place aujourd'hui avec beaucoup de raison la diphtérie à côté du croup. L'école de Bretonneau n'a jamais admis de distinction entre ces deux maladies, et aujourd'hui, on lui donne à peu près universellement raison. Il est très important, pour l'exactitude des comparaisons internationales, que les rubriques „diphtérie" et „croup" soient toujours placées à côté l'une de l'autre et

282 Section XIV: Hygiène, médecine publique, statistique sanitaire, épidémiologie.

faciles à additionner [1]). Nous préférons les confondre en une seule rubrique.

Nous donnons un certain développement à la rubrique „rhumatisme". Dans plusieurs nomenclatures, cette rubrique est rédigée ainsi: „rhumatisme articulaire" en sorte qu'il est impossible d'y classer la „méningite rhumatismale" ou la „pleurésie rhumatismale" etc., ces maladies ne pouvant d'ailleurs être classées à la rubrique: „méningite simple" ni „pleurésie franche", on ne sait à quel endroit les compter.

Nous n'avons pas pu mettre la fièvre puerpérale avec les autres maladies infectieuses, car il aurait fallu y ranger aussi la phlébite puerpérale, la phlegmatia alba dolens, etc., maladies qui sont très vraisemblablement aussi infectieuses. Toutes ces maladies sont inséparables des autres maladies puerpérales avec lesquelles elles ne sont que trop souvent confondues sous le terme générique de „suites de couche". Il y a donc intérêt à constituer, pour toutes les maladies de la grossesse et de l'accouchement, un chapitre spécial.

La varicelle figure sur la nomenclature du Congrès de 1855, sur celle de William Farr et sur celle de Berlin, mais cette maladie est assez rare et ne cause presque jamais la mort.

2-e nomenclature.—Nous nous bornons à réunir la fièvre intermittente à la cachexie palustre, goutte et le rhumatisme et à réunir quelques maladies rares à la rubrique „autres maladies générales".

1-re nomenclature.—Nous conservons la plupart des maladies dites zymotiques, même lorsqu'elles sont assez rares, en raison du grand intérêt que la statistique de ces maladies présente pour l'hygiéniste.

Parmi les maladies générales, nous ne conservons que la tuberculose et le cancer et enfin (comme maladie, mais non comme cause de mort) l'anémie. Il est indispensable de distinguer parmi les tuberculoses celle des poumons, qui est la plus fréquente des maladies, et celle des méninges, parce que cette rubrique complétera la rubrique méningite et la rubrique convulsions.

Nomenclatures des maladies causes d'incapacité de travail.—Une nomenclature des maladies, si abrégée qu'elle soit (1-re nomenclature), devra contenir la rubrique „anémie, chlorose" en raison de la grande fréquence de ces maladies qui sont d'ailleurs trop rarement mortelles pour figurer sur une nomenclature abrégée des causes de décès.

II. — Maladies du système nerveux et des organes des sens.

3-e Nomenclature. — Voyez à la page 293.

Cette nomenclature est presque identique à celle de l'Italie (sauf

---

[1]) C'est donc avec regret que nous voyons les villes anglaises, dont la statistique nosologique est d'ailleurs si intéressante, ne donner chaque semaine que le nombre des décès par diphtérie, chiffre dont les décès par croup sont exclus. Il résulte de cette distinction arbitraire qu'on ne peut pas, d'après ces renseignements hebdomadaires, se faire une idée exacte de la fréquence de cette cause de décès en Angleterre.

quelques rubriques toujours très peu chargées). Cependant l'Italie place ailleurs l'atrophie musculaire progressive dont l'origine nerveuse n'est pourtant pas contestable. Elle n'a pas la rubrique ramollissement cérébral, malgré la grande fréquence de cette maladie.

La nomenclature que nous proposons ressemble beaucoup aussi à celle de Farr, de Berlin, de Bruxelles. A l'exemple de Farr, nous avons conssacré une rubrique spéciale à la chorée; cependant la nomenclature de Berlin confond cette maladie avec l'épilepsie et celle de Bruxelles la confond avec l'ataxie locomotrice; elle nous a paru tellement différente de ces deux maladies qu'une rubrique spéciale nous a semblé justifiée malgré la rareté des cas de décès.

Nous insistons pour le maintien de la rubrique paralysie sans cause indiquée. En effet, la paralysie est fréquemment indiquée comme cause de mort, quoique ce ne soit à proprement parler qu'un symptôme. Mais il arrive souvent que le médecin ne puisse constater que la paralysie, sans qu'il puisse déterminer si elle est due à l'apoplexie ou au ramollissement cérébral. Il peut y avoir avantage, dans les nomenclatures abrégées, à réunir ensemble ces trois causes de mort.

La rubrique convulsions figure dans toutes les nomenclatures et elle est toujours très chargée à cause de la difficulté de remonter à la maladie qui les a causées. Cette rubrique doit donc être conservée.

Peut-être y aurait-il avantage à créer, à l'exemple de la nomenclature italienne, une rubrique myélite, au lieu de confondre cette maladie sous la rubrique: „autres maladies du système nerveux".

2-e nomenclature. — Nous réunissons encéphalite avec méningite simple.

Nous conservons l'ataxie locomotrice malgré sa rareté, parce que cette maladie paraît augmenter de fréquence.

Il n'y a aucun inconvénient à réunir l'apoplexie et le ramollissement du cerveau, ces deux maladies étant souvent difficiles à distinguer l'une de l'autre et marchant le plus souvent ensemble. La paralysie sans cause indiquée, dépendant presque toujours de l'une ou de l'autre de ces maladies, doit être réunie au même groupe.

On peut réunir les convulsions avec l'eclampsie non puerpérale, surtout dans une statistique où l'âge des morts est distingué.

1-re nomenclature. — L'apoplexie et le ramollissement doivent être conservés en raison de leur fréquence. Il en est de même de la méningite et des convulsions. Les chiffres inscrits sous ces deux rubriques seront tantôt incomplets, tantôt au contraire grossis, par un certain nombre de méningites tuberculoses pour lesquelles le médecin n'aura distingué que l'inflammation des méninges sans en reconnaître ou sans en déclarer la nature tuberculeuse. De là la nécessité, déjà indiquée plus haut de conserver la rubrique „tuberculose des méninges" même dans une nomenclature très abrégée. En additionnant ces trois rubriques on aura un total dont la valeur sera la même dans tous les pays.

Nomenclatures des maladies causes d'incapacité de travail. — Il importe beaucoup de ventiler la rubrique „autres maladies du système nerveux" en trois sous-rubriques distinctes: A: „hystérie"; B: névralgie"; C: „autres". En effet l'hystérie d'une part, la névralgie d'autre part, causent un grand nombre d'entrées à l'hôpital. Même dans la nomenclature la plus abrégée, ces deux maladies doivent figurer. Nous y inscrivons aussi les maladies des yeux (et des oreilles), qui causent rarement la mort, mais, qui sont très souvent causes d'incapacité de travail. Leur statistique sera souvent comparée avec fruit avec celle de l'une des infirmités les plus cruelles et les plus faciles à dénombrer, la cécité.

III.—Maladies de l'appareil circulatoire.

3-e nomenclature.—La liste des maladies que nous rangeons dans ce chapitre (page 294), un peu plus longue que celle d'Italie, de Bruxelles, de Berlin et du Congrès de 1855, ressemble davantage à celle de W. Farr. La seule différence sensible consiste en ce que nous n'ouvrons pas une rubrique syncope. Le plus souvent ce mot signifie mort subite sans cause connue, rubrique qui figure sur notre nomenclature parmi les maladies incomplètement déterminées.

1-re nomenclature.—Nous ne conservons que la rubrique toujours si chargée, de maladies organiques du cœur, et comme maladie (mais non comme cause de mort) la rubrique Varices.

IV.—Maladies de l'appareil respiratoire.

3-e nomenclature.—Voyez page 294.

Nous insistons pour la distinction de la Bronchite aiguë et de la Bronchite chronique; ces deux maladies sont, à juste titre, séparées par la nomenclature de Berlin car elles sont sensiblement différentes.

Nous avons créé une rubrique spéciale pour la Broncho-pneumonie, maladie intermédiaire entre la bronchite aiguë et la pneumonie. On peut les réunir, mais alors il est nécessaire de rédiger la rubrique ainsi: „Pneumonie et broncho-pneumonie", sans quoi on ne saurait si la broncho-pneumonie a été comptée avec la bronchite aiguë ou avec la pneumonie.

Autrefois, c'est ainsi que comptait la statistique parisienne; c'est sur la demande de plusieurs médecins éminents que la distinction a été faite.

La nomenclature de Berlin possède encore une rubrique très chargée, surtout aux âges extrêmes, et qui est appelée Lungenlähmung (Paralysis pulmonum). Ce mot ne figure pas dans la Terminologia de Maxwell et les mots „paralysie des poumons" ne sont guère employés par les auteurs français. Ils correspondent à ce que nous appelons la congestion et l'apoplexie pulmonaires (rubrique qui se retrouve dans la nomenclature italienne).

Il y a peut-être lieu de créer une rubrique spéciale pour l'emphysème pulmonaire à l'exemple des nomenclatures allemande

et suisse. Cependant, à l'exemple de la nomenclature anglaise, nous confondons l'e m p h y s è m e avec l'asthme parce qu'un examen attentif est souvent nécessaire pour distinguer ces deux maladies qui, pourtant, sont de nature bien différente. La nomenclature de Bruxelles confond l'a s t h m e et l'a n g i n e d e p o i t r i n e, confusion qui nous paraît regrettable.

2-e n o m e n c l a t u r e.—Nous y réunissons les maladies des fosses nasales avec celles du larynx et du corps thyroïde, parce que ces diverses maladies causent trop rarement la mort pour qu'il soit nécessaire de les distinguer dans une nomenclature abrégée.

La pneumonie et la broncho-pneumonie étant des maladies très voisines, nous les réunissons.

1-re n o m e n c l a t u r e.—Nous n'y distinguons que la bronchite aiguë, bronchite chronique et enfin la pneumonie et broncho-pneumonie, ces trois causes de mort étant de beaucoup les plus fréquentes. Les autres maladies de l'appareil respiratoire (phtisie exceptée) forment une quatrième rubrique.

V. Maladies de l'appareil digestif.

La 3-e n o m e n c l a t u r e des maladies rangées dans ce chapitre (V. page 295) ressemble beaucoup à celle de Berlin et à celle de l'Italie; elle est un peu plus courte que la nomenclature anglaise; elle est une sorte de compromis entre ces trois nomenclatures.

2-e n o m e n c l a t u r e.—Nous réunissons les maladies de la bouche, du pharynx et de l'œsophage, à cause de la rareté relative des causes de mort, qui siègent dans la partie supérieure du tube digestif. La dysenterie est réunie à la diarrhée. L'ictère grave, la tumeur hydatique du foie et les calculs biliaires étant rarement des causes de mort, cessent d'avoir des rubriques distinctes et sont réunis aux autres affections du foie.

1-re n o m e n c l a t u r e.— La diarrhée, l'obstruction intestinale et la cirrhose sont des causes de mort tellement fréquentes qu'on doit les conserver comme rubriques distinctes, même dans les nomenclatures les plus abrégées.

N o m e n c l a t u r e s d e s m a l a d i e s c a u s e s d'i n c a p a c i t é d e t r a v a i l. — Nous donnons des places distinctes à l'angine (non diphtérique) et aux affections de l'anus (abcès, fistules, etc.), à cause du grand nombre d'entrées à l'hôpital dont elles sont causes. Ces maladies, d'ailleurs, causent rarement la mort et peuvent ne pas être mentionnées spécialement sur une nomenclature des causes de décès.

VI. — Maladies de l'appareil génito-urinaire et de ses annexes.

La 3-e n o m e n c l a t u r e des maladies des organes urinaires (page 296) est à peu près la même dans tous les pays. A l'exemple de l'Italie et de la Suisse, nous n'avons pas créé de rubrique spéciale pour l'u r é m i e

parce qu'elle ne constitue pas une maladie distincte, mais seulement une conséquence de la maladie de Bright. Comme elle peut résulter aussi des maladies de la vessie, la nomenclature anglaise et celle de Berlin lui ont consacré (non sans raison peut-être) une rubrique distincte.

Les maladies des organes génitaux de l'homme ne sont, dans aucune nomenclature, plus détaillées qu'elles ne le sont dans la nôtre où elles n'ont d'ailleurs que deux rubriques.

Celles des organes génitaux de la femme donnent lieu à beaucoup plus de difficultés. A l'exemple de la nomenclature anglaise, nous constituons une rubrique distincte pour les abcès du bassin. Les kystes de l'ovaire méritent une rubrique spéciale. Parmi les maladies de l'utérus, nous consacrons des rubriques spéciales aux plus fréquentes: la métrite (ou plutôt l'ensemble de maladies qu'un examen superficiel fait confondre sous ce nom), l'hémorragie (non puerpérale), et enfin les tumeurs (non cancéreuses) qui siègent si fréquemment dans cet organe. Ces différentes maladies figurent dans la nomenclature italienne, mais elles sont confondues dans la même parenthèse. Les autres maladies de l'utérus sont confondues sous une rubrique générale.

A l'exemple de la nomenclature italienne, nous citons les maladies (non puerpérales) de la mamelle après les maladies des organes génitaux de la femme.

2-e et 1-re nomenclatures.—La néphrite aiguë et la maladie de Bright (que beaucoup de médecins, dans la pratique, confondent sous le nom trop bref de „néphrite", en sorte qu'on ne sait s'il s'agit de néphrite aiguë ou de néphrite chronique), sont des maladies trop importantes pour ne pas figurer sur les nomenclatures même les plus abrégées.

Les calculs rénaux sont souvent difficiles à distinguer des calculs vésicaux, et ceux-ci se distinguent mal des autres maladies de la vessie. Nous proposons donc, pour les nomenclatures abrégées, la rubrique suivante: „Autres maladies des reins, de la vessie et de leurs annexes".

Les maladies des organes génitaux de la femme, confondues par la plupart des nomenclatures en deux ou trois rubriques, peuvent être réunies sous une seule rubrique par les nomenclatures détaillées.

Nomenclatures des maladies causes d'incapacité de travail. — La blennorragie, qui ne cause à peu près jamais la mort (du moins par ses suites immédiates), a dû être éliminée des nomenclatures de causes de décès, mais elle doit figurer sur les nomenclatures de maladies même les plus abrégées.

La leucorrhée n'est qu'un symptôme, mais il arrive très souvent qu'elle soit citée comme maladie de femme, sans que le médecin connaisse ou indique sa cause exacte. Il faut donc créer pour cette maladie une rubrique spéciale.

VII. — Affections puerpérales.

Nous distinguons (V. page 297): 1° les accidents de la grossesse; 2° ceux de l'accouchement; 3° ceux qui peuvent suivre l'accouchement. Plusieurs nomenclatures créent une rubrique spéciale pour la grossesse

extra-utérine; ce phénomène est trop rare pour mériter à nos yeux une rubrique spéciale. L'hémorragie puerpérale, au contraire, est un accident fréquent.

On n'a pas encore tracé les limites exactes de la septicémie puerpérale; la tendance actuelle est de rattacher au principe de l'infection un grand nombre d'accidents que l'on croyait naguère indépendants de la fièvre puerpérale.

La science n'étant pas fixée sur ce point, les statisticiens ont le devoir d'être prudents et de créer des rubriques spéciales pour les plus fréquents de ces accidents. Plus tard, lorsque l'on saura à quoi s'en tenir, il sera toujours possible d'additionner ensemble les chiffres qui se trouveront au bout de chacune de ces rubriques. Nous proposons donc de créer des rubriques spéciales: 1° pour la septicémie; 2° pour la phlébite; 3° pour la métropéritonite; 4° pour l'albuminurie et l'éclampsie puerpérales (maladies qui ne sont peut-être pas identiques); 5° pour la phlegmasia alba dolens; 6° pour les autres accidents.

Il serait mauvais, à notre avis, de ne pas laisser voisines ces différentes rubriques, et transporter quelques-unes d'entre elles aux maladies infectieuses. Nous ne savons pas, en effet, quelles sont celles d'entre elles qui sont réellement microbiennes: quelques médecins leur appliqueraient volontiers à toutes cette épithète; personne ne saurait préciser dans quelle mesure l'avenir leur donnera raison.

D'ailleurs, beaucoup de diagnostics restent incomplets dans la pratique. Beaucoup de femmes sont désignées comme mortes des „suites de couches", sans que rien n'indique si une infection a été cause de leur mort. On peut donc être certain que les chiffres placés au bout des rubriques que nous venons de créer seront tous incomplets; la rubrique: „autres et indéterminés" montrera dans quelle mesure ils sont incomplets. Il importe donc beaucoup que cette rubrique explicative soit voisine de celles qu'elle complète.

Nomenclatures abrégées.—Elles peuvent ne comporter que deux rubriques: 1° maladies septicémiques ou considérées comme telles (dont la liste devra être jointe); 2° autres maladies puerpérales.

Nomenclatures des maladies causes d'incapacité de travail.—Une addition évidemment indispensable est l'accouchement normal qui par définition ne cause pas la mort, et qui n'en est pas moins une cause d'incapacité de travail. Cette rubrique devra figurer même sur les nomenclatures les plus sommaires.

VIII.—Maladies de la peau et du tissu cellulaire.

3-e nomenclature.— (V. page 297). L'érysipèle, l'anthrax et même le phlegmon sont classés aujourd'hui comme des maladies infectieuses; mais comme ces maladies n'affectent que la peau et ses annexes, il n'y a aucun avantage à les classer comme maladies générales, car ce ne sont pas des maladies générales.

C'est ce que font toutes les nomenclatures en ce qui concerne l'anthrax et le phlegmon. Elles sont beaucoup moins unanimes en ce qui concerne l'érysipèle. D'ailleurs, les chiffres qui concernent cette mala-

die sont toujours incomplètes, car elle n'est très souvent qu'une complication d'une affection primitive.

2-e nomenclature. — On peut y laisser subsister nos cinq rubriques, car elle concernent des maladies très différentes et on ne saurait les confondre sous des rubriques plus générales.

1-re nomenclature. — Ces maladies, ne causant que très peu de décès, peuvent ne pas être mentionnées dans une nomenclature très abrégée.

Nomenclatures des maladies causes d'incapacité de travail. — Une addition très nécessaire concerne les maladies de la peau. Ces maladies, extrêmement nombreuses, sont assez fréquentes, mais ne causent à peu près jamais la mort. Les plus fréquentes, celles que l'on doit mentionner dans des nomenclatures de quelque étendue, sont les teignes, les pelades et la gale. Il y faut joindre les chancres mous que l'on ne devra pas confondre avec l'infection syphilitique, malgré les rapports qui existent probablement entre ces deux affections.

IX. — Maladies des organes de la locomotion.

3-e nomenclature. — (V. page 298) Parmi les maladies des os, nous comptons à part (à l'exemple de la nomenclature italienne) le mal de Pott. C'est à tort qu'on aurait, à notre avis, classé cette maladie parmi les tuberculoses car il peut arriver que le mal de Pott ne soit pas tuberculeux.

Parmi les maladies des articulations, nous comptons à part les tumeurs blanches.

Nous sommes forcés, par la négligence d'un certain nombre de médecins, de créer la rubrique „amputation“. L'amputation n'est pas une maladie, et, par conséquent, n'est pas ou ne doit pas être une cause de décès, puisque, au contraire, c'est une opération destinée à empêcher le décès. Mais il arrive assez souvent que les médecins, au lieu de faire connaître l'affection qui a rendu l'amputation nécessaire, se bornent à inscrire le mot „amputation“.

X, XI. XII. — Vices de conformation. — Ages extrêmes.

(V. page 298).

Les vices de conformation, même congénitaux, pouvant causer le décès longtemps après le premier âge, ce serait une faute de ne pas leur attribuer un chapitre à part.

XIII. — Affections produites par des causes extérieures.

(V. page 298).

Tous les modes de suicide (poison, asphyxie, submersion, traumatisme) se retrouvent dans la nomenclature sans la circonstance du suicide. Il en résulte qu'on peut toujours, par voie d'addition, savoir combien il y a d'empoisonnements, par exemple, causés par suicide ou par toute autre cause.

Les différents modes de mort violente sont en nombre infini; nous avons choisi les plus fréquents et nous avons rédigé les rubriques en termes assez généraux pour qu'on puisse classer sans difficulté les cas imprévus qui ne manqueront pas de se produire.

Nomenclatures abrégées.—Il n'est pas nécessaire, dans une nomenclature abrégée, de distinguer tous les modes de suicide. Mais il importe beaucoup de distinguer les décès par suicide de ceux qui sont dus à d'autres violences extérieures.

Nomenclatures des maladies causes d'incapacité de travail. — L'entorse doit être évidemment placée à côté de la luxation.

Le surmenage, cause très fréquente d'incapacité de travail chez les ouvriers, n'est que très rarement une cause de décès.

XIV. — Maladies mal définies.

Il arrive souvent que le médecin ne peut pas remonter à la cause première de la mort, et qu'il est forcé de n'indiquer comme cause de mort qu'un symptôme commun à des maladies très diverses. Tel est le cas le plus fréquent, par exemple, dans le cas de mort subite. Est-ce une apoplexie, est-ce la rupture d'un anévrisme, est-ce une angine de poitrine, est-ce une autre cause encore qui a produit la mort subite? Le médecin n'en peut rien savoir et inscrit sur le bulletin de décès les mots: „mort subite". Ce serait priver la statistique de renseignements dignes d'intérêt que de confondre ces décès avec les „maladies inconnues ou non spécifiées". Il faut donc leur réserver quelques rubriques. Nous en proposons neuf (v. page 299).

Nomenclatures abrégées.—La rubrique „hydropisie" doit être gardée parce qu'elle complète d'autres rubriques, notamment „maladies organiques du cœur", "cirrhose du foie" et „néphrite". Nous avons énuméré plus haut quelques-unes des rubriques importantes que complète la rubrique: „mort subite". Il importe de conserver aussi les rubriques „tumeurs"; dans la première nomenclature, toutes ces distinctions peuvent disparaître.

Nomenclatures des maladies causes d'incapacité de travail. — Deux rubriques importantes doivent être ajoutées: „l'embarras gastrique" qui n'est pas une maladie, mais qui traduit le plus souvent l'embarras du médecin; et les „maladies nulles" ou simulées, rubrique toujours assez chargée dans les hôpitaux civils et militaires.

Des règles à suivre pour le classement des maladies dans la nomenclature.

Du dictionnaire des maladies annexé à la présente nomenclature.—Il ne suffit pas qu'une nomenclature soit uniforme; il faut que le sens que l'on attribue à chacune de ses rubriques soit très nettement défini et qu'il soit constamment le même.

Dans ce but, nous avons tiré des dictionnaires de médecine usuels tous les noms de maladies (au nombre de plus d'un millier) qu'ils

contiennent. Nous avons noté de quelle rubrique de la nomenclature chacun de ces termes se rapproche le plus [1]). De là une définition parfaitement uniforme de toutes nos rubriques; grâce à elle, on pourra savoir très exactement la valeur de chacun de nos chiffres. D'après ces données, a été écrit une sorte de dictionnaire de médecine à l'usage des employés chargés du dépouillement des bulletins de décès. Ce dictionnaire a été soumis à l'acceptation du Comité consultatif d'hygiène publique de France; il a reçu son approbation, et son usage a été prescrit à toutes les villes de France soumises à l'obligation de faire une statistique des causes de décès [2]).

Nous l'avons annexé à la nomenclature que nous proposons.

Règles à suivre pour la solution des cas embarrassants.

Voici les règles générales que nous avons suivies pour résoudre quelques difficultés de détail (difficultés créées le plus souvent par l'insuffisance des diagnostics formulés notamment dans les hôpitaux).

I. — Diagnostics incomplets.

1° Le service de statistique n'a pas à interpréter les diagnostics (c'est-à-dire à imaginer ce qui leur manque pour être complets). Il n'a qu'à les enregistrer tels qu'ils sont.

2° Lorsque l'organe atteint par une maladie n'est pas spécifié, le bulletin sera classé à la rubrique „autres organes".

Exemple: Si le médecin désigne pour cause de mort le „cancer", sans spécifier l'organe atteint par ce néoplasme il faudra classer le bulletin à la rubrique „cancer d'autres organes" (25 G.).

3° Une opération faite à un organe (sans indication de la cause qui a nécessité cette opération) suppose que cet organe a été malade. Par conséquent, faute d'indication plus précise, un bulletin, où la seule cause de mort notée sera une opération faite à un organe, sera classé sous la rubrique „autres affections de cet organe".

Exemple. — Hystérotomie, indiquée comme cause de mort sans autre indication plus précise, suppose que l'utérus était malade. Donc le bulletin qui portera cette mention sera classé à la rubrique 112 (autres maladies de l'utérus).

---

[1]) Le même travail a été fait dans l'ouvrage excellent intitulé: The nomenclature of Diseases drawn up by a joint committee appointed by the Royal College of Physicians of London (forwarded by Authority of the Registrar General). La première édition de cet ouvrage a paru en 1869, la seconde en 1885 avec cette mention: Being the first revision. Il est entendu qu'une revision de cet ouvrage sera faite tous les dix ans.

[2]) Voir Recueil des travaux du Comité consultatif d'hygiène publique de France, tome XVI (1886). Il a été fait quatre éditions de ce dictionnaire des maladies. L'auteur le tient à la disposition de ses collègues.

II. — Diagnostics imprévus.

1° Dans les cas embarrassants, on attribuera plus d'importance au siège d'une maladie qu'à sa nature. Ainsi: „abcès de la prostate" n'a pas de rubrique spéciale; il doit être classé à „maladies de la prostate" (104), et non pas à „abcès" (128).

2° La présence d'un corps étranger dans un organe sera considérée comme une maladie de cet organe.

Exemple. — Corps étranger de la vessie, indiqué comme cause de mort, sera classé à la rubrique 102 (maladies de la vessie).

Cependant le „corps étranger du larynx" ou „de la trachée-artère" est considéré comme cause de mort violente et classé à la rubrique 152.

III. — Du choix à faire entre deux diagnostics simultanés.

Reste à régler une autre question. Il arrive très souvent que deux maladies sont simultanément indiquées comme causes de mort; à laquelle de ces deux causes faut-il attribuer le décès?

Voici les règles prescrites pour résoudre ce petit problème:

1° Lorsqu'un décès est attribué simultanément à deux maladies, il faut tout d'abord examiner si l'une est une complication. S'il en est ainsi, il faut classer le décès à la rubrique de la maladie primitive.

Exemples:

Rougeole et Convulsions, classer à *Rougeole*.
Rougeole et Broncho-Pneumonie, classer à *Rougeole*.
Scarlatine et Diphtérie, classer à *Scarlatine*.
Scarlatine et Néphrite, classer à *Scarlatine*.
Scarlatine et Eclampsie, classer à *Scarlatine*.
Diabète et Bronchite, classer à *Diabète*.
Fièvre typhoïde et Congestion pulmonaire, classer à *Fièvre typhoïde*.
Coqueluche et Pneumonie, classer à *Coqueluche*.
Hémorragie cérébrale et Hémiplégie, classer à *Hémorragie cérébrale*.
Panaris et Infection purulente, classer à *Panaris*.

2° S'il n'est pas absolument certain (comme dans les cas précédents) que l'une des maladies dérive de l'autre, on examinera s'il existe une différence très grande dans la gravité des deux maladies et l'on classera la maladie sous la rubrique de la maladie la plus dangereuse.

Exemple. — Cirrhose et fracture de jambe. — L'une des maladies n'a pas amené l'autre. La cirrhose étant sûrement mortelle, tandis que la fracture ne l'est qu'exceptionnellement, il faut classer le décès à Cirrhose.

Autre exemple plus embarrassant. — Rougeole et phtisie. — Il n'est pas démontré que la rougeole ait amené la phtisie (quoiqu'elle ait pu l'activer). La phtisie étant une maladie beaucoup plus grave que la rougeole, il faut classer le décès à Phtisie.

Première nomenclature (très abrégée)

1. Fièvre typhoïde.

2. Variole.
3. Rougeole.
4. Scarlatine.
5. Coqueluche.
6. Diphtérie et Croup.

7. Choléra asiatique.

8. Autres maladies épidémiques

9. Tuberculose des poumons.
10.   " des méninges.
11. Autres tuberculoses.

Deuxième nomenclature

I.—Maladies générales.

1. Fièvre typhoïde.

2. Variole.
3. Rougeole.
4. Scarlatine.
5. Coqueluche.
6. Diphtérie et Croup.
7. Grippe.
8. Suette miliaire.
9. Choléra asiatique.
10. Choléra nostras.
11. Autres maladies épidémiques.
12. Infection purulente et septicémie.
13. Fièvre intermittente et Cachexie palustre.
14. Pellagre.
15. Tuberculose.
    A. des poumons.
    B. des méninges.
    C. du péritoine.
    D. de la peau.
    E. d'autres organes ou généralisée.

Troisième nomenclature

I. Maladies générales.

1. Fièvre typhoïde.
2. Typhus.
3. Scorbut.
4. Variole.
5. Rougeole.
6. Scarlatine.
7. Coqueluche.
8. Diphtérie et Croup.
9. Grippe.
10. Suette miliaire.
11. Choléra asiatique.
12. Choléra nostras.
13. Autres maladies épidémiques
    A. Fièvre jaune.
    B. Peste.
    C. Oreillons.
    D. Autres
14. Infection purulente et septicémie.
15. Morve et Farcin.
16. Pustule maligne et charbon.
17. Rage.
18. Fièvre récurrente.
19. Fièvre intermittente.
20. Cachexie palustre.
21. Pellagre.
22. Tuberculose
    A. des poumons.
    B. des méninges.
    C. du péritoine.
    D. de la peau.
    E. d'autres organes.
    F. généralisée.

	16. Scrofule.	23. Scrofule.
	17. Syphilis.	**24. Syphilis.**
12. Cancer.	**18. Cancer.** A. de la bouche. B. de l'estomac, du foie. C. des intestins, du rectum. D. des organes génitaux de la femme. E. du sein. F. autres.	**25. Cancer . . .** A. de la bouche. B. de l'estomac, du foie. C. des intestins, du rectum. D. des organes génitaux de la femme. E. du sein. F. de la peau. G. autres.
	19. Rhumatisme et goutte.	26. Rhumatisme. 27. Goutte.
	20. Diabète.	28. Diabète. 29. Goitre exophtalmique. 30 Mal die bronzée d'Addison. 31. Leucémie.
13. *Anémie, chlorose.*	21. Anémie, chlorose. 22. Autres maladies générales. 23. Alcoolisme (aigu ou chronique). **24. Saturnisme et autres intoxications professionnelles chroniques.**	32. Anémie, chlorose. 33. Autres maladies générales. 34. Alcoolisme (aigu ou chronique). 35. Saturnisme. 36. Autres intoxications professionnelles chroniques.
	25. Autres empoisonnements chroniques.	37. Autres empoisonnements chroniques.
	II. — Maladies du système nerveux et des organes des sens.	II. — Maladies du système nerveux et des organes des sens.
14. Méningite simple.	26. Méningite simple et encéphalite.	38. Encéphalite. 39. Méningite simple.
	27. Ataxie locomotrice progressive.	40. Ataxie locomotrice progressive. 41. Atrophie musculaire progressive. 42. Congestion et hémorrhagie cérébrales.
15. Apoplexie et ramollissement du cerveau.	28. Apoplexie et ramollissement du cerveau.	43. Ramollissement cérébral. 44. Paralysie sans cause indiquée.
	29. Paralysie générale.	45. Paralysie générale.

Première nomenclature
(très abrégée)

16. Convulsions et éclampsie non puerpérale.

17. *Névralgie-hystérie.*

18. *Maladies des yeux et des oreilles.*

19. Maladies organiques du cœur.

20. *Varices, ulcères variqueux, hémorroïdes.*

Deuxième nomenclature.

30. Autres formes de l'aliénation mentale.
31. Épilepsie.
32. Convulsions et éclampsie non puerpérale.

33. Autres maladies du système nerveux { A. *Hystérie.* B. *Névralgie.* C. Autres.
34. Maladies des yeux et des oreilles.

III. — Maladies de l'appareil circulatoire.

35. Péricardite et endocardite aiguës.
36. Maladies organiques du cœur.
37. Angine de poitrine.
38. Affections des artères, athérome, ané-vrisme, etc.
39. Embolie.
40. *Varices, ulcères variqueux, hémorroïdes.*
41. Phlébite et autres affections des veines.
42. Affections du système lymphatique.
43. Autres affections de l'appareil circula-toire.

IV. — Maladies de l'appareil respiratoire.

44. Maladies des fosses nasales, du larynx et du corps thyroïde.

Troisième nomenclature.

46. Autres formes de l'aliénation mentale.
47. Épilepsie.
48. Éclampsie (non puerpérale).
49. Convulsions des enfants.
50. Tétanos.
51. Chorée.

52. Autres maladies du système nerveux. { A. *Hystérie.* B. *Névralgie.* C. Autres.
53. Maladies des yeux.
54.   „   des oreilles.

III. — Maladies de l'appareil circulatoire.

55. Péricardite.
56. Endocardite.
57. Maladies organiques du cœur.
58. Angine de poitrine.
59. Affections des artères, athérome, ané-vrisme etc.
60. Embolie.
61. Varices, ulcères variqueux, hémorroïdes.
62. Phlébite et autres affections des veines.
63. Lymphangite.
64. Autres affections du système lympha-tique.
65. Hémorrhagies.
66. Autres affections de l'appareil circula-toire.

IV. — Maladies de l'appareil respiratoire.

67. Maladies des fosses nasales.
68. Affections du larynx et du corps thyroïde.

21. Bronchite aiguë.
22. „ chronique.
23. Pneumonie, bronchu-pneumonie.
24. Autres maladies de l'appareil respiratoire (phtisie exceptée).

V. — Maladies de l'appareil digestif.

25. Maladies de l'estomac (cancer excepté).
26. Diarrhée, gastro-entérite.
27. Hernies, obstructions intestinales.

28. Cirrhose du foie.
29. Autres maladies du foie.

45. Bronchite aiguë.
46. „ chronique.
47. Pneumonie et broncho-pneumonie.
48. Pleurésie.
49. Congestion et apoplexie pulmonaires.
50. Asthme et emphysème pulmonaire.
51. Autres maladies de l'appareil respiratoire (phtisie exceptée).

V. — Maladies de l'appareil digestif.

52. Affections de la bouche, du pharynx et de l'œsophage.
53. *Angine.*
54. Ulcère de l'estomac.
55. Autres affections de l'estomac (cancer excepté).
56. Diarrhée infantile, athrepsie.
57. Diarrhée, entérite et dysenterie.
58. Hernies, obstructions intestinales.
59. Autres affections de l'intestin { A. Autres affections de l'intestin. B. *Affections de l'anus; fistules stercorales.*
60. Cirrhose du foie.
61. Autres affections du foie.

69. Bronchite aiguë.
70. „ chronique.
71. Broncho-pneumonie.
72. Pneumonie.
73. Pleurésie.
74. Congestion et apoplexie pulmonaires.
75. Gangrène du poumon.
76. Asthme et emphysème pulmonaire.
77. Autres maladies de l'appareil respiratoire (phtisie exceptée).

V. — Maladies de l'appareil digestif.

78. Affections de la bouche et de ses annexes.
79. Affections du pharynx et de l'œsophage } A. Pharynx. B. Œsophage.
80. Ulcère de l'estomac.
81. Autres affections de l'estomac (cancer excepté).
82. Diarrhée infantile, athrepsie.
83. „ et entérite.
84. Dysenterie.
85. Parasites intestinaux.
86. Hernies, obstructions intestinales.
87. Autres affections de l'intestin { A. Autres affections de l'intestin. B. *Affections de l'anus; fistules stercorales.*
88. Ictère grave.
89. Tumeur hydatique du foie.
90. Cirrhose du foie.
91. Calculs biliaires.
92. Autres affections du foie.

Première nomenclature
(très abrégée)

30. Néphrite et maladie de B r i g h t.

31. Autres maladies des reins, de la vessie et de leurs annexes.

32. *Blennorragie.*
33. Tumeurs non cancéreuses et autres maladies des organes génitaux de la femme.

Deuxième nomenclature.

62. Péritonite inflammatoire (puerpérale exceptée).
63. Autres affections de l'appareil digestif (cancer et tubercules exceptés).

VI. — Maladies de l'appareil génito-urinaire et de ses annexes.

64. Néphrite et maladie de Bright.

65. Autres maladies des reins, de la vessie et de leurs annexes.

66. *Métrite et Leucorrhée.*

67. *Blennorragie.*
68. Autres maladies des organes génitaux. } A. de l'homme. B. de la femme.

Troisième nomenclature.

93. Péritonite inflammatoire (puerpérale exceptée).
94. Autres affections de l'appareil digestif (cancer et tubercules exceptés).
95. Phlegmon de la fosse iliaque.

VI. — Maladies de l'appareil génito-urinaire et de ses annexes.

96. Néphrite aiguë.
97. Maladie de B r i g h t.
98. Périnéphrite et abcès périnéphrique.
99. Calculs rénaux.
100. Autres maladies des reins et annexes.
101. Calculs vésicaux.
102. Maladies de la vessie.
103. Maladies de l'urètre... { A. Blennorragie chez l'homme. B. Autres (rétrécissement, abcès, etc.).
104. Maladies de la prostate.
105. Maladies du testicule et de ses enveloppes. —Orchite.
106. Autres maladies des organes génitaux de l'homme.
107. Abcès du bassin.
108. Hématocèle périutérine.
109. Métrite.
110. Hémorrhagies (non puerpérales) de l'utérus
111. Tumeurs non cancéreuses de l'utérus.
112. Autres maladies de l'utérus.
113. Kystes et autres tumeurs de l'ovaire.
114. Autres maladies des organes génitaux de la femme. { A. Blennorrhagie chez la femme. B. Leucorrhée. C. Autres.

		115. Maladies non puerpérales de la mamelle (cancer excepté).
	VII. — **Etat puerpéral.**	VII. — **Etat puerpéral.**
	69. Accidents de la grossesse.	**116. Accidents de la grossesse.**
34. *Accouchement normal.*	70. *Accouchement normal.*	116 *bis. Accouchement normal.*
		117. Hémorrhagie puerpérale.
		118. Autres accidents de l'accouchement.
35. Septicémie puerpérale (fièvre, péritonite, phlébite puerpérales).	71. Septicémie puerpérale, **fièvre, péritonite,** phlébite puerpérale.	119. Septicémie puerpérale. { A. Septicémie puerpérale. B. Phlébite puerpérale.
		120. Metro-péritonite puerpérale.
		121. Albuminurie et éclampsie puerpérales.
		122. Phlegmasia alba dolens puerpérale.
36. Autres accidents puerpéraux.	72. Autres accidents puerpéraux.	123. Autres accidents puerpéraux. — Mort subite.
		124. Maladies puerpérales de la mamelle.
	VIII. — Maladies de la peau et du tissu cellulaire.	VIII. — Maladies de la peau et du tissu cellulaire.
	73. Erysipèle.	125. Erysipèle.
	74. Gangrène.	126. Gangrène.
	75. *Anthrax, Furoncle.*	127. Anthrax; furoncle.
	76. Phlegmon, abcès chaud.	128. Phlegmon, abcès chaud.
37. *Maladies de la peau.*	77. Autres maladies de la peau et de ses annexes (cancer excepté). { A. *Chancres mous.* B. *Teignes et pelades.* C. *Gale.* D. Autres maladies de la peau et de ses annexes.	129. Autres maladies de la peau et de ses annexes (cancer excepté). { A. *Chancres mous.* B. *Teigne faveuse.* C. *Teigne tondante; tryphophytie.* D. *Pelades.* E. *Gale.* F. Autres maladies de la peau et de ses annexes.

Première nomenclature
(très abrégée)

38. Débilité congénitale et vices de conformation
39. Débilité sénile.
40. Suicide.

Deuxième nomenclature

IX. — Maladies des organes de la locomotion.

78. Mal de Pott.
79. Affections des os.
80. Maladies des articulations. } A. Arthrite. B. Autres.
81. Amputation.
82. Autres affections des organes de la locomotion.

X. — Vices de conformation.

83. Vices de conformation.

XI. — Premier âge.

84. Nouveau-nés; nourrissons sortis de l'hôpital sans avoir été malades.
85. Débilité congénitale, ictère et sclérème.
86. Défaut de soins.
87. Autres maladies spéciales au premier âge.

XII. — Vieillesse.

88. Débilité sénile.

XIII. — Affections produites par des causes extérieures.

89. Suicide ou tentative de suicide.

Troisième nomenclature

IX. — Maladies des organes de la locomotion.

130. Mal de Pott.
131. Abcès froid et par congestion.
132. Autres affections des os.
133. Tumeurs blanches.
134. Autres maladies des articulations. } A. Arthrite. B. Autres.
135. Amputation.
136. Autres affections des organes de la locomotion.

X. — Vices de conformation.

137. Vices de conformation.

XI. — Premier âge.

137 bis. Nouveau-nés; nourrissons sortis de l'hôpital sans avoir été malades.
138. Débilité congénitale, ictère et sclérème.
139. Défaut de soins.
140. Autres maladies spéciales au premier âge.

XII. — Vieillesse.

141. Débilité sénile.

XIII. — Affections produites par des causes extérieures.

142. Suicide ou tentative de suicide. { A. par le poison. B. par asphyxie. C. par strangulation. D. par submersion. E. par armes à feu. F. par instruments tranchants.

90. *Fractures, luxations et autres traumatismes.*

91. *Brûlures.*

92. Submersion accidentelle.

93. Autres violences extérieures. Empoisonnements aigus.

XIV. — Maladies mal définies.

94. *Embarras gastrique.*

95. Hydropisie.

96. Mort subite.
97. Tumeur abdominale.
98. Autres tumeurs.

99. Maladies inconnues ou non spécifiées.

41. Autres morts violentes.

42. *Embarras gastrique.*

43. Autres maladies.

44. Maladies inconnues ou nulles.

142. Suicide ou tentative de suicide. { G. par précipitation d'un lieu élevé. H. par écrasement. I. Autres.

143. Fractures.

144. Entorses et luxations { A. *Entorses.* B. Luxations.

145. Autres traumatismes accidentels.

146. Brûlures { A. par le feu. B. par substances corrosives.

147. Insolation et congélation.
148. Submersion accidentelle.
149. Surmenage et inanition { A. *Surmenage.* B. Inanition.

150. Absorption de gaz délétères (suicide excepté).

151. Autres empoisonnements accidentels.
152. Autres violences extérieures.

XIV. — Maladies mal définies.

153. Epuisement; cachexie.
154. Fièvre { A. *Embarras gastrique.* B. Fièvre inflammatoire.

155. Hydropisie.
156. Asphyxie; cyanose.
157. Mort subite.
158. Tumeur abdominale.
159. Autres tumeurs.
160. Plaie.
161. Maladies inconnues ou non spécifiées.

On a imprimé en *italique* les maladies qui doivent figurer dans une statistique des *cas de maladie*, mais non dans une statistique des *causes de mort.*—Il peut se faire qu'une maladie très fréquente cause rarement la mort. Elle vient donc figurer sur une nomenclature *complète* des causes de mort, sans qu'il soit indispensable de la faire figurer sur une nomenclature *incomplète* des causes de mort. Mais elle devra figurer sur une nomenclature même incomplète des cas de maladie. Dans ce cas, elle est imprimée en *italiques* dans la première et dans la deuxième nomenclature et en caractères romains dans la troisième.

On voit par ce second exemple que cette règle donne lieu à quelques difficultés. Voici les solutions adoptées dans quelques cas embarrassants:

Rougeole et Diphtérie, classer à *Diphtérie.*
Rougeole et Variole, classer à *Variole.*
Rougeole et Coqueluche, classer à *Rougeole.*
Apoplexie et Débilité sénile, classer à *Apoplexie.*
Affection cardiaque et Ramollissement cérébral, classer à **Affection cardiaque.**
Cancer et Phtisie pulmonaire, classer à *Cancer.*

3°. — Si les deux causes de mort sont également mortelles et ne dépendent pas visiblement l'une de l'autre, il faut classer à celle qui caractérise plus particulièrement le malade. Généralement, c'est la plus rare; c'est souvent celle que le médecin inscrit la première.

Exemple. — Diabète et tuberculose, classer à Diabète.

Les règles qui précèdent sont depuis un grand nombre d'années appliquées dans le service de statistique de la ville de Paris. Elles sont prescrites, depuis huit ans déjà, dans toutes les villes de France de plus de 5000 habitants. Elles achèvent de donner un sens précis à chacune de nos rubriques. Leur application ne donne lieu que très rarement à des difficultés réelles, tous les cas ordinaires étant réglés d'avance.

Discussion.

Dr. Léon Berthenson (St.-Pétersbourg): Placer les maladies d'après le siège anatomique n'est pas toujours possible, car il existe un très grand groupe des maladies qui ne sont pas localisées dans un organe quelconque, mais qui le sont dans plusieurs ou dans tous les organes— les maladies infectieuses ou les intoxications, par exemple, et toutes les maladies généralisées. La statistique ne sera jamais ni stable ni idéale et le progrès de la science la fera subir obligatoirement des modifications, mais ces modifications ne dépendront guère des changements des principes généraux sur lesquels la statistique actuelle devrait être basée. Selon moi, il faut d'abord placer les maladies d'après le principe étiologique et après, tous les cas qui ne conviennent pas à ce principe, placer d'après le siège anatomique.

Dr. de Körösy (Budapest): Mr. Bertillon recommande de classifier les maladies—si l'on veut créer en général des groupes systématiques— en première ligne d'après la place anatomique et de créer pour le reste un groupe général. Mr. Berthenson propose de former en première ligne les groupes étiologiques et de classer le reste selon la place anatomique. Or, comme les idées étiologiques changent de jour au jour, je préférerais les propositions de Bertillon.

Je dois ajouter que, dans la statistique de la ville de Budapest je procède bien aussi selon des groupes systématiques (8 groupes locaux, 1 groupe général et un pour les cas violents), mais j'appuie toujours avec préférence sur une vingtaine de maladies les plus importantes qui sont suivies par toutes les combinaisons statistiques. Je trouve que le nombre de 20 est trop restreint, et je profiterai ainsi à

l'avenir des propositions de Mr. Bertillon pour enrichir cette liste des maladies importantes.

Dr. **Polak** (Varsovie): Le principe étiologique n'es pas aussi facile, nous le savons de chaque traité de pathologie spéciale; par exemple, l'entérite peut dépendre des différentes causes, et la maladie aujourd'hui rhumatique devient bientôt contagieuse.

En outre, chaque improvisation doit être pour toujours exclue de la statistique générale; peut être la meilleure méthode serait d'établir la nomenclature alphabéthique latine.

Prof. **Licéaga** (Mexico): Je considère la question de cette manière:

La classification des maladies ne peut être parfaite parce que la classification scientifique change sans cesse en rapport avec les progrès de la science même. Telle maladie est classée aujourd'hui à tel groupe, elle sera classée en tel autre groupe demain.

A Mexico, on a accepté la classification proposée par Mr. Bertillon parce que cette classification est acceptée à présent par un grand nombre de nations.

Je suis d'avis que jamais il n'y aura une classification parfaite parce qu'elle sera toujours artificielle; mais je suis d'avis que c'est précisément une classification artificielle que l'on doit proposer. La seule condition que l'on doit demander à une classification, c'est d'être acceptée par toutes les nations. Il s'agit d'obtenir des unités comparables ou des quantités homogènes, comme le demande l'arithmétique pour faire une addition.

De telle sorte qu'un Congrès international doit proposer une classification quelconque, et en demander l'acceptation par toutes les nations, non parce qu'elle soit meilleure qu'une autre, mais parce qu'elle sera acceptée par toutes les nations et qu'elle ne sera variable qu'après un grand nombre d'années et par un nouvel accord international.

Prof. **Saltet** (Amsterdam): Les synonymes que Mr. Bertillon veut supprimer ont pourtant une valeur, surtout dans les pays où l'on prend des mesures hygiéniques pour combattre les maladies infectieuses. Aux Pays-Bas, les médecins doivent déclarer les cas de ces maladies qu'ils soignent. Un placard est appliqué à la maison portant le nom de la maladie. En beaucoup de cas c'est un malheur pour la famille du point de vue économique. Le médecin ne fait donc pas toujours la déclaration légale. Si son patient vient de mourir, il donne le diagnostic, non pas „fièvre typhoïde", mais p. e. „fièvre catarrhale". Si on registrait ces cas selon Mr. Bertillon dans la rubrique de fièvre typhoïde, on pourrait avoir une statistique où il y aurait plus de morts qu'il n'y a de cas déclarés, ce qui est risible. En outre, les synonymes ont l'avantage de faire connaître le changement des opinions médicales. Mettons les morts de croup et de diphtérie à Amsterdam à 100%. En 1875 le pourcentage de croup était de 80% environ, d'une épidémie de 1883 de 50%, plus tard, l'hôpital des enfants devenant de plus en plus populaire, de 20% et après l'introduction du sérum antidiphtérique de 0%. Ces chiffres, cités par cœur, ont été publiés il y a quelques années dans le „Hygienische Rundschau", et montrent le changement de l'opinion des médecins et pour le

législateur c'est une chose bien importante d'en savoir autant que possible.

Dr. Bertillon fait une remarque adressée à M. Berthenson.

Dr. Léon Berthenson: Premièrement, j'ai à faire une petite rectification. L'honoré confrère Bertillon m'avait mal compris: j'ai cité la tuberculose justement comme une maladie que le rapporteur lui-même ne voulait pas classer d'après le siège anatomique. Secondement, la p n e u m o n i e f i b r i n e u s e, citée par le Dr. Bertillon, malgré qu'elle paraît être locale, est vraiment une maladie infectieuse générale et si on voulait la classer parmi les maladies des voies respiratoires, il faudrait faire autant avec le t y p h u s a b d o m i n a l qui aussi outre les affections généralisées présente des localisations nettes et prononcées.

Dr. Joseph de Körösy (Budapest).

L'amélioration de la mortalité de la ville de Budapest, et l'influence des mesures prophylactiques contre les maladies infectieuses.

I.

L'hygiène formule souvent des exigences bien lourdes envers les services publics. Elle coute surtout bien cher aux administrations locales. Il est ainsi toujours utile de ramasser des preuves locales qui parlent en faveur de mesures sanitaires. Permettez-moi donc d'attirer votre attention sur la grande amélioration de l'état hygiénique de la ville de Budapest, amélioration qu'on doit attribuer pour la plus grande partie à l'introduction des mesures hygiéniques parmi lesquelles une place assez remarquable revient aux mesures prophylactiques contre la propagation des maladies infectieuses.

Dans une communauté en voie de transformation et de rapide progrès, l'opinion publique trahit plus ou moins un certain chauvinisme. On s'aperçoit bien plus vite des qualités que des défauts. La satisfaction pour les progrès accomplis est plus vive, que n'est le rôle de découvrir les défauts cachés et de les porter à la connaissance publique. Dans ces conditions ce serait partout une entreprise bien ingrate de faire de statistique, de faire pénétrer partout la lumière des faits, des chiffres. En tenant compte de l'extrême intérêt avec lequel, depuis un demi-siècle, toute la Hongrie suit le développement vraiment étonnant de sa capitale, on comprendra combien on était affecté et avec quelle mauvaise humeur on acceptait les révélations du bureau municipal de statistique qui depuis sa création en l'année 1870, prétendait — année par année, mois par mois et même semaine par semaine—que cette ville si belle, si avantageusement située au bord d'un grand fleuve et au pied de hautes collines boisées,

soit une des cités les plus malsaines de l'Europe centrale, que les
épidémies ne cessaient presque jamais de régner et qu'elles sévissaient
souvent même quatre ou cinq à la fois. La sincérité scientifique con-
stituait sans doute un rôle peu agréable pour le bureau de statistique,
mais il était d'autant plus salutaire pour l'état hygiénique de la ville.
Que l'on accepte les chiffres statistiques avec plaisir ou déplaisir, un
fait possède à la longue toujours une force irrésistible et finit toujours par produire son effet. Le grand développement que présente la
ville de Budapest depuis le rétablissement de la constitution en 1867,
devait nécessairement conduire aussi à cette grande série de créations
hygiéniques, qui se sont succédées. Mais tous ceux qui connaissent
les conditions locales de Budapest, concèdent que les travaux du service statistique contribuèrent à précipiter ce développement. Ils ont
même directement provoqué plusieurs des créations susmentionnées
comme cela peut être prouvé par l'examen des publications de ce
bureau, et spécialement de celles relatives au recensement et à la
mortalité. Ce sont surtout les mesures prophylactiques contre les maladies infectieuses qui furent directement proposées par le directeur
actuel du bureau de statistique, et qui furent réalisées malgré l'opposition même des administrations spécialement compétentes.

Jetons d'abord un coup d'œil sur le tableau, présentant la marche
de la mortalité générale à Budapest, afin de pouvoir entrer en suite

Années.	Décès.	Taux de mortalité sur mille habitants.	
		a) en général.	b) sans les etrangers arri- vés en état maladif.
1874	12.869	44.9	—
1875	12.026	41.5	—
1876	12.294	41.9	—
1877	12.644	39.8	—
1878	12.874	38.6	—
1879	12.139	34.7	—
1880	12.312	33.6	—
1881	13.055	31.5	—
1882	12.885	32.9	—
1883	12.300	30.5	29.0
1884	12.751	30.6	29.4
1885	12.658	29.4	28.1
1886	16.724	37.7	36.1
1887	13.854	30.3	28.8
1888	14.021	29.8	28.0
1889	13.341	27.6	26.2
1890	14.506	29.2	27.9
1891	14.335	27.8	26.9
1892	14.732	27.6	26.2
1893	14.459	26.1	24.3
1894	13.511	23.6	22.0
1895	14.707	24.9	23.1
1896	14.782	24.3	22.6

dans l'étude spéciale de la question qui nous intéresse particulièrement, c'est-à-dire des mesures prophylactiques.

Le taux de la mortalité de la capitale hongroise montait à l'époque des premières observations statistiques, c'est-à-dire en 1870, au chiffre vraiment effrayant de 43 décès sur 1000 habitants. Pour les deux années suivantes, il s'éleva à 47, et en 1873 jusqu'à presque 49. Aujourd'hui (1896) nous n'avons plus que 24, et même à vrai dire 22,5, si nous défalquons les décès des provinciaux arrivés ici malades pour consulter les médecins de la capitale.

Telle est la marche de la mortalité depuis 1874 (date de la réunion des trois villes) jusqu'à nos jours.

Afin d'apprécier l'énorme valeur de cette amélioration hygiénique, il faut se rappeler que la population de Budapest monte actuellement à plus de 600.000 habitants. Sur la base d'une mortalité de 49°/₀₀ comme en 1873, nous aurions donc aujourd'hui 30.000 décès par an, chiffre rond, tandis que le chiffre effectif des décès n'atteint maintenant que 14.800, donc moins que la moitié du chiffre précédent, de sorte que plus de 15.000 existences sont chaque année sauvées d'une mort prématurée. La ville de Budapest qui figurait, il y a un quart de siècle, parmi les dernières des grandes villes de l'Europe, est arrivée aujourd'hui (1896), à surpasser dans la marche de son développement hygiénique non seulement les villes de l'Orient européen, comme Moscou, Bucarest, St.-Pétersbourg, Odessa et Varsovie, mais même Lisbonne, Naples, Rouen, Königsberg, Brünn, Lemberg, Le Havre, Graz, Chemnitz, Dublin, Belfast, Munich, Salford, Manchester, Liverpool, Danzig, Cologne, et elle se trouve en ce moment jusque sur le rang de Vienne, Halle et Aix-la-Chapelle.

Il va sans dire que d'aussi grands résultats ne pouvaient être atteints sans de considérables efforts. Et de fait, si nous parcourons la chronique des créations sanitaires effectuées depuis 25 ans, nous trouverons que la ville de Budapest a établi une longue série d'institutions hygiéniques vraiment importantes. Outre les mesures prophylactiques comprenant aussi la création d'un grand hôpital pour les maladies infectieuses et de l'institut de désinfection, comme aussi la plus stricte observation de la vaccination, nous citerons parmi les principales: en première ligne, l'extension et l'amélioration de la fourniture de l'eau et du service des égouts, la démolition de quartiers entiers encombrés et leur remplacement par de larges boulevards bien aérés, l'extension du Bois de Ville, l'institution de médecins des pauvres, l'amélioration du service d'hygiène dans les arrondissements de la ville, la création des halles centrales et des halles d'arrondissement, l'établissement de deux grands hôpitaux, ménagés d'après les dernières exigences scientifiques, et d'un institut de bactériologie, enfin les mesures prises contre les logements encombrés et en sous-sols. Il sera permis de faire remarquer que ces dernières mesures résultent aussi directement des observations effectuées par le bureau municipal de statistique, à l'occasion des recensements et dans les travaux sur les causes de la mortalité de notre ville.

II.

Passons maintenant à l'étude de l'influence exercée spécialement contre les maladies infectieuses par l'introduction des mesures prophylactiques.

Jusqu'en 1881, de pareilles mesures n'avaient pas existé. Comme en 1879 toute une série d'épidémies avaient envahi la ville, l'auteur de ce travail déposa au Conseil municipal une proposition ayant pour but d'introduire la déclaration obligatoire de chaque cas de maladie infectieuse et la prise de mesures prophylactiques contre leur propagation, savoir: l'isolement des malades dans leurs logements, respectivement l'établissement d'un hôpital spécial pour les maladies infectieuses en vue d'y installer les malades dont l'isolement à domicile présenterait des difficultés; l'exclusion de l'école non seulement des enfants malades mais encore de leurs frères et sœurs, ce qui entraînait pour les médecins le devoir d'informer les différentes écoles intéressées; la désinfection du logement après guérison ou décès du malade; l'exécution plus sévère du règlement sur la vaccination, encore bien négligée à cette époque.

Cette proposition ne fut d'abord pas accueillie avec beaucoup d'empressement, même du côté le plus compétent, et le médecin en chef de la ville la déclara comme absolument irréalisable, vu que le secret professionnel défend aux médecins la révélation des maladies de leurs clients. Malgré ces difficultés, les propositions en question furent acceptées. A partir du 1 juin 1881, chaque cas de maladie infectieuse (variole, scarlatine, croup, diphtérie, rougeole, fièvre typhoïde, cholérine et choléra[1]) dut être déclaré au médecin en chef de la ville, lequel avait alors à prendre les différentes mesures nécessaires. L'organisation de ce service prophylactique, qui constitue depuis lors une besogne importante de l'administration sanitaire de notre capitale, est due aux soins éclairés des médecins-en-chefs de la ville, Mm. les Dr. Patrubany, Gebhardt et Schermann, succédant l'un à l'autre.

Pour apprécier l'effet de ces mesures prophylactiques, il est nécessaire de diviser la période des observations statistiques (1874—1896) en deux époques: avant et après l'introduction du règlement susmentionné. Les résultats que nous obtenons sont représentés par le tableau à la page suivante.

On voit ainsi que, pendant les huit années précédant l'introduction des mesures prophylactiques, 55 individus sur 10.000 habitants furent enlevés par les maladies infectieuses, tandis que durant les quinze années suivantes, malgré deux épidémies de choléra, le chiffre total ne fut plus que de 32 sur 10.000. Il en résulte donc une très sensible diminution des maladies infectieuses depuis l'introduction des mesures prophylactiques.

On pourrait bien opposer à ces chiffres que la baisse des maladies infectieuses ne devrait être attribuée seulement aux dites mesures pro-

---

[1] La déclaration obligatoire fut plus tard étendue à la varicelle, à la rage et au trachoma, puis (depuis le 26 octobre 1889) à la dysenterie, à la coqueluche, à l'érisypèle et à la fièvre puerpérale.

phylactiques, mais aussi aux autres institutions hygiéniques, comme encore à l'amélioration des conditions économiques, conséquemment à la façon de vivre de la population. Et, en effet, nous venons de voir que la mortalité générale, sur laquelle donc ces mesures n'avaient pas exercé d'influence, a aussi notablement diminué. Toutefois il est pos-

Années.	Population.	Décès par suite de		Soit sur 10.000 habitants décès	
		maladies infectieuses.	autres maladies.	maladies infec.	autres maladies.
Première période (avant l'introduction des mesures prophylactiques).					
1874	286.399	2.184	10.685	76	373
1875	289.938	1.617	10.409	56	359
1876	293.479	1.573	10.721	53	366
1877	317.370	1.851	10.793	58	340
1878	333.694	2.034	10.840	61	325
1879	350.018	1.680	10.513	48	299
1880	366.342	1.370	10.942	38	298
1881	377.393	1.870	11.185	49	296
Moyenne.	326.780	1.785	10 761	55	329
Seconde période (après l'introduction des mesures prophylactiques.					
1882	390.646	1.830	11.035	47	282
1883	403.899	934	11.366	23	282
1884	417.152	956	11.795	23	283
1885	430.405	1.001	11.658	23	271
1886	443.658	4.054	12.670	91 (choléra)	246
1887	456.911	1.544	12.310	34	269
1888	470.164	1.077	12.944	23	275
1889	483.417	1.404	11.937	29	247
1890	496.670	1.642	12.864	33	259
1891	515.691	1.688	12.647	33	246
1892	534.311	2.147	12.585	40 (choléra)	240
1893	552.931	1.493	12.966	28	240
1894	571.550	1.270	12.281	20	221
1895	590.173	924	13.783	16	244
1896	608.794	1.089	13.693	18	225
Moyenne.	477.758	1.507	12.436	32	260

sible de résoudre cette difficulté et de trouver la mesure positive de l'influence sanitaire spécialement exercée par les institutions prophylactiques.

Pour arriver à cette conclusion, nous devrions examiner dans quelle mesure a diminué la mortalité par les maladies sur lesquelles les mesures anti-infectieuses ne pouvaient point exercer d'influence. Or, cette mortalité montait, dans la période antéprophylactique, à 329, dans la période postprophylactique à 260 sur 10.000 habitants, a donc diminué de 21%.

Voici les détails du calcul:

| | Période antéprophy-lact. 1874—1881. | Période postprophylactique | |
		1882—1896.	Spécialement 1896.
Population moyenne	326.780.	477.758	608.794
Décès par maladies non infectieuses par an	10.761 = 329°/$_{000}$.	12.436 = 260°/$_{000}$	13.693 = 224°/$_{000}$
Décès par maladies infectieuses par an	1.785 = 55°/$_{000}$.	1.507 = 32°/$_{000}$	1.089 = 18°/$_{000}$.

La diminution de mortalité de 21°/$_0$ représente ainsi la mesure de l'influence produite par l'amélioration de toutes les autres conditions de vie, sauf la part revenant aux mesures prophylactiques.

Si maintenant ces dernières n'avaient produit aucun effet spécial sur la mortalité infectieuse — on excusera cette abréviation forcée, — cette mortalité, montant dans la première période à 55°/$_{000}$, aurait dû se réduire au taux de 43$^1/_2$°/$_{000}$ pour la seconde période. Mais en réalité, elle s'est réduite dans une mesure beaucoup plus grande, c'est-à-dire jusqu'à 32°/$_{000}$. La différence entre 43$^1/_2$°/$_{000}$ et 32°/$_{000}$ doit ainsi être attribuée exclusivement à l'influence des mesures prises spécialement contre les maladies infectieuses.

Si nous nous bornons à regarder l'état de la dernière année, nous arrivons aux résultats suivants. Le taux de mortalité monte pour

	les maladies non infectieuses	les maladies infectieuses		
dans la période antéprophylactique à	329	55 sur 10.000 hab.		
en 1896 . . . . à	224	18	"	"
donc une réduction de	105	37	"	"
	32°/$_0$	68°/$_0$		

L'amélioration générale des conditions hygiéniques devrait donc produire pour les maladies infectieuses une diminution de 32°/$_0$, soit faire baisser leur taux de 55°/$_{000}$ à 37$^1/_2$°/$_{000}$. Mais au lieu de cela nous voyons que ce taux de mortalité ne fait que 18! Nous pouvons ainsi prétendre que les mesures prophylactiques à elles seules et sans tenir compte de l'effet d'autres facteurs hygiéniques, épargnent à la ville de Budapest à peu près 1200 vies humaines par an, résultat qui vient donc à l'appui de la valeur pratique des exigences scientifiques des hygiénistes.

Dr. **Joseph de Körösy** (Budapest).

L'influence des conditions atmosphériques sur l'éclosion des maladies infectieuses.

I. La méthode suivie.

Depuis les temps les plus reculés, la science, comme aussi l'opinion populaire, ont attribué au temps qu'il fait une influence positive sur la

2.5

santé de l'homme. Toutefois, il nous manque toujours des observations précises sur le degré et même sur l'existence de cette influence.

Deux éléments régissent principalement les conditions du temps: la chaleur et l'humidité de l'atmosphère. Tous deux peuvent être mesurés de la façon la plus précise, et on pourrait être ainsi induit à supposer que les observations climatologiques et statistiques y relatives constitueraient de véritables trésors de la méthode quantitative appliquée à cette branche de la science. Or, bien loin d'avoir atteint à cette perfection, nous nous trouvons au contraire au même point que l'observation dans les sciences physiques avant l'introduction de cette méthode quantitative.

Que dirait-on par exemple d'un physicien qui se contenterait de savoir que la chaleur dilate les gaz et que le froid les contracte, sans connaître la mesure de ces changements, sans s'occuper de la question, si chaque degré de chaleur augmentante exerce la même influence sur la dilatation du gaz? Mais si nous étudions les données climatologiques quant à l'influence de la chaleur sur la santé, nous trouvons que dans la plupart des cas, elles ne nous disent plus, comme que telle ou telle maladie était plus fréquente ou plus rare en été ou en hiver.

Dans le meilleur cas, on trouve des indications sur la fréquence mensuelle des maladies. Mais comment tirer un profit scientifique du fait, par exemple, qu'une épidémie de typhoïde soit le moins à craindre en octobre et novembre, ou que le point culminant de sa violence se trouve généralement en décembre? Qu'est-ce que ça veut signifier surtout, si l'on ne trouve même pas nécessaire de donner au moins l'indication de la température pendant les mois en question? [1]) Pour comble, ces observations se rapportent presque toujours aux décès. Inutile de vouloir encore prouver que des recherches de ce genre devraient se rattacher au moment où la maladie apparait et non pas à celui, souvent de beaucoup postérieur, où elle se termine par la mort. Si par exemple, un cas de phtisie s'acquiert au mois de décembre, mais que le décès arrive au mois d'avril, comment peut-on établir une influence causale entre la température d'avril et l'acquisition de la phtisie pulmonaire, et surtout, si ce mois d'avril n'arrive que quelques années plus tard?

J'ai essayé d'appliquer une méthode plus précise à cette espèce d'observations climatologiques, de donner une statistique qui rendrait possible d'observer quel changement se produit dans l'éclosion des maladies infectieuses parallèlement à l'augmentation et à la diminution de la chaleur et de l'humidité atmosphérique. Outre cela, je ne me suis pas tenu à l'observation de l'état atmosphérique au moment de la terminaison de la maladie, mais à celui de son éclosion, et même en tenant compte de la durée de l'incubation—au moment probable de l'infection.

---

[1]) Voir p. e. l'ouvrage de Haller, Die Volkskrankheiten in ihrer Abhängig-lei von den Witterungsverhältnissen, publié par l'Académie des sciences de Vienne en 1858.

Les matériaux me furent fournis par la déclaration obligatoire de chaque cas de maladie infectieuse, introduite à Budapest sur ma proposition en 1881. Les observations qui vont suivre embrassent la période de 1881. Durant ces onze années il n'y eut pas moins de 84.971 déclarations, savoir:

```
variole . . . . . . . . . . . . . . . . 12.102
choléra . . . . . . . . . . . . . . . .  1.322
diphtérie . . . . . . . . . . . . . . .  9.762
rougeole . . . . . . . . . . . . . . . 33.926
scarlatine . . . . . . . . . . . . . . 13.976
croup . . . . . . . . . . . . . . . . .  2.545
fièvre typhoïde . . . . . . . . . . .  11.338 1)
```

Total . . 84.971

Pour chaque cas de maladie, j'ai noté le jour de la déclaration, la température et l'humidité atmosphérique de la pentade (période de 5 jours) ou de la semaine dans laquelle la maladie fut déclarée, et aussi—en tenant compte de la durée de l'incubation—la température et l'humidité de la pentade et de la semaine dans laquelle la maladie fut acquise ²). Puis j'ai rangé les cas de maladie d'une part d'après le degré de température et d'autre part d'après le degré de l'humidité de l'air. J'ai procédé à cet égard par degrés, un à un. Mais comme de cette façon les matériaux se fractionnaient beaucoup trop, et comme enfin il n'est pas probable qu'une augmentation de chaleur de 1 ou 2 degrés produise une modification sensible des conditions hygiéniques, j'ai pu réunir ces données échelonnées dans des groupes plus étendus, savoir, dans les périodes suivantes:

de grand froid (au-dessous de 0⁰)
„ froid tempéré (de 0⁰ à + 5⁰)
„ chaleur tempérée (de 5⁰ à 14⁰)
„ chaleur moyenne (de 14⁰ à 18⁰)
„ grande chaleur (au-dessus de 18⁰).

De même, en ce qui concerne l'humidité atmosphérique, j'ai établi les groupes ci-après:

Temps sec (50 à 60⁰/₀ d'humidité)
„ humide (60 à 80⁰/₀ humidité)
„ très humide (au-dessus de 80⁰/₀ humidité).

En cas de besoin, je pouvais toujours, comme il résulte de ce qui précède, procéder par groupes bien plus restreints et même par simples unités.

Ainsi munis, nous nous trouvons en état de suivre les changements graduels des effets produits par les changements graduels des causes. Nous voilà ainsi arrivés, par la voie statistique, à la possibilité d'établir une véritable e x p é r i e n c e. Ce fait fournit en même temps une bonne occasion pour illustrer la question, s'il existe, en effet, une différence essentielle entre les sciences expérimentales et les sciences d'observation.

---

1) dont 891 cas d'exanthémique.
2) Pour la période du 1 juillet 1881 jusqu'à la fin de 1888 j'avais dans mes mains les déclarations originales, que je pouvais ainsi dépouiller selon la pentade, la semaine ou le mois de l'éclosion des maladies. A partir de 1889 je ne pus plus obtenir ces déclarations individuelles et dus me borner ainsi à la semaine à laquelle se rapportaient les bulletins sommaires publiés par le médecin en chef de la ville.

La statistique est classée parmi les sciences d'observation, et pourtant il nous est parfaitement possible d'arriver à des expériences, tout comme s'il s'agissait d'une question de physique. En effet, quelle différence essentielle existe-il entre le physicien observant la dilatation du gaz à la chaleur augmentante du feu, et le statisticien observant le changement d'un phénomène hygiénique sous une influence identique,—si ce n'est que le physicien tourne lui-même la petite vis de sa lampe, tandis que, dans notre cas, c'est le Grand Architecte de l'Univers qui règle les changements du grand astre, source de chaleur.

Il y a encore un autre point par lequel l'expérience se distingue de l'observation, tous ces deux mots pris dans leur sens usuel. Un des principaux avantages de l'expérience consiste dans la faculté d'éliminer les causes perturbatrices et de faire ressortir ainsi seulement l'effet de la cause qu'on voulait observer. Or, on prétend que cette élimination des causes perturbatrices ne saurait être employée dans l'observation, et que par conséquent l'observation statistique serait privée aussi de ce moyen, si important dans la recherche des causalités. Mais cette thèse n'est pas suffisamment fondée, comme nous le verrons en passant à l'effet combiné des deux causes climatériques: chaleur et humidité; sur le terrain de la statistique, il est aussi possible d'introduire l'avantage fondamental de l'expérience physicale, savoir: l'élimination des causes perturbatrices.

Ainsi est-il bien possible qu'en observant les changements hygiéniques produits par les changements de l'humidité atmosphérique, les phénomènes observés reflètent pourtant seulement l'influence de la chaleur: le temps chaud est toujours un temps sec, tandis que les jours humides coïncident avec le froid. Il est donc en effet possible que les maladies, apparaissant dans un temps sec, soient seulement un effet de la chaleur, ou vice versâ. Pour arriver donc à connaître l'influence isolée de l'un de ces deux facteurs, il faut que l'expérience élimine l'effet de l'autre. Or, cette élimination est possible dans la statistique aussi, en observant d'une part quelles modifications hygiéniques surviennent dans les jours de c h a l e u r é g a l e, sous l'influence de l' h u m i d i t é c h a n g e a n t e, et d'autre part ce qui arrive pour les journées d'humidité é g a l e si elles sont soumises à des chaleurs d i f f é r e n t e s. Ainsi, par exemple, observons quelle est la fréquence de la diphtérie dans les pentades froides, mais sèches, humides, ou très humides; nous en ferons de même pour les pentades chaudes et très chaudes: ayant donc pris pour base d'observation une chaleur égale, nous aurons éliminé l'influence de cette cause, et nous n'aurons devant nos yeux que l'effet unique de l'humidité. D'autre part, choisissons les pentades très sèches et cherchons comment varie la fréquence de la diphtérie par une température très froide, ou froide, ou chaude, etc. et agissons de même pour les pentades sèches ou humides. Dans ce cas, nous aurons éliminé l'influence de l'humidité et aurons isolé celle de la chaleur [1]).

---

[1]) Si nous attribuons ainsi les effets à une seule cause, cela ne se fait naturellement que pour simplifier le problème logique. Il va sans dire que, par exemple,

Nous voyons ainsi que les observations statistiques se prêtent aussi aux deux qualités caractéristiques de l'expérience, savoir: au renforcement ou à l'atténuation et à l'élimination des causes perturbatrices, embrassant en même temps l'isolement des causes à observer.

II. *Les résultats* [1]).

La diphtérie [2]). — Parmi les résultats les plus importants, je pourrais indiquer ceux relatifs à l'éclosion de la diphtérie. Si nous suivions la route la plus battue de la climatologie, nous aurions à rechercher la fréquence des cas dans les différents mois et nous trouverions alors (pour les années 1882—1891) l'ordre suivant:

juillet	(8 années)	292 = 5.90	par pentade;	avril	(7 années)	329 = 7.85	par pentade;
août	(„)	309 = 6.70	„ „	janvier	(„)	355 = 8.20	„ „
septembre	(„)	313 = 6.75	„ „	mars	(„)	359 = 8.25	„ „
mai	(7 „)	297 = 6 85	„ „	octobre	(„)	465 = 9.35	„ „
février	(„)	273 = 6.95	„ „	décembre	(„)	468 = 9.40	„ „
juin	(„)	303 = 7.15	„ „	novembre	(„)	485 = 10.10	„ „

Impossible de démontrer quelque régularité dans ces chiffres. On voit bien que les mois froids sont plus chargés de cas, mais nous trouvons le mois froid de février et les mois tempérés de mai et de septembre disputant les premières places aux mois chauds de juillet et d'août; d'autre part, nous trouvons que le mois de novembre, qui pourtant n'est pas le plus froid, figure comme le plus dangereux. Mais voici comme une régularité bien nette se détache si nous procédons par la voie pour ainsi dire expérimentale, c'est-à-dire si nous observons comment changent les cas d'infection au fur et à mesure que nous faisons accroître la chaleur atmosphérique. Nous trouvons alors (en 1881—1888):

dans le cas qui nous occupe, il y aura à côté de la chaleur et de l'humidité, une quantité d'autres causes encore, comme par exemple le vent, peut-être même l'ozone, l'argon, et ainsi à l'infini. Mais la recherche des causes réelles ne saurait être empêchée par l'indication de l'infinité des causes possibles: on a satisfait aux exigences scientifiques en tenant compte des causes qui, dans l'état actuel de nos connaissances, nous semblent réellement efficaces. Pour nous, il suffisait de démontrer en général que la statistique est bien en mesure d'éliminer les causes perturbatrices. Il ne faut, pour cela, que les faire rentrer dans le cadre de l'observation et, ensuite, en découper les matériaux statistiques selon les différentes causes observées. (J'ai développé ces considérations relatives à la logique de la statistique dans les deux ouvrages suivants: Armut und Todesursachen, ein Beitrag zur Methodologie der Statistik, Vienne 1888, et Kritik der Vaccinations-Statistik, Berlin 1889 p. 166 et 199). Dans le cas qui nous occupe, on pourrait par exemple, reconnaître comme troisième cause efficace les vents, et cela en les distinguant suivant leur direction, leur force, etc. Pour éliminer donc maintenant l'effet perturbateur de la chaleur et de l'humidité, on devrait subdiviser chacune des combinaisons de chaleur et d'humidité déjà établies selon les caractères et la nature des vents.

[1]) Pour l'analyse plus détaillée de ces observations, voir: Statistik der infectiösen Krankheiten in den Jahren 1881—1891 und Untersuchung des Einflusses der Witterung (Berlin. 1894).

[2]) Vu qu'on attribue à l'incubation une durée de 2 à 7 jours, nos calculs sont basés sur la supposition que l'infection et l'éruption de la maladie tombent sur une et même pentade.

dans les pentades très froides 7.94 cas d'infection
„   „   „   froides   9.18 „   „
„   „   „   de froid tempéré 8.49 „   „
„   „   „   très chaudes 6.59 „   „
„   „   „   chaudes   6.55 „   „

Le maximum des cas tombe ainsi sur les périodes d'extrême froideur, et de froid tempéré. Si nous procédons par degrés plus petits et divisons les époques de chaleur en de plus petites époques, nous trouvons que le maximum des infections tombe sur les jours d'une température au-dessous de 6° et entre 0—12 degrés.

Dans les pentades de—12 à—6° 9.57   de 12 à 14 6.83
„   6 „   4   8.45   „ 14 „ 16 8.00
„   4 „   2   7.38   „ 16 „ 18 6.09
„   2 „   0   7.86   „ 18 „ 20 6.77
„   0 „+2   9.15 ⎫   „ 20 „ 22 6.35
„ +2 „   4   9.14 ⎪   „ 22 „ 24 6.76
„   4 „   6   8 90 ⎬ 9.05   „ 24 „ 28 5.94
„   6 „   8   9 00 ⎪
„   8 „ 10   8.85 ⎪
„ 10 „ 12   9 14 ⎭

Quant à l'humidité, nous trouvons les cas d'infection suivants par pentade:

de 40—45 (5.50 [1])   80 8.25
50 7.76   85 9 09
55 6 89   90 8.64
60 7.44   95 7.70
65 6.10   100 9.17
70 7.20   —————
75 8.03   Ensemble 7.75

On voit par ces données que l'augmentation d'humidité aussi peut être considérée en général comme favorable à la propagation de la diphtérie, c'est-à-dire que les temps les plus humides sont aussi les plus dangereux. Les jours, où tous les deux facteurs se montrent en même temps, seraient donc le plus à craindre, tandis que les jours où ces facteurs sont les plus faibles, offriraient le plus petit danger. Et en effet, nous trouvons que les jours de grande et de très grande humidité, accompagnés d'une température froide ou tempérée, offrent à peu près 9½ cas par pentade. tandis qu'aux jours secs et en même temps chauds, les infections diminuent d'un tiers, à 6—7 cas à peu près par pentade. Mais, chose remarquable, il y a un maximum aussi pour les périodes très sèches. Voila les données numériques.

Infections par diphtérie de 1881 à 1888, par pentade:

Humidité.	Très froid. —0	Froid. 0—5°	Tempéré. 5—14°	Chaud. 14—18°	Très chaud.	Total.
Très sec	—	(5.50)	9.63	(4.50)	7.—	7.48
Sec	—	(5.50)	7.94	7.50	6.15	6.74
Humide	8.27	9.25	8.59	6.20	6.87	7.77
Très humide . . .	7.76	9.40	8.27	7.14	—	8.45
Total . .	7.04	9.18	8.49	6.88	6.55	7.75

[1] Où le nombre des pentades d'observation était moins de six, nous avons mis les chiffres entre parenthèse, pour signaler ainsi leur moindre valeur.

Le croup [1]). — L'apparition du croup se distingue de celle de la diphtérie en tant que l'infection diminue constamment par rapport à la hausse de la température, de sorte que les jours les plus froids sont les plus dangereux, tandis que les plus chauds sont les moins à craindre. Or, cela n'empêche pas que nous puissions assister à des épidémies de croup même pendant la saison des fortes chaleurs. De même que la diphtérie, le croup aussi présente un accroissement spécial aux périodes dont les températures avoisinent le zéro. Voici les chiffres.

—12 à—6⁰	28	6 à 8⁰	68	18 à 20⁰	116
— 6 „—4⁰	45	8 „ 10⁰	109	20 „ 22⁰	70
— 4 „—2⁰	80	10 „ 12⁰	103	22 „ 24⁰	57
— 2 „ 0⁰	133	12 „ 14⁰	71	24 „ 27⁰	32
— 0 „+2⁰	148	14 „ 16⁰	111		
+ 4 „—6⁰	103	16 „ 18⁰	108		

(with brace grouping 133, 148, 103 = 128)

Quant à l'humidité atmosphérique, elle n'exerce point d'influence stable: Voici les données numériques:

Humidité.	Très froid. —⁰	Froid. 0 – 5⁰.	Tempéré. 5 – 14⁰.	Chaud. 14 à 18⁰.	Très chaud au-dessus de 18⁰.	En somme.
Très sec	—	(3.50)	2.25	2.00	3.13	2.81
Sec	—	(4.00)	3.29	2.38	2.23	2.47
Humide	3.47	2.90	2.85	2.39	1.70	2.59
Très humide . . .	3.27	3.24	2.49	2.43	—	3.07
En somme. .	3.40	3.12	2.78	2.38	2.12	2.71

(bracket annotations: 3.75, 2.96, 2.35, 2.41, 2.54)

La scarlatine [2]). — La probabilité de l'infection est la plus petite dans les époques de grande froideur, tandis que dans les autres périodes de température l'augmentation des cas se tient sur un même niveau. Quant à l'effet combiné de la chaleur et de l'humidité nous voyons que le maximum des infections tombe sur les pentades tempérées et chaudes, qui sont, en même temps, les plus humides.

Humidité.	Très froid. —⁰	Froid. 0 — 5⁰.	Tempéré. 5 — 14.	Chaud. 4 — 18⁰.	Tr. chaud au-dessus de 18⁰.	En somme.
Très sec. . .	—	(19.00)	16.00	(6.50)	15.40	15.19
Sec.	—	(15.00)	12.59	18.54	18.28	17.35
Humide . . .	11.63	14.93	15.06	12.86	12.53	13.64
Très humide .	11.39	15.65	20.81	22.86	—	15.72
En somme.	11.48	15.41	16.31	14.97	15.53	15.00

(bracket annotations: 17.00, 13.68, 15.77, 16.90)

---

[1]) Incubation comme chez la diphtérie.
[2]) Le calcul est basé sur la supposition que l'infection arrivait dans la pentade précédente.

La rougeole [1]). — Cette maladie semble diminuer avec la hausse de la température. L'influence de l'humidité n'est pas constante. Les maximas se présentaient aussi bien aux jours de grande humidité que de grande sécheresse.

Voici les résultats pour les années 1881 à 1886:

Humidité.	Très froid. —⁰	Froid. 0—5⁰	Tempéré. 5—14⁰	Chaud. 14—18⁰	Très chaud.	En somme.
Très sec	—	(136.50) ⎱ 50	72.38 ⎱ 80	(89.—) ⎱ .54	31.— ⎱ .21	55.37 ⎱ .24
Sec	—	(38.50) ⎰ 87	55.41 ⎰ 60	44.08 ⎰ .47	30.02 ⎰ 30	37.58 ⎰ 41
Humide	42.17	51.75	50.72	24.86	25.18	38.85
Très humide . . .	76.35	52.80	55.97	15.86	—	60.89
En somme. .	64.14	53.19	54.55	30.59	—	45.54

A cette occasion, je dois faire observer que, d'après d'autres observations faites par moi, c'est l'école qui est une des causes importantes de la propagation de la rougeole. Au moment de la rentrée des classes, la rougeole est généralement à son niveau le plus bas, mais déjà dans les deux premiers mois consécutifs, elle commence à se répandre. Ainsi, elle baisse rapidement pendant les mois des vacances, qui tombent chez nous sur les mois de juillet et d'août, monte considérablement dans le troisième et quatrième mois d'études (novembre, décembre), baisse de nouveau après les vacances de Noël (janvier) et atteint un second maximum aux mois d'avril, mai et juin.

Pour la variole, nous ne pouvons pas constater d'influence positive de la température. Il est pourtant probable que les cas d'infection augmentent avec l'accroissement de l'humidité. Vu que la durée de l'incubation est évaluée à une quinzaine de jours à peu près, les calculs à suivre sont basé sur la supposition que l'infection arriva dans le même mois que l'éruption (les chiffres ci-bas sont donc mensuels).

Humidité.	Très froid. —⁰	Froid. 0—5⁰	Tempéré. 5—14⁰	Chaud. 14—18⁰	Très chaud.	Ensemble.
Sec	—	—	121.40	127.—	67.14	99.50
Humide	(42.50) [2])	114.42	300.40	77.—	140.37	156 48
Très humide . . .	197.35	189.—	108.—	—	—	177.64
Ensemble. .	183.50	141.12	207.55	85.33	112.26	149.55

[1]) La durée de l'incubation étant à peu près à 10 jours, les calculs se basent sur la supposition que l'infection arriva dans la pentade précédente.
[2]) Il n'y avait que trois mois (1884 janvier, 1889 février, 1890 février) où la grande froideur coïncidait avec un temps sec.

La fièvre typhoïde également ne présente de rapport bien précis avec la chaleur et l'humidité. Comme nos recherches effectuées à cet égard sont demeurées stériles, nous nous dispensons de la reproduction des chiffres y relatifs.

Le choléra enfin semble présenter certaine connexité entre la fréquence et l'augmentation de l'humidité. Pour ce qui est de la chaleur, elle semble favoriser la propagation du choléra, quoique nos recherches ne concordent pas avec l'opinion assez répandue que ce soit la grande chaleur qui entraîne la propagation de l'épidémie, comme cela ressort des chiffres ci-après:

Humidité.	Froid tempéré. — 0	Chaud tempéré. 0—5°	Chaud. 5—14°	Très chaud.
Sec	—	—	286 : 2 = (103)	72 : 4 = (18)
Humide	38:3=(12.67)	207:2=(103.50)	240 : 2 = (12·)	—
Très humide	1:1=(1.—)	313:4=(78.23)	165 : 1 = (165)	—
Total	39:4 = (9.75)	520:6=(86.67)	691:5=(138 2)	72 : 4 = 18)

Récapitulation par degrés d'humidité.

```
6 pentades sèches      avec 358 cas d'infection n = 59.37
7    „     humides       „   485   „        „    = 69.29
6    „     très humides  „   479   „        „    = 79.83
```

En terminant je dois avouer que les résultats obtenus ne sont pas aussi concluants que je l'avais espéré en me livrant à ce travail pénible. Mais les quelques résultats auxquels nous sommes arrivés pourraient tout de même, peut-être, apporter une contribution à nos connaissances bien maigres sur l'influence hygiénique du temps. Et si ces observations sont demeurées en partie stériles, nous devons nous consoler en pensant que, dans la science, même des recherches négatives constituent une augmentation positive de nos connaissances.

Dr. **Joseph de Körösy** (Budapest).

L'influence de la confession sur les causes de décès.

Il est à supposer a priori, et il est également démontré par les faits statistiques, que la race exerce une influence positive sur la morbidité et la mortalité. La question, si une influence analogue est exercée aussi par la religion, est déjà moins sûre, et elle a été bien rarement observée. En théorie, en effet, il serait difficile de soutenir la thèse que la forme de la conviction religieuse, c'est-à-dire un facteur éthique, puisse avoir une influence quelconque sur le cours d'un phénomène physiologique. Et, si l'on trouve pourtant un rapport de ce genre, on serait disposé de l'imputer plutôt à l'influence d'autres cau-

ses concomitantes. La connexion est la plus simple si les doctrines d'une confession quelconque sont accompagnées de pratiques rituelles d'hygiène, et cela sert aussi à expliquer l'intérêt spécial que porte la démologie pour la natalité et la mortalité chez les israélites. D'autre part, on trouvera que l'appartenance confessionelle désigne parfois des différences de race. Ainsi, en Hongrie, par exemple, les calvinistes sont presque sans exception magyars, et la religion israélite dénote, elle aussi, une différence de race. Pour la ville de Budapest, à laquelle se rapportent les observations qui vont suivre, nous trouvons que les calvinistes sont aux 92,5% magyars, tandis que les catholiques et les luthériens représentent un mélange de magyars (51%) et d'allemands (36,31%). L'observation statistique des religions nous permettra donc de tirer quelques conclusions aussi l'influence de la race.

Le tableau ci-contre donne un aperçu sur la distribution par confession (catholiques, luthériens, calvinistes et israélites) de 24 causes de décès des plus remarquables, survenus durant les cinq années 1886 à 1890. Nous y voyons que les plus grandes divergences se montrent d'ordinaire entre les catholiques et les israélites. Les divergences entre ces deux extrêmes sont quelquefois si importantes qu'elles susciteraient justement des doutes sur la solidité des données, si l'on ne trouvait que souvent les grandes divergences entre les deux extrêmes, c'est-à-dire les catholiques et les israélites, sont expliquées par les valeurs intermédiaires, représentées par la mortalité des luthériens et des calvinistes. Ainsi, par exemple, le fait que, sur 1000 nouveau-nés, il meurt 48 chez les catholiques par débilité congénitale et 36 seulement chez les israélites, présente un écart bien surprenant. Or, si nous voyons que, chez les luthériens aussi, 39 décès ont lieu par débilité, cela confirme le vraisamblable de l'observation faite pour les israélites. La rougeole enlève sur 100.000 enfants au dessous de 10 ans 131 chez les calvinistes contre 183 chez les catholiques, soit à peu près 50% de plus, ce qui représente sans doute une différence très frappante. Mais, si nous apprenons ensuite que chez les luthériens la rougeole en enlève 165, nous trouvons déjà un trait d'union entre les deux chiffres extrêmes, tandis que la mortalité des israélites (118) renforce encore la probabilité du petit chiffre constaté pour les calvinistes. Les maladies cardiaques enlèvent sur 100.000 individus au-dessus de 10 ans, chez les catholiques 134 et chez les calvinistes 100 seulement; mais nous trouvons 105 chez les luthériens et un chiffre égal chez les juifs, etc.

Les données du tableau ci-contre nous indiquent le total de décès causés par les 24 maladies chez chacune des 4 confessions. Nous y ajouterons dans le texte des chiffres pourcentuels, montrant combien sont décédés sur 100.000 individus. Quoique c'est un calcul généralement employé, il exige pourtant une correction, pour les maladies qui se rattachent à un certain âge. Les maladies de l'enfance, par exemple, ne pourraient être aussi fréquentes chez une race stérile que chez une race prolifique: pour juger de leur véritable fréquence ou rareté, on devrait rapporter leurs nombres non pas à la totalité de la population, mais au nombre de la population enfantine, soit pour les maladies de la première année au nombre des naissances. De même, l'importance des décès causés par marasme sénile sera mieux

Causes des décès à Budapest 1886—1890 selon les
confessions.

	Catholiques. 292.300	Luthériens. 24.970	Calvinistes. 31.773	Confessions protestantes ensemble. 56.743	Israélites. 92.732
Méningite	1645	149	172	321	307
Encéphalite	198	(11)	(11)	(22)	91
Hydrocéphalie	219	(13)	(13)	(26)	33
Apoplexie	968	71	82	153	197
Eclampsie	2200	123	171	294	312
Maladies cardiaques . . .	1599	113	134	247	391
Croup	702	51	78	129	201
Diphtérie	1480	101	129	230	322
Coqueluche	147	(8)	(14)	(22)	34
Pneumonie	5927	436	437	873	864
Phthisie	10569	888	890	1778	1332
Diarrhée	6273	430	486	916	714
Maladie de Bright . . .	990	81	90	171	188
Rachitisme	198	(14)	(10)	(24)	51
Rougeole	483	33	33	66	110
Scarlatine	750	62	78	140	295
Variole.	1557	100	118	218	156
Fièvre typhoïde	791	80	65	145	172
Scrophulose	185	(9)	(22)	31	(19)
Débilité congénitale . . .	2759	184	243	427	516
Atrophie	940	61	88	149	119
Marasme	1909	125	157	282	474
Choléra.	433	32	47	79	44
Hydropisie	189	(17)	(24)	41	(26)

(Sont placés entre paranthèses les cas où le nombre des décès est trop faible pour
permettre des conclusions).

appréciée si nous en rapportons le chiffre à la population au-dessus de 50 ou 60 ans, et non pas à la population totale qui embrasse aussi les jeunes hommes, les nouveau-nés, etc. [1]).

Occupons nous en première ligne des maladies qui dépendent plus ou moins d'un certain âge.

La débilité congénitale ne figure que chez les nourrissons: presque tous les enfants qui succombaient à cette maladie étaient au-dessous de 1 an. En rapportant leur chiffre au chiffre moyen des naissances du pentennaire 1886—1890 [2]), nous trouvons que sur 100.000 naissances, il y avait

3610 décès chez les israélites
3853 „   „   „ luthériens
4077 „   „   „ calvinistes
4806 „   „   „ catholiques

La diarrhée (y compris la dysenterie) et l'éclampsie enfantine se présentent principalement chez les enfants au-dessous de 5 ans [3]). Nous trouvons, à cet égard, les rapports suivants: sur 100.000 enfants de 0 à 5 ans, il y a eu décès causés par

	éclampsie	diarrhée
chez les israélites	690	1442
„ „ luthériens	1076	3762
„ „ calvinistes	1159	3293
„ „ catholiques	1453	**4143**

La différence entre les extrêmes est, on le voit, des plus grandes. Mais à cet égard nous aurons à rappeler l'influence des diverses causes concomitantes. Quant à la diarrhée, p. e., on doit s'attendre

---

[1]) Les chiffres moyens des vivants, (calculés pour les années 1886 à 1890, des recensements de 1881 et 1891) sont les suivants:

	cathol.	luth.	calvin.	protestants.	israél.
0—5 ans	30.284	2.286	2.952	5.238	9.905
0—10 ans	52.926	4.004	5.025	9.029	18.688
au-dessus de 5 ans .	265.725	23.058	29.545	52.603	84.367
„ „ 10 „ .	239.374	20.966	26.748	47.714	74.044
„ „ 30 „ .	125.335	11.064	13.901	24.966	33.681
„ „ 50 „ .	37.325	3.185	3.106	6.287	11.414

(Les chiffres de populatioon pour les âges 0 — 5 et au-dessus de 5 ans sont calculés pour le 30 juin, les autres pour le 31 décembre de chaque année).

[2]) Le chiffre moyen des naissances pour la période quinquennale 1886—1890 est pour les catholiques 11.482, pour les luthériens 955, pour les calvinistes 1192 et pour les israélites 2853.

[3]) Sur 7747 décès de diarrhée, 7436 concernent des enfants au-dessous de 5 ans, et pour l'éclampsie 2801 sur 2850. Nous ne commettons donc pas une grande faute en rapportant ces décès au total des enfants vivants entre 0 et 5 ans. On doit tenir compte de cette circonstance dans tous les calculs qui concernent des maladies sont rattachées, pour la grande majorité des cas, à une certaine limite d'âge. Comme nous ne manquerons pas de donner, pour chaque maladie, les chiffres des cas négligés, le lecteur pourra juger du degré de confiance de ce calcul. Le calcul plus précis, consistant dans le rapport entre les enfants catholiques, luthériens, etc. d'un certain âge vivants et les enfants décédés du même âge, n'est pas réalisable pour nous, vu que nos tableaux donnent bien les causes des décès par confession et les confessions par âge, mais point la combinaison de tous les trois éléments à la fois.

à la rencontrer bien plus souvent chez les confessions comptant le plus d'ouvriers et de journaliers, dont les enfants—soit qu'on les laisse seuls à la maison, soit qu'on les donne en nourrice — sont pour la plupart des cas nourris artificiellement. Or, il est avéré que cette nourriture fait beaucoup monter les décès par diarrhée [1]. A cela s'ajoute simultanément, tant pour la diarrhée que pour l'éclampsie, le fait que les enfants des dites classes jouissent aussi de moindres soins médicaux. En conséquence de cela, la constatation de la cause de décès est souvent superficielle, n'ayant lieu parfois que post mortem. Mais comme une grande partie des décès attribués à la diarrhée et à l'éclampsie ne proviennent pas réellement de ces maladies, cette désignation ne représente souvent que l'indication d'un symptôme, commun à différentes maladies. Il est ainsi à prévoir que les religions comptant le plus d'ouvriers et de journaliers offriront, rien que pour cette cause, un plus grand nombre des dites dénominations défectueuses [2].

Nous trouvons rattachées à l'âge de 0 à 5 ans encore l'h y d r o c é p h a l i e, la c o q u e l u c h e et le r a c h i t i s m e [3]. Toutes ces trois maladies étant fort rares, nous ne pouvons rapprocher que les deux confessions principales, c'est-à-dire les catholiques et les israélites. Nous trouvons que sur 100.000 enfants sont décédés par:

	hydrocéphalie	coqueluche	rachitisme
chez les israélites	67	69	103
„ „ catholiques	145	97	131

L' a t r o p h i e (y compris les cas d'inanition) qui n'embrasse exclusivement que des enfants au-dessous de 5 ans, représente de nouveau une indication seulement symptomatique. Les chiffres qui vont suivre sont ainsi exposés aux mêmes restrictions que nous avons mentionnées en haut. Sont décédés sur 100.000 enfants en suite de l'atrophie:

chez les israélites.	242
„ „ luthériens	533
„ „ calvinistes	596
„ „ catholiques	620

Passant aux maladies qui se présentent surtout à l'âge de 0 à 10 ans, nous rencontrons ici toute une série de maladies infectieuses bien définies et encore l'indication douteuse de scrophulose [4].

Parmi les maladies infectieuses c'est le c r o u p et la d i p h t é r i e

---

[1] Je trouvais que, sur 100 enfants décédés en 1882—90 dans les premières deux années de la vie, la diarrhée causait la mort:

parmi les enfants nourris au sein	25.47
„ „ „ artificiellement . .	31.40

[2] Le nombre des ouvriers et des journaliers donne les taux suivants pour la population au-dessus de 15 ans: $168^0/_{00}$ chez les catholiques, $125^0/_{00}$ chez les luthériens, $148^0/_{00}$ chez les calvinistes, $67^0/_{00}$ chez les israélites.

[3] Voici la quotepart de l'âge de 0 à 5 ans dans la totalité des décès: hydrocéphalie 266 sur 281, coqueluche 196 sur 204, rachitisme 262 sur 274 cas.

[4] Voici pour les maladies en question la quotepart des enfants décédés à l'âge de 0—10 ans: pour le croup et la diphtérie 3005 sur un total de 3083, pour la rougeole 647 sur 659, pour la scarlatine 1087 sur 1189, pour la scrophulose 200 sur 235.

qui sont les plus importantes [1]). Sont décédés sur 100.000 enfants de 0 à 10 ans:

chez les israélites. 555
„ „ luthériens 759
„ „ calvinistes 823
„ „ catholiques 824

La r o u g e o l e montre, chez les calvinistes et chez les israélites, à peu près les mêmes chiffres; le maximum, bien élevé, se trouve chez les catholiques; la grande distance entre les extrêmes se trouve rapprochée pour ainsi dire par la valeur intermédiaire fournie par la population luthérienne. Sont décédés sur 100.000 enfants par suite de rougeole:

chez les israélites 118
„ „ calvinistes 131
„ „ luthériens. 165
„ „ catholiques 183

La s c a r l a t i n e ne montre pas de trop grands écarts. Les mieux situés sont les catholiques. Sont décédés sur 100.000 enfants:

chez les catholiques 283
„ „ luthériens 310
„ „ calvinistes 310
„ „ israélites 316

Pour la s c r o p h u l o s e, nous ne pouvons rapprocher, à cause de la rareté des cas, que les catholiques et les deux confessions protestantes ensemble. Tous les deux groupes indiquent le même taux de mortalité, c'est-à-dire 69 à 70 sur 100.000 enfants.

Il nous reste encore cinq maladies qui dépendent sensiblement de l'âge, savoir: le choléra, la fièvre typhoïde, les maladies cardiaques, l'apoplexie et le marasme sénile.

Le c h o l é r a n'arrive que bien rarement au-dessous de l'âge de 5 ans [2]). Nous rapprochons donc le chiffre total des décédés à celui de la population au-dessus de 5 ans et nous arrivons ainsi au chiffre suivant. Sont décédés sur 100.000 hab. au-dessus de 5 ans:

chez les israélites 10
„ „ luthériens 27
„ „ catholiques 32
„ „ calvinistes. 32

Vu que parmi les 565 victimes du choléra (1886) 236, donc presque la moitié, était composée de journaliers, ouvriers et servants des deux sexes, tandis que ces professions, toutes ensemble, ne représentent que 25°₀ de la population, il est évident qu'on doit chercher l'explication de ces grandes différences dans la profession, c'est-à-dire dans les conditions de vie qui s'y rattachent.

---

[1]) Vu les difficultés diagnostiques que présentent la distinction du croup et de la diphtérie nous av ns réuni les deux maladies.
[2]) Sur 565 décès de choléra, 526 occurraient à l'âge au-dessus de 5 ans.

La fièvre typhoïde ne se présente presque jamais chez les enfants au-dessous de 10 ans [1]). Si donc nous rapprochons le nombre total des décédés à celui des vivants au-dessus de 10 ans, nous trouvons que sont décédés sur 100.000 individus de cet âge.

chez les israélites	46
„ „ calvinistes	49
„ „ catholiques	66
„ „ luthériens	76

Les **maladies organiques du cœur**, comme aussi l'**apoplexie** ne montrent de grandes différences que pour les catholiques [2]). Sont décédés sur 100.000 habitants:

	Maladies cardiaques (parmi les individus au-dessus de 10 ans).	Apoplexie (parmi les individus au-dessus de 30 ans).
chez les israélites	106	117
„ „ calvinistes.	100	118
„ „ luthériens	108	128
„ „ catholiques	134	154

Le **marasme sénile** représente aussi une des dénominations qui ne méritent pas toute confiance. Les cas où l'individu meurt des suites de la déchéance des forces générales sont relativement rares, et ne devraient être attendus que dans les âges les plus hauts. Si pourtant nous rencontrons cette cause de décès indiquée parfois même pour l'âge au-dessous de 50 ans, cela prouve déjà que la diagnose était superficielle ou faite post mortem, ce qui arrive surtout dans les classes inférieures. Nous rencontrons donc, chez cette cause de décès aussi, l'influence du degré d'aisance sur l'exactitude de diagnostic.

Sont décédés par marasme sénile sur 100.000 individus au-dessus de 50 ans:

chez les luthériens.	785
„ „ israélites	831
„ „ calvinistes	1011
„ „ catholiques	1023

Il n'est pas nécessaire de prouver que la fréquence du marasme sénile doit être jugée d'une manière tout-à-fait opposée à celle des autres maladies: plus une classe sociale présente des décès de ce genre, plus cela parle en sa faveur. Ce sont ainsi les catholiques qui occupent le premier rang et les luthériens qui le dernier.

Passant aux maladies qui affectent tous les âges de la vie et dont nous calculons ainsi la fréquence en rapprochant le nombre des décès à la totalité des vivants, nous y rencontrons en première ligne la **phtisie**. Voilà la plus forte cause de la mortalité en général, de sorte que les rapports existant de ce chef influent d'une manière sensible sur les phénomènes de la mortalité totale. La plus grande mortalité se trouve chez les luthériens. Les israélites fournissent moins que la moitié, les calvinistes $7/_{10}$ du taux de mortalité présenté par les luthériens. Sur 100.000 habitants sont décédés par tuberculose:

---

[1]) Sur 1149 décès de fièvre typhoïde, 1036 concernaient l'âge au-dessus de 10 ans.

[2]) Sur 2263 décès de maladies cardiaques, 2199 concernaient l'âge au dessus de 10 ans. Sur 1374 décès d'apoplexie 1324 occurraient à l'âge au-dessus de 30 ans.

chez les israélites 376
   „   „ calvinistes 559
   „   „ catholiques 722
   „   „ luthériens 788

La cause de décès qui, quant à son importance, suit immédiatement la phthisie, est la p n e u m o n i e, en y comptant aussi les cas de pleurésie et de bronchite. Les deux extrêmes—israélites et catholiques—diffèrent à peu près pour le double. Sont décédés sur 100.000 individus:

chez les israélites 186
   „   „ calvinistes 275
   „   „ luthériens 349
   „   „ catholiques 405

La plus grande divergence entre les extrêmes se trouve pour la v a r i o l e. Ici le minimum se rapporte au maximum comme 1:3, donnant sur 100.000 habitants les chiffres ci-après:

chez les israélites 33
   „   „ calvinistes 74
   „   „ luthériens 81
   „   „ catholiques 106

La situation extrêmement favorable présentée par les israélites justifierait des doutes, si l'on ne tient pas compte du fait qu'il existe contre cette maladie, un moyen préservatif tout-à-fait spécial, savoir la vaccination. On devrait donc supposer que la population israélite est bien plus souvent vaccinée que la population chrétienne.

Resteraient encore quatre maladies à traiter: la m é n i n g i t e, l'encéphalite, la m a l a d i e d e B r i g h t et l'h y d r o p i s i e. Mais l'encéphalite est une maladie que l'on ne peut diagnostiquer que très difficilement; c'est pourquoi nous n'en calculons pas le taux de mortalité. L'h y d r o p i s i e est une désignation plutôt d'un symptôme que d'une maladie, l'accumulation d'eau dans le corps étant la conséquence des plus différentes maladies; aussi le nombre en est tellement réduit que nous préférons ne pas établir des taux de mortalité. La m é n i n g i t e est une dénomination embrassant de fait trois différentes maladies, savoir la méningite basilaire qui attaque surtout les enfants, la méningite épidémique cérébrospinale qui survient surtout dans les âges supérieurs et encore la méningite secondaire comme phénomène consécutif d'autres maladies. Tous cela rend les taux de mortalité bien douteux. Enfin, quant à la m a l a d i e d e B r i g h t, on doit soupçonner que la fréquence de cette indication dépend beaucoup du plus ou moins des soins médicaux et même du secours aux analyses chimiques de sorte qu'elle ne sera indiquée que rarement pour les classes inférieures, ou l'on appliquera en son lieu d'autres dénominations voisines, surtout l'hydropisie. Tenant compte des difficultés mentionnées, on ne pourrait donc guère tirer de conclusions positives des chiffres ci-après, selon lesquels sont décédés sur 100.000 individus:

	Par méningite.	Par mal. de Bright.
chez les israélites . . .	66	39
„ „ calvinistes . . .	108	56
„ „ catholiques . . .	112	67
„ „ luthériens . . .	119	68

Comme résumé général des faits cités, on peut ainsi constater que, presque sans exception, les conditions les plus favorables se présentent

chez les israélites, les plus défavorables chez les catholiques, tandis que les deux confessions protestantes se disputent la deuxième et la troisième place [1]).

Nous ne pouvons finir cette étude sans toucher une question qu'on a traitée souvent sous ce titre, savoir: la disposition spéciale des israélites pour l'aliénation mentale. Nous devons à cet égard les résumés les plus récents des observations à Mr. Buschan [2]). Quant à notre étude se rattachant aux causes de décès d'une seule ville, nous ne pourrions pas contribuer à cette question, vu que l'aliénation mentale est rarement indiquée comme cause de décès, remplacée qu'elle est par l'indication des dernières phases. Nous préférons ainsi de citer les chiffres du recensement, donnant le nombre des aliénés recensés aussi bien pour notre ville que pour la Hongrie entière. Ces chiffres prouvent, en effet, que les israélites fournissent le plus grand nombre des aliénés, mais qu'ils donnent un chiffre restreint d'idiots, tandis que le minimum des aliénés se trouve chez les grecs orientaux et les grecs catholiques. Comme d'autre part, les israélites montrent le plus petit nombre d'analphabètes chez les deux confessions presque le plus grand, s'impose d'elle-même la conclusion, d'ailleurs assez voisine, que les cas d'aliénation mentale sont en rapport avec le degré d'instruction et avec le travail cérébral. Ainsi le nombre des aliénés et des analphabètes fait dans toute la Hongrie sur 100.000 habitants:

	analphabètes		aliénés.
	hommes	femmes	
chez les grecs-catholiques	8232	8074	4,3
„ „ calvinistes	3699	4644	5,1
„ „ grecs-orientaux	7473	8852	5,2
„ „ catholiques romains . . .	4813	6017	6,3
„ „ luthériens	3080	3999	8,0
„ „ israélites.	2931	3998	10,3

Comme on vient de le voir, l'étude de l'influence de la confession et même de la race sur les causes de décès n'est pas du tout simple à établir. On y rencontre un grand nombre de causes concomitantes, et il est difficile, souvent même impossible, d'apprécier l'influence de chacune d'entre elles. Déjà le seul fait que la classification selon la religion implique, au moins chez nous, aussi une classification d'après l'aisance, la profession, l'intelligence et l'instruction, nous empêche souvent de tirer des conclusions strictes. Mais, malgré toutes ces difficultés, on ne pourrait nier qu'il y a des traits identiques qui se répètent chez les différentes maladies. Ainsi, l'étude précédente, quoique n'aboutissant pas à une connaissance assez satisfaisante de l'influence étudiée, est pourtant de nature à nous donner des signes pour la direction et la méthode que nous aurions à suivre afin de jeter quelque lumière sur la question bien compliquée de l'influence de la confession sur les différentes causes de décès.

---

[1]) Les lecteurs qui s'intéressent pour les détails de cette question, les trouveront dans mon ouvrage en préparation, concernant la mortalité de la ville de Budapest dans les années 1886—1890.
[2]) Voir „Allgemeine medicinische Centralzeitung", 1897, No 9.

Dir. **Heinrich Silbergleit** (Magdeburg).

Die Irrenziffer, das Moment der Vererbung in der Irrenstatistik und die demographischen Merkmale der Irren.

Meine Herren! Wol einer der ältesten, in den Einzelheiten relativ am meisten ausgebildeten Zweige der medicinischen Statistik ist die Statistik der Irren. Nicht bloss in den deutschen Staaten, auch in einer grossen Zahl anderer ist der Irre Object statistischer Beschreibung schon seit langer Zeit. Wärend die Statistik der somatischen Erkrankungen — sofern von einer solchen in gegenwärtiger Zeit überhaupt schon gesprochen werden kann — sowol intensiv, d. h. in der Gliederung nach den demographischen Merkmalen des Kranken oder den objectiven seiner äusseren Umgebung, wie extensiv nach dem Umfange, dem Grade der Vollständigkeit der Beobachtungen noch vollkommen in den Kinderschuhen steckt, werden die Geisteskranken in den subtilsten Unterscheidungen schon seit Jahrzehnten beschrieben. Was ist nicht Alles über die Irren erfragt und festgestellt worden! Nicht nur die demographischen Eigenschaften, Geschlecht, Alter, Familienstand, Beruf, Confession pp., auch die specifisch medicinischen, aetiologischen, diagnostischen und prognostischen Elemente, als da sind: Vererbung, Erkrankungsform, Ausgang der Erkrankung und Weiteres mehr. Ja, es ist versucht worden, den aus der Anstalt Entlassenen, den Genesenen noch nach seiner Rückkehr in die Häuslichkeit weiter zu verfolgen, bald auf die Vererbung der geistigen Anomalie in der Descendenz, bald auf seine besonderen Lebensschicksale, bald auf sein gesammtes Verhalten, endlich auf seine Sterblichkeit.

Unter diesen Umständen ist es schwierig, durchweg oder auch nur überwiegend Neues zu bringen. Aber auch das Alte bedarf der Prüfung, ob es auch das Alte geblieben ist, ob nicht bei der Zahl der geistig Kranken in den früher und vielleicht nicht durchweg auf gleich festem Beobachtungsgrunde gewonnenen Ergebnissen Veränderungen und Abweichungen eingetreten sind. Gerade diesem Zwecke, die fortlaufende Controlle zu ermöglichen, dienen alle jene mit so erheblichen Kosten und grossem Aufwand an geistiger und mechanischer Arbeit—von dem das Formular ausfüllenden Arzt bis herab zu dem Arbeiter in der statistischen Centralstelle — von verschiedenen Staaten herausgegebenen ständigen Veröffentlichungen des Zahlenmaterials zur Irrenstatistik. Und nun ist gerade dieses amtliche Material ganzer Länder weiterer Bearbeitung bisher noch verhältnissmässig wenig unterzogen worden, abgesehen von den Ergebnissen der einmaligen Aufnahmen, die hier und da eingehender behandelt wurden, aber doch nach ihrem ganzen Charakter mehr einseitig demographischer Natur sind.

Auf Grund neuesten amtlichen Materials wollen wir jene Controlle auszuüben, zugleich aber auch auf bisher weniger behandelte Verhältnisse einzugehen versuchen.

Es sei gestattet, zur Orientirung zunächst den neuesten Stand allerdings mit allen Vorbehalten bezüglich des Grades der Vergleichbarkeit, sei es von Land zu Land, sei es mit der Vergangenheit, an-

zugeben. Dieser Vorbehalte sind gar viele vorhanden. Da sind zunächst die Momente rein administrativer Natur hervorzuheben: die Unterschiede der Gesetzgebung, die Abweichungen in der demographischen Structur der Völker, in ihrer Zusammensetzung nach dem Geschlecht, dem Alter, dem Familienstand, der Confession, die Differencirung der Bevölkerungsdichtigkeit auf dem Lande und in den Städten, endlich — last not least — bereiten gewisse Verschiedenheiten bei der Begriffsbegrenzung der Erhebung zu Unterwerfenden jedem internationalen Vergleich ganz ausserordentliche Schwierigkeiten, derart, dass selbst der Vergleich verschiedener Landesteile desselben Staates aus dem einen oder dem anderen der angeführten Gründe noch immer ein gewagtes Unternehmen bleibt.

Soweit es sich ferner um Angaben aus der Anstaltsstatistik handelt, ist auf die territorialen Unterschiede bezüglich der Zahl und des Umfangs der vorhandenen Anstalten, sowie ihrer zeitlichen Veränderungen Rücksicht zu nehmen.

In Ansehung der Art der Aufnahme selbst sind allein 3 verschiedene Verfahren zu unterscheiden, die schon an sich gewissermassen den Keim der Unvergleichbarkeit ihrer Ergebnisse in sich tragen. Als solche Verfahren sind zu nennen:

1) Besondere selbstständige Irrenzählungen. Durch gut ausgewählte und instruirte Zähler ausgeführt, würde eine solche Zählung das umfassendste und naturgetreueste Bild zu geben vermögen. Der praktischen Durchführbarkeit steht aber das Bedenken gegenüber, dass dabei zur Feststellung eines geringen Bruchteils der Bevölkerung diese in ihrer Gesammtheit durchgegangen werden muss. Thatsächlich sind derartige Zählungen in einigen deutschen Staaten schon vor mehr als einem halben Jahrhundert zur Ausführung gelangt, so 1841/42 in Braunschweig, 1846 in Oldenburg, ferner 1862 in Mecklenburg-Schwerin, wiederholt in Baden und in anderen Ländern.

2) Die Erhebungen über Geisteskranke gelegentlich der allgemeinen Volkszählung, ein Verfahren, auf welches man das bekannte Wort anwenden kann, dass es die Fehler seiner Vorzüge besitzt: die Einfachheit der Erhebung prägt dem Ganzen einen summarischen, Schärfe und Deutlichkeit im Gesammtbilde mehr oder minder ausschliessenden Charakter auf, wärend zugleich eine geringere Gewähr für sachverständige oder überhaupt genügende Controlle besteht, da die bezügliche Frage nur unter einer grösseren Zahl völlig andersartiger Punkte und unter diesen noch meist zurückgesetzt erscheint. Gerade in der letzten Zeit ist dieses Verfahren mehrfach zur Anwendung gelangt, so in Oesterreich bei der Volkszählung von 1890, so in Preussen und einigen anderen deutschen Bundesstaaten bei der letzten Volkszählung vom 2. December 1895.

3) Das nach dem Grade seiner inneren Ausgestaltungsfähigkeit wol vollkommenste ist das der fortlaufenden Statistik der Anstaltsinsassen. Hier wird jeder Fall vom Arzt beschrieben, so dass die Möglichkeit gegeben ist, mit aller Schärfe in die Einzelheiten einzudringen. Eine derartige Statistik wird in Preussen, Württemberg pp. fortlaufend geführt und veröffentlicht. Sie hat nur den einen Nachteil

im Gefolge, dass der Grad ihrer äusseren Vollständigkeit von der jeweiligen Ausbreitung der Anstaltspflege abhängig ist.

Diese verschiedenen Verfahren sollten einander nicht ausschliessen, sondern vielmehr ergänzen. Für die wirtschaftliche und rein social-statistische Betrachtung dürfte sich das an zweiter Stelle genannte Verfahren der Aufnahme gelegentlich der Volkszählung empfehlen, da dieses noch die grösste Aussicht auf Vollständigkeit, ich möchte sagen auf brutale Vollständigkeit, auf möglichste Annäherung an die wirkliche Gesammtzahl der Geisteskranken, der vom Wettbewerb auf dem Arbeitsmarkt der Nation zeitweise oder dauernd Ausgeschlossenen gewährt. Für die Detailuntersuchung aber, für die wissenschaftliche Synthese, für die Auffindung des Gemeinsamen, der Einigungspunkte in den mannigfaltigen Formen, in denen die Erkrankungen des Geistes bei Männern und Frauen, bei Kindern und Erwachsenen sich zeigen, dafür wird die auf Grund der von den behandelnden Aerzten für jeden Geisteskranken ausgefüllten Formulare hergestellte Statistik vorzüglich in Betracht zu kommen haben. Thatsächlich werden die beiden letztgenannten Verfahren neben einander z. B. in Preussen angewandt.

So wird es denn verstanden werden, wenn ich mich bezüglich der Vertretung—sei es die absolute oder relative—der Irren in den einzelnen Ländern auf das Aeusserste beschränke.

Nach einer Zusammenstellung Kollmann's[1]), des Leiters des Grossherzoglich - Oldenburgischen Statistischen Bureaus kamen in den 70-er Jahren auf je 1000 Einwohner Geisteskranke in:

Preussen	2.23	Oesterreich	2.05
Bayern	2.48	Ungarn	2.13
Württemberg	4.22	Schweiz	2.91
Sachsen	2.22	dar. Canton Bern	5.54 (Cretinismus)
Elsass-Lothringen	1.64	Italien	1.65
Braunschweig	1.96	Frankreich	2.44
Lübeck	3.66	Belgien	1.68
Coburg-Gotha	1.71	Niederlande	1.53
Sachsen-Weimar	2.21	Dänemark	2.18
„ Altenburg	2.44	Schweden	2.16
Schwarzburg-Sondershausen	0.93	Norwegen	3.05
„ -Rudolstadt	1.58	England u. Wales	3.04
Reuss ältere Linie	0.90	Schottland	3.40
„ jüngere Linie	1.12	Irland	3.05
Oldenburg	2.90		

Die Zahl ist weiter nach Irren und Blödsinnigen gegliedert, wobei sich denn bei den letzeren ein überwiegend grösserer Anteil für die meisten deutschen Staaten, sowie für Oesterreich-Ungarn und die Schweiz ergiebt.

Inwieweit diese Abweichungen im Vorkommen der Irrsinnigen und Blödsinnigen durch den Zählungsmodus, durch andere Registrirungsart herbeigeführt sind, lässt sich mit Sicherheit kaum angeben. Oldenberg legt diesen Umständen in der kürzlich erschienenen neuen Auflage der Eulenburg'schen Encyklopaedie wol mit Recht erhebliche Bedeutung bei.

Die in der Zusammenstellung sich zeigenden ·Unterschiede der

---

[1]) Kollmann, Die geisteskranke Bevölkerung im Grossherzogtum Oldenburg. Berlin 1883.

Gesammtziffer in den einzelnen Ländern sind so gross, dass man sie wol nicht sämmtlich oder vollständig auf abweichende Zählungsmethoden zurückführen kann; im Ganzen scheint es, als ob in den germanischen Ländern—von den Niederlanden abgesehen—die Disposition zu geistiger Erkrankung eine grössere ist, dass sie im Allgemeinen in Europa von Norden nach Süden abnimmt. Man hat den Grund in der in gleicher Richtung zunehmenden Ausbreitung der katholischen Kirche erblicken zu dürfen geglaubt, die im Allgemeinen in engerer persönlicher Verbindung mit ihren Anhängern steht, an deren Lebensschicksalen lebhafteren Anteil nimmt und ihnen einen festeren Halt gewährt in der Zeit schwerer Gemütserschütterungen. So sagt auch K o c h [1]): „...dort (bei der katholischen Kirche) schlägt die Autorität der Kirche alle „Stürme meist schon im Entstehen nieder, wärend hier (bei den „Evangelischen) der Einzelne die Ruhe erst dann findet, wenn er in „sich selbst zum wahren Glauben sich durchgerungen hat".

Indessen möchte ich dieses Argument doch nicht ohne Weiteres zu dem meinigen machen, da vielleicht mit nicht geringerem Recht auf den Stand der Volksbildung in den einzelnen Ländern hinzuweisen wäre, der bekanntlich im Norden, insbesondere bei den germanischen Völkern ein höherer ist. Steigert doch die grössere geistige Cultur ganz unzweifelhaft die Empfindlichkeit und Reizbarkeit für Eindrücke des Gemütes. Ein Gleiches gilt von dem Grade der Ausbildung des wirtschaftlichen Lebens, von dem Masse der Beteiligung am wirtschaftlichen Wettbewerb der Völker. So finden wir z. B. unter den einzelnen preussischen Provinzen zwar im katholischen Posen das Minimum der Irrenziffer 4,4 gegen 11,0 Procent im Staatsdurchschnitt,—dagegen weist die gleichfalls überwiegend katholische, aber industriell sehr hervortretende Provinz Schlesien mit 9,4 Proc. einen doppelt so hohen Verhältnisssatz als Posen auf, ein Unterschied, dessen numerische Bedeutung zu gross ist, als dass er lediglich auf formale Gründe zurückführbar wäre.

Meine Herren! Die Skepsis, die sich uns beim räumlichen Vergleich den erhaltenen Zahlenergebnissen gegenüber aufgedrängt, dürfte auch bei Betrachtung der neuesten Entwickelung nicht unberechtigt sein. Diese war in einigen der grösseren Staaten die folgende.

In F r a n k r e i c h hat der mittlere Bestand der in Anstalten untergebrachten Irrsinnigen von durchschnittlich 11524 in dem Zeitraum 1835/39 bis 1893 auf 59520, d. i. auf mehr als das Fünffache zugenommen; die beim Vergleich mit der Bevölkerung sich ergebende Zahl ist sonach von 3,4 auf 15,5 pro 10000 der Bevölkerung in dem 60-jährigen Zeitraum gestiegen. In den letzten 20 Jahren insbesondere (1871/73 : 10,53) weist diese Ziffer die Zunahme um etwa 1 Drittel auf, in den letzten 10 Jahren von 13,21 auf 15,52, d. i. um 17,5 Proc.

Ebenso ist in E n g l a n d eine sehr erhebliche Zunahme der Geisteskranken festzustellen: von 36762 im Jahre 1859 auf 96446 im Jahre

---

[1]) K o c h, Zur Statistik der Geisteskrankheiten in Württemberg und der Geisteskrankheiten überhaupt. „Württembergische Jahrbücher für Statistik" pp. Jahrgang 1878, Heft III. S. 115.

1896, d. i. von 18,67 auf 31,38 pro 10000 Einwohner. Die Zunahme ist Gegenstand der lebhaftesten öffentlichen Discussion geworden, zuletzt auch im Parlament, in Folge deren die Regierung Bericht über die obwaltenden Ursachen von den Irrencommissaren einforderte. Nach einer Mitteilung Schlangenhausen's [1] sprachen sich von den auf Ersuchen der Irrencommissare von den 62 Directoren der Grafschafts- und Bezirksanstalten Englands erstatteten Berichten 10 — natürlich immer nur für die bezüglichen Bezirke — im Sinne einer bestehenden Zunahmetendenz der geistigen Erkrankungen aus, 30 aber bestritten eine solche, wärend 22 überhaupt keine bestimmte Antwort zu geben vermochten. So kommt denn der Bericht zu dem Ergebniss: die Zunahme der Geisteskranken sei nur eine scheinbare, Thatsache sei nur Anhäufung in den Anstalten, es habe aber keine unverhältnissmässig grosse Zunahme von Geisteskranken im Verhältniss zum Anwachsen der Bevölkerung stattgefunden.

Auch in Deutschland ist die Zunahme der Zahl der Geisteskranken unverkennbar. Nach Raht's [2] hat in den 3 Jahren vom 1. Januar 1886 bis 1. Januar 1889 die Zahl der geisteskranken Anstaltsinsassen um 14,6 Proc. zugenommen, die Bevölkerung dagegen nur um etwa 3,2 Proc. Nach der neuesten Statistik [3] ist in den anschliessenden 3 Jahren von 1889 bis 1892 der Bestand der in Irrenanstalten untergebrachten Geisteskranken von 48786 auf 55825, d. i. um 7039, demnach ganz ähnlich wie in der vorhergegangenen Periode um 4,4 Proc. gestiegen.

In Preussen insbesondere hat die Frequenz der Irrenanstalten von 13909 (in 125 Anstalten) am 1. Januar 1876 auf 39308 (in 221 Anstalten) am 1. Januar 1894 zugenommen, d. i. um 25399 oder 182,6 Proc., wärend die Bevölkerung des Landes um etwa 25 Procent angewachsen ist. Hieraus finden wir, dass die Verhältnissziffer zur Bevölkerung in dem 18-jährigen Zeitraum von 5,40 auf 12,64 Anstaltskranke pro 10000 Einwohner zugenommen. Nun kommt aber in Betracht, dass die Unterbringung Geisteskranker in Anstalten jetzt eine häufigere, als früher ist, dass hiernach die Zahl für den Beginn der Periode zu klein, demnach die Zunahme grösser erscheint, als sie thatsächlich sein dürfte. Bei der Volkszählung von 1895 ergab sich eine Irrenziffer von 26,0 auf 10000 der Bevölkerung gegen 24,3 im Jahre 1880 [4].

Nicht so erheblich ist die Zunahme der Geisteskranken in Oesterreich [5]. Nach der Volkszählung von 1880 waren unter einer Bevölkerung von 22144244 Seelen: 45529, d. i. 20,6 auf je 10000 als geisteskrank ermittelt; im Jahre 1890 war die Bevölkerung auf 23895413

---

[1] „Allgemeine Zeitschrift für Psychiatrie" pp., herausgegeben durch Laehr. Band XLV, 1. u. 2. Heft, Seite 294.
[2] Medicinal-statistiche Mitteilungen aus dem Kaiserlichen Gesundheitsamte I. Band, 3. Heft. Berlin 1893.
[3] Medicinal-statistische Mitteilungen aus dem Kaiserlichen Gesundheitsamte III. Band, 1. Heft.
[4] „Statistische Correspondenz" 1897, № 32.
[5] Rauchberg, Die Bevölkerung Oesterreichs. Wien 1895 S. 232 u. ff.

angewachsen, die Zahl der Irren auf 51822, so dass auf je 10000 der Bevölkerung 21,7 Geisteskranke entfielen; demnach weist die Verhältnissziffer nur eine geringfügige Veränderung auf, die nun freilich auch wol durch äussere formale Umstände der Erhebung herbeigeführt sein könnte.

Letztere Annahme ist bei Erklärung des in den Vereinigten Staaten von Nordamerika [1]) festzustellenden Rückganges der Irrenziffer 'wol nicht ganz von der Hand zu weisen. Dort entfielen auf je 10000 der Bevölkerung 1890 : 16,97 Irrsinnige (Insanes) gegen 18,33 im Jahre 1880; ebenso weist auch die Vertretung der Blödsinnigen den allerdings unerheblichen Rückgang der Verhältnissziffer von 15,33 auf 15,26 auf.

Nach diesem Ueberblick über den gegenwärtigen Stand und die zeitlichen Veränderungen der Irrenziffer in einigen der wichtigeren Culturländer sei es gestattet, nun auf die Gliederung nach den wichtigsten Merkmalen der Geisteskranken näher einzugehen.

A. Das Geschlecht der Geisteskranken.

In den preussischen Irrenanstalten wurden verpflegt [2]):

Im Jahre	Männlich	Weiblich	Ueberhaupt
1892	25119	22108	47227
1893	27165	23347	50512
1894	29194	25113	54307
1892/94 zusammen	81478	70568	152046
1892/94 durchschnittl.	27159	23523	50682

Im Durchschnitt der 3 Jahre 1892 bis 1894 ist demnach ein nicht unerhebliches Uebergewicht des männlichen Geschlechts—um 15,5 Proc. der Zahl der verpflegten Frauen—festzustellen, aber auch für die einzelnen Jahre hat sich Aehnliches seit dem Bestehen der preussischen Anstaltsstatistik, d. i. seit 1876 immer gezeigt.

Bedenkt man, dass dagegen in der Gesammtbevölkerung das weibliche Geschlecht die Mehrheit besitzt, so wird die grössere Gefährdung der Männer durch geistige Erkrankung nicht zweifelhaft sein können. Zur zahlenmässigen Bewertung derselben seien die oben angegebenen Durchschnittsbeträge für 1892/94 mit dem Mittel der männlichen bezw. weiblichen Gesammtbevölkerung nach den beiden Volkszählungen von 1890 und 1895 verglichen.

Die Bevölkerung Preussens betrug:

Im Jahre	männlich	weiblich	überhaupt
1895	15645439	16209684	31855123
1890	14703105	15254262	29957367
Mittel der beiden Jahre	15174272	15731973	30906245

Auf je 100000 der Bevölkerung kommen in Irrenanstalten verpflegte Personen nach dem Durchschnitt von 1892/94:

179,0	149,5	164,0

Bei Berücksichtigung der Bevölkerung erhöht sich demnach das

---

[1]) Compendium of the Eleventh Census 1890. Part. II. p. 133 ff.
[2]) Die Irrenanstalten im Preussischen Staat würend der Jahre 1892/94. Band CLXIV der Preuss. Statistik.

Uebergewicht der männlichen Anstaltsinsassen auf 19,7 Proc. der Verhältnissziffer des weiblichen Geschlechts.

Auch die Ergebnisse der bei der letzten Volkszählung vom 2. December 1895 in Preussen erfolgten Aufnahme der Geisteskranken[1]) bestätigen die höhere Gefährdung des männlichen Geschlechts. Von je 100000 männlichen und weiblichen Personen waren als geisteskrank ermittelt 278 bezw. 243, die relative Mehrheit des männlichen Geschlechts stellt sich hierbei auf 14,4 Proc., wärend das absolute Uebergewicht nur 10,3 Proc. der weiblichen Ziffer beträgt.

Der Vergleich der aus den beiden Erhebungsarten hervorgegangenen Zahlen zeigt übrigens des ferneren noch, dass unter den Geisteskranken selbst eine relativ etwas grössere Zahl von Männern als von Frauen sich in Anstaltspflege befindet. Es waren nämlich 1895

	männlich	weiblich
in Anstaltspflege	30521	26126
Geisteskranke überhaupt .	43448	39402

Demnach waren von je 100 Geisteskranken in Anstaltspflege
70,3   66,3,

ein Unterschied, der sich zwanglos aus dem häufigeren Vorkommen der leichteren Erkrankungsformen beim weiblichen Geschlecht erklären lässt. Jedenfalls ist ein derartiges Verhalten bei den in Anstalten Untergebrachten in hohem Grade wahrscheinlich, wie gleich gezeigt werden soll.

B. Die Krankheitsformen.

Die preussische Statistik fasst in ihren tabellarischen Darstellungen die grosse Mannigfaltigkeit der Formen geistiger Erkrankung in 5 Hauptgruppen zusammen.

I. Einfache Seelenstörung, auf die im Durchschnitt der in den 3 letzten Berichtsjahren 1892/94 Verpflegten fast 2 Drittel—64,2 Proc.—aller Verpflegten entfallen.

II. Paralytische Seelenstörung   8,1 Proc.

III. Seelenstörung mit Epilepsie 9,6 „

IV. Imbecillität und Idiotie   15,0 „

V. Delirium potatorum   2,3 „

Auf die Fälle noch nicht entschiedener Beurteilung (zur Beobachtung eingelieferte) entfielen 0,8 Proc.

Die beiden Geschlechter zeigen eine entschieden abweichende Vertretung der bezeichneten Krankheitsformen:

Krankheitsform.	1892/94 In Proc. der Verpflegten jedes Geschlechts.		Auf je 100000 der Bevölkerung entfallen:	
	männlich %	weiblich %	männlich	weiblich
I. Einfache Seelenstörung. .	57.1	72.5	102.0	108.3
II. Paralytische Seelenstörung.	11.5	4.1	20.6	6.1
III. Seelenstörung mit Epilepsie.	10.1	9.1	18.1	13.6
IV. Imbecillität u. Idiotie. . .	16.3	13.5	29.3	20.2
V. Delirium potatorum . . .	3.9	0.3	7.1	0.5
VI. Nicht geisteskrank . . .	1.1	0.5	1.9	0.8
zusammen . . .	100.0	100.0	179.0	149.5

[1]) „Statistische Correspondenz". Jahrgang XXIII № 32.

Unter den Geisteskranken weiblichen Geschlechts ist einfache Seelenstörung demnach beträchtlich häufiger, als beim männlichen, alle übrigen der unterschiedenen Krankheitsformen sind dagegen bei jenem schwächer vertreten. Das gilt namentlich von der prognostisch schlimmsten Form, der paralytischen Seelenstörung. Auch bei Beziehung auf die Gesammtbevölkerung bleibt die stärkere Bedrohung der Männer durch paralytische Seelenstörung fast in vollem Umfange bestehen, wie der Vergleich der beiden letzten Zahlenreihen der vorstehenden Zusammenstellung zeigt. Dagegen erweist sich bei dieser Betrachtung die Disposition des weiblichen Geschlechts zu einfacher Seelenstörung doch bei weitem nicht mehr in dem Masse als die grössere, wie sie sich aus der blossen Procentverteilung innerhalb der Geisteskranken allein zu ergeben scheint. Für alle übrigen Gruppen der Erkrankungsform zeigt sich das weibliche Geschlecht entschieden minder disponirt, und zwar ausser für die bereits erwähnte paralytische Seelenstörung auch für die epileptische Seelenstörung und für Idiotie, ferner in ausserordentlich beträchtlichem Masse für Delirium potatorum—hier ohne Weiteres zurückführbar auf die Sonderart der Berufsthätigkeit, wie der Lebensweise des weiblichen Geschlechts.

C. Die Erblichkeit.

Nach der Preussischen Statistik ist erbliche Belastung nachzuweisen bei 30,7 Proc. (nach dem Durchschnitt 1892/94) aller in Irrenanstalten verpflegten Personen, beim männlichen Geschlecht bei 29,3, beim weiblichen bei 32,3 Proc.

Es sei gleich vorweg bemerkt, dass der Begriff der Erblichkeit kein fest abgegrenzter ist, vielmehr in den einzelnen Ländern sehr erheblichen Schwankungen ausgesetzt ist. In dieser Beziehung sei nur erwähnt, wie selbst innerhalb der einzelnen deutschen Bundesstaaten derart grosse Unterschiede in den Ziffern für das Vorkommen von Erblichkeit festzustellen sind, dass sie sich aus Gründen thatsächlicher Natur nicht mehr erklären lassen. So waren z. B. 1889 in den süddeutschen Staaten, in Mecklenburg-Schwerin und Sachsen-Meiningen 40 bis 50 Proc. aller Behandelten als erblich belastet ermittelt, in Berlin, Mecklenburg-Strelitz, Bremen und Elsass-Lothringen aber nur 10 bis 20 Proc. [1]. Man wird im Allgemeinen die höheren Ziffern als die glaubwürdigeren ansprechen dürfen. So dürften denn auch die für Preussen ermittelten die wirklich bestehenden Verhältnisse vielleicht nicht ganz vollständig zum Ausdruck bringen.

Dessen ungeachtet sind die Zahlen nicht wertlos, wenn sie lediglich nur für die Betrachtung untereinander, innerhalb der einzelnen Gruppenelemente benützt werden. Zu der Annahme, dass gerade bei dem einen oder anderen dieser Elemente die Unvollkommenheit der Feststellung besonders erheblich hervortreten sollte, ist man wol kaum gezwungen.

Die Ziffern für den Umfang nachgewiesener erblicher Belastung bei

---

[1] Vergl. Medicinal-statistische Mitteilungen des Kaiserlichen Gesundheitsamtes Drittes Heft, I. Band. Berlin 1895.

Krankheitsform	Männlich						Weiblich						Ueberhaupt					
	Art der Erblichkeit						Art der Erblichkeit						Art der Erblichkeit					
	directe Erblichkeit	Familienanlage	directe Erblichkeit u. Familienanlage	Erblichkeit verneint u. zweifelhaft	Erblichk. unbekannt u. nicht angegeben	Zusammen	directe Erblichkeit	Familienanlage	directe Erblichkeit u. Familienanlage	Erblichkeit verneint u. zweifelhaft	Erblichk. unbekannt u. nicht angegeben	Zusammen	directe Erblichkeit	Familienanlage	directe Erblichkeit u. Familienanlage	Erblichkeit verneint u. zweifelhaft	Erblichk. unbekannt u. nicht angegeben	Zusammen
Einfache Seelenstörung	10.9	11.5	8.0	37.1	32.5	100.0	10.8	12.2	9.8	37.5	29.7	100.0	10.9	11.9	9.0	37.2	31.0	100.0
Paralytische Seelenstörung	6.1	7.4	5.5	47.3	33.7	100.0	6.5	6.9	3.4	47.6	35.6	100.0	6.2	7.3	5.0	47.3	34.2	100.0
Seelenstörung mit Epilepsie	8.6	9.1	6.6	41.0	34.7	100.0	11.1	8.3	7.2	38.2	35.2	100.0	9.7	8.8	6.8	39.8	34.9	100.0
Imbecillität u. Idiotie	12.6	10.6	6.8	37.9	32.1	100.0	12.8	8.1	7.4	41.7	30.0	100.0	12.6	9.6	7.1	39.4	31.3	100.0
Delirium potatorum	1.6	1.1	0.9	16.0	80.4	100.0	2.1	1.1	1.8	15.1	79.9	100.0	1.6	1.1	1.0	15.9	80.4	100.0
Ueberhaupt	8.8	9.0	6.4	38.4	39.4	100.0	10.7	10.9	8.6	38.2	31.6	100.0	9.6	9.8	7.3	37.3	36.0	100.0

den in Anstalten Verpflegten gestalten sich nun in Preussen nach dem Durchschnitt der Jahre 1892 bis 1894 wie folgt:

Krankheitsform	männlich	weiblich	überhaupt
Einfache Seelenstörung	33.3	34.6	34.0
Paralytische Seelenstörung . . .	21.7	19.1	21.1
Seelenstörung mit Epilepsie . .	24.4	27.4	25.7
Imbecillität mit Idiotie	30.3	29.2	29.8
Delirium potatorum	5.0	6.7	5.1

Am häufigsten—bei einem Drittel bezw. fast einem Drittel—ist erbliche Belastung demnach bei einfacher Seelenstörung und bei Idiotie fest-zustellen, bei Alkoholikern dagegen nur bei einem ganz geringfügigen Bruchteil.

Bezüglich der Art der Erblichkeit unterscheidet die Preussische Statistik: directe Erblichkeit, Familienanlage und gleichzeitiges Vor-kommen beider Arten. Für den Zugang an Geisteskranken im Durchschnitt der Jahre 1892/94 ergibt sich bei den unterschiedenen Krankheitsgruppen folgende Verteilung, welche in der Tabelle auf S. 332 wiedergegeben ist.

Dieselbe zeigt wie viele von je 100 in den preussischen Anstalten in Zugang gekommenen Geisteskranken jedes Geschlechts und jeder Gruppe nach der Krankheitsform auf die Gruppen nach der Erblich-keit im Durchschnitt der Jahre 1892—1894 entfallen.

Directe Erblichkeit und Familienanlage sind hiernach im Ganzen beim Zugange nahezu gleich stark vertreten: mit je 1 Zehntel, Belas-tung durch beide Arten war nur bei $1/_{11}$ nachzuweisen. Sieht man von delirium potatorum ab, so ist unter den einzelnen Gruppen von Er-krankungsformen directe Erblichkeit relativ am häufigsten bei Idiotie, am seltensten bei paralytischer Seelenstörung festzustellen, welche letztere auch bei den beiden anderen Arten der Erblichkeit am wenig-sten hervortritt. Die beiden Geschlechter weisen bei dieser Gliederung nach der Art der Erblichkeit ein ziemlich übereinstimmendes Ver-halten auf.

Eine eingehendere Behandlung des Moments der Vererbung findet sich in der Württembergischen Statistik [1]). Unter den 373 in den Jahren 1892 und 1893 in den 4 Staatsirrenanstalten e r s t m a l s auf-genommenen Kranken mit e i n f a c h e r S e e l e n s t ö r u n g waren

erblich belastet	201	=	53.9	Proc.
und zwar: directe Erblichkeit bei . . .	101	=	27.1	„
Familienanlage „ . . .	94	=	25.2	„
Blutsverwandtschaft				
oder uneheliche Geburt bei .	6	=	1.6	„

Gliedert man nach diesen Arten der geistigen Anomalie die beiden Gruppen der direct bezw. der durch Familienanlage Belasteten, so ergiebt sich:

---

[1]) Medicinalbericht von Württemberg für die Jahre 1892 und 1893. Bearbeitet von Pfeilsticker. S. 48 fg.

Arten der geistigen Anomalie der Eltern (für a), in der sonstigen Familie (für b).	a) bei director Erblichkeit		b) bei Familienanlage		c) bei Erblichkeit überhaupt	
	1892/93	1877/91	1892/93	1877/91	1892/93	1877/91
	in % der an einfacher Seelenstörung erstmals Aufgenommenen					
Geisteskrankheit . . .	14.2	13.5	20.4	19.1	34.6	32.6
Nervenkrankheit . . .	4.3	1.7	0.3	1.2	4.6	2.9
Trunksucht.	3.8	4.4	1.1	0.7	4.9	5.1
Selbstmord.	1.3	1.2	1.6	1.5	2.9	2.7
Auffallende Charaktere und Genies	3.5	3.0	1.3	0.6	4.8	3.6
Criminell belastet . .	—	0.1	—	0.3	—	0.4
Unbekannt	—	—	0.5	0.4	0.5	0.4
Zusammen . .	27.1	23.9	25.2	23.8	52.3	47.7

Für Geisteskrankheit allein ergiebt sich mit der Erblichkeitsquote von $1/_3$ demnach nahezu derselbe Anteil, wie beim Zugang an derselben Erkrankungsgruppe der einfachen Seelenstörung für die preussischen Anstalten (1892/94 : 31,8%).

Besonders bemerkenswert sind die weiteren Gliederungen der Württembergischen Statistik, soweit sie auf der Unterscheidung des Vorhandenseins geistiger Anomalie, sei es beim Vater, sei es bei der Mutter, beruhen.

Verteilung des Zugangs der Kranken an einfacher Seelenstörung.

	1892/93 männl. Geschl.	1877/91	1892/93 weibl. Geschl.	1877/91
	in % der erstmals Aufgenommenen jeden Geschlechts			
Geisteskrankheit des Vaters	3.7	4.9	8.2	5.4
„ der Mutter	7.9	6.4	8.2	8.2
„ beider Eltern . . .	0.6	0.5	—	1.4
Zusammen Geisteskrankheit bei directer Erblichkeit	12.2	11.8	16.4	15.0
überhaupt directe Erblichkeit . .	26.5	21.8	27.7	25.8
überhaupt erbliche Belastung. . .	50.8	44.8	57.1	52.6

Für den 17-jährigen Zeitraum 1877/93 ergiebt sich für die beiden Geschlechter die nachstehende Verteilung der erstmals aufgenommenen, an einfacher Seelenstörung leidenden Kranken.

	Bei je 100	
	Männern	Frauen
	war nachgewiesen	
Geisteskrankheit des Vaters	5	6
„ „ der Mutter	6	8
„ „ beider Eltern	1	1
Zusammen Geisteskrankheit bei directer Erblichkeit	12	15
überhaupt directe Erblichkeit	23	26
überhaupt erbliche Belastung	46	53

Unter den an einfacher Seelenstörung Leidenden, der numerisch wichtigsten Gruppe (1892/93: 84.8 Proc. unter den Erstaufnahmen in den Württembergischen Staatsanstalten, wobei die nur sehr geringfügigen Beträge für delirium potatorum, sowie für die zur Beobachtung Ueberwiesenen ausser Ansatz geblieben sind) war demnach erbliche Belastung bei beiden Geschlechtern bei jedem zweiten Patienten festzustellen, directe Erblichkeit insbesondere bei jedem vierten. Unter den Männern ist bei jedem achten, bei den Frauen bei jeder siebenten die geistige Erkrankung auf Vererbung von geisteskranken Eltern zurückzuführen. Die hiernach höhere Empfindlichkeit des weiblichen Geschlechts gegen Vererbung zeigt sich in stärkerem Masse bei geisteskranker Mutter, als bei geisteskrankem Vater; durchschnittlich jeder 20. an einfacher Seelenstörung leidende Mann des Zugangs und jede 17. Frau derselben Kategorie waren vom Vater her, jeder 16. Mann bezw. jede 13. Frau waren von der Mutterseite her belastet.

D. Die Altersverhältnisse.

Die Altersverhältnisse seien zunächst auf Grund des neuesten Materials der preussischen Anstaltsstatistik behandelt. Leider ist aber dabei die Gliederung nach so grossen Gruppen ausgeführt, dass besonders charakteristische Ergebnisse sich aus diesen Zahlen kaum ableiten lassen.

Von je 100 in den Jahren 1892/94 aufgenommenen Geisteskranken										
standen im Alter von	männl.	weibl.	überh.	insbesondere die Kranken beider Geschlechter nach der Erkrankungsform						
				Einfache Seelenstörung	Paralytische Seelenstörung	Seelenstörung m. Epilepsie	Imbecillität u. Idiotie	Delirium potatorum	Nicht geisteskrank	
unter 15 Jahren.	5.0	4.3	4.7	0.3	0.1	8.5	32.6	—	2.4	
über 15 bis 50 „	75.2	71.2	73.5	72.7	79.0	79.9	57.6	84.6	78.8	
„ 50 „ 70 „	15.3	18.1	16.5	20.7	16.6	8.3	5.6	12.2	11.5	
„ 70 Jahren .	2.2	4.0	2.9	4.4	1.4	0.6	1.4	0.5	1.9	
Alter unbekannt.	2.3	2.4	2.4	1.9	2.9	2.7	2.8	2.7	5.4	
Ueberhaupt...	100.0	100.0	100.0	100.0	100.0	100.0	100.0	100.0	100.0	

Hiernach zeigen die beiden Geschlechter die Abweichung, dass beim männlichen Geschlecht die höheren Altersgruppen schwächer vertreten sind, als beim weiblichen.

Die Altersverteilung innerhalb der Klassen nach der Erkrankungsform lässt wesentlichere Unterschiede nur bei den Idioten durch eine stärkere, fast ein Drittel betragende Vertretung der Unerwachsenen erkennen—hier kommt eben angeborene geistige Anomalie zur Erscheinung.

Bezieht man die absoluten Zahlen des Gesammtzuganges im Beobachtungszeitraum auf je 10000 Lebende des betreffenden Geschlechts und Alters bei der Volkszählung von 1890, so erhält man folgende Ziffern:

Alter.	männlich	weiblich	überhaupt
0—15 Jahr. . . .	0.74	0.49	0.61
15—50 „ . . .	8.34	5.69	6.99
50—70 „ . . .	6.88	5.36	6.07
über 70	8.35	5.43	5.13
überhaupt. . . .	5.42	3.91	4.65

In jeder der unterschiedenen Altersgruppen erweist sich sonach die individuelle Bedrohung des männlichen Geschlechts als die grössere. Die nähere Untersuchung wird indessen zeigen, dass dieses Urteil bezüglich der höheren Altersklassen der Modification bedarf.

Diese Untersuchung soll schon mit Rücksicht auf den früher erwähnten Umstand, dass Anstaltsbehandlung beim weiblichen Geschlecht wahrscheinlich nicht in völlig gleichem Umfange, wie bei den Männern einzutreten pflegt, auf die Ergebnisse der Irrenaufnahme bei der Volkszählung vom 1. December 1880—die entsprechenden Ergebnisse der nächstfolgenden gleichen Aufnahme von 1895 liegen zur Zeit noch nicht vor—begründet werden.

Die Reduction der Zahl der Geisteskranken jedes Geschlechts und jeder Altersgruppe auf die entsprechende Zahl der Lebenden — wobei der Geburtsjahrgang 1880, der nur 11 Monate umfasst, durch die Zahl der Lebenden im Alter bis zu 1 Jahr am 1. Januar 1881 ersetzt worden ist—ergiebt dann folgende Verhältnissziffern:

Altersklasse Jahre	Auf je 10000.00 Lebende jedes Geschlechts und der nebenstehenden Altersklasse kommen Geisteskranke		
	männlich	weiblich	überhaupt
0— 1	0.42	0.38	0.40
1— 5	2.50	1.75	2.12
5—10	9.08	7.05	8.07
10—15	15.42	12.20	13.82
15—20	22.75	18.33	20.54
20—25	28.92	22.20	25.47
25—30	33.59	26.78	30.12
30—40	40.86	33.88	37.29
40—50	43.45	39.82	41.58
50—60	41.24	41.63	41.45
60—70	35.22	37.20	36.27
70—80	29.25	37.41	33.66
über 80	27.75	43.97	36.92
überhaupt. . . .	25.58	23.11	24.32

Im Ganzen ist hiernach eine etwas stärkere Bedrohung des männlichen Geschlechts auch bei dieser Vergleichung ersichtlich. Auf den einzelnen Altersstufen sind die Unterschiede ziemlich beträchtlich, insbesondere erweisen sich in höherem Masse belastet die Männer bis zum Alter von 50 Jahren, darüber hinaus erscheint aber das weibliche Geschlecht höher betroffen.

Beide Geschlechter weisen dauernd Zunahme der Irrenziffern vom frühesten bis zum Alter von 50 Jahren auf, von da ab ist beim männlichen Geschlecht entschiedener Rückgang festzustellen, wärend die Zunahme der Irrenziffer bei den Frauen bis zum 60. Jahre anhält,

um nach vorübergehender Abnahme für das folgende Jahrzehnt wiederum ansteigende Tendenz zu zeigen, so dass das Maximum hier auf
die äusserste Altersstufe entfällt.

Aehnliche Ziffern ergaben sich aus den Ermittelungen bei der
österreichischen Volkszählung von 1890 [1]).

Alter	Von je 10000 der nebenbe-zeichneten Altersklassen sind geisteskrank	
	einschl. der Cretins	ohne Cre-tins
bis 10 Jahre . . .	6.64	3.88
11 bis 20 „ . . .	19.77	12.13
21 „ 30 „ . . .	26.66	18.12
31 „ 40 „ . . .	30.69	22.68
41 „ 50 „ . . .	31.73	24·43
51 „ 60 „ . . .	30.90	23.30
61 „ 70 „ . . .	26 46	20.85
über 70 „ . . .	31.01	22.86
überhaupt. . . .	21.69	15.13

Auch hier weist die Irrenziffer ihr Maximum im 5. Lebens-
jahrzehnt auf.

E. Der Familienstand.

Die Verteilung des Zugangs der Geisteskranken in den preussischen
Irrenanstalten im Durchschnitt der Jahre 1892, 1893 und 1894 nach
dem Familienstande ergiebt sich aus nachstehender Uebersicht.

Familien-stand	Unter je 100 des Zugangs in den Jahren 1892, 1893 u. 1894 gehörten dem nebenbezeichneten Familienstande an			insbesondere für beide Geschlechter nach Krankheitsformen					
	männlich	weiblich	überhaupt	einfache Seelen-störung	paralyt. Seelen-störung	Seelen-störung mit Epi-lepsie	Imbec. u. Idio-tie	Delirium potato-rum	Nicht geistes-krank
ledig	48.0	49.0	48.5	46.2	17.0	69.1	94.1	26.4	49 6
verheiratet . .	45.0	35.2	40.8	39.9	73.3	25.0	3.4	64.8	40.7
verwittwet . . .	4.8	13.9	8.7	11.8	7.1	3.8	1.5	5.6	7.0
geschieden. . .	0.8	1.1	0.9	1.0	1.0	0.9	0.2	2.0	0.5
unbekannt . . .	1.4	0.8	1.1	1.1	1.6	1.2	0.8	1 2	2.2
überhaupt . .	100.0	100.0	100.0	100.0	100.0	100.0	100.0	100.0	100.0

Unter den Geisteskranken weisen hiernach die Ledigen mit fast der
Hälfte aller die grösste Vertretung auf. Auch bei Abrechnung der
Unerwachsenen, auf welche, wie wir gesehen, nur 5 Proc. entfallen,
bleibt das Uebergewicht der Ledigen unter den Geisteskranken bestehen.
Das weibliche Geschlecht zeigt bei dieser Betrachtung die Abweichung
gegenüber dem männlichen, dass der Anteil der Verheirateten bei
ersterem ein nicht unwesentlich geringerer, dagegen derjenige der
Verwittweten ein fast um das Doppelte grösserer ist. Indessen ist
letzteres nur die Folge des ähnlichen Verhältnisses zwischen der Zahl
der Wittwen und der Wittwer in der Bevölkerung überhaupt, indem

---

[1]) Rauchberg, Die Bevölkerung Oesterreichs. Wien 1895.

erstere in derselben gleichfalls fast 3 (nach der Volkszählung von
1890: 2,93) mal so stark vertreten sind, als die letzteren.

Bei der Reduction der der vorstehenden Uebersicht zu Grunde liegenden absoluten Zahlen auf die entsprechenden der Lebenden bei
der Volkszählung von 1890 ergeben sich die in der folgenden Tabelle
in den letzten 3 Spalten enthaltenen Verhältnisssätze.

Familienstand	Ortsanwesende Bevölkerung am 1 December 1890 im Preussischen Staat			Die im Durchschnitt der Jahre 1892/94 in den preussischen Irrenanstalten in Zugang bekommenen Geisteskranken			Auf 10000 Lebende jedes Geschlechts und Familienstands kommen Geisteskranke		
	männl.	weibl.	überh.	männl.	weibl.	überh.	männl.	weibl.	überh.
Ledige unter 15 Jahr	5386200	5319740	10705940	400	258	658	0.74	0.48	0.61
Ledige über 15 Jahr	3774269	3485252	7259521	3434	2678	6112	9.10	7.68	8.42
Verheiratete . .	5075364	5097416	10172780	3580	2090	5670	7.05	4.10	5.57
Verwittwete . .	450203	1319068	1769271	384	829	1213	8.53	6.28	6.86
Geschiedene . .	16115	31654	47769	64	66	130	39.71	20.85	27.21
Zusammen. . .	14702151	15253130	29955281	7971 [1]	5971 [1]	13942 [1]	5.42 [1]	3.91 [1]	4·65 [1]

Die grösste Disposition zu geistiger Erkrankung zeigt sich sonach
für beide Geschlechter der Geschiedenen, es folgen dann mit allerdings
kaum 1 Viertel der Verhältnissziffer der letzteren beim männlichen,
mit wenig mehr als 1 Drittel beim weiblichen Geschlecht die Ziffern
für die erwachsenen Ledigen. Nun schliessen mit nur wenig geringeren
Ziffern die Verwittweten, an diese mit den geringsten Verhältnissziffern die Verheirateten beider Geschlechter an, die übrigens
untereinander eine sehr bemerkenswerte Differenz zu Ungunsten der
Männer zeigen.

Ganz ausserordentliche Unterschiede ergiebt die Verteilung nach
dem Familienstande bei den einzelnen Gruppen der Erkrankungsform.
Dass einfache Seelenstörung eine dem Gesammtdurchschnitt sehr
nahe gleichkommende Vertretung der einzelnen Familienstandsklassen
aufweist, erklärt sich aus ihrem grossen numerischen Uebergewicht. Im
Uebrigen ist hervorzuheben: der hohe, fast 3 Viertel betragende Anteil der Verheirateten bei den Paralytikern, der nahezu ebenso grosse
Anteil der Ledigen bei Seelenstörung mit Epilepsie, der sie wie der
noch höhere, auf 94 Proc. ansteigende Verhältnissatz derselben Fami-
lienstandsklasse bei Imbecillität und Idiotie vielleicht eher daraus erklären lässt, dass die hier vorliegende, wol meist angeborene geistige
Anomalie die Eheschliessung ausschliesst, als dass etwa das Fernblei-
ben von der Ehe die Erkrankung hervorgerufen haben sollte. Man
wird gut thun, dem in der Literatur nicht selten auftretenden
„Ergebniss", wonach die Eheschliessung als prophylaktisch wirksam
gegen geistige Erkrankung sich erwiesen habe, nicht ohne Weiteres
zuzustimmen, zumal die starke Beteiligung der Verheirateten bei

---

[1] Einschliesslich der Fälle ohne Angabe des Familienstandes.

paralytischer Seelenstörung, wie übrigens auch bei den Alkoholikern, vielleicht zu dem entgegengesetzten Urteil berechtigen könnte.

Von der Untersuchung der Familienstandsverhältnisse der bei den Volkszählungen ermittelten Geisteskranken nehmen wir bei den Bedenken, die der Beweiskraft der dabei zu erwartenden Ergebnisse innewohnen, besser Abstand. Diese Bedenken entspringen wesentlich dem Fehlen der Unterscheidung nach der Krankheitsform, welche aber — wie wir gesehen—gerade bei der in Rede stehenden Betrachtung von sehr erheblicher Bedeutung ist.

F. Die Confession.

Unter je 100 Personen des Zugangs in den preussischen Irrenanstalten in den 3 Jahren 1892 bis 1894 gehörten der nebenstehenden Confession bezw. Religion an:

Confession	beim Geschlecht			insbesondere bei beiden Geschlechtern nach Krankheitsformen					
	männl.	weibl.	überhaupt	einfache Seelenstörung	paralyt. Seelenstörung	Seelenstörung mit Epilepsie	Imbecillität und Idiotie	Delirium potatorum	Nicht geisteskrank
evangelisch...	68.2	66.3	67.4	64.2	72.7	71.9	65.6	78.3	71.4
katholisch...	26.1	27.6	26.8	29.8	19.4	23.6	29.4	17.9	20.4
jüdisch.....	3.6	4.0	3.7	4.2	5.4	2.0	2.9	0.5	4.5
dissidentisch pp.	2.1	2.1	2.1	1.8	2.5	2.5	2.1	3.3	3.7
überhaupt...	100.0	100.0	100.0	100.0	100.0	100.0	100.0	100.0	100.0

Die beiden Geschlechter der Geisteskranken weisen somit eine ziemlich übereinstimmende Verteilung nach der Confession auf.

Unter den einzelnen Gruppen von Krankheitsformen zeigt sich bei paralytischer Seelenstörung, bei Seelenstörung mit Epilepsie, sowie bei Delirium potatorum eine überdurchschnittliche Vertretung der Evangelischen, bei den Katholiken für einfache Seelenstörung, bei den Juden für Paralyse, bei der aus Dissidenten, Bekennern anderer Religionen und aus Personen ohne Angabe der Religion zusammengesetzten Gruppe für Paralyse und Delirium. Bei letzterer Erkrankungsform fällt der Anteil der Juden mit 0,5 Proc. gegen 4,2 Proc. im Durchschnitt durch seine Geringfügigkeit besonders auf.

Der Vergleich der der vorstehenden Uebersicht zu Grunde liegenden absoluten Zahlen mit den entsprechenden Ergebnissen der nächst vorhergehenden Volkszählung unterbleibt besser, da es nicht völlig sicher erscheint, dass bei der Anstaltsstatistik dasselbe Verfahren bezüglich der Zurechnung der „anderen" Christen (evangelische Sectirer, wie Herrnhuter, Mennoniten, Baptisten pp.) wie bei der Volkszählung (1890), wo sie als besondere Gruppe behandelt sind, eingeschlagen worden ist.

Für die letzte preussische Volkszählung (von 1895) hat die Reduction der Geisteskranken der unterschiedenen Confessionsgruppen auf die überhaupt vorhandenen Lebenden derselben folgende Verhältnissätze ergeben [1]).

---

[1]) „Statistische Correspondenz" 1897, № 35.

Confession	Von je 10000 Lebenden der nebenstehenden Confession warden 1895 als geisteskrank ermittelt		
	männl.	weibl	überhaupt
evangelisch	27.8	24.6	26.1
katholisch	27.0	23.1	25.0
jüdisch	53.4	46.2	49.8
andere Protestanten . . .	24.8	21.1	22.8
andere Christen	17.2	17.5	17.3
Personen anderer Religion.	59.2	—	49.5
Religion nicht angegeben .	53.6	84.8	63.9
überhaupt	27.8	24.3	26.0

Hiernach ist für die Evangelischen nur eine um ein Weniges grössere Irrenziffer, als für die Katholiken festzustellen. Sehr erheblich grösser, fast auf den doppelten Betrag stellt sie sich hingegen für di Juden. Nicht so hoch wie bei den ersteren ist sie bei den protestantischen Sectirern, wie auch bei den sonstigen Christen. Als anderer, nämlich weder christlicher noch jüdischer Religion angehörig wurde überhaupt nur eine einzige geisteskranke Person ermittelt, bei im Ganzen nur 32 Personen (18 m. 14 w.) lag eine Religionsangabe überhaupt nicht vor.

Wie für die Gesammtheit, so zeigt sich auch bei den einzelnen Confessionsgruppen — abgesehen von den nur schwach besetzten, in vorstehender Uebersicht zuletzt aufgeführten—sonst durchweg die höhere Irrenziffer beim männlichen Geschlecht, das ja auch am Kampf um die Existenz so viel mehr beteiligt ist.

Dr. **D. N. Schbankov** (Smolensk).

Oeffentliches Medicinalwesen in Russland.

Gestatten Sie mir, Ihnen die Grundprincipien und Facta der Organisation unseres Medicinalwesens darzulegen; die Einzelheiten finden die Herren Mitglieder des Congresses in der Ihnen vorliegenden Uebersicht über das Medicinalwesen des Semstwo.

In Russland existiren 3 Hauptformen des öffentlichen Medicinalwesens: dasjenige des Semstwo, das der Städte und das Dorfmedicinalwesen (selskaja medicina). Die beiden letzteren sind noch schwach entwickelt und stimmen im Allgemeinen mit dem ersteren überein, daher wollen wir uns zunächst hauptsächlich dem Medicinalwesen des Semstwo zuwenden und dann auf die hauptsächlichen Unterschiede desselben von den beiden anderen hinweisen. Zum richtigen Verständniss des gegenwärtigen Zustandes des Medicinalwesens ist es notwendig einige

Worte über den Zustand desselben **in der vorreformischen Zeit** zu sagen, das heisst über die Zeit vor der Einrichtung des Semstwo, vor 30 Jahren. Die Verwaltung dieser Sache lag in den Händen 9 verschiedener Administrationen; bei diesem Ueberfluss an Verwaltungen bewahrheitete sich wieder der alte Spruch: „Viele Köche verderben den Brei". Hospitäler fanden sich nur in den Gouvernements- und Kreisstädten. Die Ersteren standen unter der Verwaltung ihrer eigenen Hospitalärzte, in den anderen arbeiteten die Kreis- und Stadtärzte (ujesdnije und gorodowije). Häufig indessen war diese Verwaltung eine fictive: die Kreisärzte hatten viel zu arbeiten und herumzufahren in Sachen der gerichtlichen Medicin. Da sie einen sehr geringen Gehalt bezogen (200 R. 5 K. pro Jahr—annähernd 400 Mark), waren sie genötigt ihre Privatpraxis zu pflegen und auf jede Weise ihren eigenen Vorteil zu wahren. In Russland gab es damals noch sehr wenig Aerzte, und jene Stellen nahmen sie ungern an, daher war oft für 2, ja 3 Kreise nur ein Arzt vorhanden und ausserdem waren ausser ihm auch keine anderen Aerzte mehr da. Es ist verständlich, dass dieser eine Arzt immer unterwegs war, und die Hospitäler verblieben in den Händen der Feldscherer und Aufseher. Die Gouvernements-Hospitäler waren schlecht, aber viele von den Kreishospitälern befanden sich in einem geradezu unmöglichen Zustand. Es genügt zu sagen, dass einige von ihnen im Laufe eines Jahres für Medicamente nur über 10 Rubel (20 Mark) verfügten; Instrumente aber und sonstiges Zubehör war fast gar nicht vorhanden. Es ging dabei ganz unerhört zu: der Arzt selbst war vollständig ohnmächtig, und wegen Ausbesserung irgend eines Waschgeschirres oder dem Ankauf einer Klystirspritze entspann sich ein Schriftwechsel, welcher oft mehrere Monate andauerte. Ambulatorien bei den Hospitälern waren nicht vorhanden. In den Dörfern standen die Sachen noch schlimmer. Aeusserst wenige, sehr reiche Gutsbesitzer hatten ihre eigenen Aerzte, Feldscherer und sogar Hospitäler. Von den Kronsbauern wurde eine besondere Abgabe erhoben zur Einrichtung von Feldschererpunkten (фельдшерскіе пункты),—welche oft nur auf dem Papiere existirten— und zur Besoldung der Revisionsärzte. Ueber den Nutzen jener Feldscherer, die sich wenig von Quacksalbern unterschieden, kann man sich aus Folgendem einen Begriff machen: fast allen Kranken wurde zur Ader gelassen, die Malaria-Kranken mussten Spinngewebe schlucken, und geimpft wurde (solche Fälle werden berichtet) mit Spucke oder zerdrückten Fliegen. Summa summarum **blieb in der vorreformischen Zeit das Volk—die armen Stadteinwohner und fast alle Bauern—ohne ärztliche Hilfe.** Niemand ging freiwillig ins Hospital, der es vermeiden konnte, und diejenigen, die dort unfreiwillig untergebracht wurden, entflohen nicht selten (enthielten doch die Hospitalberichte eine Rubrik „entlaufen"). Ueberhaupt fürchtete das Volk die Hospitäler und betrachtete das Eintreten in ein Hospital als gleichbedeutend mit Sterben. Ebenso fürchteten die Bauern die Aerzte, die sie fast nur bei gerichtlich-medicinischen Sectionen kennen lernten. Hospitäler und Aerzte waren in ihren Augen Kirchhofslieferanten. **In ganz Russland blühte die vielseitigste Quacksalberei.**

Da brachen die sechziger Jahre an—die Jahre der Reformen; Russland atmete freier auf, und es begann eine lebendige, energische gemeinnützige Arbeit. Eine der wichtigsten Reformen war die Einführung des Semstwo in 35 Gouvernements (1864—1876). Unter Anderem machte sich das Semstwo auch an die Organisation der ärztlichen Hilfsleistung für das Volk. Da es ihm an den betreffenden Vorbildern fehlte, suchte das Semstwo bei den medicinischen Facultäten und hervorragenden Professoren um Rat nach. Es erhielt jedoch keine nützlichen und brauchbaren Hinweise; nur unser berühmter Chirurg, der für's Allgemeinwol so thätige N. I. Pirogov, erkannte seine Hauptaufgabe, welcher er in folgenden Worten Ausdruck gab: „dem Medicinalwesen des Semstwo wird es obliegen, den Kampf mit der Unwissenheit der Massen aufzunehmen und eine ganze Umwälzung in ihren Weltanschauungen hervorzubringen". So musste das Semstwo auf eigene Verantwortung, nach eigenem Ermessen handeln, es mussten auch Fehlgriffe geschehen und viele Systeme ausprobirt werden, ehe sich das zweckentsprechendste herausbildete — das Stationärsystem (стаціонарная система). Auf der Suche nach dem bestmöglichsten System wurde das Semstwo dadurch gerettet, dass es sich 3 richtige und wahre Principien zur Grundlage nahm: die allgemeine Selbsthilfe, die Vermeidung aller Gewaltmassregeln und die Annäherung der ärztlichen Hilfe an Dorf und Volk. Nicht wenig kam dabei dem Semstwo der Umstand zu Hilfe, dass seine Massnahmen in der Presse und bei den Congressen der Aerzte frei besprochen wurden, wärend die administrative Medicin dieser Besprechung nur in beschränktem Masse unterliegt.

Gegenwärtig ist die Organisation des Medicinalwesens des Semstwo im Allgemeinen folgende. Die Grundzelle ist der medicinische Bezirk (medicinsky Utschastok). Jeder Gouvernementskreis [1]) (уѣздъ) wird in mehrere, ungefähr gleiche Teile geteilt, welche „Utschastok" genannt werden und einen Radius von 15— 40 Werst haben (17—45 Kilometer). In einem der im Centrum gelegenen Dörfer befindet sich ein Hospital für 8 — 30 Betten, bisweilen mit Abteilungen für Infectionskranke und Gebärende und stets ein Ambulatorium und eine Apotheke. Beim Hospital wohnt ein Arzt mit seinen Gehilfen — eine Feldschererin oder Hebamme und 1 — 2 Feldscherer. Die Aufgaben dieses Arztes des Semstwo (земскій врачъ) sind: die Behandlung der stationären und ambulatorischen Kranken, Verwaltung des oekonomischen Teiles, Pockenimpfung und der Kampf mit den Epidemieen im ganzen Utschastok, Besuch der Schwerkranken (Leitung schwerer Geburten und Besuch der Schwerverletzten), die Ueberwachung der Schulhygiene, bisweilen auch des sanitären Zustandes der Fabriken und endlich die genaue Registrirung aller Kranken, Geimpften, der Epidemieen u. s. w. In den Utschastok, in denen sich selbständige Feldschererpunkte (фельдшерскіе пункты) befinden, fällt dem Arzt die Controlle derselben zu. Die Hilfsleistung, Impfung, Verabfolgung von Medicamenten, — alles geschieht gewöhnlich unent-

---

[1]) Jedes Gouvernement besteht je nach Grösse und Bevölkerung aus 6 — 15 Kreisen.

geltlich. Der Arzt und das übrige Personal erhalten einen Gehalt von dem Semstwo; der Arzt erhält 1000—1800 Rub. im Jahre (2200— 4000 Mark). Das Durchschnittsbudget des medicinischen Utschastok beträgt 5000 — 7000 Rub. (11000 — 16000 Mark). Auf diese Weise ist der Arzt des Semstwo nicht nur der behandelnde und der Sanitätsarzt, sondern auch ein Erzieher des Volkes. Er gewöhnt das Volk an eine geregelte Krankenbehandlung, macht es mit den Grundforderungen der Hygiene bekannt, lehrt es mit Kindern und Kranken umgehen, verbreitet das richtige Verständniss über die Syphilis und andere ansteckende Krankheiten und bekämpft den Aberglauben. Diese sanitär - medicinische Erziehung wird erreicht durch die Beispiele, welche die Kranken und ihre Anverwandten in den Hospitälern sehen, durch Gespräche mit den Kranken, durch Verteilung oder Verkauf von populär - hygienischen Brochüren und verschiedener Utensilien, welche bei der Pflege der Kinder oder der Kranken in Anwendung kommen, und endlich auch durch Volksvorlesungen mit Nebelbildern (übrigens treten diesen Volksvorlesungen grosse Schwierigkeiten von Seiten der Administration entgegen). Von besonderer Wichtigkeit war der erzieheliche Einfluss der Aerzte in der ersten Zeit, als das Volk nur den Quacksalbern vertraute und die Aerzte und Hospitäler fürchtete. Diese Aufgabe des Medicinalwesens des Semstwo (земской медицины), welche N. I. Pirogov so richtig voraussah, ist bis zu einem gewissen Grad gelöst worden. Das Volk vertraut der Medicin, die Hospitäler und Ambulatorien sind überfüllt. Doch auch in gegenwärtiger Zeit ist die culturell-erziehliche Rolle des Medicinalwesens des Semstwo (das Hospital mit seinem Personal ist ein kleines Dorfculturcentrum) höchst wichtig und notwendig in Russland, bei der geringen Anzahl von Schulen, wärend der grössere Teil der Bevölkerung Analphabeten sind, und wo es so wenig gebildete Leute giebt, welche für das Volk und in seiner Mitte in den Dörfern leben, und wo so viele ganz unverständliche Vorurteile und Sitten herrschen. Es genügt auf Folgendes hinzuweisen: Säuglinge erhalten vom ersten Tage an gekautes Schwarzbrod oder dergleichen im Lutschbeutel, Gebärende werden an der Decke angehängt, wenn die Geburt sich verzögert, Typhuskranke werden mit Dampf in Badstuben oder Backöfen behandelt, Mäuse werden an die Bruchsäcke angebunden in dem Wahn, dass der Bruchsack nach dem Biss der Maus sich zurückdränge, das Besprechen des Blutes behufs Blutstillung u. s. w.

Ich muss Ihre Aufmerksamkeit noch auf ein Factum lenken, welches Ihnen unwahrscheinlich erscheinen dürfte: in Folge der Unwissenheit der Bauern und der engen Verhältnisse, in denen sie leben, erfolgt die Verbreitung der Syphilis in 90⁰/₀ auf aussergeschlechtlichem Wege (бытовой сифилисъ): Küsse, gemeinsames Essgeschirr und Bett, das Säugen fremder Kinder, Kinder - Wärterinnen und andere Umstände ihrer Lebensweise. Daher sind mehr als ein Drittel unserer Syphilitiker im Dorf unschuldige Kinder aller Altersstufen! Diese aussergeschlechtliche Syphilis — die Geissel unseres Bauernstandes, weist allein auf die immense Bedeutung der Arbeit des Arztes des Semstwo, als Volkserzieher hin. Und in der That ist der Arzt des

Semstwo einer der ersten beständigen Volksaufklärer geworden — ein treuer Arbeiter für und inmitten des Volkes!

Weiter ist die Organisation des Medicinalwesens des Semstwo folgende: das Ganze dirigirt die земская управа (Amt), gemäss den Beschlüssen des земскаго собранія (Versammlung des Semstwo). Dem Semstwo-Amte kommt in vielen Semstwo ein sogenannter Aerzte- oder Sanitätsrat zu Hilfe, welcher ausser der управа noch aus allen Aerzten und einigen Abgeordneten des S. besteht. Dieser Rat hat nur beratende Kraft; er kommt 3 — 6 Mal im Jahre zusammen und verhandelt alle Fragen, die das Medicinalwesen betreffen. Der Rat stellt der Versammlung einen Bericht vor in Betreff des Zustandes des Medicinalwesens und aller wünschenswerten Verbesserungen. So liegt die Sache im Kreise (уѣздъ).

Das Gouvernements-Semstwo verwaltet die Medicinalangelegenheiten aller Kreise (уѣздовъ) im Allgemeinen, welche den Einzelkreisen über ihre Kräfte gehen. Hieraus ergeben sich seine Hauptfunctionen: 1) unterhält es das Gouvernementshospital zu 100 — 400 Betten für Kranke der verschiedenster Art, mit einer Abteilung für Findlinge. Dieses Hospital dient hauptsächlich der Stadtbevölkerung und müsste daher eigentlich auf Kosten der Stadt unterhalten werden (siehe unten). 2) Hat es ein besonderes Hospital für Geisteskranke, in welches die Kranken in unbeschränkter Anzahl aus dem ganzen Gouvernement hingebracht werden können. 3) Nimmt es den Kampf mit den grossen Epidemieen auf, welche sich über einige Kreise verbreitet haben. 4) Giebt es Darlehen und Subsidien zum Bau von Hospitälern. Die besten Gouvernements-Semstwo sind in ihren Hilfsleistungen den Kreisen gegenüber noch weiter gegangen: 15 G.-S. haben Institute zur Gewinnung der Pockenlymphe zur unentgeltlichen Versorgung der Kreise mit Detritus. 20 G.-S. haben Schulen zur Ausbildung von Feldscherern, Feldschererinnen und Hebammen eingerichtet. 13 G.-S. besitzen eine Emerital-Kasse für alle an dem S. Angestellten. Einige G.-S. beziehen ihren Bedarf an Medicamenten direct aus dem Auslande für alle ihre Kreise, was ein grosses Ersparniss ausmacht und s. w.

Aber die Hauptaufgabe des G.-S. besteht im sanitären Teil und in der Zusammenberufung der Aerzte des Semstwo. Naturgemäss konnte sich das Semstwo nicht mit der Krankenbehandlung allein begnügen, es musste sein Augenmerk auch auf die Verhütung der Krankheiten richten. Daher begannen 22 G.-S. ihre sanitäre Thätigkeit und gründeten medicinisch-statistische oder Sanitäts-Bureaux unter Verwaltung besonderer dazu vorgebildeter Aerzte. Im Allgemeinen besteht die Aufgabe des Bureau in Folgendem. Es bekommt das ganze statistische Material über die Erkrankungen von den Utschastok-Aerzten zugeschickt, verarbeitet und veröffentlicht dasselbe, wie auch die Daten über die Volksstatistik. Das Bureau giebt allmonatlich ein Bulletin über die Epidemieen heraus, es bringt alle Beschlüsse der Semstwo- und Aerzteversammlungen (съѣзды земскихъ врачей) in Ausführung, es organisirt den Kampf mit den Epidemieen und bildet überhaupt den Mittelpunkt für die sanitäre Thätigkeit des Semstwo.

Hier müssen wir die wichtige Bedeutung unseres öffentlichen Medicinalwesens für die Statistik der Erkrankungen des Volkes hervorheben. Ein ähnliches reiches, systematisch geordnetes statistisches Material kann man von frei practicirenden Aerzten nicht erlangen, und doch ist es sehr notwendig zu sanitären Zwecken, zum Studium der Volksgesundheit und des Verlaufes der Epidemieen. Aus den praktischen Sanitärarbeiten des S. wollen wir die hauptsächlichsten hervorheben: die Untersuchung der Fabriken und die Begründung einer sanitären Inspection derselben; die sanitäre Ueberwachung der Schulen und der Lernenden, die Aufsicht über die Arbeitermassen, welche sich unterwegs befinden, auf dem Wege zu auswärtigem Erwerb, und die Gründung von Punkten, wo dieselben ärztliche Hilfe und Verproviantirung finden; die Verbesserung der Wasserversorgung in den Dörfern; richtige Organisation der Pockenimpfung und endlich die Erforschung und Beschreibung besonders ungünstiger Gegenden und Bedingungen des Volkslebens. Einige G.-S. haben ihre besonderen Sanitätsärzte, welchen es obliegt alle sanitären Massregeln im Gouvernement durchzuführen.

Eine hervorragende Rolle in der Entwicklung des Medicinalwesens des S. spielten und spielen die Gouvernements-Aerzteversammlungen (съѣзды земскихъ врачей), welche alle 2—3 Jahre stattfinden. Diese Versammlungen bestehen aus Semstwoärzten, Delegirten aller Kreise, auswärtigen Aerzten, aus Mitgliedern der Semstwo-Aemter und Abgeordneten des S.

Sie haben beratende Bedeutung, sie conferiren über alle medicinisch-sanitären Fragen und dirigiren die Thätigkeit des Sanitätsbureau. Ausserdem sind diese съѣзды noch darin von Bedeutung, dass die Bezirksärzte auf denselben einander näher treten, wie auch den Abgeordneten des S., die Alles bestimmen. Die jungen Aerzte dagegen werden hier mit den Principien und Anforderungen des Medicinalwesens des S. genauer bekannt gemacht. In den Intervallen werden diese Versammlungen teilweise durch den Gouvernements-Aerzterat ersetzt, welcher durch die Gouvernement-Uprawa 2—4 Mal im Jahre zusammenberufen wird. In denjenigen Gouvernements, in welchen Aerzteversammlungen und Sanitätsbureaux existiren, ist das Medicinalwesen in jeder Beziehung besser organisirt als in den übrigen.

Wir haben ein allgemeines Bild des Medicinalwesens des S. gegeben. Jedoch bestehen grosse Unterschiede zwischen den einzelnen Gouvernements, bedingt durch Verschiedenheit des Flächenraums, Anzahl der Bevölkerung, pecuniäre Verhältnisse und ebenso durch andere örtliche Bedingungen und teilweise durch die persönliche Initiative des S. und seiner Aerzte. Diese Unterschiede gehen deutlich aus den Ihnen vorgelegten Tabellen hervor (I und II). Es genügt hier auf ein Beispiel hinzuweisen: wie gross ist der Unterschied zwischen einerseits den Moskauer und Poltawschen Gouvernements, in welchen die entferntesten Dörfer von Arzt und Hospital nur 12—20 Werst (13—23 kilom.) entfernt sind, und andererseits den Gouvernements Wologda und Olonetz, in welchen es Dörfer giebt, die 100—300 Werst (114—340 kil.) vom Arzt entfernt sind! Hierbei muss man jedoch be-

merken, dass die beiden letztgenannten Gouvernements viele unbe-
wohnbare Strecken aufweisen (es liegen da Wälder, Sümpfe, Seen) und
dass das Gouvernement Wologda (353349 QW.=402000 Kilom.) 12
Mal grösser als das Moskauer Gouvernement ist (29189 QW.= 32700
Kil.). Mit einem Worte, Russland ist so gross und so verschiedenartig
gestaltet, dass man für die verschiedenen Gegenden nicht die gleichen
Anforderungen stellen kann; daher ist bei uns eine örtliche gesell-
schaftliche Selbstverwaltung so unumgänglich notwendig, und es ist
unmöglich, für ganz Russland allgemein anwendbare gesetzliche Normen und Etats festzusetzen. Bevor ich mit dem Medicinalwesen des
S. abschliesse, gestatten sie mir einige Zahlen anzuführen. Gegenwärtig [1]) besitzt das S. in allen 34 Gouvernements 1449 medicinische
Utschastok, 1080 Hospitäler mit 30000 Betten, mehr als dreimal soviel
als vor der Einrichtung des Semstwo vorhanden waren, und 420 se-
parate Ambulatorien; 728 Hospitäler und 385 Ambulatorien befinden
sich in Dörfern. Die Gesammtzahl der stationären Kranken im Jahre
1888 betrug 387511, die Zahl der Verpflegungstage derselben war
8,340000. Die ambulatorischen Kranken machten gegen 17,000000
Krankenvisiten — 25% der Gesammtbevölkerung der S.-Gouvernements.
Im Dienste des S. stehen 1900 Aerzte (darunter 100 Frauen), 1085
von ihnen leben in Dörfern; Provisoren, Feldscherer, Feldschererinnen
und Hebammen giebt es 7000. Die Summe der Ausgaben im Jahr für
das Medicinalwesen des S. beträgt mehr als 12000000 Rub. (gegen
25000000 M.), fast 25% des Gesammtbudgets des Semstwo.

In Betreff des Stadtmedicinalwesens kann ich mich auf
wenige Worte beschränken. Da bei der Einrichtung des S. alle Stadt-
hospitäler demselben übergeben wurden, so fiel ihm auch die Sorge
für die ärztliche Hilfsleistung für die ärmere Stadtbevölkerung zu.
Die städtische Sebstverwaltung wusch in dieser Angelegenheit ihre
Hände in Unschuld, obgleich das Stadtreglement (городовое положение)
den Städten in dieser Beziehung die gleichen Pflichten auferlegt wie
das S.-Reglement (земское положение) dem Semstwo. Die Stadtvertre-
ter wollen diese anormale Lage dadurch motiviren, dass viele Städte
sehr arm seien und dass sie ebenso die Semstwo-Abgaben zahlen,
wofür dem Semstwo die Pflicht obläge auch der armen Stadtbevölkerung die ärztliche Hilfe zu sichern. Dieser Einwand ist jedoch keineswegs ein gerechter: alle Gouvernementstädte und einige grosse und
reiche Kreisstädte (уѣздные города) haben ein sehr bedeutendes städ-
tisches Budget, empfangen jedoch die von ihnen gezahlten Semstwo-
Abgaben wenn nicht vollständig so doch zum grössten Teil wieder
retour in Form von Subsidien des S. auf Schulen oder andere städtische Institutionen. Die Frage einer gesetzlichen Abgrenzung der Pflichten und Ausgaben für das Medicinalwesen zwischen den Städten und
dem S. ist von letzterem schon wiederholt erhoben worden und bis zur
Lösung derselben werden sich die Städte wol kaum an eine active
Verbesserung ihres Medicinalwesens machen. Nach den vorhandenen [2])

---

[1]) Diese Daten beziehen sich auf die Jahre 1889—91; seitdem ist das Medicinalwesen des S. noch in jeder Beziehung fortgeschritten.
[2]) Diese Daten betreffen die Jahre 1889—91; jedoch ist das städtische Medi-

Daten stellt sich gegenwärtig das Medicinalwesen der Städte ungefähr in folgender Weise dar: von 30 Gouvernementstädten verausga-
ben 8 (26,6%) fast gar Nichts für das Medicinalwesen, 11 (36,7%) zahlen
an Wolthätigkeits - Ambulatorien geringe Subsidien, 8 Städte (26,6%)
haben ihre temporäre oder beständige Hospitäler und Ambulatorien,
endlich 5 Städte, unter ihnen in erster Linie die beiden Residenzen
Petersburg und Moskau, besitzen ein mehr oder weniger wolorgani-
sirtes Medicinalwesen: unentgeltliche Hospitäler, Ambulatorien, Gebär-
asyle, Baracken für Infectionskranke, und in Petersburg sind die
Stadtärzte der Ambulatorien ganz wie die Aerzte des S. verpflichtet,
die Schwerkranken ihres Bezirkes in ihren Häusern unentgeltlich zu
besuchen. In den Kreisstädten (einige von ihnen sind viel reicher und
haben eine viel grössere Einwohnerzahl als ihre Gouvernementstädte)
steht die Sache noch schlimmer: von 322 Städten tragen 279 (86,6%)
fast gar keine Kosten für den medicinischen Teil und nur 43 Städte
(13,4%) thun Etwas in dieser Hinsicht. Einige haben ihre Hospitäler,
andere Ambulatorien, wieder andere zahlen dem S. Subsidien für Behandlung der Stadtbewohner und s. w. Bei einer so mangelhaften Organisation des Medicinalwesens der Städte haben die armen Stadtbewohner vieler reicher Städte weit weniger ärztliche Hilfe als die Einwohner armer Dörfer; es genügt folgendes Factum anzuführen: in den
Jahren 1883—1885 starben in einer so grossen und reichen Stadt wie
O d e s s a von 100 Gestorbenen der ärmsten Stadtteile 94% o h n e
e i n e n A r z t g e s e h e n z u h a b e n, a l s o o h n e ä r z t l i c h e
H i l f e (Dr. Henrichsen). U m d e n s a n i t ä r e n T e i l ist es noch
schlechter bestellt; nur die beiden Residenzen haben eine gewisse sanitäre Organisation: Sanitärstationen, Schulärzte, Bekämpfung der
Epidemieen, sanitäre Inspection (Beaufsichtigung) der Fabriken, der
industriellen Etablissements und Ueberwachung des Verkaufs der Le-
bensmittel, eine Sanitärstatistik und s. w. Von den übrigen Städten
haben nur einige eine sanitäre Organisation durch Anstellung von Sa-
nitätsärzten angebahnt. Bei der grössten Anzahl der Gouvernement- und
Kreisstädte jedoch ist das Sanitärwesen eine terra incognita für die
städtische Selbstverwaltung: ein vollständiges Fehlen jeglichen Be-
kämpfens der Epidemieen, keine allgemeine Pockenimpfung für die
Armen und keinerlei sanitäre Massregeln oder Beaufsichtigung. Dank
solcher Zustände sind viele Städte w a h r e A u g i a s s t ä l l e und sind
in sanitärer Beziehung weit schlechter daran als die armen zurückgebliebenen Dörfer; nicht ohne Grund haben einige Städte eine stete
Abnahme der Bevölkerung zu verzeichnen, d. h. s i e s t e r b e n a u s.
So sind im Jahre 1892 in 270 Städten, das heisst 37% aller russischen
Städte, mehr Sterbefälle vorgekommen als Geburten.
     D a s D o r f m e d i c i n a l w e s e n, endlich, ist nur teilweise ein
öffentliches Medicinalwesen; es ist in denjenigen Gouvernements eingeführt, die keine Semstwo-Einrichtung haben, wird durch Gemeinde-
Steuern unterhalten und ist vollständig in der Verwaltung der Admi-

---

cinalwesen seitdem wenig fortgeschritten. Es ist hier die Rede von den Städten
Russlands mit Semstwo-Einrichtuug; in den Uebrigen steht die Sache wol kaum
besser.

T a

Einige Kenntnisse über die Gouvernements.					Organisation d. ärztlich				
Gouvernement von	Zahl. d. Kreise (Ujesdy)	Flächenraum d. Gouv. in Q.-W.	Einwohnerzahl d. Gouv. in 1000.	Einwohnerzahl auf 1 Q.-W.	In wieviel Kreisen herrscht: Stationärsyst.	Gemischtes System.	Ausfahrsyst.	Wieviel Kreise nicht in Aerztebezirke (Ubschastky) eingeteilt sind.	In wieviel Kreisen die Aerztebezirke keine Hospitäler haben.
Bessarabien	7	30714	1345	39,1	3	4	—	—	—
Wladimir	13	42831.8	1376	32,1	—	10	3	—	4
Wologda	10	353349,4	1199	3,4	—	8	2	3	4
Woronesch	12	57902	2539	43,8	2	10	—	—	1
Wjatka	11	134537.7	2859	21,3	1	8	1	—	
Ekaterinoslav	8	46 05.6	1488	30,1	2	6	—	—	1
Kasan	12	55954.8	2036	36,9	1	11	—	—	
Kaluga	11	27177,9	1174	43,2	2	5	3	5	6
Kostroma	12	7429.,1	1315	17,7	1	10	1	1	3
Kursk	15	46821,1	2267	55,5	1	14	—	—	11
Moskau	13	29189	1368	45,1	10	3	—	—	1
Nischny-Nowgorod	11	45036.7	1469	32,4	—	10	1	—	1
Nowgorod	11	101163,4	1194	11,4	—	6	5	1	2
Olonez	7	112322	333	3,0	—	5	2	2	4
Orlov	12	41057,7	1964	47,8	2	9	1	1	3
Pensa	10	34129.1	1471	43,1	1	7	2	1	3
Perm	12	290168,7	2650	9,1	3	8	1	—	
Poltawa	15	43844	2653	60,5	2	10	3	—	3
Pskov	8	37955.6	948	25,0	—	7	1	1	3
Rjasan	12	36844,7	1784	48,4	2	9	1	—	4
Samara	7	136713.5	2413	17,6	1	6	—	—	1
St.-Petersburg	8	39203.2	777	19,8	—	6	2	—	1
Saratov	10	74244,8	2222	29,9	—	10	—	—	
Simbirsk	8	43491	1528	35,1	3	4	1	—	1
Smolensk	12	49212,2	1278	25,9	1	9	2	2	5
Taurien	8	53079,5	1060	20,6	—	6	2	1	1
Tambov	12	55511	2608	44,6	1	9	2	—	3
Twer	12	56837,1	1682	29,6	1	11	—	—	2
Tula	12	27204,4	1409	51,8	4	5	1	—	3
Ufa	6	107209,7	1874	17,5	2	2	2,	—	2
Charkov	11	47884,8	2254	47,1	—	8	2,	—	1
Cherson	6	62519,1	1634	26,1	—	6	—	—	—
Tschernigov	15	46042.3	2076	45,1	—	11	4	1	3
Jaroslav	10	312.,0.7	1050	33,6	—	5	5	3	9
Land d. Donischen Heeres	9	144586,1	1896	13,1	—	9	—	—	—
	368	2617952	59233	—	46	267	50	22	86

	Zahl der Betten in d. Hospitälern.		Zahl d. Ambulatorien.	Zahl d. ärztlich. Ausfahrtspunkte ohne beständiges Personal.	Z. d. Feldscherer- und Feldscherinnen-Hebammenpunkte.	Zahl d. Hebammenpunkte.	Zahl d. Siechenhäuser u. Spittel.	Z. d. Betten in denselben.	Zahl d. Semstwoärzte.	Z. d. auf d. Lande lebenden.	Z. d. Feldscherer.	Z. d. Feldscherinnen und Feldscherinnen-Hebammen.	Zahl d. Hebammen.	Zahl d. Provisoren.
	in d. Städten.	auf d. Lande.												
					mstwo-Gouvernements von 1889 bis 1891.				Aerztlicher Personalbestand d. Semstwo im Jahre 1888.					
22	154	292	12	11	41	1	1	20	48	32	105	10	7	1
12	459	118	21	7	57	—	3	117	57	28	125	7	37	6
10	333	147	—	—	96	28	4	75	31	10	119	11	55	7
29	295	28	8	5	153	—	4	238	57	36	242	18	30	4
28	564	536	3	5	91	26	1	6	50	33	166	34	51	12
26	220	313	9	1	134	—	2	57	53	35	201	9	20	2
26	416	407	4	13	62	3	3	174	54	29	128	10	33	8
10	397	114	5	14	44	—	2	110	33	10	95	5	18	8
14	400	195	4	2	52	7	4	95	43	20	104	16	42	9
7	482	57	40	14	87	—	4	156	75	42	210	20	33	8
25	380	325	12	1	15	4	14	160	68	42	153		26	2
19	385	238	3	8	47	3	2	146	41	23	102	11	26	10
22	374	153	17	81	51	33	3	40	50	25	116	16	67	5
4	18	49	3	—	69	40	1	40	20	7	81	3	43	2
24	392	236	8	8	50	—	2	161	57	27	14	12	27	1
11	400	6	9	7	44	8	1	40	40	21	113	8	39	4
40	470	578	14	18	169	3	3	320	78	51	241	34	61	12
48	373	315	18	—	239	—	21	2?5	95	64	339	26	13	6
9	335	104	11	14	54	8	7	145	37	20	81	19	22	4
14	513	202	17	5	29	9	3	210	50	30	112	12	46	4
29	285	237	17	43	58	—	2	70	65	44	149	55	10	5
20	176	245	12	19	61	8	—	—	44	28	85	20	17	
33	316	370	9	43	104	3	2	?	64	40	176	36	24	1
27	267	538	4	2	86	1	3	100	46	30	137	15	24	4
10	390	98	11	—	37	8	1	25	42	20	87	12	21	3
18	204	220	19	—	91	—	3	125	49	37	140	11	8	4
33	445	509	12	4	104	1	3	165	72	45	223	37	34	5
22	372	278	14	5	52	2	6	200	45	26	114	10	33	3
11	350	95	12	2	10	—	1	?	42	22	71	15	22	1
14	187	213	14	12	23	1	1	46	41	28	72	16	6	4
21	297	214	24	11	216	30	5	159	56	42	270	12	67	3
33	162	453	12	13	78	—	3	120	67	40	176	13	20	3
26	405	205	22	39	165	—	6	180	74	52	242	17	11	1
1	321	25	14	—	47	15	5	160	34	15	96	-	38	5
30	5	138	6	—	23	1	—	—	31	31	90	3	8	—
28	11707	8528	420	407	2774	230	126	3949	1813	1085	5102	553	1013	157

T a

Gouvernement von	Thätigkeit der Heilanstalten d. Semstwo im Jahre 1888.				Ausgaben des S im Jahre 18 1000 R.	
	Zahl d. Bettkranken.	Ambulante Krankenhe- suche bei Aerzten und Feldscherern.	Z. d. geburtshilflichen Leistungen zu Hause.	Zahl der Geimpften.	Alle Ausgaben.	Nicht obligatorische.
Bessarabien	10794	252700	161	58491	938	514
Wladimir	7882	455116	1622	30072	1330	878
Wologda	8730	342026	1880	36701	1113	633
Woronesch	9275	831133	1167	100714	1550	948
Wjatka	23815	723048	1816	39125	1209	632
Ekaterinoslav	8660	363122	1344	60424	1306	755
Kasan	12261	532756	1006	73070	1468	1060
Kaluga	7107	171431	717	24737	805	341
Kostroma	11349	364136	1810	33566	1205	532
Kursk.	8708	717060	1421	74396	1528	757
Moskau	14196	483668	1496	37346	1701	1191
Nischny-Nowgorod	12237	448799	938	34368	1178	565
Nowgorod	5760	272853	1242	19276	974	408
Olonez	2537	93189	793	8544	491	310
Orlov	8095	429843	272	37705	1001	713
Pensa.	8461	350290	1025	28704	668	317
Perm	20776	806463	2428	54735	2483	1472
Poltawa	9872	826261	637	6934	?	951
Pskov	6831	346809	1229	34926	851	436
Rjasan	11399	549358	1671	51026	1633	915
Samara.	14672	722101	942	69344	1584	865
St.-Petersburg	6024	230982	1145	19280	1076	601
Saratov	12157	747397	1437	54267	1304	742
Simbirsk	15563	591528	1427	55244	935	576
Smolensk	10565	302196	624	31935	800	461
Taurien	5938	358953	211	25408	1582	769
Tambov	13643	1080375	1150	102256	2572	960
Twer	10502	377395	1244	37537	1521	922
Tula	8475	296259	1033	31527	849	424
Ufa	7007	302812	236	41673	984	590
Charkov	6441	424337	1555	61563	1045	651
Cherson	10824	327554	568	48012	1772	979
Tschernigov	7580	599176	240	45827	1035	512
Jaroslav	7270	257286	1630	23953	903	244
Land d. Donischen Heeres	818	230922	347	40515	513	176
	346224	16212274	38464	1596516	41999	23797

I.

	ge Daten über das Medicinalwesen.				Gouvernements-Organisation d. Medicinalwesens.						
rt od. andere collegiale medic. Organe existiren?	In wieviel Semstwo unentgeltliche Krankenbehandl. exist. — für Hospit.-Kranke.	für ambulante Kranke.	In wieviel Kreisen geimpft wird — nur mit Detritus oder Kalbslymphe	ausschliesslich durch med. Person.	Hat d. Gouvern.-Organisation ein centrales Gouv.-Bureau?	ein Institut zur Gewinnung der Pockenlymphe?	eine Schule fürs niedere medic. Personal?	Wird oder ist eine regelrechte, einförmige Registration d. Kranken eingeführt?	Zahl d. Gouvern.-Aerzteversammlungen.	Existirt eine bes. Organisation zur Versorgung d. Geisteskranken?	Hat das Semstwo eine Emeritalkasse?
4	6	6	5	6	+	—	1	+	7	—	—
6	3	12	12	7	+	1	—	—	7	—	—
5	8	8	5	7	—	1	1	—	2?	+	—
5	8	9	4	5	+	1	1	—	5	—	—
6	5	5	7	4	+	1	2	—	5?	—	—
5	6	7	3	1	+	—	1	—	5	—	—
3	12	12	9	5	—	1	1	—	2	—	—
—	3	3	4	5	—	—	—	—	4	+	—
1	4	10	9	8	—	—	—	+	7	+	+
4	6	13	11	12	+	1	—	+			
4	11	8	13	13	+	1	—	+	13	+	+
3	10	10	8	7	+	1	—	+	3	+	+
7	7	5	10	6	+	1	—	+	8?	+	—
1	4	7	4	4	+	—	—	+	1	+	—
8	5	10	7	6	+	—	2	+	4	+	—
2	10	9	4	3	+	—	—	+	4	+	—
9	10	9	7	2	—	1	1	—	6	+	—
9	11	14	10	9	—	—	1	—	3	+	—
5	2	5	6	3	+	—	1	—	6?	+	+
5	5	2	3	4	+	—	—	+	11	+	—
1	4	5	5	5	+	—	—	+	7?	+	—
6	7	7	4	6	+	—	—	+	7	+	1 Ujesd.
6	7	7	9	8	+	—	—	+	9	+	—
8	5	3	8	7	+	1	2	+	2	+	—
1	10	8	7	4	+	—	—	+	8	+	+
2	5	6	4	3	+	—	—	+	9	+	+
7	9	8	12	8	+	1	2	+	1?	+	—
6	4	3	7	1	—	—	2	+	11	+	+
5	6	9	7	9	+	—	—	+	4?	+	—
1	6	6	1	1	+	1	2	+	2	—	—
5	6	8	7	8	+	1	1	+	7	?	—
3	3	3	6	6	+	—	1	+	13	+	+
7	6	14	13	13	+	1	1	—	6	—	—
1	1	9	6	7	—	1	1	—	2	—	+
	9	9	—	—							
85	224	269	241	156	22	15	20	16	193	16	8

Tab. II. Einige Daten über d[...]

Gouvernement von	Flächenraum d. Gouvernements in Q.-W.			
	Flächenraum auf 1 auf d. Lande lebenden Arzt.	Flächenraum auf 1 Semstwoarzt überhaupt (Gouvern.-Aerzte excl.).	Flächenraum auf ein Semstwohospital (Gouv.-Hospit. excl.).	Flächenraum auf 1 Ambulatorium.
1. Poltawa	685	528	719	555
2. Moskau	695	471	789	596
3. Tschernigov	885	667	1151	743
4. Kursk	972	609	1874	959
5. Bessarabien	991	793	1175	813
6. Tula	1067	664	1173	733
7. Charkov	1082	812	1515	842
8. Rjasan	1228	801	1417	857
9. Pensa	1264	1004	1649	1264
10. Tambov	1300	929	1330	1045
11. Ekaterinoslav	1334	1040	1112	1040
12. Pskov	1398	1116	2373	1406
13. St.-Petersburg	1400	912	1568	1060
14. Taurien	1435	1179	2123	1206
15. Simbirsk	1450	1061	1280	1146
16. Orlov	1521	912	1208	978
17. Wladimir	1530	874	1785	952
18. Cherson	1563	1180	1690	1250
19. Woronesch	1609	1158	1448	1232
20. Saratov	1856	1375	1768	1456
21. Kasan	1929	1272	1512	1365
22. Nischny-Nowgorod	1958	1325	1553	1407
23. Jaroslav	2082	1041	3 23	1301
24. Twer	2149	1263	1722	1210
25. Smolensk	2460	1295	2314	1538
26. Kaluga	2602	929	1370	1084
27. Samara	3107	2030	3906	2630
28. Kostroma	3715	1955	2857	2476
29. Ufa	3830	29.0	5643	3249
30. Wjatka	3919	2811	3403	3154
31. Nowgorod	4166	2216	3156	2083
32. Land d. Donischen Heeres	4664	4664	4664	3908
33. Perm	5590	4205	5803	4534
34. Olonez	16046	6607	11232	8640
35. Wologda	35335	13090	17667	17667
Im Mittel	2413	1640	2493	1782

alwesen in den Gouvernements

Einwohnerzahl d. Gouvernements in 1000.				Zahl d. Behandelten auf 1000 Einwohn.		Ausgaben für das Medicinalw.	
Einwohnerz. auf 1 Semstwoarzt überhaupt (Gouvern.-Aerzte excl.).	Einwohnerz. auf 1 Semstwohospital (Gouv.-Hosp. excl.).	Einwohnerz. auf 1 Ambulatorium.	Einwohnerz. auf 1 Aerztebezirk (Utschastok).	In Hospitälern.	Ambulatorisch.	Wieviel % d. ganzen Semstwobudget?	Wie gross die Ausgabe (in Rubeln) auf 1000 Einwohner?
32	44	34	35	3,7	312	27,0	194
22	37	28	27	10,4	353	21,0	262
30	52	34	34	3,6	2_8	26,6	143
35	103	37	38	3,9	317	26,4	178
34	50	35	34	8	190	28,2	197
36	61	38	41	6,0	210	34,6 ?	241
38	71	39	42	2,9	188	39,5 ?	207
39	69	42	44	6,4	308	26,0	237
43	70	55	49	5,7	238	34,1	193
41	59	47	48	5,2	414	21,7	214
33	45	36	37	5,9	245	28,3	249
29	59	35	35	7,2	368	38,0	342
18	31	21	21	7,8	297	19,2	266
24	42	25	24	5,6	339	22,0	332
37	45	40	40	10,2	394	36,9 ?	226
44	58	47	47	4,1	219	42,9 ?	296
28	57	31	31	5,8	331	27,6	267
31	44	33	33	6,7	201	28,7	311
51	64	53	54	3,7	328	24,6	150
41	53	44	43	5,5	341	29,1	171
47	56	50	50	5,9	258	28,2	200
43	51	46	46	8,3	306	26,9	216
35	105	44	44	6,9	245	29,3	252
37	44	36	38	6 2	225	24,0	218
34	61	40	41	8,3	237	27,3	191
40	60	47	47	6,0	146	18,9	145
46	69	46	45	6,1	300	29,6	193
35	51	44	44	8,6	278	23,4	215
51	99	57	59	3,8	162	25,2	134
58	70	60	66	8,4	253	38,3	175
26	36	24	24	4,8	229	29,0	237
61	61	51	59	0,4	122	21,4	69
39	53	41	43	7,9	304	23,5	258
20	33	26	26	7,6	279	26,3	386
45	60	60	55	7,3	277	23,8	221
37	56	40	41	5 8	274	—	204

23

III. Vergleichende Tabelle
über den Bestand des Semstwo- u. des Dorfmedicinalwesens.

	In allen 12 Gouv. ohne Semstwo.	In allen 34 Gouv. mit Semstwo.	Im Gouvern. v. Kiev ohne Semstwo.	In den benachbarten Semstwo-Gouvernements von		
				Poltawa.	Cherson.	Tschernigov.
Flächenraum in Quadrat-Werst	1525935	2459420	44777	43844	62213	46012
Einwohnerzahl	20362275	66024139	3264112	2983699	1896341	2299870
Zahl der Aerztebezirke (Utschastky)	201	1572	25	80	59	78
Zahl der Feldschererpunkte	1136	2578	201	156	53	123
Auf 1 Aerztebezirk { Quadrat-Werst	7630	1590	1790	548	1070	590
Einwohnerzahl	101800	42060	130000	37300	32700	29200
Wieviel Feldschererpunkte kommen auf 1 Aerztebezirk	5,6	1,6	9,0	2,0	0,9	1,5
Zahl d. Betten in d. Hospitälern	93982	811840	2212	1419	2068	1144
Zahl d. Kranken, die ärztliche Hilfe gesucht	3244363	21191125	533293	908329	597182	685630
Zahl d. in Hospitälern behandelten Kranken	93982	811840	13196	17192	19872	12278
Auf 1000 Einwohner { Z. d. Betten in d. Hospitälern	4,2	8,0	6,8	5,0	16,1	5,0
Z. d. Kranken, die ärztl. Hilfe ges.	1594	3210	1636	3050	3161	3000
Z. d. in Hospitälern behand. Krank.	47	123	40	58	106	54
Ausgaben für's Medicinalwesen	3354610	22477214	978324	805788	600364	521774
Ausgaben auf einen Einwohner in Kopeken	16,6	34,0	30,0	27,0	31,5	22,7
Ausgaben auf einen Kranken in Rubeln	1,05	1,06	1,83	0,89	1,00	0,76

nistration; sein Etat ist qualitativ und quantitativ verschieden von dem Medicinalwesen des S., seine Organisation ist der des S. nachgebildet. Es besteht die gleiche Einteilung des Kreises in medicinische Utschastok (deren 2 in fast allen Kreisen), in jedem Utschastok ist ein Arzt, ein Hospital, ein Ambulatorium und eine Apotheke; die Pflichten des Arztes sind fast dieselben, aber es fehlt jegliche sanitäre Thätigkeit und es fehlen alle vereinigenden collegialen Organe in Form von Sanitätsräten, Sanitätsbureaux und regelmässig zu berufenden Congressen (съѣзды врачей), woher die Freiheit der Discussion der Uebelstände des Dorfmedicinalwesens eine sehr beschränkte ist. Aus der Ihnen vorliegenden Tabelle III ersehen sie den wesentlichen Unterschied in der Organisation des Medicinalwesens der 34 S.-G. und der 12 ohne S., ebenso in den 4 Nachbargouvernements, in denen die klimatischen und socialen Bedingungen fast dieselben sind, und die sich scharf von einander unterscheiden in Bezug auf die Organisation des Medicinalwesens nur deshalb, weil das Kievsche Gouvernement ohne S. das Dorfmedicinalwesen hat, wärend die S.-G. Poltawa, Tschernigov und Cherson das Medicinalwesen des S. besitzen. Hier wollen wir jedoch nur auf die allgemeinen Unterschiede hinweisen, welche zwischen dem Dorfmedicinalwesen als der jüngeren und dem S.-Medicinalwesen als der älteren Schwester bestehen. Quantitative Unterschiede sind: der mittlere Dorfutschastok ist, was Flächenraum anbelangt, 5-mal, was Bevölkerungszahl anbelangt, 2½-mal grösser als der S. Utschastok; der Procentsatz der medicinisch-behandelten Bevölkerung ist in der S.-G. fast 3-mal grösser. Der selbständige Feldscherismus (фельдшеризмъ) ist in den G. ohne S. 4-mal so ausgebildet, und endlich ist die Einrichtung der Hospitäler in G. ohne S. eine viel ärmere, was ihr regelrechtes Functioniren beeinträchtigt. Noch wichtiger sind die qualitativen Unterschiede: für das Dorfmedicinalwesen existiren gesetzliche Etats, Normen und Regeln, welche für alle G. völlig gleichförmig sind, ungeachtet der grossen Verschiedenheit der G. in Flächenraum (Ausdehnung), Bevölkerungszahl und allen anderen Bedingungen. Sodann herrscht in allen Dingen ein strenger Beamten-Formalismus und eine völlige Abhängigkeit der Aerzte, selbst in Kleinigkeiten, von der ziemlich weit entfernt liegenden Gouvernements-Administration, woraus eine Masse von Schreibereien entstehen, Verzögerungen in oft dringenden Angelegenheiten und eine vollständig unnötige Beengung des Arztes nicht nur in wirtschaftlicher, sondern auch in medicinischer Hinsicht. Alles dies ist dem Fortschritt des Dorfmedicinalwesens, in Uebereinstimmung mit den örtlichen Bedingungen und Geldmitteln jedes G. hinderlich, was auf dem allrussischen Aerztecongress in Kiev einstimmig anerkannt worden ist. Uebrigens können wir den Bericht über das Dorfmedicinalwesen mit einer erfreulichen Nachricht abschliessen: seine Tage, wenigstens in einigen G., sind gezählt, da die Regierung selbst den unbefriedigenden Zustand des Medicinalwesens und aller anderen örtlichen Angelegenheiten in den G. ohne S. anerkannt hat, und daher die Frage der Einführung des S. in denselben ausgearbeitet wird.

So ersehen Sie aus dieser kurzen Mitteilung, dass viel geschehen ist durch unser öffentliches Medicinalwesen (besonders des Semstwo)

und das in dem sehr kurzen Zeitraum von 30 Jahren; aber mehr noch bleibt zu thun in Bezug auf Vermehrung der Utschastok, der Aerzte und Hospitäler und in den Abänderungen einiger Einzelheiten in dem bestehenden System. Wir haben es noch weit bis zur Realisirung des Ideals des Medicinalwesens des S.— die Einteilung des Kreises in solche medicinische Utschastok, dass der Arzt seinen ganzen Utschastok täglich besuchen kann. Unser M.-W. ist noch kein feststehendes, es ist lebendig, wie das öffentliche Volksleben selbst, es hat sein letztes Wort noch nicht gesprochen und hat seine endgiltige Form noch nicht angenommen; es entwickelt sich allmälig und wächst, gemäss den Mitteln und örtlichen Bedingungen, und für dasselbe können jetzt nicht bestimmte Etats und geschriebene unabänderliche Gesetze festgesetzt werden. Daher geschah es, als die Regierung das neue Medicinalgesetz herausgab, welches als ein Hemmschuh für die Entwicklung der öffentlichen Medicin erschien—dass das S. und die Städte dagegen Protest erhoben (in Form von Gesuchen), und dieses Gesetz wurde zurückgezogen.

Und nun noch einige Worte. Vieles haben wir von Ihnen gelernt, meine Herren, als von unseren Collegen, aber das öffentliche M.-W. ist unser, unser eigentümliches russisches Werk, und wir sind stolz auf dasselbe als auf die beste Lösung der Aufgabe der Organisation ärztlicher Hilfsleistung an die Bedürftigen. Der Unterricht und die medicinische Hilfe müssen unentgeltlich und Allen zugänglich sein,—das ist das Ziel, dem das S. zustrebt; als Vorbild dient ihm dabei wiederum unsere volkstümliche Einrichtung der Dorfgemeinde (сельская община). Wir Russen, als Anhänger des Gemeinschaftlichen, organisiren unser M.-W. im weitesten Sinne, als eine öffentliche Sache aus dem Princip der gemeinsamen Hilfe heraus. Sie jedoch, als Individualisten, stellen es einem Jeden anheim, sich in dieser Sache nach seiner Weise einzurichten. Diese Verschiedenheit ist natürlich hervorgerufen durch historische, räumliche und sociale Bedingungen. Wir halten jedoch dafür, dass die russischen Ansichten in Sachen des öffentlichen M.-W. die gerechteren und zweckentsprechenderen sind, denn auch bei den Einrichtungen verschiedener Vereine, Gesellschaften und Kassen seitens Ihrer bedürftigen Klassen verbleibt dennoch ein Teil, besonders der Armen, ausserhalb der Organisation und Hilfsleistung.

Prof. **L. M. Bossi** (Gênes).

De la nécessité d'étendre les connaissances sur l'hygiène des femmes par rapport à la prophylaxie gynécologique.

Conclusions.

1° Diffuser entre les sages-femmes, les médecins et les femmes non médecins l'opinion de l'importance qu'a la prophylaxie gynécologique dans la pratique obstétricale.

Leur rappeler qu'il ne suffit pas de sauver la mère et le fœtus, mais qu'il est nécessaire aussi de veiller à ce que l'appareil qui vient d'accomplir sa fonction, soit conservé dans des conditions telles, qu'il puisse à son temps la renouveler heureusement.

2° De toujours diffuser l'opinion de la nécessité qu'il y a, particulièrement pour la partie gynécologique et obstétricale, d'être spécialiste, puisque trop graves sont les conséquences des examens génitaux et des traitements mal exécutés, ou bien sans toutes les règles techniques nécessaires.

3° D'établir des sociétés qui pourraient s'appeler p r o m u l i e r e — lesquelles, soit par la distribution des livres a d h o c, soit par des conférences périodiques, soit aussi avec de vrais cours d'enseignement contribueraient à la propagande des opinions sérieuses sur l'hygiène des femmes en ce qui se rapporte à la prophylaxie gynécologique.

Il est nécessaire que la femme et surtout les mères connaissent les dangers très graves qui dérivent des infractions aux règles hygiéniques aussi bien quant à l'âge, que quant au développement et aux fonctions conjugales, surtout pour ce qui est des f r a u d e s c o n j u g a l e s qui deviennent aujourd'hui, à cause des exigences sociales, malheuresement presque habituelles.

De cette façon seulement nous verrons diminuer le grand nombre de patientes aux cliniques et aux ambulatories gynécologiques, et, ce qui est plus important, nous dépouillerons la société et la famille d'un grand nombre de malheureuses patientes hystériques, qui involontairement troublent leur tranquillité, ce qui est bien triste et dangereux, .puisque très souvent elles sont incomprises et pas du tout compaties.

Personne ne peut autant qu'un gynécologue imaginer les drames intimes, quelquefois cruels, qui se cachent sous le diagnostic erroné de psychopathie, d'hystérisme, de névropathie, sous lequel très souvent ces pauvres patientes, en général excellentes mères de famille, sont classées.

Rarement l'on trouve des personnes qui puissent aussi comprendre à quel point, dans la régénération hygiénique de la femme quant aux fonctions intimes de son sexe, il y a une note élevée de régénération de la famille et de la société.

Discussion.

Dr. **Kortchak-Tchepourkowsky** (Kichinev): Le rapport du Prof. B o s s i ne touche à la question d'études de la médecine par les femmes qu'en partie. Je tiens à présenter à votre attention la remarque suivante.

La meilleure partie de la société intelligente russe et tous les médecins russes sont pour l'émancipation complète et illimitée de la femme dans toutes les questions qui touchent aux études et à l'enseignement de la médecine.

La science restant la même pour hommes et femmes, l'opinion publique en Russie ne peut être que pour l'égalisation complète de la femme et de l'homme dans leur activité médicale.

La femme-médecin a bien prouvé dans son activité infatigable rurale et urbaine et dans toutes les branches de la science médicale qu'elle a tous les droits à l'émancipation.

J'espère que les membres de notre section approuveront à l'unanimité mon point de vue sur la femme-médecin—point de vue partagé par toute la Russie intelligente.

Sixième Séance.

Mercredi, le 13 (25) Août, 9 h. du matin.

La Séance fut ouverte par le Prof. S. Boubnoff (Moscou). Présidents; Prof. Licéaga (Mexico), Dr. Berthenson (St.-Pétersbourg), Dr. Záhor (Prague).

Dr. N. **Grigoriev** (St.-Pétersbourg).

Premiers résultats obtenus en Russie par la monopolisation des boissons spiritueuses par l'Etat.

Aux origines de l'histoire de Russie le peuple y était parfaitement libre de distiller et de vendre les liqueurs spiritueuses sans aucun impôt ni redevance. A l'époque où la Russie fut morcelée en principautés indépendantes aux apanages, la préparation et le commerce des boissons spiritueuses devient la propriété exclussive des princes apanagés, qui possèdent seuls des distilleries et des débits de boissons. Les grands ducs, puis les Tzars de Moscou, ayant réuni sous leur sceptre ces différentes principautés, ils héritèrent des droits de monopolie sur les boissons, qui appartenaient aux princes apanagés; le commerce et le débit d'eau-de-vie, de bière et d'hydromel devient aussi un droit exclusif de l'Etat; les débits de boissons, étant la propriété de la couronne, étaient administrés par des commis de confiance, nommés par cette dernière ou affermés à des entrepreneurs pour un terme et contre une rétribution définis. Cet état des choses subsista jusqu'en 1795, où nous voyons disparaître les débits administrés directement par la couronne: tout le commerce des spiritueux tombe aux mains des fermiers. Ce système fut désastreux pour la population, car les fermiers, qui tenaient leur droits en adjudication pour des sommes considérables, n'étaient pas scrupuleux en faits de moyens pour extorquer au centuple leurs mise de fonds. La haine du peuple contre les fermiers fut telle que, non seulement des communes, mais des districts entiers juraient de renoncer à l'eau de vie plutôt que d'avoir affaire aux fermiers et aux commis de leurs cabarets. En 1863 les fermages furent abolis et remplacés par l'accise, c. à d. par un système d'impôts sur la production de l'esprit-de-vin et d'autres boissons spiritueuses; on y ajouta dans la suite un impôt sur les patentes pour le commerce et le débit des boissons.

En 1895, par la volonté de feu l'Empereur Alexandre III, fut inaugurée la nouvelle réforme fondamentale de l'accise en Russie. Le

gouvernement ayant reconnu que le cabaret populaire existant, avec son cabaretier intéressé à augmenter son débit par tous les moyens, même au détriment des intérêts de la population, exerçait une influence démoralisante sur les basses classes et une action désastreuse sur leur santé et leurs intérêts matériels, a résolu de prendre entre ses mains le commerce des spiritueux et de le diriger de façon à développer dans la population une consommation régulière et proportionelle des spiritueux, sans déranger ni les forces productives de la population, ni les revenus de l'Etat. Dans ce but, il fut résolu d'installer des débits de boissons, où ces dernières ne seraient délivrées qu'en bouteilles cachetées, où la consommation serait formellement défendue et qui seraient gérés par des personnes nommées par le gouvernement, retribuées par lui et nullement intéressées dans l'intempérance des populations. Le peuple russe n'est pas foncièrement ivrogne, comme on le pense généralement à l'étranger. La consommation par tête de l'eau de vie à 40° d'alcool est bien inférieure en Russie que dans la plupart des états européens, comme on le voit par le tableau suivant, qui donne la consommation de ce produit en litres par habitant:

Italie—1,83 litres, Norvège—4,16 l., Angleterre—6,24 l., Amérique du Nord.—6,36 l., Russie—7,46 l., Suisse—8,19 l., Suède — 8.68 l., France—10,03 l., Allemagne—10,38 l., Hollande—11,13 l., Belgique—11,25 l., Autriche—12,00 l., Danemark—21,04.

Ainsi la Russie ne tient, quant à la consommation de l'eau de vie, que la cinquième place.

Quant à la consommation de la bière, la Russie occupe parmi ces treize états la seconde place: l'Italie consommant 0,73 l., la Russie—3,55 l. et la Belgique—170,24 l. Par rapport à la consommation du vin, la Russie occupe la sixième place (Suède — 0,37 l., Russie—1,8 l., Italie — 98,4 l.) et pour l'alcool en général, la dernière—8,32 l., dans le tableau des états mentionnés plus haut.

Le peuple russe boit l'eau-de-vie d'une manière immodérée,—je ne le nie pas,—son ivrognerie se manifeste d'une manière dégoûtante qui saute aux yeux,—mais il ne boit ainsi que rarement, les jours fériés ou à l'occasion de quelque circonstance spéciale: baptême, funérailles, noces, jour de fête, pendaison de la crémaillère, etc. Pendant les jours ou les heures ouvrables, l'ivrognerie est une exception. Non seulement l'état d'ivresse, mais la consommation, même en quantité minime, d'alcool en temps ordinaire est une exception chez le peuple russe, qui s'en prive ordinairement des jours et des semaines; il est vrai que, du moment qu'il s'y met, il s'en donne pour tout le temps perdu. Chez les autres nations, l'ivrognerie porte un caractère bien différent, qui est trop connu pour que j'entreprenne à le décrire.

Il faut encore noter une diminution constante de la consommation d'eau-de-vie pendant les dernières treize années. Ainsi, en 1883 cette consommation s'élevait par tête pour l'eau-de-vie à 40° d'alcool—10,1 l., 1884—9,2 l., 1885—8,6 l., 1886—8,5 l., 1887—8,3 l., 1888—8,0 l., 1889—7,6 l., 1890—7,0 l., 1891—6,4 l., 1892—6,6 l., 1893—6,5 l., 1894—7,0 l. En 1895 elle n'était que de 7,09 l. Cette diminution est due à une tendance de la population elle même vers la tempérance; cette tendance se prononce d'une manière décisive pendant la période

1888—93, où nous voyons un grand nombre de communes rurales décréter la clôture des cabarets et des débits de boissons spiritueuses et des amendes contre les ivrognes; d'un autre côté, cette période est caractérisée par la fondation d'un grand nombre de sociétés de tempérance qui existent maintenant non seulement dans les villes, mais aussi dans un nombre considérable de communes rurales. L'institution du monopole de l'Etat a été comme une réponse du gouvernement à l'appel populaire vers la tempérance.

Cette réforme, inaugurée en 1895 dans 4 gouvernements de l'est, en 1896 dans 9 gouvernements du midi et en 1897 dans les 7 gouvernements du bassin de la Vistule, garantit à la population une eau-de-vie de bonne qualité aussi dépourvue que possible d'éléments nuisibles à la santé et affranchit cette population de l'intermédiaire du cabaretier intéressé à la faire boire le plus possible; elle installe des établissements d'un nouveau type, interdisant la consommation sur la place, rétrécit le nombre de débits de boissons, met fin aux malversations sur les additions à la vente à crédit et sur gages ainsi qu'aux personnes ivres et aux mineurs, interdit le commerce de boissons en temps défendu, p. ex. la nuit, pendant le service divin et les jours de conscription, etc.

Naturellement la nouvelle réforme, qui est une mesure bien neuve et bien complexe, n'est pas exempte de certains défauts (consommation sur la voie publique, contrebande etc.) inhérentes à toutes innovations de ce genre, d'autant plus qu'il s'agit ici de combattre bien d'usages populaires, enracinés pendant de siècles. Il faut déshabituer le paysan du cabaret traditionnel, de l'achat des boissons à crédit, sur gages, en état d'ivresse—de toutes ces habitudes, héritées des générations passées et qui lui sont chères.

Le monopole des spiritueux existe déjà dans les gouvernements de l'est depuis bientôt trois années, dans ceux du midi—depuis bientôt deux ans: c'est bien peu pour faire des déductions décisives; et pourtant les résultats se font déjà entrevoir et des résultats satisfaisants. Les jours de marché, de fêtes patronales et dans les autres occasions habituelles de s'enivrer en masse, on ne fait plus de ces orgies scandaleuses qu'on voyait autrefois; les patrons se pleignent moins du chômage des ouvriers le lendemain des fêtes, les familles des ivrognes souffrent moins; ces derniers, étant privés de leur asile habituel au cabaret sont devenus plus sédentaires et plus rangés; les impôts sont versés plus régulièrement; l'église, au dire des prêtres, est plus fréquentée; le besoin de la lecture se développe; les médecins enregistrent moins d'accidents, survenus à l'état d'ivresse les lendemains des jours de fêtes; la police est moins occupée à mener au violon les ivrognes et à dresser des procès verbaux pour conduite scandaleuse.

Tous ces témoignages, communiqués par les autorités administratives, ecclésiastiques, municipales et communales sont d'une grande portée et plaident pour la nouvelle réforme. Ces témoignages sont d'autant plus importants, que la consommation d'eau-de-vie dans les 4 gouvernements de l'est parait avoir augmenté, comme le démontre le tableau suivant:

Gouvernem. de: Orenbourg		Perm	Samara	Oufa	
1891—93	52.932 hectolitres	138.883 h.	100.141 hect.	63.272 h.	
1894	53.543 "	157.906 "	111.541 "	63.464 "	
1895	67.977 "	137.291 "	127.765 "	57.880 "	
1896	63.273 "	160.249 "	124.797 "	57.892 "	

Il faut prendre en considération que le prix de l'eau-de-vie à 40°
qui était de 1.07 à 1.30 frs. le litre avant l'inauguration du monopole
monte jusqu'à 1.65 et 1.72 fr. Le nombre d'établissements pour le
débits des boissons a décru d'une manière considérable. Un établissement desservait un nombre suivant d'habitants:

Gouvernem.	d'Orenbourg	1894—1135 h.	1895—2189 h.
"	de Perm	2004 "	3205 "
"	de Samara	1429 "	2068 "
"	d'Oufa	1161 "	2123 "

La lutte avec l'intempérance incombe aux institutions, appelées
„Curatelles de la tempérence populaire", auxquelles le gouvernement
a confié le soin de détourner la population de l'abus des boissons fortes;
le but de ces curatelles est de propager des notions saines sur le danger de l'abus des boissons spiritueuses, de prendre soin des alcooliques, d'organiser des conférences populaires, d'éditer des brochures,
d'installer des cabinets de lecture, des buvettes de thé et autres
établissements où le peuple pourait trouver des distractions saines et
morales. Ces curatelles sont subventionnées par l'Etat; ainsi en 1895
les curatelles de quatre gouvernements de l'est ont reçu plus de
533000 fr. (200000 roubles) de subventions. Les comptes-rendus de
ces curatelles témoignent, que si toutes ces institutions n'ont pas
montré la même énergie dans leurs soins, — il y en a eu qui ont
rempli leur tâche d'une manière brillante. Dans ces gouvernements
on a installé un grand nombre d'établissements, où la population peut
recevoir du thé et des aliments à bon marché et qui sont approvisionnés
de journaux et de livres; quelques-uns ont des orschestrions, des cabinets de lecture et des bibliothèques qui délivrent des ouvrages à
domicile. Partout où il a été possible on a organisé des conférences
populaires à la lanterne magique. D'autres curatelles ont organisé
pendant la belle saison des fêtes champêtres, des représentations populaires; ces dernières ont eu lieu aussi en hiver pendant de grandes
fêtes. Dans plusieurs villes de district on construit des édifices spéciaux pour y installer des théâtres populaires, on plante des jardins
pour les fêtes champêtres. A Perm, on a organisé des classes de chant.
Plusieurs maisons de santé pour les alcooliques sont projetées, dont
les statuts ont été élaborés et approuvés. Il est aussi très important,
que les curatelles prêtent leur assistance aux autres institutions qui
poursuivent des buts similaires comme aux sociétés de tempérance. De
cette manière les curatelles pour la tempérance populaire, grâce aux
moyens dont elles disposent pour détourner le peuple de l'abus des
boissons, présentent des institutions d'éducation et d'instruction morale
pour le peuple. On a toujours ressenti la nécessité de pareille institution et on prévoit aisément que leur influence sera bienfaisant.
Il n'y a que l'instruction, la conscience du danger que présente
l'abus des boissons, qui puisse lutter contre cet abus. De toutes les

mesures, qui ont été proposées pour combattre ce fléau, les plus sages, les plus sûres et les plus pratiques sont celles, qui servent de base à l'activité des curatelles pour la tempérance populaire. Il serait à désirer que les personnes sincèrement dévouées à l'œuvre de la tempérance fussent toujours à la tête de ces institutions,—et alors leur influence bienfaisante se manifestera dans toute sa force.

Dr. **Challan de Belval** (Marseille).

Les dangers de l'alcoolisme.

Bien certainement je ne sais rien de nouveau à vous dire.

Il m'a paru cependant que chacun de nous doit contribuer à la lutte entreprise contre l'alcoolisme. Sans doute, tout a été dit déjà et la science, autant que les statistiques, ont péremptoirement prouvé que l'alcool et ses combinaisons sont un poison qui, depuis $^1/_2$ siècle surtout, a fait en Europe plus de victimes que la peste et le choléra. Et cependant les efforts successifs de tous les hygiénistes sont demeurés impuissants à obtenir enfin les mesures indispensables contre l'extension du mal.

„C'est véritablement un crime, écrivait tout récemment encore Laborde, que commettent les gouvernements qui poussent le respect de la liberté individuelle jusqu'à proclamer le droit de s'empoisonner et d'empoisonner ainsi l'avenir même des sociétés". Et Vallin, de son côté, montrait, après Decaisne, en outre des conséquences de l'alcoolisme chronique des parents, la grave série des accidents observés chez des enfants à la mamelle, dont les nourrices, souvent par inconscience, parfois même par ordre ou sous prétexte de réconfortants, font abus de vin et de liqueurs diverses.

De fait donc, on ne discute plus le danger, on l'admet; mais, et non sans raison, on veut l'attribuer surtout aux impuretés que contiennent la plupart des eaux de vie et liqueurs de consommation courante. C'est cette tendance que je crois pouvoir utilement combattre. Car, s'il est aujourd'hui bien démontré que le furfurol qui souille la plupart de nos eaux de vie, que les essences diverses de reine des prés, d'absinthe et autres qui aromatisent nos plus fines liqueurs (quand elles ne sont pas additionnées des produits chimiques de l'industrie, tels notamment que l'huile essentielle dite de lie de vin obtenue par l'action de l'acide nitrique sur des huiles et graisses de diverses provenances) contiennent autant de poisons dont l'action généralement convulsivante se complète par celle de l'alcool qui leur sert de véhicule, on se refuse, généralement, à admettre les dangers de l'alcool rectifié. Plusieurs même le déclarent, sinon indispensable à la vie, du moins nécessaire à la santé. C'est ainsi que, l'un des premiers, je crois, mon camarade, Mr. le Médecin Principal Marvaud, s'est efforcé de prouver que l'alcool éthylique jouit d'un pouvoir dynamophore et antidéperditeur d'autant plus précieux qu'il excite au travail et à la veille, qu'il est un agent d'épargne dans le régime des classes pauvres, en un mot un excitant nécessaire des fonctions animales et un dépresseur des fonctions végétatives.

Sans aucun doute, Marvaud, comme tous les hygiénistes, proteste contre l'abus, et n'attribue le prétendu bienfait qu'aux doses modérées de l'alcool. Je n'en ai pas moins l'audacieuse prétention de démontrer que l'alcool, si pur qu'il soit, non seulement est toujours inutile à la vie, mais encore préjudiciable à la santé.

L'alcool à petites doses, dit Marvaud, réchauffe et augmente l'énergie musculaire. A première vue cela paraît évident. N'est-il pas évident, aussi, que cette temporaire action, d'apparence si précieuse, s'exerce au détriment de l'organisme tout entier.

Quand Gubler nous montre l'affinité de l'alcool pour l'acide carbonique qu'il retient dans la circulation, ou bien sa transformation, par oxydation, en acide acétique, peut être même en hydrogène sulfuré et en oxyde de carbone, n'apparaît-il point que l'action excitante et de réchauffement temporaire qu'il produit, n'est rien autre que l'effort naturel de la cellule vivante pour se débarrasser d'un élément inutile qui modifie et altère son fonctionnement normal. C'est la lutte pour la vie, et cette lutte n'étant pas naturelle est au moins inutile. Que si nous voulons, en effet, considérer l'action de l'alcool sur les cellules nerveuses qu'il pénètre rapidement, et dont il dissout d'autant plus facilement les éléments gras qu'ils ne sont pas, comme les hématies, protégés par une couche d'albumine dont la coagulation, sous son influence, empêcherait l'action directe sur le noyau, ne trouvons-nous point, de même, un inutile travail d'usure et de décomposition?

Hier encore, notre savant collègue Marinesco de Bucarest nous montrait, par des projections d'une précision et d'une netteté véritablement admirables, que l'alcool produit, sur les centres nerveux, des lésions aussi rapides que manifestes. „Les lésions que j'ai trouvées dans la substance grise antérieure de la moelle d'animaux soumis à l'usage de petites doses quotidiennes d'alcool éthylique ramené à 50 degrés, (c'est-à-dire d'une bonne eau de vie) se rencontrent plus particulièrement dans certains segments. Les altérations portent tout particulièrement sur les éléments chromatophiles (c'est-à-dire les éléments du protoplasma dispersés concentriquement autour du noyau central où ils affectent la forme polygonale avec prolongements protoplasmatiques) qui sont altérés de différentes façons mais rappellant, le plus habituellement, les altérations produites par l'intoxication arsénicale". De telles altérations constatées sous l'action répétée de petites doses d'alcool pur, ne suffisent-elles pas à démontrer que les manifestations d'excitation passagère qu'il produit ne sont rien autre qu'un effort de réaction qui, poussé quelque peu, se transformerait infailliblement en stupéfaction.

L'alcool, même pur, est donc un agent toxique certain de la cellule nerveuse. Sans doute, il demeure impuissant quand, en raison de sa petite quantité, l'organisme réussit à s'en rapidement débarrasser; mais il est toujours dangereux pour le présent et surtout pour l'avenir quand l'organisme est obligé de le tolérer. Il devient mortel quand la dose est suffisante pour anéantir le fonctionnement naturel aussi bien des hématies que des cellules nerveuses dont il est, non pas ainsi que le pense Marvaud, l'aliment nécessaire, mais bien au contraire l'agent destructeur.

Sans doute, on admet généralement aussi, (mes maîtres du Val de Grâce, Perrin, Lallemand, Duroy et d'autres se sont efforcés de le démontrer) que l'alcool, en outre de sa transformation chimique peut sans modification sensible circuler dans l'organisme, par conséquent ainsi lui céder de la matière et augmenter sa force. C'est possible. J'admets donc que l'alcool peut, pendant son passage dans l'organisme, lui céder de la matière et même ralentir, temporairement au moins, le travail de la dénutrition. Mais alors, dit le peuple, et le peuple observateur patient ne se trompe ordinairement pas, il fait de la mauvaise graisse. Et je conclus à mon tour qu'en modifiant non pas seulement le fonctionnement naturel des cellules vivantes, mais encore leur composition normale, il fait besogne sinon toujours nuisible, du moins toujours inutile.

Naturae minister et interpres. Quand Marvaud, fort de l'insuffisance certaine de la ration alimentaire chez la plupart desouvriers, prétend y suppléer par l'addition de petites doses quotidiennes d'alcool, il me paraît, en vérité, mal interpréter les faits qu'il a constatés. Employer l'alcool pour augmenter la résistance des éléments à la fatigue en ralentissant leur usure naturelle, c'est, à mon avis, pure illusion.

L'alcool, dit cependant Marvaud, augmente la diurèse tout en diminuant l'excrétion pulmonaire de l'acide carbonique. Et il conclut de là qu'il est un antidéperditeur parce qu'il conserve des produits encore utiles à la vie. Est-ce donc que l'urée, produit de la désassimilation naturelle de nos tissus et notamment de la musculine, est encore utile à la vie? Je ne le crois pas. Qu'on me démontre que, sous l'action d'une certaine quantité d'alcool, le foie fabrique moins d'urée, moins de créatine, moins de créatinine, c'est-à-dire moins de ces produits d'origine organique qui se forment naturellement dans l'économie et doivent en être éliminés, alors je concéderai que l'alcool retarde ou diminue l'usure naturelle, qu'il est par conséquent un véritable agent antidéperditeur. Mais, quand on me dit avoir seulement constaté, dans l'urine excrétée, la diminution des produits d'usure, je conclus que l'alcool empêche non pas la fabrication vitale de l'urée et des autres produits de désassimilation, mais bien que, peut-être, il modifie la fonction filtrante du rein, ou bien que son action coagulante de l'albumine enveloppe le globule du sang et l'empêche ainsi de se débarrasser d'un produit d'usure naturelle. Et n'est-ce pas, peut-être à cette rétention, dans le sang, de l'urée et des autres produits d'usure, que sont dues les habituelles manifestations toxiques de l'alcoolisme.

La cellule vivante se nourrit, c'est-à-dire qu'elle est douée d'un double mouvement continu de combinaison et de décombinaison qui lui permet de choisir et d'assimiler ce qui est nécessaire, de détruire et d'éliminer ce qui lui est inutile. Tout agent qui entrave cettefonction essentielle d'assimilation et de désassimilation est nécessairement un agent nuisible. C'est, à mon avis, le rôle de l'alcool, même rectifié. Que l'alcool excite temporairement le système nerveux, c'est évident; mais je le répète, cette excitation, sous l'action du coup de fouet, n'est rien autre que la protestation de la cellule vivante contre une usure trop rapide par irritation factice ou par imprégnation directe et modification de texture. Ce n'est point là, bien certainement,

l'opération naturelle, le fonctionnement normal de l'organisme en parfait état physiologique. Et quand notre collègue le Dr. Robert Koppe, de Moscou, dans sa belle étude: L'alcoolisme et l'abréviation de la vie, déclare que toute substance étrangère à l'assimilation naturelle doit être tenue pour un poison, n'a-t-il pas absolument raison: „Mundus vult decipi, dit-il, mundus est deceptus". N'est-ce point, en effet, tromper le rôle de la nature que vouloir la forcer à assimiler une substance qui ne lui convient pas („non convenienta naturae")? C'est évident: l'alcool est une substance non assimilable en nature; tous les efforts de l'organisme tendent à s'en débarrasser le plus rapidement possible, il n'est toléré qu'au détriment des organes qui ont pour fonction spéciale de l'éliminer et dans lesquels il s'accumule parfois au point de les désorganiser. Voilà la vérité. Et quand je parle de l'alcool, je comprends avec lui, tous ces prétendus élixirs, dits récupérateurs, de consommation courante et qui ne sont, en réalité, que des excitants, par conséquent des destructeurs.

Assurément, l'alcool éthylique, quand il se rencontre accidentellement et en petite quantité dans l'organisme, peut s'y transformer et en être éliminé sans graves inconvénients. Ne l'oublions pas, cependant, les plus savants physiologistes ont démontré que cette transformation a lieu dans la proportion de 16% seulement, alors que les graisses et hydrates de carbone sont complètement assimilés. Baudet en France et Koppe en Russie nous ont montré qu'une partie seulement de l'alcool ingéré peut être détruite par la combustion respiratoire et que l'autre doit être éliminée en nature par les diverses sécrétions. Destruction et élimination d'un agent inutile, cela ne se peut, bien évidemment, que par un surcroit de travail imposé à la cellule vivante, et forcément à son détriment. Et de fait, toutes les manifestations de l'alcoolisme tendent à le prouver. Il excite d'abord, puis il altère, use et détruit. Voilà la vérité. Et s'il n'est pas un poison par lui-même, il le devient sûrement par l'accumulation, dans l'organisme, des produits d'usure rapide qu'il détermine, et dont l'élimination demeure insuffisante.

On a dit aussi qu'en raison de son action coagulante des principes albumineuses, il possède un précieux pouvoir antifermentescible et antiputride. Mais encore: la vie, c'est la fermentation, et la fermentation n'existe pas sans décomposition. Donc si l'alcool, en coagulant l'albumine, retarde les fermentations naturelles, et par conséquent la décomposition putride des produits naturellement usés, il est, de ce fait encore, nécessairement attentatoire à la vie. Je le répète, la cellule, sous l'action de petites doses d'alcool pur, peut facilement réagir. Elle traduit cette transitoire modification de son fonctionnement normal par une légère excitation, voire même par un sentiment de bien-être et de douce gaieté; mais c'est seulement quand la dose ingérée peut être facilement éliminée, c'est-à-dire quand elle se contente de lécher la cellule sans aucunement l'entamer. Pour peu que la dose soit plus forte, et cela varie nécessairement avec les individualités, la cellule n'est plus légèrement chatouillée, mais véritablement surmenée et bientôt entamée. Elle s'use alors avec une vertigineuse rapidité, accumulant dans l'organisme des produits de destruction qu'il n'a ni

le temps ni le pouvoir d'éliminer assez vite, et qui sont ses véritables poisons.

Des savants, Gasté, Beranger-Ferraut, etc., ont constaté la présence, dans le sang des alcooliques, de gouttelettes huileuses qui paraissent le produit non assimilable de la destruction globulaire. Roudanowsky a signalé les modifications huileuses de la myéline des tubes nerveux; Berkley, Nissl, Crömner et tout récemment notre collègue Marinesco ont trouvé, dans la substance grise antérieure de la moelle, à côté des cellules complètement intactes, d'autres manifestement altérées. Les altérations, dit Marinesco, portent tout spécialement sur les éléments disposés concentriquement autour du noyau central ou s'en éloignant en prolongements protoplasmatiques fusiformes. Ces éléments, en effet, prennent, sous l'action de certains réactifs, une coloration foncée et une densité toutes autres que celles, produites par les mêmes réactifs sur des éléments à l'état normal. On remarque, en outre, qu'ils sont plus rares, ordinairement de moindre volume et mélangés de batonnets très pâles, paraissant usés.

Ne sont-ce point, là, preuves certaines de l'action destructive de l'alcool, très comparable à celle de l'arsenic?

Assurément, si j'entendais seulement cette série de constations, je deviendrais un impitoyable juge. Je voudrais admettre, au moins, des circonstances atténuantes. Et je concède que l'alcool pur, à petites doses, peut, parfois, devenir très utile. Il peut, en effet, en excitant légèrement la cellule, favoriser une utile réaction. Il est alors le coup de fouet nécessaire pour obtenir une sorte de fièvre d'énergie à opposer aux manifestations adynamiques de certaines maladies, à l'asthénie de Brown, si vous le voulez. Mais il n'est assurément pas l'agent antidéperditeur tel que l'ont cru Marvaud et ses continuateurs.

L'excitation, la fièvre alcoolique, conséquence d'une légère stimulation temporaire du système cérébro-spinal est l'expression d'une combustion plus active. Si le combustible est de mauvaise qualité ce qui se traduit par des manifestations habituelles de prostration et d'adynamie, il faut activer le feu—c'est le rôle possible de l'alcool à petites doses, et son utilité, en pareil cas, paraît incontestable. Mais, je lui refuse le pouvoir antithermique que lui accorde trop généreusement mon ami Marvaud. Ce pouvoir, il le possède, cependant, mais seulement alors qu'il est absorbé à haute dose, parce qu'alors il n'est plus seulement un léger excitant, mais bien en réalité un destructeur de la cellule. A petite dose, j'admets qu'il peut activer la circulation et par conséquent l'élimination plus rapide des produits de décomposition morbide. A dose plus élevée, il anéantit la fonction cellulaire et devient ainsi, non pas un agent antipyrétique, mais bien un hyposténisant. Et s'il produit alors une réelle diminution de la chaleur avec ralentissement du pouls il n'y a là qu'une apparence antipyrétique, à mon avis plus dangereuse que la naturelle réaction fébrile. Obtenir une diminution de la température et le ralentissement du pouls, ce n'est, en effet, pas suffisant pour permettre de déclarer qu'on a vaincu la fièvre. Certaines intoxications produisent l'hypothermie comme d'autres occasionnent l'hyperthermie. Et l'état général peut seul permettre de décider si, oui ou non, on a vaincu la fièvre. Je me range,

du reste, à l'école de Robin quand je préfère une bonne réaction fébrile d'élimination à la rétention, placide d'apparence, de produits morbides dans l'organisme.

Et davantage encore je partage l'avis de notre éminent collègue, le Dr. Poucel de Marseille, quand il nous montre, si justement, le foie, ce laboratoire toujours en fonctions, chargé non seulement de créer la molécule de plasma qui est le véritable embryon de la cellule vivante, mais encore de débarrasser l'organisme de tous les matériaux nuisibles, de tous les déchets toxiques fournis par l'alimentation et la désassimilation. Le foie, protecteur et architecte, présidant à la vie végétative comme le cerveau préside à la vie de relations, le foie accumulant l'alcool comme il le fait du reste de la plupart des toxiques, et l'emprisonnant en quelque sorte, comme pour soustraire l'organisme à son action, jusqu'à ce qu'il ait pu s'en débarrasser lui-même, succombant parfois sous la tâche et subissant alors cette dégénérescence graisseuse si habituelle chez les buveurs d'eau de vie. Quelle preuve plus manifeste d'une action toxique! Et de fait, essayez d'injecter à un animal, une dose moyenne d'eau de vie même parfaitement rectifiée, après avoir pratiqué la ligature de la veine porte. Vena porta—porta malorum, a dit Stall. La veine liée, le foie ne peut plus recevoir le poison. Et la petite dose qui, dans l'état physiologique de l'animal, fût demeurée inoffensive, occasionnant tout au plus une agréable excitation, manifeste tout de suite son action par des signes d'empoisonnement. Aussi longtemps que le foie demeurera capable de concentrer et d'éliminer, l'animal, autant vaut dire l'homme, pourra résister. Dès qu'il sera devenu malade ou empêché soit par surmenage, soit par modification circulatoire ou cellulaire, alors tout de suite le poison devra se répandre dans l'organisme, et y produire les désordres qu'il avait pour mission d'empêcher.

Et quand on sait l'alcool, même pur, capable de pareils méfaits, que n'aura-t-on pas à dire des essences diverses dont il est habituellement saturé sous prétexte de le rendre moins irritant, plus agréable surtout pour les consommateurs. Les faits répondent, ici, d'une manière si tristement précise qu'il n'y a plus d'hésitation possible.

A même dose d'alcool, l'action de l'eau de vie, quelle que soit sa provenance, varie du tout au tout, suivant qu'elle est plus ou moins rectifiée, c'est-à-dire débarrassée des phlegmes, notamment du furfurol. Si l'alcool éthylique est toujours un danger, ce danger n'est rien à côté de celui que font courir les eaux de vie consommées dans la plupart des cabarets, rien à côté de celui que font courir les liqueurs, dites apéritives et toniques, qu'aromatisent soit l'essence d'absinthe ou de reine des près, soit l'acide salycilique, soit souvent encore l'huile essentielle de lie de vin. Toutes, en effet, à quelques nuances près possèdent, de par les essences spéciales qu'elles contiennent, des propriétés convulsivantes ou stupéfiantes dénotant, de la manière la plus précise, leur désastreuse action sur la cellule nerveuse. Les expériences de Laborde et Magnan, autant que la discussion poursuivie, à ce sujet, au sein de la Société d'Hygiène et de Médecine publique de Paris, ne laissent aucun doute à ce sujet. Elles sont connues de tous: et j'ai trop insisté déjà pour ne pas mettre un terme à cette trop longue

causerie. Je voudrais cependant encore, à l'appui de ma thèse, vous raconter brièvement quelques-uns des faits qui m'ont péniblement impressionné pendant ma carrière militaire.

On a pu dire très justement, en effet, que la criminelle tentative de la commune de Paris, au lendemain des désastres de la Patrie, n'a rien été qu'une manifestation de la folie alcoolique. Et je suis de ceux qui admettent que les soldats de la France ont été, pendant l'année terrible, vaincus au moins autant par l'alcool que par la vigueur de l'ennemi. De fait, j'étais à Freschwiller, et j'ai pu constater, pendant la retraite sur Phalsbourg, que les tempérants furent seuls à résister aux fatigues d'une marche, sans répit, de près de cent kilomètres. Et le soir de Sedan, je retrouvais, parmi les intempérants de mon régiment, la même indifférente prostration qui déjà m'avait frappé pendant la marche sur Phalsbourg.

J'étais à Coulmiers. Mon bataillon de chasseurs, composé de soldats improvisés, mais commandé par un rude soldat qui faisait guerre acharnée à tous les débits de boissons alcooliques, mérita par sa bravoure et son endurance, d'être cité à l'ordre de l'armée. Notre armée de la Loire, reconstituée grâce à l'énergie du général d'Aurelles, venait de s'affirmer dans l'action. Et notre pénible stationnement sur les positions conquises, la boue dans laquelle on piétinait, la pluie froide et pénétrante d'une triste journée de novembre, même la privation de vivres avaient été impuissants à diminuer ni sa confiance ni son énergie. Hélas, l'intendance crut pouvoir suppléer à l'insuffisance des vivres par une large distribution d'eau de vie. Rien ne pouvait être plus pernicieux. Et de fait, le lendemain au réveil, beaucoup d'hommes manquaient à l'appel. Plusieurs demeuraient insensibles, étendus ça et là, dans la boue, et véritablement incapables de volonté. Il fallut pour les soustraire à l'action du froid les recouvrir en partie du fumier amoncelé au voisinage des fermes. Ce fut leur salut. Mais combien moururent qui ne furent pas secourus assez vite! Dans mon seul bataillon, j'en comptais trois. Et combien, dans les régiments qui marchaient à côté. Et ceux qui manquèrent alors ne revinrent pas. Au combat quelques hommes déterminés ont suffi, parfois, pour forcer la victoire, mais trop souvent aussi la défaillance n'a pas eu d'autre cause que l'abus, sous prétexte d'excitation nécessaire et d'action réchauffante de cet alcool qui est, à mon avis, pour les armées en campagne le plus dangereux des stupéfiants.

J'arrivai au Tonkin; la traversée avait été superbe et nos soldats, les rudes fils de la France, s'étaient montrés à bord aussi disciplinés, que remplis d'entrain. Au débarcadère, à Haiphong, les attendaient d'affreux marchands d'eau de vie de riz, le redoutable chum-chum des indigènes. Le soir même, plusieurs en subissaient les effets, et l'un d'eux, un excellent sujet, aussi doux qu'habituellement inoffensif, pris subitement d'un accès de folie furieuse, déchargeait son fusil sur l'un de ses camarades. Et le lendemain deux braves soldats manquaient à l'appel.

Je ne crains pas de le déclarer: l'eau de vie, l'absinthe, le chum-chum comme tous les affreux produits dont s'abreuvent si facilement, en campagne, des soldats épuisés de fatigues et bien souvent à jeun,

ont fait, au Tonkin comme à Madagascar, assurément plus de victimes que le feu de l'ennemi.

Et nos généraux qui le savent bien, n'ont pas hésité, autant qu'ils l'ont pu, à fermer les cabarets et à interdire la vente des produits et mélanges alcooliques, tels notamment que l'absinthe, signalés à leur attention. D'autres, le général Wolseley entre autres, ont très sagement interdit, comme inutile et dangereuse, la distribution de l'eau de vie aux armées en campagnes. Et ses brillants succès, pendant l'expédition d'Abyssinie, ne sont probablement pas étrangers à cette sage mesure.

Pour se donner des forces, pour lutter contre le froid, pour activer la digestion d'aliments trop souvent indigestes, les soldats de tous les pays ont pris l'habitude de boire, habituellement le matin, un petit verre de mauvaise eau de vie. Je ne sais rien de plus pernicieux, car bien certainement ainsi, loin d'augmenter leur force de résistance, ils l'épuisent. Et ne sait-on pas la gravité exceptionnelle des blessures chez les alcooliques? On a pu dire sûrement que la mort, chez eux, est souvent occasionnée bien plus par l'alcool que par la blessure. On ne saurait donc trop énergiquement réagir contre cette déplorable habitude. Et je suis de ceux qui n'hésiteraient pas à interdire absolument, dans l'armée, aussi bien la vente que la distribution des rations d'eau de vie qui n'ont, à mon avis, d'autre résultat que tromper le soldat sous une excitation obtenue aussi bien au détriment de sa santé que de sa force de résistance.

L'absinthe est plus encore à redouter. Tout dernièrement encore j'étais appelé auprès d'un ouvrier qu'on me disait au plus mal. De fait, il était dans le coma, froid, presque sans pouls et respirant à peine. Et bientôt au collapsus ne tarda pas à succéder l'horrible attaque convulsivante caractéristique de l'absinthe, dont, cependant, il n'avait bu que sa ration quotidienne: un verre, paraît-il; il avait été un excellent ouvrier, s'était marié jeune, puis s'était habitué à l'apéritif quotidien. Et coup sur coup, il perdit, tous en bas âge, ses six premiers enfants parmi lesquels trois enlevés par des méningites.

Et maintenant, il n'a plus qu'un fils, un garçon de huit ans qui tremble devant lui parce que, très fréquemment, alors même qu'il a relativement peu consommé, il menace de le tuer et parfois se lève au milieu de la nuit, impulsé par quelque horrible hallucination. Est-il rien de plus lugubre! Mais de tels faits sont bien connus. Et quand on sait le nombre sans cesse croissant des aliénés qui chaque année peuplent nos asiles, quand, surtout, on constate le nombre des enfants qui payent de leur intelligence, souvent de leur vie, les vices de leurs parents, n'est-on pas en droit de dire qu'Arnaud de Villeneuve, en attribuant à l'eau de vie, qu'il a découverte ou importée d'Espagne en 1285, le pouvoir de conservanda juventute et retardanda senectute eût été sûrement mieux inspiré de nous la montrer comme étant l'agent le plus incontestable de la sénilité précoce, trop souvent précédée de lypémanie, de paralysie générale ou d'épilepsie.

Je conclus:

L'alcool, même pur, n'est pas un aliment ni davantage un agent antidéperditeur, mais au contraire, en raison de l'excitation cérébro-spi-

24

nale factice qu'il produit, un agent de ralentissement des phénomènes de la nutrition, traduit par la rétention dans l'économie des produits naturels et toxiques de l'usure.

Il n'est pas un agent de caloricité, mais bien au contraire un dépresseur de la température, ce qui est la conséquence forcée des empêchements qu'il apporte au fonctionnement normal de la nutrition.

Il est le poison des pays froids autant que des pays chauds, parce que, dans les pays froids l'entretien de la vie nécessite une active combustion organique dont il ralentit l'intensité par accumulation de déchets, et que dans les pays chauds, la surcombustion naturelle produit une surabondance de déchets dont il retarde l'élimination indispensable. Dans les pays froids il détermine la sénilité précoce par insuffisance d'activité nutritive; dans les pays chauds, il détermine l'intoxication par rétention dans l'organisme, et notamment dans le foie, des produits d'usure qui pervertissent les fonctions régénératrices.

L'excitation factice qu'il produit n'est rien autre que l'expression de l'effort naturel de l'organisme pour s'en débarrasser au plus vite, comme il cherche à le faire de tous les agents nuisibles.

En réalité donc il est, sinon toujours nuisible, du moins toujours inutile à l'accomplissement naturel des fonctions de nutrition, de désassimilation et de reproduction caractéristiques de la vie.

On peut donc dire de lui qu'il est le vice inconscient d'une civilisation qui tpréfère l'agréable à l'utile, et que l'excitation temporaire qu'il produi est identique à celle dont ne saurait se passer le débauché pour la satisfaction de sa luxure.

De fait, les observations scientifiques autant que l'expérience journalière ont nettement démontré ses redoutables effets alors surtout qu'il n'est pas rigoureusement rectifié ou qu'il est associé à certaines essences telles notamment que celle d'absinthe et de reine des prés. Elles ont montré qu'en outre de l'ivresse aiguë, la moins dangereuse de toutes ses manifestations, l'alcoolisme conduit au délire hallucinatoire qui fait les épileptiques et les criminels, que les asiles d'aliénés sont peuplés de lypémaniaques et de paralysies générales de même origine, que les enfants idiots, crétins, rachitiques ou atteints de maladies nerveuses sont les produits habituels de la tare alcoolique héréditaire, que les races, autrefois les plus vigoureuses, paraissent actuellement s'étioler dans une déchéance morale et physique dont la principale cause est l'alcoolisme familial, et que nos grands ancêtres assurément beaucoup moins bien nourris que le sont aujourd'hui la plupart des peuples civilisés, mais indemnes de tabac et d'alcool, étaient non pas seulement plus robustes et plus ardents au travail, mais encore, physiquement et moralement beaucoup mieux portants que nous.

Ceci constaté, n'avons-nous pas, je ne dirai pas seulement le droit, mais bien le devoir, nous plus particulièrement préposés à la garde de la santé publique, de répéter a nos gouvernements:

La santé n'a pas de pire ennemi que la vie contre nature, et c'est agir contre nature que favoriser la consommation un agent qui, s'il n'est pas toujours nuisible, est au moins toujours inutile; qu'on fait la vie contre nature quand, sous prétexte de la rendre plus facile, on

veut toujours l'associer au plaisir. N'avons-nous pas le droit de dire: c'est tromper la liberté que gouverner bien plus avec des appétits qu'avec la raison, et que bercer l'imagination des bienfaits de l'hygiène, quand on autorise tacitement, autant par faiblesse que par calcul, la déchéance, la misère et la maladie.

C'est tromper la liberté que reculer devant l'accomplissement d'un devoir parce qu'on a besoin d'argent et qu'on estime ne pouvoir s'en procurer assez qu'en semant le vice et le poison, au risque même de tuer la poule aux œufs d'or.

Il faut donc le redire et le répéter sans cesse: l'alcool, le mauvais alcool et surtout les mélanges consommés sous le nom d'apéritifs sont les pires ennemis des sociétés modernes, parce qu'ils épuisent les centres nerveux et empoisonnent la cellule vivante qui sont les agents de résistance à la destruction naturelle. Décidez-vous donc, au nom même de la liberté, et par respect pour elle, à prendre enfin les mesures de préservation sociale que vous avez le droit et le devoir de prendre dans une entente unanime d'intérêt public.

Ces mesures est-il nécessaire de les redire. On les répète depuis si longtemps! Alglave, au Congrès de Vienne, en 1887, les a déjà très nettement indiquées. Et il n'y en a pas d'autres. Ne sait-on pas, en effet, que les efforts des sociétés de tempérance et d'enseignement mutuel, l'instruction dans les écoles, les manuels de vulgarisation et les publications populaires sont demeurés illusoires autant que l'organisation des cabarets dits de tempérance. Le nombre des cabarets et débits a plus que doublé, depuis quelques années, et comme le montre Magnan, il n'y a pas aujourd'hui si petite agglomération qui n'ait son cabaret, habituel rendez-vous des discussions politiques et religieuses, triomphe du microbe électoral. Ce sont donc mesures radicales qui s'imposent et je ne crois pas m'éloigner des vues du Congrès en demandant à mon tour:

1º L'interdiction absolue de la vente, pour la consommation. aussi bien des alcools non contrôlés par l'Etat que des essences et bouquets reconnus dangereux.

2º Une augmentation considérable des impôts pour les alcools destinés à la consommation, et une diminution compensatrice des impôts sur les vivres, le vin et les boissons dites hygiéniques.

3º Le retrait des licences et la fermeture immédiate, temporaire ou définitive, de tout débit convaincu de vente d'alcool, eau de vie ou liqueurs non contrôlés par l'Etat, de vente à crédit ou à des enfants au-dessous de 20 ans.

4º L'interdiction de la vente des eaux de vie et liqueurs alcooliques dans les casernes régimentaires, et la cessation absolue des prestations d'eau de vie aux armées en campagne.

Ainsi, peut être, on empêchera non pas seulement l'ivrognerie qui n'est qu'une manifestation accidentelle la moins dangereuse de toutes, mais encore et surtout l'alcoolisme chronique qui est l'origine certaine de la dépravation physique et morale des sociétés modernes.

Il faut le répéter encore: seul l'Etat peut conjurer le danger. Il a le devoir de le faire non pas seulement par la persuasion mais au

besoin par la violence, très légitime quand elle est nécessaire à la garantie sociale.

Frapper l'ivrogne, cela peut être utile, mais assurément pas suffisant. Il faut frapper surtout les empoisonneurs publics, et garantir, bien plus que punir, les malheureux que n'atteint pas l'ivresse aiguë mais que dégrade et tue sûrement l'usage inconscient quotidien du poison.

Il faut surtout garantir les enfants qui sont l'avenir de la société et le seul but de la vie.

Dr. **Robert Koppe** (Moskau).

Alkohol und Mässigkeit.

Die moderne Medicin gestattet den diaetetischen Consum des Aethylalkohols unter dem Vorbehalt einer „weisen Mässigkeit". Wie steht es nun in Wahrheit um die diaetetische Mässigkeit im Alkoholconsum?

Der Begriff der Mässigkeit im Sinne eines diaetetischen Nutzens abstrahirt sich von einem Masse, welches von der Natur in die Gesundheitsnorm unseres Organismus für diejenigen Substanzen gesetzt ist, welche in ihrer Gesammtheit die stoffliche Zusammensetzung unseres Körpers nach dem Naturplane ausmachen. Solche Stoffe nennen wir diaetetische.

Es ist daher der Begriff einer diaetetischen d. h. gesundheitsdienlichen Mässigkeit logischer und daher auch wissenschaftlicher Weise nur allein für die diaetetischen Substanzen anwendbar, für welche allein ein naturgesetztes Mass in der Gesundheitsnorm unseres Körpers vorhanden ist. So z. B. ist es logisch, von einer diaetetischen Mässigkeit in Bezug auf Kochsalz zu reden, weil für Kochsalz überhaupt ein Mass in dem normalen Chemismus unserer Körpergewebe von der Natur vorgesehen ist.

Die Anwendung des Begriffs der diaetetischen Mässigkeit aber auf solche Stoffe, welche nach den Naturgesetzen in den physiologischen Chemismus unseres Körpers überhaupt nicht hineingehören, für die also überhaupt kein Mass in unserem Körper von der Natur angewiesen ist, widerspricht den geringsten Anforderungen, die man an eine elementare gesunde Logik stellen muss. Es ist per se ein gewaltiges Absurd, ein naturgemässes Mass da einhalten wollen, wo ein solches naturgemäss gar nicht vorhanden ist.

Was nun den Alkohol anlangt, so gehört er zu denjenigen Stoffen, welche nach den in unserem Organismus waltenden Naturgesetzen in den physiologischen Chemismus desselben überhaupt gar nicht hineingehören. Es ist daher die Verwendung des Begriffs der diaetetischen Mässigkeit, eines Masshaltens im Dienste der Gesundheit in Bezug auf Alkohol, für den überhaupt gar kein Mass in unserem gesunden Körper von der Natur geplant ist, stringent unlogisch, und daher wissenschaftlich überhaupt gar nicht qualificirbar.

Für diejenigen, welche mit der allgemeinen gesunden Logik nicht in einen unlösbaren Conflict geraten wollen, ist es hiernach klar, dass

die Empfehlung der „weisen Mässigkeit", des „Masshaltens"
im Dienste der Gesundheit sinnentsprechend nur in Bezug auf solche
Substanzen möglich ist, für welche überhaupt ein Platz und überhaupt
ein Mass in der Gesundheitsnorm unseres Körpers von der Natur
vorgesehen ist. Nur allein zur Aufnahme solcher Stoffe sind unsere
Körpergewebe eingerichtet und befähigt, ohne in ihrem naturgemässen
Chemismus und ihrer hiervon abhängigen naturgemässen Lebensthätigkeit eine Veränderung, eine Abweichung von der Norm, also eine
Schädigung zu erfahren.

Alle übrigen Substanzen aber, welche nicht in die Normalzusam-
mensetzung des menschlichen Organismus hineingehören, sind folglich
als „Fremdkörper" zu betrachten, und müssen dieselben, incor-
porirt, vermöge der ihnen innewohnenden chemischen Affinitäten A b ä n-
d e r u n g e n i m n o r m a l e n C h e m i s m u s, und folglich auch A b ä n-
d e r u n g e n i n d e r n o r m a l e n L e b e n s t h ä t i g k e i t des von
ihnen betroffenen Organismus herbeiführen. Wir haben es also in diesem Falle schon nicht mehr mit einem normalen, sondern mit einem
von der Norm abgewichenen, also abnormen d. h. kranken Organismus zu thun.

Eben hierin, im Umsturz der physiologischen Norm (des Chemismus und der Lebensthätigkeit unserer Körpergewebe) durch eine unserer Natur fremdartige Substanz liegt der Begriff der Giftigkeit
eines solchen Stoffes für unseren Körper. Jede Substanz, die nicht
convenienter naturae ist, ist eben contra naturam, ein Gift.

Von solchen Stoffen, für welche von der Natur überhaupt kein
Platz und kein Mass in der Gesundheitsnorm unseres Körpers angewiesen ist, muss schon die denkbar kleinste Menge, welche überhaupt
noch Repraesentant und Träger der chemichen Natur eines Stoffes ist, den
normalen Chemismus der Körpergewebe an irgend einer Stelle, und folglich auch die normale Lebensthätigkeit derselben in irgend einer Weise
zur Abweichung von der Norm bringen. Die chemische Natur einer Substanz kann sich mit der Quantität nicht ändern, und kann auch in
der kleinsten Menge nicht verlöschen, sondern muss in jedem Falle ihre
Affinitäten zum Ausgleich bringen, sobald sich die Gelegenheit dazu
bietet. Es giebt eben keine quantitative Grenze, von welcher abwärts
kleine und kleinste Mengen fremdartiger Substanzen aufhören könnten,
ihre chemische Natur zu bekunden, d. h. in unseren Körper gebracht,
daselbst normabändernd zu wirken. Die klinischen Erscheinungen solcher Normabweichungen, die wir nach grossen Gaben einer
fremdartigen Substanz deutlich und augenscheinlich vor uns haben, die
wir bei kleinen Gaben nur noch im Verschwinden angedeutet
finden, müssen wir für kleinste Gaben, wo wir Nichts von klinischen Erscheinungen zu erkennen vermögen, kraft zwingender wissenschaftlicher Consequenz dennoch als factisch bestehend sup-
poniren.

Was nun den Alkohol anlangt, so gehört derselbe, wie gesagt,
nicht in den Kreis derjenigen Substanzen, welche nach den Naturgesetzen unseren Organismus stofflich zusammensetzen, folglich muss
er bei seinem Eintritt in unseren Körper selbst in kleinster Menge
durch seine fremdartige chemische Natur den physiologischen Chemis-

mus desselben verändern, somit folglich auch die Lebensthätigkeit der betroffenen Körpergewebe von ihrer Norm zur Abweichung bringen.

Der Alkohol ist also für unseren Körper ein Gift.

Ein Gift macht in jedem Falle in unserem Organismus eine pathologische Abänderung. Ein Gift kann unter Umständen einem kranken Organismus wol Nutzen bringen, indem es durch seine „abändernde" Kraft eine schon vor dem im Körper vorhandene pathologische Veränderung in einem die Heilung begünstigenden Sinne beeinflusst. Einem gesunden Körper aber muss ein Gift unter allen Umständen durch Setzung einer pathologischen Veränderung Schaden zufügen.

Nach der wissenschaftlichen Pharmakologie gehört der Alkohol bekanntlich zur Gruppe der schwersten narkotischen Gifte, somit also zu den feindlichsten Stoffen des menschlichen Organismus, welche die Medicin kennt.

Nach Nothnagel & Rossbach (Arzneimittellehre, Berlin. 1894) ist die Wirkung des Amylalkohols, des diaetetisch perhorrescirten Fusels, „genau" dieselbe wie diejenige des Aethylalkohols. Der Amylalkohol hat eine viel stärkere Wirkung, welche aber „nicht unterschiedlich" von derjenigen des Aethylalkohols ist. Hiernach ist es doch ein offenbarer und empörender Gewaltact gegen Logik und Wissenschaft, den qualitativ „nicht unterschiedlichen" Amylalkohol (Fusel) vom Aethylalkohol dennoch unterscheiden zu wollen, und ihm, der „genau" dieselbe Wirkung wie Aethylalkohol hat, nicht ebenfalls eine „stärkende", die „Leistungsfähigkeit hebende" Wirkung auf den menschlichen Organismus—natürlich unter dem gleichen Vorbehalt einer weisen Mässigkeit (sic!) zu vindiciren.

Das wäre ein horrendum hygienicum!

Das Absurd liegt offen zu Tage.

Ist aber die Empfehlung des Amylalkohols als Stärkungsmittel ein hygienisches „Horrendum" und Nonsens, so ist es in Folge notwendiger Consequenz nicht weniger (!) auch die Empfehlung des vom Fusel qualitativ „nicht unterschiedlichen" Aethylalkohols.

Auch hier liegt das gleiche grenzenlose Absurd offen zu Tage.

Dr. **Robert Koppe** (Moskau).

Die Scheinbarkeit der Gesundheitsförderung einiger physiologischer Wirkungen des Alkohols.

M. H.! Ich beabsichtige Ihnen einige physiologische Alkoholwirkungen vorzuführen, welche den trügerischen Schein der Gesundheitsförderung in hohem Masse an sich tragen, und daher vielfach zu Missdeutung und Verwirrung in der Alkoholfrage Veranlassung gegeben haben.

1) Die in der modernen Medicin herrschende Meinung, der Aethylalkohol sei in Folge seiner Verbrennbarkeit im menschlichen Organismus eine nützliche Quelle der Wärmeenergie, ist wissenschaftlich nicht gerechtfertigt. Der Umstand allein, dass eine Substanz in unserem Körper verbrannt wird, rechtfertigt noch keineswegs ihre diaetetische Benutzung als Quelle der Wärmeenergie. Das Morphin verbrennt

bekanntlich auch in unserem Körper zu Oxydimorphin. Es ist aber glücklicher Weise noch Niemandem eingefallen, deshalb das Morphium als geeignete Quelle der Wärmeenergie für den menschlichen Organismus zu proclamiren, wie es für den Aethylalkohol leider geschehen. Der dem Aethylalkohol homolog construirte Amylalkohol stellt eine mit ungleich höheren Spannkräften ausgestattete Verbindung dar, und müsste daher der Amylalkohol durch Verbrennung seiner ungesättigten C- und H-Atome eine viel ergiebigere Quelle der Wärmeenergie für unseren Organismus darstellen, als der Aethylalkohol. Folglich muss in logischer Consequenz der als giftig perhorrescirte Fusel, welcher sich nach Nothnagel & Rossbach vom Aethylalkohol qualitativ überhaupt nicht unterscheidet, mit viel grösserem wissenschaftlichen Rechte als Sparmittel des Eiweisses und als Quelle der Wärmeenergie in unserem Organismus empfohlen werden! Da solches per se unsinnig erscheint, so wäre damit ebenso auch die Empfehlung des vom Fusel „nicht unterschiedlichen“ Aethylalkohols als geeignetes Material zur Entwickelung der Wärmeenergie im menschlichen Organismus „ad absurdum“ geführt.

2) Die vielfach als „Stärkung“ gedeutete anfängliche Steigerung der Herzthätigkeit und die zeitweise Zunahme der Atemgrösse unter dem Einflusse des Alkohols sind notwendig als schwächende Giftwirkungen desselben aufzufassen.

Bei Erregung der Centren der Herz- und Atembewegung werden durch Alkohol dem Körper selbstverständlich keine neuen Kräfte von aussen zugeführt, sondern es handelt sich hier lediglich um eine künstliche Erregung schon vordem im Organismus ruhender Kräfte, — handelt sich hier um Excitation einer im Organismus schon praeexistirenden Energie zu einer zeitlich über die Kraft der naturgemässen Impulse hinausgesteigerten Thätigkeit. Die Reaction folgt auf dem Fusse nach. Denn Excitation bedeutet keinenfalls Stärkung; Excitation bedeutet jedenfalls Schwächung durch über das natürliche Mass hinaus in der Zeiteinheit gesteigerten Stoffverbrauch, — durch Erschöpfung der körperlichen Substrate.

3) Ein weiteres Moment, welches den trügerischen Schein einer stärkenden Wirkung des Alkohols aufrecht erhält, ist die dem Alkohol als Narcoticum zukommende Wirkung, alle physischen Empfindungen abzustumpfen resp. zu lähmen, unter diesen also auch die Empfindung des Müdigkeitsgefühls[1]. Wenn nach schwerer Tagesarbeit der Arbeiter vor Müdigkeit nicht mehr weiter arbeiten kann, so greift er zum „stärkenden“ Alkohol, welcher sein erschöpftes Nervensystem in Excitationszustand versetzt, und welcher zugleich durch Lähmung des Müdigkeitsgefühls dieses von der Natur zum Schutze seiner „Körpermaschine“ gesetze „Sicherheitsventil“ ausser Wirkung setzt. Das anfänglich warnende, späterhin zwingende „Veto“ der weisen Natur ist somit beseitigt. Frei von jeder Hemmung und stimulirt durch die Excitation des Nervensystems kann nun der ermüdete Arbeiter flott weiter arbeiten. Er fühlt sich

---

[1] Vergl. Bunge, Die Alkoholfrage.

folglich „g e s t ä r k t“, und auch die praktischen Erfolge der M e h r - leistung selbst scheinen ihm „a d o c u l o s“ zu beweisen, dass er fac- tisch gestärkt ist. Wie kann unter solchen Umständen der n a i v e N a t u r m e n s c h noch zweifeln, da doch auch nicht wenig Gelehrte sich von diesem trügerischen Schein irre führen lassen. Der Alkohol consumirende Arbeiter macht also auch die tägliche „u n t r ü g l i c h e E r f a h r u n g“ (!) von der „s t ä r k e n d e n“ Wirkung des Alkohols. So arbeitet der Arbeiter im guten Glauben an die Wunderkraft des Alkohols über die von der Natur normirte Grenze des jeweiligen Ge- websverbrauchs hinaus. So arbeitet der Arbeiter im Wahne, eine Steigerung der Kräfte für seine mühselige Arbeit zu gewinnen, auf den Verfall seiner Körperkräfte, — auf seine jähe Gesundheitszerrüttung los. Einerseits die vermeintliche tägliche Erfahrung an sich selbst, andererseits die ärztliche Bestätigung und Förderung derselben unter dem v ö l l i g a b s u r d e n Vorwande eines „weisen M a s s h a l t e n s“ hier in Bezug auf Alkohol, für den überhaupt g a r k e i n M a s s in der Gesundheitsnorm unseres Organismus von der Natur vorgesehen ist, lassen den Arbeiter K r a f t und L e i s t u n g s f ä h i g k e i t für s e i n e s c h w e r e A r b e i t i m A l k o h o l suchen, t h a t s ä c h l i c h a b e r G e s u n d h e i t s z e r r ü t t u n g, S c h w ä c h u n g, L e i s t u n g s - u n f ä h i g k e i t u n d m a t e r i e l l e s E l e n d finden. Das ein- z i g e C a p i t a l d e s A r b e i t e r s — s e i n e M u s k e l k r a f t u n d S e h n e n s p a n n u n g — w i r d i h m a u f d i e s e m W e g e s t e t i g u n d s i c h e r geraubt. Schliesslich machen Angewöhnung und Leidenschaft im Trunk seiner trostlosen Existenz ein Ende in frühzeiti- gem Tode.

I n d e n o b e n g e s c h i l d e r t e n V e r h ä l t n i s s e n, w e l c h e n i c h t n u r d i e P e r s o n d e s A r b e i t e r s a l l e i n b e t r o f f e n, s o n d e r n a u c h e i n e n u n m i t t e l b a r e n R ü c k s c h l a g a u f d i e g e s u n d h e i t l i c h e n V e r h ä l t n i s s e s e i n e r D e s c e n d e n z a u s ü b e n, l i e g t e i n g e w a l t i g v e r h ä n g n i s s v o l l e s M o - m e n t d e r S c h ä d i g u n g u n d U n t e r g r a b u n g d e r V o l k s - g e s u n d h e i t u n d V o l k s k r a f t, d i e s e s h ö c h s t e n „N a t i o - n a l g u t e s“, d a m i t a b e r a u c h u n z e r t r e n n l i c h v e r b u n - d e n, e i n M o m e n t d e r U n t e r g r a b u n g d e r m a t e r i e l l e n, s o c i a l e n u n d p o l i t i s c h e n W o h l f a h r t g a n z e r S t a a t e n.

4) In ganz analoger Weise wird der trügerische Schein einer E r w ä r m u n g d e s K ö r p e r s durch Alkohol aufrecht erhalten. Es ist eine in allen Schichten der Gesellschaft allgemein herrschende Ansicht, dass durch einige „S c h n ä p s e“ oder „C o g n a c“ der frierende Kör- per wieder erwärmt werden kann. Diese sogenannte „u n t r ü g l i c h e E r f a h r u n g“ beruht auf einem t r ü g e r i s c h e n S c h e i n e, in dem auch hier wiederum der Alkohol in seiner Qualität als Narcoticum ebenso wie vorhin das Müdigkeitsgefühl so hier die physische Emp- findung des F r o s t g e f ü h l s lähmt, wärend doch thatsächlich der Körper unter dem Einflusse des Alkohols erkaltet. Diesem Umstande des trügerischen Scheines, der sich aber für den n a i v e n Menschen als eine natürlich sogen. „e r p r o b t e E r f a h r u n g“ täglich von Neuem bestätigt, ist die grosse Mehrzahl der in kalten Zonen so häu- figen Fälle von Erfrierung einzelner Gliedmassen und des Erfrierungs- todes selbst zuzuschreiben.

5) Ein weiteres Moment einer scheinbar gesundheitsfördernden und stärkenden Wirkung des Alkohols liegt in der Erregung eines künstlichen Appetits, wodurch der trügerische Schein einer E r n ä h r u n g s - s t e i g e r u n g und folglich auch K r a f t s p e n d u n g durch Alkohol geweckt wird. Der Alkohol als Narcoticum beseitigt auch hier wiederum das warnende „V e t o" der Natur, indem er das vor Ueberbürdung warnende S ä t t i g u n g s g e f ü h l lähmt, und setzt dafür im Gegenteil bei jedesmaligem Gebrauche einen „S t i m u l u s" durch Reizung der Magenschleimhaut. Dadurch wird ein künstlicher trügerischer Appetit, ein S c h e i n a p p e t i t geweckt, welcher bei nicht verdauungsbereitem Magen zu unzeitiger Belastung, bei schon gefülltem Magen zu Ueberfüllung führt, welche durch die in der Zeiteinheit naturgemäss gegebene Quantität Verdauungssaft nicht bewältigt werden kann. Dass für den Augenblick durch Alkoholreizung eine über das physiologische Mass hinausgehende Secretion von Magensaft stattfindet, wonach aber unentwegt eine a n d a u e r n d e E r s c h ö p f u n g u n d r e a c t i v e S c h w ä c h u n g d e s M a g e n d r ü s e n a p p a r a t s sich einstellt, kann bei besonnener Ueberlegung natürlich nicht als gesundheitlicher Vorteil gelten, sondern muss selbstredend als s c h w e r e S t ö r u n g u n d S c h ä d i g u n g d e s n a t u r g e m ä s s e n A b l a u f e s d e r V e r d a u u n g s v o r g ä n g e aufgefasst werden. Es genügt hier noch kurz darauf hinzuweisen, dass W. Buchner [1]) durch seine schönen Experimente eine direct verdauungshemmende Wirkung des Alkohols beim gesunden Menschen nachgewiesen hat. Es liegt hierin eine schwere Ironie der Empfehlung des Alkohols als Verdauung befördendes Mittel.

6) Hieran schliesst sich eng noch ein anderes Moment der Alkoholwirkung an, welches durch den trügerischen Schein einer sichtlichen Ernährungssteigerung nicht nur die Laien, sondern auch viele Aerzte irreleitet. Die allgemeine A b l a g e r u n g v o n F e t t an der Oberfläche des Körpers unter dem Einflusse des habituellen Alkoholgebrauchs, welche einer gleichzeitigen f e t t i g e n D e g e n e r a t i o n innerer lebenswichtiger Organe entspricht, imponirt der oberflächlichen Beurteilung als sichtlicher Ausdruck einer Ernährungssteigerung, wärend es sich hier doch, in Wahrheit genau umgekehrt, um eine H e r a b s e t z u n g d e r E r n ä h r u n g durch gesteigerten Eiweisszerfall (M u n k) handelt. Namentlich die ersten leichten Anfänge der alkoholischen Fettleibigkeit, welche in allmäligem Fortschritt zuletzt in augenfälliger Aufgedunsenheit und Verquollenheit der Gesichtszüge mit stumpfem brutalem Ausdruck ihren hässlichen Abschluss findet, geben oft zu einer missverständlichen Auffassung dieses Zustandes Veranlassung, welcher von den Alkoholenthousiasten triumphirend als untrüglicher sichtbarer Beweis der gesundheitsfördernden Wirkung des Alkohols angeführt wird. Auch wieder eine E r f a h r u n g?! (Sic!).

Es liessen sich noch einige Alkoholwirkungen namhaft machen, welche den trügerischen Schein der Gesundheitsförderung an sich tragen. Doch erlaubt der enge Rahmen eines Congressvortrages nicht, auf dieselben näher einzugehen.

---

1) B u c h n e r, in „Deutsches Archiv für klin. Medicin". Bd. XXIX. Leipzig 1881.

Dr. C. O. Ярошевскій (Самара).

Принципы борьбы съ алкоголизмомъ и роль спеціальныхъ лѣчебницъ для алкоголиковъ.

Цѣлые вѣка понадобились для того, чтобы не только среди интеллигентныхъ слоевъ общества, но и среди врачей установился болѣе правильный взглядъ на природу пьянства и пьяницы. Съ древнихъ временъ пьянство считалось порокомъ, но порокомъ пріятнымъ, доставлявшимъ человѣку удовольствіе и поддерживающимъ въ немъ бодрость духа въ его борьбѣ съ жизненными невзгодами. Поэтому и борьба съ этимъ порокомъ или вовсе признавалась ненужной или велась чисто формально, какъ напримѣръ проповѣдью, увѣщеваніемъ и т. п. невинными мѣрами, въ дѣйствительность которыхъ не вѣрили сами проповѣдники. Но уже въ концѣ первой половины XVIII столѣтія начинаютъ раздаваться энергическіе голоса, указывающіе на то, что алкоголизмъ есть болѣзнь и что борьба съ нимъ должна вестись по тѣмъ же принципамъ, которыми мы руководствуемся въ борьбѣ со всякой иной болѣзнью.

Франціи, въ лицѣ ея гражданина Condillac'а, принадлежитъ честь изъятія алкоголизма изъ области моральныхъ вопросовъ и отведенія ему соотвѣтственнаго мѣста среди прочихъ человѣческихъ недуговъ. Разсматривая пьянство, какъ болѣзнь, Condillac требовалъ, чтобы государство приняло на себя заботу о лѣченіи алкоголизма и содержало бы спеціальныя больницы на свой счетъ. Идеи Condillac'а вскорѣ нашли себѣ сторонниковъ въ различныхъ странахъ Европы и Америки. Не осталась чуждой этому движенію и Россія и ея выразителемъ явился докторъ Сальваторъ, жившій въ Москвѣ въ началѣ XIX-го столѣтія.

Потребовалось однако цѣлое столѣтіе, прежде чѣмъ идеи Condillac'а впервые получили практическое осуществленіе. Слѣдя шагъ за шагомъ за развитіемъ идеи борьбы съ алкоголизмомъ, какъ болѣзнью, мы еще разъ убѣждаемся, какъ туго и медленно проникаютъ въ массу отвлеченныя истины и, наоборотъ, какъ быстро общество ихъ усваиваетъ, разъ онѣ облекаются въ реальную форму. Такъ было и съ воззрѣніемъ на алкоголизмъ, какъ на болѣзнь, и никому какъ доктору Turner'у изъ штата Мейнъ мы обязаны тѣмъ сравнительно быстрымъ успѣхомъ, какой за послѣднія 3—4 десятилѣтія получила пропаганда раціональной борьбы съ алкоголизмомъ и лѣчебницъ для алкоголиковъ. Въ настоящее время, для насъ по крайней мѣрѣ, врачей, необходимость лѣчить и призрѣвать алкоголиковъ по общимъ принципамъ врачебной науки стала непреложной истиной. Но въ концѣ первой половины нашего вѣка дѣло обстояло иначе, и доктору Turner'у пришлось употребить 18 лѣтъ на борьбу со всевозможными препятствіями, прежде чѣмъ ему удалось осуществить свою мысль—учредить лѣчебницу для алкоголиковъ. Въ 1864 году въ городѣ Бингамтонѣ, въ штатѣ Нью-Іоркъ, была открыта первая въ мірѣ лѣчебница для лѣченія и призрѣнія пьяницъ. Въ настоящее время на всемъ земномъ шарѣ насчитывается слишкомъ

100 лѣчебницъ - пріютовъ для пьяницъ, въ томъ числѣ 2 — 3 въ Россіи.

Само по себѣ это количество ничтожно и не можетъ, конечно, претендовать на серьезное значеніе въ борьбѣ съ алкоголизмомъ. Но если принять во вниманіе, что вѣка прошли, прежде чѣмъ даже въ сознаніи врачей укрѣпилась мысль о необходимости лѣчить алкоголиковъ, то число убѣжищъ, возникшихъ въ теченіе послѣднихъ тридцати лѣтъ, покажется колоссальнымъ, и успѣхъ этого дѣла можетъ считаться въ будущемъ обезпеченнымъ. Въ пользу такого оптимистическаго взгляда на судьбу лѣчебницъ для алкоголиковъ, говорятъ, между прочимъ, обнародованныя до настоящаго времени статистическія данныя о результатахъ лѣченія пьяницъ въ различныхъ убѣжищахъ. На основаніи этихъ данныхъ слѣдуетъ считать прочно установленнымъ тотъ фактъ, что призрѣваемые въ лѣчебницахъ алкоголики даютъ около 35% полнаго выздоровленія. Результатъ во всякомъ случаѣ крайне утѣшительный. Какъ всякая болѣзнь, и алкоголизмъ требуетъ для борьбы съ нимъ раціональныхъ пріемовъ, выработанныхъ наукою. Гигіена и профилактика, слѣдовательно, съ одной стороны, и спеціальное лѣченіе съ другой—вотъ тѣ факторы, которые необходимы для успѣшной борьбы съ пьянствомъ. Старое воззрѣніе на пьянство какъ на порокъ, и старые способы борьбы съ этимъ порокомъ, какъ то: проповѣдь, молитва, зарокъ и прочія дѣтскія выдумки, которыя теперь еще по старой памяти ютятся то здѣсь, то тамъ, должны, слѣдовательно, быть оставлены навсегда и уступить мѣсто трезвымъ и раціональнымъ пріемамъ современной науки. Здѣсь не мѣсто входить въ подробности о томъ, какъ и въ какихъ размѣрахъ можно пользоваться гигіеной и профилактикой, какъ орудіями борьбы съ пьянствомъ, точно такъ же какъ мы не вдаемся въ детали относительно устройства и организаціи спеціальныхъ лѣчебницъ. Для насъ важно установить принципы борьбы съ алкоголизмомъ, а орудія борьбы и пользованіе ими намъ, врачамъ, знакомо; это: гигіена, профилактика и терапія. Но за то вполнѣ умѣстно задаться вопросомъ, кто же долженъ вести борьбу съ пьянствомъ, другими словами, на комъ должна лежать обязанность въ проведеніи тѣхъ или иныхъ гигіеническихъ, профилактическихъ, или чисто лѣчебныхъ мѣропріятій.

Общество употребляетъ алкоголь, общество, слѣд., должно само предохранять себя отъ послѣдствій алкоголизма, должно само вести борьбу съ пьянствомъ.

Такъ кажется на первый взглядъ. И такъ оно и было съ первыхъ шаговъ возникновенія активной борьбы съ пьянствомъ. Народы Европы и Америки въ лицѣ своихъ обществъ трезвости, которыхъ теперь насчитывается многое множество, вступили въ борьбу съ общимъ врагомъ безъ содѣйствія и безъ участія правительствъ. Но успѣхъ этихъ обществъ трезвости оказался далеко не одинаковъ въ различныхъ странахъ и, какъ показываетъ исторія ихъ дѣятельности, стоитъ въ прямой зависимости не столько отъ способовъ и средствъ, какими они пользуются, сколько главнымъ образомъ отъ отношенія правительства той или другой страны къ торговлѣ спиртными напитками. Въ сущности это послѣднее обстоятельство и

есть тотъ камень преткновенія, о который разбивается самая энергичная, самая горячая пропаганда сторонниковъ трезвости.

Мы и видимъ поэтому, что даже въ самыхъ независимыхъ странахъ общества трезвости рано или поздно оказываются несостоятельными въ борьбѣ съ пьянствомъ и принуждены бываютъ обращаться къ содѣйствію своихъ правительствъ.

Такъ поступило еще въ 1851 году общество трезвости въ штатѣ Мейнъ, убѣдивъ правительство взять въ свои руки производство и продажу спиртныхъ напитковъ съ цѣлью прекращенія пьянства; такъ впослѣдствіи поступали и другія общества трезвости стараго и новаго свѣта, убѣдившись, что центръ тяжести въ борьбѣ съ пьянствомъ лежитъ не въ благихъ стремленіяхъ трезвенниковъ, а въ искреннемъ желаніи правительства отрезвлять народъ. Яркимъ примѣромъ этого можетъ служить образъ дѣйствій Швейцарскихъ обществъ трезвости съ обществомъ „Croix bleue" во главѣ, подъ давленіемъ которыхъ Швейцарское правительство еще не такъ давно (въ 1887 году) принуждено было приняться за урегулированіе производства и продажи спиртныхъ напитковъ.

Но еще болѣе яркій примѣръ успѣшной борьбы государства съ алкоголизмомъ представляетъ Норвегія, гдѣ давно уже существуетъ такъ называемая „Готтенбергская" система продажи питей. Во всѣхъ упомянутыхъ странахъ употребленіе алкоголя, какъ показываетъ статистика, дѣйствительно рѣзко уменьшилось. Такъ, напримѣръ, въ Норвегіи оно за послѣднія 50 лѣтъ съ 16 литровъ упало на 3,1 литра на одного жителя; въ Швейцаріи съ 10 литровъ (въ 1883 году) понизилось до 6 литровъ (въ 1891 году) на одного жителя. Наоборотъ, въ тѣхъ странахъ, гдѣ правительства, изъ-за личныхъ ли выгодъ или вслѣдствіе другихъ соображеній, не принимаютъ участія въ борьбѣ съ пьянствомъ, пьянство неимовѣрно растетъ, несмотря на энергичную пропаганду многочисленныхъ обществъ трезвости. Такъ дѣло обстоитъ въ Германіи, Австріи, Франціи, въ Бельгіи и друг. Мы видимъ такимъ образомъ, что успѣшная борьба съ пьянствомъ стоитъ въ прямой зависимости отъ взгляда правительства на питейную торговлю.

Если правительство не заинтересовано въ этой торговлѣ, пьянство будетъ уменьшаться и безъ всякой пропаганды трезвенниковъ; если же, наоборотъ, экономическія условія страны заставляютъ правительство извлекать для себя выгоды изъ торговли спиртными напитками, пьянство будетъ усиливаться несмотря на многочисленныя общества трезвости. Изъ сказаннаго слѣдуетъ, что первымъ условіемъ успѣшной борьбы съ пьянствомъ (мы не говоримъ радикальной, потому что тогда слѣдовало бы совсѣмъ воспретить торговлю спиртными напитками) является урегулированіе какъ производства, такъ и продажи питей и „Готтенбергская" система продажи вина. Но все это относится къ гигіенѣ и профилактикѣ пьянства. Несомнѣнно однако, до тѣхъ поръ пока алкоголь будетъ употребляться людьми какъ напитокъ, будутъ алкоголики и дипсоманы. Это истина, которая не требуетъ доказательствъ. Спрашивается, кто долженъ заботиться объ этихъ вольныхъ и невольныхъ жертвахъ употребленія алкоголя, resp. торговли спиртными напитками, кто долженъ лѣчить

этихъ больныхъ? При Готтенбергской системѣ продажи вина этотъ вопросъ рѣшается самъ собой. Всѣ доходы отъ торговли виномъ, въ чьихъ бы рукахъ она ни была, идутъ на пользу потребителей, главнымъ образомъ, конечно, на пользу пострадавшихъ отъ излишняго употребленія спиртныхъ напитковъ. Въ этомъ отношеніи мы въ правѣ разсматривать Готтенбергскую систему какъ первообразъ все болѣе и болѣе проникающаго въ сознаніе общества и правительства принципа, въ силу котораго каждая отрасль общественнаго хозяйства (желѣзнодорожная, фабричная, заводская, военная и проч.) обязаны заботиться о тѣхъ, кто благодаря ей терпитъ почему либо физически, морально и матеріально. Этотъ принципъ, самый справедливый изъ всѣхъ, какими регулируются экономическія отношенія и экономическая зависимость людей другъ отъ друга, долженъ лечь въ основу призрѣнія алкоголиковъ и заботы объ ихъ дальнѣйшей судьбѣ. Отсюда слѣдуетъ, что если въ какой-нибудь странѣ правительство является монополистомъ въ отношеніи производства и продажи питей, то оно же является и отвѣтственнымъ лицомъ предъ потерпѣвшими отъ употребленія алкоголя, слѣдовательно, оно, а не общество, обязано ихъ призрѣвать и лѣчить. Самой яркой иллюстраціей сказаннаго можетъ служить положеніе вопроса о борьбѣ съ пьянствомъ въ Россіи. Въ нашемъ отечествѣ активная борьба съ пьянствомъ началась лишь недавно, можно сказать вчера. Первое въ Россіи общество трезвости возникло въ Петербургѣ въ 1890 году, и хотя съ тѣхъ поръ, въ особенности съ введеніемъ винной монополіи, появилось очень много обществъ трезвости, но останавливаться на ихъ дѣятельности еще рано, тѣмъ болѣе что существующія общества, вызванныя къ жизни искусственно, рѣдко проявляютъ самодѣятельность и иниціативу. Но за то правительство наше введеніемъ винной монополіи опередило многія западныя государства и, по крайней мѣрѣ формально, тѣсно связало питейную реформу съ вопросомъ о борьбѣ съ народнымъ пьянствомъ. Однако изъ сопоставленія слѣдующихъ цифръ, заимствованныхъ нами изъ оффиціальныхъ отчетовъ, мы убѣдимся, что даже самая совершенная и отвѣчающая всѣмъ теоретическимъ соображеніямъ система борьбы съ пьянствомъ (къ какимъ несомнѣнно принадлежитъ и система, выработанная нашимъ министерствомъ финансовъ) не въ состояніи дать никакихъ положительныхъ результатовъ, разъ правительство смотритъ на торговлю питьями, какъ на источникъ доходовъ. Такъ, въ 1895 году казенная продажа питей въ поволжскомъ раіонѣ (Пермской, Уфимской, Казанской и Самарской губерніяхъ) доставила помимо акциза валового дохода 11.464.504 рубля, расходъ же выразился цифрой 6.791.183 рубля. Чистый доходъ отъ продажи питей, не считая акциза, составляетъ, слѣдовательно, 4.170.321 руб. На производство подготовительныхъ работъ по введенію казенной продажи вина въ означенныхъ губерніяхъ было ассигновано 4.931.002 руб., слѣдовательно, чистымъ доходомъ за 1895 годъ можно было покрыть девяносто четыре процента всѣхъ затратъ на подготовительныя работы. Акциза на проданныя питья за 1895 годъ получено 11.800.965 руб. Такимъ образомъ, чистаго питейнаго дохода получено въ 1895 году 16.471.286 руб. Въ то-же время министерство

финансовъ отпустило на борьбу съ пьянствомъ въ Самарской губерніи всего 59.700 руб. Оптимисты пожалуй и скажутъ, что это и есть Готтенбергская система продажи вина. Между тѣмъ, какъ видно изъ оффиціальнаго отчета Самарскаго тюремнаго инспектора за 1895 годъ, въ одномъ городѣ Самарѣ попало въ кутузку безчувственно пьяныхъ около 10.000 человѣкъ, или слишкомъ 10% населенія Самары; въ городской-же больницѣ за это время лѣчилось отъ отравленія алкоголемъ 195 человѣкъ, или 2,8% всѣхъ больныхъ. А сколько отравленныхъ алкоголемъ, т.-е. продуктомъ, вырабатываемымъ на казенныхъ заводахъ и давшимъ министерству финансовъ въ одинъ годъ чистаго дохода 16.471.286 руб., не попало въ больницу, не лѣчилось вовсе и погибло или превратилось въ хроническихъ и запойныхъ пьяницъ. Изъ приведенныхъ данныхъ ясно, что борьба съ пьянствомъ, т.-е. гигіена и профилактика пьянства немыслимы тамъ, гдѣ продажа вина, въ чьихъ бы рукахъ она ни была, разсматривается какъ источникъ доходовъ. Конечно, поднятіе экономическаго благосостоянія массъ и уровня ихъ умственнаго развитія можетъ до до извѣстной степени уменьшить пьянство, но только уменьшить, а не уничтожить. Поэтому тамъ, гдѣ правительство по тѣмъ или другимъ причинамъ не можетъ прекратить или довести до минимума производство и торговлю спиртными напитками, на первый планъ выступаетъ уже не борьба съ пьянствомъ, не гигіена и профилактика, а терапія, лѣченіе и призрѣніе пьяницъ, т.-е. больныхъ, отравленныхъ алкоголемъ. Нужны лѣчебницы и пріюты для пьяницъ. И весьма естественно, что устройство и содержаніе подобныхъ лѣчебницъ-убѣжищъ лежитъ на обязанности тѣхъ, въ чьихъ рукахъ въ данную минуту находится винная монополія.

Резюмируя все нами сказанное, мы приходимъ къ слѣдующимъ выводамъ: 1) алкоголь есть продуктъ, рано или поздно разрушающій здоровье тѣхъ, кто его употребляетъ; 2) алкоголизмъ не порокъ, а болѣзнь, имѣющая свою опредѣленную клиническую и патолого-анатомическую физіономію; 3) алкоголизмъ слѣдуетъ лѣчить въ спеціальныхъ, приспособленныхъ для этой цѣли заведеніяхъ, а отнюдь не въ психіатрическихъ и общихъ больницахъ; 4) спеціальныя лѣчебницы для алкоголиковъ должны разсматриваться какъ самый необходимый элементъ въ общемъ планѣ борьбы съ алкоголизмомъ; 5) каждая губернія должна имѣть по крайней мѣрѣ по одной спеціальной лѣчебницѣ для алкоголиковъ; 6) устройство и содержаніе спеціальныхъ лѣчебницъ для алкоголиковъ должны лежать всецѣло на обязанности тѣхъ, кто въ данной странѣ монополизируетъ производство и продажу питей: этого требуетъ принципъ экономической справедливости; 7) уменьшеніе пьянства въ данной странѣ стоитъ въ прямой зависимости отъ взгляда правительства на питейную торговлю, и 8) пропаганда трезвости есть скорѣе фикція, но въ общемъ планѣ борьбы съ алкоголизмомъ она, конечно, можетъ приносить косвенную пользу.

Discussion.

Dr. A. Korovine (Moscou): Я съ послѣднимъ положеніемъ § 8 не согласенъ. На основаніи своего личнаго знакомства въ Англіи,

Германіи и Швейцаріи съ лѣчебницами для алкоголиковъ и анти-алкогольнымъ движеніемъ тамъ, я пришелъ къ противоположному убѣжденію, — на первомъ планѣ борьбы должно быть общественное движеніе, общества трезвости.

Общества трезвости первыми вызываютъ къ жизни алкогольный вопросъ, они объявляютъ борьбу и пропагандируютъ всѣми средствами противъ зла, въ началѣ обыкновенно мало сознаваемаго большинствомъ народа и правительствомъ.

Самъ товарищъ указываетъ, что общества трезвости убѣждаютъ власти создавать спеціальные законы, и дѣйствительно, на западѣ общества трезвости уже оказали сильное воздѣйствіе на законодательства.

Успѣхъ излѣченія алкоголиковъ тѣсно связанъ съ антіалкогольнымъ движеніемъ въ данной странѣ. Если больной по выходѣ изъ больницы попадаетъ въ прежнія условія жизни, породившія его недугъ, то, можно сказать безошибочно, что въ скоромъ времени больной рецидивируетъ, ибо одинъ въ полѣ не воинъ.

На западѣ лѣчебницы возникали вслѣдъ за усиленіемъ антіалкогольнаго движенія; большинство лѣчебницъ тамъ устроено обществами трезвости. Наконецъ, общества трезвости останавливаютъ пьянство и укрѣпляютъ на пути трезвости; такъ Голубой крестъ въ Швейцаріи спасъ 5000 пьяницъ за 18 лѣтъ своего существованія, а лѣчебницы всего человѣкъ 500; въ Англіи то-же, — лѣчебницы составляютъ лишь одну малую часть во всей борьбѣ съ алкоголизмомъ; онѣ необходимы для лицъ, у которыхъ отравленіе алкоголемъ зашло слишкомъ далеко. Словомъ, борьба, должна вестись широко и разносторонними средствами.

Dr. J. Dmitriev (S.-Pétersbourg): Pour guérir tous les alcooliques dans les hôpitaux spéciaux, il faut faire le traitement obligatoire; mais cela sera sans résultats. Nous, les médecins russes de zemstwo, luttons contre toute sorte de traitement obligatoire de toutes les maladies, comme syphilis, lèpre, alcoolisme, etc.; les malades doivent se traiter par leur propre volonté. Pour lutter contre l'alcoolisme, il faut d'autres mesures économiques et morales, la lutte contre l'ignorance du peuple, les distractions saines, comme lectures et théâtre populaires, des salles pour vendre du thé et des aliments à bon marché, etc.

Dr. Григорьевъ (С.-Петербургъ) высказывается противъ „фикціи" въ дѣятельности обществъ трезвости за границей, въ Америкѣ, въ Англіи, въ Швейцаріи. Общества трезвости проповѣдуютъ о трезвости и воспитываютъ народъ нравственно и умственно. Наши русскія общества трезвости еще недавно начали свою дѣятельность, но если присмотрѣться къ дѣятельности такъ называемыхъ церковно-приходскихъ обществъ трезвости, то мы увидимъ, что они дѣлаютъ такъ много полезнаго для своихъ членовъ, и вообще для той среды, гдѣ они работаютъ, что называть эту дѣятельность фиктивною нельзя.

Dr. Challan de Belval (Marseille): Notre collègue, Mr. Yaro-chevsky estime qu'il faudrait voir dans l'alcoolisme une véritable maladie et traiter les alcooliques, comme des malades, dans des hôpitaux spécialement aménagés à cet effet, n'ayant rien de commun avec les asiles d'aliénés ni même avec les autres hôpitaux. Il faudrait donc,

selon lui, créer de nouveaux hôpitaux spécialement affectés au traitement des alcooliques.

J'estime que cette mesure serait une dangereuse erreur. Ce serait, à mon avis, ouvrir de nouveaux asiles à la misère volontaire, imposer encore de nouvelles charges à la charité publique. Et comme, bien certainement, il ne serait possible d'admettre dans les hôpitaux, en égard au nombre des alcooliques, que ceux reconnus dangereux soit pour eux-mêmes soit pour leur entourage, j'estime que c'est une utopie.

Il ne parait assurément préférable d'arriver, par une aggravation considérable des impôts, à s'opposer aux consommations habituelles d'alcool. Comme corollaire, il faudrait nécessairement diminuer d'une manière très sensible, sinon supprimer complètement, les impôts sur la viande et les vivres d'utilité générale. L'alcool, disent le peuple et les ouvriers, trompe la faim. Facilitez l'alimentation du peuple, il ne boira plus, et vous n'aurez pas besoin d'hôpitaux spéciaux pour les alcooliques.

Dr. Léon Berthenson (St.-Pétersbourg).

L'industrie du pétrole au point de vue sanitaire.

Mesdames et Messieurs!

Le rapport que j'ai l honneur de présenter aujourd'hui à votre indulgente attention renferme, en extrait, les données principales du compte-rendu de mes recherches sur les industries du pétrole de Bakou au point de vue sanitaire, compte-rendu que je prépare en ce moment pour la publication.

Délégué, à la fin de l'année dernière, par M. le Ministre de l'agriculture et des domaines, j'ai pu me familiariser sur place avec les conditions sanitaires de l'exploitation du pétrole à Bakou. Les données ainsi réunies, jointes aux quelques renseignements que j'ai pu trouver dans la littérature russe et étrangère, concernant l'influence du pétrole sur la santé, constituent les matériaux—assez maigres, je ne vous le cacherai pas—sur la base desquels j'ai tenté de formuler les facteurs pathogènes de l'industrie pétrolienne et de signaler en même temps les mesures qui me paraissent les plus importantes et les plus indispensables pour la préservation de la santé des ouvriers.

Des gisements de pétrole se trouvent en beaucoup de points de notre globe et dans certains pays, en Autriche-Hongrie par exemple, ils s'étendent même sur de grandes superficies (10.000 Km. q.). Cependant l'extraction du pétrole dans de grandes proportions n'a lieu qu'en un petit nombre de localités, et, ainsi que vous le savez peut-être, Messieurs, la Russie et l'Amérique sont présentement les seuls pays où l'industrie du pétrole se fasse sur un grand pied [1]).

---

[1]) Suivant les calculs de M. S. G o u l i c h a m b a r o v (L'industrie du pétrole aux Etats-Unis en relation avec le développement industriel général du pays. St.-Pétersbourg, 1894) l'exploitation du pétrole est concentrée, pour ainsi dire, toute entière en Amérique et en Russie—97⁰/₀: tous les autres pays pris ensemble apportent à peine 3⁰/₀ sur le marché universel.

Quoique, en Russie, le naphte soit connu depuis longtemps, l'exploitation industrielle en est relativement récente et, par suite, nullement assurée au point de vue hygiénique et sanitaire.

J'ignore, à mon grand regret, comment il en est à ce point de vue en Amérique; je n'ai pu trouver dans la littérature que quelques maigres indications relatives aux mesures de précaution prises par les ouvriers eux-mêmes. Si l'on prend en considération le fait que je n'ai pu obtenir du „Departement of labor" de Washington le moindre renseignement sur les conditions hygiéniques de l'industrie pétrolienne en Amérique, on sera amené à penser que ces conditions ne sont point, dans ce pays, l'objet de préoccupations bien grandes [1]).

Les côtés faibles de la situation sanitaire des industries de Bakou, ainsi que les données relatives aux conditions antihygiéniques de notre exploitation du pétrole, ont servi de matériaux pour le présent rapport et introduiront les considérations que je désire soumettre à votre jugement.

Avant de nous occuper de notre question spéciale, je ne crois pas superflu de vous faire connaître, dans ses grands traits, l'état présent de l'industrie pétrolienne en Russie, ainsi que ses procédés essentiels.

L'industrie russe du pétrole, je l'ai déjà dit, est toute récente, datant de quelque trente ans à peine; elle ne s'en est pas moins rapidement développée et se trouve présentement dans un état florissant. La meilleure preuve en est que la production de pétrole russe, qui se chiffrait en 1884 par 90,2 millions de pouds, soit deux fois moins qu'en Amérique (187,7 ne parlant ici que de la Pennsylvanie), s'est élevée en 1895 à 396 millions de pouds, dépassant de 8 millions de pouds la production américaine.

Le pétrole russe provient presque exclusivement du Caucase et principalement de la presqu'île d'Apchéron, dans le gouvernement de Bakou; on en tire aussi dans les circonscriptions de Kouban et de Térek, dans le gouvernement de Tiflis, et d'autres localités encore, mais le grand centre de production se trouve dans le gouvernement de Bakou. Le compte-rendu du Département des Mines accuse en 1895 une production totale de 426132523 pouds (6980200 tonnes) de pétrole brut, les exploitations de Bakou ayant fourni à elles seules 396000000 de pouds (6486600 tonnes).

L'industrie d'extraction du pétrole à Bakou est concentrée dans 4 districts occupant une superficie totale de 522 déciatines (570 hectares) et divisés en parcelles, dont les plus petites mesurent 100 sagènes carrés (455 m. carrés) de superficie et les plus grandes 18 déciatines (19,7 hectares).

L'extraction du pétrole a lieu chez nous par le moyen de puits forés d'où le naphte s'échappe spontanément — puits en fon-

---

[1]) Du reste, il est un point de vue auquel les ouvriers américains sont assurément plus favorisés que les russes, voire même que ceux de l'Europe occidentale; je veux parler de la préservation des accidents causés par les machines ou les outils, les Américains s'attachant à perfectionner leur matériel industriel non seulement au point de vue du rendement, mais aussi, semble-t-il, à celui des dispositifs de sûreté.

25

t a i n e, ou bien est extrait par v i d a g e. Le nombre total des puits exploités en 1895 était de 604.

De ces deux genres d'exploitation, dont j'aurai dans ce qui suit à envisager les conditions sanitaires, le second est le plus sûr au point de vue industriel, car la quantité de pétrole ainsi obtenue ne subit pas de variations accidentelles et reste constante pendant un temps plus ou moins long, tandis que le débit des p u i t s e n f o n- t a i n e, quoiqu'il soit souvent d'une puissance incomparable, est sujet, en revanche, à de fortes et fréquentes variations [1]).

De l'année 1889 à l'an 1895 inclusivement, le nombre des forages à Bakou s'est élevé de 278 à 604 et les nouveaux puits dont le forage a été terminé en 1895 et qui ont été livrés à l'exploitation ont fourni une quantité de pétrole colossale: 111,7 millions de pouds (1829690 tonnes). Sur ce chiffre, 82,4 millions de pouds (1384640 tonnes) re- présentent la part de 16 puits en fontaine. En 1896 le nombre des forages s'est élevé à 736 et la quantité du naphte fournie par les fon- taines atteignit 87 millions de pouds (1425100 tonnes).

En 1895 le nombre des exploitations en activité à Bakou était de 70 et celui des ouvriers par elles employés se montait à 6830 [2]). En 1896 le nombre des exploitations se montait à 83; quant aux ouvriers leur nombre en cette année m'est inconnu.

On trouve, en outre, dans le gouvernement de Bakou des r a f f i- n e r i e s d e p é t r o l e; on en comptait 128 en 1895, dont 102 occu- pées à la fabrication des huiles d'éclairage, 18 à celle des huiles de graissage et les autres à la préparation de la benzine et d'autres pro- duits [3]). Le nombre des ouvriers employés par ces usines s'est élevé pendant cette même année à 2900. Il a été produit plus de 87,5 mil- lions de pouds d'huiles d'éclairage, plus de 7 millions de pouds d'hui- les de graissage, 300000 pouds de benzine et 708000 pouds de goudron.

Quelques mots maintenant sur la n a t u r e c h i m i q u e d u n a p h- t e et de ses produits dérivés.

Tel qu'il surgit du sein de la terre, le n a p h t e, appelé aussi

---

[1]) Comme exemple de l'activité prolongée et de la puissance de débit des puits en fontaine, on peut citer: la fontaine Taghiev, sur le Bibi-Eybat (164 sagènes) laquelle, en 1893, a fourni 12,9 millions de pouds de naphte, 7,8 millions en 1894 et continuait à fonctionner en 1895 ayant rejeté encore 3 millions de pouds; la fon- taine Zoubalov, au même endroit (157 sag.), a débité 3,1 millions de pouds en 1892; 18,7 millions en 1893; 6,5 millions — en 1894 et, enfin, en 1895, a fourni 300000 pouds pendant le courant d'un seul mois; la fontaine Taghiev au même endroit (167 sag.), a produit 5,9 millions de pouds en 1894 et pendant les quatre premiers mois de l'année 1895—534000 pouds. (Compte-rendu du Département des Mines. 1895, p. 387).

[2]) L'exploitation la plus importante — 80 forages et 743 ouvriers—est celle des Frères Nobel. Le fondateur de cette maison est feu Louis Nobel, auquel l'industrie pétrolienne russe n'est pas peu redevable de sa situation florissante actuelle. Puis viennent par ordre d'importance: la „Société de la Caspienne et Mer Noire" (Rothschild & C⁰), la maison Mantachev & C⁰, la „Société du Pétrole de Bakou" (Taghiev & fils).

[3]) La S o c i é t é N o b e l F r è r e s occupe également la première place dans la raffinerie du pétrole; puis viennent: la maison Chibaev & C⁰, la „Société de la Ca- spienne et Mer Noire" (Rothschild & C⁰), les maisons Taghiev, Mantachev, etc.

„huile minérale" ou „pétrole brut" se présente sous forme d'une masse liquide ou semiliquide, d'une couleur brun-foncée, douée d'une odeur spécifique et constituée par un mélange d'hydrocarbures appartenant à la série du méthane ou gaz des marais.

Si nous faisons abstraction des adjonctions étrangères, les éléments chimiques qui entrent dans la composition du naphte sont d'abord le carbone et l'hydrogène; le premier dans la proportion de 85 — 86%, le second dans celle de 13—40% (rapports d'ailleurs variables suivant la provenance du naphte), puis l'oxygène, l'azote et le soufre, ce dernier se faisant remarquer par l'odeur fétide qu'il détermine et par la formation, à la combustion, d'acide sulfureux, produit nocif comme l'on sait [1]).

Le pétrole épuré ne présente pas non plus une composition chimique homogène, étant un mélange de nombreux hydrocarbures. La prédominance appartient-elle aux hydrocarbures en C^nH^{2n-2} ou bien à ceux en C^nH^{2n}, c'est une question encore litigieuse. Ce qui est certain c'est que de nombreux homologues du méthane, aussi bien que de l'éthylène, ont pu déjà être isolés. On a trouvé encore, en petite quantité, des hydrocarbures de la série aromatique et, enfin, du phénol et des acides organiques.

Le traitement industriel du pétrole consiste essentiellement en les opérations suivantes.

Le naphte est chauffé dans des récipients clos, munis de tubes abducteurs pour les vapeurs; à mesure de l'élévation de la température se dégagent: d'abord les gaz dissous, puis les vapeurs des liquides dans l'ordre de leurs points d'ébullition; les produits recueillis dans les réfrigérents ont diverses densités, divers points d'ébullition et d'inflammabilité, divers degrés de volatilité et portent les noms de benzine, kérosène (pétrole d'éclairage) huiles d'encimage (graissage des laines) et huiles de graissage. Ces opérations de distillation s'effectuent ordinairement dans des chaudières cylindriques en fer, maçonnées horizontalement dans des fours et pouvant contenir jusqu'à 2000 pouds (en Amérique beaucoup plus) de naphte et plus.

Les premiers produits (gazoline et autres) passent à la température de 129º centigrades, tandis qu'à la distillation des huiles d'encimage et de graissage, la température du liquide atteint 250º à 300º et plus. Les huiles d'encimage présentent une densité plus faible (0,850—0,875) et les huiles de graissage une densité plus forte (0,900—0,910). Parmi ces dernières on distingue les huiles fluides, propres au graissage des mécanismes légers, tels que les fuseaux à filer, et les huiles lourdes employées au graissage des cylindres de machines.

Comme résidu de distillation, on obtient le goudron, lequel, soumis à son tour à la distillation à l'aide de vapeur d'eau surchauffée, donne de nouveaux produits gras, appelés sébonaphtès ou vaselines. Les divers liquides, produits de la distillation, présentent une teinte jaune ou brune et une odeur forte et désagréable. A l'effet de supprimer, autant que faire se peut, ces inconvénients, on soumet les

---

[1]) Le pétrole de Bakou est assez pauvre en soufre, tandis que le pétrole américain en contient beaucoup.

produits à l'épuration chimique, par l'action succesive de l'acide sulfurique concentré et de la soude caustique et lavage à l'eau propre.

Les raffineries de pétrole à Bakou se bornent ordinairement à la fabrication des huiles légères et du pétrole d'éclairage et n'utilisent pas le résidu de distillation de ces produits [1]).

Le naphte russe donne moins d'huiles d'éclairage (huiles lampantes) que le naphte américain, mais il fournit, en revanche, une plus grande quantité d'huiles de graissage, et d'une qualité supérieure [2]).

Par son essence même et par les conditions du travail, l'industrie pétrolienne comprend deux entreprises différentes: 1° l'extraction du naphte, et 2° son élaboration industrielle fournissant le pétrole d'éclairage, la benzine, les huiles de graissage et d'autres dérivés.

Il va sans dire que les influences professionelles propres à chacune de ces deux entreprises ont leurs particularités et présentent même, à certains points de vue, des différences essentielles.

Les influences pathogènes propres à l'extraction du naphte peuvent se subdiviser en deux groupes; dans le premier se rangent les influences inhérentes aux procédés mécaniques de l'extraction, forage et vidage; le second comprend l'action immédiate du pétrole sur l'organisme de l'ouvrier, à commencer par la peau et à terminer par les organes profonds.

Les influences propres au traitement industriel du naphte se groupent aussi sous différents chefs: actions de la production technique (ici, sans doute, l'action des mécanismes ne diffère en rien des actions de cette espèce dans tout autre genre d'usine), puis, action des dérivés de naphte, comme tels. Enfin, il faut mettre tout-à-fait à part, vu leur influence particulièrement délétère, les usines s'occupant de la régénération de l'acide sulfurique aux dépens des déchets de pétrole.

---

[1]) Les résidus, qui portent à Bakou le nom de „masoutte", forment 55—60% du naphte brut et constituent actuellement un objet de commerce important. De Bakou, par la voie du Volga et de la Caspienne, des millions de pouds en sont exportés dans l'intérieur de la Russie et y sont employés au chauffage des chaudières à vapeur dans les fabriques, les chemins de fer et les bateaux.

Grâce au bas prix et aux commodités de ce combustible, son usage se généralise et s'étend d'année en année.

Des quelque 300 millions de pouds de naphte extraits annuellement en Russie, près des 2_3 sont constitués par les résidus. L'élaboration industrielle ultérieure de ces derniers permet d'obtenir 20% d'huile d'encimage rectifiée, 30% d'huiles de graissage, 8% de vaseline (sébonaphte rectifié), 10% d'essences propres à l'éclairage, 10% de gaz d'éclairage et 20% de déchets et pertes.

[2]) Le naphte de Bakou fournit relativement peu de pétrole d'éclairage (kérosène), près de 33%, tandis que le naphte américain en donne 70—80%. Le pétrole russe se distingue du pétrole américain par sa densité plus forte, par son point d'inflammabilité plus élevé et par son plus grand pouvoir éclairant. A Bakou, on fabrique, à proprement parler, deux sortes de pétrole: le pétrole ordinaire, léger, de densité 0,825, de point d'inflammabilité 28° C., et un pétrole lourd de densité 0,833—0,845 et point d'inflammabilité 38°—80° C. La loi fixe à un minimum de 28° C. le point d'inflammabilité du pétrole russe.

Ceux qui s'intéressent à la question des différences existant entre le pétrole de Bakou et le pétrole américain, au point de vue du traitement industriel, trouveront tous les renseignements voulus dans l'article du Prof. D. Mendéléev, L'industrie du pétrole, imprimé dans la publication du Département du Commerce et des Manufactures: L'industrie et le commerce russes. 2 éd. Pétersbourg. 1896.

Si l'on examine les différents procédés d'extraction de naphte, au point de vue des conditions sanitaires et des dangers inhérents à la production, dangers pour la vie et la santé des ouvriers, on devra reconnaître que tous ces procédés sont et dangereux pour la vie et nuisibles à la santé; et à ce point de vue le f o r a g e, le v i d a g e (t a r i é r a g e) et l e s t r a v a u x d e s p u i t s e n f o n t a i n e méritent une attention toute particulière.

Si même nous faisons abstraction des l é s i o n s e t m u t i l a t i o n s communes à toute espèce de production, c'est-à-dire de celles qui résultent d'imprudence dans le maniement des machines et des outils ou d'explosion de chaudières à vapeur, ruptures de mécanismes, chutes d'objets et de personnes, etc. (les mutilations de ce genre sont très fréquentes dans les industries de Bakou), le nombre des accidents intimement liés à l'industrie du pétrole n'en reste pas moins très grand.

Les accidents résultant d'explosions de gaz, de feu et d'incendies se font remarquer par leur grand nombre, et les b r û l u r e s, par leur fréquence et les conditions particulièrement favorables dans lesquelles elles se produisent dans l'industrie pétrolienne, doivent être considérées comme professionnelles.

Les comptes-rendus des deux hôpitaux affectés aux ouvriers des exploitations du pétrole de Bakou (hôpitaux de Balahany et de Tchernoi Gorod et leurs ambulances), accusent, pendant l'année 1895, 416 cas de b r û l u r e s, ce qui, pour un total de 9730 ouvriers, constitue 4,27%.

Quant aux d a n g e r s d ' i n c e n d i e que présentent le naphte et ses dérivés, voici ce qu'en dit le Dr. Y. S v i a t l o w s k y [1]: „On sait que le pétrole brut est combustible, ainsi que tous ses dérivés, surtout les plus légers, tels que la benzine et le pétrole d'éclairage. On admet généralement que la combustibilité des produits du pétrole diminue avec l'élévation de la densité et du point d'ebullition.

„Les opinions les plus divergentes ont cours relativement aux dangers de feu que présentent le naphte et ses produits de distillation; les uns le considèrent presque comme plus dangereux que la poudre, les autres affirment qu'il n'est pas plus dangereux que n'importe quelle autre matière combustible facilement inflammable".

Mr. T o u m s k y s'exprime à ce sujet comme suit: „on ne peut enflammer le naphte dit-il, qu'en le mettant en contact avec une flamme; en l'absence de celle-ci un corps, même incandescent, ne saurait déterminer l'inflammation. Les ouvriers de Bakou ont coutume d'éteindre les brandons incandescents en les plongeant dans le naphte; jamais celui-ci ne prend feu". (?)

D'autre part, il est notoire que le naphte est susceptible d'inflammation spontanée, à une haute température, il est vrai. „Ainsi on sait, dit. M. S v i a t l o w s k y, que les résidus de pétrole, au moment où ils sont extraits tout chauds des alambics, s'enflamment facilement au contact de l'air, ce qui a occasionné plus d'un incendie de fabrique à Bakou. Les explosions dans les magasins à pétrole sont déterminées principalement par les gaz et vapeurs qui se dégagent du naphte exposé à l'air libre. Ces gaz et vapeurs, se mélangeant à l'air, forment un

---

[1] La production de pétrole au point de vue sanitaire. S.-Pétersbourg. 1893.

mélange détonant (près de 8°/₀ d'air), facilement inflammable au contact d'une flamme ou d'un corps incandescent; dans ce cas, une étincelle même suffit à provoquer l'explosion".

Quoi qu'il en soit, les fréquents incendies qui se répètent d'année en année dans les exploitations de Bakou démontrent qu'entre toutes les industries, celle du pétrole est l'une des plus dangereuses [1]).

Les b r û l u r e s, cependant, ne proviennent pas toutes du feu dans l'industrie du pétrole, et dans la catégorie des l é s i o n s d'o r i g i n e t h e r m i q u e il en est beaucoup qui sont dues à la vapeur, au masoutte brûlant et aux produits chauds de distillation du naphte, ainsi qu'à la r é a c t i o n c h i m i q u e de l'acide sulfurique et des alcalis caustiques.

Le Dr. B o u r é n i n e, ci-devant attaché en qualité de médecin à l'une des plus importantes fabriques d'huiles minérales, fait remarquer que les brûlures des ouvriers ayant affaire avec l'acide et les alcalis, doivent être considérées comme professionnelles [2]).

Et de fait, dans les r a f f i n e r i e s de Bakou et dans les usines s'occupant de la r é g é n é r a t i o n de l'a c i d e s u l f u r i q u e aux d é p e n s d e s r é s i d u s de pétrole, les brûlures d'origine chimique sont assez fréquentes et doivent également être considérées comme professionnelles.

Il y a d e u x m o d e s de f o r a g e des p u i t s à p é t r o l e: forage à la tige et forage à la corde. Le forage une fois terminé, le naphte se fait jour de lui-même à la surface (puits en fontaine) ou bien il est extrait par le procédé appelé v i d a g e (tariérage ou „tartanié" [3]).

Le f o r a g e à la c o r d e, adopté aux Etats-Unis, est rarement appliqué à Bakou, où la plupart des exploitations pratiquent le f o r a g e à la t i g e.

„Le f o r a g e à la c o r d e en général et spécialement en vue de l'extraction du naphte, dit le Prof. émérite G. R o m a n o w s k y [4]), présente tous les avantages sur le f o r a g e à t i g e, lorsqu'on a affaire à des terrains plus ou moins consistants, non sujets à s'ébouler et dont les assises sont de faible inclinaison. Il est plus rapide, p l u s f a c i l e, et p r é s e n t e p l u s de s é c u r i t é pour les ouvriers, attendu que

---

[1]) Les incendies de fontaines constituent une grande calamité économique. „Une fontaine vient-elle à s'enflammer", dit M. T o u m s k y (Notre industrie du pétrole. „Rousskaia Misl". Mars. 1897), un jet de flamme s'élève jusqu'à une hauteur de quelques dizaines de sagènes, inondant les entours du forage d'une pluie du feu illuminant jusqu'à une grande distance la ville et ses environs. Les moyens ordinaires sont impuissants à maîtriser l'incendie. Celui-ci se continue parfois plusieurs jours durant, et s'arrête soit spontanément soit grâce à une cause fortuite, par exemple un coup de vent venant à arracher la flamme".

[2]) Le pétrole et son élaboration industrielle au point de vue sanitaire. S.-Pétersbourg. 1886.

[3]) Jusqu'en 1872 le naphte était extrait à Bakou au moyen de puits peu profonds où on le puisait avec des outres, à l'aide de cordes et de poulies et à force de cheval. En 1872 commencèrent les forages et en 1873 jaillit la première fontaine qui fit rage pendant 4 mois, inonda tous les environs et forma plusieurs grands lacs. (Toumsky, l. c.).

[4]) Extrait d'une aimable lettre en réponse à la demande que je fis à l'honorable professeur de me communiquer q u e l s s o n t l e s a v a n t a g e s a u p o i n t d e v u e s a n i t a i r e d u f o r a g e à l a c o r d e s u r l e f o r a g e à l a t i g e.

pendant l'opération même du forage, ainsi qu'à la remontée et à la descente de l'appareil, il ne comporte pas, comme le forage à tige, le dévissage et revissage des différentes pièces, ce qui, comparativement à ce dernier procédé, évite bien des accidents. De fait, si, pour prendre un exemple, le forage à 220 m. de profondeur et le derrick (chevalement élevé au-dessus du puits) 20 m. de hauteur, il faudra pour le curage du puits, relever et redescendre tout l'appareil, pièce par pièce (de 17 m.), deux fois au moins en 24 heures, ce qui comporte 24 dévissages et 24 revissages, et autant de levages et d'abaissements partiels de l'appareil; et à chacune de ces 48 opérations, les ouvriers sont exposés à voir se briser au-dessus de leurs têtes le faîte du chevalement ou la poulie de levage, ou se rompre la corde ou la chaîne (ce qui est plus fréquent), ou encore se briser les pièces d'assemblage de la tige du sonde, ou enfin à se voir la jambe ou le bras pincés dans les poulies de calage, pour ne pas parler des ruptures pouvant se produire dans la machine de levage. Dans le f o r a g e à l a c o r d e, chacun des accidents ci-dessus énumérés ne peut se produire que 4 f o i s en 24 h e u r e s, deux fois à la montée, deux fois à la descente.

„En outre, le forage à la tige exige plus d'efforts, plus d'attention soutenue de la part de l'ouvrier-foreur dont la tête se trouve presque au-dessus de l'orifice du puits d'où se dégagent des vapeurs et des gaz de naphte, tandis que le forage à la corde permet à l'ouvrier de se tenir près du puits et de ne s'en approcher que pour la descente du câble".

Je puis ajouter à ce qui a été dit, que le m é c a n i s m e d e l'é t a b l i e m p l o y é d a n s l e f o r a g e à l a t i g e est bien, nominalement pour ainsi dire, muni de chapes et autres accessoires de sûreté, mais que ceux-ci sont en réalité d'une faible efficacité pour l'ouvrier, attendu que celui-ci, appelé à tout instant à déplacer, embrayer ou débrayer les différents pignons, treuils, bielles, etc., s'expose ainsi volens-nolens aux accidents. Enfin, le forage à la tige est accompagné d'un bruit continu et si intense que l'ouvrier, assourdi, entend à peine les ordres du chef de forage.

„Tout cela, au point de vue de la sécurité et de la santé des ouvriers, parle en faveur du forage à la corde, lequel est exclusivement employé aux Etats-Unis parce que le naphte s'y trouve dans des failles de r o c h e s d u r e s (calcaires, schistes argileux, grés).

„Les exploitations de Bakou pratiquent exclusivement le forage à la tige, au moyen de b a r r e s p l e i n e s, soit métalliques, soit de bois. Le forage à la corde a peu d'application chez nous, dans l'Apchéron, le naphte s'y trouvant dans des sédiments tertiaires de peu de consistance, argiles sablonneuses, grès friables, sables fangeux ou même déliquescents, alternant à de rares intervalles avec des roches dures, et dans lesquels, par suite de fréquents éboulements des parois du puits, le trépan suspendu à la corde tourne difficilement et parfois même reste engagé au point de ne plus pouvoir être retiré, ce qui équivaut à la cessation des travaux et à la perte du puits [1]".

---

[1] On commence à pratiquer, à Bakou, un p r o c é d é d e f o r a g e à l a c o r d e m o d i f i é, dit „p r o c é d é d e L e n z". Il se distingue du procédé de forage a m é-

Dans le f o r a g e à l a t i g e un grand nombre d'accidents résultent de la fréquente détorsion élastique des tiges de s o n d e.

Dans les cas, notamment, où il faut faire tourner ou bien libérer le trépan engagé dans le terrain, les foreurs inexpérimentés tordent fortement, au moyen d'un levier, la tige du sonde, ce qui y détermine l'apparition de forces élastiques tendant à lui faire reprendre sa position première, normale; le foreur laisse-t-il, ne fut-ce qu'un instant, le levier échapper de ses mains, celui-ci, entraîné par la tige, tourne violemment en sens inverse, et ses extrémités venant à frapper la poitrine ou l'abdomen de l'ouvrier, occasionnent souvent de graves lésions. On peut juger de la gravité des accidents dans le forage à la tige par le fait que, sur 25 cas qui se sont présentés au courant de 7 années (1889--1896), 11 ont eu une issue fatale.

Le v i d a g e (tartanié—tariérage) consiste en l'adduction du naphte à la surface du sol au moyen d'une tarière: long cylindre métallique [1] fermé à sa partie inférieure par un clapet à tige saillante. Ce procédé, quoique présentant une grande sécurité, au point de vue des lésions mécaniques, comporte cependant des influences très nocives, qui retentissent sur la santé générale: la monotonie d'un travail prolongé et constamment concentré sur un seul et même objet, rend l'ouvrier veule, apathique, indifférent au monde extérieur, inintelligent. Les hommes compétents, connaissant de près l'industrie du pétrole, sont unanimes à signaler le fait que le „t a r t a n i é“ entraîne chez l'ouvrier un affaiblissement marqué des facultés intellectuelles et une forte dépression psychique, et de fait, les ouvriers affectés au vidage, les „tartalchtiki“ se reconnaissent à leur figure portant le stigmate très accusé de la maladie physique et psychique.

Le vidage ou tartanié représente en outre une manipulation m a l p r o p r e e t p é n i b l e, au point de vue physique; pénible parce que les tarières employés en Russie sont démesurément longues, de 5,3 à 6,3 m. au lieu de la longueur habituelle de 2,13 m., malpropre parce que le naphte rejaillit abondamment de tous côtés.

---

ricain par l'emploi d'un c â b l e d'a c i e r au lieu de c o r d e d e c h a n v r e ou de m a n i l l e; il est, en outre, beaucoup m o i n s s i m p l e que le procédé américain de forage à la corde, parce qu'il comporte l'emploi d'un établi presque aussi compliqué que celui utilisé dans le forage à la tige.

[1]) La tarière, munie à son extrémité inférieure d'un clapet s'ouvrant du dehors en dedans, est attachée à une corde (de chanvre ou d'acier) laquelle, s'élevant verticalement au-dessus du trou de sonde, passe sur une poulie fixée au sommet du derrick, redescend, et vient s'enrouler sur un tambour mû par une machine à vapeur. La tarière étant descendue dans le puits jusqu'au niveau du pétrole, celui-ci, par sa pression, ouvre la soupape et pénètre dans l'appareil; lorsque on retire celui-ci, la soupape se ferme par son propre poids et le naphte demeure dans la tarière (de 3 à 40 pouds, suivant les dimensions du puits). La tarière, remontée à la surface, est débarrassée du naphte qu'elle contient, puis redescendue et ainsi de suite. Le vidage de la tarière se fait de la manière suivante: le clapet susmentionné est pourvu d'une tige faisant saillie de quelques pouces au-dessous de l'extrémité intérieure de la tarière. Celle-ci étant extraite du puits, on place en dessous un chéneau communiquant avec le réservoir à naphte. On abaisse alors lentement la tarière; la tige du clapet venant s'appuyer sur le chéneau, la soupape s'ouvre et le naphte s'écoule rapidement dans le chéneau et, de là, dans le réservoir.

Il est très difficile d'arriver à la suppression à Bakou de ces tarières de longueur exagérée, l'emploi des tarières courtes étant désavantageux pour les exploitants [1]).

Un autre procédé d'extraction du naphte, au moyen de vraies pompes aspirantes et foulantes, procédé exempt des inconvénients du précédent, n'a pu s'acclimater en Russie, parce que le naphte, par suite de mouvements provoqués par les gaz, se charge de sables qu'il tient en suspension, ce qui ne tarde pas à déterminer la détérioration des pompes et à en empêcher le fonctionnement.

En Amérique, par contre, les pompes sont d'un usage général, attendu que le naphte, s'y infiltrant dans des failles de roches dures, est presque pur.

Tandis que le forage comporte plus de risques d'accidents et de lésions mécaniques, et le tartanié plus de conditions dépressives du système nerveux et de la nutrition générale, les travaux des fontaines sont préjudiciables surtout par l'action immédiate du naphte.

Les travaux des fontaines n'excluent sans doute pas les lésions traumatiques, lesquelles d'ailleurs y sont peu nombreuses (contusions par les pierres rejetées avec le naphte, chutes des ouvriers occupés sur les derricks, etc.), mais leur nocuité principale réside dans l'action pathogène du naphte même.

Sur la base des matériaux que j'ai recueillis sur place, ainsi que des données existantes dans la littérature, on peut remarquer ce qui suit au sujet de l'influence du naphte sur la santé des ouvriers.

Les maladies cutanées, déterminées par l'action du naphte et de ses dérivés, sont particulièrement évidentes et caractéristiques. Les ouvriers-manœuvres exposés à l'action plus ou moins prolongée du pétrole brut, et surtout ceux qui, presque entièrement nus, travaillent dans les puits en fontaine ou s'occupent du nettoyage des réservoirs et des citernes, souffrent tous de maladies de la peau ou du tissu cellulaire sous-cutané.

Sur les extrémités (surtout sur les extrémités inférieures), souvent sur le tronc et quelquefois sur le visage, s'observe une éruption cutanée formée de petites nodosités dont la grosseur varie de celle d'un grain de chanvre à celle d'une lentille. La peau (surtout sur les extrémités antérieures et davantage sur les jambes), couverte de nodosités, dont une partie sont exulcérées, paraît plus ou moins gonflée et infiltrée.

Dans beaucoup de cas l'exulcération est si étendue et le pus si abondant que même les ouvriers les plus robustes et les plus indifférents à leurs maux quittent le travail et s'en vont à l'hôpital chercher l'assistance médicale.

---

[1]) On connaît, dans les exploitations de Bakou, des tentatives d'application du vidage automatique, sans l'aide d'ouvriers: un essai de ce genre a été fait en 1884 par l'ingénieur-technologue M. T. Korjenevsky mais sans résultat pratique. Vers 1880, ainsi qu'il m'a été rapporté, on a fait des tentatives d'extraction du naphte au moyen de pompes (exploitations de la Société du naphte de Bakou, de Karasev et quelques autres), mais par suite des obstacles opposés par la nature du terrain, ces tentatives n'ont pas été couronnées de succès.

J'aurai à revenir sur les maladies cutanées des ouvriers dans les exploitations de pétrole; je me contenterai pour le moment de souligner le fait que ces maladies sont très répandues, souvent douloureuses et pénibles et parfois même dangereuses pour la vie. Dans les comptes-rendus des hôpitaux et ambulances pour 1894 — 1895 présentés au Congrès des exploitants du naphte à Bakou, (p. 18) l i est parlé de deux cas d'inflammation généralisée du tissu cellulaire sous-cutané, suivis de mort. [1])

L'inspiration des gaz du naphte, dans les diverses industries du pétrole, ne reste pas sans influence sur la santé des ouvriers.

L'irritation des voies respiratoires, qui se révèle tout d'abord sous la forme aiguë, conduit bientôt à des maladies chroniques de ces voies. Suivant les déclarations du Dr. O. Korjénew-sky, lequel à poursuivi, 6 ans durant, des orservations scientifiques sur les ouvriers des industries d'extraction de pétrole [2]), les ouvriers s'accoutument à l'irritation et se sentent tolérablement bien pendant les 2 ou 3 premières années; mais dans la suite ils commencent à tousser et à souffrir de dyspnée. Des bronchites chroniques, avec emphysème consécutif et anémie, se développent non seulement parmi les manœuvres, mais aussi parmi les commis, les chefs de forage et les ouvriers des raffineries, qui restent plusieurs années à leur place. Les maladies les plus graves, intéressant non seulement les organes respiratoires mais beaucoup d'autres encore en même temps, s'observent chez les individus occupés aux travaux des puits en fontaine et soumis à l'influence immédiate et prolongée du naphte, de ses poussières et de ses gaz.

Afin d'éviter des pertes de naphte, on dispose au-dessus des puits en fontaine de lourds obturateurs de fer, permettant de régler le courant de naphte et de le dériger dans les réservoirs ad hoc. Pendant la pose de ces obturateurs, les ouvriers sont obligés d'inspirer une grande quantité de poussière de napte, et il en résulte des accès pénibles sous forme aiguë. Le Dr. Korjénewsky (l. c.) a observé même un cas d'intoxication aiguë suivi de mort: un individu extrêmement robuste, après avoir travaillé une journée dans une fontaine, fut pris d'abondants crachements de sang, avec expectoration d'un sang noir bitumineux, ne rougissant pas à l'air; puis, vomissements de sang, selles sanguinolentes, ictère accusé, amnésie, délire furieux et, le lendemain, mort.

La forte action des vapeurs et poussières de naphte sur les organes respiratoires est confirmée par les observations de Korjénewsky

---

[1]) Au groupe des maladies professionnelles, sur lesquelles n'existent malheureusement aucunes notions, il faut joindre les maladies des yeux, parmi lesquelles la conjonctivite dans différents degrés de développement occupe la première place. Les ouvriers les plus atteints de ces maladies sont, comme j'ai eu la possibilité de m'en assurer personnellement, les ouvriers occupés aux fontaines. Travaillant sous un torrent de naphte, ces hommes, déjà après quelques minutes de travail ne peuvent pas ouvrir les yeux sans les avoir lavés; non seulement le naphte, tel qu'il est, mais aussi la poussière et les gaz irritent les yeux, y excitent des démangeaisons, en y produisant une hyperémie plus au moins prononcée, une tuméfaction des paupières et une inflammation avec suppuration plus ou moins intense.
[2]) „Wratch", 1887, № 17.

sur des phtisiques, „dont la maladie, sous l'influence du séjour dans les exploitations, suivait un cours très grave" [1]).

Les déclarations si catégoriques du Dr. Korjénewsky, relatives aux influences morbides de la production du pétrole, ne sauraient, à mon sens, être considérées comme infirmées par l'esquisse de M. S. Bourénine[2]) où il est dit que: „Le traitement du naphte n'exerce pas d'influence sur la santé, à quelque point de vue que ce soit". D'autre part, les observations de Korjénewsky trouvent, dans une certaine mesure, leur confirmation dans les indications suivantes.

Lewin[3]) nous apprend que les ouvriers occupés dans les réservoirs de naphte (Point-Breeze, en Amérique), sont sujets aux accès suivants: vertiges, cyanose, avec évanouissement consécutif et pouvant même se terminer par la mort.

Un ouvrier, chargé de s'assurer de l'état des grandes conduites collectrices de pétrole, tomba au bout de 2 minutes dans une sorte d'ivresse et, au bout d'une demi-heure, fut pris de vomissements.

Weinberger[4]) a publié le cas de deux ouvriers qui, occupés à laver un tonneau renfermant un restant de naphte d'un ¹/₂ pied de profondeur, perdirent connaissance et ne purent être rappelés à la vie que par des procédés artificiels.

Jessner[5]) dit: „L'inspiration, en quantité modérée de naphte mélangé d'oxygène est assez facile à supporter, mais de plus fortes quantités déterminent l'irritation des organes respiratoires, la paralysie de l'odorat, et des phénomènes d'intoxication rappelant l'empoisonnement par le grisou" [6]).

Bielczyk[7]) indique la rareté des maladies des voies respiratoires, mais signale en même temps le fait que l'action lente des gaz provoque des bourdonnements d'oreilles, l'apparition de cercles lumineux devant les yeux, une forte pulsation des artères, l'obscurcissement de la conscience, le sommeil ou l'évanouissement. On observe aussi des cas d'hallucinations.

En ce qui touche les produits dérivés du naphte, Sharp[8]) déclare que les divers produits présentent des différences marquées dans leur action sur la santé des ouvriers.

Dix-neuf ans d'expérience lui permettent d'affirmer que, dans la Virginie occidentale, où l'on fabrique l'huile lourde naturelle (Paraf-

---

[1]) Suivant l'opinion du Dr. Korjénewsky, „les poumons sont par places le siège d'une stase sanguine inflammatoire, suivie de nécrose partielle et d'exulcération. Il suffit qu'un bacille de Koch tombe sur un terrain ainsi préparé, pour que le malade devienne phtisique".

[2]) Le naphte et son élaboration industrielle au point de vue sanitaire. S.-Pétersbourg. 1888.

[3]) Ueber allgemeine und Hautvergiftung durch Petroleum. „Virchow's-Archiv". Bd. CXI, p. 35. Refer. Virchow-Hirsch für 1888.

[4]) „Wien. Med. Halle", 1863. Refer. „Schmidt's Jahrbücher", 1864.

[5]) Oleum Petrae, article dans Drasché's Bibliothek f. med. Wissenschaften: Pharmakologie u. Toxicologie.

[6]) Les vapeurs de naphte, introduites dans les voies respiratoires, déterminent les mêmes accidents que le gaz d'éclairage ou le gaz des marais.

[7]) De l'influence du naphte sur la santé des ouvriers chargés de son extraction dans les Carpathes. Compte-rendu dans „Wratch". 1888, № 28, p. 520.

[8]) The poisonous effects of petroleum. „Med. News". August 1888.

finöl), il n'y a jamais asphyxie par les gaz, mais seulement parfois des vertiges passagers et des maux de tête, tandis que dans l'Ohio, où l'on prépare l'huile de paraffine légère, les cas d'asphyxie ne sont pas rares, ce à quoi contribue du reste la circonstance que les réservoirs à pétrole sont placés dans des locaux fermés.

Felix [1]) indique le fait que certains produits du naphte agissent directement par irritation sur les voies respiratoires, tandis que d'autres provoquent par suite de leur introduction dans le sang des vertiges, maux de tête, nausées et même vomissements. L'intoxication par inspiration d'huiles légères à l'état de vapeur a été signalée aussi par M. S. Bourénine (l. c.): un ouvrier de la fabrique d'huiles minérales de Konstantinowsky tomba d'abord dans un léger évanouissement, après quoi il parut comme demi-ivre ou demi-fou.

Le Dr. M. Petkéwitch, directeur de l'ambulance annexée aux usines du Congrès des exploitants du naphte ainsi que de l'ambulance de la Société Nobel frères, entre les mains duquel passent un très grand nombre de malades, s'exprime ainsi qu'il suit au sujet de l'influence des travaux de raffinerie: „l'anémie et des maladies nerveuses se développent chez les ouvriers par suite de l'empoisonnement du sang et des centres nerveux par l'inspiration des gaz de naphte, benzine et gazoline. Ces maladies atteignent les ouvriers employés dans ce qu'on appelle les „salles de réception", dans les usines d'épuration du pétrole d'éclairage et des huiles. Il se produit, dans ces locaux, d'abondants dégagements de gaz, et l'atmosphère en est toujours imprégnée, même lorsque la ventilation est relativement bonne.

Dans les „salles de réception" mal aménagées, des cas d'empoisonnement mortels se sont présentés (2 cas, par exemple, dans l'usine à pétrole Halpérine). Chez les ouvriers employés longtemps dans les „salles" en question, on observe la dépression de la nutrition, l'anémie, la dyspepsie et divers troubles nerveux [2]).

L'enivrement par les gaz de naphte s'observe souvent chez les ouvriers occupés au nettoyage des wagons-citernes affectés au transport du masoutte, des huiles minérales et du pétrole d'éclairage.

Pour en revenir aux maladies les plus répandues parmi les ouvriers des exploitations et des usines de naphte, notamment aux maladies cutanées, je citerai la déclaration écrite du Dr. Petkéwitch, ainsi que les quelques notions existantes à ce sujet dans la littérature.

Le Dr. Petkéwitch s'exprime au sujet des maladies de la peau dans les termes que voici. Chez les ouvriers et les manipulateurs ayant affaire avec le masoutte ou les huiles minérales non rectifiées „on observe une éruption très caractéristique, de couleur pourpre, avec infiltration de la peau. Cette éruption est formée, à l'origine, de petits nodules, lesquels se transforment subséquemment en

---

1) Hygienische Studien über Petroleum und seine Destillate. „Deutsche Vierteljahrsschrift für öff. Gesundheitspflege" 1872.

2) L'observation suivante du Dr. Petkéwitch est fort curieuse: „Chez quelques ouvriers il naît un certain besoin de s'exposer de temps à autre à l'action enivrante des gaz de naphte; sans nécessité aucune et en dépit des règlements administratifs, ces ouvriers se rendent dans les „salles de réception" et y passent leur temps de fort gaie et joviale humeur.

pustules, soit sporadiquement dispersées, soit réunies en groupes et souvent reliées par des canaux courant sous la peau.

On observe en outre chez un grand nombre d'ouvriers, la rugosité et le fendillement de la peau sur les mains et l'avant-bras, ainsi que sur les extrémités inférieures (sur la plante des pieds et sur les jambes) dans le cas où elles sont mal protégées par la chaussure et les pantalons. L'éruption se présente plus rarement sur le visage et le cou".

Mr. Korjénewsky (l. c.) signale le fait que la poussière de naphte des puits en fontaine agit sur la peau à la façon d'une friction de térébenthine.

Un médecin russe, qui a observé les ouvriers de raffinerie du prince B. Golitzine, Mr. Dankworth [1]) déclare que le naphte agit sur la peau d'une façon irritante, tout comme les autres hydrocarbures éthérés. Les ouvriers des sections d'épuration souffrent fréquemment d'érythème et d'autres genres d'éruptions causant des démangeaisons; il a pu observer dans certains cas de grandes vésicules blanches transparentes, de la grosseur d'une noix et causant des démangeaisons [2]).

Mr. S. Bourénine, ainsi qu'il a été dit plus haut, sur la foi de ses observations à la fabrique d'huiles minérales de Konstantinowsky, est arrivé à la conclusion que „le traitement du naphte n'exerce pas d'action sur la santé, à quelque point de vue que ce soit". Cet auteur fait observer, cependant, quant à la peau, que les produits du naphte exercent une action directe principalement chez les manœuvres et surtout chez les novices; il apparaît des papules et des pustules, de la grandeur d'une tête d'épingle jusqu'à 0,5 cm. de diamètre, parfois en quantité insignifiante, mais quelquefois aussi couvrant tout le corps. „Je pense, dit Mr. Bourénine, que le rôle principal incombe ici, non au naphte même, mais à ses impuretés mélangées d'acide sulfurique ou d'alcalis, attendu que l'éruption s'observe dans la plupart das cas chez les hommes de peine, lesquels ont précisément affaire avec toute espèce d'impuretés de naphte". On a observé aussi plusieurs cas de dermatite de la face chez les individus occupés à la préparation de la naphtaline.

----

[1]) Ueber die Wirkung des Petroleum auf die in den Raffinerieen beschäftigten Arbeiter. „Pharmaceut. Centralhalle", 1868, 14, p. 118. Refer. Virchow-Hirsch, 1868, I, 342.

[2]) Les frictions de „naphte blanc de Sourakhane" déterminent, suivant Mr. Korjénewsky „une forte inflammation de la peau, après résolution de laquelle, dans l'espace de 2 à 3 semaines il se forma, sur le plan frictionné et sur les portions voisines, de petites pustules extrêmement semblables, et par leur apparence extérieure et par leur développement, à celles qui se produisent sous l'action de l'émétique; tandis que les unes se dessèchent, d'autres apparaissent, leur nombre varie beaucoup suivant le zèle déployé dans la friction et peut s'élever à quelques dizaines".

La forte action irritante du naphte est corroborée par les observations des dermatologistes, lesquels ont trouvé que l'application répétée de naphte, brut ou épuré, dans le traitement de la gale, provoque d'intolérables démangeaisons, un érythème violent, un eczéma étendu et la formation sur la peau d'ampoules brun-rouges et d'ulcères. (Derblich, in „Allgem. militärärztliche Zeitschr." 1865, p. 35).

On connaît un cas dans lequel la médication de la gale par le pétrole a entraîné la mort. (Lassar, in „Berl. Klin. Woch." 1879, 18).

L'affection simulait presque l'érysipèle facial, sans être toutefois accompagnée d'élévation de température. Différentes espèces d'éruption sont signalées par divers observateurs chez les ouvriers des industries du pétrole.

Bielczyk (l. c.) a observé l'acne artificialis.

Chevallier[1]) a observé une éruption pemphigoïde accompagnée de prurit violent (ampoules de la grosseur d'une noix, pleines d'un liquide transparent).

Allen[2]) a vu chez plusieurs ouvriers occupés à l'épuration du pétrole américain une éruption papuleuse fine, se montrant sur tout le corps avec papules se transformant en pustules, lesquels laissaient après elles des cicatrices pareilles à celles de la petite vérole.

Lewin (l. c.) a observé l'acne polymorpha disseminata chez un grand nombre d'ouvriers des exploitations américaines. L'éruption se montrait chez les ouvriers vieux comme chez les jeunes, au bout de quelque semaines et plus et même au bout d'une année de travail. Elle atteignait toutes les parties de la peau accessibles au naphte, d'abord les poignets, puis, les autres régions des extrémités supérieures, elle se montrait aussi sur les hanches et les jambes; elle se révélait sous forme de boutons non accompagnés de prurit, dont les uns se desséchaient avec formation de croûtes, tandis qu'il s'en formait d'autres en des points encore indemnes. Chez les individus occupés au traitement des résidus, l'éruption se montrait au bout d'un laps de temps beaucoup plus court, 2—3 semaines, et devenait parfois si intense que les ouvriers étaient forcés de cesser leurs travaux. L'éruption accompagnée de constantes démangeaisons et de sensation de brûlure, se montrait non seulement sur les extrémités mais aussi sur le tronc, sur la nuque jusqu'à la région chevelue de la tête, sur le visage, les oreilles et le scrotum.

D'après les observations de Mitchel[3]) les éruptions cutanées se montrent surtout chez les ouvriers occupés à la fabrication des huiles lourdes; la peau devient le siège d'un bourgeonnement qui s'étend progressivement sur tout le corps, à l'exclusion du cuir chevelu. Cette éruption se montrait chez presque tous les ouvriers au bout de 6 semaines, un petit nombre seulement restaient indemnes.

Derville & Guermonprez[4]) ont vu, chez les ouvriers occupés au nettoyage des appareils de distillation du pétrole se constituer sur la peau des papillomes multiples. Les facteurs en cause étaient la température élevée, et l'action irritante des gaz de pétrole ainsi que de la soude caustique.

Les papillomes étaient localisés de préférence sur l'avant-bras; ils affectaient aussi la superficie dorsale des mains, les doigts, plus ra-

---

[1]) Sur l'épuration du naphte. „Annales d'hygiène“ 1864, cité par Swiatlowsky dans son traité: L'industrie du pétrole au point de vue sanitaire. S.-Pétersbourg, 1893.
[2]) Cité par Swiatlowsky, l. c.
[3]) The general and local effects of paraffin oil upon those Working in it. „Med. News.“ LIII. Aug. pag. 152. Refer. Virchow-Hirsch pro 1888. Bd. I, p. 370.
[4]) Le papillome des raffineurs du pétrole. „Ann. de dermatologie“, pag. 24. Analyse dans „Schmidt's Jahrb.“. Bd. CCXXX, p. 51. 1891.

rement les pieds, le scrotum, les paupières ou le nez. Ils débutaient par la formation de petites papules rouges, plutôt aplaties, causant d'assez vives démangeaisons, lesquelles augmentant ensuite de volume et faisant davantage saillie sur la peau revêtaient l'aspect de verrues-papillomes. „Les annales de l'industrie du pétrole en Pennsylvanie, dit Mr. Arlidge [1]) ont enregistré des cas d'empoisonnement mortel par les vapeurs de naphte"... „Les produits du naphte exercent une action irritante, provoquant des éruptions papuleuses ou ganglionnaires".

Le Dr. Ogston, d'Aberdeen, qui a fait une étude spéciale des éruptions provoquées par le naphte, subdivise ces dernières en aiguës et chroniques et dit qu'elles se forment sur les parties nues de la peau, et en ce qui concerne les mains et les pieds, seulement sur la face dorsale.

Dans la forme aiguë „par suite de tuméfaction et inflammation des follicules pileux, il se fait des nodules rouge-vif; la rubéfaction et la tuméfaction s'étendent à la peau environnante, les orifices des follicules deviennent béants. Dans la forme chronique, la peau perd son élasticité et s'épaissit, ce qui rend les mouvements des extrémités plus difficiles et douloureux, surtout si la peau se fendille, comme cela se voit quelquefois".

Suivant l'opinion du Dr. Ogston, les affections cutanées résultent indubitablement de la pénétration du pétrole dans les follicules ainsi que de l'inflammation consécutive de la peau; cet état se maintient et s'aggrave grâce à l'insuffisance des soins de propreté et à la négligence de prendre, en temps opportun, des mesures médicales prophylactiques. Bremond [2]) n'a pu observer qu'un seul cas d'éruption semblable à celle décrite par Derville & Guermonprez (ce qu'il explique lui-même par la propreté des ouvriers dans les usines qu'il a examinées, ces ouvriers ayant l'habitude de se livrer à de fréquentes et soigneuses ablutions); cet auteur a pu fréquemment constater, sur l'avant-bras et les poignets, une dermatite vésiculaire accompagnée de prurit et passant à l'eczéma artificiel, par suite du grattage.

En terminant cette revue des notions actuellement existantes sur l'action du naphte et de ses produits sur la peau, il me reste à souligner ce fait que les maladies chroniques de la peau entraînent un trouble de la santé générale. Le Dr. Ogston (Arlidge l. c.) cité plus haut, signale le fait que les altérations de la peau retentissent à la longue sur la santé générale: le sujet devient irritable, souffre d'insomnie, de dépression de la nutrition et de faiblesse. De mon côté, je puis confirmer ce résultat par mes propres observations dans les exploitations de Bakou; les ouvriers chez lesquels j'ai eu à constater des éruptions chroniques présentaient tous, sans exception, une figure des plus pitoyables et une nutrition du corps misérable. Dans cet affaiblissement de la santé générale, quel est le rôle joué par les reins, si sensibles, comme l'on sait, à toutes les altérations fonctionnelles de la peau, et soumis peut être directement à l'action du naphte et ses dérivés, — c'est là une question ouverte, car, si je suis

---

[1]) The hygiene, diseases and mortality of occupations, London. 1892.
[2]) Note sur les ouvriers employés dans les raffineries de pétrole. „Revue d'hygiène", 1895, p. 166.

bien informé, il n'a été fait d'observations dans ce sens ni à Bakou ni dans les autres centres industriels de pétrole [1]).

Le traitement industriel du naphte comprend, ainsi qu'il a déjà été dit plus haut, la distillation fractionnée du pétrole brut et l'épuration des produits de cette distillation par l'acide sulfurique et les alcalis.

Ces opérations, conduites presque automatiquement dans des appareils ad hoc, ne demandent que d'être surveillées, et c'est pourquoi le travail des ouvriers dans les raffineries se borne à l'entretien des chaudières, des alambics et des pompes, à l'observation de la marche de la distillation, au remplissage des appareils de distillation et d'épuration et au transvasement des produits obtenus dans les wagons de chemins de fer ou dans les citernes des bateaux.

Les résidus de naphte servant au chauffage des chaudières à vapeur et des appareils à pétrole, sont élevés au moyen d'une pompe à vapeur dans des réservoirs ad hoc placés à une certaine hauteur et de là, par un système de conduits et par l'effet de la pente, se rendent dans des foyers correspondants, où ils sont liquéfiés et pulvérisés par la vapeur d'eau amenée par d'autres tuyaux et brûlent jusqu'à ce que l'on ne ferme les robinets adaptés aux tuyaux afférents.

Cette organisation de travail dans les usines permet de comprendre la disproportion existant à Bakou entre le grand nombre des fabriques (fournissant 88 millions de pouds de pétrole d'éclairage et près de $7\frac{1}{2}$ millions de pouds d'huiles de graissage et de benzine) et le nombre relativement faible des ouvriers (2900).

Il va de soi naturellement, que les conditions sanitaires des travaux dans les raffineries de pétrole, pour autant qu'ils consistent dans l'entretien, pour ainsi dire mécanique, des alambics, chaudières à vapeur et autres appareils, il va de soi, dis-je, que ces conditions ne diffèrent en rien de celles qui se présentent dans d'autres fabriques ou usines où fonctionnent des appareils semblables. L'action spécifique de la production du pétrole ne se fait sentir que lorsque les ouvriers sont appelés à travailler dans une atmosphère renfermant des vapeurs et des gaz du naphte et de ses dérivés.

La transformation du naphte en huiles d'éclairage ou de graissage ne présente pas d'action sensible sur la santé des ouvriers, dans les cas où elle se fait dans des appareils placés à l'air libre ou dans des locaux bien aérés.

---

[1]) L. Lewin indique le fait que dans les cas d'empoisonnement par le pétrole, on voit apparaître dans l'urine de l'albumine et des éléments figurés; la quantité des urines diminue tout d'abord et augmente sensiblement dans la suite. D'après les expériences du même auteur sur les animaux, l'urine des lapins empoisonnés avec du pétrole acquiert l'odeur du pétrole; soumise à l'ébullition avec de l'acide nitrique il apparaît une odeur résineuse sui generis. L'introduction répétée de pétrole dans l'organisme détermine l'apparition d'albumine dans les urines, et l'acide nitrique précipite dans ces dernières un corps résineux, soluble dans l'éther et représentant probablement un produit de transformation du pétrole; dans les cas d'empoisonnement grave on observe en outre des cylindres fibrineux. A la dissection des animaux empoisonnés, on reconnaît l'irritation et l'inflammation de l'estomac avec rupture des menus vaisseaux du fond et exsudation de sang sur la muqueuse. (Lewin. Refer. Virchow-Hirsch, l. c. u. Brannt, Petroleum. Philadelphia-London. 1895).

Grâce au doux climat de Bakou, les alambics s'y trouvent établis non dans des locaux fermés mais à l'air libre; et par cette circonstance se trouvent écartés les inconvénients de l'inspiration des vapeurs et des gaz; l'action nocive de ceux-ci ne se fait sentir que dans les locaux fermés tels que les „salles de réception", des usines d'épuration du pétrole d'éclairage et des huiles (voir plus haut). Ce sont les industries accessoires de la production du pétrole qui sont le plus malsaines, celles qui s'occupent de la fabrication des produits chimiques nécessaires à l'industrie du pétrole.

Au nombre de ces industries qui s'imposent à l'attention par leur extrême nocuité, il faut placer au premier rang la régénération de l'acide sulfurique aux dépens des déchets de naphte.

Voici en quoi elle consiste. Les produits de distillation propres à l'éclairage ou au graissage étant mélangés avec de l'acide sulfurique concentré, à l'effet de les épurer, un certain nombre de substances organiques s'oxydent et se carbonisent partiellement, passent en solution acide et il se fait ainsi une masse épaisse noire, résineuse.

Si l'on dilue cette solution acide, une partie des substances qu'elle renferme se sépare de nouveau.

C'est sur cette faculté propre à certaines substances résineuses, de se séparer des solutions faibles d'acide sulfurique, qu'est basée la régénération de celui-ci.

.Dans l'une des fabriques de Bakou, notamment celle de Ter-Kasparov, la technique est la suivante: les déchets de raffinerie, obtenus dans l'épuration des produits de distillation du naphte au moyen d'acide sulfurique, sont dilués avec de l'eau; la portion de résines qui surnage alors, est transvasée dans des cuves spéciales et la solution acide faible qui reste est soumise à l'évaporation. Par l'évaporation la solution se concentre de nouveau ce qui entraine naturellement la concentration des résines qui s'y trouvent encore; afin de les en séparer, on ajoute une nouvelle quantité d'eau. Cette opération est ainsi répétée 2 ou 3 fois jusqu'à ce que la séparation des matières résineuses soit complète et que l'acide présente la concentration voulue pour l'épuration des produits de distillation du naphte. La concentration se fait dans des récipients de plomb d'abord, puis de fer, sorte de poêles ou bien chaudières aplaties et larges, que l'on dispose à différents niveaux afin de permettre l'écoulement progressif de l'acide d'une chaudière ou d'une poêle à l'autre. L'opération se fait à grand feu. Sous l'action de la haute température, l'acide sulfurique est partiellement décomposé; il se forme de l'acide sulfureux, dont les vapeurs se dégagent abondamment avec la vapeur d'eau et remplissent les locaux.

Dans des locaux fermés n'ayant pour tout dispositif de ventilation que quelques lucarnes pratiquées dans le toit, l'accumulation de vapeurs sulfureuses est telle qu'un homme non accoutumé ne saurait y séjourner; une difficulté de respiration angoissante, une toux continuelle vous obligent, ainsi que j'en ai fait moi-même l'expérience, de regagner précipitamment l'air frais. Il n'est pas étonnant, dès lors, que les individus appelés à travailler dans ce genre d'industrie, surtout

dans des usines mal organisées au point de vue hygiénique [1]), présentent une série d'infirmités graves parmi lesquelles les maladies des
voies respiratoires et des dents figurent en première place. Les comptes-rendus des médecins de fabriques indiquent la prédominance de
ces maladies parmi les ouvriers occupés à la régénération de l'acide
sulfurique, et signalent le fait que les formes graves de laryngite et
de bronchite, avec crachement de sang et dyspnée, ne sont point rares, tandis que d'autre part, le carie des dents et leur presque complète destruction sont un phénomène commun.

En terminant cette revue très incomplète, me parait-il, des maladies professionnelles chez les ouvriers de l'industrie du pétrole, je dois
signaler encore la fréquence parmi ces derniers des d o u l e u r s m u s
c u l a i r e s, lesquelles, quoique classées sous la rubrique „r h u m a
t i s m e m u s c u l a i r e", le sont apparemment sans raison suffisante,
attendu que les médecins des exploitations, en signalant la prédominance des douleurs dans les muscles des reins, du dos et de la poitrine, les expliquent non seulement par le refroidissement, mais aussi
par le „surmenage physique". La durée excessive du travail, qui joue
un rôle si important dans l'étiologie des accidents et des maladies
professionnelles en général, se fait sentir de même, assurément, dans
les exploitations du pétrole, étant donné que—d'après le compte-rendu
du Département des Mines pour 1894—les exploitants, dans leur tendance à diminuer autant que possible les frais d'exploitation, réduisent leur personnel dans des proportions tout-à-fait anormales, l'obligeant à un travail d'une extrême tension [2]).

Au sujet de la d u r é e d u t r a v a i l, on pourra me faire observer qu'elle ne constitue point une condition étiologique exclusivement
propre à l'industrie du pétrole, et qu'elle ne s'y distingue que par sa
couleur locale, pour ainsi dire.

Tout en reconnaissant le bien-fondé de cette observation je dois
faire remarquer cependant, qu'un travail comme l e t a r i é r a g e,
peut, en vertu de certaines conditions particulières (voir plus haut),
exiger une limitation de durée spéciale; de nos jours, un travail même
modéré, au sens ordinaire, est trop prolongé et renferme conséquemment des conditions de surmenage professionnel.

---

[1]) Des 3 fabriques que j'ai examinées,—celles de Ter-Kasparov, de Taghiev et
de la Société Nobel frères, cette dernière s'est trouvée la mieux organisée, mais
là aussi des dispositifs d'aération spéciaux font entièrement défaut. Les ouvriers
de cette Société qui travaillent à la régénération de l'acide sulfurique sont cependant cette année-ci plus favorisés au point de vue hygiénique que les ouvriers des
autres fabriques, le travail se faisant non avec deux mais avec trois équipes se
relayant tour à tour.

[2]) Le travail de soir et de nuit étant assez fréquent dans les exploitations, —
lisons-nous dans le compte-rendu du Département des Mines,—le nombre des heures de travail atteint quelquefois 18 en un jour. Un travail de 14 heures est un
phénomène constant. Une exception réjouissante est présentée par la maison Benkendorf & Co: voici 4 ans déjà, que le travail des chauffeurs et des tariéreurs
y est limité à une durée de 8 heures, et la durée du quart nocturne réduite de 6
à 4 heures.

Cet état de choses anormal, grâce auquel est possible un travail de 14—18
heures de durée, doit heureusement s'améliorer sous peu, é ant donné que la nouvelle loi russe, limitant la durée du travail ouvrier, ne tardera pas à entrer en vigueur au Caucase.

Je pense, Messieurs, que les faits, que j'ai eu l'honneur de vous communiquer, entraînent la conviction que l'industrie du pétrole ne comporte pas peu d'influences morbides.

Les données que j'ai citées, j'aimerais pouvoir les appuyer avec des chiffres; mais j'en possède très peu, à mon grand regret.

La littérature du sujet, pauvre par elle-même, n'en fournit pas, et les matériaux que j'ai réunis dans les exploitations et les industries de Bakou, étant incomplets et fort éloignés de la réalité, ne donnent qu'une faible idée de la force et de l'extension des facteurs morbides de la production du pétrole.

Il est difficile de juger du nombre des maladies professionnelles dans les exploitations et les industries de Bakou, ou d'en donner une classification plus ou moins précise; cela tient non seulement à ce que, de l'avis même des médecins attachés à ces entreprises, l'enregistre- ment des maladies en général et des maladies professionnelles en particulier, laisse beaucoup à désirer, mais aussi à cette circonstance que beaucoup de malades échappent à l'enregistrement. Nombre d'ou- vriers, acquérant telle ou telle infirmité, quittent le travail et s'en vont, emportant non seulement des maladies légères, mais aussi des affections graves qui exigeraient sans retard le traitement à l'hôpital. M. S. Korjénewsky, à propos de deux cas de maladie grave sui- vie de mort, survenus dans les exploitations de Bakou (parmi les ouvriers des puits en fontaine), s'exprime ainsi: „Combien y a-t-il de cas semblables, il serait difficile de le dire, parce que le travail des fontaines est fait par les „gamchari", c'est-à-dire par les plus misérables d'entre les tatares, du sort desquels personne ne s'inquiète, surtout s'ils travaillent à la journée: „il a reçu sa paye et il s'en est allé on ne sait où".

Cette remarque s'applique aussi aux ouvriers perses, lesquels, at- teints de maladie, quittent le travail et disparaissent sans avoir mis les pieds à l'hôpital ou chez les médecins.

Quelque incomplets que soient les registres des institutions médi- cales dans les entreprises de Bakou, ils fournissent cependant des chiffres très suggestifs; ainsi, par exemple, il a été noté en 1895, pour un nombre de 8465 ouvriers employés dans les exploitations et les fabriques: M a l a d i e s d e l a p e a u e t d u t i s s u c e l l u l a i r e s o u s - c u t a n é 1216 cas; b r û l u r e s (par le feu ou d'autre origine) — 696 cas; m a l a d i e s d e s o r g a n e s d e l a r e s p i r a t i o n — 1475 cas [1]); et enfin, 607 cas de „r h u m a t i s m e m u s c u l a i r e" expli- qué plutôt par le „surmenage physique" que par le refroidissement.

---

[1]) Ce chiffre de 1475 se rapporte presque exclusivement au c a t a r r h e d e s v o i e s r e s p i r a t o i r e s; on n'y a fait entrer ni les cas de pneumonie fibrineuse (34 cas), ni ceux de plévrite (36), de pneumonie catarrhale (29) ou de tubercu- lose (5). Sur ces 1475 cas, combien sont de catarrhe professionnel et combien recon- naissent une autre origine, — c'est ce que les registres d'hôpitaux et d'ambulan- ces ne nous apprennent pas; mais si l'on prend en considération ce que l'on sait au sujet de l'action du naphte et de ses dérivés sur organes respiratoires, on a toute raison de penser que la part du lion revient aux maladies profession- nelles.

Passant à la question de l'a s s a i n i s s e m e n t d e l'i n d u s t r i e
d u p é t r o l e et à l'indication des mesures qui me paraissent essentiellement indispensables à l'effet de garantir la vie et la santé des
ouvriers, je dirai d'abord quelques mots au sujet des mesures visant
à prévenir les accidents et les mutilations et je parlerai ensuite des
conditions qui forment la base de la prophylaxie professionnelle. A ce
propos, je crois de mon devoir d'indiquer, qu'en signalant ces mesures, j'ai surtout en vue naturellement les exploitations et les industries du pays; n'ayant absolument aucune espèce de données relativement aux mesures sanitaires déjà existantes en Amérique [1]) ou en
d'autres pays, j'ignore lesquelles des mesures proposées sont nécessaires en Occident et lesquelles sont superflues. Désirant cependant m'en
tenir autant que possible aux intérêts généraux, je passerai sous si-
lence les mesures qui n'ont qu'un intérêt strictement local, (leur énon-
cé entrera dans mon rapport officiel) et d'autre part je soulignerai les
mesures qui s'imposent partout où le naphte ou ses dérivés sont mis
en œuvre.

Voici l'énumération des mesures que je propose.

I. Des deux procédés de forage—f o r a g e à l a t i g e et f o r a g e
à l a c o r d e—le premier, employé de préférence en Russie, se présente comme plus dangereux que le procédé à la corde, presque exclusivement pratiqué en Amérique.

L e f o r a g e à l a t i g e, qui occasionne fréquemment des lésions
graves et même mortelles, par suite de la d é t o r s i o n é l a s t i-
q u e d e s t i g e s, doit être remplacé par le f o r a g e à l a c o r d e
dans tous les sas où cela est possible au point de vue technique;
dans les cas contraires le forage à la tige doit être garanti par toute
sorte de dispositifs destinés à prévenir les accidents [2]).

II. Le t r a v a i l d e v i d a g e („tariérage") comportant, malgré sa
simplicité et son apparente facilité, des influences fort malsaines pour les
ouvriers (voir plus haut), sa durée doit être limitée autant que possible; en aucun cas, elle ne doit dépasser 8 h e u r e s et cette norme
doit être garantie par la l o i qui limite la durée du travail dans les
cas où celui-ci est reconnu particulièrement insalubre.

III. En égard aux dangers exceptionnels que présente l'industrie
du pétrole au point de vue des risques d'i n c e n d i e, il convient de
s'efforcer avec une insistance toute particulière à l'élaboration de
r è g l e m e n t s p r é v e n t i f s c o n v e n a b l e s et à l'obtention de
leur s t r i c t e o b s e r v a n c e.

---

[1]) Par l'obligeant intermédiaire du Dr. W o l l i s o n, j'ai appris du Dr. B i l-
l i n g s, le bibliophile médical bien connu, que la littérature américaine ne contient absolument rien au sujet de la question sanitaire dans les industries du pétrole et que le „Board of Health" (Département de la santé publique) de Pennsylvanie, n'a encore jamais rien publié à ce sujet.

[2]) Les d a n g e r s présentés par le forage à la tige consistent encore dans
la r u p t u r e d e s c h a î n e s au moyen desquels on fait monter et descendre la
lourde charge constituée par la tige de sonde et ses accessoires. Les chaînes largement employées dans les exploitations de Bakou pour le levage et la descente
des appareils de sonde, constituent un grand mal et doivent être supprimées par
voie administrative. Au point de vue sanitaire, le p r o c é d é d e f o r a g e d e
L e n z (forage à la corde modifié) doit être préféré au procédé à la tige, ne serait ce que parce qu'il comporte l'emploi d'un câble au lieu de chaines.

IV. Etant donné la fréquence des b r û l u r e s dans les raffineries, principalement dans les corps de métier où l'on a affaire avec les a c i d e s et l e s a l c a l i s c a u s t i q u e s, et surtout dans les usines s'occupant de la r é g é n é r a t i o n d e l'a c i d e s u l f u r i q u e au d é- p e n s d e s d é c h e t s d e p é t r o l e,—il est absolument nécessaire d'adopter de sévères mesures préventives, et de ce nombre, le port obligatoire par les ouvriers de v ê t e m e n t s p r o t e c t e u r s, de mi- taines, chaussures, etc., ainsi que l'emploi de l u n e t t e s, r e s p i r a- t e u r s et autres instruments semblables.

V. Le port de v ê t e m e n t s-p r o t e c t e u r s doit être rigoureuse- ment obligatoire dans toute espèce de travaux ayant le naphte pour objet et principalement dans les p u i t s e n f o n t a i n e, où les influ- ences du naphte se font sentir particulièrement délétères. L'emploi de blouses à manches boutonnant hermétiquement, ainsi que de mitaines doit être également obligatoire dans les t r a v a u x d e r e m p l i s s a g e d u p é t r o l e.

VI. L'entretien de la peau en état de propreté par des l a v a g e s f r é q u e n t e s e t s o i g n é s constitue la meilleure mesure préventive que l'on puisse opposer aux influences morbides du pétrole, et c'est pourquoi il doit être constitué obligation aux propriétaires d'exploita- tions ou de fabriques de fournir à leurs ouvriers de l'e a u e n s u f f i- s a n c e, et de mettre à leur disposition des appareils appropriés soit pour les ablutions ordinaires soit aussi pour le lavage du corps en en- tier; dans ce but toutes les exploitations et fabriques doivent être pourvues non seulement, de b a i n s [1]) et de b a i g n o i r e s, mais encore de p i s c i n e s d'e a u c o u r a n t e; ces dernières, absolument indispensables dans les travaux de fontaines, doivent constituer un accessoire obligé de tout puits de ce genre et être établies dans son voisinage immédiat.

Les d e r r i c k s, qui servent à régler le courant de naphte et à prévenir un épanchement de liquide aussi improductif que fâcheux pour les alentours, ces derricks s'imposent dans l'intérêt de l'industre et de ses représentants.

Au point de vue sanitaire et philantropique, ne s'imposent pas moins les p i s c i n e s d e b a i n s, qui constituent un besoin fondamental dans les travaux des fontaines où les hommes sont couverts de naphte de la tête aux pieds.

VII. Dans les r a f f i n e r i e s d e p é t r o l e on n'accorde pas assez d'attention à l'a é r a t i o n et cependant dans certains corps de métier de ces fabriques, principalement dans les s a l l e s d e r é c e p t i o n d e s u s i n e s d'é p u r a t i o n d u p é t r o l e e t d e s h u i l e s, les dis- positifs spéciaux de ventilation sont de nécessité absolue (voir plus haut) et leur organisation doit être garantie par des instructions spé-

---

[1]) L'organisation de b a i n s, garantie dans les autres industries minières par des prescriptions obligatoires émanant des conseils d'exploitation, ne se fera pas attendre dans les exploitations de pétrole (quelques-unes en sont déjà pourvues); il reste à souhaiter que l'établissement de p i s c i n e s d e b a i n s devienne aussi obligatoire pour les puits en fontaine que l'établissement des derricks.

ciales et des prescriptions obligatoires émanant du service d'inspection des fabriques respectives [1]).

VIII. Les fabriques s'occupant de la r é g é n é r a t i o n de l'a c i d e s u l f u r i q u e a u x d é p e n s des d é c h e t s de p é t r o l e, exigent une attention toute particulière. A l'effet de limiter autant que possible les préjudices portés à la santé des ouvriers, les mesures suivantes doivent recevoir force de loi: 1) les locaux fermés dans lesquels s'accumulent les v a p e u r s s u l f u r e u s e s doivent être pourvus de dispositifs convenables destinés à les capter et doivent en outre être a é r é s par les procédés les plus perfectionnés; 2) le travail dans ces usines ne doit pas dépasser la durée normale de 8 h e u r e s.

Mesdames et Messieurs! Après avoir signalé ce qui paraît le plus important et le plus indispensable en vue de l'assainissement de l'industrie du pétrole, il me reste à dire en conclusion, que je suis bien loin de penser que mon travail soit suffisant et touche à toutes les faces de la question que je me suis proposée; tout au contraire, j'ai conscience des multiples lacunes qu'il renferme et je ne le considère que comme un ensemble des matériaux pour des travaux ultérieurs.

Je serais heureux si les considérations énoncées pouvaient donner l'impulsion à la régularisation des conditions sanitaires de l'industrie du pétrole, conditions, auxquelles il a été accordé si peu d'attention jusqu'à ce jour, soit à l'étranger soit en Russie.

Discussion.

Prof. **Bonmariage** (Bruxelles): Je ne puis que confirmer en tous points les conclusions du travail si important et si original de Mr. le Dr. B e r t h e n s o n. Malheureusement, je crains fort que ces conclusions ne restent lettre morte, si on n'emploie que des mesures coercitives pour les faire adopter.

Dans les divers pays on a créé des règlements même draconiens pour la protection des ouvriers dans les diverses industries; les résultats ont été maigres. Pourquoi? Parce que l'éducation des ouvriers n'est pas suffisante pour comprendre ces mesures.

Je demande donc non pas seulement des mesures sévères pour les exploitants mais encore et surtout qu'on fasse des conférences aux ouvriers, qu'on leur distribue des brochures, des feuilles volantes leur expliquant les dangers auxquels ils seront exposés s'ils ne suivent pas les conseils hygiéniques qu'on leur donne.

Dr. **Berthenson**: Il y a erreur dans ce que vient d'être dit par le Prof. B o n m a r i a g e: je ne parle pas des obligations pour les ouvriers, mais uniquement pour les exploitants. Je comprends bien que l'instruction des ouvriers est ce qu'il faut en premier lieu, mais en même temps il faut protéger les ouvriers contre la mauvaise volonté et l'apathie des exploitants.

Dr. **Bertillon** (Paris) prit aussi part à la discussion.

---

[1]) Les conditions climatériques ne permettent pas partout, sans doute, de disposer les appareils de distillation en plein air, ainsi que cela se fait à Bakou; là où ces appareils sont placés dans des locaux fermés, les soucis de la ventilation doivent se trouver au premier plan.

Dr. **Jacques Bertillon** (Paris).

La puériculture aseptique.

Isolement;
Désinfection;
Economie de la main-d'œuvre.

I. But du présent travail.

Chaque année, 18000 „petits Parisiens" au moins (soit à peu près le tiers des enfants nés à Paris) sont envoyés en nourrice.

Le prix ordinairement payé par leurs parents est de 20 à 30 francs par mois. Malgré la surveillance sagement prescrite par la loi Théophile Roussel, (loi du 27 déc. 1874), ces enfants sont généralement élevés dans des conditions déplorables. Les paysannes à qui on les confie sont des femmes ignorantes et remplies de préjugés malfaisants.

Une situation analogue se retrouve dans la plupart des pays. Partout on voit les enfants du peuple soumis à une mortalité excessive qui, le plus souvent, dépasse même celle qu'on observe en France.

Le présent travail a pour but d'expliquer comment on pourrait faire bénéficier ces petits nourrissons des progrès de la science moderne sans aucune augmentation de prix. Toute la question est de ne pas dépasser le prix actuel, car les prescriptions les plus sages ne seront pas suivies, si elles sont coûteuses.

C'est ce qui condamne, à mon avis, les institutions généreuses qui ont été créées, dans différents pays, pour venir en aide à ces petits malheureux. Les crèches sont trop souvent des foyers d'épidémies. Quelques autres institutions charitables sont conçues suivant des principes scientifiques. Mais elles coûtent beaucoup trop cher. Par exemple, à Paris, quelques dames bienfaisantes ont créé une sorte d'hospice d'enfants appelé la P o u p o n n i è r e. Des mesures sévères d'isolement ont été prises, et elles ont bien réussi puisque aucune épidémie ne s'est répandue dans l'établissement. Mais voici le reproche, reproche capital, que l'on doit faire à la P o u p o n n i è r e, et à d'autres établissements du même genre. Aux enfants qu'ils reçoivent, ils demandent 40 francs par mois, puis ils dépensent pour eux à peu près le double. Ce sont deux erreurs. Quarante francs sont une somme qui suppose chez les parents une véritable aisance; leurs enfants ne sont donc pas en danger, et il est superflu de rien ajouter à leur bien-être. Ce sont, au contraire, les enfants dont les parents payent 25 francs par mois, ce sont ceux qui ne peuvent même payer cette somme, qui sont en danger et qu'il faut secourir. J'ajoute que, pour faire œuvre viable et féconde, il faut les secourir à bon marché, de façon à pouvoir en secourir beaucoup.

Agir autrement, c'est imiter ce philantrope qui, voulant donner des vêtements aux pauvres gens qui n'en ont pas, s'adresserait aux clients de la B e l l e J a r d i n i è r e [1]) pour les conduire chez D u s a u-

---

[1]) Grande maison de confection à Paris.

t o y [1]). Il ferait mieux de les prendre à l'hôpital pour les conduire aux Classes laborieuses [2]).

Elever très bien les enfants sans dépenser beaucoup d'argent, tel est donc le but que nous allons poursuivre ensemble. La science moderne nous en donne, je crois, les moyens.

En tête de cette étude, nous inscrirons les trois principes qui l'inspirent tout entière: Isolement.—Désinfection.—Economie de la main-d'œuvre.

Les deux premiers points n'ont pas besoin de démonstration.

L'économie de la main-d'œuvre est indispensable pour arriver au bon marché, c'est-à-dire à l'objectif auquel nous devons sacrifier tous les autres.

La main-d'œuvre inutilement gaspillée est énorme dans l'élevage actuel des enfants.

J'ai le bonheur d'élever dans ce moment une nouvelle petite fillette, que je fais allaiter au lait stérilisé, avec la plus méticuleuse propreté, et je surveille souvent les opérations qui la concernent; le temps perdu à laisser chauffer le lait, les pas inutiles employés pour aller chercher tous les appareils nécessaires à l'enfant, le temps démesuré employé à nettoyer convenablement le biberon, à le brosser, etc., pourraient être considérablement réduits par un matériel approprié. D'où économie d'argent et possibilité de secourir, sans dépenser plus, un plus grand nombre d'enfants. Voyez ce que font les industriels, et notamment les industriels américains. Il n'y a pas un mouvement de l'ouvrier qu'on n'étudie soigneusement pour le réduire au minimum, afin d'épargner la main-d'œuvre. Car, dans toutes les industries, les dépenses de main d'œuvre sont toujours les plus onéreuses.

Pour arriver à ce minimum de dépense, il faut absolument fabriquer en grand. C'est une nécessité industrielle. Il en est de même en puériculture. Pour élever les enfants à très bon marché, il faut en élever beaucoup à la fois. Grave danger si vous ne pratiquez pas très rigoureusement la désinfection et l'isolement! Une collection d'enfants est assez comparable à une poudrière; il suffit d'une seule étincelle — je veux dire d'un seul germe nuisible—pour mettre le feu aux poudres. Donc, nos trois principes: isolement, désinfection, bon marché sont solidaires. On ne peut atteindre le dernier terme, c'est-à-dire le bon marché, que si l'asepsie et l'antisepsie sont pratiquées avec une rigueur chirurgicale, dont on n'a jamais usé jusqu'à présent en ce qui concerne la puériculture.

L'éducation des enfants à domicile, outre qu'elle est, comme je l'ai dit plus haut, beaucoup trop coûteuse, est en outre tout-à-fait défectueuse au point de vue de la sécurité des enfants. Même dans les maisons bourgeoises les mieux tenues et les plus attentives, que de lacunes à ce point de vue!

L'isolement des enfants est nul; leurs nourrices vont même bavarder avec d'autres nourrices, les font communiquer avec d'autres enfants et les exposent à plaisir à la contagion. Les linges de l'enfant

---

[1] Tailleur très élégant à Paris.
[2] Maison de confection pour ouvriers, à Paris.

sont lavés soit à domicile, soit chez une blanchisseuse. Dans ce dernier cas, ils sont en contact avec le linge de la clientèle de la blanchisseuse, par conséquent ils sont exposés à mille chances de pollution. S'ils sont lavés à domicile, ils le sont mal, malgré l'emploi des meilleures lessiveuses; ils sont séchés en plein vent, où ils peuvent être souillés par toutes sortes de poussières; lorsqu'ils sont prétendument lavés, ils sont raidis et presque empesés par les matières organiques, c'est-à dire qu'ils sont d'excellents bouillons de culture pour tous les germes qu'ils peuvent rencontrer. Quel est le chirurgien qui voudrait s'en servir pour panser une plaie quelconque? Les mille précautions qu'il prend pour arriver à l'asepsie, auraient passé pour excessives et même pour être un peu ridicules il y a quelques années. Est-il exagéré de dire qu'un nourrisson, cet être exposé si particulièrement aux contagions, devrait être défendu contre elles avec autant de soin méticuleux que l'est aujourd'hui une plaie, même lorsqu'elle est insignifiante?

II. Plan d'un établissement de puériculture aseptique.

Voici comment, à mon avis, on pourrait appliquer à la puériculture les données de l'hygiène moderne et en même temps arriver au bon marché, desideratum qui me paraît plus important que tous les autres.

J'imagine un vaste établissement divisé en trois parties principales. La première A, où les allées et venues sont librement permises, contient les services administratifs, magasins de matériel, dépôt de charbon, buanderie, cuisine, etc.

Elle est bornée à l'intérieur par un mur qui ne présente qu'une seule ouverture, une porte, dont l'accès n'est permis qu'à ceux des employés de l'établissement qui ont quelque chose à faire dans la deuxième partie B de l'établissement. Nous verrons plus loin l'usage de cette deuxième partie.

Quant à la troisième partie C de l'établissement, elle est uniquement destinée aux enfants et aux femmes qui les soignent. C'est dire que l'accès n'en est permis que très difficilement et sous des conditions très rigoureuses.

La partie B est consacrée exclusivement à l'accomplissement des conditions sous lesquelles les personnes et les choses sont admises dans la nursery proprement dite.

Voyons d'abord ce qui concerne les enfants. Ils doivent subir une période d'observation qu'on peut fixer à quinze jours avant d'entrer dans la nursery. Il y a donc deux lazarets au moins: l'un dans lequel sont admis librement les enfants du 1-er au 15 de chaque mois; puis la porte du lazaret est fermée, les objets nécessaires aux enfants et à leurs gardes entrent seulement par un guichet. Les enfants restent là isolés, en observation pendant quinze jours; ils entrent donc dans la nursery le 30 ou le 31 de chaque mois.

Le second lazaret ressemble exactement au premier, mais les enfants y sont admis du 15 au 30 de chaque mois; puis la porte est fermée et les enfants restent isolés, en observation pendant quinze jours. Ils entrent donc dans la grande nursery le 15 de chaque mois.

Si l'entrée de la nursery est difficile pour les personnes, elle ne l'est guère moins pour les objets. Tout objet introduit pour les besoins du service sera préalablement désinfecté. Il y a donc une étuve à vapeur sous pression constamment en usage pour les linges, objets de literie, ustensiles de toute espèce qui devront pénétrer dans la nursery. Cette étuve sera organisée comme celles de la ville de Paris, avec deux services entièrement distincts: l'un extérieur pour les objets sales, l'autre intérieur pour les objets purifiés.

Nous reviendrons sur quelques salles accessoires de la partie B. Mais il est temps de parler de la nursery, ou partie C.

Comme nous l'avons dit, elle est entièrement retranchée du monde extérieur, les personnes n'y pouvant pénétrer qu'après un passage au lazaret et les choses après un passage à l'étuve désinfectante.

Dans ces conditions, qui doivent être strictement exécutées, il n'y a pas d'inconvénient à y réunir un grand nombre d'enfants; il faudra donc le faire, car il y aura à cela un avantage économique évident, et c'est surtout à ce point de vue qu'il faut se placer à mon avis.

Les enfants seront tous nourris au lait stérilisé. Je n'ai pas à faire ici l'éloge du lait stérilisé, quoique j'en sois un partisan convaincu; mais il a des défenseurs plus autorisés. Je me bornerai donc à une remarque évidente par elle-même: c'est que la nourrice au sein doit être forcément bannie d'un établissement qui vise au bon marché.

Les enfants doivent être classés dans la nursery suivant leur âge, de façon qu'on puisse donner sans hésitation à tous les enfants du même âge les mêmes soins. Les biberons qui leur sont destinés auront été remplis dans une salle spéciale de la partie B; on les disposera sur de petits chariots, et l'infirmière n'aura d'autre soin à prendre que de les suspendre au-dessus de chaque berceau et de veiller à ce que chaque enfant conserve la tétine dans sa bouche. Les biberons étant vides, l'infirmière enlève chaque tétine, la lave, puis la dépose dans un verre d'eau boriquée situé au pied de chaque berceau. Les biberons vides sont ensuite placés sur un chariot muni de petites planches à bouteille. Ils sont dirigés vers un guichet spécial, qui s'ouvre sur la partie B (salle de lavage des biberons).

Là on les lave et on les brosse tous ensemble à l'aide d'une machine tellement simple que je n'en donne pas la description, étant certain que chacun la fera de lui-même.

On les passe à l'étuve, et on les remplit mécaniquement d'un lait stérilisé dans l'établissement (autre salle de la partie B), et ils sont prêts pour un nouveau repas.

La toilette des enfants peut également se faire rapidement à l'aide de lavabos ad hoc, où tous les instruments nécessaires se trouvent à la portée de la main. Les linges sales sont portés au guichet de sortie; ils ne rentreront dans la salle qu'après avoir été lavés puis passés à l'étuve.

On voit qu'une même infirmière peut, sans inconvénient, être chargée d'un grand nombre d'enfants, surtout lorsqu'il s'agit d'enfants de plus de six mois.

Les infirmières ne doivent, en principe, jamais sortir. Elles sont cloitrées. Si elles sont religieuses, ce point peut être obtenu assez fa-

cilement. Si elles ne le sont pas, il est manifeste qu'on ne peut pas les retenir toute l'année en prison. On leur donnera donc des congés aussi prolongés qu'on le voudra, mais aussi rares que possible. Lorsqu'elles voudront reprendre leur service, il faudra les baigner dans un bain désinfectant, laver leur corps et leur chevelure au savon et à la brosse, puis retenir les vêtements qu'elles portaient au dehors, et leur faire revêtir un uniforme préalablement désinfecté. Il y aurait avantage à ce que cet uniforme fût en couleurs criardes et de forme ridicule, de façon que celles qui le portent n'aient aucune possibilité ni même aucune tentation de violer la consigne.

Je n'insiste pas sur toutes les mesures de détail que l'on devra prendre pour obtenir l'isolement parfait des enfants et l'asepsie absolue, chirurgicale, de tous les objets qui les toucheront.

Il faut prévoir cependant une objection grave. Les parents de ces enfants voudront les voir; comment satisfaire à ce désir si naturel sans enfreindre gravement, dangereusement, l'isolement où nous voulons les maintenir? Sur un des côtés de la salle, on peut ménager une galerie qui permettra, à travers des glaces transparentes encastrées dans la muraille, de surveiller les infirmières, et qui permettra en outre aux parents de voir leurs enfants; les infirmières, prévenues par téléphone, apporteront l'enfant de l'autre côté de la glace.

Mais quelques mères, guidées par un sentiment maternel irréfléchi, voudront absolument tenir leur enfant entre leurs bras et l'embrasser. Le permettre c'est, à coup sûr, introduire quelque épidémie dans la salle: le défendre absolument c'est faire cruellement violence à un sentiment respectable. On pourra donc le permettre quelquefois, mais il faudra soumettre la mère qui aura voulu absolument obtenir cette permission à une désinfection extérieure complète. On la baignera donc; on retiendra ses vêtements; on lui lavera tout le corps et la chevelure au savon et à la brosse, et on lui fera revêtir des vêtements désinfectés. On ne négligera aucune précaution, d'abord pour préserver la nursery d'une épidémie possible, et aussi pour que la mère, ennuyée par cette longue et minutieuse toilette, n'ait pas souvent la tentation de recommencer.

Si un enfant est malade, il sera porté à une infirmerie dont l'accès sera permis au médecin et aux parents. Par conséquent, après guérison, il ne pourra rentrer dans la nursery qu'après avoir passé par l'un des deux lazarets le temps réglementaire pour les entrants.

La nursery devra être maintenue à une température uniforme considérée comme la meilleure pour les enfants. Des thermomètres automatiques préviendront par une sonnerie lorsque cette température sera dépassée ou ne sera pas atteinte.

III. Conséquences au point de vue sanitaire.

Il me semble évident, qu'en principe tout au moins, des enfants nourris dans ces conditions, échapperont à toutes les maladies dont ils n'ont pas apporté le germe en naissant.

Faisons donc le compte de chacune des causes de mort auxquelles ils échapperont et de celles que tous nos soins ne parviendront pas à éloigner.

En 1895, il y a eu à Paris 7665 décès de 0 à 1 an. Voici comment se répartissaient les causes de mort (j'en abrège autant que possible la nomenclature):

I. Maladies que l'isolement, l'asepsie, une bonne alimentation et une température constante auraient éloignées.

Nombre des décès
à Paris en 1895.

Variole (6), rougeole (177), scarlatine (8), coqueluche (163), diphtérie (31), etc.	392
Maladies de l'appareil respiratoire (bronchite, pneumonie, grippe, etc.)	1492
Diarrhée infantile, athrepsie	2971
Erysipèle	27
Défaut de soin	12
Morts violentes	23
	4917

II. Maladies attribuables à la mauvaise constitution des enfants:

Tuberculose (méningite exceptée)	128
Méningite, convulsions, maladies du système nerveux	919
Scrofule	3
Syphilis	123
Maladies du cœur	19
Maladies des os et des articulations	8
Vices de conformation	57
	1257

III. Maladies attribuables en partie à la mauvaise constitution des enfants, en partie à l'insuffisance des soins qu'ils reçoivent.

Débilité congénitale, ictère et sclérème	1324

IV. Autres maladies.

Septicémie (8), anémie (5)	13
Embolie (2), phlébite (4), hémorrhagie (6)	12
Maladies de l'appareil digestif (diarrhée exceptée)	37
Albuminurie	4
Gangrène (4), anthrax (2), phlegmon (22), etc.	38
Autres maladies	8
Maladies mal définies	23
Maladies inconnues ou non spécifiées	32
	167
Total général	7665

Ainsi on peut dire que les deux tiers au moins des décès de 0 à 1 an sont dus à des causes évitables, que l'isolement, l'asepsie rigoureusement pratiquée et des soins intelligents feraient disparaître. Ces conditions ne peuvent pas être remplies à domicile. Elles le seraient dans l'établissement (j'ai envie de dire dans la ruche de bébés) dont nous venons d'échafauder le plan. Théoriquement, la mortalité n'y devra être que le tiers de ce qu'elle est ordinairement.

Il y aurait avantage à avoir deux nurseries séparées dans chaque établissement. L'une serait réservée aux enfants considérés comme

n'ayant aucune tare au moment de leur entrée; cette présomption serait admise lorsque les deux parents seront connus et ne présenteront de tare appréciable ni l'un ni l'autre; il faudra en outre que l'enfant pèse, à sa naissance, un poids déterminé. Dans cette première nursery la mortalité sera théoriquement nulle, et on peut espérer qu'elle sera pratiquement très peu élevée.

Dans l'autre nursery, on mettra tous les enfants dont l'un des parents n'est, médicalement parlant, pas connu; tous ceux dont l'un des parents présentera une tare apparente ou une tare avouée, tous ceux enfin, dont le poids n'atteindrait pas le minimum fixé. Evidemment, cette catégorie d'enfants présentera un certain nombre de décès par tuberculose, syphilis, etc. N'est-il pas certain cependant que leur mortalité sera moindre qu'elle ne l'aurait été s'ils avaient été élevés dans un milieu moins parfaitement purifié?

Assurément, si notre projet venait à se réaliser, il faudrait surmonter des difficultés imprévues; peut-être même des problèmes non soupçonnés surgiraient-ils. Cependant le projet de débarrasser, grâce à l'isolement et à l'asepsie, les enfants de toutes les maladies dont ils ne portent pas le germe en eux-mêmes, ne paraît pas plus irréalisable que ne l'a été le rêve de débarrasser les blessés et opérés de l'infection purulente, les femmes en couches de la fièvre puerpérale.

Et pourtant ce n'est peut-être pas encore là le plus grand avantage du projet que je vous soumets. Son plus grand mérite me semble être de permettre la puériculture à bon marché de façon à pouvoir nourrir dans de bonnes conditions le plus grand nombre d'enfants possible. La main-d'œuvre y est réduite au minimum, c'est toujours la grosse dépense dans une industrie quelconque; le lait destiné aux enfants ne constitue qu'une dépense peu importante, et il ne reste à couvrir que les frais généraux. Plus l'établissement sera grand, plus la quote-part des frais généraux afférente à chaque enfant sera faible. Je ne veux certainement pas me lancer ici dans l'établissement d'un budget de fantaisie, mais il me paraît certain qu'avec un établissement suffisamment vaste, on arrivera à dépenser sensiblement moins que les 25 francs mensuels actuellement payés par les parents des „petits Parisiens". Combien leur éducation sera préférable à leur sort actuel!

IV. Examens de quelques objections.

Contre les trois principes de l'établissement projeté (ces principes sont l'isolement, la désinfection, l'économie de la main d'œuvre), on ne m'a fait aucune objection.

Cependant on s'est élevé contre ce projet avec beaucoup de vivacité, mais pour des motifs qui, à mon avis, sont étrangers à la question.

M. le professeur Pinard pose en principe que le lait stérilisé n'est qu'un pis-aller, que l'allaitement maternel lui est incomparablement préférable, et que presque toutes les femmes peuvent, physiologiquement, nourrir leur enfant.

Admettons toutes ces propositions. Admettons même la dernière; admettons que toutes les femmes puissent nourrir. Mais nous sommes bien forcés de reconnaitre qu'en fait il y en a chaque année plus de 18,000 qui ne le font pas. „Elles pourraient le faire"! s'écrie M. le professeur Pinard. Soit! Mais elles ne le font pas, parce que si la physiologie le leur permet, leur condition économique le leur interdit; la plupart de ces femmes ont besoin de travailler, et elles ne peuvent pas le faire avec un enfant sur les bras.

Que ce soit pour ce motif ou pour un autre, elles ne le font pas.

Donc, la question n'est pas de savoir s'il vaut mieux qu'un enfant soit élevé par sa mère ou autrement, mais de savoir s'il vaut mieux qu'il soit élevé au biberon, avec un lait quelconque, par une nourrice ignorante et malpropre (ce qui est le cas actuel) ou s'il vaut mieux qu'il soit élevé dans les conditions d'isolement et d'asepsie que nous avons recherchées au cours du présent travail.

L'objection de M. le prof. Pinard me paraît avoir d'autant moins de portée que l'emploi du lait stérilisé n'est même pas une condition essentielle de l'existence d'un établissement de puériculture aseptique. On peut très bien concevoir un établissement semblable à celui que j'ai décrit, et dans lequel les enfants seraient élevés au sein. Seulement, les frais nécessités par ce genre d'élévage seraient extrêmement considérables et on ne pourrait par conséquent en faire bénéficier qu'un nombre restreint d'enfants. Ceux qui n'y pourraient être admis continueraient à être exposés à une mortalité effroyable.

Or, il me semble qu'un établissement charitable est responsable non seulement des enfants dont il prend la charge, mais aussi, mais surtout, de ceux qu'il refuse d'accepter et qu'il laisse mourir au dehors.

D'ailleurs, il est permis d'accorder au lait stérilisé plus de confiance que M. le prof. Pinard—qui d'ailleurs s'en sert au besoin—ne croit devoir le faire.

Nourrissant les enfants à peu de frais, on pourra en élever beaucoup. L'expérience des établissements bien tenus, tels que la Pouponnière, montre qu'on peut les protéger contre les épidémies; à plus forte raison y parviendra-t-on par un isolement et une asepsie rigoureuse.

Si ce genre de puériculture donne les résultats qu'on peut espérer, les enfants même des familles les plus aisées auront grand intérêt à y être nourris. Les enfants dont les parents sont trop pauvres pour payer même 25 francs par mois, pourront y être admis par charité. Ainsi disparaîtraient pour la première année de la vie les inégalités sociales que l'inégalité de la valeur des hommes peut justifier sans doute à un âge plus avancé, mais qui nous paraissent si profondément injustes quand elles se manifestent autour d'un berceau [1]).

---

[1]) J'ai la vive satisfaction d'apprendre (mars 1898) que les administrateurs de l'Asile Aguirre, à Buenos-Ayres, s'inspirant du présent opuscule étudient le moyen de construire un établissement de puériculture aseptique.

Septième Séance.

Mercredi, le 13 (25) Août, 4 h. de l'après-midi.

La Séance fut ouverte par M. le Prof. Boubnoff.
Présidents: Dr. Bertillon (Paris), Prof. Licéaga (Mexico).

Dr. Jos. Schrank (Wien).

Reformen bei der ärztlichen Untersuchung der unter Controle stehenden Prostituirten.

Die periodischen ärztlichen Untersuchungen der Prostituirten werden in den meisten Städten, wo selbe eingeführt sind, mit geringen Veränderungen, so wie vor Decennien, geübt, trotzdem die Wissenschaft seit dieser Zeit grosse Fortschritte gemacht hat.

In Frankreich verfolgt die Reglementirung der Prostitution fast ausschliesslich nur hygienische Zwecke und doch werden die Untersuchungen ohne Rücksichtsnahme der Fortschritte in der medicinischen Wissenschaft, so wie seit ihrer Einführung zu Napoleon's Zeiten ausgeführt. Eines der Hauptargumente, welches die Abolitionisten gegen das französische System zu Felde führen, ist, dass die ärztliche Untersuchung keine positiven Erfolge habe, dass der Staat eine Garantie für die Gesundheit der Prostituirten übernimmt, die eine irrtümliche ist, da viele von controlirten Prostituirten an latenter Syphilis und Gonorrhoe leiden, andere zwischen den Untersuchungszeiten an venerischen oder syphilitischen Krankheiten erkranken.

Man muss zweifellos zugeben, dass die ärztliche Untersuchung, wenn sie auch noch so sorgfältig ausgeführt wird, nie für den Einzelnen absolute Sicherheit gegen Ansteckung gewährt.

Auch kann durch die periodische ärztliche Untersuchung der Prostituirten die Ansteckung derselben nicht verhindert werden, da die venerischen oder syphilitischen Infectionen der Prostituirten vom Manne herstammen, der leider nicht ärztlich untersucht wird. Diese Einrichtung des französichen Systems kann nur die Folge der Infection—die Verbreitung—mindern.

Die eingeschriebenen Prostituirten werden fast alle im ersten Jahre ihrer Thätigkeit inficirt. Diese meist leicht nachweisbaren syphilitischen Initialformen oder frischen Urethritiden werden von den Untersuchungsärzten constatirt und die damit behaftete Prostituirte in ein Spital gewiesen. Nach der Heilung dieser örtlichen syphilitischen Krankheitserscheinungen wird dieselbe wieder unter ärztliche Controle gestellt und übt die Prostitution wie vor ihrer Spitalsaufnahme aus. Auf die Initialform der Syphilis folgt aber die sog. kondylomatöse Periode, die aus einer Reihe von Recidiven besteht und mehrere Jahre anhält, bis dieselbe in Siechtum oder Tod übergeht, oder aus einem anderen Grunde radirt wird. Nach der meist vermeintlichen Heilung der Urethritis, die in der meist zu kurzen Spitalsbehandlungszeit nicht erfolgen kann und nur in der Beseitigung der auffallenden Erscheinungen, wie profuser Ausfluss, Entzündung der Urethral- und Vaginalschleimhaut besteht, wird die Prostituirte meist ungeheilt und infectionsfähig aus dem Spitale

entlassen und kann ihr Schandgewerbe wieder ausüben, wobei sie nur durch die wiederholt eintretenden Recidiven und die dadurch bedingten Spitalsaufenthalte gehindert wird.

Wärend der Jahre werden solche Prostituirte mehrmals dem Spitale zugewiesen und nach einiger Zeit daraus vermeintlich geheilt oder ungeheilt entlassen.

Wärend der Zeit, als die syphilitischen oder venerischen Prostituirten keine äusseren Erscheinungen der Syphilis oder Venerie zei·gen, giebt der Untersuchungsarzt das Attest „gesund", d. h. für den Unzuchtsbetrieb geeignet, ab.

Diese Atteste werden ämtlich ausgestellt und sind schon bei der Ausstellung unrichtig; auch die Atteste „gesund" bei gesunden Prostituirten sind nur wahr so lange, als dieselbe keinen geschlechtlichen Umgang mit einem inficirten Manne hatte. Diese Atteste, die man in einigen Städten mit französischem System in die Hand der eingeschriebenen Prostituirten giebt, täuschen in vielen Fällen die Männerwelt, die durch die ämtliche Bestätigung irregeführt wird und glaubt, die Prostituirte sei gesund, wärend dies nicht der Fall ist.

Doch ist es evident, dass die Einführung des französischen Systems für das allgemeine Gesundheitswol von grossem Nutzen ist und zwar um so mehr, je genauer und wissenschaftlicher dasselbe geübt wird. Die eben angeführten Unvollkommenheiten der ärztlichen Untersuchung der unter Controle stehenden Prostituirten lassen sich durch ärztliche und administrative Massregeln wenn nicht ganz beseitigen, so doch sehr vermindern.

Die Thatsache, dass nicht nur die Primäraffectionen der syphilitischen Erkrankungen, das Ulcus, der Bubon und die Sklerose auf Gesunde übertragbar sind, sondern dass wärend des kondolymatösen Stadiums, das nach der Sklerose beginnt und viele Jahre dauern kann, alle örtlich auftretenden Krankheiten wie auch das Blut der Kranken selbst ohne Vorhandensein äusserer sichtbarer Symptome contagiös und fähig sind, die Syphilis als constitutionelles Leiden gesunden Individuen mitzuteilen, führt zu Massnamen, die auf den Erfolg der ärztlichen Untersuchung äusserst günstig einwirken.

Diese Massnahmen wurzeln in dem einen Satze: dass keine erkrankte Prostituirte früher zur Ausübung des Schandgewerbes zugelassen werde, als bis sie unzweifelhaft gesund ist und die Möglichkeit einer Uebertragung einer geschlechtlichen Infectionskrankheit ausgeschlossen er-scheint.

Die Ansteckungsgefahr wird in Betreff der gonorrhoischen Erkrankung bedeutend vermindert, wenn man bei der periodischen ärztlichen Untersuchung auch Rechnung trägt auf die Neisser'sche Entdeckung der Gonokokken in den Uregenitalsecreten bei Tripper und die bakteriologische Untersuchung dieser Secrete vornimmt.

Bei Prostituirten, die niemals an Tripper gelitten haben, wären die obbesagten Secrete periodisch in Zeiträumen von circa 14 Tagen bakteriologisch zu untersuchen, bei jenen die daran schon erkrankt waren, wöchentlich durch die Dauer von 2 Jahren, überhaupt so lange, bis durch Monate keine Gonokokken sich nachweisen lassen.

Da die Diagnose der Syphilis in vielen Fällen eine äusserst schwierige ist, so muss von dem Untersuchungsarzte eine scrupulose Genau-

igkeit und gründliches Wissen der syphilitischen Erkrankungen verlangt werden. Es wäre bei der Anstellung der Untersuchungsärzte analog wie bei denen des Pariser Dispensaire's vorzugehen.

Die syphilitischen Krankheitserscheinungen treten oft in kurzer Frist schon derart auf, dass eine Infection stattfinden kann; es sollen daher die Untersuchungen wenigstens nach 2—3 Tagen vorgenommen werden.

Bei der ärztlichen Untersuchung der Prostituirten muss die Gonorrhoe als eine infectiöse Krankheit, hervorgerufen durch Gonokokken, aufgefasst werden.

Der Sänger'schen Ansicht, dass auch solche krankhafte Veränderungen am Sexualorgane als zur Gonorrhoe gehörig betrachtet werden müssen, bei denen Gonokokken nicht gefunden werden, kann nicht beigestimmt werden und wären solche Erkrankungen nur als Nachkrankheiten der Gonorrhoe anzusehen.

Die periodische ärztliche Untersuchung soll sich erstrecken:

1. In eine Besichtigung der Geschlechtsteile, des Mittelfleisches, des Gesässes und des Mastdarmes, der allgemeinen Hautdecke, sowie der behaarten Körperstellen.

2. In ein Betasten der Halsgegend, der Achselhöhlen, der Ellbogengegenden, wie der Leistengegenden, behufs Nachweises etwa vorhandener Drüsenanschwellungen.

3. In einer Specularuntersuchung der Vagina.

4. In einer Besichtigung der Mund- und Rachenhöhle mit Zuhilfenahme eines Spatels.

5. In einer Untersuchung des Harnes, ob Tripperfäden vorhanden.

6. In einer bakteriologischen Untersuchung der Urogenitalsecrete wie des Harnes auf das Vorhandensein von Gonokokken.

Bei der bakteriologischen Untersuchung müssen die Secrete der Harnröhre vor Allem genau geprüft werden, dann die des Cervix; weniger Bedeutung haben die der Vagina; denn nach Angabe v. Winckel's kommen bei den Tripperkranken in den Secreten der Urethra Gonokokken in 85—100%, in denen des Cervix in 37—47%, in denen der Vulva in 12—25% und in denen der Vagina nur in 4,4% vor.

Bei älteren Personen und nach häufigen Cohabitationen kommt eine gonorrhoische Erkrankung der Vulva oder der Vagina fast nie vor. Führen die bakteriologischen Untersuchungen der Secrete der Harnröhre und des Cervix nicht zu einem positiven Resultate und liegt begründeter Verdacht der Gonorrhoe vor, so wäre noch das Secret in den Buchten und Falten um die Harnröhremündung herum, wie das der Ausführungsgänge resp. das Secret der Bartholin'schen Drüsen auf das Vorhandensein von Gonokokken zu prüfen. Für diagnostische Zwecke reicht die gewöhnliche bakteriologisch-mikroskopische Untersuchung der betreffenden Secrete vollkommen aus.

Bei der Prostituirten-Untersuchung muss man bei negativen Gonokokkenbefunden von der Zuhilfenahme provocatorischer Irritationen durch chemische oder mechanische Mittel absehen. Es werden häufig wieaerholte Untersuchungen zu demselben Zwecke führen.

7. In einer laryngoskopischen Untersuchung des Kehlkopfes und in einer rhinoskopischen der Nase.

Die Prostituirten setzen sich häufig Gelegenheiten aus, in denen

sie sich Erkrankungen des Kehlkopfes zuziehen können, wobei es für den Untersuchungsarzt oft schwer wird zu unterscheiden, ob die Affection im Halse syphilitischer Natur sei oder von einer Verkühlung herrühre, besonders wenn bei den Prostituirten Primärformen bereits vorausgegangen sind. In solchen Fällen bringt meist rasch eine laryngoskopische Untersuchung Klarheit. Derlei Untersuchungen sind unerlässlich im Bedarfsfalle und nicht periodisch vorzunehmen.

Soll die periodische ärztliche Untersuchung in der oben geschilderten Weise vorgenommen werden, so ist weder die Wohnung der Prostituirten noch das Bordell hiezu geeignet, sondern es müssen in der betreffenden Stadt je nach ihrer Grösse ein oder mehrere Untersuchungslocale, welche mit dem hinreichenden Comfort ausgestattet sind, errichtet werden.

Da von einem Untersuchungsarzte nicht verlangt werden kann, dass er über eingehende theoretische und praktische Kenntnisse in der Syphilis, Dermatologie, Gynaekologie, Bakteriologie und Laryngoskopie verfügt, so ist es unbedingt notwendig für die bakteriologischen und laryngoskopischen Untersuchungen eigene Specialärzte als Untersuchungsärzte anzustellen. Es sind bis jetzt nur wenige Städte, wo man die ärztliche Untersuchung der Prostituirten nach dem eben dargelegten Modus einzuführen strebt.

Von allen Städten, in denen die Prostituirten periodisch untersucht werden, wird in dieser Richtung den Fortschritten in der Medicin am meisten Rechnung getragen in Stokholm. In dieser Stadt werden die Prostituirten in einem eigenen Untersuchungslocale von 2 Aerzten untersucht in Zeiträumen von 5—6 Wochen und in Fällen, wo Verdacht einer Gonokokkeninfection vorliegt, häufiger die Urogenitalsecrete derselben auf das Vorhandensein von Gonokokken einer bakteriologisch-mikroskopischen Prüfung unterzogen. Zu laryngoskopischen Untersuchungen ist im Dispensaire ein eigenes Zimmer hierzu eingerichtet. Der Stadt Stokholm reiht sich Breslau und Brüssel an.

In Breslau findet auch eine regelmässige—in längeren Zeiträumen von mehreren Wochen — bakteriologisch-mikroskopische Untersuchung der Urogenitalsecrete der Prostituirten statt, um den Nachweis der Gonokokken zu liefern.

In Brüssel werden von dem Untersuchungsarzte mikroskopische Praeparate aus dem Urogenitalsecrete der ihm tripperverdächtig erscheinenden Prostituirten angelegt, die zur weiteren Untersuchung in das dem Dispensaire gegenüberliegende Spital für Syphiliskranke übersendet werden.

Die von mir in Vorschlag gebrachten Reformen bei der ärztlichen Untersuchung der unter Controle stehenden Prostituirten lassen sich in Kürze der Hauptsache nach in folgenden Thesen zum Ausdruck bringen.

1. Die Untersuchungen sind in eigens hiezu eingerichteten Untersuchungsanstalten (Dispensaires) vorzunehmen.

2. In grösseren Städten sind mehrere derartige Untersuchungslocale und zwar nach der Ausdehnung der Stadt in den verschieden gelegenen Teilen derselben zu errichten.

3. Untersuchungsarzt kann nur der werden, welcher die Bedingun-

gen erfüllt, die für die Untersuchungsärzte des Pariser Dispensaire's vorgeschrieben sind.

4. Für die bakteriologischen und laryngoskopischen Untersuchungen sind Specialärzte in diesem Fache als Untersuchungsärzte anzustellen.

5. Die periodischen Untersuchungen sollen, wenn nicht in kürzeren Zeiträumen, so doch nach 2—3 Tagen stattfinden.

6. Da das Attest über den Gesundheitszustand der Prostituirten für den dieselbe besuchenden Mann keine absolute Garantie bietet, denselben sogar irreführen kann, so ist der Befund protocollarisch einzutragen und hat die Ausfolgung einer Gesundheitskarte oder Gesundheitsbuches, überhaupt eines Attestes über ihren Gesundheitszustand an die Prostituirte zu unterbleiben, da im Falle der Erkrankung dieselbe ohnediess sogleich in ein Spital gewiesen wird. Derselben wäre nur eine Legitimationskarte auszufolgen.

7. Wo möglich, wie in Toleranzhäusern, wäre auch der Mann einer geschlechtlichen Untersuchung zu unterziehen. Jedenfalls wären von Seite der Untersuchungsärzte Belehrungen über die Symptome der Syphilis und Venerie den Prostituirten zu erteilen und denselben Brochuren über diesen Gegenstand zu übermitteln.

8. Die bakteriologische Untersuchung der Urogenitalsecrete der Prostituirten, welche noch nie an Tripper erkrankt waren, hat in Zeiträumen von je 14 Tagen stattzufinden.

9. Die an Tripper erkrankten Prostituirten sind erst dann der Prostitution zuzulassen, wenn in ihren Urogenitalsecreten keine Gonokokken sich nachweisen lassen; bei denselben hat durch 2 Jahre hindurch eine periodische wöchentliche Untersuchung auf das Vorhandensein von Gonokokken stattzufinden. Nach diesem Zeitraume sind die bakteriologischen Untersuchungen wie bei denen an Tripper nicht erkrankten Prostituirten alle 14 Tage vorzunehmen.

10. Die an Tripper erkrankten Prostituirten sollen, nachdem die klinischen Erscheinungen des Trippers geschwunden sind, noch 3 Monate von der Prostitution ferngehalten werden.

11. Für jene Prostituirten, welche mit secundärer Syphilis behaftet sind, sollen in Prostituirten-Spitälern, die mit Arbeitssälen verbunden sind (St. Lazare in Paris), wenigstens in einer Zeitdauer von 2 Jahren, nach Umständen noch länger, untergebracht werden. Wenn durch 2 Jahre hindurch keine syphilitischen Erscheinungen sich zeigten, kann die Prostituirte zur Ausübung des Schandgewerbes zugelassen werden.

12. Die Errichtung eigener Spitäler für Prostituirte ist aus vielen Gründen äusserst notwendig (Vestre-Hospital in Kopenhagen).

Dr. M. Gamboa (Mexico).

Court exposé de la législation mexicaine sur la police sanitaire et sur les règles internationales régissant les navires tant dans la haute mer que dans les eaux territoriales.

Messieurs les Congressistes!

Les institutions politiques de mon pays, contenues dans la Constitution du 5 février 1857, très augmentées et modifiées depuis cette époque, font une distinction radicale entre l'Union ou Fédération et l'État ou Entité Fédérative. Les pouvoirs eux-mêmes se divisent en pouvoir législatif, pouvoir exécutif et pouvoir judiciaire, et ils existent aussi bien pour la fédération que pour les etats.

Au point de vue international, les états n'ont aucune importance. Vis-a-vis de l'étranger, c'est l'Union ou la Fédération Mexicaine qui représente la nation souveraine et indépendante.

Il appartient au pouvoir législatif fédéral de légiférer relativement au commerce avec l'étranger, et aux voies générales de communication, et de permettre le stationnement des escadres des autres puissances [1]), dans les eaux de la république [2]).

Le pouvoir exécutif a, entre autres prérogatives et obligations, la mission d'entretenir les ports de toutes catégories, d'établir les bureaux de visite maritimes, en désignant leur domaine, de promulguer les lois édictées par le congrès de l'union et de veiller, dans la sphère administrative, à l'exacte observation de ces lois [3]).

Conformément à ces bases des institutions politiques mexicaines, les eaux territoriales des deux océans qui baignent les plages de la république à l'orient et à l'occident, dépendent, non des états, mais de l'union; de telle sorte que c'est à celle-ci, et jamais à ceux-là, qu'il incombe exclusivement de s'occuper dans le domaine militaire, de la défense des côtes, dans le domaine commercial, du recouvrement des impôts frappant à l'importation les objets de provenance étrangère et, dans le domaine sanitaire, de la surveillance et des visites des navires, des mesures de quarantaine et de désinfection, du débarquement de l'équipage et des passagers, etc.

C'est le pouvoir législatif qui, lorsqu'il s'agit de lois longues et techniques, par exemple des codes, a coutume de déléguer au pouvoir exécutif la faculté de faire les lois; mais cette délégation est toujours considérée comme spéciale à chaque cas particulier et cessant dès qu'il en a été fait usage.

Pendant l'heureuse période de paix complète et de prospérité continue, dont mon pays a joui sous la présidence de M. le Général Diaz,

---

[1]) Il accorde l'autorisation, quand elle est donnée pour plus d'un mois; s'il s'agit d'un délai moindre, le président de la république est compétent pour délivrer l'autorisation.

[2]) Constitution du 5 février 1857. Art. 72, § IX, XVI et XXII.

[3]) Loc. cit. Art. 85, § I à XIV.

les règlements sanitaires constituent l'un des progrès réalisés par le Mexique. Son président, habilement secondé par le ministre de l'intérieur de l'époque, feu M. Romero Rubio, dont la tâche est continuée avec ardeur par le général Gonzalez Cosio, actuellement ministre du même département, éleva au rang de loi formelle, depuis 1891, les travaux entrepris quelques années auparavant par des spécialistes distingués, usant de l'autorisation que lui avait accordée le pouvoir législatif par décret du 18 septembre 1889. Le premier code sanitaire Mexicain fut promulgué en 1891.

Par décret du congrès de l'union en date du 6 décembre 1893, le pouvoir exécutif fut autorisé à nouveau à modifier en tout ou en partie le code sanitaire de 1891 et, usant de cette autorisation, il édicta le 10 septembre 1894, le nouveau code sanitaire, qui entra en vigueur le 15 octobre de la même année et nous régit encore actuellement; il reproduit, avec un petit nombre de modifications, le code de 1891.

J'ai dit antérieurement que légiférer était une prérogative du pouvoir législatif, et que le pouvoir exécutif avait pour mission de veiller dans la sphère administrative à l'exacte observation des lois; de là, la différence qui existe au Mexique entre les d é c r e t s et les l o i s (y compris les c o d e s) et les r è g l e m e n t s. Les codes, les lois et les décrets ne peuvent émaner que du pouvoir l é g i s l a t i f seul, ou du p o u v o i r e x é c u t i f autorisé par le congrès avec les limitations et dans les circonstances que j'ai expliquées dans les pages qui précèdent. Les r è g l e m e n t s émanent du pouvoir e x é c u t i f.

Ceux-ci ne sont que des mesures de précaution administratives pour l'exacte observation des lois. Les lois, en raison de leur nature particulière, sont et doivent être conçues en termes généraux, et tendre à éviter le casuisme.

Mais, dans beaucoup de circonstances spéciales, la spécification, la casuistique, les détails deviennent indispensables pour l'exacte observation des lois. C'est à ce besoin que pourvoit le pouvoir exécutif en édictant les règlements.

Un règlement n'est par conséquent que le d é v e l o p p e m e n t et la c o n s é q u e n c e de cette s o u r c e p r e m i è r e „la loi"; il ne peut la contredire, ni même la modifier. Le règlement e x p l i q u e et d é t a i l l e ce que la loi ordonne. Le règlement est comme la conséquence de cette p r e m i è r e p r é m i s s e: „la loi".

Excusez moi, Messieurs, d'avoir commencé par ces explications, mais, sans elles, je n'aurais pas eu de bases pour vous dire que, dans mon pays, les règles de la police sanitaire maritime sont contenues dans les vingt deux articles du code sanitaire, base du règlement du 14 septembre 1894.

L'analyse de ce vingt deux articles de notre code sanitaire peut se faire brièvement dans les termes suivants ou autres analogues.

Les navires qui doivent aborder dans les ports mexicains sont obligés de se munir à l'étranger, devant le Consul du Mexique, au moment même où on leur délivre les certificats de visite, et moyennant le payement de d e u x p i a s t r e s (10 fr. sans tenir compte du chan-

ge), d'un v i s a de ce dernier sur leur certificat de santé, émanant de l'autorité locale, ou (si l'autorité locale ne leur délivre pas cette pièce) d'un c e r t i f i c a t de s a n t é.

Tous les ports mexicains dits „de altura“ (et les navires avec des marchandises de provenance étrangère ne peuvent aborder dans les autres, qu'on appelle ports de c a b o t a g e et qui servent pour le commerce des marchandises nationales) ont un médecin muni d'un titre officiel et occupant l'emploi de délégué du conseil supérieur d'hygiène.

Quand un navire arrive dans un port mexicain, il doit demeurer dans un point du port marqué au moyen de trois bouées de couleur jaune et y attendre la visite du délégué qui, à bord d'une felouque sur laquelle un drapeau jaune aura été hissé, accostera le navire et demandera au médecin du bord ou, s'il n'y en a pas, au capitaine ou au patron de répondre au modèle d'interrogatoire qui permettra de classer le navire.

Car c'est ce port et non le port de sortie qui doit classer le navire parmi les indemnes, les suspects ou les contaminés, suivant les déterminations que l'on doit prendre relativement à ce navire.

A Mexico, les navires sont classés en trois catégories:

1° Les navires c o n t a m i n é s ou ceux qui ont à leur bord des malades atteints d'une maladie épidémique et contagieuse.

Quand il s'agit de choléra ou de fièvre jaune, on considère également comme contaminés les navires qui, dans les sept derniers jours de leur navigation, ont eu à bord des personnes atteintes de ces maladies.

2° Les navires s u s p e c t s ou ceux qui ont eu ces maladies à bord, mais n'ont eu aucun cas nouveau dans les sept derniers jours de navigation, ceux qui, étant sortis d'un port contaminé, ont fait une traversée de moins de sept jours, enfin, ceux qui portent des marchandises dont les enveloppes sont susceptibles de transporter la fièvre jaune et viennent d'un port où cette maladie existait à leur sortie.

3° Les navires i n d e m n e s ou ceux qui bien qu'étant sortis de ports contaminés ont navigué plus de sept jours et n'ont à bord à leur arrivée aucune personne atteinte d'une maladie épidémique contagieuse et n'en ont pas eu pendant la traversée [1]).

---

[1]) Dans les paragraphes qui suivront, je me référerai au choléra et non à la fièvre jaune, car il serait inutile de parler de cette maladie qui ne règne pas en Europe mais en Amérique. En ce qui concerne le Mexique, je dois faire observer pour détruire des opinions erronées et défavorables très répandues: 1° qu'il n'est pas exact que le v o m i t o existe dans tous les ports de la république; il y a seulement la fièvre jaune à l'état endémique dans quelques ports du Golfe de Mexico, principalement à Veracruz (et là encore depuis l'été de 1896 jusqu'au mois de juin dernier, époque où je suis parti pour l'Europe, il n'y avait pas eu un seul cas). Dans les plages du Pacifique, la fièvre jaune est purement é p i d é m i q u e et il y a un grand nombre d'années qu'elle ne s'est pas déclarée; 2° qu'à supposer que ses opinions soient conformes à la réalité des faits et à la vérité, le Mexique prend toutes les précautions pour se défendre contre la fièvre jaune dans tous ses ports où cette maladie n'est pas endémique, et là où elle a ce caractère, comme à Veracruz, il ordonne que les navires à leur sortie prennent les meilleures mesures, pour éviter autant que possible que le vomito soit transporté à l'étranger.

Si le navire est i n d e m n e, le délégué aussitôt après la visite, lui rend le droit de circuler librement, il c o n s e i l l e, sans l'ordonner, la désinfection ou le changement de l'eau de la cale, et p e u t dans des circonstances spéciales, exiger que les passagers lui fassent connaitre leur nom et leur itinéraire afin que les autorités de la localité, constituant le terme de leur voyage, les surveillent.

Si le navire est c o n t a m i n é, il va purger sa quarantaine dans un des deux lazarets mexicains, soit à l'ile de S a c r i f i c i o s, s'il s'agit du Golfe du Mexique, soit à l'ile de l a R o q u e t a, s'il s'agit de l'Océan Pacifique.

Lorsque les navires sont arrivés près du lazaret, on débarque les malades et on les isole complètement; le navire reste dans un mouillage spécial, conservant à son bord les autres passagers afin qu'on les observe pendant une période de cinq jours au maximum. Durant ce temps, l'on désinfecte non seulement la partie contaminée du navire. mais encore le linge sale et les effets également contaminés à l'usage des passagers et des gens de l'équipage, se servant pour opérer cette désinfection de l'étuve du lazaret [1]).

Une fois les cinq jours d'observation écoulés, le délégué fait une nouvelle visite du navire et, si aucun nouveau cas de choléra ne s'est déclaré, il lui rend la liberté de circuler et le navire repart pour sa destination, lorsqu'il ne va, ni à Veracruz ni à Acapulco, après avoir, dès le début, remplacé l'eau potable par de l'eau fraiche et pure et avoir désinfecté la cale.

Quand on se trouve en présence d'un navire s u s p e c t après la visite médicale du délégué, l'on désinfecte le linge sale, les effets d'usage et les effets, que l'on considère comme contaminés, appartenant aux passagers et à l'équipage [2]), l'on renouvelle l'eau potable, la remplaçant par l'eau fraiche et pure, après avoir préalablement désinfecté les récipients où elle était contenue; l'on défend aux gens de l'équipage de descendre à terre à moins que leur service ne l'exige d'une façon urgente et les passagers demeurent libres de circuler sans autre obligation que celle de faire connaitre leur nom et leur itinéraire, afin que le délégué en avise immédiatement les autorités du lieu qu'ils ont choisi comme résidence.

En ce qui concerne les objets soumis à la désinfection [3]) dans mon pays, il y a lieu de noter que ce sont uniquement les suivants: le linge de corps, celui d'usage journalier et de luxe, les vêtements que l'on porte (objets d'usage), ceux qui ont servi, c'est-à-dire, ont été portés et les marchandises susceptibles d'être contaminées. — Pour les navires transportant des courriers, le texte même de la loi ordonne que „l'on ne désinfectera pas les lettres, la correspondance, les im-

---

[1]) Si, à bord du navire, il existe une étuve de désinfection, et si cette opération y a été faite d'une manière que le délégué juge satisfaisante, on ne la recommencera pas dans le lazaret.

[2]) L'on supprime également cette désinfection quand elle a été faite dans l'étuve du bord d'une façon que le délégué estime satisfaisante.

[3]) Est prohibée l'introduction des vieilles hardes et des effilures (à l'exception de celles provenant directement des déchets des filatures de lin etc. les laines manufacturées et les rognures de papier neuf, lorsqu'elles proviennent de lieux où règne soit le choléra, soit la fièvre jaune.

primés, les journaux, ni les papiers d'affaires et cela, sans aucune restriction".

Deux autres dispositions des lois mexicaines méritent une mention spéciale: la première consiste en ce que, si un navire ne veut pas se soumettre aux prescriptions de notre législation sanitaire, il peut reprendre la mer; mais il est obligé de s'y conformer, alors même qu'il débarquerait uniquement des marchandises. La seconde édicte que les navires de guerre ne recevront la visite sanitaire que si leurs commandants en font la demande, mais ils ne pourront sans cette visite circuler librement, ni avoir aucune communication avec la terre.

Il y a lieu de signaler également d'une façon spéciale que, depuis 1891, la législation mexicaine a imposé l'obligation de déclarer les cas de choléra et de toute autre maladie infectieuse et contagieuse.

Ces lois sont une émanation de la souveraineté et par conséquent (en principe et comme règle générale) les navires étrangers ne peuvent rien faire contre leurs dispositions.

A notre époque où nous avons atteint une civilisation toujours croissante et une culture intellectuelle d'un caractère positif, il n'existe aucune nation qui légifère dans le seul but de faire sottement parade de son droit de souveraineté.

Toutes les lois actuelles s'inspirent de l'intérêt du peuple, bien que le législateur, faillible comme tout être humain, n'arrive pas toujours au résultat poursuivi.

Avec tout le respect que mérite un penseur comme Diderot, je ne trouve rien de plus injuste que sa critique de la fameuse phrase rapportée à Rome, par les inspirateurs de la loi des Douze Tables, de leur voyage à Athènes, berceau de la civilisation humaine. „Salus populi suprema lex esto".

Tant au point de vue matériel qu'au point de vue moral, il est certain que, si les lois ne doivent pas servir au bien des nations, elles ne servent décidément à rien.

Diderot, et avec lui, les individualistes soutiennent qu'il n'y a aucun inconvénient à ne pas respecter la maxime: „salus populi", étant donné qu'elle permet de sacrifier l'individu pour sauver la collectivité. Mais les individualistes ne songent pas que l'humanité, étant donné qu'elle est perfectible et, par cela même qu'elle est perfectible, n'est pas parfaite et qu'il n'y a pas de bonne maxime dont il ne soit possible de torturer le sens; que d'ailleurs la maxime contraire préconisée par les individualistes: Salus unius suprema lex esto, sans être torturée, mais interprétée dans un sens naturel, aboutit directement au même résultat que celui qui est avec raison désapprouvé par les individualistes; si l'on réfléchit, on verra en effet que, du moment où l'individu et la collectivité sont en conflit si celle-ci doit céder à celui-là, c'est au fond l'individu lui-même qui cède, puisque la collectivité est au fond la réunion des individus et ne peut être autre chose. L'individualisme exagéré est incompatible avec la vie sociale; seul, le sauvage, dans le désert, fait tout ce qu'il veut, et cette omnipotence pourra être le privilège de la bête féroce, mais ne constituera jamais la liberté de l'homme.

Si l'on est homme, l'on doit, afin de pouvoir vivre en société,

mettre un frein à ses appétits et contenir ses désirs, en un mot, il faut sacrifier à la c o l l e c t i v i t é beaucoup de la v o l o n t é i n d i-v i d u e l l e. La liberté d'un homme ainsi qu'on l'enseigne, depuis les Institutes de Justinien, finit là où commencent les droits d'un autre homme. Et comme il y existe des droits aussi bien pour la collecti-vité que pour l'homme considéré isolément, convenons, Messieurs, que la belle maxime romaine: S a l u s   p o p u l i   s u p r e m a   l e x   e s t o, devra poursuivre sa marche triomphale.

C'est d'elle, comme je le disais auparavant, que s'inspireront tous les législateurs; et en faisant une application particulière du principe aux règlements sanitaires, il n'y a pas lieu de redouter a p r i o r i que ceux-ci ne soient odieux, gênants ou exagérés.

A p o s t e r i o r i, les trouverons-nous suffisamment bons, sans exa-gération, depuis le moment où les conférences de Venise et de Dresde propagèrent avec énergie l'adoption du système scientifique inauguré, il y a près d'un demi siècle, par l'Angleterre et élégamment résumé par son illustre représentant à la Conférence de Dresde de 1893. M. le Dr. Thorne-Thorne[1]) dans la formule suivante: L e s   m e i l l e u r e s   c o n d i t i o n s d'h y g i è n e   p o s s i b l e s   e t a u s s i   p e u   d e   m e s u-r e s   r e s t r i c t i v e s qu'on le p o u r r a.

En matière de police sanitaire maritime, le système anglais ou scientifique fut définitivement adopté depuis le moment où, à la Confé-rence précitée de Dresde, des savants distingués, appartenant à tous les pays de l'Europe, résumèrent leurs opinions dans des phrases si expressives et si éloquentes comme les suivantes: „Pour le choléra comme pour les autres maladies contagieuses, les mesures sanitaires consis-tent en la d é c l a r a t i o n, l'i s o l e m e n t et la d é s i n f e c t i o n". (Thorne-Thorne). „Les épidémies cesseront comme cessa le choléra en 1888, en Italie, quand, au lieu d'édicter les mesures inspirées par la crainte, on édictera celles enseignées par la science".—„Trois propo-sitions résument la doctrine sanitaire actuelle:

1º Se méfier des mesures avec lesquelles on a eu jusqu'à ce jour la prétention d'éviter d'une manière absolue l'entrée du choléra dans un pays quelconque;

2º Donner la plus grande importance aux mesures de prohibition contre l'entrée du linge sale à usage personnel ou domestique;

3º Avoir une bonne organisation sanitaire qui permette de con-naître, à n'importe quel moment, les cas même seulement suspects de la maladie, afin d'isoler et de soigner les malades et, surtout, afin d'appliquer immédiatement, avec toute l'énergie et la scrupuleuse attention possible, les mesures prophylactiques que la science met aujourd'hui à notre disposition" (Pagliani).

Les règles internationales régissant les navires dans la haute mer sont et doivent être radicalement distinctes de celles qui gouvernent ces mêmes navires dans les eaux territoriales.

Quand les prétentions de domination de Gênes sur la mer de Li-gurie, de Venise sur l'Adriatique et les idées semblables de l'Espagne et du Portugal, conséquences des bulles édictées par le pape Ale-

[1]) Protocoles de la Conférence de Dresde, des 11 mars- 15 avril 1893, p. 51.

xandre VI, les 3 et 4 mai 1493, et du traité de Tordesillas, des 2 juillet et 5 septembre 1494, ne sont plus soutenables en présence des arguments irréfutables de l'éminent G r o t i u s, quand l'œuvre de ce publiciste a été continuée pendant le XVIII-e siècle par la sagesse et la prudence de l'Angleterre et dans le siècle présent, par celles de la noble nation qui, à l'heure actuelle, nous honore d'une brillante hospitalité et qui, dans les traités d'Andrinople de 1829 et de Paris de 1856, a contribué à mettre fin à tout monopole sur la mer de Marmara et la mer Noire, quand, en un mot, comme le dit B l u n t s c h l i [1]): „L e m o n d e c i v i l i s é a c t u e l r e c o n n a i t s a n s h é s i t a t i o n l e s d e u x g r a n d s p r i n c i p e s s u i v a n t s: A u c u n e t a t n'a d e d r o i t d e s o u v e r a i n e t é s u r l a h a u t e m e r.—L e s m e r s i n t é r i e u r e s s o n t o u v e r t e s à l a l i b r e n a v i g a t i o n d e t o u s l e s p e u p l e s", l'on comprend facilement pourquoi, dans la haute mer, la seule règle, en matière sanitaire, est la liberté la plus complète.

L'on ne s'expliquerait pas, en effet, (qu'en dehors des réclamations d'un caractère purement privé dirigées par ceux qui sont à bord du navire contre ceux qui ont la responsabilité de l'embarquement) il puisse y avoir aucun lien de droit entre une nation quelconque s'occupant seulement du „s a l u s p o p u l i" et le navire que nous supposons naviguer seul sur la mer libre. Les conditions sanitaires de ce navire imaginaire, quelque détestables qu'elles soient, ne rentrent pas dans les questions en nombre restreint, dites d e h a u t e p o l i c e i n t e r n a t i o n a l e, où les etats interviennent, comme, par exemple. la piraterie, la traite des esclaves, la course en mer, sans les formalités établies par les trois Nations qui l'admettent (le Mexique, les Etats-Unis et l'Espagne).

Il faudrait un moment d'égarement, un déséquilibré mental analogue à celui du célèbre Grégoire, lorsqu'il présenta, le 4 floréal an III, s o n P r o j e t d e d r o i t d e s G e n s, à la Convention Française, qui eut le bon esprit de le repousser, pour qu'une nation édictât des lois sur les conditions sanitaires des navires dans la haute mer.

Aujourd'hui, l'on considère comme constant, en droit international, que les navires doivent être regardés comme des parcelles flottantes du territoire de l'etat auquel ils appartiennent et qui les a autorisés à se servir de son drapeau, et que, lorsqu'ils naviguent dans la haute mer, ils sont soumis à la souveraineté de l'etat dont ils portent le pavillon [2]).

S'il en est ainsi, comment un souverain pourrait-il imposer ses lois à un autre souverain?

L'histoire, cette éternelle maîtresse, nous apprend comment Danton, avec son admirable intelligence, amena la Convention Française à l'abrogation du décret du 15 décembre 1792, qui tenta de légiférer e x t r a t e r r i t o r i a l e m e n t, foulant aux pieds ce que nous autres hommes aimons le mieux, l'indépendance souveraine de la patrie.

---

[1]) Droit International. Edition Mexicaine, p. 33.
[2]) Bluntschli, op. cit., page 178, art. 321 et 322.

Mais, comme je viens de le dire, l'hypothèse de ce navire naviguant seulement sur la mer libre est purement imaginaire; la navigation n'a pas été créée pour cela; les navires sortent d'un port pour entrer dans un autre ou pour retourner à leur point de départ.

Depuis le moment où ils entrent dans un port et mouillent leurs quilles dans les eaux territoriales, ils demeurent soumis à la législation intraterritoriale, parce que, comme disent les écrivains, en parlant des mers, le droit de commandement des nations s'étend jusqu'à la portée d'un coup de canon tiré du rivage.

Celui qui, venant de l'étranger, aborde spontanément dans un pays est obligé de se conformer à ses lois; c'est à celui qui donne l'hospitalité et jamais à celui qui la reçoit qu'il appartient de commander.

C'est pour cela que les esprits les plus turbulents ou les plus révolutionnaires n'ont jamais contesté que les navires étrangers ne dussent obéir aux lois sanitaires des ports où ils abordent [1]).

En résumé, la règle unique au point de vue sanitaire, pour le navire qui se trouve dans la haute mer, est la liberté la plus complète; les règles qui doivent, au même point de vue, régir le navire qui se trouve dans les eaux territoriales, sont celles en vigueur dans le pays dont dépendent ces eaux.

Les conférences sanitaires internationales, à l'exception de celle de Venise, ont donné peu de résultats parce qu'il n'est pas possible d'organiser un service général et uniforme, mais chaque état doit prendre ses mesures préventives. Ce qu'il est possible de faire par voie d'accord international, c'est d'indiquer quelles sont les mesures excessives et inutiles, établissant pour ces mesures, non un minimum, mais un maximum que les Nations ne devraient pas dépasser (Helgenmeller) [2]).

La conséquence pratique des phrases précitées fut la ratificacation par les Gouvernements de la Convention que leurs savants délégués signèrent à Dresde, le 15 avril 1893. En effet, un traité international est un procédé sérieux et effectif pour mettre un principe en vigueur.

Il y a un autre moyen d'atteindre le même résultat, à savoir la promulgation d'une loi ayant forcément un caractère intraterritorial. C'est à ce procédé que s'arrêta mon pays, en promulguant son Code Sanitaire et son règlement de police sanitaire maritime.

Comme vous l'avez remarqué, Messieurs les Congressistes, en prêtant votre bienveillante attention au chapitre II de mon travail, la législation positive mexicaine est d'accord sur tous les points fondamentaux avec les décisions adoptées à Dresde en 1893: et cela, à un tel point que, lorsqu'on lit attentivement ses lois, on se figure lire le désidératum exprimé par M. le rapporteur Van Ermengem, le 27 Mars 1893, pour qu'on rendît légalement obligatoire la déclaration des maladies infectieuses ou contagieuses ou les paroles prononcées le

---

[1]) Le Mexique, désireux jusqu'à l'extrême limite de respecter les principes qui sont les conquêtes graduelles faites par le droit international, a concédé aux navires qui préfèrent reprendre la mer et aux navires de guerre, de grandes libertés dont j'ai traité dans les deux avant dernières observations du chapitre précédent.
[2]) Op. cit., pages 15 à 18, 33 à 39 et 51.

8 Avril suivant, par l'autre rapporteur, M. Beco, sur les questions 1 à 5 de la seconde commission [1]).

C'est pour cela que tout en étant bien loin d'émettre la puérile prétention que mon pays a réalisé l'idéal dans sa législation sur la police sanitaire maritime, je puis légitimement affirmer que le Mexique marche sous la bannière sur laquelle on lit la règle établie par M. Thorne, le distingué délégué anglais que j'ai tant de fois cité. „Les meilleures conditions d'Hygiène possibles et aussi peu de mesures restrictives qu'on le pourra".

Prof. **Licéaga** (Mexico).

La vaccination.

Voir, pour le texte de cette communication, le **Volume IV,** Section VI: Maladies de l'enfance. Réd.

Д-ръ **И. В. Александровскій** (Саратовъ).

О профессіональномъ и общественномъ значеніи ночныхъ врачебныхъ дежурствъ.

Le texte de cette communication n'est pas parvenu à la Rédaction.

Prof. **S. Boubnoff** (Moscou):

Très honorés et chers Confrères!

En ce moment où la section d'hygiène va clôre ses séances, je prends la parole pour vous féliciter du succès de vos travaux, chers Confrères!

Je remercie sincèrement tous les adhérents de notre section des importants et intéressants rapports et communications, des intéressants débats et du vif échange d'idées au sein de notre assemblée.

Nous conserverons le souvenir ineffaçable du travail commun avec vous et nous vous accompagnerons de nos sentiments de sincère, confraternelle amitié partant du fond de notre cœur!

Dr. **J. Bertillon** (Paris)

remercie Mr. le prof. Boubnoff, ainsi que le Comité de la Section, en rappelant que, hormis l'ordre admirable qui régnait dans les travaux scientifiques, les membres de la Section remporteront de très agréables souvenirs des excursions parfaitement organisées, et aussi intéressantes qu'instructives.

Prof. **K. Lehmann** (Wurzbourg)

remercie le bureau et constate que les établissement cliniques, hygiéniques et sanitaires de Moscou ont fait une grande impression sur ceux qui ont eu la chance de les visiter. Il joint ses remerciments à ceux de l'orateur précédent.

---

[1]) Op. cit. page 91, 126 et 135.

Annexes [1]).

Dr. **Spener** (Berlin).

Propositions pour l'amélioration des vêtements de femmes.

Messieurs! Quelques-uns de vous savent bien qu'à Berlin beaucoup de dames de la bonne société sont d'accord pour aplanir les difficultés tendant à l'amélioration des habillements de femmes. Nous ne pouvons que sincèrement approuver ces dames dans cette démarche si importante; et je ne doute pas qu'au point de vue hygiénique, vous n'encouragiez leurs projets, car c'est surtout vous, messieurs les médecins, qui devriez juger urgent d'apporter un changement dans les vêtements de femmes. Sans entrer dans trop de détails, je voudrais seulement mettre en évidence que le but principal de nos efforts doit être avant tout la réformation de la ligne de la taille, si dénaturée par les vêtements d'aujourd'hui.

Une fois ce dernier point atteint, on peut satisfaire sans grandes difficultés, non seulement les autres exigences de l'hygiène, mais encore celles des formes de la beauté, et en quelque sorte, celles de la tyrannie de la mode.

Depuis qu'au commencement de cette année j'ai publié mes premières pensées à ce sujet, on a fait de nombreuses expériences pratiques.

On peut se faire maintenant une idée de plus en plus claire des vêtements de femmes améliorés ou, comme l'on dit incorrectement, des vêtements réformés.

D'après les principes hygiéniques, on peut aisément diviser tout l'habillement de la femme en trois couches.

La couche qui est tout près du corps exige une propreté excessive. Il faut qu'on puisse la laver et la changer facilement, et qu'elle s'adapte facilement au corps. Les étoffes qui ne se lavent pas, doivent, autant que possible, être éloignées de la peau. Il s'en suit que la chemise-caleçon, cette pièce d'habillement qui est nommée „combination", est le linge requis pour cette couche intérieure.

Contrairement au linge actuel, la chemise-caleçon évite la multitude d'étoffes sur le corps, et elle rend inutile le partage en deux de la chemise et du caleçon qui a l'inconvénient que le caleçon doit être attaché sur les hanches. Même, malgré cela, on pourrait sans grand danger conserver ce partage en deux, si aimé de nos dames, s'il était possible de ne pas être obligé d'attacher le caleçon sur les hanches, mais de le fixer à la deuxième couche d'une manière qui reste encore à décrire. Les raisons pour lesquelles les dames ne veulent pas changer la manière de se vêtir, c'est qu'elles désirent avoir près des

---

[1]) Sont publiées dans les annexes les communications qui n'ont pas été lues par leurs auteurs faute de temps. *Réd.*

parties inférieures (ouvertures) du corps beaucoup d'étoffes absorbantes.

Il est vrai, que le grand nombre de plis du caleçon actuel remplit ce but. Mais on peut aussi et même mieux avoir cet avantage dans la chemise-caleçon elle-même, en y joignant un tablier que l'on agraffera, soit avec de petits boutons, soit avec des fentes latérales. Ce tablier entourera par un grand nombre de plis la partie inférieure du tronc.

Quelle que soit la forme qu'on choisit, il serait toujours de rigueur de faire monter la chemise jusqu'au cou, et de joindre à la chemise des manches allant jusqu'à mi-bras, ou, ce qui serait encore mieux, jusqu'au poignet, comme chez les hommes. Il est difficile de croire que si peu de dames reconnaissent la malpropreté qui est dans l'attouchement direct du cou et surtout du creux des aisselles dans le corsage fait par la couturière, et qui est très difficile à nettoyer.

Parlons maintenant de la deuxième couche qui se divise en l'habillement du haut et du bas du corps.

La partie du haut de cette deuxième couche doit nécessairement différer de celle du gilet des hommes à cause des formes molles de la femme qui ont besoin de soutien. Les seins mous, perdant de leur raideur par l'accomplissement des fonctions physiologiques, et souvent devenant pesants par une couche de graisse, exigent spécialement une coupe soignée du c o r s e t - t a i l l e, comme je voudrais nommer cette pièce d'habillement. Cette coupe doit donner aux seins un soutien parfaitement suffisant, et, pour ainsi dire, les conserver plastiquement, mais elle ne doit jamais exercer une pression sur les vaisseaux sanguins qui viennent latéralement.

Le corset-taille doit également porter le vêtement de la partie inférieure du corps, c'est-à-dire le caleçon que nous avons déjà décrit plus haut. Pour ce but, on le munira de larges bretelles; le mieux serait qu'on emploie pour cela des tailles justement coupées. Je ne veux pas dire par là que tous le poids du caleçon soit enlevé des hanches et porté par les épaules comme on a souvent tort de le croire. Pour cela, il faut que les bretelles empêchent le caleçon de glisser au-dessus de hanches. Pour atteindre ce résultat, on placera des boutons au corset-taille, et cela, à la hauteur de l'os iliaque.

La troisième réclamation du corset-taille est que toute pression sur le corps, existant aux corsets modernes, doit être absolument évitée.

On atteindrait mieux ce but, en coupant les corsets-taille d'après la mesure du corps de la porteuse. Mais il faut avouer que cette fabrication ne s'effectue pas sans difficultés, à cause du prix élevé des corsets faits sur mesure. On pourrait même apporter une amélioration sensible par un changement de la coupe des corsets faits dans les fabriques. Tandis qu'on voit dans la ligne latérale du corset de nos jours un angle presque droit, la vraie ligne du corps se perd dans un angle obtus qui s'approche beaucoup d'un angle de deux droits.

Il en résulte naturellement que la coupe latérale des corsets-taille se perd dans une ligne un peu convexe et bien arquée.

Ce qui donne le soutien si nécessaire à la taille de la femme, ce sont incontestablement les baleines du corset.

C'est principalement pour cette raison que les dames ne veulent pas se défaire du corset actuel. En effet, par un long abus du corset, les muscles du dos ont beaucoup perdu de force, et l'attitude droite du corps ne se fait que par des efforts. Mais il n'est pas impossible qu'on corrige ce grand défaut par des exercices gymnastiques, des massages, peut-être même par l'hydrothérapie. Par cela, les muscles du dos se refont, et une attitude droite peut de nouveau s'opérer.

Messieurs, je suis à même de vous citer l'exemple d'une patiente qui a porté le corset pendant 28 ans, et qui à présent, sans regretter de l'avoir ôté, possède une attitude tout-à-fait normale. En tout cas, il est de rigueur de défendre les baleines aux jeunes filles et aux jeunes femmes. Les exercices gymnastiques servent surtout à donner au corps la force normale, l'agilité et la beauté que nous admirons tant chez les modèles classiques. Aux dames plus âgées, ne voulant se défaire du corset avec des baleines, on pourrait permettre deux baleines longeant la ligne de l'apophyse épineuse, et en avant, un bon.

Ces deux baleines sont à peine nuisibles; mais d'après nos expériences, nous pouvons prouver que toutes les autres sont à rejeter parce qu'elles occasionnent du mal.

Enfin, on accuse le lacement d'être la cause de la pression du corset. C'est vrai en quelque sorte, mais non d'une manière générale. Les lacets du corset-taille mou sont en vérité superflus, mêmes nuisibles parce qu'ils donnent l'occasion de se serrer. On devrait s'en défaire tout-à-fait. Il est très avantageux de fixer au corset-taille des parties latérales élastiques, fabriquées avec des spirales de ressorts, mais non du caoutchouc. Ces parties procurent une grande liberté pour la respiration. On préfère beaucoup les corsets-tailles, faits avec du tricot qui s'adaptent légèrement au corps.

Passons maintenant à l'autre pièce de la deuxième couche, le caleçon, qui remplacera les deux jupons, si usités aux vêtements de nos jours. Deux raisons spéciales parlent pour son introduction: avec un moindre poids, le caleçon fournit une quantité égale et même plus grande de chaleur, et secondement, empêche l'introduction de la poussière tout en maintenant une grande propreté. Les dames acquerront une légèreté et une liberté plus grandes dans leurs mouvements qui sont rendus difficiles par le poids de nombreux jupons qui pendent péniblement autour des jambes.

Nous voyons bien, par le costume des dames byciclistes, combien ces avantages sont estimables, et pourquoi n'en serait il pas de même pour faire des excursions, des montées d'escaliers, promenades, etc.

Le caleçon lui-même doit être large, plissé et terminé aux genoux avec une sorte de lacet léger qui tient le caleçon fermé en marchant. Dans la partie de derrière, il faut avoir une demi-ouverture avec des boutons.

La partie du haut doit être coupée soigneusement d'après les formes du corps, le ventre et les hanches de la porteuse, afin qu'elle repose bien sur les hanches. Les boutonnières seront conformes aux boutons du corset-taille.

Quelques caleçons seront munis d'une rangée de boutons qui s'adapteront au caleçon que l'on peut laver.

Par cela, on tient compte des désirs dits plus haut, si l'on tient à une séparation de la chemise et du caleçon à la troisième couche. Dans ce cas, le caleçon qu'on peut laver sera naturellement boutonné avec le caleçon d'étoffe au corset-taille.

Pour la troisième couche, c'est-à-dire le vêtement de dessus il y a plusieurs choses à éviter pour que la jupe ne soit suspendue et portée, comme elle l'a été jusqu'à présent. On f ra faire la jupe et le corsage d'une seule pièce ou avec des agrafes ou une couture qui liera solidement les deux parties ensemble afin que la lourde jupe soit encore portée par la taille. Outre cela, nous désirons que la robe de promenade soit plus courte, nouveauté qui sera d'un avantage incontestable, lorsque nous pensons à la poussière et aux bacilles que les robes trainantes ramassent dans les rues. Nous ferons encore la proposition que les poches soient placées dans la largeur de devant ou de côté, ce qui sera très utile aux dames.

Nous ne voulons pas parler des autres pièces de vêtement de nos dames lors même qu'elles mériteraient aussi une amélioration.

Lorsque les choses principales auront été transformées, les autres s'amélioreront d'elles-mêmes.

Messieurs, vous pouvez voir par ce que j'ai dit dans quelles directions nos efforts se dirigent. Nous attendons une plus grande liberté dans les mouvements, et avec cela, un degré plus grand de force physique qui marche toujours de pair avec l'élégance des formes. Nous voulons par cela encourager le sentiment du beau, sans vouloir faire tort aux désirs du changement.

Nos travaux sur ce terrain nous ont naturellement conduit à la demande de la fabrication des bustes qui permettra aux fabricants, marchands, tailleurs et tailleuses d'exposer leurs pièces de vêtements d'une manière avantageuse.

Il est bien entendu que nous exigeons que les bustes soient fabriqués d'après les mesures anatomiques, et que les journaux de mode représentent des figures normales féminines.

Messieurs, les idées que je vous ai exposées sont le fruit de beaucoup de délibérations dans la Société pour l'amélioration des vêtements de femmes à Berlin sous la présidence de Frau Oberstlieutenant Pochhamer, Lützow-Ufer, 13.

Cette société déploie une agitation extrêmement active. Les dames elles-mêmes, en grande partie, m'ont fait part de leurs expériences. Pour l'échange de ces expériences, la fondation d'autres sociétés est justement d'une grande importance.

Il serait à désirer que, dans tous les pays civilisés, de pareilles tentatives s'opérassent, et qu'une étroite liaison avec la société fondatrice à Berlin soit établie. En Russie, à St.-Pétersbourg, une société s'est déjà formée pour l'amélioration des vêtements de femmes. Je serais charmé si, par le développement de ces pensées, j'avais donné l'émulation à la fondation de pareilles sociétés, et je vous prie instamment de m'accorder vos secours.

Dr. **M. Baranowsky** (Lemberg).

Die Ueberbürdung der Zöglinge in den Lehrer- und Lehrerinnenbildungs-Anstalten.

Die Lehrer- und Lehrerinnenbildungs-Anstalten haben für das Schulwesen und für die öffentliche Erziehung eine sehr grosse Bedeutung: sie bilden künftige Lehrer und Erzieher der grossen Massen der Volksschuljugend heran. Diese Anstalten sollten daher im vollen Sinne des Wortes Musteranstalten sein, um ihren Zöglingen praktisch zu zeigen, wie die Lehr- und Erziehungsanstalten eingerichtet werden sollen.

Leider ist es in der Wirklichkeit ganz anders, als es sein sollte. Der Referent unternahm im vorigen Jahre eine Studienreise nach Italien, nach Schweiz und Süddeutschland, um die Organisation und Einrichtung der Lehrer- und Lehrerinnen-Seminarien an Ort und Stelle zu studiren und überzeugte sich, dass bei weitem die meisten dieser Anstalten sowol bezüglich der Unterbringung, als auch was ihre Einrichtung und Ausstattung anbelangt, viele Mängel besitzen. Die schlechte Unterbringung und Ausstattung der Schulen ist leider bis nun, trotz der hygienischen Congresse, noch immer ein wunder Fleck.

Aber nicht darüber wollen wir heute handeln. Wir wollen einen anderen noch wichtigeren Gegenstand, namentlich die Ueberbürdungsfrage der Schuljugend dieser Lehranstalten berühren.

Die Besichtigung verschiedener Lehrer- und Lehrerinnenbildungs-Anstalten in verschiedenen Ländern, das eingehende Studium und die Vergleichung der Lehrpläne führte uns zur Ueberzeugung, das die Zöglinge der Lehrer- und Lehrerinnenbildungs-Anstalten fast überall im hohen Grade überbürdet sind.

Als Vorbereitung zum Eintritt in diese Anstalten wird fast überall die Absolvirung einer 7—8-klassigen Bürgerschule und das zurückgelegte 15. Lebensjahr verlangt. In der Regel umfassen die Lehrseminare vier, seltener drei Jahrgänge. In diesen drei, respective vier Jahrgängen muss die ganze Ausbildung der Zöglinge, sowol die allgemeine als auch die praktische, fachliche zu Stande gebracht werden.

Die allgemeine Bildung umfasst, neben der Religion und mit Ausschluss der alten Sprachen (Latein und Griechisch), alle Lehrgegenstände der Volks- und Mittelschule, infolge dessen die Muttersprache, eine, manchmal auch zwei andere moderne Sprachen (gewöhnlich die Landessprachen in Ländern mit gemischter Bevölkerung), Geographie, Geschichte, Mathematik (Arithmetik und Geometrie), Naturgeschichte, Physik und Chemie, Somatologie und Hygiene, Landwirtschaftslehre, dann verschiedene Fertigkeiten, wie: Kalligraphie, Zeichnen, Gesang und Musik (Violin-, Clavier- und Orgelspiel), weibliche Handarbeiten für Candidatinnen und Handfertigkeitsunterricht für Candidaten, Turnen, endlich Erziehungs- und Unterrichtslehre, Geschichte der Erziehung, specielle Methodik und praktische Uebungen. Alle diese Unterrichtsfächer bilden nach Absolvirung der Anstalt Gegenstand einer Maturitätsprüfung.

Der Lehrstoff in allen diesen Gegenständen ist recht umfangreich, denn es handelt sich darum, dass die künftigen Lehrer und Erzieher alle diese Lehrgegenstände, welche sie in den Volksschulen zu erteilen haben werden, vollständig beherrschen. Die wöchentliche Stundenzahl beträgt in österreichischen Seminaren 28—30 Stunden, in einzelnen Provinzen, wo mehrere Sprachen Landessprachen sind, sogar 30 bis 40 Stunden, in italienischen Seminaren 30—33 Stunden, in den schweizerischen 33—40, in den bayrischen und würtembergischen 32—35, in den französischen 30—35 Stunden.

Dazu kommen nun schriftliche Hausarbeiten aus der Muttersprache, Mathematik, u. s. w. Die häusliche Vorbereitung zu den Lectionen aus verschiedenen Gegenständen, die Ausarbeitung der schriftlichen Arbeiten und die schriftliche Vorbereitung zu den praktischen Uebungen verlangen wenigstens 4—5 Stunden täglicher geistiger Arbeit, was mit den vorererwähnten Schulstunden 10—12 Stunden täglicher obligater geistiger Beschäftigung ausmacht. Nun müssen noch viele Zöglinge Privat-Lectionen erteilen oder anderen Beschäftigungen nachgehen, um sich die für eigenen Unterhalt nötigen Mittel zu verschaffen.

Dies beweist zur Genüge, dass die Ueberbürdung der Lehramtszöglinge beiderlei Geschlechtes eine schwerwiegende Thatsache ist, welcher sobald als möglich vorgebeugt werden sollte.

Die Lehramtszöglinge beenden gewöhnlich schon mit dem 19. Lebensjahre ihre Fachstudien, legen die Maturitätsprüfung ab, erhalten an öffentlichen oder an Privatschulen eine Lehrerstelle und beginnen nun praktisch als Lehrer und Erzieher zu wirken.

Der Beruf eines Lehrers und Erziehers verlangt vollkommener geistiger und moralischer Reife. Nun stellen wir die Frage, ob die Erlangung einer solchen Reife nach so einem kurzen aber mühevollen Studium im Lehrseminare überhaupt möglich ist? Es giebt wol Fälle, dass ganz junge Personen sehr frühzeitig geistig und moralisch reif werden, dies gehört aber zu den seltenen Ausnahmen.

Auf Grund dieser kurzen Motivirung stellen wir folgende Anträge, die wir der hochgeehrten Section zur Erwägung und Annahme vorlegen:

1. Die geistige Ueberbürdung der Lehramtszöglinge an den Lehrer- und Lehrerinnenbildungs-Anstalten soll im Interesse der Schuljugend, als auch im Interesse der gehörigen Vorbereitung derselben zum Beruf eines Lehrers und Erziehers behoben werden.

2. Es soll daher das Fachstudium der Lehramtszöglinge, inwiefern eine Verminderung des Lehrstoffes und der Lehrstunden unmöglich ist, auf eine relativ längere Zeitdauer, durch Vermehrung der Jahrescurse, verteilt werden.

3. Das Maximum der geistigen Arbeit, die häusliche Vorbereitung mitinbegriffen, soll auf keinen Fall 9 Stunden täglich übersteigen.

4. Zur Erlangung der gehörigen geistigen und moralischen Reife, die für künftige Lehrer und Erzieher unbedingt notwendig ist, soll vor der Ablegung der Maturitätsprüfung der Lehramtszöglinge die Zurücklegung von wenigstens 21 Lebensjahren verlangt werden.

5. Die Einrichtung und die innere Ausstattung der für Lehrsemi-

:are bestimmten Schulgebäude, welche auch in hygienischer Hinsicht Musteranstalten sein sollten, soll wenigstens den allerwichtigsten Anforderungen der Schulhygiene entsprechen.

Dr. J. E. Vivant (Monte-Carlo).

Les conditions de propagation de la tuberculose et des mesures à prendre au point de vue de l'hygiène publique pour la combattre.

La tuberculose est dans tous les cas et sous toutes ses formes due au développement dans nos tissus du bacille de Koch; la tuberculose ou bacillose est donc une maladie contagieuse, mais elle diffère des autres contagieuses aiguës en ce que l'organisme sur lequel elle doit évoluer a besoin d'etre affaibli, qu'il s'agisse d'une diminution originelle de la résistance organique (hérédité), ou d'un affaiblissement acquis et passager (fatigue physique ou intellectuelle, émotions déprimantes, convalescence de maladies aiguës, état de dénutrition des maladies chroniques, etc...).

Les deux portes d'entrée principales sont les voies digestives et respiratoires.

Les aliments d'origine animale, (viande, lait et ses dérivés) peuvent introduire le bacille dans le corps.

La chair musculaire des animaux ne contient qu'exceptionnellement le bacille et une inspection sérieuse des abattoirs suffit à preserver de tout danger de ce côté.

Le lait de vaches saines en apparence, mais ayant de la tuberculose de la mamelle, pouvant contenir le bacille de la tuberculose, il serait utile de soumettre les vaches laitières à l'épreuve de la tuberculine et les vaches malades seraient soignées par la vie au grand air; dans tous les cas, il sera bon de recommander toujours de bouillir longuement le lait pour détruire tous les germes nocifs qu'il peut contenir.

C'est par les voies respiratoires que se fait le plus souvent la contagion, et c'est le crachat du tuberculeux pulmonaire desséché qui en est ordinairement l'agent.

Il faudra donc détruire le crachat infectieux.

Les malades des classes pauvres, chez lesquels il est impossible d'obtenir que toutes les précautions possibles soient prises à domicile contre la dissémination du bacille, seront isolés loin des villes (à cause du danger des infections secondaires par streptocoque, staphylocoque pneumocoque dans des hôpitaux spéciaux; ces hopitaux seront tenus avec les mêmes soins antiseptiques qu'un autre service de maladie contagieuse quelconque).

Chez le malade soigné à domicile, on exigera l'usage d'un crachoir facile à désinfecter, les ustensiles servant au malade seront l'objet d'une désinfection soigneuse par ébullition prolongée ou passage à l'étuve.

Tous les locaux où le malade aura été en contact avec ses semblables seront de temps à autre ou après son départ ou sa mort l'objet d'une désinfection soigneuse, (ateliers, écoles, casernes, prisons, chemins de fer, tramways, etc.).

De même pour ses vêtements et tous les objets lui ayant servi.

Il ne faut pas oublier que la salive du tuberculeux pulmonaire est infectieuse et lui interdire les embrassements sur les lèvres.

L'usage des antiseptiques pour la toilette est de rigueur pour le tuberculeux pulmonaire.

Dans les villes, où chaque jour des germes pathogènes de toutes sortes sont mis en circulation, il serait bon que l'arrosage des rues se fît avec un liquide antiseptique (permanganate de potasse, etc.).

La notion de l'importance du terrain dans l'évolution de la tuberculose une fois admise, nous avons le devoir, dans tous les cas de menace ou de maladie déclarée que la misère physiologique soit le fait de l'hérédité ou le fait d'un affaiblissement passager, nous avons le devoir, dis-je de chercher à remonter les forces de l'organisme affaibli.

Les facteurs les plus actifs de ce relèvement sont les agents physiques dont l'action bienfaisante est continue, l'air et la lumière surtout; en y ajoutant une alimentation, saine et abondante, en supprimant toutes les causes de fatigue physique ou intellectuelle, en réglant minutieusement le travail musculaire, en suractivant les oxydations des tissus par des pratiques dont l'efficacité est depuis longtemps reconnue, comme les frictions, le massage, l'hydrothérapie, nous aurons réunis tous les éléments du traitement prophylactique et curatif des tuberculoses.

Dr. **Emeric Szarvasy** (Budapest).

Sur la purification des eaux potables.

L'eau est l'aliment le plus universel; aussi la bonne qualité de l'eau d'alimentation est-elle d'une importance primordiale. Des expériences faites depuis des milliers d'années attestent, que la qualité de l'eau potable exerce une très grande influence sur les conditions de l'hygiène publique. Cette influence est connue de longue date et l'antiquité s'efforçait déjà à pourvoir les villes d'une eau potable de bonne qualité, mais ce sont les recherches modernes seulement qui ont établi l'effet que les parties constitutives de l'eau produisent sur la santé des hommes.

Depuis une vingtaine d'années les médecins et les hygiénistes discutent vivement la question de savoir si c'est l'eau qui est le véhicule du choléra, de la typhoïde et des autres affections contagieuses. Les opinions des médecins anglais sont résumées dans le VI rapport de la „Rivers Pollution Comity" qui déclare, que ces épidémies sont propagées par les eaux contenant les bacilles typhiques et les microbes du choléra. La majeure partie des médecins allemands sont

du même avis, tandis que M. Pettenkofer affirme, que l'eau contenant des organismes pathogènes ne produit pas d'infection directe.

Plusieurs éminents chimistes ont établi, à la suite d'analyses rigoureuses, des formules qui servent à qualifier les eaux. M. M. Schultze, Almen et Reichardt ont dressé le dosage maximal des éléments constitutifs admis dans les eaux d'alimentation. Mais ces chiffres sont trop limités et ne sauraient servir de base normale pour toutes les eaux; dans maint reservoir débitant une très bonne eau, l'acide nitrique dépasse considérablement le dosage maximal fixé — c'est le cas à Graz — et M. Ilosvay a relevé l'acide nitrique et l'acide nitreau dans des eaux minérales qui servent de médicaments, notamment dans les eaux amères de Bude.

Depuis quelques années c'est la bactériologie qui détermine, en premier lieu, l'appréciation des eaux potables et lorsqu'il s'agit d'adopter un système de purification et d'en fixer le degré d'efficacité, les analyses bactériologiques deviennent indispensables; c'est l'accroissement ou la diminution de la quantité des microbes, qui nous édifie sur la valeur du système à adopter; l'analyse chimique de l'eau ne saurait être acceptée comme concluante; aussi m'en suis-je tenu dans mes recherches surtout aux relevés bactériologiques.

Nous savons que l'eau naturelle contient souvent des matières qui la rendent absolument impropre à l'usage interne. Il faut les supprimer, c'est-à-dire l'eau doit être purifiée. Les méthodes qu'on peut employer pour obtenir de l'eau pure, varient d'après les conditions locales et suivant les matières infectes qu'il s'agit d'enlever, selon que ces matières sont en suspension ou en dissolution. On peut employer tantôt les moyens mécaniques, tantôt les procédés chimiques ou bien combiner les deux méthodes.

La place me manque pour exposer ici toutes mes recherches, je ne parlerai donc que des expériences que j'ai faites en vue de perfectionner le filtrage au sable et je m'en tiendrai à celles qui ont abouti à un résultat positif.

Les filtres formés de couches sableuses ont une importance pratique éminente; ils figurent au premier rang, quand il s'agit de l'adduction des eaux dans les villes.

Si nous voulons établir la théorie des filtres de sable, nous devons constater le degré auquel l'eau se purifie quand elle passe à travers une couche sableuse haute de 60 cm. environ. Les vides entre les grains de sable varient et sur les points où deux grains se touchent ils sont tellement minimes, que les moindres atomes de matières y demeurent arrêtés. Il est évident, que plus la couche est haute et plus le sable est granulé, plus les matières seront retenues. C'est donc de la hauteur de la couche et de la finesse des grains que dépend le nombre des points sur lesquels les matières en suspension seront arrêtées; avec les espèces de sable employées dans la pratique le nombre de ces points est minime par rapport au nombre des atomes en suspension qui produisent par exemple l'opalage de l'eau et il s'ensuit qu'il faut employer des couches très hautes.

Si le courant qui traverse la couche de sable est rapide, il emportera les atomes déjà arrêtés; il importe par conséquent, que le cou-

rant de l'eau soit très faible, mais dans la pratique nous arrivons bien vite au minimum de faiblesse, que l'on ne saurait dépasser à moins de renoncer à une bonne partie du débit d'eau.

Nous devons encore attribuer un certain effet à l'attraction mutuelle entre les surfaces des grains de sable et entre celles des atomes de souillure. Mais si nous tenons compte de la qualité des sables employés, nous taxerons de fort minime l'effet produit par l'attraction des surfaces et il faudrait une couche haute de 10 mètres et une petite vitesse de filtrage pour assurer la purification. Or on n'emploie dans la pratique que des couches de 0,6 mètres. L'efficacité serait donc minime si l'action du sable n'était pas favorisée par la couche de souillure qui se produit sur la surface.

C'est cette couche qui opère le filtrage et le sable se borne au rôle d'offrir une base granulée à la couche de souillure; la grosseur de ses grains n'entre en ligne de compte qu'en tant, que cette couche filtrante se forme plus rapidement si les grains sont fins et si les vides à combler sont plus exigus. Les filtres de sable ne commencent à débiter une eau potable que lorsque cette couche s'est déjà formée.

Voilà donc les deux éléments qui déterminent la qualité de l'eau: la vitesse du courant et la couche de souillure qui se forme sur la surface du sable. Le moyen de régulariser la vitesse du courant est tout donné; nous n'avons qu'à diminuer la quantité du débit, pour en rehausser la qualité, car cette qualité—supposant les autres facteurs comme stables—est donnée par une ligne parabolique dont l'axe ordonnée porte les vitesses du courant et dont l'abscisse marque la quantité des microbes contenue dans l'eau filtrée; c'est-à-dire l'accroissement de la vitesse du courant accentue avec une rapidité croissante la qualité délétère de l'eau.

Nous n'avons pas de moyen pratique pour activer la formation de la couche de souillure et l'eau débitée avant la formation de cette couche est délétère: le mieux serait de la refouler dans le canal, mais les considérations financières s'y opposent, car, dans quelques cas, il faut attendre 2 ou 3 semaines avant que cette couche finisse par fonctionner d'une manière irréprochable.

Je me suis efforcé de produire cette couche par un procédé artificiel, afin que le filtre débite une eau potable dès sa mise en exploitation.

Je ne m'attarderai pas à rapporter toutes les expériences que j'ai faites; je me bornerai à en relater le résultat et à constater, que j'ai réussi à former une bonne couche de filtrage de l'hydroxyde d'alumine. Si nous avons enduit la surface du filtre avec cette couche formée de précipité volumineux et collant, le filtre débitera une eau de bonne qualité aussitôt le filtrage installé.

Afin d'enduire la surface avec la couche en question j'ai mêlé dans l'eau à filtrer la quantité de sulfate d'alumine requise pour réduire d'une unité le degré alcalique [1]) de l'eau et j'ai déversé cette eau sur le filtre qui était préalablement imbu d'eau. A la suite de l'action

---

[1]) Le degré alcalique est exprimé par le nombre de cm^3 d'acide deci-normal absorbés pour neutraliser 100 cm^3 d'eau.

mutuelle du sulfate d'alumine et des hydrocarbonates contenues dans l'eau il se formait de l'hydroxyde d'alumine qui se déposait sur la surface de sable. Je filtrai ainsi jusqu'à ce que la vitesse de filtrage [1] fut descendue à 2,4 m³; à ce moment je cessai le dosage du sulfate d'alumine, car la couche de filtrage était étendue sur le filtre. Je fis descendre à 2,4 m.³, car j'avais constaté, que c'était là la vitesse maximale avec laquelle le filtre débitait encore une eau acceptable.

La moyenne obtenue dans mes nombreuses expériences est représentée par les courbes que j'aurai l'honneur de vous présenter.

L'une d'entre elles représente le degré d'efficacité des filtres ordinaires et l'autre, celui des filtres enduits de la couche d'hydroxyde d'alumine. J'ai reporté sur l'abscisse le temps de la filtration et sur l'ordonnée le nombre des microbes dans l'eau filtrée. Quand je filtrai avec une couche artificielle, j'employai une eau saturée de microbes, mais contenant peu de matières en suspension, afin que la formation d'une couche de souillure ne vînt apporter un élément de trouble dans mes observations.

On remarquera la divergence des deux courbes: la courbe représentant l'action des filtres communs, a une descente lente et l'eau n'atteint la qualité normale qu'après un laps de temps relativement long; tandis que dans les filtres munis d'une couche artificielle, la courbe se dresse presque perpendiculaire, ce qui indique que l'eau devient potable (100 à 200 microbes en moyenne sur 1 cm.³ aussitôt le filtrage inauguré. Cela signifie une économie considérable; la dépense occasionnée par le procédé est amplement compensée par le fait que l'eau débitée peut être utilisée dès le commencement, ce qui permet l'exploitation plus complète du capital placé dans le filtre.

Pour ce qui concerne les microbes qui se montrent dans l'eau filtrée, aussitôt que la coubre va parallèle avec l'abscisse, les expériences ont démontré, qu'ils ne proviennent pas de l'eau à filtrer, mais que l'eau les a amenés de la partie inférieure du filtre, c'est-à-dire que la couche a arrêté tous les microbes.

Au point de vue hygiénique ce procédé est irréprochable, car la composition chimique ne subit qu'une modification insignifiante; la minime quantité de sulfate que nous introduisons reste dans les limites des oscillations que nous relevons au cours d'une année dans la quantité de l'eau du Danube.

On peut produire la couche aussi en hydroxyde de fer avec le procédé ci-dessus décrit, à cette différence près, que le sulfate d'alumine est remplacé par le sulfate ou chloride de fer.

Nous pouvons résumer le résultat de ces expériences dans l'affirmation que l'emploi de ces couches artificielles rend le filtrage au sable meilleur marché et plus sûr, sans que l'eau perde de ses qualité hygiéniques; le procédé se recommande surtout lorsque l'eau contient peu de matières en suspension et beaucoup de microbes.

---

[1] La vitesse de filtrage est exprimée par le nombre de mètres cubes d'eau qui traversent en 24 heures le mètre carré de la surface du filtre.

Dr. **Ch. Morot** (Troyes).

La lutte contre la tuberculose animale dans les abattoirs publics et particuliers, les clos d'équarrissage et les vacheries.

Cette question est une des plus importantes de la police sanitaire vétérinaire, car la tuberculose sévit dans presque tous les pays du monde et se montre, dans plusieurs espèces, sur un nombre considérable de sujets qui peuvent la communiquer à l'homme, soit par les aliments qu'ils lui fournissent (lait, viande), soit par les matières morbides ou contaminées dont ils le souillent par leur contact d'auxiliaires, d'objets d'agrément et de commensaux. Je n'ai par l'intention de la traiter ici avec tous les détails qu'elle comporte. Je me bornerai à en développer quelques points principaux et à en effleurer les autres.

Aperçu historique.

Que de chemin parcouru en ces trente dernières années, au sujet de la contagion de la tuberculose! Pendant longtemps vivement contestés par plusieurs savants, les résultats décisifs des célèbres expériences de Villemin (1865) ne cessèrent complètement d'être combattus qu'en 1892, au moment où Koch démontra irréfutablement que son bacille, isolé, à l'état de pureté par des cultures successives, était aussi virulent que les produits tuberculeux eux-mêmes.

Aujourd'hui, on s'étonne singulièrement des violentes attaques que subirent tout d'abord les révélations expérimentales de Villemin. Quoiqu'à peu près dénuée de crédit dans la science officielle de 1865, l'idée de contagion de la phtisie était passablement enracinée dans le vulgaire et chez quelques médecins. A la vérité, elle y avait été implantée par une antique tradition médicale, découlant de la simple observation et transmise de génération en génération. D'après Lydtin, elle était admise depuis Galien par une foule d'anciens médecins, notamment par Morton, Van Swieten, Home, Maret, Fritzen. Wichmann.

En 1862, Toussenel insistait ainsi sur les dangers de l'ingestion des aliments provenant des vaches de Paris: toutes ces bêtes finissent, dans l'espace de 18 mois au plus, par la phtisie, par suite de la sédentarité perpétuelle, de défaut de mouvement et d'air. Elles sont alors servies sous forme d'aloyaux ou de beefsteaks aux consommateurs de la capitale qui ont déjà puisé dans leur lait des germes de consomption et de mort, „au badaud parisien qui vit et meurt dans cette croyance salutaire que la viande de boucherie n'est mangeable qu'à Paris". De la sorte, les parisiens mangent, boivent et aspirent la phtisie sous toutes les espèces. Pour éviter tous ces inconvénients, pas une seule vache ne devrait être autorisée à s'établir intra muros, ajoute l'auteur de la Zoologie passionnelle.

Des mesures propres à combattre la contagion de la phtisie humaine furent prescrites en 1569 par une ordonnance du royaume de Majorque et en 1751 par une ordonnance du roi d'Espagne; en 1782,

par un édit du roi de Naples. Au commencement de ce siècle, ces prescriptions n'étaient pas entièrement abrogées, ainsi que le prouvent les tribulations éprouvées par Châteaubriand accompagnant une personne phtisique à Rome, en 1803, et par Chopin, déjà tuberculeux, voyageant en Espagne en 1839.

Autrefois, aux dates indiquées ci-dessous, la vente de la viande des bovins tuberculeux était interdite en France, aux bouchers de Paris 1363, 1381, 1586, 1587; Troyes 1374, 1564, 1604, 1662, 1782; Reims 1380, 1389, 1625, 1737; Pernes en Picardie 1390; Abbeville fin du XIV siècle, Pontoise 1403, Evreux 1424, 1490, Caen 1462, Caudebec 1485; Rouen 1487, 1497; Chartres 1596; Le Mans 1640, etc.

En ces temps lointains, on disait des animaux phtisiques, appelés fieux ou fyeux à Paris et à Reims, qu'ils avaient le fil, le filz, le fis, le fiz ou le fi (Paris, Troyes. Abbeville, Pontoise, Evreux, Caudebec, Rouen, Caen, Chartres, le Mans); le fie ou pourfie (Pernes); le filet, le fillet (Troyes); des perles vilaines au corps (Troyes); la pommelée. (Paris, Rouen, Chartres); la pommelerie (Rouen); la poumonée blanche ou noire (Le Mans); la ladrerie (Reims).

Quelques-unes de ces expressions se sont même conservées jusqu'à nos jours. Ainsi la tuberculose est encore appelée vulgairement ladrerie à Reims (Girard), à Lausanne (Borgeaud), à Lille, (Loiset); perlage (bêtes perlées) à Troyes; pommelière dans plusieurs parties de la France. A côté de ces désignations populaires, il s'en trouve d'autres, également vulgaires, qui ont probablement une origine ancienne. Loiset rapporte qu'en 1843, à Lille, une bête tuberculeuse était nommée communément poque ou ladre. Vittu déclare en 1873 que les mots poque, ladre, luternau, sont employés par les bouchers de Lille pour désigner la phtisie pulmonaire bovine. A Bruxelles, écrit Van Hertsen en 1883, les bêtes tuberculeuses sont nommées vulgairement bêtes poqueuses; les tubercules, appelés poques, y sont de deux sortes; les poques noires (colorées par le sang extravasé) et les poques blanches.

Les mots français poque et poqueux ont pour équivalents respectifs les mots néerlandais pok (bouton, pustule) et pokkig (boutonneux, pustuleux), les mots allemands Pocke et pockig. Ils ont respectivement comme synonymes les mots allemands Finne (pustule, bouton, ladrerie), et finnig (pustuleux, boutonneux, ladre). Lydtin désigne par Finne la „nodosité pommelière" et par finnig l'animal atteint de boutons de pommelière ou de nodosités ladriques.

Nocuité de la viande et du lait.

De nombreuses expériences, portant sur des sujets de diverses espèces, ont démontré la possibilité de la transmission de la tuberculose aux animaux, par l'ingestion du lait et de la viande contenant des germes de cette maladie. Beaucoup de faits observés naturellement ont donné les mêmes résultats, exposés ci-dessous.

Les viscères et les ganglions lymphatiques présentant des lésions

de tuberculose sont très dangereux en cas d'ingestion à l'état cru. Le tissu musculaire proprement dit d'un sujet tuberculeux est considéré par certains comme peu ou point virulent. Mais la viande est loin d'être inoffensive, car elle n'est pas composée exclusivement de muscles; elle renferme en outre des ganglions et des vaisseaux lymphatiques qui peuvent être le siège de lésions tuberculeuses; elle comprend parfois des fragments de séreuses auxquels des tubercules sont restés adhérents; elle peut avoir été souillée par les parties tuberculeuses de l'animal ainsi que par les instruments, les linges de l'abatteur ou du boucher soit pendant l'habillage, soit pendant l'épluchage.

Une douzaine de porcs, de 8 mois environ, allaient habituellement fouiller les fumiers provenant d'un abattoir, rapporte Camoin [1]), et s'y repaissaient de viandes et d'issues rejetées comme immangeables. Peu après, il survint de la diarrhée, de l'inappétence, de la faiblesse, de l'amaigrissement rapide et de l'essoufflement, qui provoquèrent l'abattage. Quatre porcs, autopsiés par Camoin, offrirent des lésions tuberculeuses, notamment au poumon et au foie.

D'après Camoin, plusieurs chiens de chasse vigoureux avaient été mis en pension par une société de chasseurs dans un enclos voisin d'un abattoir. Ils tombèrent malades (amaigrissement, faiblesse, toux, expectoration, essoufflement), après avoir été nourris une trentaine de jours avec des débris du dit établissement, mangés d'ailleurs avec avidité (sang de bœuf, poumons et foies rejetés comme impropres à la consommation). Abattus au bout de 1 ou 2 mois de maladie, ils furent trouvés porteurs de lésions tuberculeuses dans les poumons et les ganglions abdominaux.

En 1896, j'ai trouvé de la tuberculose des ganglions pharyngiens sur le cadavre d'un jeune chat qui avait dû s'infecter en se repaissant de détritus d'animaux tuberculeux à l'abattoir de Troyes.

Camoin a fréquemment constaté des lésions de tuberculose chez des volailles habituées à picorer sur des tas de chairs mises au rebut par des bouchers ou des charcutiers, sur des fumiers mélangés de débris animaux et provenant des abattoirs ou des clos d'équarrissage. Il a supposé qu'elles étaient dues à l'ingestion de germes tuberculeux recélés par ces viandes et ces détritus.

En 1885, Guerrin a vu mourir tuberculeuses la plupart des poules qu'un tripier nourrissait, à l'abattoir de Nevers, avec des viscères saisis sur des bovins tuberculeux.

Baivy a trouvé farcis de tubercules les poumons, le foie et la rate d'un coq, mort après avoir été nourri de déchets de toute sorte dans un abattoir, où il picorait les dépouilles d'animaux tuberculeux.

Bien que les volailles soient rarement tuberculosées expérimentalement, par ingestion ou inoculation de matières tuberculeuses de l'homme ou des mammifères (Strauss, Wurtz, Nocard), des cas de poules naturellement infectées sont parfaitement admis. D'après les observations de Copel, un même morceau peut donner lieu à une infection mul-

---

[1]) 45 ans d'inspection vétérinaire dans divers abattoirs d'Algérie ont permis à Camoin de constater la fréquence de la tuberculose sur les bovins algériens de la plaine et sa rareté sur ceux de la montagne.

tiple de ce genre: „Tout le monde a été témoin de la lutte qui se produit entre tous les habitants d'une basse cour, lorsqu'un morceau friand est trop gros pour être avalé d'emblée. La première poule qui s'en est emparée fait des efforts inouïs pour le déglutir et, n'y parvenant pas, le rejette. Une autre le saisit prestement, se sauve avec lui et est poursuivie par ses camarades qui se livrent à une véritable course au clocher. Après de vains efforts pour l'ingurgiter, ce morceau est de nouveau rejeté; le même manège recommence jusqu'à ce que, réduit par de nombreux coups de bec, ce morceau finisse enfin par disparaître".

Dans sa conférence sur la tuberculose, à Troyes, en 1895, Nocard estimait que sur 100 vaches tuberculeuses. 4 ou 5 avaient les mamelles envahies par la tuberculose. D'après Strauss, cité par Morel, sur 65 vaches saisies à Paris pour tuberculose généralisée, 9 avaient des lésions tuberculeuses des mamelles et des ganglions mammaires. A l'abattoir de Milan, sur 17 vaches tuberculeuses à des degrès plus ou moins avancés, Fiorentini en a trouvé 5 avec de la tuberculose mammaire; il ajoute que la forme miliaire—la plus fréquente—de la tuberculose bovine mammaire ne peut presque jamais se diagnostiquer cliniquement et qu'en cas de dissémination des nodules, elle est très difficile à reconnaitre à l'examen nécropsique macroscopique des mamelles. En Suisse, Kiener a constaté de nombreuses mammites tuberculeuses bovines dans la contrée de Château-d'Oex et Borgeaud a vu à l'abattoir de Lausanne des mamelles tuberculeuses sur plusieurs vaches ayant fourni du lait jusqu'au jour de leur abattage. A l'abattoir de Troyes, j'ai observé assez souvent de la tuberculose bovine dans le tissu propre des mamelles et encore plus fréquemment dans les ganglions mammaires.

La virulence du lait provenant de mamelles tuberculeuses a été constatée par de nombreux observateurs et est considérée comme très dangereuse. Elle se conserve, mais affaiblie, dans les produits dérivés de ce liquide. La présence des bacilles de Koch est dénoncée par l'inoculation ou par la culture dans le lait caillé et acide pendant 10 jours (Heim), dans le petit-lait pendant 16 jours (Galtier), dans les fromages frais ou salés de 14 jours (Heim) à 11 mois (Galtier), dans le beurre pendant 120 jours (Gasperini).

La contagion est surtout à craindre dans les laiteries coopératives, où le lait de tous les associés est mélangé en une seule masse et où la partie écrémée correspondante est reprise par chaque éleveur. S'il y a du lait de mamelles tuberculeuses, les bacilles de Koch se répandent dans tout le mélange, puis le barattage au centrifugeur les fait passer la plupart dans la couche d'impuretés déposée sur les parois de la turbine et dans le lait écrémé. Les laiteries coopératives belges ont généralement l'habitude de livrer ce dernier produit à l'état cru aux cultivateurs, qui le donnent tel aux jeunes veaux et aux cochons. Aussi a-t-on observé nombre de fois la tuberculose sur les porcs d'une même exploitation soumis à ce régime (Brouwier).

Borgeaud a insisté sur l'augmentation des cas de tuberculose porcine constatés en ces dernières années à l'abattoir de Lausanne et „observés exclusivement sur les porcs du pays, nourris avec des dé-

chets de laiterie". Il n'y a pas bien longtemps, il a observé le fait suivant dans une laiterie centrifuge des environs de Lausanne où des petits porcs étaient nourris de lait écrémé cru. Ces animaux mouraient au nombre de 2, 3 et plus par jour. Cette mortalité, attribuée par la propriétaire au rouget, était due en réalité à la tuberculose. Elle cessa seulement, après qu'on eût soumis à une forte cuisson tout le lait écrémé et tous les déchets de laiterie, servant à l'alimentation des porcs restants. Dutoit a signalé à Borgeaud plusieurs cas de tuberculose porcine, tous d'origine alimentaire, observés à Leysin, à l'Hospice du Grand-Saint-Bernard.

La tuberculose frappe en moyenne 11 pour 100 des 40000 porcs sacrifiés annuellement à l'abattoir de Dantzig, et 60 à 70 pour 100 parmi les sujets nourris dans certaines laiteries de centres où la tuberculose règne sur l'espèce bovine.

A Copenhague, le pourcentage de la tuberculose porcine qui, (sur 60000 porcs abattus en 1888), était de 2, 8 pour les lésions pulmonaires et hépatiques, de 10 à 12 pour les lésions des ganglions lymphatiques cervicaux, n'était plus respectivement en 1893 que de 1 et de 4 à 5. Cette diminution, dit St. Friis, est due sans doute à l'habitude, qu'on a prise de plus en plus dans les grandes vacheries danoises, de chauffer fortement le lait écrémé avant de l'employer pour la nourriture des porcs.

La tuberculose porcine d'origine alimentaire peut se développer par l'ingestion d'une autre nourriture que le lait tuberculeux. Ainsi quelques cochons reconnus tuberculeux à l'abattoir de Troyes, ont pu, comme je l'ai supposé, avoir été infectés en mangeant journellement des déchets alimentaires de personnes phtisiques, mélangés aux eaux grasses ou de cuisine ainsi qu'aux reliefs de tables de casernes, pensions et restaurants. Ces faits concorderaient avec ceux de Schoull, qui a vu la tuberculose se développer sur des chats nourris spontanément ou expérimentalement avec des aliments souillés par des personnes tuberculeuses pendant leur repas. C'était peut-être pour éviter une contagion analogue que, dans beaucoup de villes de France, au moyen âge, il était interdit aux bouchers de vendre la viande des porcs engraissés dans les hospices et les léproseries.

Parmi les nombreux chiens et chats reconnus tuberculeux en ces dernières années (Cadiot, etc.), quelques-uns ont été infectés en buvant du lait contaminé cru chez leurs maîtres, en ingérant des viscères tuberculeux aux abattoirs, soit encore en mangeant des restes d'aliments de personnes tuberculeuses ou des matières vomies par celles-ci.

Dans une famille malheureuse ayant longtemps consommé du lait de vache recueilli à l'abattoir de Troyes, un enfant de 2 à 3 ans et la mère âgée d'une trentaine d'années sont successivement morts phtisiques. Je me suis toujours demandé si le lait, ainsi consommé, ne comptait pas pour quelque chose dans l'étiologie de ces deux cas de tuberculose humaine, en raison des bacilles de Koch qu'il pouvait renfermer à certains moments.

Diagnostic de la tuberculose.

Les ganglions lymphatiques offrent, au point de vue de la recherche des lésions tuberculeuses, une importance considérable qui a été longtemps plus ou moins méconnue. Les indications incomplètes des livres d'inspection sur beaucoup de ces organes à l'état physiologique ou pathologique, la ténuité et l'inconstance de plusieurs d'entre eux expliquent dans une certaine mesure le délaissement dont ils ont été l'objet à cet égard, avant et après l'abattage. Dans ces dernières années, nombre de vétérinaires-inspecteurs se sont peu-à-peu préoccupés des données diagnostiques des glandes lymphatiques.

En 1883, Van Hertsen a signalé la fréquence de la tuberculisation d'un ganglion sterno-costal, situé à la face interne de la paroi thoracique, au niveau de l'extrémité inférieure des 1-re ou 2-e côte, soit du premier espace intercostal. Appelé vulgairement tubercule de l'inspecteur, ce ganglion est minutieusement examiné à Bruxelles sur les quartiers forains dont la plèvre costale a été arrachée.

En 1888, j'ai fait valoir l'utilité du contrôle des ganglions de la poitrine et du ventre sur les viandes foraines dépourvues de viscères, même revêtues intégralement de la plèvre et du péritoine indemnes en apparence. En effet, en cas de tuberculisation des ganglions prépectoraux, sterno-costaux, sus-sternaux, mésentériques, sous-lombaires, iliaques, les tubercules peuvent naturellement manquer sur les séreuses des parois thoraciques et abdominales ou n'y laisser aucun vestige de leur arrachement en raison de leur rareté ou de leur ténuité.

Dès 1888, à Copenhague, dit St. Friis, tous les porcs abattus étaient examinés minutieusement aux ganglions cervico-pharyngiens, en vue de la découverte de la tuberculose.

L'importance de l'examen des divers ganglions en matière de tuberculose à été signalée en Allemagne par R. Ostertag, en 1890 et par A. Sticker en 1891. Ostertag est revenu avec détails sur cette question dans les deux éditions de son Traité d'inspection des viandes, 1892—1895. A l'abattoir de Leipzig, rapporte Hartenstein cité par Sticker, le pourcentage de la tuberculose était de 5½ le 1-er mois après l'ouverture de l'établissement, de 7½ le 2-e mois, de 8½ le 3-e et s'élevait plus tard entre 9 et 22.5. Cette progression tenait à l'inspection attentive des ganglions lymphatiques.

En mars et décembre 1895, j'ai publié des faits confirmant ceux de Cagny (1886) et de Nocard (1892), à savoir que la tuberculose ganglionnaire, même multiple, peut exister sans lésions viscérales ou séreuses, soit avec des lésions insignifiantes du poumon, de la plèvre, du péritoine, du foie, de la rate, des estomacs, des intestins. J'ai déclaré que, dans ces conditions, une tuberculose ganglionnaire, même étendue, pouvait fort bien échapper aux regards des inspecteurs n'examinant pas minutieusement tous les ganglions lymphatiques classés, notamment ceux profondément cachés dans les amas adipeux ou dans les espaces intermusculaires.

Le 27 décembre 1894, un beau taureau de 3 ans ½, en bon état de chair et graisse, du poids net de 332 kilogr. est l'objet d'une saisie totale pour tuberculose ganglionnaire généralisée. Les deux

ganglions rétro-pharyngiens apparaissent hypertrophiés (l'un du volume d'un œuf de cane) et renferment de vastes foyers purulents. Ces lésions m'engagent à examiner de très près les autres parties de l'animal. Extérieurement indemne, le poumon laisse voir intérieurement— mais après une assez longue palpation suivie d'incisions multiples— 2 ou 3 tubercules purulents du volume d'une noisette au maximum. Légère infiltration tuberculeuse de plusieurs ganglions médiastinaux. Rien d'anormal sur les autres viscères, ni à la face interne des parois thoraciques et abdominales. Découverte d'altérations tuberculeuses importantes dans un ganglion parotidien, plusieurs ganglions prépectoraux, sous-dorso-costaux, et sous-lombaires, un ganglion préscapulaire, deux ganglions précruraux et deux ganglions poplités. Ces cinq derniers ganglions contiennent de vastes foyers purulents et ont chacun le volume ou du poing d'un homme (poplités) ou d'une tête de mouton (préscapulaire et précruraux). Sans la mise à jour de l'état des ganglions rétro-pharyngiens, on aurait pu méconnaître: 1° les tubercules pulmonaires peu visibles à un examen ordinaire à cause de leur ténuité, de leur rareté et de leur situation profonde; 2° les altérations des précruraux malgré la saillie de chacun d'eux au pli du flanc, faute de regarder de près cette région située très haut au voisinage des pentes; 3° les lésions des ganglions splanchniques cachés dans une abondante couche de graisse. On aurait encore moins songé à la tuberculose du préscapulaire et des poplités.

En 1895, j'ai découvert un tubercule du volume d'une noisette dans un ganglion poplité d'une vache tuée à l'abattoir de Troyes, chez laquelle une tuberculisation étendue des ganglions rétro-pharyngiens s'ajoutait exclusivement à une tuberculose restreinte du poumon et de la plèvre pariétale. Par crainte de délabrer une cuisse sans motif, je n'aurais pu aller constater l'état du ganglion poplité précité, si le quartier où il se trouvait m'avait été présenté seul comme viande foraine dépourvue de lésions extérieures.

En 1895, sur une demi-vache estampillée par le préposé empirique de l'abattoir de Sainte-Savine (Aube) où a eu lieu l'abattage, je trouve: 1° dans un ganglion préscapulaire gros comme les deux poings d'un homme, un énorme foyer tuberculeux partiellement purulent; 2° un ganglion prépectoral hypertrophié et renfermant un tubercule ramolli. Les autres ganglions, la plèvre, le péritoine n'offrent rien d'anormal. Les lésions tuberculeuses précitées n'ont pas été reconnues à l'abattoir de Sainte-Savine, où le poumon et le cœur ont été saisis pour péricardite. A l'examen de ces deux organes qui me sont envoyés postérieurement sur ma demande, je découvre plusieurs tubercules intra-pulmonaires ramollis ainsi que plusieurs ganglions médiastinaux tuberculeux.

Le 5 juillet 1897, un taureau gras de 3 ans est saisi en totalité pour les lésions suivantes. Tuberculose purulente étendue: 1° des ganglions bronchiques et médiastinaux; 2° de deux ganglions sous-lombaires du volume respectif d'une noix et d'une grosse pomme de terre; 3° d'un ganglion précrural gros comme une bonne pêche; 4° d'un ganglion poplité des dimensions d'une forte pomme; 5° d'un ganglion rétrocostal du volume d'une noix. Les viscères, la plèvre et le péritoine ne présentent aucun tubercule.

Le 24 juillet 1897, un bœuf de 3 ans très gras est saisi en totalité pour les lésions suivantes: 1º tubercules parenchymateux et la plupart caséeux au nombre d'une dizaine dans la rate (petits pois), d'une centaine dans le foie et d'une centaine dans le poumon (petits pois et noisettes); 2º tubercules plus ou moins caséeux et forte hypertrophie: a) des ganglions bronchiques et médiastinaux, b) des ganglions supra-pharyngiens et rétro-pharyngiens, c) du ganglion parotidien gauche, d) de plusieurs ganglions cervicaux ou trachéaux supérieurs, médians et inférieurs, e) de 4 ou 5 ganglions sous-dorso-costaux, f) de deux ganglions sous-lombaires, g) d'un ganglion iliaque, h) d'un ganglion inguinal superficiel, i) d'un ganglion précrural, j) d'un ganglion poplité; 3º tuberculose légère d'un ganglion prépectoral et d'un ganglion sus-sternal. La plèvre et le péritoine des viscères et des parois splanchniques ne présentaient aucun tubercule.

En 1894, à l'abattoir de Turin, une volumineuse tumeur sous-cutanée, constituée par un ganglion tuberculeux dégénéré, a été observée par Poli & Brusaferro au-dessus et en arrière du grasset d'un bœuf gras, qui n'offrait pas la moindre trace de tuberculose ailleurs.

En 1896, dans l'Aube, 70 jours après deux tuberculinisations (suivies de réaction) à 17 jours d'intervalle, Henriot & Pétiot font abattre une vache tousseuse de 2 ans ½ dont le ganglion préscapulaire gauche est triplé de volume. A l'autopsie, ce ganglion, de la grosseur d'un œuf de poule, offre 2 ou 3 petites cavités purulentes intérieures et 4 ou 5 petits tubercules récents périphériques. Les autres ganglions, les viscères, la plèvre et le péritoine ne présentent aucune trace de tuberculose.

En octobre 1895, Morel a recommandé d'examiner les ganglions prépectoraux, xiphoïdiens, préscapulaires, sous-scapulaires, sus-sternaux, mammaires, sous-lombaires, précruraux, poplités, fessiers, pour reconnaître l'état réel des viandes présentées à l'inspection en quartiers, sans viscères ou diaphragme, après raclage de la plèvre et du péritoine, par conséquent suspectes de tuberculose.

P. Godbille a fait connaître en 1895 les bons résultats obtenus au marché de La Villette, pour le diagnostic de la tuberculose des bovins vivants, par l'exploration des ganglions présentant des lésions tuberculeuses, notamment des ganglions parotidiens, rétro-pharyngiens, supra-pharyngiens, prépectoraux, précruraux, mammaires, rétro-costaux, etc.

En voyant, sur des bovins sacrifiés à l'abattoir de Troyes, d'énormes ganglions tuberculeux mis complètement à jour par l'instrument tranchant, plusieurs éleveurs m'ont dit ceci: „Quand nous avons acheté ces animaux, il y a un an, deux ans, nous avons bien vu (selon les cas) une tumeur autour de la gorge, en arrière de la tête, en avant de l'épaule, au flanc, au pli du flanc, etc.. mais nous ne songions pas qu'elle pouvait être de nature tuberculeuse". Je n'ai pas eu de peine à convaincre ces éleveurs qu'ils devaient à l'avenir se garder d'acheter des animaux dans ces conditions ou tout au moins ne pas les acheter avant de s'être fait rendre compte par un vétérinaire qu'il ne s'agissait pas de tuberculose.

Du 1-er janvier 1885 au 31 décembre 1890, la tuberculose a été

constatée à l'abattoir de Troyes sur 423 grosses bêtes bovines (408 vaches, 9 taureaux et 6 bœufs) pour 31526 abattages (28556 vaches, 2670 bœufs et taureaux), soit un pourcentage de 1,4.

En 1896, à Troyes, la tuberculose a été constatée sur 175 gros bovins (160 vaches, 12 taureaux et 3 bœufs) pour 4088 abattages (3563 vaches, 378 taureaux et 147 bœufs), soit un pourcentage de 4,3 et sur 5 veaux de lait pour 7993 abattages, soit un pourcentage de 0,06.

Dans le 1-er semestre de 1897, la tuberculose a été constatée à Troyes (en dehors de 5 porcs) sur 107 gros bovins (102 vaches et 5 taureaux) pour 2130 abattages (1960 vaches, 134 taureaux et 36 bœufs), soit un pourcentage de 5 et sur 5 veaux de lait pour 4378 abattages, soit un pourcentage de 0,1.

Cette augmentation des constatations de tuberculose à Troyes est due à la nouvelle réglementation et à la réorganisation consécutive de l'abattoir depuis la fin de 1894. Et pourtant on amène plus rarement qu'autrefois les animaux prévus tuberculeux ou considérés comme tels de leur vivant. Beaucoup de ceux qui se sont aperçus de l'existence de la tuberculose dans leurs étables, au moyen des constatations des services sanitaires ou par l'emploi de la tuberculine, se gardent bien de faire abattre leurs animaux à Troyes; ils les vendent à des bouchers de campagne qui n'ont pas d'inspection à subir.

L'augmentation précitée tient aux causes suivantes: autrefois les gros bovins n'étaient inspectés qu'avec le poumon et le foie, car le tripier enlevait les viscères et la tête au moment de l'habillage. La plupart des fressures de veau étaient emportées avant l'inspection de la viande. La dégraisse du poumon et du foie du gros bétail, pratiquée par le tueur avant l'inspection, comprenait en plus le retranchement de toutes ou presque toutes les glandes lymphatiques de ces organes, notamment des ganglions bronchiques et médiastinaux. Elle s'accompagnait souvent d'une dégraisse générale des quartiers, servant d'une part à nettoyer les parties saigneuses, et de l'autre à produire une soustraction de suif susceptible de réduire non seulement le droit d'octroi, mais encore le prix d'achat au poids net. A ce déchet de graisse venaient parfois se joindre de nombreux ganglions entourés ou non d'une enveloppe adipeuse, notamment les cervicaux, les prépectoraux, les préscapulaires, les sous-lombaires, les iliaques, les inguinaux ou mammaires, etc. Souvent avec l'enlèvement de ces glandes lymphatiques, disparaissait un indice de tuberculose. Cette disparition, quelquefois préméditée, portait dans certains cas sur les précruraux. Actuellement il faut laisser jusqu'à l'inspection: la tête avec la langue sortie de la cavité buccale, tous les viscères, le mésentère, les mamelles et les testicules avec leurs ganglions. Le dégraissage ne peut être que très limité ou tout au moins ne pas aller jusqu'à l'extirpation des ganglions.

Anciennement à Troyes, des poumons et des foies sains d'animaux déjà inspectés étaient assez fréquemment substitués à des poumons et à des foies tuberculeux, qu'on faisait disparaître clandestinement pour empêcher la constatation de la tuberculose. Ainsi, il y a 8 ou 9 ans, on découvrit à la fosse à fumier de l'abattoir un poumon farci de tu-

berculose, alors qu'aucune bête abattue n'avait paru être tuberculeuse. Une enquête apprit que cet organe provenait d'une vache qu'un tripier et son garçon avaient fait inspecter avec le poumon sain d'un autre animal et qui naturellement n'avait pas été reconnue tuberculeuse faute d'autres lésions. A l'audience de simple police, où l'affaire fut renvoyée par le parquet, le garçon voulut atténuer sa faute en la rejetant sur son patron dans les termes suivants: „Je n'ai pas cru mal faire en mettant le poumon tuberculeux au fumier et en le remplaçant par un poumon sain. J'ai souvent vu mon patron agir ainsi et je n'ai fait que suivre l'habitude de la maison". Les inculpés furent condamnés chacun à 5 francs d'amende et aux frais.

A Troyes, d'autres obstacles s'opposaient encore à la recherche de la tuberculose. Vers 1887, j'invitai un boucher à descendre des p e n t e s une vache atteinte de tuberculose thoracique, et à placer les quartiers sur une table, afin de me permettre d'examiner les ganglions et les parois des cavités splanchniques. Le boucher n'acquiesça pas à mon désir et, devant mon refus d'estampillage, provoqua la nomination de deux experts vétérinaires. Ceux-ci ayant cru devoir conclure à l'inutilité de ma demande, les quartiers furent livrés à la vente sans plus ample examen.

Si l'inspection actuelle des animaux tués à l'abattoir donne aux habitants de Troyes des garanties suffisantes contre la consommation des chairs tuberculeuses, il n'en est pas toujours de même du contrôle des viandes foraines. Celles-ci doivent bien être présentées à la vérification sanitaire sous forme d'animaux complets avec poumons adhérents, mais il est fait exception à cette règle pour les parties isolées provenant d'un sujet visité vivant et mort par un vétérinaire et accompagnées d'un certificat de ce dernier. Comme ces parties isolées ne portent aucune estampille assurant leur identité, rien ne prouve qu'elles proviennent des animaux mentionnés au certificat. Les viandes foraines ne peuvent offrir des garanties égales à celles des viandes urbaines qu'avec la double obligation du certificat sanitaire et de l'estampille, pourvu toutefois que le certificat ne soit pas de complaisance comme dans le cas suivant.

En mars 1897, le cou et les membres antérieurs d'une vache, qu'un certificat vétérinaire déclare reconnue saine avant et après l'abattage, sont soumis à la vérification sanitaire de Troyes, par un boucher de campagne, et estampillés comme ne présentant rien d'anormal. Le lendemain sur deux quartiers postérieurs du même animal qui me sont encore présentés, je trouve des ganglions sous-lombaires et un fragment de plèvre pourvus de quelques tubercules. J'examine quelques jours après un reste de l'animal (parois pectorales sans viscères), saisi par la gendarmerie au domicile de l'introducteur. Malgré le raclage de la plèvre, j'y trouve de nombreuses traces de tuberculose, non seulement sur les débris de cette séreuse, mais encore dans plusieurs ganglions prépectoraux, sternaux et sous-dorsaux. Le 4 mai 1897, le boucher précité fut condamné par le tribunal correctionnal de Troyes à 15 jours de prison et 50 francs d'amende.

Que de villes françaises, même importantes et pourvues d'abattoirs inspectés, ne se sont pas aussi bien protégées contre la consommation

des chairs tuberculeuses, soit par ce que les poumons des bœufs, vaches ou taureaux n'y sont examinés qu'exceptionnellement, soit que la viande elle même de ces animaux ne soit visitée qu'en bloc et en tas. Si l'on ne veut pas passer à côté d'une foule de lésions tuberculeuses, comme c'est arrivé à beaucoup d'adversaires de la tuberculinisation, il faut pour tous les sujets une inspection générale et minutieuse, au lieu d'un examen superficiel et par à peu près de la plèvre, du péritoine, du poumon et des autres viscères. Faute non seulement de regarder de très près, mais encore de palper attentivement la langue, le poumon, le foie, la rate, le mésentère, ainsi que les glandes lymphatiques tenant à ces organes ou situées à leur voisinage, notamment les ganglions pharyngiens, bronchiques et médiastinaux, qui peuvent être incisés sans détérioration ni dépréciation, on risquera de méconnaitre nombre de tuberculoses même étendues des parenchymes, soit des tuberculoses des ganglions viscéraux pouvant mettre sur la voie de lésions tuberculeuses profondes, des ganglions intermusculaires par exemple. Quand on ne constate que quelques tubercules, il faut, à l'aide d'incisions multiples, s'assurer si d'autres tubercules ne sont pas cachés dans la langue, le poumon, le foie, la rate, les mamelles, les testicules, etc. et les ganglions contigus à ces organes ou voisins, ainsi que dans les ganglions rétro- et supra-pharyngiens, parotidiens, cervicaux, prépectoraux, préscapulaires, sous-scapulaires, sus-sternaux, sous-dorsaux, xiphoïdiens, sous-lombaires, iliaques, fessiers, rétro-costaux, inguinaux, précruraux, etc. tous faciles à examiner. Au besoin on mettra à jour les poplités; de même on ne négligera pas de regarder les surfaces de section des corps vertébraux et du sternum sur les animaux fendus par le boucher.

On comprend ainsi avec quelle facilité les nombreux animaux tuberculeux tués dans les campagnes, la plupart sans surveillance sanitaire, peuvent aisément servir à l'alimentation des villes où ils arrivent sous forme de morceaux forains, dont la vérification est tantôt très difficile et tantôt tout-à-fait impossible en matière de tuberculose, malgré les plus grandes précautions prises. Est-il permis de voir un mode d'inspection plus absurde, puisque la vue d'une partie même minime est considérée comme propre à faire apprécier la totalité? Qui se flatterait de découvrir que des morceaux de viande de 3, 5, 10 kilogr. proviennent d'un animal tuberculeux, quand une telle provenance est parfois méconnaissable sur les quatre quartiers séparés du poumon ou du foie? Qui prétendrait déterminer l'état des ganglions préscapulaires ou des prépectoraux par l'examen des précruraux ou des poplités? Est-ce qu'un capitaliste ne se ferait pas taxer de folie, s'il se contentait de visiter la loge du concierge pour apprécier l'apparence et la valeur d'un immeuble qu'il désirerait acheter? L'inspection partielle des viandes foraines expose ceux qui la préconisent à être traités de semblable façon [1]).

---

[1]) Un jour, sur la demande d'un boucher, le maire d'une ville permit l'envoi dans une autre ville, après épluchage et sans les viscères, des 4 quartiers d'une vache très grasse, atteinte de tuberculose généralisée des parenchymes viscéraux et d'une tuberculose ganglionnaire étendue, que l'inspecteur voulait arrêter. Naturellement non reconnue tuberculeuse à l'arrivée, faute de l'envoi des lésions, elle

Il ne manque pas de personnes, voire des vétérinaires, qui croyant trouver dans l'abondance du tissu adipeux le critérium infaillible d'une bonne santé, ne s'imaginent point que l'organisme des animaux gras ou très gras peut être envahi par la tuberculose. Erreur grave! Le suif le plus copieux s'allie parfaitement à la tuberculose, même très étendue. On dirait presque que cette maladie jouit d'une grande affinité pour les bovins gras et on doit se demander si elle ne débute pas exclusivement sur des sujets engraissés, dont l'embonpoint est postérieurement susceptible, selon les cas, soit de se conserver ou de s'accroître, soit de diminuer ou de disparaître. Cette opinion est du reste appuyée par la répartition suivante—au point de vue de la qualité d'après l'état de chair et de graisse—des 423 gros bovins reconnus tuberculeux à l'abattoir de Troyes du 1-er janvier 1885 au 31 décembre 1890 : 189—1o qualité; 135—2o qualité; 59—3o qualité; 16—4o qualité; 7—étisie, et 17—cachexie.

A mesure que l'inspection sanitaire s'étend et s'améliore dans une partie des abattoirs publics, à mesure que la pratique de la tuberculinisation se propage parmi les vétérinaires, on reconnait de plus en plus que la tuberculose règne dans un nombre considérable d'exploitations agricoles où la plupart du temps elle n'était même pas soupçonnée par les intéressés. Pendant ce temps là, on se borne par trop à rester les bras croisés ou à combattre mollement ce péril effrayant pour l'hygiène populaire et la fortune publique; on ne généralise pas l'inspection sanitaire et on ne réglemente pas rationnellement l'emploi de la tuberculine.

Cette dernière substance, propre à produire tout le bien qu'on voudrait, permet souvent de faire beaucoup de mal: ainsi une foule de gens s'en servent pour commettre des actes répréhensibles. Si la tuberculinisation est suivie de réaction sur leurs animaux, au lieu de déclarer à la mairie et de sequestrer ceux qui sont tuberculeux, ils les vendent sans avertir les acheteurs de ce qu'ils ont découvert et s'en débarrassent pour embarrasser d'autres personnes, qui risquent parfois d'ignorer l'existence de la tuberculose avec une deuxième inoculation sans réaction. D'ailleurs bien des vétérinaires sont opposés à la déclaration de tout cas de tuberculose révélé par la tuberculinisation, sous prétexte qu'aucune loi n'en prescrit spécialement l'obligation. Cette situation rend fréquemment les vétérinaires témoins et presque complices de fraudes et d'agiotages scandaleux, facilités par l'abus de la tuberculinisation, comme le disait H e n r i o t à la Société Vétérinaire de l'Aube en 1896. Pour éviter ces injustices, ajoutait-il, il faudrait marquer au feu toutes les bêtes ayant réagi franchement à la tuberculine. Il ne manque pas de détracteurs de l'efficacité de cette substance, qui trouvent bon d'y avoir recours pour se défaire clandestinement de leurs animaux tuberculeux. Parmi les adversaires de la tuberculine, je connais un marchand de vaches laitières qui répète sans cesse que la tuberculinisation est une opération sans valeur,

---

fut estampillée et vendue un bon prix. Cela permit à l'expéditeur de raconter partout et de dire au maire que son inspecteur refusait de très bonnes bêtes qui étaient acceptées ailleurs.

annonçant tuberculeux des animaux qui ne le sont pas et v i c e v e r- s a. Or ce n'est là qu'une conviction commerciale ou une persuasion d'intérêt basée sur ce fait, que plusieurs cultivateurs ont fait tuberculiniser des vaches qu'ils avaient achetées à ce marchand et l'ont obligé à les reprendre quand elles avaient réagi.

Obstacles à la lutte contre la tuberculose et les autres affections contagieuses des animaux.

La police sanitaire des animaux a pour base principale l'autorité communale, en beaucoup de pays, et son sort dépend fréquemment de la seule initiative des maires. Cette participation excessive ou plutôt cette prépondérance des municipalités est la source de nombreux inconvénients. Trop souvent les pouvoirs locaux négligent, violent ou laissent violer outrageusement les prescriptions sanitaires qu'ils sont tenus de respecter ou de faire respecter. On en voit qui, au lieu de seconder ou protéger les agents sanitaires cherchent à paralyser ou à annihiler leur action par la force d'inertie, les vexations ou d'autres moyens inavouables. L'autorité communale a donc besoin d'être limitée et d'être contrebalancée par le contrôle effectif de l'état. Ce contre-poids supérieur pourrait être gênant pour les municipalités qui délaissent leurs obligations sanitaires; il ne le serait jamais pour celles qui remplissent leur devoir. Il est surtout appelé à empêcher le trafic clandestin à domicile des animaux atteints de maladies contagieuses, ainsi qu'à faire disparaitre le désordre indroduit par des influences locales néfastes dans les abattoirs, les foires et les marchés.

Des bouchers, des charcutiers et des marchands de bestiaux peuvent devenir maires pour d'autres raisons que celles indiquées dans ce quatrain du 9 novembre 1592:

„En faisant à Paris les Eschevins nouveaux,
„On y devoit laisser pour Prévost un Boucher:
„Car puisque, dans Paris, il y a tant de veaux,
„Il faut avoir quelcun qui les sache saigner".

Placés entre leur intérêt et leur devoir, quelques-uns de ces élus, demeurant plus professionnels que maires, oublient que leur autorité aux abattoirs municipaux n'est décemment utilisable qu'au profit de la commune et non à leur propre bénéfice. Ils témoignent un respect fort contingent ou même tout-à-fait nul à l'égard des prescriptions sanitaires qui visent les membres de leur corporation et dont ils sont eux-mêmes justiciables. Aussi quelle épée de Damoclès menace l'hygiène d'une commune gouvernée par un maire boucher ou marchand de bestiaux, n'offrant que des apparences trompeuses d'honnêteté commerciale. Dans des localités sans abattoirs, des abus analogues sont possibles de la part de certains maires, bouchers ou marchands de bestiaux. Parmi les premiers, il en est qui débitent avec désinvolture des animaux tuberculeux sacrifiés sans contrôle dans leurs tueries particulières. Parmi les seconds, il y en a qui couvrent de leur patronage des ateliers d'équarrissage, où ils trouvent des auxiliaires disposés à sacrifier et à utiliser, pour l'alimentation humaine, leurs va-

ches laitières réformées, pourries de tuberculose à la suite d'un surmenage mammaire associé à une stabulation permanente de plusieurs années dans des locaux infectés par des colonies bacillaires condensées.

Plusieurs maires éleveurs n'offrent pas la moindre garantie au point de vue de l'exécution des prescriptions sanitaires relatives aux animaux. Par exemple certains sont heureux de faire sacrifier leurs animaux tuberculeux dans leurs abattoirs communaux qu'ils ne font pas inspecter, malgré la perception de droits d'abattage élevés. D'autres les vendent à des commerçants forains, sous condition expresse d'abattage dans des tueries particulières non surveillées. Beaucoup conservent dans leurs étables des vaches atteintes ou suspectes de tuberculose, sans jamais faire de déclaration légale à leur sujet. Ainsi, il y a quelques années, à l'abattoir de Troyes, j'ai saisi une vache en assez mauvais état dont les viscères, de nombreux ganglions, plusieurs os (vertèbres, côtes) et les mamelles étaient envahis par la tuberculose. Considérablement hypertrophié par le processus tuberculeux, l'organe mammaire avait un volume bien supérieur à celui de la tête de l'animal et renfermait une cavité purulente de la capacité d'un œuf d'autruche au moins, cuirassée de tubercules à sa face interne. Or cette vache provenait de l'étable d'un maire d'une commune rurale de l'Aube. Si son propriétaire ignorait l'existence de la tuberculose viscérale, ganglionnaire et osseuse (ce qui paraît peu probable), il connaissait du moins, de longue date, l'état morbide de la mamelle. Malgré cela, il vendait et faisait consommer, sous forme de lait, un véritable bouillon concentré de bacilles de Koch. En présence d'un tel fait, dont les analogues ne manquent pas, on ne se douterait guère que les maires sont chargés de prendre des mesures contre la tuberculose animale, que l'usage et la vente du lait de vaches tuberculeuses sont interdits.

Beaucoup de maires ruraux, même de très bonne foi et animés des meilleures intentions du monde, n'ont pas la moindre aptitude à remplir le rôle que la loi leur attribue, en ce qui concerne le service des épizooties. On ne peut maintenir leur participation, même minime, qu'en faisant leur éducation pratique en matière de police sanitaire, qu'en agissant pareillement à l'égard des éleveurs. Les conférences sur la tuberculose faites par M. Nocard aux quatre coins de la France ont déjà commencé cette éducation. Comme elles ne peuvent avoir lieu partout, il importe que les vétérinaires en fassent dans les mairies de leur clientèle rurale, à l'exemple de mon confrère Chanteclair dont de nombreux cultivateurs de l'Aube s'empressent d'écouter les causeries.

Parfois pour des motifs d'ordre politique, des maires font en police sanitaire tout le contraire de ce que réclament les règlements ou le bon sens. Ils veulent plaire de cette façon à des conseillers municipaux et à des électeurs influents, les uns et les autres éleveurs, marchands de bestiaux, bouchers ou charcutiers, qui font de l'acquiescement des chefs de municipalité à leurs volontés nettement formulées, à leurs injonctions hautement réitérées, la condition sine qua non de la complaisance de leurs votes. Par leurs agissements ma-

chiavéliques, ces marchands de viandes sur pied ou abattues, intéressés à la faillite des services sanitaires vétérinaires, réussissent souvent
à diminuer ou même à renverser l'inspection des abattoirs. Le pire
est de voir à chaque élection d'aussi dangereux politiciens retomber
sur leurs pieds et rester conseillers municipaux comme devant. Sachant
par d'habiles évolutions clicher leurs opinions sur les programmes différents des municipalités successives, répudiant le lendemain ce qu'ils
ont adopté la veille et v i c e v e r s a, ces caméléons restent toujours
au voisinage du gouvernail quel que soit le timonier. Ils espèrent ainsi
obtenir des concessions administratives aussi défavorables à l'inspection des viandes que profitables à la coterie véreuse dont ils font partie.
On pourrait appliquer à chacun de ces personnages les termes suivants de l'épitaphe satirique de Pierre Seguier, président au Parlement de Paris, mort en octobre 1580:

„Et pour plus à désir conduire ses affaires,
„Il se disoit ami des deux partis contraires,
„Vrai couteau de trippière qui avoit deux tranchans,
„Se disant pour les bons et puis pour les meschans,
„Il monstroit au dehors un zèle salutaire
„A Justice et à Dieu: Ce n'estoit que pour faire
„Sa maison grande et riche. . . . . .“

Que penser des maires qui attestent dans des certificats, parfois
élogieux, l'honnèteté commerciale des bouchers de leur commune ou de
communes voisines, notoirement connus comme mercandiers et poursuivis devant les tribunaux pour des faits de mise en vente de viande
malade? En admettant qu'ils aient une valeur, ces certificats peuvent
prouver non point l'innocence des inculpés, mais leur habileté à varier
la qualité de leurs marchandises. Le débit d'une viande saine la veille
n'empêche pas celui d'une viande malade le lendemain.

Parmi les abattoirs publics, les uns sont fort mal réglementés, les
autres le sont très bien. Que de fois d'excellents règlements sont un
peu oubliés, quand ils ne restent pas complètement lettres mortes!
Ces faits ne sont pas nouveaux, car déjà au XVI siècle, Pierre de
l'Estoile se plaignait souvent que de belles prescriptions n'étaient pas
appliquées: Telle cette ordonnance royale publiée en octobre 1593 à
Amiens „pour le soulagement des pauvres laboureurs qui en avaient
bien besoin, mais (dont) l'exécution fut en papier“. Espérons que les
ordonnances sanitaires de l'avenir auront un meilleur sort!

Conclusions.

Il est urgent de s'opposer à l'extension de la tuberculose animale,
par tous les moyens rationnels connus, notamment les suivants:

1° La tuberculose sera recherchée sur tous les animaux abattus
pour un motif quelconque ou morts naturellement. Conséquemment une
inspection sanitaire vétérinaire de ces animaux s'effectuera à la ville
et à la campagne, sans aucune exception, dans les abattoirs publics
ou privés, les endroits servant accidentellement à l'abattage, les ateliers d'équarrissage et les lieux quelconques d'enfouissement.

2° Pour limiter l'extension des lésions, les animaux gras, reconnus tuberculeux à la suite de l'injection de tuberculine, seront à bref délai sacrifiés dans les abattoirs. A cet effet, et aussi dans le but d'assurer la salubrité du lait, on imposera la tuberculinisation périodique, au moins annuelle, de toutes les bêtes bovines de chaque commune. Les inoculations de tuberculine seront alors pratiquées aux frais de l'état par des commissions vétérinaires sanitaires, opérant le même jour dans plusieurs localités. Les sujets (portant la date des inoculations avec un numéro d'ordre), recevront après chaque tuberculinisation une marque spéciale, différente selon qu'ils auront ou non réagi.

3° Sur tout animal sacrifié après avoir réagi à la tuberculine, sur tout animal mort ou abattu pour quelque motif que ce soit et présentant à l'autopsie une lésion tuberculeuse quelconque, même minime, il y aura lieu d'examiner avec la plus grande attention et à l'aide d'incisions multiples, sans délaisser les investigations ordinaires: a) la langue, le pharynx, le larynx, la trachée, les viscères, les mamelles, les testicules ainsi que les glandes lymphatiques dépendant de ces organes ou situées à leur voisinage, notamment les ganglions supra- et rétropharyngiens, parotidiens, trachéaux, bronchiques, médiastinaux, gastriques, intestinaux, mésentériques, spléniques, hépatiques, pancréatiques, rénaux, inguinaux, etc.; b) les ganglions préscapulaires, sous-scapulaires, prépectoraux, sus-sternaux, sous-vertébro-costaux, sous-lombaires, iliaques, fessiers, rétro-costaux, précruraux, poplités, etc.

4° Le sang des animaux sacrifiés aux abattoirs sera recueilli isolément pour chaque sujet; il ne pourra être enlevé des salles d'abattage et livré à un usage alimentaire, thérapeutique, industriel ou commercial qu'après que les animaux auront été reconnus absolument sains et notamment non tuberculeux.

5° Quand des animaux non amaigris seront reconnus, à l'abattage, atteints de tuberculose étendue ou même généralisée, sans que les lésions de cette maladie soient répandues en divers muscles, os ou ganglions intermusculaires, les parties macroscopiquement altérées et celles immédiatement adjacentes aux lésions seront enlevées et détruites, puis le reste de la viande pourra être livré à la consommation après stérilisation dans l'eau bouillante ou dans la vapeur sous pression, ou dans la graisse bouillante, avec indication de la provenance aux acheteurs ou consommateurs, sinon elle sera détruite. La viande ainsi stérilisée pourra servir immédiatement à l'alimentation de l'homme ou ne recevoir cette utilisation qu'après avoir été transformée soit en conserves, soit en extraits.

6° En cas de tuberculose localisée ou peu étendue, provoquant une saisie partielle même minime, la saisie portera non seulement sur les régions manifestement atteintes, mais encore sur les parties immédiatement adjacentes et même sur les surfaces contaminées ou simplement suspectes.

7° Les appareils de la digestion, de la respiration et de la circulation centrale étant, au contact des séreuses, des mucosités, des viscères et des ganglions tuberculeux, presque constamment contaminés dans une mesure souvent difficile à déterminer, la tête et les viscères macroscopiquement indemnes des animaux même faiblement tubercu-

leux ne devront être vendus pour la consommation qu'après stérilisation, sinon ils seront détruits.

8° Les viandes et les viscères, saisis pour cause de tuberculose dans les abattoirs ou reconnus tuberculeux dans les clos d'équarrissage, ne pourront servir à l'alimentation des animaux: porcs, chiens, chats, volailles, etc. Ils seront détruits par la cuisson à une haute température, dans les abattoirs mêmes autant que possible et, à défaut, dans les clos d'équarrissage, afin d'éviter la soustraction de ces denrées et leur mise clandestine en consommation.

9° Le lait des vaches, indiquées tuberculeuses par la tuberculine ou tout autre moyen de diagnostic, ne pourra être vendu ni utilisé pour la consommation de l'homme et des animaux, sous sa forme ordinaire ou sous celle de ses dérivés, qu'après avoir été stérilisé par la chaleur. En cas de tuberculose mammaire, il sera détruit.

10° Les viandes, les issues, le lait et les débris cadavériques des solipèdes, ovins, caprins, chiens, chats, volailles, etc. reconnus tuberculeux seront traités de la même façon que chez les bovins atteints de tuberculose.

11° Chaque abattoir sera pourvu d'un local spécial pour la désinfection des peaux et des pieds des animaux tuberculeux abattus. Les fumiers des étables et les résidus alimentaires d'abattage n'en seront enlevés que désinfectés. Les logements d'animaux, les salles de tuerie et les instruments d'abattage y seront soumis à une désinfection périodique.

12° Chaque commune percevra à l'abattage, par 100 kilogr. de poids net, au profit de l'état, un droit maximum de 1 fr. sur les gros bovins, de 0,50 centimes sur les veaux et les porcs, destiné à payer les frais de la tuberculinisation gratuite annuelle ainsi qu'à indemniser les propriétaires victimes de saisies totales ou partielles pour tuberculose.

13° Le remplacement des tueries particulières par des abattoirs publics communaux ou intercommunaux, l'installation de clos d'équarrissage communaux ou intercommunaux, le contrôle supérieur de l'état s'exerçant par l'intermédiaire d'agents techniques spéciaux sur les services locaux d'inspection sanitaire, sont des moyens indispensables pour lutter efficacement contre la tuberculose animale.

Dr. **H. D. Geddings** (Washington).

Yellow fever from a clinical and epidemiological point of view and its relation to the quarantine system of the United-States.

The disease, which forms the subject of this communication, is one of peculiar interest to the medical profession and to the sanitary authorities of the United-States, and has there been discussed in all its bearings, until the subject has lost much of its novelty, but it is believed, that the comparative rarity of its appearance in Europe, the lack of information, as to the reason for its former frequent appearance in the United-States and the measures, which have of late years

prevented these fatal visitations, and a well-defined desire to have the matter discussed from an international standpoint, render a dissertation on the subject not only permissible, but justifiable and desirable at the present time.

The earliest appearance of the disease upon the Western Continent is lost in the mazes of tradition, and the difficulty of arriving at any conclusion upon this point is heightened by the inaccuracy and variability of the earlier descriptions, and the lack of much desired information derivable from systematically kept clinical records and the observation of properly conducted necropsies.

But, as early as the year 1493, one year after the discovery of the western continent by Columbus, we have record of the appearance in San-Domingo of a disease, which from the descriptions, given at the time, was, probably, yellow fever. In 1508 it appeared in Puerto Rico; in 1620 it appeared in Cuba; in 1647 in Barbadoes; in 1691 in Jamaica; and at some time, during the seventeenth century, it had made its inroads into almost every one of the West-Indien Islands.

According to the most reliable information, its first appearance in the United States was in New-York in 1668, and it is interesting to observe, that it was then due to the same cause, to which its now infrequent outbreaks may usually be traced, viz: to importation by infected vessels from one or other of the ports of the Island of Cuba. At one time or another from this period up to the year 1893, it has prevailed in the form of a more or less severe epidemic in almost every city on the Atlantic seabord, and, as will subsequently be shown; by far the larger number of these epidemics, can be traced not only to one of the West-India Islands, but to one city in that island. Several cities have suffered most severely from repeated epidemics; Charleston, S. C. Norfolk, Va., Savannah, Ga., Mobile, Ala., New Orleans, La., Philadelphia, Pa., and others too numerous to mention.

With this hurried historical and chronological sketch we pass on to the consideration of the disease from a clinical standpoint.

Yellow fever may be described as an acute, infectious, specific febrile disease of one paroxysm, characterized by the suddenness and violence of its onset, the rapidity of its course, the gravity of its symptoms, its large mortality and fortunately its almost total lack of disagreeable or dangerous sequel in the cases ending in recovery.

It is painful to have to again record here, what has been so often mentioned before, that the specific cause of the disease has yet to be discovered and demonstrated. During the present year two claimants have appeared for the honor of having discovered this cause, but a careful investigation of their claims will, it is believed, lead those best acquainted with the malady to arrive at the conclusion here given, that it remains for someone in the future to demonstrate scientifically and satisfactorily the true cause of this interesting and puzzling disease. The failure has not been due to lack of effort; for none of the acute diseases have so many theories been propounded; on none have so many fruitless efforts been expended. Long ago the plausible theory, that it was due to malarial or paludic infection, has been abandoned as untenable. One of America's most distinguished workers failed after

years of the most patient and laborious research to arrive at any satisfactory conclusion, and every year has witnessed announcements, which have raised hopes, only to be dashed down by the cold, dispassionate investigation of scientific workers.

That the disease is of microbial origin, there can be little doubt: that the organism is one of great virulence and capable of producing very potent toxines is evident to every one, who has ever studied the disease clinically, but it is with regret that the opinion is reiterated, that the specific cause has not yet been discovered.

The onset of the malady is in the vast majority of cases sudden and without prodromal symptoms, though it is not an invariable rule. In a large proportion of cases the onset of the disease comes during the night, and takes the form of a chill more or less violent, and sometimes of long duration. This is quickly followed by fever, which reaches quickly 39° to 40° C., and sometimes even higher, though it is here to be said, that yellow fever is not as a rule a disease of high temperatures, 41° C. being rarely passed, or indeed reached. The onset of the disease is attended with most violent and distressing nervous phenomena, such as intense headaches, intra-orbital pain, acute pain in the back and legs, intense excitement and alarm, which together with the physical suffering cause the patient to toss wildly about his bed, while in the vast majority of cases preserving his full consciousness. The face takes on a dusky flush, the eyes become conjested and suffused, and with the later appearance of the icteric colouring, the facies is one, which, when once seen in a typical case, is never forgotten. Twenty-four hours usually produces a decided change in this condition: while the pain still persists, it is ameliorated; the patient has ceased to complain loudly and is already becoming apathetic. There is a great gastric irritability, frequent and distressing vomiting, and a constant feeling of oppression in the epigastrium, increased into a violent pain on the slightest pressure. Now begins to be manifested one of the most singular features of the disease; while the temperature still remains high, indeed, there may have been not the slightest remission, the pulse rate has already begun to show a marked decline. With a temperature of 39°—40° C. the pulse has fallen to 90 or, perhaps, 80 per minute, and this diminution of the pulse keeps on steadily becoming more marked, until it is no uncommon thing on the fourth or fifth day of the disease to find the patient with a high temperature, and a pulse not exceeding 60 to 70 per minute. Indeed, in the experience of the writer a case is recalled, which showed a temperature of 39,5° C., and a pulse of 42.

About the third day one or, possibly, two symptoms of grave significance make their appearance, one constantly, the other frequently, viz: albumen in the urine, and this, I believe, without exception, and the black vomit, in many cases in almost inappreciable amount, in others in large quantity and suddenly. The former shows the effect of the disease upon the kidneys, the latter the beginning of a general hemorrhagic condition, for the black vomit is nothing more or less, than effused blood altered by the hyper-acid secretions of the stomach. Hemorrhages into other cavities and in other regions sometimes occur

at this time, into the intestines, the throat, from the gums, the lips, the nose, and into the connective tissue of the scrotum. The patient may succumb to the violence of the toxaemia and the exhaustion due to the hemorrhages as early, as the second, or third day, but in the vast majority of cases there are from six to eight days of fever, sometimes ten or more, and recovery is rather by lysis than crisis; but, on the other hand, after an apparent amelioration of symptoms, the condition may become suddenly worse, the vomiting and the hemorrhages may become intensified, the urine more and more scanty, high-colored and albuminous, delirium and coma supervene, and the patient passes away either in convulsions, due to uraemia, or by exhaustion. Death is always in a state bordering on collapse: the yellow fever patient always dies cold, thus forming a striking contrast to the malarial fevers, where the contrary condition usually obtains.

Epidemics of yellow fever, whatever their origin, have many features in common, and a feature, which strikes every student of epidemiology, is the slow, insiduous spread of the disease, and the length of time, which seems to be necessary for the malady to assume an epidemic form. For this there are a variety of reasons, and principal among them is the fact, that the disease is not contagious (that is communicable from person to person) but requires, that a locality should become infected before it is dangerous to others. Another prime cause is the difficulty, which always attends the recognition of the first case in a given year in a given locality. While there is little doubt, that this is sometimes due to a willful blindness, still it must be remembered, that of late years yellow fever is rather an uncommon disease in the United-States, that the first cases occuring in a locality are usually of a mild type, and generally end in recovery, and it is only later, when the foci of infection become greater in number, the cases more virulent, and the victims begin to die with symptoms not readily to be accounted for by the common diseases prevailing in the given locality, that suspicion begins to be aroused, and by this time it is usually all too late to undo the damage, that has already been done, and there follows an epidemic of yellow fever with all its horrors and terrors. Nor is the difficulty of diagnosis alone responsible for the non-recognition of first cases. There is a commercial aspect to the question, which must not be lost sight of.

An epidemic of yellow fever in a city or town means absolute non-intercourse, or, at least, very guarded intercourse, for a period of from four to five months: all business or trade is, naturally, cut off, and the financial cost of a yellow fever epidemic is hardly to be computed. The business prospects of several cities have been permanently injured by the occurrence of epidemics at a critical period of their growth, and apart from the thousands of lives, which have been sacrificed to the disease in the United-States in the past two hundred years, it is impossible to estimate the millions of dollars of wealth, which have been lost from the same cause. Therefore it is desired to impress upon this gathering, that it is not only from a scientific and pathological point of view, that we must regard the disease, but also from an economic one.

For the reasons given above, there is always a melancholy sameness about epidemics of yellow fever, and a brief description of one will suffice with certain modifications for all. There is always a period of an unexplained malady, at first, usually, mild, gradually becoming more severe, and finally causing deaths; the cases begin to occur in widely separated localities, but upon later investigation they may generally be traced to the one original source. Then comes the period of uncertainty and dread, the cases become more frequent and more severe, the deaths correspondingly more numerous, and finally the dread truth can be suppressed no longer, a panic ensues and there is a flight from the stricken city of all, who are financially able to leave. At this time other cities take alarm, and this period is marked by the enforcement of quarantine regulations, all more or less barbarous and absourd, totally lacking in uniformity. A refugee from the infected city is shunned and looked upon with suspicion, and often is obliged to wander about from city to city, before he can find an abiding place. Owing to the peculiarity of the health laws of the United States, the reasons for which it is not necessary to go into here, the General Government has no right to interfere in these matters, except to protect one State from another, or until the authorities of a given State make formal announcement, that there is an epidemic disease in their midst, which, with the facilities at their command, they are unable to cope with. At this point the National Government takes charge, usually at a time, when all that can be done is to limit, as far as possible, the spread of the disease from the originally infected city or town to those either immediately adjacent, or in most direct communication either by railroad or sea.

The following is usually the plan adopted. So far as possible the infected city is cut off from communication with the rest of the world, all intercourse that is still allowed being under supervision and rigid inspection. The best possible arrangements are made within the limits of the infected area for the care of the sick, the observation of the suspects, and the disinfection by approved methods of the dwellings and personal effects of those suffering with the disease. The depopulation of the infected city is rather encouraged than otherwise, for it is logical to suppose, that with a lack of susceptible material to feed upon, and with the smallest possible intercommunication between the inhabitants, the quicker the disease will be arrested and the smaller will be the number of cases and the consequent deaths. But the flight is regulated and supervised, in order to expose the other cities and towns to the smallest possible danger. The infected city is surrounded by a sanitary cordon, or preferably a double cordon, one at some distance outside of the other, and no person is allowed to pass these cordons without written authority from the proper officer. At a safe distance from the city is established a camp of detention or probation, and this camp is made the only outlet for those desiring to pass on to other localities. In these camps, under careful medical supervision, and stringent sanitary conditions, well sheltered and fed, all refugees are compelled to pass a period of ten days. All baggage and personal effects, brought by them from the infected locality, is subjected to

disinfection by steam and is then stored in a special building outside
of the limits of the camp. Only the necessaries of clothing and equip-
ment are allowed to be brought into the camp, and these are again
disinfected prior to departure. Upon the completion of the ten days
of detention, those discharged are conveyed in a special train attached
to the camp to a convenient railroad station, and are there at liberty
to proceed to their destination, each individual having been previously
provided with a certificate of discharge, which for the sake of greater
precaution has attached to it a descriptive list of the person to whom
issued. Inspectors board the passenger trains at various points, and
all travellers are required to give a satisfactory account of their points
of departure, and, if from the infected locality, to produce their certificate of discharge. Failing this they are remanded to the camp of observation. Within the camp a rigid, but not onerous, discipline is pre-
served; inspections are made twice each day of all inmates, and those
sick with any disease or ailment are kept under observation, and if
their disease proves to be yellow fever, they are at once removed from
the main camp to an infectious hospital, situated at least one-half mile
from the main camp. Upon recovery their clothing is disinfected, and
they are returned to camp there to remain until fit to travel. Upon
their certificate of discharge is noted the fact of their having had
yellow fever and of the recovery.

The value of these camps of detention has been abundantly proved,
and forms an important feature of epidemic management. Out of several thousand persons thus detained for a period of ten days, there is
no case on record of yellow fever having appeared in a single one,
and many cases of yellow fever have occurred during the period of
detention and been treated with excellent results, which would otherwise have developed elsewhere and been the cause of fresh panics, if
not of other outbreaks. Within the infected city itself there are many things
to do. As an epidemic of yellow fever always produces a complete
commercial and industrial stagnation, there is always more or less dis-
tress among the poorer classes. The necessities of these must be min-
istered to; there must be supervision of the corps of nurses and re-
lief physicians; efforts must be made to prevent the establishment of
new centres of infection and finally when the epidemic is concluded, there
is the necessity for the disinfection of every dwelling, in which the
disease has occurred, before allowing the return of those, who have
fled. It may be said in general terms, that a period of from three to
four months is usually filled by an epidemic of average severity. It
takes, as has been said, some time for the disease to gather force, and
its termination is usually determined by climatic conditions, the epidemic usually lasting until the occurrence of heavy frosts, in the latter
part of November, or early part of December.

Such, in brief, are the leading features of yellow fever from a clinical and epidemiological standpoint. In an article of this description
it would be obviously improper to dwell upon any pathological features, or upon therapeutic measures. We will therefore at once pass on
to another feature of the subject, viz: the influence and effect of the
danger of yellow fever on the commerce, industries and public health
of the United States.

As has before been said, the earliest record, which we have of the appearance of the disease in the American colonies, was in the city of New York in the year 1668. Since that time epidemics of yellow fever have been frequent, fatal and devastating. Taking the period from the year 1800 to 1895, there are but seven years, in which yellow fever has not visited the shores of the United States. The source of the infection is known in only forty-one of the eighty-eight years; in twelve it is given simply as the West Indies, but in twenty three it is given definitely as Havannah. Taking a more limited period between 1862 and 1895 the United States have been visited by yellow fever twenty-six times and from definite information of nineteen of these outbreaks, the source of infection has been traced sixteen times to Havannah. In several years too, more than one city has been infected by Havannah, two in 1862, two in 1871, and two in 1873. The last epidemic, viz: that of Brunswick, Ga., 1893, was introduced from Havannah, and the epidemic of 1878 is clearly traceable to the same cause. This last mentioned epidemic invaded 132 cities and towns, caused a mortality of 15934 persons, and the money loss is conservatively estimated at $ 100.000.000. This is an isolated instance, possibly an extreme one, but who can say, what has been the cost to the United States in money and lives of the eighty-seven years, in which yellow fever has prevailed? Could it be estimated, it would be a total truly appalling. And yet year after year we are threatened and menaced by the same danger: every year, with the coming of the warm weather of summer, the health authorities of every seaboard city in the United States look with apprehension towards the plague spot, from whence comes all this trouble, and realize, that it is only by an unceasing vigilance, that they can hope to escape the depredations of an enemy more dreaded, than foreign foe, or invading army. And whence comes this peril? The figures, previously given of the origin of yellow fever will show, that in a large proportion of the epidemics not only has the infection been traced to one island in the West Indies, but to one city in that island, viz: the city of Havannah in the Island of Cuba, the poetically styled „Gem of the Antilles", fair and beautiful, but for the people of the United States a veritable Augean stable, for the cleansing of which a Hercules has been looked for in vain. As far back as 1880 the condition of Havannah was thus described in the Report of the Yellow Fever Commission of the National Board of Health: „Cuba, as its prosperity and commerce increased, has become the greatest nursery and camping-ground of one of man's most ruthless destroyers. Itself most seriously afflicted, it annually disseminates to other lands, as from a central hell disease and death. Cuba makes no such efforts to limit the spread of yellow fever as have appeared to be successful in Martinique and others of the West Indies. Our present knowledge justifies the hope, that, if the periods, when the tendency of the disease to die out, were utilized in efforts for protection, even Havannah might be freed from the poison of yellow fever and require a fresh importation for the renewal of the disease. So far is Cuba from making any efforts to control the disease, that much is done to favor its dissemina-

tion. Until the accomplishment of sanitary measures, Havannah will continue to be a source of constant danger to every vessel in its harbour, and to every Southern port, to which these vessels may sail during the warm season. Since the United States Commission found in Cuba only well known causes for the unsanitary conditions, it was concluded with perfect confidence, that the means to render this condition satisfactory would consist only of those well-tried remedies, which, wherever elsewhere tried, have always succeeded".

Another report says, „the evidence shows, that the most fatal form of yellow fever is always present in Havannah, and in the summer and autumn is liable to be imported into the United States by both immigrants and merchandise, passing through the State of Florida, unless the most thorough and preventive measures shall be constantly used. The sanitary condition of Havannah is a perpetual menace to the people of the United States, and invites the entry into the island of contagious and infectious diseases of the most virulent and fatal character".

The sanitary condition of the harbour of Havannah is the most frightful, that could be well imagined. There is comparatively little current in any direction, the water is almost stagnant, and into the harbour empty the few sewers, with which the city is provided. Indeed certain portions of the harbour, and those most frequented by shipping, have earned from shipmasters the title of „dead man's hole", for never does a vessel tie up to any of the wharves in this vicinity, but yellow fever makes its dreaded appearance among the crew. But it is useless to multiply instances and to quote authorities upon this subject. It is notorious, that few cities in the world are in a more unsanitary condition than Havannah, and it is reasonably certain, that this unsanitary condition is largely responsible for the constant presence of yellow fever in the city and harbour. True the disease almost disappears every year with the approach of the cool winter months, but with the advent of spring, the infection finding conditions most favorable for its development in the filth, which abounds, acquires new virulence and thus the tale has been repeated for two hundred years. Is yellow fever therefore to be considered a preventable disease? The answer is, that in the past yellow fever was as prevalent in other of the West India islands, as it is to-day in Cuba, notably in Martinique and Jamaica. In these islands, thanks to the adoption of enlightened sanitary measures, it seldom makes its appearance, and if it does it, gains no foothold, but is promptly suppressed. Barbadoes was once a badly infected locality. To-day, in spite of its exposed position, being in constant communication with Cuba, on the one hand, and Brazil on the other, yellow fever never prevails, thanks to sanitary measures and careful quarantine regulations. Could such a condition of affairs be successfully inaugurated in Havannah? The answer is, that while the task would certainly be greater, it is only reasonable to suppose, that careful application of the most ordinary sanitary measures would at least meet with a certain measure of success. It is at least worth a trial, for in the past decades nothing of the kind has been attempted. Having thus stated the conditions and hinted at the

remedy, it remains to consider the question of the responsibility for the conditions, and their effect upon other nations. principally upon the United States.

Who is responsible for the abominable condition of the city of Havannah and its harbour, and why is such a condition of affairs allowed to exist?

As to the responsibility, there can be no question, that the government, having territorial jurisdiction, is alone responsible for the inaction, which has existed in all sanitary matters in past years. None of the vast revenues, formerly derived from Cuba, were in any way applied to internal improvements, but all went to enrich corrupt officials, and for the expenses of the home government. It is safe to say, that the amount, spent in the Island of Cuba and the city of Havannah for systematic sanitation, would form but a fractional part of one per centum of the revenues realized in one year. Nor has effort been wanting on the part of other governments in inviting the attention of the Spanish authorities to the conditions, their effects and the remedy. These communications and protests have always been met with specious promises of reforms, but year by year the conditions have grown steadily worse instead of better, and there seems to be now no hope of ever accomplishing anything by these methods of diplomatic representations.

As to the effects of the sanitary condition of Havannah upon the United States. the case can be stated in a few words, viz: that the whole quarantine system of the United States is practically a quarantine against yellow fever, and has to be maintained at large expense during the entire year, and year after year. Havannah is situated within eight hours steaming of Key West, the southermost port of entry of the United States, within three days of New York and Philadelphia, and within even a shorter distance of large ports upon the Gulf and South Atlantic coasts of the United States. It is rare. that any other disease than yellow fever occupies the attention of quarantine officials. At intervals the existence of Asiatic cholera in the seaports of Europe renders special precautions necessary; small-pox is to be expected at almost any time of the year, but causes little uneasiness: at the present time the existence of the pest in the East is causing some apprehension, but ever and always is yellow fever dreaded, and so long, as the truly abominable conditions exist, almost within sight of our shores, so long must we expect to avoid it only by the strictest vigilance. Therefore, while the quarantinable diseases as defined by our regulations are nominally cholera, small-pox, yellow fever, typhus fever, plague and leprosy, still it is only yellow fever, whose shadow ever crosses our path, and is always a source of dread, a constant source of expense, and at once a danger to our people and an onerous burden upon commerce. For it admits of no argument, that while the expense of the quarantine system of the United States is large, still it is as a trifle compared with the indirect tax upon commerce resulting from the delay and detention of vessels.

It is to be distinctly understood, that we do not apologize for our quarantine system. Is is fully justified by our commercial relations with notoriously infected localities, by the extent of our territory and

the enormous stretch of our coast line, with the added factor or danger of the enormous foreign immigration seeking our shores. We know full well, that England maintains, that a quarantine system is useless, but it is to be remembered, that several of our states exceed in area the United Kingdom, thus an immigrant arriving to-day, may to-morrow be a thousand miles from the sea-bord, and may thus expose a vast stretch of territory to infection. If any further corroboration of our position in the matter were needed, we could derive great comfort from the fact, that our British neighbours on our northern borders have a quarantine system modeled upon ours to meet like conditions, fully equalling our own in the rigor of their requirements, and in time of danger working in full accord with us to a common end, viz: the protection of a continent from the introduction of exotic contagious and infectious disease. But we ask no commendation, no endorsements, no substantial aids. We endeavour to the best of our ability to preserve the rest of the world from danger traceable to lack of sanitary precautions in our cities and country. We feel, that we have an equal right to demand such consideration from others.

A question, which to-day is a burning one with us is, has a Power, presumably friendly, a right to maintain at our doors a condition of things, which threatens the lives, the happiness and the well-being of our people?

When a nation feels, that its commercial privileges are being encroached upon by another, it is quickly resented and emphasis is given to the resentment by retaliatory measures more or less sharp and decisive. If national honor be ever so lightly impugned, there is a storm of popular indignation, which does not subside until the fullest satisfaction has been obtained. Yet within eighty miles of our shores there is wilfully maintained a crying grievance, which must be tolerated, because it does not involve honor, but only human life.

In a gathering of this kind, representing as it does the leading thought of the civilized world in sanitary matters, it is desired to propound the question, whether the time has not arrived, when an international sentiment should be aroused and the issue should be plainly stated, that at this time of the nineteenth century no nation has a right to maintain in its midst a plague spot to the detriment of another nation and the world at large. Human life is a sacred thing. The taking of it unlawfully is severely punished, yet year after year the lives of a large portion of a nation are menaced by the maintenance of a disgraceful sanitary condition within all too easy reach of its shores. Year after year the whole world, old and new, is menaced by the existence in India of an area, supposed to be the home and constant abiding place of the dreaded Asiatic cholera, and yet up to this time appeals and protests have been in vain to produce any amelioration of either condition. The question is a vast one; its consideration has many aspects and is not to be entered into lightly or unadvisedly, but some day it must be met and dealt with firmly and decisively, and it is thought, that some association, like this, may well take the initiative in hastening that time. If the period can be advanced by one single day, the time consumed in attention to this com-

munication will not have been wasted. This article cannot be brought to a more fitting close, than by the following quotations from an address, delivered by the Supervising Surgeon-General of the U. S. Marine Hospital Service before the Pan-American Medical Congress, held in the City of Mexico: „Earnest efforts to protect the United States from the invasion of foreign pestilence have demonstrated the necessity of so great watchfulness, such great expense, such a handicapping of commerce, that inquiry is now being urged by those directly interested, with regard to the conditions, which give rise to our annual fears and necessitate these expenditures, and restrictions upon commerce. Nearly all these fears and precautions are rendered necessary by but two diseases „cholera and yellow fever". Without these, maritime quarantine would be but an inspection service, with occasional disinfection for typhus fever, plague, etc., and its restrictions upon commerce would be practically nil. Therefore a question engaging the public mind to-day is whether it would not be cheaper and safer and prevent our annual perturbation of mind, if these two diseases were attacked in their habitants. Quarantine authorities are beginning to demand, that conditions, which favor the continuous propagation of cholera at its home in India, should be removed, that its conveyance from India by pilgrims to Mecca and from Mecca to Egypt and the northern coasts of Africa, and to the continent of Europe, should be prevented. And the same inquiry is being made with regard to yellow fever upon the Western Continent. I know of no more necessary campaign, upon which to enter, than one calling for a concentration of forces against yellow fever in the Western Hemisphere. Cholera no longer inspires its old time dread. It is now an unmasked enemy, requiring only vigilance, skill and pecuniary resources to overcome it. A lapse in any of these may give it headway, but with these three particulars carefully observed, the conquest of this enemy, as soon as it appears, is a certainty. The same cannot be said of yellow fever. Its entity is unknown. Our duty with regard to it includes:

1) an investigation into its exact nature and cause, and

2) an insistance upon sanitary engineering and other sanitary measures, which will remove it".

COMPTES-RENDUS

DU

XII CONGRÈS INTERNATIONAL DE MÉDECINE

MOSCOU, 7 (19)—14 (26) AOÛT 1897

PUBLIÉS

PAR LE

COMITÉ EXÉCUTIF.

SECTION XIV a.

GÉNIE SANITAIRE.

MOSCOU.

Typo-lithographie de la Société I. N. Kouchnerev & C-ie.

Pimenovskaïa, № 18.

1900.

Table des matières.

Génie Sanitaire.

Ing. M. B. Z a l e s s k y, Président.
Ing. M. B. T c h a p l i n e, Secrétaire.

Première Séance.

Lundi, le 11 (23) Août, 10 h. du matin.

Sont nommés Présidents honoraires: Prof. B l a s i u s (Braunschweig),
Dr. C o l i g n o n (Monaco), Prof. C r o c q (Bruxelles), Prof. T r é l a t
(Paris), Prof. W e v l (Berlin).

Prof. Emile Trélat (Paris).

Conditions auxquelles doit répondre le meilleur système de chauffage et de ventilation des édifices publics: hôpitaux, écoles, prisons, etc. [1]).

J'ai traité une question analogue, celle de l'hygiène des logements,
dans un rapport lu au Congrès international de Buda-Pest en 1894.
J'y établissais les principes suivant lesquels doivent être conçus le
chauffage et l'aération des locaux habités. Je ne saurais aborder la
question plus spéciale qui m'est soumise aujourd'hui sous le titre des
„C o n d i t i o n s   a u x q u e l l e s   d o i t   r é p o n d r e   l e   m e i l l e u r
s y s t è m e   d e   c h a u f f a g e   e t   d e   v e n t i l a t i o n   d e s   é d i f i c e s
p u b l i c s :   h ô p i t a u x,   é c o l e s,   p r i s o n s,   etc." sans reprendre ces
principes, car ils sont fondamentaux.

Je dois d'abord rappeler que, chauffer et aérer des locaux d'habitation, ce n'est pas seulement y apporter des calories et y diverser
de l'air; c'est précisément y entretenir des conditions telles que le
milieu thermique n'y trouble pas la température physiologique du corps
en santé, et que l'atmosphère locale y favorise la saine respiration.

Quelles sont ces conditions? J'ai démontré que lorsque nous nous
abritons dans des logements clos, ce qui influe principalement et directement sur la température du corps, c'est la radiation thermique
des parois qui nous entourent. La t e m p é r a t u r e   d e   l'a i r   qui nous
enveloppe n'y a qu'une influence restreinte. Nous verrons au contraire
dans quelques instants qu'elle exerce directement une action très grave

---

[1]) Cette communication fut lue par Mr. l'ing. A r c h e n e w s k y. *Réd.*

sur le travail des poumons. Mais, si cette action n'intéresse pour
ainsi dire pas le chauffage du corps, je puis déjà dire que c'est la
température même des surfaces enveloppantes qu'il faut aménager,
pour assurer la salubrité thermique des milieux habités. Un bon
chauffage s'obtiendra en mettant en état de saine radiation thermique
tous les matériaux qui nous avoisinent dans l'habitation. J'estime que
ce résultat est atteint, lorsque la température de ces matériaux est
maintenue à 16 ou 17° centigrades en hiver, et à 13 ou 14° en été.

Il est opportun de donner la raison de cette différence selon les
saisons. Elle est la conséquence de la p e t i t e action calorifique directement exercée sur nos corps par l'air ambiant. L'hiver, l'air de
salubrité qui, comme on le verra, doit pénétrer directement de l'extérieur dans les locaux occupés, cet air de basse température n'agira
pas pour chauffer notre peau; il la refroidirait plutôt. Il faut alors
soutenir la radiation calorifique des parois ambiantes. C'est pourquoi
je leur attribue une température de 16 ou 17°. L'été, l'air introduit
exercera sur la peau une action calorifique dont on doit tenir compte.
C'est le but poursuivi, en abaissant la température des parois à 13
ou 14°.

Ainsi le chauffage hygiénique des habitations consiste à maintenir
la température des matériaux qui nous environnent, lorsque nous sommes enfermés, à un degré tel, que leur radiation ne trouble pas la
température physiologique de notre corps en santé. Pour atteindre ce
but, il faut: soit que les parois de nos habitations aient une épaisseur
suffisante pour que les variations de température extérieure ne se
fassent pas sentir à la face intérieure, à supposer que celle-ci ait
été primitivement pourvue de température convenable; soit qu'avec
des murs trop minces pour faire v o l a n t de température, on alimente
la face interne des parois avec des quantités suffisantes de calories
pour compenser les calories perdues par le refroidissement de la face
extérieure.

Des murs très épais, assez épais pour que l'alternative des saisons
n'influe pas sur la température des surfaces radiantes intérieures, est
la meilleure solution. Elle a été en tous pays appliquée au moyen
âge, dans les habitations féodales. Elle l'est encore à p e u p r è s dans
quelques pays chauds ou froids. On peut citer l'Italie, l'Espagne, la
Russie, etc.; mais elle ne l'est encore qu'à peu près; et encore faut-il
excepter les constructions récentes.

Cependant toutes les grandes villes s'accroissent; les populations
s'y entassent, et l'espace manque. On le recherche, cet espace, on
l'emplit sans cesse et partout. Les murs diminuent d'épaisseur tous les
jours pour augmenter les vides habitables, et il n'est plus possible de
compter sur leur épaisseur pour maintenir la constance de température des surfaces radiantes de l'habitation.

Dans ces conditions, il faut artificiellement restituer aux parois les
c a l o r i e s de remplacement nécessitées par leur refroidissement. En
réalité, ces c a l o r i e s peuvent être fournies de différentes façons.

1° On peut dans le lieu même habité entretenir un foyer, où brûle
un combustible qui échauffe une enveloppe fermée. Cette enveloppe
rayonnera des c a l o r i e s qui échaufferont les parois environnantes.

Cette solution est bien aménagée, en Russie notamment, à l'aide de poêles de faïences développant une large surface radiante, et maintenue facilement à une température constante, parce que la terre cuite qui les compose est très isolante, c'est-à-dire paresseuse à recueillir ou à dégager les c a l o r i e s.

2⁰ On peut atteindre le même but avec un foyer placé en dehors du lieu habité. Alors ce foyer chauffe une chaudière d'eau ou un générateur de vapeur. L'eau chaude ou la vapeur circulent dans une conduite qui se développe le long des parois des pièces que l'on veut chauffer. Elles y dépensent leurs c a l o r i e s au bénéfice des parois et retournent, refroidies ou condensées, à la chaudière.

3⁰ Au lieu de faire circuler de l'eau ou de la vapeur dans des conduites f e r m é e s et radiantes on peut, autour du foyer extérieur, chauffer de l'air, qui amené dans le lieu d'habitation y dépense s e s c a l o r i e s. Mais il faut remarquer ici deux choses: la première, c'est que la faible capacité calorifique de l'air, c'est-à-dire, la très petite quantité de c a l o r i e s dont l'unité de poids de cet air est capable de se charger, en fait un très pauvre moyen de transport de c h a-l e u r; il faut, en effet, chauffer beaucoup d'air pour transporter peu de c a l o r i e s. La seconde, c'est que toutes les c a l o r i e s introduites dans le lieu habité étant mêlées à l'atmosphère intérieure, s'imposent à la respiration de l'habitant; ce qui est un dommage, dont on verra plus loin les conséquences.

Dans un milieu, où l'ensemble matériel est constamment entretenu à une température hygiénique, le corps est assuré contre les désordres thermiques. Cela ne suffit pas pour entretenir la santé de l'homme enfermé. Il faut l'entourer d'une atmosphère pure et de facile inspiration. Cela implique le renouvellement incessant de l'air intérieur incessamment souillé par les respirations et les transpirations des habitants.

Où prendre cet air et comment l'introduire?

Il ne peut être pris que dans l'atmosphère libre extérieure et il doit être introduit directement et immédiatement, c'est-à-dire, sans passer par des conduites closes et dépourvues de lumière. L'air arrivera ainsi à l'intérieur sans altération et strictement dans l'état où il se trouvait dehors. Si l'habitation est de hauteur convenable sous plafond, l'air pénétrera dans chaque pièce à la partie haute des fenêtres et s'y distribuera par des ouvertures très petites et très multipliées. En hiver (c'est le cas qui nous occupe) il entrera froid, trop froid pour ne pas blesser les habitants, s'il les approchait immédiatement. Mais comme les vitres des fenêtres sont les parties les plus refroidies de la pièce, et comme l'air froid à l'entrée est plus dense que l'air intérieur, il tombe le long des vitres et gagne le plancher, où par voie de mélange il s'attiédit. Il renouvelle ainsi l'atmosphère intérieure, en s'y maintenant à la plus basse température possible, c'est-à-dire au maximum d e d e n s i t é. C'est la meilleure condition de fonctionnement pour les poumons, qui trouvent sans fatigue beaucoup d'oxygène dans chaque inspiration. C'est aussi une condition, que ne peut remplir l'aération par voie de calorifère à air chaud. Et c'est pour cette raison que c e s a p p a r e i l s n e d o i v e n t j a m a i s fon-

ctionner pour le chauffage des parois, que pendant
que les salles sont inoccupées.

Mais tout méthodique qu'il soit, ce renouvellement d'air ne sera
effectif que s'il sort incessamment de la pièce autant d'air qu'il en
entre. Ce résultat sera atteint à l'aide de cheminées d'évacuation qui
auront été convenablement distribuées et proportionnées dans le plafond.

Je viens de définir les installations que l'hygiène commande pour
faire des milieux salutaires sous le rapport de la température et de
l'état aérien intérieur. Mais tout cela est théorique. Quant aux applications, je n'ai qu'un mot à dire pour les guider. En ce qui concerne
le chauffage, tout le succès dépend de la proportion des surfaces de
chauffe et de la régularité de leur fonctionnement. Lorsque les foyers
sont éloignés du lieu à chauffer et qu'il y a lieu de transporter les
calories par de l'eau et de la vapeur, il est indispensable que les
appareils soient établis avec une grande perfection. Ils doivent être
soignés comme de l'horlogerie, sous peine de voir naître des accidents
multipliés qui en rendraient le voisinage insupportable et, par suite,
l'usage inefficace.

Ce que je viens d'exposer, s'applique en général aux habitations,
mais d'une manière absolue et précise aux édifices publics: hôpitaux,
écoles, prisons, etc., qui font le sujet de l'étude demandée. Il me reste
à répondre à des questions multiples insérées au programme.

A. Disposition des prises d'air; filtration et épuration de l'air. — On a vu que la prise d'air doit être directe dans
l'atmosphère extérieure et immédiate. Quant à la filtration et à l'épuration de l'air, elles ne doivent donner lieu à aucune disposition spéciale. Tout appareil de filtration et d'épuration interposé entre l'intérieur et l'extérieur, devient promptement un magasin de poussière
organique, qui, au lieu de protéger l'atmosphère intérieure, promptement la souille. Ce qu'on peut respirer de mieux chez soi, c'est l'air
de l'atmosphère libre; l'hiver on y communique avec les précautions
que j'ai indiquées.

B. Moyens de préserver les chambres à ventilation
et les prises d'air, des émanations du sol.—Comme j'ai supprimé tout intermédiaire entre l'atmosphère extérieure et les locaux
habités, il n'y a pas lieu de s'occuper de préserver ces intermédiaires.

C. Volume de la ventilation suivant la destination
des locaux.—Ce volume doit être le plus grand possible. Il n'y a
jamais assez d'air neuf dans nos intérieurs. Il n'y a qu'une limite à
l'étendue de ce volume, c'est, pendant l'hiver, l'impossibilité de dépasser dans l'introduction d'air froid la quantité qui ne blesse pas nos
corps en les avoisinant.

D. Température de l'air pénétrant dans les locaux à
ventiler.— Cette température, on l'a dit, doit être aussi basse que
possible, afin que l'air respiré soit aussi dense que possible.

E. Disposition des orifices d'entrée et d'évacuation
de l'air. — Les orifices d'entrée doivent être aussi régulièrement distribués que possible sur la face d'éclairage, à la partie haute des

baies. Les orifices d'évacuation doivent être aussi régulièrement que possible distribuées au plafond.

F. Système d'humidification de l'air; résultats pratiques obtenus et analyse critique au point de vue sanitaire.—C'est une opération qui n'a aucune utilité. L'atmosphère extérieure est le meilleur aliment, tel qu'il est de l'atmosphère intérieure.

G. Conditions auxquelles doivent satisfaire les différentes surfaces de chauffe (matériaux, formes, températures, etc.).—Les meilleurs surfaces de chauffe sont les murs et le mobilier, entretenus à 16° ou 17°. Mais, pour obtenir ce résultat, il faut employer des intermédiaires, qui sont: soit des poêles très développés en surface et composés de matériaux isolants, comme les faïences; soit des circulations de vapeur ou d'eau chaude, enfermées dans des conduits métalliques. Les premiers ont l'avantage d'être très constants dans leur température. Ils présentent l'inconvénient d'être localisés dans l'espace à chauffer et de nécessiter un long travail de radiation avant d'avoir mis les murs en état thermique sanitaire. Les seconds ont l'avantage de se développer sur le périmètre total des matériaux à chauffer, ils présentent l'inconvénient d'être d'un voisinage désagréable pour l'habitant.

H. Des dangers de la propagation des contagions par les canaux et conduits de ventilation et des moyens de les écarter.—J'ai indiqué le moyen d'écarter ces dangers, puisque j'ai supprimé canaux et conduits de ventilation.

I. Importance de la ventilation naturelle en présence de la ventilation artificielle. — Il ne peut être question que de ventilation naturelle. Le seul artifice consiste à la bien aménager.

Je reprends ici deux questions qui, quoique détachées dans le programme, se lient directement à mon sujet.

Influence des conditions climatologiques sur l'installation du chauffage et de la ventilation.—Ce que j'ai dit en théorie pour le chauffage des habitations s'applique aussi bien à leur refroidissement, c'est-à-dire, également à l'été et à l'hiver, aux climats chauds et aux climats froids.

Moyens de refroidissement artificiel des locaux et leur valeur pratique au point de vue sanitaire.—L'industrie n'est pas encore en mesure de consommer économiquement des calories, c'est-à-dire de refroidir. Mais lorsqu'elle y sera parvenue, nous administrerons l'expulsion des calories conformément à la théorie du chauffage développée plus haut.

Il serait étonnant qu'en traitant la question de chauffage et d'aération des lieux habités, on ne s'occupât pas de l'appareil le plus généralement employé, pour résoudre ce problème. J'entends parler de la cheminée. C'est à cette place que je veux le faire, maintenant que mon étude a conclu sur la solution rationelle, efficace et économique du chauffage et de l'aération dans les édifices publics: hôpitaux, écoles, prisons, etc.

La cheminée est un foyer découvert, qui disperse directement

et sans intermédiaire les c a l o r i e s du combustible en ignition. Les gaz comburés et les fumées issues de la combustion s'échappent par un conduit vertical et entraînent en outre l'air souillé du local chauffé.

L'atmosphère d'une pièce pourvue d'une cheminée fonctionnant bien est toujours très saine. Quoiqu'établie contrairement au principe que j'ai posé, puisqu'elle pourvoit simultanément au chauffage et à l'aération, une cheminée, proportionnée dans sa puissance aux locaux qu'elle dessert, et bien alimentée, est le plus précieux et le meilleur de tous les appareils d'aération et de chauffage. Malheuresement, il est de beaucoup le plus coûteux en entretien, et, par là très onéreux. Il ne fonctionne bien d'ailleurs, que dans des locaux où l'air nouveau ne peut s'introduire et parvenir à l'occupant qu'après avoir eu le temps de se mêler à l'atmosphère intérieure. Cela implique, dans les dimensions des pièces, une étendue permettant d'ouvrir les accès d'air, assez loin des endroits occupés par les habitants pour les affranchir des courants blessants.

Ainsi conçue et appliquée, la cheminée reste un appareil de luxe ou d'utilisation spéciale, dont il faut faire usage toutes les fois qu'on le peut. La cheminée est, du reste, pourvue d'avantages qu'on ne rencontre dans aucun des autres procédés. Outre qu'elle permet de chauffer le matériel ambiant, en même temps qu'elle entretient les locaux d'air pur, elle est le seul appareil qui montre joyeusement aux yeux les sourdes c a l o r i e s qu'il répand et qui ménage au corps la possibilité et l'agrément de se chauffer énergiquement en totalité ou en partie lorsqu'il s'est refroidi.

Discussion.

Architecte **Bykowsky** (Moscou): Mr. T r é l a t aborda une des questions les plus intéressantes et des plus compliquées du chauffage et de la ventilation, c'est celle de la portée immédiate et directe de l'air extérieur.

Dans nos climats du Nord, nous ne pouvons réaliser ces desidérata, attendu qu'il est indispensable avant tout de chauffer l'air et par conséquent de le faire passer par des canaux pratiqués dans les murs des habitations.

Nous avons des systèmes de ventilation qui nous permettent de renouveler l'air des locaux de une à trois fois par heure, mais cet air doit nous arriver chauffé et par conséquent par des canaux qu'il est presque impossible à tenir en parfait état de propreté, c. à d. privés de poussière, et je ne puis en consentir de l'avis de Mr. T r é l a t et d'admettre que l'on pourrait se passer de la filtration de cet air.

Mr. T r é l a t en attirant notre attention sur l'inconvénient que présente l'air pris indirectement, provoque chez nous à nouveau nos préoccupations sur les imperfections des canaux fermés.

Dr. **Onimus** (Monaco).

Influence des conditions climatologiques sur l'installation du chauffage et de la ventilation [1]).

Nous croyons répondre à l'idée qui a fait proposer cette question, en indiquant quelques-unes des observations que nous avons eu l'occasion de faire sur ce même sujet après avoir habité successivement des climats différents.

Il faut, en effet, avoir séjourné pendant un temps plus ou moins long et dans le Nord et dans le Midi, pour se rendre compte des différences considérables qui existent dans le chauffage et la ventilation des habitations, et comme nous avons habité l'une après l'autre la région de Paris et celle de Nice, nous avons pu nous rendre compte des particularités propres à chacune d'elles.

Relativement aux climats du Nord, nous n'avons rien à dire qui ne soit connu et accepté, mais nous croyons qu'on a trop appliqué les mêmes principes aux différents climats. C'est le résultat, en ceci comme en bien des choses, de l'influence souvent trop exclusive des capitales.

Nous nous contenterons de montrer brièvement combien les études cosmiques peuvent guider dans le Midi pour la construction hygiénique des habitations, et peut-être est-il rare de trouver un exemple aussi net des avantages des recherches scientifiques.

Il est certain que si exceptionnel que soit le climat du littoral méditerranéen, il y a des jours et des heures où l'on sent l'hiver et où il est nécessaire de se chauffer. Or, il faut bien le reconnaître, le chauffage y est presque toujours défectueux: on ne se préoccupe guère d'y avoir de bonnes installations. Généralement on se contente, au moment du coucher du soleil, de faire du feu dans les cheminées des chambres habitées: ces chambres sont presque toujours exposées au Midi, et quoique la température marquée par le thermomètre y soit de 16° à 17° degrés centigrades, on y ressent souvent une impression froide, surtout si les corridors sont grands et si les portes sont mal closes.

Cette impression de froid a quelque chose de caractéristique; elle est plus pénétrante, plus intime, si l'on peut s'exprimer ainsi, et il semble, ce qui d'ailleurs est exact, que tous nos tissus perdent de leur chaleur. Comme pour le refroidissement extérieur, c'est un phénomène de radiation ou de rayonnement qui se produit: notre corps rayonne sa chaleur, comme la terre rayonne la sienne vers l'espace, et ce rayonnement est d'autant plus sensible et plus prompt que l'air est plus sec et que la journée est plus belle. Dans les conditions ordinaires, nous n'avons qu'à nous préserver du froid ambiant, tandis que la radiation si caractéristique de ce climat du littoral, nous oblige à lutter contre la tendance de notre chaleur à s'échapper vers l'espace qui la soutire énergiquement. Aussi ce refroidissement est-il

[1]) Cette communication fut lue par Mr. le Dr. Colignon. *Réd.*

des plus dangereux d'autant plus qu'il agit avec une rapidité étonnante, et que son action est, pour ainsi dire, brutale.

Il faut bien se rappeler que ce refroidissement n'est guère sensible au thermomètre. En hiver à 10 heures et même à 11 heures du matin, le thermomètre marque le même dergé qu'à 4 ou à 5 heures du soir, et cependant le matin on a chaud, tandis qu'on a une impression de froid au coucher du soleil. Il y a là une telle discordance que nous avons cru d'abord à une erreur des instruments; aussi, avec divers instruments et à plusieurs reprises, nous avons contrôlé nos observations: il n'y a pas à le nier, le fait est exact. Dans tous les cas, le phénomène est tellement en opposition avec nos idées reçues, que pour mieux en caractériser la nature, nous lui avons donné le nom de „paradoxe thermométrique".

Pratiquement, et d'une manière générale, il faut se méfier de la température indiquée par le thermomètre ordinaire dans les pays chauds et à certaines heures de la journée.

Si tout le monde sait que ce phénomène de refroidissement a lieu surtout au moment du coucher du soleil, ce que l'on connaît moins par contre, c'est que cette même influence se fait sentir à partir de midi dès que l'on passe d'un point ensoleillé à un point à l'ombre, et dans la même maison lorsqu'on va d'une chambre exposée au Midi dans une chambre exposée au Nord.

Dans presque toutes les habitations, on a relégué au Nord la salle à manger, les antichambres, les cabinets de toilette, et forcément on séjourne plus ou moins longtemps dans ces parties de la maison. C'est là une cause fréquente de refroidissement: dans les hôtels les mieux exposés en façade, nous avons observé des malades pris de bronchites pour être sortis de leurs chambres dans les grands corridors de ces établissements, ou dans des salles à manger mal chauffées.

On réserve les bonnes cheminées pour les chambres à coucher et les salons, et on néglige le chauffage de la salle à manger, où l'on séjourne peu de temps. Quant aux corridors et aux escaliers, il est très rare de trouver une maison où ils puissent être chauffés, et cependant ce sont précisément ces parties de la maison qui devraient l'être: nous dirons même que, la plupart du temps, ce sont les seules dont le chauffage doit être constamment surveillé.

Les escaliers sont presque toujours en pierre ou en marbre, et cette masse de calcaire compacte rend encore cette partie de l'habitation plus froide; de plus, pour ajouter une nouvelle cause de refroidissement, les parquets, surtout ceux des corridors, sont remplacés par des carrelages en briques.

Qu'arrive-t-il dans de telles conditions? Les chambres, même chauffées, deviennent dangereuses, car sous les portes, il se glisse un courant d'air froid venant des corridors, et dès qu'on ouvre la porte, le froid se précipite et amène un changement brusque de température. Le danger est encore plus considérable si l'on circule dans l'appartement.

Tous ces inconvénients seront évités, si avant tout, on empêche le phénomène de radiation de se produire dans les différentes parties de l'habitation. La question, au point de vue pratique, est très simple:

comme il faut maintenir d'une façon constante un centre de chaleur dans les parties qui ne reçoivent pas les rayons solaires, il suffit de disposer même un très petit calorifère dans la cage de l'escalier ou tout au moins dans le corridor.

On ne se figure pas combien ce mode de chauffage et parfait et utile. On peut alors dans les chambres ne pas faire de feu, ou faire un feu de cheminée très léger et presque insignifiant, et l'appartement ainsi chauffé est et reste chaud dans son ensemble; nous ajouterons qu'il est sain et hygiénique: il ne se produit plus de courants d'air quand on ouvre une porte, il n'y a plus d'impression de froid en allant d'une chambre à l'autre, ou en allant aux cabinets, etc.

Il est certain que le calorifère dans tous les pays est une chose utile, mais il doit être employé différemment dans les pays froids et les pays chauds: dans ceux-ci, il ne doit pas servir au chauffage des chambres, mais être réservé pour les escaliers, les corridors, et les antichambres; de plus, il ne doit donner qu'une chaleur très modérée, mais constante, et en même temps, pour que les phénomènes de radiation soient atténués, il doit fournir une chaleur humide, ou, tout au moins, se prêter à une légère évaporation d'eau.

En effet, si la chaleur animale est cédée au milieu ambiant par rayonnement ou radiation, cette communication se fait d'autant plus facilement que l'air est bon conducteur, c'est-à-dire qu'il est plus sec. La vapeur d'eau, aussi bien dans l'intérieur des habitations qu'à l'extérieur, exerce, au contraire, une action conservatrice sur la chaleur des corps, et c'est protéger la chaleur de notre organisme que d'augmenter la proportion de vapeur d'eau dans l'air où nous sommes plongés. Cette augmentation, cela va de soi, est une question de degré, et elle ne doit pas être exagérée.

Ces modes de chauffage sont évidemment limités aux pays secs et chauds, et nous avons surtout en vue la région d'Europe que l'on a appelée „la Riviera". Là, aucun détail d'hygiène ne doit être superflu, car ce n'est que par des soins méticuleux que l'on parvient à rendre la santé aux malades ou aux personnes affaiblies qui viennent y séjourner pendant l'époque de l'année, où souvent la sècheresse de l'air et l'influence du soleil durent des mois consécutifs.

L'expérience, et, nous avons essayé de l'indiquer, l'étude raisonnée des phénomènes cosmiques demandent quelques modifications dans les procédés ordinaires de chauffage, qui peuvent se résumer ainsi:

1° Chauffage modéré des corridors;

2° Evaporation d'une quantité plus ou moins grande de vapeur d'eau.

Ing. E. Kontkowsky (St.-Pétersbourg).

Quelques mots sur la valeur sanitaire des procédés d'épuration et de stérilisation des eaux potables.

Messieurs! La question de notre programme, dont je prends la liberté de vous entretenir aujourd'hui, est d'une importance capitale pour la santé et le bien-être de nombreuses populations urbaines, mais en même

temps, elle est d'une solution bien difficile, par la nécessité de remplir en
même temps les exigences de l'hygiène et d'être applicable à la pratique, sans causer des dépenses démesurées, qui dépasseraient les
moyens des contribuables.

Aussi, évidemment, est-il absolument nécessaire que les représentants de la science pure, les m é d e c i n s h y g i é n i s t e s, se mettent bien d'accord sur cette question avec ceux de la science appliquée, l e s i n g é n i e u r s s a n i t a i r e s, qui devront réaliser les dési-
dérata de la science avec les moyens dont les munit la technique
contemporaine, en ayant toujours devant les yeux les questions toutes
pratiques du prix de l'installation première et de l'exploitation, sans
frais démesurés et avec le maximum d'effet utile, qui puisse être produit à l'état actuel de nos connaissances sur ce sujet. Dès à présent,
il devient tout-à-fait indispensable que les ingénieurs agissent en
pleine connaissance de cause, c'est-à-dire qu'ils aient des notions
scientifiques dans le domaine de l'hygiène, mais en même temps, les
médecins hygiénistes ne doivent et ne peuvent plus rester intransigeants à l'abri du bouclier de la science pure et doivent savoir s'ac-
comoder aux exigences de la vie pratique, sans cesser pourtant d'exprimer les vœux de leur science, qui servira d'aiguillon pour les progrès futurs de l'art du génie sanitaire.

Dans la question qui nous occupe, il est notamment nécessaire de
ne jamais oublier qu'une usine de distribution d'eau n'est pas un
laboratoire et le personnel qui y est attaché n'est, certes, pas composé de savants dévoués à la recherche de la vérité, mais que ce
sont des employés presque sans connaissances scientifiques, faisant
leur devoir souvent à contre-cœur, seulement pour gagner leur pain
quotidien. Voilà la raison pour laquelle tant de procédés ingénieux
proposés pour la purification de l'eau, qui donnaient les meilleurs résultats étant expérimentés au laboratoire sur une petite échelle, n'ont
pu et ne pourront jamais se frayer un large chemin dans la pratique
des distributions d'eau, qui préférera toujours les moyens moins efficaces, mais moins chers et plus simples, s'ils donnent des résultats
suffisants pour les exigences de la vie commune.

Il me semble, Messieurs, qu'un congrès comme celui-ci, où nous
voyons réunis ensemble les représentants autorisés de la science médicale et du génie sanitaire, est bien en mesure de résoudre d'après
l'état actuel de nos connaissances, beaucoup de problèmes encore en
litige et surtout de mettre un certain accord entre les exigences théoriques des médecins et les moyens pratiques des ingénieurs au grand
profit des populations, qui pourront profiter dès à présent des bienfaits de la science, appliquée à la pratique de la vie quotidienne.

La première question qui se pose dans le problème de l'épuration
de l'eau potable et sur laquelle l'accord des médecins et des ingénieurs est indispensable, est celle-ci: O ù e t q u a n d e s t - i l n é c e s -
s a i r e d e p u r i f i e r l ' e a u d e s t i n é e à l'alimentation d'une
a g g l o m é r a t i o n h u m a i n e e t q u e l s s o n t l e s c a s o ù l ' e a u
d i s t r i b u é e d o i t ê t r e s t é r i l i s é e, a v a n t d ' ê t r e l i v r é e
a u x c o n s o m m a t e u r s? J'entends par la p u r i f i c a t i o n d e l ' e a u
les procédés qui doivent lui rendre ses qualités premières et natu-

relles, qui en font une boisson saine et rafraîchissante. C'est-à-dire que l'eau épurée doit être absolument privée de substances nuisibles, qu'elle doit être limpide, incolore, sans goût désagréable et suffisamment aérée. Elle ne doit pas contenir de microbes pathogènes et seulement un très petit nombre de microbes indifférents. L'eau stérilisée, par contre, doit être stérile, c'est-à-dire qu'elle ne doit contenir ni microbes, ni germes capables de développement ultérieur. La question posée à l'état actuel de nos connaissances scientifiques sur l'étiologie des maladies contagieuses et le rôle qu'y jouent les microorganismes semble appeler la réponse suivante: l'eau doit être stérilisée dans tous les cas, où l'on peut attendre la présence de germes pathogènes dans le réservoir d'où elle est puisée et simplement purifiée, dans les cas où sa pureté n'est pas suffisante pour en faire une boisson saine et agréable mais où la présence d'agents nocifs ne peut être soupçonnée avec quelque fondement. Mais une solution aussi catégorique de la question posée, viendrait se heurter dans la pratique à des résistances formidables et pas dénuées de fondement. L'eau superficielle par exemple, surtout celle des fleuves et des lacs, entourés pour la plupart d'habitations humaines, et qui sert presque toujours de véhicule à tous les déchets et ordures de la vie humaine, peut toujours être considérée comme suspecte sous le rapport de sa pureté et de la possibilité de sa contamination. Pouvons-nous vraiment exiger, qu'elle soit stérilisée avant d'être livrée aux consommateurs? D'un autre côté, est-ce que l'emploi quotidien de l'eau stérilisée, privée non seulement de germes nuisibles, mais en même temps dépourvue d'air dissous et, peut-être, de ferments nécessaires à l'économie générale de l'homme, peut être préconisée, sans qu'on observe une influence défavorable de cette boisson artificielle sur l'économie humaine? Je crois, Messieurs, que même parmi les hygiénistes les plus intransigeants, nous trouverions peu de personnes qui s'exprimeraient en faveur d'un emploi aussi commun de la stérilisation, et la pratique nous donne ici son appui pour prouver, que ce n'est pas nécessaire et qu'elle dispose de moyens assez puissants pour rendre à l'eau superficielle sa pureté primitive, sans toutefois la rendre complètement stérile.

Il me semble opportun de constater ici, que malgré l'extrême diversité et le nombre énorme de procédés pour la purification de l'eau potable, qui ont été proposés jusqu'à présent par les nombreux inventeurs, nous ne possédons qu'un nombre bien restreint de moyens pour atteindre la stérilisation sûre, continue et pratique de l'eau épurée: ce sont les procédés qui agissent par la chaleur, procédés thermiques, comme l'ébullition et la distillation de l'eau. Mais ces deux procédés ont deux grands inconvénients, qui limitent et probablement limiteront encore pour longtemps la généralisation de leur emploi: ils sont coûteux comme installation et surtout comme fonctionnement et ils changent la composition naturelle de l'eau, en lui enlevant les gaz dissous et une grande partie de ses sels, ce qui fait de l'eau stérilisée une boisson désagréable et probablement lourde et indigeste [1]). On peut certainement attendre

---

[1]) Hygiène de l'eau potable, rapport au VIII Congrès international d'hygiène à Budapest, par Mr. le Dr. Chantemesse (Paris). Comptes-rendus. T. IV.

encore beaucoup des progrès de la technique sanitaire au sujet du prix de revient et peut être aussi de la composition de l'eau stérilisée par la chaleur. Déjà à présent nous avons à notre disposition des appareils perfectionnés, qui permettent à l'aide de procédés ingénieux d'amoindrir les frais de l'exploitation et de rendre à l'eau stérilisée une partie de ses gas et une température assez basse, qui permet de l'employer comme boisson au sortir même de l'appareil. Je ne parlerai pas ici des appareils connus de Siemens, de Grove, de Rouart, Geneste et Herscher et d'autres encore, mais je tiens à appeler votre attention sur les appareils inventés récemment par un ingénieur russe d'un grand talent, Mr. Yagn de Pétersbourg, appareils que j'ai eu l'occasion de voir en fonctionnement et dont la construction à une grande échelle a été faite sous ma direction pour le port de Krasnowodsk, où aboutit maintenant le chemin de fer Transcaspien. Les appareils stérilisateurs de Mr. Yagn ont deux constructions différentes: l'une pour faire bouillir l'eau, sous une pression et, par conséquent, à une température réglable à volonté, — ces appareils vous pourrez les voir et les apprécier à Pétersbourg, où ils sont installés dans beaucoup d'établissements publics, et l'autre pour la distillation de l'eau, qu'on installe à présent sur nos vaisseaux de guerre et dont un exemplaire, à une échelle inusitée jusqu'à présent, a été projeté et exécuté pour le port de Krasnowodsk. Ce dernier appareil est destiné à distiller 30,000 wedro = 369,000 litres par 24 heures d'eau de mer dont le tiers doit être de l'eau qui puisse être employée comme boisson au sortir de l'appareil, c'est-a-dire suffisamment refroidie. Le prix de l'installation de ce distillateur immense est de 130,000 roubles = 325,000 frs. et le rendement garanti de l'appareil est de 45 wedro par poud de mazout [1]) brûlé. Les épreuves qu'on fait au moment donné avec cet appareil géant ne sont pas encore terminées, mais on peut espérer, dès à présent, un rendement au moins double à la quantité garantie, ce qui donnera 90 wedro d'eau distillée par poud de mazout brûlé ou plus de 67 fois le poids du combustible employé [2]).

Mais je ne pense pourtant pas qu'on puisse recommander des appareils comme celui-ci, ou même semblables, malgré le prix accessible de leur installation et de leur fonctionnement, à l'usage courant des distributions d'eau. Leur emploi doit être réservé pour des cas exclusifs, par exemple où il n'y a pas d'autre eau que l'eau de mer, ou une eau trop chargée de sels minéraux, ou en cas d'épidémies pour des agglomérations limitées, comme des casernes, des hôpitaux, des écoles etc.

Pour la plupart des cas ordinaires où l'eau superficielle, accessible à la contamination est employée à l'alimentation d'une ville, ou autre établissement populeux, c'est à la purification que nous devrons recourir et c'est de ce côté, que je vais tourner votre attention, en tâ-

---

[1]) Mazout est le produit qui reste après la distillation de pétrole.
[2]) La quantité d'eau évaporée dans une chaudière ordinaire n'est jamais supérieure à 12—13 fois le poids du mazout brûlé. Le wedro = 12,3 litres; le poud = 16,4 kilogrammes.

chant de résumer brièvement les principaux procédés employés et les
résultats atteints.

Tout procédé, tendant à débarrasser l'eau des substances étrangères qui s'y trouvent en suspension (particules minérales ou végétales,
microbes etc.), est basé sur l'un des deux modes d'action: il agit soit
par **sédimentation**, c'est-à-dire par la force de la gravité, qui
fait tomber au fond les particules plus denses que l'eau, ou à l'aide
de la **filtration** par des corps poreux, qui laissent passer l'eau et
arrêtent les corps étrangers. Les substances dissoutes ne peuvent être
éliminées qu'à l'aide de procédés **chimiques** ou de l'action vitale
des organismes présents dans l'eau. Les procédés chimiques agissent
en précipitant ces **substances** c. a. d. en les changeant en composés insolubles, qui doivent être éliminées de même par l'un des
deux procédés mentionnés. La **sédimentation** est rarement employée seule à la purification de l'eau, — c'est plutôt un procédé auxiliaire, qui permet de décharger les filtres d'une partie de leur tâche
en la faisant partager aux bassins de décantation ou de clarification
préalable. Sous le rapport bactériologique le temps que l'eau passe
dans ces bassins produit un effet souvent opposé à celui qu'on en attend, en permettant aux colonies microbiennes de se multiplier et de
rendre l'eau sous ce rapport moins bonne qu'auparavant. Il ne nous
reste donc, comme procédés effectifs, que l'emploi des **réactifs
chimiques et de la filtration**, employés séparément ou com-
binés ensemble en procédés qu'on peut appeler **mixtes**. L'emploi de
la force centrifuge, de l'électricité [1]) et de l'ozonisation [2]) pour la purification de l'eau potable, n'a pas encore donné jusqu'à présent des
résultats qui puissent conduire à l'application pratique de ces procédés à une grande échelle. Le procédé du Dr. van Ermengen, consistant dans la saturation de l'eau par l'air ozonisé, qui détruit les
matières organiques et tue les microbes de l'eau, semble donner des
résultats satisfaisants au point de vue bactériologique, mais nécessite
une filtration préalable de l'eau et l'installation d'appareils coûteux,
d'un fonctionnement délicat, qui rendent son application pratique peu
probable.

Les **procédés chimiques**, pour pouvoir être appliqués en
grand, doivent aussi être suivis de filtration, — ce qui permet de les
considérer comme des moyens auxiliaires de la filtration, dont ils rendent le fonctionnement plus rapide et souvent plus effectif au point de
vue de l'hygiène. L'aération de l'eau qui a une influence puissante sur
son épuration, tant au point de vue chimique (précipitation du fer,
élimination de gaz nuisibles etc.), qu'au point de vue bactériologique,
s'impose dans beaucoup de cas, mais aussi comme auxiliaire de la
**filtration, qui sous ses différents aspects reste le seul
moyen pratique pour l'épuration de l'eau potable en
grandes quantités.**

Les réactifs chimiques employés à la purification de l'eau potable
ne sont pas trop nombreux, car ils doivent remplir les conditions d'une

[1]) Les procédés d'Hermite en France et de Webster en Angleterre.
[2]) Le procédé du Dr. E. Van Ermengen de Gand.

action prompte et efficace sur les substances contenues dans l'eau, d'une innocuité parfaite et d'un prix peu élevé. Ce sont surtout les sels du fer, de l'aluminium, de la chaux, du manganèse qui sont employés et dont l'action consiste dans la formation de précipités volumineux, d'une consistance, pour la plupart, gélatineuse, qui englobent les particules flottantes dans l'eau (les microbes y compris) et les entrainent au fond des bassins de décantation, ou sur la surface des filtres.

Pour l'emploi domestique on peut se passer de filtres et simplement décanter l'eau clarifiée par l'un des réactifs,—mais pour la purification en grand l'emploi des filtres s'impose toujours et les réactifs employés permettant seulement d'augmenter la vitesse de la filtration et, par conséquent, d'amoindrir la surface et le prix d'installation des filtres. De cette façon, c'est toujours à la filtration qu'on a à faire en fin de compte et c'est sur cette question que je reviens pour finir mon rapport.

Comme je l'ai déjà dit, les filtres sont composés de corps poreux dont la fonction est d'arrêter dans leurs interstices les particules qui se trouvent en suspension dans l'eau. Sous le point de vue de la technique sanitaire tous les filtres peuvent être divisés en deux classes distinctes, selon le volume de leurs pores: en filtres dont les pores sont moins grandes que les particules en suspension dans l'eau (les microbes surtout), qui fonctionnent pleinement dès leur mise en œuvre (par exemple les filtres Chamberland, Berkefeld, Breyer et d'autres) et, d'un autre côté, en filtres dont les pores laissent passer librement les microorganismes au commencement de leur fonctionnement et qui ont besoin d'un certain temps pour atteindre le maximum de leur action rétentive, qu'on appelle leur état de maturité. Le meilleur exemple de cette seconde catégorie nous est présenté par les filtres ordinaires en sable, qui n'atteignent leur maturité que dans quelques jours de fonctionnement, quand il s'est formé à leur surface et dans leur partie supérieure un dépôt glaireux, qui à juste titre peut être appelé couche filtrante [1])

Pourtant ni l'une, ni l'autre catégorie de filtres ne peuvent nous donner une garantie absolue et permanente de la stérilité de l'eau épurée. La première retient les microbes pendant les premiers jours de son fonctionnement et en laisse passer après, ce qu'on explique par la pénétration des spores dans le corps du filtre, qui avec le temps leur permet de traverser toute son épaisseur. Ces filtres ont en outre le défaut d'avoir un trop petit débit et de nécessiter assez souvent une stérilisation par le feu,—ce qui rend leur application restreinte au laboratoires et à l'usage des agglomérations limitées.

Les filtres de l'autre catégorie n'ont de l'importance, au point de vue de l'hygiène, qu'autant que leur couche filtrante reste intacte, ce qui, vu la fragilité et la petite épaisseur de cette couche, exige pour sa conservation une exploitation régulière et des soins méticuleux. Les

---

1) Il est prouvé par les travaux récents (Reinsch, Altona), que ce n'est pas seulement la membrane superficielle, mais toute une couche de sable qui possède le pouvoir d'arrêter les microbes.

changements de pression et de vitesse, enfin certaines causes accidentelles et souvent difficiles à trouver, — peuvent toujours entraver le fonctionnement régulier d'un filtre à sable et entrainer un grand nombre de microbes dans sa profondeur. Si ces microbes y trouvent des conditions favorables à leur existence, ils s'y multiplient et enfin se retrouvent dans l'eau filtrée. Les investigations récentes faites à ce sujet aux filtres municipaux de Berlin, d'Altona et de Varsovie, par C. Fraenkel, Piefke, Reinsch, Baginski et d'autres observateurs montrent clairement qu'il y a un rapport à peu près constant entre le nombre de microbes de l'eau brute et de l'eau filtrée. Il est certain pourtant, que les saprofites innocents de l'eau, trouvent dans le corps du filtre des conditions bien plus appropriées à leur existence que les germes pathogènes, qui selon toute probabilité sont facilement vaincus dans ce milieu par leurs antagonistes; mais cela n'exclut pas la possibilité du passage d'individus isolés de ces derniers dans l'eau filtrée, surtout pendant la rupture partielle de la membrane superficielle. Les résultats pratiques obtenus depuis un demi-siècle dans beaucoup de grandes villes de l'Europe et les analyses scientifiques des derniers temps nous donnent pourtant le droit d'affirmer, qu'un filtre à sable construit avec soin et exploité avec modération, sous le contrôle incessant de l'examen bactériologique est un appareil sinon parfait, mais du moins suffisant pour livrer à une communauté une eau dépourvue de matières en suspension et de la plupart de ses microorganismes, qui peut sans danger servir à la boisson pendant les temps où il n'y a pas de graves épidémies transmissibles par l'eau (choléra ou typhus abdominal) dans les environs.   Dans ces derniers cas on peut recommander l'usage de l'eau bouillie pour la boisson.

L'aération des filtres ou leur action périodique, proposée par Allen Haren, Lowcock, Dibdin et d'autres, a pour but de renforcer leur action chimique d'oxydation et de destruction des matières organiques par l'intermédiaire de microbes et semble avoir un grand avenir, surtout pour les eaux polluées des rivières.

L'emploi des réactifs chimiques a dans la plupart des cas le but d'augmenter la vitesse de la filtration et d'amoindrir du même coup la surface et le prix d'installation des filtres. Prenant en considération que la couche filtrante reste aussi mince et aussi fragile que dans les filtres à sable ordinaires et que, par conséquent, la qualité de l'eau filtrée sera toujours en rapport inverse avec sa quantité, il sera prudent de ne pas se fier aux réclames nombreuses qui sont faites surtout en Amérique aux filtres à grande vitesse avec l'emploi de coagulants.   L'emploi des réactifs peut bien être recommandé dans quelques cas particuliers, comme le prouvent les procédés d'Anderson, de Howatson etc., mais la filtration par le sable ne doit pas être faite sous une grande pression, pour obtenir des résultats satisfaisants au point de vue de l'hygiène.

En résumant, Messieurs, je ne crains pas de déclarer, que quoique la technique sanitaire nous donne bien des moyens pour obtenir une purification suffisante de l'eau potable, mais nous sommes encore bien loin d'avoir atteint la perfection des procédés de la nature et aucune eau artificiellement épurée ne peut être comparée à l'eau de source.

Le meilleur moyen qu'on puisse proposer pour la purification de l'eau est donc celui de la protéger autant que possible contre la souillure et la contamination et c'est vraiment un grand problème à résoudre, bien digne des efforts communs du médecin hygiéniste et de l'ingénieur sanitaire.

Conclusions.

1º Il est important de distinguer, au point de vue pratique, les procédés qui ont pour objet l'épuration des eaux potables des moyens proposés pour la stérilisation de ces eaux.

2º L'épuration de l'eau, employée en grande quantité (alimentation d'une ville ou d'un grand établissement populeux) a pour objet de lui enlever les substances nuisibles et de la rendre limpide, incolore, sans goût désagréable et suffisamment aérée. L'eau épurée ne doit pas contenir de microbes pathogènes et seulement un petit nombre de microbes indifférents. L'eau stérilisée doit être stérile, c'est-à-dire qu'elle ne doit contenir ni microbes, ni germes capables de développement ultérieur.

3º Au point de vue de l'hygiène, l'épuration de l'eau potable s'impose dans tous les cas où l'eau superficielle, accessible à la contamination, est employée à l'alimentation d'une agglomération humaine.

4º La stérilisation de l'eau ne peut être prescrite que dans des cas particuliers et pour une agglomération limitée (en cas d'épidémies, pour les écoles, casernes, hôpitaux, etc.).

5º La stérilisation sûre et continue de l'eau ne peut être obtenue, jusqu'à présent, qu'à l'aide de procédés thermiques (ébullition, distillation).

6º Les filtres grands ou petits, avec ou sans emploi de réactifs ou de l'électricité ne donnent pas une garantie absolue de la stérilité permanente de l'eau épurée.

7º Le seul procédé qui paraisse actuellement applicable à la purification en grand de l'eau d'alimentation, c'est la filtration lente par le sable, avec ou sans procédés d'oxydation des matières organiques, par l'intermédiaire de l'aération, de l'électricité ou de réactifs inoffensifs.

8º Le meilleur moyen d'approvisionnement des agglomérations humaines en eau potable doit toujours être cherché dans les sources ou dans les nappes d'eau souterraines, qui sont à l'abri des contaminations et doivent être protégées par des règlements appropriés.

Dr. **Hugo Laser** (Königsberg).

Eine neue Construction von Grossfiltern.

Unter allen hygienischen Fragen nimmt wol die der Wasserversorgung grösserer Gemeinwesen eine der ersten Stellen ein; sie gehört unstreitig zu den wichtigsten hygienischen Tagesfragen, um so mehr,

nachdem es sich herausgestellt hat, (wie B. Fischer, Ueber das Grundwasser von Kiel, mit besonderer Berücksichtigung seines Eisengehalts
und über Versuche zur Entfernung des Eisens aus demselben".
„Zeitschr. f. Hyg. u. Infectionskrankheiten", Bd. XIII 2, hervorhebt),
dass die Sandfiltration des Oberflächenwassers der Seen und Flüsse
keine genügende Sicherheit für Entfernung der Krankheitskeime bietet;
sie sind keine vollkommenen Filter, welche bakteriologisch reines
Wasser liefern, aber sie vermindern die Zahl der vom Wasser mitge-
führten Mikroben in einem ansehnlichen Grade. Es kommen noch dazu
Verunreinigungen durch Abspülen von Keimen aus den unteren Sandschichten und andererseits durch Beimengung von Bakterien von Apparaten, Leitungen und von der Luft.

Grundlegend für den Beweis dieser Thatsache sind die Untersuchungen C. Fränkel's gewesen, die er in Gemeinschaft mit Piefke
angestellt hat. Mehrfach tauchten in der Folge Beschreibungen neuer
Filterconstructionen auf, aber immer kommen die Forscher wieder zu
einem Vorschlag zurück, der wol der natürlichste ist, nämlich das
Oberflächenwasser zu verwerfen und statt dessen Grundwasser zu erschliessen und in Gebrauch zu nehmen, wenngleich dasselbe bisweilen
Mängel hat, z. B. Eisen enthält, nicht in genügender Menge vorhanden ist, oft ist es auch seines hohen Standes wegen schlecht etc.

Es sei mir gestattet, hier zunächst referirend die Ansichten einiger Forscher mitzuteilen, die sich mit dieser Frage beschäftigt haben.

So sagt C. Fränkel in seinem Grundriss der Bakterienkunde:
„Das Grundwasser als solches ist in der Regel keimfrei. Die filtrirende
Kraft der oberen Bodenschichten ist eine so gewaltige, dass sämmtliche Mikroorganismen an einem Vordringen in die Tiefe verhindert
werden".

Und Flügge schreibt in seinem Grundriss der Hygiene: „Nach
der Tiefe des Bodens zu nimmt die Zahl der Bakterien allmälig ab,
und in $^3/_4$ bis $1^1/_4$ Mtr. beginnt eine geradezu bakterienfreie Zone.
Auch die Partieen, in welchen bereits Grundwasser steht, werden gewöhnlich frei von Bakterien gefunden. Der Grund für diese Keimfreiheit der tieferen Schichten liegt darin, dass poröser Boden nicht nur
für Luft, sondern auch für Flüssigkeiten ein bakteriendichtes Filter
bietet. Ausnahmsweise kann es auch zu einem Bakteriengehalt tie-
ferer Bodenschichten kommen, namentlich in abnorm durchlässigem
Boden, ferner wenn gröbere Spalten oder Ratten- und Maulwurfgänge
unfiltrirte Flüssigkeiten nach abwärts gelangen lassen. Es handelt sich
oft um Verunreinigungen der Bodenfläche, deren Bakterien von den
Niederschlägen allmälig unter der Oberfläche bis in Tiefen von $^1/_2$—
1 Mtr. gespült· werden, ferner um Gruben und Canäle, welche zur
Aufnahme der Abfallstoffe bestimmt sind, aber oft undicht werden und
dann die bakterienreichen Flüssigkeiten bis in eine Tiefe von 1—2—
3 Mtr. unter die Oberfläche in den Boden übertreten lassen".

Flügge hebt daher die Güte der artesischen Brunnen hervor, wo-
fern nur die Entnahmestelle der Art gewählt wird, dass nicht unter-
irdische Communicationen des Wassers mit Gruben, Canälen u. drgl.
bestehen. Ist das Grundwasser in zu geringer Menge vorhanden, dann
kann man es in Sammelbrunnen sammeln und alsdann heben.

Interessante Resultate erzielte I. Reimers (Ueber den Gehalt des Bodens an Bakterien). Er fand, wie er in einer Ing.-Diss. vom Jahre 1889 mitteilt, ebenso wie Koch und Fränkel, die obersten Bodenschichten ausserordentlich reich an Bakterien, jedoch schon zwischen 1 und 2 Mtr. unter der Oberfläche eine ziemlich plötzliche Abnahme des Bakteriengehalts und weiter unten schon in 3—4 mtr. Tiefe mehrfach die Proben schon ganz steril. Einmal war dies in 6, mehrmals schon in 2 Mtr. Tiefe der Fall. Das Grundwasser fand er einige Male, aber nicht immer bakterienfrei, besonders nicht, wenn der Boden zu grobkörnig und zu weitmaschig war, dann lässt die filtrirende Kraft desselben im Stiche, und alle oder ein Teil der in den oberen Bodenschichten vorhandenen Keime gehen ungehindert ins Grundwasser über. Allerdings hat Reimers das Grundwasser beim Auffangen nicht mit der peinlichen Sorgfalt vor Verunreinigungen geschützt, wie es C. Fränkel bei seinen klassischen Versuchen gethan hat, wodurch wol auch die Differenz in den Endresultaten zu erklären ist.

Diese soeben erwähnten Versuche Fränkel's (Untersuchungen über Brunneninfection und den Keimgehalt des Grundwassers. „Zeitsch. f. Hyg." Bd. VI. 1889. S. 23) erbrachten nämlich den stricten Beweis, dass das Grundwasser völlig keimfrei ist und zwar ist das Fehlen von Keimen im Grundwasser ausschliesslich eine Folge der filtrirenden Kraft des Bodens, welche aber ausnahmsweise versagen kann. Dann kann auch das Grundwasser Bakterien enthalten und ebenso, wenn dasselbe mit infectiösen Flüssigkeiten in Verbindung steht.

Ebenso sagt auch F. Hüppe (Ueber Wasserversorgung durch Brunnen und ihre hygienische Bedeutung. „Journal f. Gasbeleuchtung und Wasserversorgung". 1888. 14 Juni): „Das Grundwasser ist durch die filtrirende und desinficirende Wirkung des Bodens auf natürlichem Wege gereinigt und durch seine Lage vor Infection geschützt".

Auch W. Kruse (Kritische und experimentelle Beiträge zur hygienischen Beurteilung des Wassers. „Zeitschr. für Hyg." Bd. XVII, 1894. № 1), bezeichnet Quell- und Grundwasser als bakterienfrei, wenn die filtrirende Schicht gut und stark genug ist. Er empfiehlt deshalb auch centrale Anlagen mit Grund- oder Quellenwasser. Man erreiche dadurch den doppelten Vorteil, dass man das Wasser nicht nur zu einem gesunden Nahrungsmittel, sondern zu einem wirklichen Genussmittel macht. Die aus dem Eisengehalt des Grundwassers sich ergebenden Schwierigkeiten lassen sich gerade bei centralen Versorgungen durch neuere Enteisenungsverfahren heben.

Und Proskauer bestätigt das, indem er sagt (Proskauer B., Ueber eisenhaltiges Grundwasser und seine Verwendung für die Wasserversorgung. „Hyg. Rundschau". 1891. Bd. I, № 13): „Unter allen Anforderungen, welche vom Hygieniker an die Beschaffenheit eines für den Trinkgebrauch bestimmten Wassers gestellt werden müssen, ist die wichtigste das Freisein von Infectionsstoffen. Nach den Erfahrungen, welche man mit Hülfe der Bakteriologie in den letzten Jahren gemacht hat, entspricht dieser Bedingung in besonders vollkommenem Masse ein Grundwasser, welches einem gut filtrirenden, d. h. also einem solchen Boden entstammt, dessen obere Schichten die Mikroorganismen zurückzuhalten im Stande sind. Im Grundwasser, besonders wenn das-

selbe aus tieferen Bodenschichten herrührt, und vorausgesetzt, dass
man es in geeigneter Weise entnimmt, besitzen wir nicht allein ein
vor Infection geschütztes Material, sondern auch ein Wasser, welches
nach seinen anderen Eigenschaften dem besten Quellenwasser eben-
bürtig an die Seite gestellt werden kann".

Dieses sehen wir besonders an Kiel, einer Stadt, die, wie Fischer
(l. c.) genau beschreibt, mit Grundwasser versorgt wird. Nebenbei sei
hier bemerkt, dass Fischer auch in durchlässigem Moorboden nach der
Tiefe zu eine ausserordentliche Abnahme des Keimgehalts des Bodens
constatiren konnte.

Nur Polack (Ueber die Wasserversorgung Breslaus. Referat aus
der Sitzung der hygienischen Section der schlesischen Gesellschaft für
vaterländische Cultur durch Breslauer Zeitung vom 12. März 1893),
der als ideales System der Wasserversorgung Quellwasserleitungen
hinstellt, erhebt ernste Bedenken gegen die Benutzung von Grundwasser, speciell für den Bedarf von Grossstädten. Indess erwidert
ihm richtig Flügge in derselben Sitzung:

„Die wichtigste Eigenschaft des Trinkwassers bleibe das Fehlen krank-
heitserregender Bakterien und diesem Erforderniss genüge am sicher-
sten das Grundwasser".

Ebenso empfiehlt C. Fränkel das Grundwasser (Wasserfiltration
und Rieselwirtschaft. „Hyg. Rundschau." Jahrg. VI. 1896. № 1), indem
er sagt: „Grundwasser ist für den Zweck der städtischen Wasserversorgung dem Oberflächenwasser ausserordentlich überlegen; das unter-
irdische Wasser ist unverdächtig und infectionsfrei, bedarf also keiner
weiteren Reinigung, und es besitzt etwa die mittlere Temperatur des
betreffenden Entnahmeortes, ist daher bei uns auch im Sommer ein
erfrischendes und schmackhaftes Getränk". Er verweist dann auf die
Anlagen in Kiel, Charlottenburg, Bonn, Elberfeld, Barmen, Düssel-
dorf, Dortmund, Mannheim, Trier, Frankfurt, Hanau, Halle, Leipzig,
Dresden, Köln u. s. f.

Auch in Frankreich benutzen von 691 Städten schon 219 Quellen-
und 215 Grundwasser, wie Rochard mitgeteilt hat (Epuration des
eaux destinées aux usages domestiques. „L'Union méd." 1893. № 26).

Kann doch, wie Fränkel & Piefke nachwiesen (Filteranlagen
für städtische Wasserleitungen. „Verhandlungen des Deutschen Vereins
für öffentliche Gesundheitspflege zu Braunschweig". 1890), Oberflächenwasser, auch wenn es filtrirt wird, niemals absolut keimfrei werden;
es ist ferner vielfach nicht ganz klar und hat oft einen nicht gerade
angenehmen Geruch und Geschmack; ausserdem ist es gewöhnlich im
Winter zu kalt und im Sommer zu warm, wärend das Grundwasser
alle diese Mängel nicht hat. Die Schwierigkeit, welche der Eisengehalt des Grundwassers bietet, lässt sich nach den neueren Methoden
(durch Lüftung und gröbere Filtration) vermeiden. Bedenklicher ist
schon die Unsicherheit in der Ergiebigkeit der Quellen, bez. des
erschlossenen Grundwassers.

Auch Wurz sagte schon auf dem internationalen Congress für Hygiene in Paris im August 1889, es sei anzunehmen, dass die Filtration durch eine permeable und homogene 2—3 Mtr. tiefe Schicht

2*

de~ Bodens genügt, um zu garantiren, dass die tieferen Bodenschichten frei von pathogenen Bakterien seien.

Ganz besonders weist auch noch R o b e r t K o c h in seiner Arbeit: Wasserfiltration und Cholera („Zeitschr. f. Hyg. u. Infectionskrankh." Bd. XIV. Heft 3, S. 383) auf die Vorzüge des Grundwassers hin.

Wenn also noch von mancher Seite Bedenken gegen das Grundwasser erhoben sind, da es oft nicht bakterienfrei gefunden sei, so liegt der Grund wol in einer nicht einwandsfreien Untersuchungsmethode; hierauf weist noch besonders N e i s s e r hin (Neisser Max, Dampfdesinfection und Sterilisation von Brunnen und Bohrlöchern. „Zeitsch. f. Hyg. und Infectionskrankheiten". Bd. 20. Heft 2. S. 301). Nach N e i s s e r erfolgt die Untersuchung des Grundwassers auf Keimfreiheit, besonders bei Neuanlagen von Grundwasser-Versorgungen, am besten in der Weise, dass ein frisches Bohrloch hergestellt wird, dessen Inhalt sofort nach der Fertigstellung mit Dampf zu sterilisiren ist; daran schliesst sich dann das Auspumpen grösserer Wassermassen. Ohne so ausgeführte Untersuchungen kann die bakteriologische Prüfung neuer Grundwasser-Versorgungsanlagen leicht zu fehlerhaften Schlüssen führen, da hohe Keimzahlen in dem ausgepumpten Wasser dauernd auftreten können, trotzdem das natürliche Grundwasser steril ist.

Ueberzeugt von der Güte des Grundwassers hat z. B. der Regierungspraesident von Marienwerder am 28. Februar 1895 an sämmtliche Landräte des Bezirks verfügt, dass bei Neuanlagen thunlichst Röhrenbrunnen benützt werden sollen, die bei einer Tiefe von 5 Mtr. den Vorzug völliger Keimfreiheit haben.

Wir begegnen dann auch schon, da Grundwasser nicht überall zur Verfügung steht, Versuchen, die filtrirende Kraft unserer Filter zu erhöhen, die ja, wie schon erwähnt, nicht bakterienfreies Wasser liefern.

K a b r h e l (Kabrhel Gustav, Eine Vervollkommung des Filtrationseffects bei der Centralfiltration. „Hyg. Rundschau." Jahrg. VII. 1897. № 10), will überhaupt zur Sandfiltration nur Wasser verwenden, welches bereits den Process der natürlichen Filtration durchgemacht hat. Errichtet man in einem Flussbette oder in einem See einen Brunnen, der 2, 3 oder mehr Mtr. unter das Normale hinabreicht (es kann auch eine Flussinsel dazu dienen), und dessen Seitenmauerwerk für Wasser undurchdringlich ist, so dass dieses nur von unten eintreten kann, so erhält man in porösem Boden sehr erhebliche Mengen von Wasser, und die Ergiebigkeit eines solchen Brunnens kann weiterhin noch durch gelochte, in gewisser Tiefe unter dem Flussbette horizontal angebrachte Röhren vergrössert werden. Das Wasser solcher Brunnen ist, wie die Untersuchungen ergeben haben, ein Gemisch von Flusswasser, welches durch den Flussbettboden wirklich filtrirt ist, und von Grundwasser, das sich unter dem Flussbett bewegt. Solches Wasser enthält indess oft Eisen.

Bevor ich nun zu der Beschreibung des von mir angewendeten und erprobten Verfahrens übergehe, will ich noch die von mir beobachteten Gesichtspunkte bei der Prüfung und Beurteilung erwähnen, welche sich anschliessen an Arbeiten von P i e f k e und G r u b e r.

Piefke (Neuere Ermittlungen über die Sandfiltration. „Schilling's Journal f. Gasbeleucht. u. Wasserversorgung". 1891) verlangt, dass der zur Probe genommene Bacillus in solcher Menge zugesetzt werden muss, dass jeder Cctm. des filtrirten Wassers einen oder mehrere Keime desselben enthält.

Und Gruber (Gruber Max, Gesichtspunkte für die Prüfung und Beurteilung von Wasserfiltern. „Centralbl. f. Bakter." Bd. XIV, 1893. S. 488) stellt folgende Thesen auf:

1) Bei der Beurteilung der Filter ist das Durchgespültwerden von Keimen vom Durchwachsen derselben scharf zu scheiden.

2) Nur das Stattfinden des ersteren beweist Unzuverlässlichkeit des Filters.

3) Durchwachsen von Wasserbakterien erfolgt unter gewissen Bedingungen bei allen Filtern, ohne dass sich daraus eine Infectionsgefahr ergäbe. Das Durchwachsen lässt sich durch ununterbrochenen Betrieb, periodische Reinigung und Erhaltung niederer Temperatur im Filterapparat durch lange Zeit verhindern.

4) Die Prüfung auf Keimdichtigkeit hat so zu geschehen, dass entweder der Keimgehalt der Filtrate bei continuirlicher, reichlicher Einschwemmung bestimmter Bakterienarten festgestellt wird, oder bei einmaliger und periodischer Einschwemmung einer bestimmten Bakterienart, so dass unmittelbar nach erfolgter reichlicher Einschwemmung, so lange noch Keime im unfiltrirten Wasser reichlich suspendirt sind, die Filtrate der Untersuchung unterworfen werden.

5) Filter, welche hierbei Filtrate liefern, welche frei von den eingeschwemmten Bakterien sind, sind als keimdicht gegen pathogene Keime zu betrachten und es erübrigt nunmehr die Feststellung ihrer Dauerhaftigkeit und Widerstandsfähigkeit.

Mein Verfahren, um jetzt darauf zu kommen, beruht auf dem Princip, dass ich versuchen will, ein irgendwie zur Verfügung stehendes Oberflächenwasser in Grundwasser umzuwandeln, das dann natürlich nicht die Mängel des natürlichen Grundwassers haben würde.

Hierauf hat auch neuerdings, wie ich allerdings nur aus einer Tageszeitung ersah („Leipziger Tageblatt" vom 18. VI. 1897), Herr Baurat A. Thiem, Leipzig, in der 37. Jahresversammlung des deutschen Vereins von Gas- und Wasserfachmännern hingewiesen. In welcher Weise er indess aus Oberflächenwasser Grundwasser machen will, ist in dem Bericht nicht ausgeführt.

Interessant ist jedenfalls die Thatsache, dass die Natur hierfür Anhalt und Beispiele bietet, wie z. B. in den Alluvionen der Isar auf der schwäbisch-bayerischen Hochebene, wo das Oberflächenwasser mit 17° Temperatur und 6,6 Grad Härte auf 2 klm. Länge in Grundwasser von 7,7° Temperatur und 21 Grad Härte verwandelt wird. Aehnliche Temperaturabfälle von 21° C. auf 11° wurden bei natürlicher Filtration des Ruhrwassers bei Essen auf nur 77 mtr. Länge, in Dessau für die Mulde auf 73 mtr. bezw. 250 mtr. Länge um 7° beobachtet. Nach Thiem lässt sich Bakterienfreiheit schon erreichen, wenn man nur 20—40 mtr. vom Flussrand entfernt die Gewinnungsstelle ansetzt, und die physikalische Klarheit bei Filtration durch Sandschichten von 2—4 mtr. Höhe.

In Chemnitz ist eine Grundwasserversorgung unter Mitbenutzung
von Oberflächenwasser in Betrieb, wie auf derselben Sitzung Herr
Wasserwerksdirector Nau mitteilt; es wurden Weidenheger zur Klärung benutzt, und für den Winter ist eine Lüftungsanlage hergestellt.
Publicationen über die Art der Anlage und ihre praktische Brauch-
barkeit habe ich leider nicht erhalten können.

Das von mir construirte Probefilter ist sehr einfach zusammengesetzt: ein viereckiger Kasten von ca. $^3/_4$ Qmtr. Umfang und 1$^1/_2$
mtr. Höhe ist innen mit Blech ausgeschlagen und ähnlich wie die gewöhnlichen Sandfilter angefüllt. Ich benutze:

5 ctm. Graupenkies,
45 ctm. Seesand; dann kommt die Hauptschicht, nämlich ein dicht
eingewachsener Rasen mit Mutterboden von 20 ctm. Höhe. Ich benutze also, um mich einfach auszudrücken, ein Sandfilter, dessen ober-
ste Schicht aus Rasen besteht; das zufliessende Wasser liess ich 30
ctm. hoch stehen und habe den Zufluss und den Abfluss durch Schlüs-
sel so regulirt, dass diese Höhe der Wasserschicht genau eingehalten
wurde. Durch einen Wassermesser bestimmte ich die Menge des durch-
gelaufenen Wassers und konnte dann durch Berechnung die Filtrations-
geschwindigkeit ermitteln, die zwischen 95 und 105 mm. schwankte.

Bevor ich meine Versuche begann, habe ich das Filter erst kräftig durchgespült, um so wenigstens den gröberen Schmutz und die
durch diesen bedingten Bakterien zu entfernen.

Bei meinen ersten Versuchen lag mir nur daran, zu sehen, wie
viele Keime ein solches Filter zurückhält, d. h. wieviel Keime weniger in dem abfliessenden filtrirten als in dem zufliessenden unfiltrirten
Wasser waren. Ich habe, was hier noch besonders bemerkt sein soll,
bei keinem Versuch die Abflussöffnung sterilisirt, um möglichst nahe
den natürlichen Verhältnissen zu kommen.

Um nicht zu weit zu gehen, will ich die Tabellen der einzelnen
Versuche nicht anführen, sondern nur die Resultate, welche sich aus
denselben ergeben.

Bei dem ersten Versuch handelte es sich, wie schon gesagt, darum,
festzustellen, wie viele Keime im unfiltrirten und filtrirten Wasser sind;
wir finden in dem Zeitraum von 13 Tagen ein allmäliges Abnehmen
der Keime im filtrirten Wasser.

Der zweite Versuch war eigentlich nur eine Fortsetzung des ersten,
nur mit der Modification, dass eine um 10 ctm. stärkere Druckhöhe
zur Anwendung kam; der Versuch wurde nur über 3 Tage ausgedehnt
und ergab ein gleich gutes Resultat.

Bei dem 3-ten Versuch wurde nicht nur die Bakterienmenge bestimmt, sondern auch die Filtergeschwindigkeit etc. Es ergab sich,
dass das Filter wiederum gut functionirte. Es lieferte täglich 720 Ltr.
Wasser; die Resultate waren gut, was noch besonders bemerkt sei,
da die Tage dieses Versuches sich durch eine geradezu tropische Hitze
auszeichneten.

Versuch IV. Ich schritt jetzt zu Versuchen mit dem Bac. prodigiosus. Es wurde ein Erlenmeyer-Kolben Peptonwasser mit dem Bac.
prodigiosus geimpft und 2 Tage bei Zimmertemperatur stehen gelassen.
Alsdann wurde diese Cultur in 1 Ltr. sterilisirten Wassers gethan.

Von dieser Mischung wurden Platten mit 1 resp. $1/2$ Cctm. gegossen, die unzählbar viele Colonien enthielten. Das Ganze wurde alsdann auf das Filter gegossen, das sonst, wie bei den ersten Versuchen, in voller Thätigkeit war. Das in den ersten 3 Tagen filtrirte Wasser enthielt Prodigiosuskeime in abnehmender Zahl; vom 4-ten Tage ab verschwanden dieselben sowol im unfiltrirten wie im filtrirten Wasser. Dieser Versuch war aber nicht einwandsfrei, da eine Besichtigung des Filters ergab, dass die Oberfläche des Rasens böswillig durchbohrt war und grosse Risse zeigte.

Der 5-te Versuch war eine Wiederholung des 4-ten, nur wurde statt des Bac. prodigiosus der Bac. jantinus benutzt. Das Wasser war bei diesem Versuch von der ersten Entnahme an frei von dem zugesetzten Mikroorganismus, wärend 1 Tropfen der zugesetzten Mischung 170.854 Keime enthielt.

Da dieses Resultat so günstig war, wurde derselbe Versuch noch einmal wiederholt (Versuch VI) und zwar wieder mit dem Bac. prodigiosus, der in solcher Menge zugesetzt wurde, dass ein Tropfen der verdünnten Cultur 140.000 Keime enthielt. Wieder war der Bacillus im Filtrat keinmal nachgewiesen.

Versuch VII. Wiederholung von Versuch VI mit demselben Resultat. Um zu sehen, wo der Prodigiosus bleibe, wurden, nachdem das Filter abgelassen war, Schlammproben und ebenso Proben der obersten Rasenschicht nach Abkratzen des Schlammes zur Untersuchung genommen, welche das Vorhandensein desselben ergaben.

Versuch VIII. Es galt nun noch festzustellen, ob eine zugeführte Bacillenart bei längerem Stehen durch das Filter durchwächst. Es wurde zu diesem Zwecke das abgelassene Filter 8 Tage zum Austrocknen ruhig stehen gelassen und alsdann wieder der Zuflussbahn geöffnet; der Erfolg war indess wieder ein negativer; doch bei einer abermaligen Wiederholung (Versuch IX) nach weiterem Austrocknen von 14 Tagen zeigten sich im filtrirten Wasser einige Prodigiosuskeime. Ein solches allmäliges Durchwachsen beeinträchtigt aber selbstverständlich keineswegs die Leistungsfähigkeit eines Filters, wie Gruber (l. c.), wie vorher erwähnt, ja auch besonders betont hat.

Nach diesen Resultaten können wir also wol mit Recht ein derart construirtes Filter als eine Vervollkommnung unserer gewöhnlichen Sandfilter betrachten.

Ich gehe sogar noch weiter und zwar bin ich der Meinung, dass man ein derartiges Filter selbst zur Versorgung ganzer Städte anwenden kann.

Wenn man Oberflächenwasser, das irgendwie zur Verfügung steht, dazu benützt, dann hat man noch vor dem natürlichen Grundwasser den Vorzug, dass es kein Eisen enthält und stets in genügender Menge vorhanden ist.

Ich stelle mir ein Project etwa so vor, dass man das Oberflächenwasser auf grosse, in Parcellen geteilte Wiesenflächen lässt, die vorher in genügender Tiefe drainirt und mit Vorrichtungen versehen sind, dass das abfliessende, also filtrirte Drainwasser in Sammelröhren aufgefangen und dann zum Gebrauch genommen wird, d. h. der Stadt zugeführt wird.

Wie die praktischen Erfahrungen bei Rieselfeldern ergeben haben, z. B. bei uns in der Niederung, wird das Wachstum der Pflanzen unter Wasser selbst in Monaten nicht gehindert, sondern vermehrt; es genügt, wenn im Jahr 2 — 3 mal das Wasser abgelassen wird, um dann nach einigen Tagen wieder auf die Felder gelassen zu werden. Hört das Pflanzenwachstum auf, dann genügt nach Ablassen des Wassers frisches Besäen des durch die Schlammschichten gleichsam gedüngten Bodens. Auch im Winter tritt keine Störung ein, da bei dauerndem Zufluss von Wasser kein vollständiges Zufrieren der ganzen Wassermasse eintritt, sondern nur eine Eisdecke gebildet wird, unter welcher das übrige Wasser weiter in flüssigem Zustand bleibt, also filtriren kann.

Discussion.

Ing. E. Kontkowsky (St.-Pétersbourg): Der Vorschlag des Herrn Referenten das Sandfilter mit einer Rasendecke zu bedecken scheint mir nicht sehr klar zu sein und darum möchte ich um Aufklärung bitten, welch einen Einfluss wol diese Decke auf den Bakteriengehalt des filtrirten Wassers habe und was für eine Filtrirgeschwindigkeit dabei erzielt werden könne? Bei den Versuchen des Herrn Referenten war also die filtrirte Wassermenge circa 1 ctm. pro 1 qm. der Filteroberfläche mit dem Resultat von 50 — 10 Keimen im Filtrat, bei 50000 Keimen im Rohwasser. Das ist aber ein Resultat, das dem unserer Grossfilter, die mit einer Geschwindigkeit von 2,4 ctm. pro qm. filtriren, ganz gleich ist, also kann man den nützlichen Einfluss der Aussendecke daraus kaum folgern. Ueberhaupt scheint das Verfahren wegen der grossen nötigen Flächen und den mit gewöhnlichen Filtern gleichen Ergebnissen kaum für die Praxis zugänglich zu sein.

Deuxième Séance.

Mardi, le 12 (24) Août, 10 h. du matin.

Prof. J. Crocq (Bruxelles).

De l'utilisation des matières excrémentielles et des déchets des villes.

Parmi les fonctions de l'organisme, l'une des plus importantes est l'élimination des produits qu'il a usés par son activité, et dont la rétention produit des intoxications désignées sous les noms d'urémie, de toxinémie ou de putridité. De même, les produits employés et transformés par l'activité humaine doivent être rejettés loin de nos habitations et de nos agglomérations; sinon elles nous empoisonnent et engendront une foule de maladies. Le problème de leur élimination constitue l'un des plus essentiels et aussi des plus difficiles de l'hygiène.

Les produits dont nous avons à nous débarrasser sont de deux espèces, les uns solides, les autres liquides. Les premiers, qui sont

les boues des villes, sont depuis longtemps enlevés par des charrettes et déposés en amas; on voit encore aujourd'hui ceux qui proviennent de l'ancienne Rome, accumulés en monticules. On les a employés comme engrais; on leur a fait subir des transformations, et notamment on les a soumis à la combustion.

Ce n'est pas d'eux que j'ai à m'occuper ici, mais des substances liquides beaucoup plus importantes et beaucoup plus difficiles à éloigner. Elles se rapportent à quatre espèces différentes, qui sont les eaux pluviales, les eaux ménagères, les eaux industrielles, et les déjections humaines, urines et matières fécales.

L'idée la plus simple, celle qui se présente d'abord, c'est de les recueillir dans des canaux ou dans des conduits et de les déverser dans les rivières. C'est ce que faisaient déjà les anciens Romains, qui lançaient toutes ces matières dans le Tibre.

Au point de vue des agglomérations qui emploient ce procédé, il est parfait; elles conduisent leurs produits à une distance convenable et là les confient aux rivières et aux fleuves, et elles en sont débarrassées. Seulement cela offre deux graves inconvénients.

Sans doute il nous est permis d'agir dans notre intérêt, de manière à nous placer dans les conditions les plus favorables; mais il ne faut pas que ce soit en nuisant à autrui, en violant cette loi sociale fondamentale que le christianisme désigne sous le nom de charité, et la philosophie sous celui d'altruisme. Or, en déversant ainsi dans les cours d'eaux ces matières, nous altérons, nous corrompons, nous empoisonnons ceux-ci, et nous devenons nuisibles à tous ceux qui habitent leur parcour, aux villages, aux villes qu'ils traversent. Ainsi à Paris la Seine est empoisonnée par les eaux d'égouts, à Londres la Tamise, à Bruxelles la Senne le sont également. Et quand j'ai été à Constantinople j'ai pu constater la pollution de la mer de Marmara par les déjections de cette ville. On peut même se demander si les communes situées le long de ces rivières n'auraient pas le droit de traduire devant les tribunaux les villes qui les altèrent, et d'exiger d'elles des dédommagements. Pour les localités industrielles la pollution devient pire encore. Ainsi la ville de Verviers, l'une des localités les plus industrielles de la Belgique, corrompt les eaux de la Vesdre, et l'importante ville de Roubaix en France altère tellement celles de l'Espierre, qui se rendent en Belgique que ce fait a déjà amené des difficultés diplomatiques entre les deux pays.

Le deuxième inconvénient de cette pratique, c'est qu'elle enlève à l'agriculture les engrais qui fertilisent le sol. Celui-ci ne contient pas en quantité illimitée les matériaux de nutrition. Si on les lui enlève constamment avec les récoltes sans les lui reconstituer, il doit finir par ne plus en contenir suffisamment et par devenir stérile. C'est ainsi que la Palestine, pays déshérité actuellement, a été appelée par les Juifs, quand ils sont allés s'y établir, la terre promise, à cause de sa fertilité. Et de même le sol de l'Italie n'a plus la fertilité qu'il possédait sous la république romaine et sous l'empire des Césars. Ces pays se sont épuisés parce qu'on ne leur a pas restitué ce qu'on leur enlevait. Nous ruinons donc la terre en même temps que nous corrompons les eaux des rivières, en leur envoyant toutes ces déjections.

Tâchons donc d'établir les moyens d'éviter ces inconvénients.

Les eaux pluviales, quoiqu'elles soient chargées de nombreux corps étrangers, de poussières, de boues etc., sont cependant assez pures pour être envoyées dans les cours d'eaux. On peut y joindre les eaux ménagères, celles qui ont servi à l'usage domestique, quoiqu'elles soient plus impures et plus altérables.

Les eaux industrielles, qui par leur abondance et leur altération empoisonnent les cours d'eaux dans lesquels elles se rendent, ne devraient pouvoir y être admises qu'après une purification préalable, opérée par les établissements qui les fournissent. A coup sûr l'industrie est un des éléments capitaux de notre civilisation; mais nous ne pouvons pas admettre qu'elle compromette la santé de la population pour grossir ses revenus; les intérêts de l'hygiène, qui sont les principaux intérêts de l'humanité, doivent passer avant tous les autres.

Restent maintenant les déjections proprement dites, les produits excrémentiels, et principalement les matières fécales. A leur égard je ne puis qu'adopter pleinement la proposition suivante, votée par l'Académie de médecine de Paris sur la proposition de l'illustre hygiéniste B r o u a r d e l: „La contamination de l'eau par les matières fécales humaines est particulièrement dangereuse. Toute projection de cette nature, quelle qu'en soit la quantité, dans les eaux de source, de rivière ou de fleuve, doit être absolument et immédiatement interdite".

Comment donc peut-on y parvenir? Comment peut-on éviter le déversement de ces produits nuisibles dans les cours d'eaux, et en même temps les conserver à l'agriculture?

Plusieurs moyens peuvent y conduire, et il ne faut en adopter aucun d'une manière exclusive, parce que les circonstances locales peuvent empêcher l'application de tel procédé et au contraire exiger celle de tel autre.

Parmi ces procédés nous rencontrons d'abord l'irrigation ou épandage, appliqué depuis fort longtemps, depuis un ou deux siècles, à Turin, à Milan, à Edimbourg; dans ce siècle-ci elle a été d'abord mise en usage à Londres, pour éviter la corruption toujours croissante des eaux de la Tamise, puis à Dantzig, à Breslau, à Paris, à Berlin, à Reims; c'est ce procédé qu'on a appliqué, et d'une manière très parfaite, pour se débarrasser des produits de déjection des cliniques de Moscou. En employant ce système, on peut réunir aux matières excrémentielles tous les autres produits liquides, eaux pluviales, eaux ménagères, etc. On peut y associer, dans certaines circonstances, des procédés de décantation et de purification chimique.

Un autre système, tout différent, consiste à recueillir à part les matières excrémentielles pour les livrer à l'agriculture. Plusieurs procédés peuvent le réaliser. On peut employer des fosses mobiles qu'on enlève assez souvent. On peut creuser dans le sol, à une distance convenable des maisons, des fosses fixes dont les parois soient bien construites et bien étanches, et on peut les rendre telles aussi bien que les égouts; on évacue leur contenu par aspiration, en les relevant par des tuyaux à des réservoirs placés sur des charrettes, et dans lesquels au moyen d'une machine on fait le vide, de façon à aspirer le contenu de la fosse. J'ai vu manœuvrer ce système en plein jour

dans plusieurs villes de la Belgique, à Anvers, à Gand, à Bruges, et j'ai constaté qu'il ne produit aucun inconvénient, ni surtout aucune odeur.

On peut encore employer le système de Liernur employé à Amsterdam et dans quelques autres villes de la Hollande et de l'Allemagne; s'il a des détracteurs, il a aussi de chauds partisans.

Tous ces systèmes, entre lesquels on peut choisir, d'après les exigeances des localités, permettent de recueillir à part les déjections et de les utiliser comme engrais.

De ces considérations je tire les conclusions suivantes:

1° Les eaux d'égouts, chargées des produits des lieux d'aisance, ne doivent jamais, sous aucun prétexte, être directement versées dans les cours d'eaux.

2° Dans les localités où les circonstances et les terrains s'y prêtent, elles peuvent être employées à des irrigations ou purifiées par les procédés de décantation et des procédés chimiques.

3° Il est souvent préférable de recueillir à part les produits des lieux d'aisance, soit par un système spécial de canaux, soit par des fosses mobiles, soit par des fosses fixes bien construites qu'on vide par l'aspiration pneumatique.

4° Les matières ainsi recueillies peuvent être directement livrées à l'agriculture ou être diversement transformées.

5° Les eaux industrielles devront être soumises à un travail d'épuration avant de pouvoir être dirigées vers les rivières.

Discussion.

Ing. Kontkowsky (St.-Pétersbourg): Messieurs! Le problème de l'utilisation des déchets et eaux usées d'une ville est l'un des plus difficiles de l'hygiène appliquée et, comme il a été dit par l'honorable professeur, ne peut être résolu uniformément dans tous les cas. En ce qui concerne les déchets solides des villes, l'hygiène et la technique sanitaire sont déjà d'accord: il y a un moyen pratiquement réalisable et hygiéniquement sans reproches de s'en débarrasser, c'est de les brûler dans des fours spéciaux. Ce procédé est employé avec un grand succès dans beaucoup de villes de l'Angleterre et vient d'être appliqué à Bruxelles et surtout à Hambourg, où l'on vient de construire une grande usine spéciale, qui, d'après les résultats communiqués par M. l'ingénieur A. Mayer de Hambourg, est en fonction depuis plus d'une année et donne les meilleurs résultats. La question du traitement des eaux usées et des matières excrémentielles est bien plus difficile à résoudre et ici les médecins hygiénistes et les ingénieurs ne sont pas encore en complet accord, surtout au sujet des matières excrémentielles, où intervient un nouveau facteur, l'agriculture avec son besoin d'engrais. Je pense, messieurs, que la solution des questions hygiéniques doit être faite au point de vue de la science et non au point de vue du sentiment; quand on nous parle des besoins de l'agriculture, de la perte d'engrais etc. je vois toujours devant mes yeux l'exemple de toutes les grandes villes où cet engrais est distribué gratuitement aux environs et où les cultivateurs n'en veulent pas,— soit que le temps leur manque pour

l'enlever, soit qu'il n'en ont pas besoin pour l'instant—et, enfin, ce qui est arrivé à Hambourg pendant l'épidémie du choléra et ce que nous avons éprouvé nous-mêmes à Pétersbourg et à Kronstadt, pendant les épidémies cholériques des dernières années, c'est que même les clients habituels, qui viennent prendre leurs engrais en ville, n'en prennent à aucun prix, à cause de la peur de l'infection et de l'addition des désinfectants aux excréments, qui les rendent impropres à l'agriculture. Mais même en temps ordinaire les excréments humains sont loin d'avoir la valeur qu'on leur attribue. J'ai fait dans un autre travail le calcul du prix des matières fertilisantes qu'ils contiennent et je suis en mesure d'affirmer, que ce prix n'est pas suffisant pour payer le transport de ces matières à une distance de plus d'une dizaine de kilomètres et que, par conséquent. il coûterait moins aux villes de fournir à leurs environs des engrais artificiels, que la même teneur de matières fertilisantes en forme d'excréments. Il me semble qu'au point de vue de l'hygiène, nous avons bien le droit d'exiger que les villes n'infectent pas les environs de matières putrescibles, c'est-à-dire qu'elles emploient des procédés perfectionnés pour leur rendre l'innocuité, mais nous ne pouvons pas forcer les villes à faire des dépenses tout-à-fait inutiles au nom d'un principe abstrait. Les moyens que nous avons pour changer les matières putrescibles, excréments, composés organiques etc. en composés inorganiques, complètement innocents, nous sont donnés par la nature même: ce sont l'oxydation des matières organiques et la nitrification des composés de l'azote à l'aide de l'oxygène de l'air et de l'action vitale des microbes nitrificateurs Ces agents sont en jeu dans les champs d'épandage, si justement appréciés par l'honorable rapporteur, et dans les grands filtres à action intermittente. Sur l'action oxydante de ces derniers il a été fait à Massachusets, à Londres et à Sutton des expériences nombreuses, qu'on compte par milliers, qui ont prouvé la rétention de plus de 99% de microbes et la nitrification complète des produits azoteux. De cette façon, nous disposons de moyens puissants pour rendre l'innocuité complète aux composés organiques et si l'utilisation des matières fertilisantes, même aux champs d'épandage (seulement le $\frac{1}{4}$) laisse à désirer,—ce n'est plus l'affaire de l'hygiène, dont les justes réclamations peuvent être pleinement satisfaites avec les moyens que nous possédons. Le pouvoir oxydant des grandes masses d'eau, prouvé par la purification des fleuves souillés dans leur parcours et dû aux mêmes facteurs naturels, nous permet, dans des cas particuliers, d'en profiter pour nous débarrasser de nos eaux usées sans préjudice pour les environs, — mais ici il faut toujours avoir en vue les exigences de l'hygiène, qui à bon droit nous conseille de ne pas faire écouler les eaux usées d'une ville dans les cours d'eau sans purification préalable. Ce n'est pas seulement des eaux contenant les excréments qu'il s'agit ici. Les premières eaux pluviales, les eaux de la neige fondante dans nos climats froids, sont pour le moins aussi chargées de matières putrescibles, que les eaux ménagères et les eaux des waterclosets et peuvent également contenir des germes pathogènes. Leur purification s'impose donc aussi, surtout dans le cas où le cours d'eau dont on profite n'a pas un débit assez grand et assez constant et passe par un pays populeux. Ce n'est que la mer qui peut

servir sans danger à l'évacuation des eaux usées, si celle-ci est faite avec une certaine précaution, à une distance convenable du rivage. Après ce qui a été dit, il me semble facile de tirer une conclusion plus ou moins plausible sur la façon de se débarrasser des eaux usées dans les différents cas.

Pour les villes petites et moyennes, entourées de champs cultivés, c'est le système des fosses mobiles, ou l'emploi des matières absorbantes (terre, sphagnum), qui peut être recommandé souvent, avec une canalisation étanche pour les eaux pluviales et ménagères.

Pour les grandes villes, il est onéreux et inutile de tendre à la conservation des matières fertilisantes des excréments et autres déchets, pour le besoin de l'agriculture. Ce sont les exigences de l'hygiène qu'il faut remplir ici en premier plan, et ce sera toujours une canalisation étanche, du système séparé ou combiné, selon le cas, qui devra être préférée avec une purification des eaux écoulées sur des champs d'épandage et, s'il n'y a pas d'emplacement suffisant, à l'aide du filtrage intermittent.

Le système des fosses fixes, qu'il est difficile en pratique de rendre complètement étanches, et qui favorisent la décomposition des excréments au sein de la ville, doit être abandonné dans la plupart des cas.

Le système pneumatique de L i e r n u r n'est qu'un moyen d'évacuer les matières excrémentielles et ne résout nullement la question de leur destination finale.

Une fois les exigences de l'hygiène remplies, c'est la question du prix de l'installation et de l'exploitation des différents systèmes qui intervient et ce sont les chiffres et les plans qui décident sur le système qu'on doit préférer. Dans la plupart des cas ce sera le système combiné, à écoulement direct et sans mécanismes, qu'il faudra conseiller et qui, avec le concours des champs d'épandage, peut complètement satisfaire aux exigences de l'hygiène et de l'économie urbaines.

Dr. L. Colignon (Monaco).

Le nouvel hôpital de Monaco.

L'hôpital que S. A. S. le Prince Albert I-e fait élever pour remplacer les constructions de l'ancien Hôtel-Dieu de Monaco devenu insuffisantes par suite du développement incessant et vraiment merveilleux de la principauté de Monaco, ne présentera pas les proportions colossales de certains établissements récemment construits dans diverses villes d'Europe. Il sera proportionné quant à ses dimensions aux besoins de notre petit pays, mais dans ses locaux relativement modestes, il doit contenir tous les services d'un établissement hospitalier complet. Il devra suffire à tous les besoins d'une population où se trouvent réunis les éléments les plus divers et où l'on rencontre les mêmes misères que dans une grande cité. Le futur Hôtel-Dieu de Monaco réunira donc dans un espace unique des services qui ailleurs,

sont séparés les uns des autres et sont installés chacun dans un local spécial.

À ce titre il mérite d'appeler l'attention des architectes et des médecins, car on trouve rarement ainsi concentrés dans un même établissement, formant un tout les parties différentes d'une administration d'assistance publique. En outre dans chacune de ses divisions prises isolément, tout sera établi en tenant compte des exigences d'un certain confort, suivant les données scientifiques modernes et les règles de l'asepsie la plus absolue.

La plupart des hôpitaux édifiés dans ces dernières années ont été visités et étudiés par la commission chargée d'établir le projet d'hôpital dont je vais vous soumettre les grandes lignes. Tous les perfectionnements qui ont été reconnus heureux et dont la pratique a prouvé l'utilité seront appliqués aux constructions qui commencent à s'élever. Je n'en mentionnerai dans ce travail, qui ne doit pas excéder certaines limites, que les plus importants.

La disposition générale des divers bâtiments qui font partie d'un établissement hospitalier, l'emplacement à donner sur le terrain choisi à chacune de ces constructions doivent avant tout préoccuper l'architecte à qui est confié le soin de bâtir un hôpital.

Sur ce sujet, suivant les époques et les lieux, les idées ont varié beaucoup et même actuellement il existe des divergences de vues dans les auteurs qui se sont occupés de ces questions.

Les hôpitaux d'autrefois étaient en général d'énormes constructions fort condensées, à plusieurs étages, où l'on entassait un grand nombre de malades. Quelques-uns sont de véritables monuments d'architecture, décorés avec art. A une époque où les lois de l'hygiène étaient moins connues, où le bien-être général était moins développé, l'architecte n'était pas tenu de tout sacrifier à ces données modernes. Il devait au surplus songer que son œuvre était quelque peu destinée à servir à la plus grande gloire du fondateur ou du donateur; du reste, en ce faisant, il ne négligeait pas son amour propre personnel.

Cet esprit règne encore, plus qu'on ne pense, parmi les constructeurs d'établissements de ce genre et dans certains hôpitaux [1]) tout récents quoique à pavillons isolés, possédant tous les aménagements et tous les perfectionnements du jour, l'architecte n'a pas négligé le côté artistique et est arrivé ainsi à faire dépenser pour des bâtiments dans la construction desquels on n'aurait dû considérer que le côté humanitaire des sommes véritablement folles.

L'idée des masses architecturales dans la construction des hôpitaux n'a pas été abandonnée depuis aussi longtemps qu'on serait tenté de le croire aujourd'hui où l'on ne parle plus que de pavillons isolés. L'hôpital St. Thomas à Londres et l'Hôtel-Dieu de Paris remontent à peine à une quarantaine d'années.

L'établissement à constructions et à services isolés est actuellement le seul accepté avec juste raison. C'est la seule disposition qui permette d'appliquer avec rigueur les règles de l'hygiène et l'isolement

---

[1]) Hôpital Galliera à Gênes et Boucicaut à Paris.

véritable des maladies. Dans certains hôpitaux toutefois ce principe a été appliqué d'une façon exagérée. A Eppendorf [2]), établissement énorme, le plus important peut-être de l'Europe, les 88 pavillons isolés qui le composent sont tellement écartés que le service ne peut se faire qu'avec beaucoup de difficulté. Les cuisines, par surcroît, étant reléguées sur un des côtés du quadrilatère qui renferme tous ces pavillons, les aliments arrivent tellement refroidis aux malades qu'il a fallu établir ultérieurement des appareils pour les réchauffer. L'hôpital du Hâvre, bâti depuis peu et ayant été donné comme modèle au début, est encore un exemple frappant d'établissement dont les diverses parties sont trop disséminées; l'exploitation (qu'on me passe ce mot) en est coûteuse sans que les malades en retirent aucun profit.

Cet inconvénient nous avait tellement frappé en visitant ces deux derniers hôpitaux, dont certaines parties cependant nous ont servi de modèle, que nous n'avons pas hésité dans l'élaboration des plans de notre Hôtel-Dieu à conseiller l'adoption d'une disposition différente, d'un ordre moins dispersé. La polyclinique de Rome, ce gigantesque monument qui n'est pas encore achevé, nous a fourni dans cet esprit des indications précieuses.

Le plan général de l'établissement est le suivant:

1. Le bâtiment de l'administration contenant les divers services, le logement des infirmiers et du personnel et la pharmacie.

Il est séparé des cuisines, qui sont situées derrière lui, par la galerie générale qui règnera sur toute la longueur de l'édifice.

2. De chaque côté de ce corps principal deux pavillons de malades séparés les uns des autres ainsi que du bâtiment central par des jardins mais réunis entre eux transversalement par la galerie vitrée.

4. Aux deux bouts de cette galerie à droite le pavillon de chirurgie, à gauche la maternité.

4. En dehors de ce groupe de constructions, isolés entièrement, la villa des payants et la barraque des contagieux.

5. Disséminés dans la partie des terrasses non occupées, le pavillon des détenus et des aliénés, la chapelle, l'hydrothérapie.

6. Enfin dans les points les plus reculés les services: buanderie, étuve à désinfection, salle des morts, etc..., etc...

Il est facile après cette simple énumération de saisir l'économie générale du système adopté pour la construction de l'hôpital de Monaco.

On a voulu:

1° Eviter l'inconvénient de la dispersion trop grande des services en constituant un groupe principal de bâtiments;

2° mais isoler le plus possible de ce groupe tout ce qui peut être nuisible aux malades ordinaires, notamment les contagieux.

Il est bien évident que dans le groupe central existe en réalité un isolement suffisant des divers pavillons, mais ils sont réunis toutefois par une galerie, vitrée ou non suivant la saison, qui traverse tous

---

[2]) Hôpital récemment construit à Hambourg.

les bâtiments et les divise chacun en deux parties distinctes, l'une antérieure et l'autre postérieure.

Dans les détails des pavillons de malades nous indiquerons l'avantage de cette disposition.

Le terrain sur lequel on va disposer ce plan général présente quelques difficultés à cause de son inclinaison très prononcée.

Il comprend 22.000 mètres de terrain planté d'arbres formant diverses terrasses étagées les unes au-dessus des autres. L'altitude moyenne est de 50 mètres au-dessus du niveau de la mer. Il est franchement orienté vers le midi et soumis à l'influence des deux vents régnants dans la principauté: le vent d'Est et le vent du Nord-Ouest [1]). Il est bien abrité du vent du Nord ou vent froid. La constitution du sol est calcaire, composée surtout d'éboulis descendus des montagnes voisines.

Le groupe principal de bâtiments a) dont la longueur est de 300 mètres environ ne peut être planté au milieu de cet espace qu'en préparant tout d'abord, au moyen de remblais et de déblais coûteux une plate-forme de niveau à laquelle on accèdera par une route en lacets déjà construite aujourd'hui. Les autres parties du terrain conservent leur aspect actuel; les arbres: oliviers, caroubiers, eucalyptus y seront conservés et c'est dans cet espèce de parc qu'on disséminera les services isolés b).

Une objection sérieuse paraissait à un moment devoir faire abandonner cet emplacement si propice à la construction d'un établissement de ce genre. Ses terrains inférieurs sont en parties occupés par un cimetière et en dehors du côté moral de la question, il était à craindre au point de vue hygiénique que ce voisinage ne fut nuisible aux malades.

Après de longues discussions, étant donnée la difficulté de trouver dans la principauté un autre endroit aussi vaste et aussi bien exposé, cet emplacement a été maintenu. Il est à remarquer que le vent du Midi qui pourrait seul amener à l'hôpital des émanations mauvaises ne règne que très rarement; les émanations n'existent pas d'ailleurs à cause de la sécheresse du terrain et du climat. Le cimetière étant situé à un niveau beaucoup inférieur il n'est pas à craindre de contagion du sol par les écoulements souterrains. Au surplus afin de lever toute opposition il a été décidé par le Prince qu'une partie du cimetière, celle qui avoisine l'emplacement de l'Hôtel-Dieu, sera désaffectée et plantée d'arbres qui cacheront d'abord la vue des sépultures aux malades et établiront un rideau protecteur entre l'hôpital et la nécropole.

Après avoir exposé le plan général du nouvel Hôtel Dieu de Monaco et décrit sommairement le terrain sur lequel il s'élèvera, il nous reste à mentionner les points spéciaux qui dans chaque section présentent soit un caractère de nouveauté soit une disposition qui nous a paru heureuse et pratique.

---

[1]) Le vent d'Est règne environ 300 jours par an à Monaco. Après le vent d'Est c'est le vent du Nord-Ouest ou mistral qui est le plus fréquent. Les vents du Nord et du midi y sont rares.

Le pavillon d'administration aura un rez de chaussée et un étage. Le rez de chaussée pour les services divers, les salles du conseil et de consultation, cabinets des médecins et laboratoires, comptabilité et pharmacie. Le premier étage servira de logement au personnel. N'étant pas destiné a être habité par des malades il sera construit avec moins de précautions hygiéniques que les pavillons proprement dits.

Il sera séparé des cuisines et accessoires par la galerie vitrée ce qui évitera l'accès des odeurs désagréables. Les cuisines seront isolées des trois autres côtés.

Le pavillon de malades a surtout été étudié sérieusement. Le type adopté est celui de l'hôpital d'Eppendorf auquel on a fait subir quelques modifications exigées par la différence de climat et de destination.

Il se compose d'une salle commune située au milieu d'un bâtiment composé seulement d'un rez de chaussée et d'un sous-sol. Cette pièce recevra l'air et la lumière de deux côtés par des baies descendant jusqu'au sol et s'élevant jusqu'au plafond. Elle ne contiendra que 12 lits, 6 de chaque côté, adossés, deux par deux, aux panneaux pleins et jamais en face des fenêtres. Les lits seront séparés des murs par un espace de 50 centimètres permettant de circuler facilement autour du malade.

Les proportions de cette salle sont telles que l'air y est largement distribué (50 mètres cubes par lit). Comme dans notre climat les fenêtres peuvent rester presque constamment ouvertes; il ne sera pas établi d'appareils spéciaux d'aération et de ventilation; de même pour le chauffage un simple tube d'eau chaude sera disposé autour de la salle et suffira largement à élever la température de celle-ci lorsque ce sera nécessaire, ce qui arrive à peine un ou deux jours par hiver.

A chaque extrémité de la salle commune se trouve un couloir la séparant des autres parties du pavillon. Au Nord, c'est la grande galerie vitrée, de plus de 150 mètres de long, mettant en communication tous les bâtiments du groupe central.

De l'autre côté de cette galerie on a disposé une chambre à pansement, une chambre d'infirmier et deux chambres d'isolement pour malades; chaque chambre avec deux lits qui ne seront occupés tous les deux qu'en cas d'encombrement; chacune de ces pièces aura une cheminée et un lavabo. Cette partie du pavillon aura un cabinet d'aisance spécial.

Cette division permettra d'isoler en quelque sorte, dans le pavillon lui-même les malades graves ou douteux, de transporter dans une chambre le malade dont le décès doit se produire à courte échéance afin d'éviter aux habitants de la salle commune le triste spectacle de la mort de l'un d'eux.

Le côté sud de la pièce principale communiquera également avec un couloir latéral conduisant aux cabinets, aux lavabos, aux bains et à une ouverture trémie qui permettra de jeter au dehors dans des caisses disposées à cet effet les linges souillés. En avant de ce couloir en plein midi on a disposé la Véranda-promenoir, avec une

large baie donnant sur la mer. C'est là que se tiendront les malades ne gardant pas le lit. Ils y prendront leurs repas sous la surveillance d'une sœur ou d'une infirmière dont le cabinet est établi à côté de cette pièce; un office, faisant pendant au bureau de la sœur, complète la disposition de cette partie du pavillon.

Pour le pavage de ces diverses pièces on a adopté la mosaïque à petits grains de marbre présentant une surface parfaitement unie et permettant le lavage à grande eau. Les angles seront arrondis partout. Les murs seront enduits d'un vernis à l'essence Ripolin ou autre, pouvant être lavé à l'eau étendue d'un produit antiseptique. L'éclairage se fera par le gaz ou l'électricité.

Le pavillon de chirurgie situé à l'extrémité droite de la galerie générale doit comprendre une salle d'opérations éclairée par le plafond et les côtés pendant le jour et par l'électricité pendant la nuit et comme annexe à cette salle une pièce pour préparer les pansements antiseptiques, une autre pièce pour les appareils, un cabinet pour le chirurgien et un vestiaire.

Les parquets de toutes ces parties seront en mosaïque et les murs peints ou vernis recevront en outre jusqu'à 2 mètres du sol un revêtement en gris-cérame.

Le pavillon de chirurgie contiendra en plus deux chambres à deux lits chacune et une salle à quatre lits. De l'autre côté de la galerie, à gauche, se trouvera le service d'accouchement comportant 16 lits. Il sera divisé en deux salles, celles des femmes enceintes et celles des accouchées, la salle de travail séparant ces deux sections de façon que après l'accouchement les femmes ne pénètrent plus dans la première salle. Des chambres isolées seront reservées pour les cas douteux et pour les femmes atteintes d'affection puerpérales.

Telle est la description sommaire de ce groupe principal de constructions qui. quoique étant séparées et isolées les unes des autres, seront cependant desservies facilement grâce à la longue galerie centrale. C'est l'hôpital proprement dit. Il constitue l'originalité de ce système permettant l'application de l'isolement des pavillons et même de l'isolement dans les pavillons sans craindre les difficultés résultant dans la pratique du trop grand écartement des locaux.

Les autres bâtiments qui par leur destination demandent à être entièrement séparés seront disséminés dans le parc. Il nous suffira de dire sans entrer dans plus de détails que dans les constructions et leur installation il sera tenu compte de tous les progrès accomplis jusqu'à ce jour.

Ce travail rapide et incomplet ne peut donner qu'une idée imparfaite de ce que sera l'hôpital qui s'élève en ce moment dans la principauté de Monaco. Il permettra du moins de se rendre compte des soins apportés à l'étude et à l'élaboration des plans de cet établissement hospitalier.

Le Prince de Monaco avait dit, pour tout programme, à la commission chargée d'étudier la construction du nouvel Hôtel-Dieu, ces simples paroles: „Je désire que vous fassiez un hôpital modèle".

Il appartiendra à ceux qui visiteront dans quelques années l'établissement alors terminé de dire si le désir du Souverain a été réalisé.

COMPTES-RENDUS

DU

XII CONGRÈS INTERNATIONAL DE MÉDECINE

MOSCOU, 7 (19)—14 (26) AOÛT 1897

PUBLIÉS

PAR LE

COMITÉ EXÉCUTIF.

SECTION XV.
MÉDECINE LÉGALE.

MOSCOU.
Type-lithographie de la Société I. N. Kouchnerev & C-ie.
Pimenovskaia, № 18.
1899.

Table des matières.

Médecine légale.

Prof. I. I. N e y d i n g, Président.
Pros. P. A. M i n a k o v, Dr. A. J. Z a b o r o w s k y, Secrétaires.

Première Séance.

Vendredi, le 8 (20) Août, 10 h. du matin.

Prof. **I. Neyding** (Moscou):

Messieurs et très honorés Collègues!
Je vous salue au nom du Comité organisatoire de la section.

C'est un beau jour pour nous que cette première séance de la Section de médecine légale qui a lieu au milieu d'une réunion aussi splendide de spécialistes éminents venus de l'Europe. Aussi me voyez-vous partagé par un double sentiment.

Tout en appréciant hautement l'honneur d'avoir participé par mes humbles efforts aux travaux du Congrès en préparant une de ses sections, je me sens troublé à la pensée de la responsabilité du rôle qui m'est échu.

Nous avons travaillé pendant presque trois ans pour préparer dignement cette fête de la science médicale; ce n'est pas à nous de juger à quel point nous y avons réussi. Et si notre section de médecine appliquée à la jurisprudence est au № 15, dernier dans la série des sections, nous sommes loin d'être les derniers à cette fête de la science. Peu nombreuse en comparaison des autres, ce qui du reste est bien naturel, notre section brille par la présence de savants spécialistes, dont les noms sont bien connus en Europe; elle se distingue aussi par ses communications qui soulèvent les questions les plus ardentes de notre spécialité et pleines du plus haut intérêt.

Je dois ajouter que la plupart de mes invitations pour le Congrès ont reçu l'accueil le plus favorable. Mais malgré cela nous avons à regretter l'absence de plusieurs de nos spécialistes dont les noms étaient inscrits dans notre programme préliminaire.

D'abord, M. le professeur v. Hofmann qui, à notre entrevue, il y a deux ans, m'avait promis de prendre part à notre Congrès, mais auquel l'état de sa santé n'a pas permis d'entreprendre un si long voyage. Dans une de ses lettres, il m'en exprime ses plus grands regrets. Ensuite, c'est M. le professeur B r o u a r d e l retenu en France par

diverses circonstances et qui m'avait proposé une communication sur un thème des plus intéressants.

Ensuite sont absents: Mm. les professeurs: L a c a s s a g n e, P a t e n n k o, I w a n o w s k y, L e u b u s c h e r, S e y d e l, N i ñ a R o d r i g u e s et Mm. les docteurs: C l a r k B e l l, B e l l i n e, A r r e l l a n o et T o u f a n o v.

Comme vous le voyez bien, Messieurs, c'est une liste assez longue des absents et à cause de cela notre programme préliminaire doit être complètement changé.

Mais que faire? Il faut se consoler par un vieux proverbe latin qui dit: „n o n m u l t a, s e d m u l t u m".

Enfin, selon l'usage des Congrès précédents je vous propose de proclamer comme Présidents honoraires de la Section de médecine légale Mm. les professeurs: S t r a s s m a n n, K r a t t e r, A. T a m a s s i a et Mm. les docteurs: C o r i n, H a b e r d a et S z i g e t i. (*A c c l a m a t i o n*).

Prof. **Kratter** (Graz).

Ueber die Bedeutung des morphologischen Gonokokken-Nachweises.

Referent hat zuerst 1890 die allgemeine Einführung der bakteriologischen Untersuchung von Genitalsecreten in der forensischen Praxis gefordert. Seither sind durch Arbeiten von H a b e r d a, W a c h h o l z & N o w a k, von H i l l e r, L o b e r, A u b e r t, R o s e u. A. Thatsachen bekannt geworden, welche darthun, dass gegenüber nur morphologischen Befunden grosse Vorsicht bei der forensischen Verwertung geboten ist, weil auch andere Mikroorganismen, selbst solche, die im Genitalsecret vorkommen, in Bezug auf Grösse, Form, Lagerung, Tinctionsvermögen und intracellulare Einschliessung sich den Gonokokken ähnlich verhalten. Dagegen fordern die genannten Autoren in jedem Falle die Reincultur und legen der Untersuchung angetrockneter Flecke keine Bedeutung bei, weil die Gonokokken durch Austrocknung das Wachstumsvermögen einbüssen.

Ref. weist auf Grund eigener Beobachtungen und nach Untersuchungen seines Schülers I p s e n nach, dass d e r Gesammtheit der morphologischen und tinctoriellen Eigenschaften der Gonokokken doch ein hoher diagnostischer Wert beizumessen sei und dass auch Wahrscheinlichkeitsdiagnosen mitunter einen hohen Wert pro foro haben könnten.

Er kommt zu folgenden Schlüssen:

1. Nach wie vor gebührt dem morphologischen Gonokokken-Nachweis ein wichtiger Platz in der forensischen Beweisführung.

2. Die mikroskopische Untersuchung muss in jedem Falle vorgenommen werden, wenn nach Stuprum eine eitrige Entzündung an den Genitalien aufgetreten ist; nur in zweifelhaften Fällen ist das Reinculturverfahren unerlässlich.

3. Auch die Untersuchung alter Flecke kann je nach der Lage

des concreten Falles recht wichtig werden und ist auch diese keineswegs aussichts- und bedeutungslos, wie W a c h h o l z & N o w a k behauptet haben.

Discussion.

Dr. **Haberda** (Wien) beharrt auf dem schon vor 3 Jahren ausgesprochenen Standpunkte, es sei in forensischen Fällen zur Sicherung der Diagnose auf Gonorrhoe auch der culturelle Nachweis der Gonokokken anzustreben. Dem Versuche, dieselben auch nach matten Flecken nachzuweisen, legt er wenig praktischen Wert bei, da ein sicherer morphologischer Nachweis in solchen Fällen kaum je möglich ist und da ein Gutachten, welches nur die Möglichkeit des gonorrhoischen Ursprunges eines solchen Fleckes ausspricht, kaum einen Wert für das Gericht hat.

Dr. **Heinrich Szigeti** (Temesvár): Auf Grund meiner Erfahrungen halte ich nur den negativen Befund bei der mikroskopischen Untersuchung auf Gonokokken in foro verwertbar und zwar in Fällen, wo das klinische Bild der Krankheit nicht genügend klar ist und Zweifel zulässt, ob es sich um eine infectiöse (gonorrhoische) Entzündung handelt oder nicht.

Ich bin der Ansicht, dass das Nichtauffinden von Gonokokken uns berechtigt zur Annahme, die Krankheit sei nicht gonorrhoischer Natur. Damit will nicht gesagt sein, dass der positive mikroskopische Befund allein schon beweisend sei für eine Gonorrhoe.

Prof. Arrigo Tamassia (Padoue).

(Avec la collaboration de M. le Dr. G. C a n e v a).

Sur les cristaux de sperme découverts par le Dr. Florence.

Dans les „Archives d'Anthropologie criminelle" de M. le prof. Lacassagne [1]), le Dr. Florence, après avoir exposé avec le plus grand soin et la plus précieuse exactitude les expertises du diagnostic du sperme, annonçait qu'il avait obtenu des cristaux presque égaux à ceux de l'hémine, traitant à froid la solution de la tache ou du liquide spermatique avec ce réactif:

iod. de potassium gr. 1,65
iode (bien lavé)   gr. 2.34
eau destill.   gr. 30,0

M. le Dr. Florence ajoutait que ces c r i s t a u x n e p e u v e n t p r o v e n i r q u e d u s p e r m e h u m a i n, jamais d'autres liquides organiques, y compris le sperme d'autres mammifères.

Et pour cette spécialité il se crut en droit d'appeler ces cristaux c r i s t a u x d e v i r i s p e r m i n e.

Nous avons salué avec le plus sincère enthousiasme l'annonce de

---

[1]) Vol. X. XI. 1896. Du sperme et des taches de sperme en méd. légale.

la découverte de notre confrère, car elle venait nous promettre un moyen spécifiquement sûr à la démonstration du sperme humain, même dans les cas, pas rares, où le némasperme est introuvable.

Cependant, en partant de l'idée purement biologique, il nous a paru un peu étrange cette specialité du chimisme dans le sperme humain vis-à-vis le sperme des autres mammifères; et encore, en partant du point de vue exclusivement chimique, nous crûmes qu'il fallait peut-être mettre la production de ces cristaux plutôt en dépendance avec les milieux et les réactifs où l'on vient à plonger le matériel spermatique.

Mais malgré ces hésitations théoriques, nous avons expérimenté suivant la méthode de F l o r e n c e sur le sperme humain frais, sec, ou déposé en taches anciennes; et nous avons toujours constaté la rapidité et l'élégance avec lesquelles les dits cristaux éclatent. Ils rappellent, comme dit M. F l o r e n c e, en plusieurs leurs traits les cristaux d'hémine. Mais il faut cependant ajouter qu'ils ne possèdent pas la couleur de rouge vif qu'on voit dans les tables jointes au travail de M. F l o r e n c e; ils penchent au contraire plutôt au brun-noirâtre. Ils ont leur annonce préalable (toujours sûre) en un petit nuage foncé sur le verre du microscope ou dans le fond de l'éprouvette, lorsqu'on opère sur des solutions.

Nous notons encore qu'il suffit d'ajouter de l'iode à une simple solution iodo-iodurée de B o u c h a r d a t et L u g o l pour qu'on ait un réactif aussi fidèle et délicat que celui proposé par F l o r e n c e.

Nous avons aussi vu qu'une petite goutte d'infusion de sperme humain, qui contienne 1,1 pour 100 d'iodure de potassium et qui soit exposée aux vapeurs de brome, jaunit et se trouble; et dans cette couche plus ou moins opaque on peut déceler une foule de cristaux de F l o r e n c e.

La même réaction cristalline apparaît quand on traite le matériel suspect avec des solutions faites dans la proportion des poids atomiques relatifs de l'iode avec beaucoup d'autres iodures alcalins, terreux ou métalliques. Nous avons essayé, et toujours avec le plus véritable et constant succès, les solutions d'iodure de potassium, ammonium, lithium, cadmium, magnesium, strontium, nickelium et antimoine.

Les cristaux, qui en parurent, étaient parfaitement égaux à ceux que nous avions obtenus de l'iodure de potassium et de l'iode; et cela même lorsque nous avions à traiter des taches anciennes de 9—10 ans.

Comme M. F l o r e n c e, nous eûmes toujours des résultats négatifs avec du sperme de lapin (et de ses taches), du mucus nasal frais et sec, du lait frais et décomposé, du blanc et du jaune d'œuf, du muco-pus vaginal et utérin, du liquide prostatique, de la tyrosine, de la créatine et créatinine, de la leucine.

Mais en agissant avec une méthode qui s'écartait quelque peu de celle de M. F l o r e n c e, nous avons eu des résultats inattendus, et qui suffisent, hélas! à renverser toutes les belles espérances d'un diagnostic spécial. En effet, il suffit que le matériel suspect reste pendant quelque temps exposé à un certain degré de température pour que les résultats d'abord négatifs se transforment d'emblée en positifs. Nous avons en effet observé que le contenu des vésicules séminales

humaines, qui en état de fraîcheur nous avait donné des résultats absolument négatifs, nous en donne des positifs, savoir: une foule de cristaux de Florence, dès que ce matériel avait été pendant sept jours
exposé à la température de 12°–16° C.

De même le contenu de l'épididyme du mouton qui en état de
fraîcheur avait été stérile en cristaux, nous en donne des exquis après
l'exposition pendant un jour à la température de 12°–16° C.

De même les infusions du testicule du mouton, du taureau, du
bouc, qui fraîches donnaient des résultats négatifs, nous ont donné
d'excellents et nombreux cristaux de Florence, après l'exposition
pendant une journée à la température de 15°–16° C.

Nous avons obtenu le même résultat du liquide prostatique humain
et de l'extractum testis de Catillon, de Paris.

Après ces résultats nous avons étudié les autres liquides organiques
pour rechercher si l'altération de la constitution albuminoïde de chacun d'eux était en relation, en présence du réactif de Florence,
avec la production des cristaux. Nous avons donc essayé les infusions
de foie de bœuf, des reins de veau et d'agneau, de pancréas de veau,
des glandes salivaires et de la rate de veau, de thyroïdine (thyroïdi-
num siccum de Merck).

Or toutes ces infusions, qui fraîches ne donnent pas de cristaux
de Florence, en donnent une foule et absolument égaux à ceux-ci
après leur exposition pendant une seule journée à la température de
16° C.

Et, au contraire, nous avons toujours enregistré des résultats négatifs en essayant l'infusion (tant en état de fraîcheur, comme après l'exposition à la dite température) de cerveau humain, de l'ovarine (ova-
riinum siccum de Merck), de pancréatine, de peptone, de glutine
animale.

En conséquence, tous ces résultats viennent à affaiblir les déductions diagnostiques de M. Florence. En effet, les résultats négatifs
qu'il a enregistrés ne semblent pas dériver d'une spécialité de constitution chimique presque personnelle à chacun, et particulièrement au
sperme humain, mais de la circonstance d'avoir expérimenté sur des
matériaux trop frais et qui (en ce qui concerne le sperme), à l'instant de
leur émission, n'avaient pas été soumis à l'exposition plus ou moins
prolongée d'un certain degré de chaleur.

En témoignage de cela, nous signalons qu'une infusion de testicule
de bouc qui, fraîche, ne nous avait pas donné de cristaux de Florence,
après l'exposition pendant 24 heures à la température de 16° C., nous
en donna d'excellents; tandis que la même infusion après 34 heures
de la même exposition était redevenue absolument stérile en cristaux.

Il nous paraît donc qu'un certain degré de décomposition (quoique
très faible) de la matière albuminoïde soit nécessaire à la production
des cristaux de Florence. De plus, nous sommes absolument convaincu
que, si la décomposition vient à être poussée au-delà d'un certain laps
de temps, la production des cristaux vient à être abolie.

Et puisqu'il y a à soupçonner que le sperme humain vient à subir cette initielle et favorable décomposition plus vite que le sperme
des autres mammifères, on pourrait peut-être dans ce fait absolument

accidentel, entrevoir le motif de la plus rapide production des cristaux du sperme humain en regard des autres liquides congénères.

De même, nos recherches ne nous permettent pas de nous ranger à la déduction de M. Florence en ce qui regarde la résistence à la putréfaction du matériel qui fournit les cristaux. Au contraire, nous avons toujours constaté la rapidité de putréfaction. En effet, une infusion de taches spermatiques humaines qui nous avait donné d'excellents et copieux cristaux de Florence, cessait de nous en fournir après l'exposition pendant 4 journées à la température de 15°—16° C.; même résultat avec l'infusion d'organes, où nous avons constaté qu'il y a moins de chance à obtenir des cristaux que dans les infusions spermatiques, dès le début de la putréfaction, savoir: au plus faible changement de leur odeur originelle.

En résumant, nos recherches viennent à ébranler la spécificité diagnostique qui avait souri aux yeux de M. Florence. Mais il faut se résigner à la dure loi des faits.

La médecine légale ne pourra qu'en seconde ligne se servir dans ses expertises des indications de notre savant confrère, à qui restera toujours le mérite d'avoir illustré ce chapitre intéressant de notre science.

Mais on pourrait nous demander: „si ces cristaux ne proviennent pas du sperme, s'ils ne sont même pas spécifiques de l'infusion de certains organes, d'où proviennent-ils donc?" On pourrait répondre tout court à cette question qu'ils dérivent de la cristallisation de l'iode qui viendrait à se précipiter cristallisé lorsque, au contact des substances organiques, l'iodure de potassium (ou les autres iodures alcalins et terreux) se décompose, comme il arrive très souvent à tous les iodures. Mais à notre tour, nous répliquons que les effets de cette décomposition des iodures n'ont rien à faire ici, car les cristaux de Florence ne manquent pas même lorsqu'on traite la solution spermatique avec une simple goutte de teinture d'iode ou bien de l'iodure de potassium. Or on sait qu'en mêlant une goutte de teinture d'iode avec une goutte d'eau on voit se précipiter sur le verre du microscope ou au fond de l'éprouvette une couche copieuse de cristaux un peu minces, brun-noirâtres, semblables aux cristaux qu'on obtient en exposant aux vapeurs de brome une goutte d'une solution d'iodure de potassium.

Malgré les différences qui existent entre ces véritables cristaux de l'iode et ceux de Florence, d'après nos recherches (qui seront l'objet d'un travail prochain) nous penchons à admettre que les cristaux de Florence appartiennent tout simplement à une forme spéciale de cristallisation de l'iode. Selon nous, l'iode au contact de matières organiques, que nous avons étudiées (solutions de sperme, de testicules, de foie etc., etc.), viendrait à acquérir une forme de cristallisation un peu différente de sa forme ordinaire, mais dans ces caractères chimiques et physiques en étroite affinité avec elle. La matière organique agirait donc comme milieu perturbateur du procédé commun de sa cristallisation.

Mais nous réservons plus de détails à notre prochain travail.

L'essentiel est qu'à présent la médecine légale n'a aucun espoir et aucun droit à se confier aux indications équivoques de ces cristaux.

Discussion.

Prof. **Haberda** (Wien) erwähnt, dass Richter in Wien der Florence'schen Reaction nur den Wert einer Vorprobe zuspricht und der Ansicht ist, dass das bei der Fäulniss aus dem Lecithin sich bildende Cholin die Hauptrolle bei der Entstehung der Krystalle spielt.

Dr. **Corin** (Liège): Pour ce qui me concerne personnellement, je suis du même avis que le Dr. Richter de Vienne en ce qui concerne la signification de la réaction de Florence. C'est une simple réaction d'orientation dont l'absence permet d'exclure a priori l'existence de sperme dans une tache; elle a à peu près la même valeur que la réaction de guayac pour les taches de sang.

Je dois ajouter d'ailleurs que, d'après une communication faite au Congrès de médecine légale de Bruxelles, il y a quelques jours, par le Dr. Etienne Martin, assistant de M. le Prof. Lacassagne, l'école de Lyon tend à restreindre aussi la valeur de la réaction de Florence, à en faire une simple réaction préliminaire permettant d'exclure d'une façon absolue ou de soupçonner la présence de sperme dans une tache suspecte.

M. **Martin** a renseigné, au Congrès de Bruxelles, un procédé qui permettrait, la réaction de Florence ayant été positive, de découvrir les spermatozoïdes sans la moindre difficulté. Il consisterait à traiter les lamelles obtenues par macération de la tache, par une matière colorante spéciale, la crocéine.

Ce réactif serait d'une merveilleuse sensibilité; mais je n'ai pas eu jusqu'à présent l'occasion d'en éprouver la sensibilité.

Prof. **Fritz Strassmann** (Berlin).

Die subpleuralen Ekchymosen und ihre Beziehung zur Erstickung [1]).

M. H.! In der Erwartung, dass der leider nicht erschienene Herr Referent [2]) die allgemeinen Gesichtspunkte bezüglich des uns beschäftigenden Gegenstandes erörtern würde, habe ich geglaubt, mein Correferat auf einige kurze Bemerkungen über den praktischen Wert der subpleuralen Ekchymosen und der ihnen analogen Ekchymosen an anderen Körperstellen für die gerichtlich-medicinische Diagnostik beschränken zu sollen.

M. H.! Ich glaube, dass dieser praktische Wert kaum zu gering geschätzt werden kann. Ich habe in meiner gerichtsärztlichen Thätigkeit, soweit ich mich erinnere, einmal ein Gutachten auf Grund dieses Befundes abgegeben und das war vermuthlich unrichtig. Ich komme auf diesen Fall nachher wieder zurück.

M. H.! Die alte Lehre Tardieu's ist ja wol so ziemlich allge-

---

[1]) „Des ecchymoses et de leur rapport avec l'asphyxie" war der officielle Titel des Beratungsgegenstandes, über den ich als Correferent bestellt war.
[2]) Dr. Bolliu (Charkow).

mein verlassen und Niemand bezweifelt mehr, wie dies auch die jüngste Arbeit eines italienischen Forschers, Chiodera[1]), über diesen Gegenstand wieder bestätigt hat, dass subpleurale Ekchymosen, was Tardieu leugnete, bei der Erhängung, bei der Erdrosselung und — wenn vielleicht auch seltener — beim Ertrinken vorkommen. Es wird wol auch nicht mehr bestritten werden, dass bei all diesen Erstickungstodesarten im engeren Sinne die Ekchymosen ausbleiben können, dass ihr Fehlen also nichts gegen eine solche Todesart beweist. Nicht einmal beim Neugeborenen oder beim Säugling, bei dem sich doch sonst diese Blutaustretungen soviel leichter entwickeln. Ich erwähne aus meiner Praxis nur den Fall eines zweimonatlichen Kindes, das durch Hineingeraten eines Fremdkörpers (eines sogen. Lutschpfropfen) in den Kehlkopfeingang erstickt war — die Section ergab keine Lungenhyperämie, kein Oedem, keine Ekchymosen unter der Pleura oder sonstwo, nur etwas subpleurales Emphysem. Und einen ganz übereinstimmenden Sectionsbefund ergab die kürzlich von mir vorgenommene Untersuchung eines Neugeborenen, das geständlich von seiner unehelichen Mutter in einem Eimer ertränkt worden war. Dass bei Erwachsenen, die ihren Tod durch Verschüttung, durch Fremdkörper, besonders durch grosse Bissen, welche in den Kehlkopf gerathen waren, gefunden hatten, Ekchymosen fehlten, ebenso, wie die anderen sogenannten Zeichen des Erstickungstodes, haben wir wiederholt beobachtet.

Ist somit der Befund der Ekchymosen in negativer Hinsicht ohne Bedeutung, so steht es mit einem positiven Befund nicht besser.

M. H.! Wir haben ja gehört, dass die theoretische Erklärung dieser Erscheinung noch zweifelhaft ist, dass hier noch verschiedene Lehren sich gegenüber stehen. Jedenfalls meine ich, die Vorgänge, welche zur Bildung von Ekchymosen führen, seien es nun venöse Stauungserscheinungen irgend welcher Art oder Momente, die den arteriellen Blutdruck in dieser oder jener Weise steigern, diese Vorgänge sind nichts für eine bestimmte Todesart Specifisches[2]), sie müssen vielmehr Erscheinungen ihre Entstehung verdanken, welche beim Process des Sterbens etwas ganz Gewöhnliches sind. Denn wir finden die subpleuralen Ekchymosen ausser bei der eigentlichen Erstickung auch bei zahlreichen anderen Todesarten.

So erwähne ich, indem ich mich an meine Beobachtungen aus letzter Zeit halte, nur den Befund von Ekchymosen beim Tode durch Epilepsie, durch Vergiftung mit Strychnin, mit Cyankalium, mit Opium und arseniger Säure, mit Carbol oder ihm verwandten Körpern, mit verdorbenen Nahrungsmitteln (Krebsen, Gänseklein), ferner das Auftreten derselben beim Tode kleiner Kinder durch Stimmritzenkrampf, durch Bronchial- oder Darmkatarrh, beim Tode der Neugeborenen in Folge Compression des Kopfes in der Geburt. Endlich, was Dittrich[3]) besonders hervorgehoben hat, beim Tode durch Hitzschlag. Auch in zwei Fällen von Verbrühung, in denen der Tod der verletzten Kinder nach 12 oder 24 Stunden eintrat, fand ich neuerdings subpleurale Ekchymosen in erheblicher Zahl.

[1]) „Rivista di medicina legale". 1897, p. 114.
[2]) Vergl. hierzu den Vortrag von Corin, hierselbst, S. 12.
[3]) „Zeitschr. f. Heilkunde", Bd. XIV. H. 4.

M. H.! Bei einzelnen dieser Todesarten mögen sie wol eine andere Entstehungsursache haben, als bei der acuten Erstickung. So bei manchen Vergiftungen, besonders durch verdorbene Nahrungsmittel. Hier sind sie vielleicht ähnlich zu erklären, wie bei der Phosphorvergiftung, bei der septischen Infection, bei allgemeinen Blutanomalien, Leukaemie z. B. Hier mögen sie also auf toxische Veränderungen des Blutes und Schädigung der Gefässwände zurückzuführen sein.

Im Allgemeinen wird man diese Art der Ekchymosen leicht von den uns beschäftigenden unterscheiden können, weil sie sich nicht auf Pleura und Perikard beschränken, sondern über den ganzen Körper in annähernd gleichmässiger Weise verbreitet sind. Ausnahmslos ist das aber nicht; auch bei den acuten Erstickungsarten finden wir bekanntlich mitunter Haemorrhagieen an anderen Orten, besonders im Magen, im Darm, in den Schädeldecken und bei den genannten toxischen Processen können sich die Ekchymosen auf die serösen Häute der Brusthöhle beschränken, wie dies in meinen beiden Fällen von Vergiftung durch Krebse resp. Gänsefleisch der Fall war.

Aber selbst wenn man diese Fälle ausscheidet, so suche ich vergebens nach einem gemeinsamen zusammenfassenden Begriff, unter den sich alle die genannten Todesarten, bei welchen wir Ekchymosen gefunden haben, einreihen lassen. Es giebt unter ihnen Fälle von schnellstem, von schnellem Tode und von mehr subacuter, auf eine Anzahl von Tagen sich erstreckender tödtlicher Krankheit. Für manche dieser Todesarten ist das Auftreten von allgemeinen Krämpfen charakteristisch; bei anderen mögen vielleicht auch Convulsionen im Augenblick des Todes auftreten, aber sie stellen kein regelmässiges und hervortretendes Symptom im Krankheitsbilde dar, und es war in den vorgekommenen Fällen auch nicht berichtet worden, dass sie thatsächlich beobachtet worden waren.

Will man endlich — was vielleicht rein physiologisch zu rechtfertigen wäre — alle diese Todesarten unter den Begriff der Asphyxie im weitesten Sinne einreihen, so ist doch zu bedenken, dass bei so weiter Fassung des Begriffs der Erstickung sich vollkommen verflüchtigt und seine Einführung zur Klärung der uns beschäftigenden Fälle nichts beiträgt.

Ich habe freilich selbst bis vor einiger Zeit an der symptomatischen Bedeutung der subpleuralen Ekchymosen für die Diagnose des asphyktischen Todes in weiterem Sinne insofern festgehalten, als ich aus diesem Befunde schloss, dass der Tod nicht in Folge des Gegensatzes der Asphyxie, also nicht in Folge primärer Herzlähmung eingetreten sei. In diesem Sinne habe ich das Symptom z. B. in dem Falle verwertet, den ich bereits angedeutet habe und den ich mir jetzt gestatten möchte, näher auszuführen.

Eine Berufsgenossenschaft war verurteilt worden, den Hinterbliebenen eines bei ihr gegen Unfall versicherten Mannes eine Rente zu zahlen, da derselbe nach dem Gutachten des Arztes, der ihn secirt hatte, ertrunken war. Sie verlangte von mir eine Aeusserung, ob ich der gleichen Meinung sei.

Wie aus den Acten hervorging, war der ca. 50-jährige Mann am 10 October 1895 Abends todt aufgefunden worden, mit dem Gesicht in einer seichten Pfütze liegend. Er soll vorher nicht betrunken gewesen sein, von Krankheitserscheinungen vor seinem Tode ist nichts bekannt.

Die gerichtliche Obduction (14 October 1895) ergab, abgesehen von einer nicht frischen Fingerwunde, keine Verletzungen, besonders keine des Kopfes, keinen Inhalt in Luftröhre und Bronchien, krankhafte Veränderungen am Herzen in Gestalt mehrerer Sehnenflecke und einer Entartung der braunroten, von zahlreichen gelblichen Streifen durchsetzten Herzmusculatur, etwas Vergrösserung der Milz und Leber nebst Verfettung der letzteren (wie sie bei chronischen Herzleiden gewöhnlich sind), sonst keine wesentlichen Veränderungen an der schon ziemlich faulen Leiche.

Ich sagte in meinem Gutachten: „Nach dem Sectionsresultat ist eine bestimmte Todesursache nicht sicher festgestellt. Es drängt sich zunächst die Vermutung auf, dass der Mann, der an einem chronischen Herzleiden litt, welches erfahrungsgemäss öfters zu plötzlichem Tode durch Herzlähmung führt, auf diese Weise seinen Tod gefunden hat und dass er, als er todt umfiel, gerade in die Pfütze, in der er sich zufällig in diesem Augenblick befand, hinstürzte.

Gegen diese sonst wahrscheinliche Vermutung spricht indess eine Erscheinung des Leichenbefundes; das sind die kleinen Blutaustretungen unter dem Herzüberzug. Sie sind ein wesentliches Symptom des Erstickungstodes, während sie nicht zum Bilde des Todes durch Herzlähmung gehören. Auf die übrigen, von Herrn Kreisphysikus B. für die Erstickung verwerteten Befunde würde ich weniger Wert legen, da sie nach meiner Erfahrung nicht charakteristisch sind; aber das Vorhandensein jener „Petechien" muss ich für ein erhebliches Zeichen des Erstickungstodes ansehen.

Unter diesen Umständen hat die Annahme, dass der Mann noch lebend in die Pfütze fiel, vielleicht in Folge einer durch sein Herzleiden bewirkten Ohnmacht und dass er dabei so unglücklich mit Nase und Mund auf den Boden zu liegen kam, dass dieselben verschlossen wurden und Erstickung eintrat, die grössere Wahrscheinlichkeit für sich".

M. H.! Ich würde mich heute doch anders äussern. Ich habe inzwischen Fälle gesehen, in denen Herzkranke schnell, jedenfalls durch Herzlähmung, gestorben waren, und wo Ekchymosen sich fanden. Erst letzthin untersuchte ich ein achtjähriges Kind, das plötzlich gestorben war; die Section ergab eine Stenose und Insufficienz der Mitralis. Es fanden sich Ekchymosen unter dem Herzüberzug und unter der Pleura —wenn auch in geringerer Menge,—geringes interstitielles Emphysem. Auch Herr Haberda hat vor kurzem einen Fall von plötzlichem Tode im Raufhandel beschrieben [1]), offenbar bedingt durch Erlahmung des erkrankten Herzens—es bestand eine sehr verengte Aorta neben den Zeichen des Status thymicus—und doch fanden sich subseröse Ekchymosen. Ich glaube, m. H., es ist überhaupt nicht möglich, beim Menschen den Tod durch Erstickung und den durch Herzlähmung so streng und in der Weise zu scheiden, wie es häufig geschieht. Denn die Herzlähmung erfolgt bei herzkranken Personen für gewöhnlich nicht so momentan, wie bei dem mit Digitalin vergifteten Frosch. Sie tritt meist doch allmäliger ein; es kommt zum Lungenoedem, zu asphyktischen Erscheinungen und so können wir, auch wenn der Tod durch Erlahmung des erkrankten Herzens erfolgt, dieselben Erscheinungen finden, wie bei primärer Störung der Atmung durch ein inneres oder äusseres Hinderniss. In dem Falle von Haberda z. B. ist jener langsamere Verlauf des Herztodes direct und genau beobachtet worden. Unter solchen Verhältnissen kann man also mit einer gewissen Berechtigung sagen, dass der Tod an Erstickung infolge von Herzlähmung eingetreten ist.

Aber auch das Umgekehrte kommt vor. Zweifellos verläuft beim Menschen auch die Erstickung nicht stets mit dem charakteristischen

---

1) „Wiener klin. Wochenschr". 1896. No. 32.

Symptomencomplex, wie beim tracheotomirten Kaninchen, dessen Canüle verschlossen wird. Ich habe wiederholt gehört, dass Personen, die durch Verschlucken grosser Bissen erstickt waren, ohne alle Erscheinungen von Atemnot oder von Krämpfen, wie vom Blitze getroffen, todt vom Stuhl sanken [1]). In diesen Fällen tritt der Tod wahrscheinlich ein durch eine sofortige reflectorische Herzlähmung, durch eine Art von „Hemmung“. Man kann es daher rechtfertigen, wenn in diesen und ähnlichen Fällen von einer „Herzlähmung durch Erstickung“ gesprochen wird, ebenso wie von einer „Erstickung durch Herzlähmung“ in den vorher genannten Fällen, wobei natürlich alsbald klar erhellt, dass die Worte Erstickung und Herzlähmung beide Male in ganz verschiedenem Sinne aufgefasst werden müssen. Ich komme darauf sofort zurück.

So hat sich z. B. die wissenschaftliche Deputation in einem kürzlich veröffentlichten Gutachten [2]) ausgesprochen. Es handelte sich um eine anscheinend erwürgte Frau, bei der die Section Zeichen des Todes durch Herzlähmung ergab, die meiner Ueberzeugung nach allerdings nicht charakteristisch sind. nämlich Ueberfüllung der linken Herzkammer [3]).

Durch einen solchen sofortigen Herztod mögen sich wol die vorher von mir erwähnten Fälle erklären, in denen, trotzdem der Tod sicher die Folge einer Suffocation war, die subpleuralen Ekchymosen fehlten.

M. H.! Ich nehme nach alledem an, dass die subpleuralen Ekchymosen — und das Gleiche gilt meiner Ueberzeugung nach auch von den übrigen sogenannten Zeichen des Erstickungstodes, die zumeist wegen ihrer geringeren Objectivität den Ekchymosen an Wert nachstehen — nichts weiter beweisen, als dass der Tod durch Atemlähmung und nicht durch primäre Herzlähmung eingetreten ist, dass die Respiration früher aufgehört hat, als der Herzschlag. Dass sie dies thatsächlich bewiesen, ist mir wenigstens sehr wahrscheinlich, obwol ich noch weitere Untersuchungen darüber bei primärer Herzlähmung für erwünscht halte [4]). Die subpleuralen Ekchymosen würden uns hiernach Aufschluss geben über die Art des Sterbens; sie sind insofern von Interesse und sollen natürlich, wie alle Befunde bei der Section, sorgfältig registrirt werden. Aber sie geben uns keine Auskunft über die Ursache des Todes und sind somit praktisch gerichtsärztlich ohne Wert. Als Zeichen des Todes durch Erstickung können wir die subpleuralen Ekchymosen nur anerkennen, wenn wir eben unter Erstickung ausschliesslich die Art des Sterbens, den Tod unter den Erscheinungen des primären Atemstillstandes begreifen. Es hat aber gar keinen praktischen Wert und fördert unsere Aufgaben nicht im Mindesten, wenn wir in unseren Gutachten über zweifelhafte Fälle

[1]) S. a. die Mitteilungen von R. Schulz aus unserem Institut. „Zeitschr. f. Medicinalbeamte“. 1896.
[2]) „Vierteljahrsschr. f. ger. Med.“ Bd. XIII. 3. Folge.
[3]) Vergl. hierzu meine Untersuchungen über Todtenstarre des Herzens. Ebenda. N. F. Bd. LI, und 3. Folge. Bd. XII. Suppl.
[4]) Mit solchen Untersuchungen ist zur Zeit in unserem Institute Herr Dr. Arthur Schulz beschäftigt.

uns dahin aussprechen, dass der Tod an Erstickung — in diesem
Sinne—eingetreten ist [1]).

Es ist dies sogar nicht nur nutzlos, sondern geradezu schädlich.
Denn, wenn wir es noch so oft erklären mögen, der Begriff der Erstickung wird häufig genug anders, als wir ihn meinen, ausgelegt
werden. Der Richter verbindet mit dem Worte Erstickung den Gedan-
ken an bestimmte äussere, die Atmung hemmende Einflüsse. Und
auch der medicinische Sachverständige, der ja nicht immer das Gebiet
vollständig beherrscht, wird leicht Irrtümer begehen. Solange unsere
Schüler von uns hören, dass wir auf Grund des Befundes subpleuraler
Ekchymosen den Tod durch Asphyxie begutachten, wird es immer
wieder vorkommen, dass ein Gerichtsarzt mit Rücksicht auf dieses
Symptom behauptet, das Neugeborene sei nicht an den in der Geburt
erlittenen Kopfverletzungen gestorben, sondern nach der Geburt erstickt worden; der todt im Bett gefundene Säugling sei durch Geraten unter Betten erstickt und nicht an seinem Darmkatarrh gestorben. Ich glaube, dass solche unbegründete Behauptungen gar
nicht selten vorkommen; wie gefährlich sie sind, bedarf keiner Erläuterung.

Ich würde es deshalb für ein wertvolles Ergebniss dieser Discussion halten, wol würdig der besonderen Gelegenheit, die uns hier
zusammengeführt hat, wenn in der Section für gerichtliche Medicin
des XII Internationalen medicinischen Congresses Uebereinstimmung
dahin sich ergäbe, dass die subpleuralen Ekchymosen für die Bestimmung der Todesursache ohne praktischen Wert sind und dass eine
anatomische Diagnose des Todes durch Asphyxie im Allgemeinen—
überhaupt nicht gestellt werden sollte.

Dr. Gabriel Corin (Liège).

Sur la genèse des ecchymoses sous-pleurales.

La question des ecchymoses sous - pleurales, bien qu'elle ait été
l'objet de nombreux travaux, n'est pas encore complètement décidée.
Il est encore des cas dans lesquels aucune des théories actuellement·
existantes ne parvient à interpréter leur genèse.

A ce titre M. C. signale les expériences de laboratoire auxquels il
s'est livré et qui, pense-t-il, mettent la question au point d'une façon
définitive.

M. C. rappelle les phénomènes qui, lors de l'asphyxie, se passent du coté de la circulation et de la respiration et montre qu'en
somme, pour les points essentiels, on peut comparer à l'asphyxie proprement dite les autres genres de mort dans lesquels on trouve des
ecchymoses sous-pleurales. Dans les accès d'epilepsie, de strychnisme,
dans les commotions cérébrales mortelles, en un mot dans tous les

---

[1]) Vergl. hierzu die mit unseren Anschauungen übereinstimmenden Darlegun-
gen von A. Lesser („Vierteljahrsschr. f. ger. Med." N. F. Bd. XXXII) und Freyer
(„Zeitschr. f. Medicinalbeamte, Beilage. 1891).

genres de mort où il n'y a pas paralysie initiale du cœur, on observe des arrêts respiratoires plus ou moins prolongés et des augmentations de pression sanguine plus ou moins considérables et plus ou moins durables.

Dans un certain nombre de cas ces phénomènes sont moins accentués soit parce que les centres nerveux, dont l'excitation est nécessaire à leur production, sont fortement déprimés (empoisonnements narcotiques), soit parce que des causes extérieures, des irritations intenses (shock, excitation du nerf vague) sont venues troubler leur fonctionnement.

M. C. signale la nécessité, pour les expériences sur les ecchymoses, de donner au sang des animaux de laboratoire une fluidité, une inaptitude à se coaguler qu'il n'a pas d'habitude; pour cela il suffit d'injecter dans les veines une certaine quantité de peptone. Il montre ensuite que l'on peut, en apparence, démontrer expérimentalement que les ecchymoses sous-pleurales peuvent se produire par la simple aspiration thoracique, par le mécanisme de la ventouse (K r a c h m e r). Il montre l'importance de l'augmentation de la pression sanguine dans l'artère pulmonaire pour la production des ecchymoses; la saignée du coeur doit empêcher leur apparition. Il montre que les convulsions ne sont pour rien dans leur genèse; elles se produisent aussi chez les chiens curarisés qui ne peuvent avoir de convulsions. Il fait remarquer que la constriction exercée par les piliers du diaphragme lors de l'asphyxie, bien qu'étant très réelle, ne peut, comme le croyait H o f m a n n, ni faire augmenter la pression sanguine, ni produire des ecchymoses sous-pleurales par elle-même.

Il n'est pas besoin non plus de l'effort expiratoire invoqué par J u k o w s k y, puisqu'elles se produisent aussi chez des chiens curarisés, chez des chiens à poitrine ouverte, chez des chiens que l'on fait respirer par une canule trachéale dans un gaz irrespirable.

Ce qui est nécessaire, c'est un arrêt plus ou moins prolongé de la respiration qui empêche le sang du cœur droit d'arriver dans le cœur gauche. Il suffit pour le démontrer de pratiquer la respiration artificielle chez un chien auquel on a fracassé le crâne d'un coup de revolver et qui, dans les conditions ordinaires, doit fatalement présenter des ecchymoses. Si l'on pratique jusqu'à la mort la respiration artificielle on ne constate jamais ces lésions.

Il est cependant des ecchymoses sous-pleurales qui paraissent difficiles à interpréter dans cette théorie; ce sont celles qui se rencontrent chez les individus morts d'hémorrhagie. Or, quand on étudie physiologiquement ce genre de mort, on constate qu'elle est accompagnée de phénomènes respiratoires analogues à ceux de l'asphyxie et que la pression sanguine dans l'artère pulmonaire monte au delà de la normale lors des convulsions.

En résumé l'ecchymose, sous-séreuse elle même, si nous la considérons du point de vue physiologique, ne prouve rien en faveur de l'asphyxie, bien qu'elle accompagne le plus souvent cette dernière.

Elle démontre seulement qu'au point où elle s'est produite a existé une augmentation de pression sanguine suffisante pour vaincre la résistance des tuniques vasculaires et périvasculaires. Dans les cas où

la résistance de ces tuniques peut être supposée normale et où l'augmentation de pression intervient seule, cette augmentation se produit à la faveur d'une excitation plus ou moins vive du centre vasomoteur et, pour ce qui regarde les ecchymoses sous-pleurales, d'un arrêt plus ou moins prolongé de la respiration, que cet arrêt se produira en expiration ou inspiration, comme dans l'expérience de la ventouse.

Dr. Albin Haberda (Wien).

Ueber das postmortale Entstehen von Ekchymosen.

So sehr auch seit Tardieu die Fragen über das Vorkommen, die diagnostische Bedeutung, die Ursache und den Zeitpunkt des Entstehens der Ekchymosen in zahlreichen Studien eine weitgehende Förderung gefunden haben, so blieb doch die Einflussnahme der postmortalen Blutsenkung auf das Entstehen, die Verteilung und die sonstige Erscheinungsweise der Ekchymosen recht wenig beachtet.

v. Hofmann [1]) hat im Hinweise auf die Angaben von Engel [2]) und auf Grund eigener Beobachtungen schon vor längerer Zeit ausdrücklich betont, dass unter dem Einflusse der Blutschwere an der Leiche Ekchymosen nicht nur sich vergrössern können, sondern dass in Folge des Druckes der Blutsäule auch Capillaren bersten und so Blutungen entstehen können, die in ihrem Aussehen jenen völlig gleichen, die wir als vital entstandene Ekchymosen kennen. Es ist ersichtlich, von welch' grosser Bedeutung die Angaben Hofmann's nicht nur in wissenschaftlicher, sondern auch in praktischer Richtung sind, und so ist es begreiflich, dass seine Lehre bald einer Nachprüfung unterzogen wurde. Hierbei kam Lesser [3]) wol zu anderen Schlüssen, doch gegenwärtig werden Hofmann's Ansichten mit Recht von der Mehrzahl der Autoren geteilt, so auch von Strassmann [4]). Stehen wir auch heute bezüglich der Ekchymosen längst nicht mehr auf dem Standpunkte Tardieu's, da wir ja wissen, dass sie nicht allein bei der mechanischen Erstickung, sondern bei vielen anderen gewaltsamen Todesarten, sowohl mechanischen als auch durch Gifte verursachten vorkommen und dass sie selbst, und zwar gar nicht selten in Fällen natürlichen, meist rasch eintretenden Todes sich finden, so legen wir dem Befunde von Ekchymosen, d. h. kleineren, stets umschriebenen Blutungen auf den Schleimhäuten, den serösen Häuten und der äusseren Körperhaut doch eine gewisse diagnostische Bedeutung bei, und es erscheint daher nicht müssig, neuerlich auf dem Wege des Experimentes und genauer Beobachtungen am Leichentische zu

---

[1]) v. Hofmann, Die forensisch wichtigsten Leichenerscheinungen. „Vierteljahrsschr. f. ger. Med." Bd. XXV. 1876, und Lehrb. d. gerichtl. Med. 8, Aufl. 1897.
[2]) Engel, Leichenerscheinungen. Wien 1854. S. 317 u. a.
[3]) Lesser, Kann postmortale Senkung des Blutes in frischen Leichen etc. „Vierteljahrsschr. f. ger. Med." Bd. XL. S. 69 ff., und Atlas der gerichtl. Medicin, II. S. 73.
[4]) Strassmann, in „Vierteljahrsschr. f. ger. Med." Bd. XLVIII. S. 374 ff., und Lehrbuch der gerichtl. Med. S. 240.

prüfen, ob wirklich und in wie weit die Hypostase auf das Erscheinen jener Blutungen Einfluss nimmt.

Schon Lesser hatte Leichen am Halse oder den Unterschenkeln aufgehängt und nach 24 Stunden abgenommen. Doch fand er trotz hochgradiger hypostatischer Blutfülle keine Ekchymosenbildung. Er hatte ein ungeeignetes Material zu seinen Versuchen verwendet, nicht ganz frische Leichen, sondern solche, an denen die gewöhnliche Hypostase schon ausgebildet gewesen war, in denen also offenbar eine völlige Senkung des Blutes nach den nun abhängigen Körperpartien nicht mehr möglich war.

Auch ich konnte an der Leiche eines kräftigen, 3950 g. schweren Kindes, das zwei Tage nach dem plötzlichen Tode der Mutter bei der Section aus dem Uterus entfernt worden war, obwol der kleine Leichnam an den Beinen aufgehängt worden und dann durch eine Woche in dieser Stellung verblieben war, kaum eine Zunahme der Blutfülle an den Conjunctiven und der Mundschleimhaut und dementsprechend auch keine Blutungen an diesen nachweisen.

Anders waren die Ergebnisse in sieben Versuchen, in denen ich Leichen neugeborener Kinder, die kurz vor der Geburt intrauterin abgestorben oder asphyktisch geboren, nach kurzem extrauterinem Leben verstorben waren [1]), unmittelbar nach der Geburt resp. nach dem Tode an den Beinen aufgehängt und durch einige Tage in dieser Stellung belassen hatte.

In allen den sieben Fällen war es im Verlaufe des ersten Tages, ja selbst schon in den ersten Stunden, zum Auftreten von kleinen punktförmigen oder auch strichförmigen Blutaustretungen in der Augenbindehaut gekommen, die in ihrem Aussehen von den gewöhnlichen Ekchymosen nicht zu unterscheiden waren.

Es war auch möglich, das Grösserwerden dieser Blutungen mit zunehmender Hypostase zu verfolgen. Immer war dabei auch eine pralle Schwellung der Lider, tiefdunkelblaue Verfärbung der Lippen und eine durch Hypostase bedingte Schwellung der Kopfhaut — eine Art Kopfgeschwulst — am tiefsten Teile des Kopfes entstanden, die beim Einschneiden aus blutiger und seröser Infiltration des Gewebes bestand. In einem Falle zeigten sich überdies neben starker hypostatischer Blutfüllung der Hirnhaut vereinzelte kleinste, nicht abspülbare punktförmige Blutaustritte in der Hirnrinde der Convexität, die wie capillare Haemorrhagieen nach Contusion oder Embolie aussahen, ohne dass die eine oder andere dieser beiden Ursachen hier im Spiele gewesen wäre.

Zwei weitere Versuche, zu denen unreife Früchte verwendet worden waren, blieben resultatlos, doch sei bemerkt, dass die Versuche frühzeitig abgebrochen werden mussten, da die Leichen reclamirt wurden, und dass die eine Leiche erst einen halben Tag nach dem Tode an den Beinen aufgehängt worden war.

Wenn man bedenkt, dass in allen diesen Fällen vor dem Versuche

---

[1]) Das Material verdanke ich der II. geburtshilflichen Klinik und der Prosectur des Krankenhauses.

trotz genauester Untersuchung der Lider—auch mit der Lupe—keinerlei Blutpunkte an der Bindehaut zu sehen waren, so kann es keinem Zweifel unterliegen, dass das Auftreten, oder, wenn wir uns noch vorsichtig ausdrücken wollen, das Sichtbarwerden jener Blutaustritte thatsächlich durch die Blutsenkung bedingt gewesen war. Am ersten Tage hätten nach Abnahme und gewöhnlicher Lagerung der Leichen die Blutaustretungen im Zusammenhalte mit der durch Hypostase bedingten Cyanose der Gesichtshaut und der Blutfüllung der Schleimhäute des Gesichtes ohne weiters in der gewöhnlichen Weise für Erstickungszeichen genommen werden können.

Diesen meinen Versuchen gleichwertig sind eine Reihe von Beobachtungen am Leichentische, die wir, seit ich dem Gegenstande meine Aufmersamkeit zugewendet habe, wiederholt zu erheben Gelegenheit hatten.

Schon von v. Hofmann war hervorgehoben worden, dass man, sowie bei Erhängten nach länger währender Supension an den Beinen, bei in Bauchlage Abgestorbenen, wenn der Leichnam längere Zeit in dieser Stellung verblieben war, innerhalb der nun an der Vorderseite des Körpers ausgebildeten Todtenflecke Blutaustretungen sehen kann.

Das reichhaltige Leichenmaterial des gerichtlich-medicinischen Institutes giebt uns überaus häufig Gelegenheit Leichen von Individuen zu sehen, die in verschiedenen Stellungen, z. B. im Bette bei über den Bettrand herabhängendem Oberkörper oder in Bauchlage u. s. w., abgestorben und einige Zeit in dieser Stellung als Leichen verblieben waren: da sieht man nun nicht selten in der Brust- und Bauchhaut, am Schultergürtel, den Armen, ja selbst am Halse und im Gesichte zahlreiche Blutflecken, die in ihrer Grösse und Farbe verschieden erscheinen. Neben kleinen „flohstichförmigen" und stecknadelkopfgrossen, hellroten sieht man einzelne von Linsengrösse, die eine dunkle, zwetschkenblaue Farbe haben. Man sieht derartige Blutaustritte nicht allein bei verstorbenen Epileptikern, oder durch Suffocation Umgekommenen, z. B. bei Verschütteten, bei denen sie sich, wie ich dies im Vorjahre sah, mit kleinen durch Contusion bedingten Hautblutungen combiniren können, sondern auch bei Leichen von Leuten, die infolge natürlicher Ursache rasch verstorben waren, und kann sie schon deshalb auf keinen Fall mit einer speciellen Todesursache, also auch nicht mit Erstickung in ursächlichen Zusammenhang bringen. Wohl aber findet man in solchen Fällen fast regelmässig durchaus flüssiges Blut oder höchstens ganz weiche Gerinnsel im Herzen.

Zwei Beispiele mögen das Gesagte illustriren:

1. Die 40 Jahre alte R. K. wurde am 28 December 1896 früh todt aufgefunden, nachdem sie in der Nacht über Atemnot geklagt hatte. Die Leiche lag auf der Vorderseite des Körpers, der Bauch und die unteren Gliedmassen waren noch im Bette, Kopf und Oberkörper lagen ausserhalb dieses auf einem neben dem Bette stehenden Koffer, den die rechte Wange berührte; die oberen Gliedmassen hingen frei über den Bettrand herab.

Die Haut des Gesichtes, des Halses, der Vorderseite des Brustkorbes, sowie der Schultern und oberen Extremitäten war dunkelviolett und zeigte zahlreiche bis linsengrosse Ekchymosen. Die Conjunctiven waren stark injicirt und mit zahlreichen hantkorngrossen Ekchymosen besetzt. Die Lippen waren gedunsen, die Zungenspitze lag zwischen den Zähnen. Auch in den Schädeldecken sah man linsengrosse Ekchymosen. Die Schleimhaut der Luftwege war sehr blutreich und in ihr

fanden sich im Rachen, im Kehlkopf und im oberen Anteile der Luftröhre zahlreiche, bis linsengrosse Ekchymosen; auch in den Muskeln am Zungengrunde mehrere bis linsengrosse Blutaustritte. Das Blut der Leiche war grösstenteils flüssig,
nur im Herzen einzelne lockere Gerinnsel. Lungen und Herz waren ohne Ekchymosen. Als Ursache des natürlichen Todes ergab sich eine grosse Struma mit Compression der Trachea, Atherom der Aorta und ein schlaffes Herz mit erbleichtem
Muskel.

2. Eine 74 Jahre alte Frau wurde, nachdem sie um Mitternacht noch von den
Nachbarn gehört worden war, am 17 Juli 1897 früh todt ausserhalb des Bettes
zwischen einem eisernen Ofen und einem Kasten aufgefunden. Sie war zusammengekauert, Kopf und Rücken nach rückwärts überhängend. Als Todesursache con-
statirte ich neben senilem Marasmus, Verwachsung des Herzbeutels und brauner
Herzfleischatrophie eine eitrige Bronchitis mit rechtsseitiger Lungenentzündung.
Die Haut war im Gesichte, am Halse und Rücken violettrot und wies um die
Augen und am Halse mehrere blassviolette, bis fast halblinsengrosse Blutaustritte
auf. In der Conjunctiva bulbi rechts im inneren Augenwinkel ein bohnengrosser,
halbmondförmig gestalteter, schwarzroter Blutaustritt, der sich nach dem Einschneiden ziemlich leicht ausdrücken lässt, nach aussen vom Hornhautrande zwei
ganz kleine Ekchymosen, ebenso in der rechten oberen Uebergangsfalte; zwei floh-
stichförmige Ekchymosen in der Mitte der unteren Uebergangsfalte des linken Auges
und nach aussen von ihnen gegen den äusseren Lidwinkel eine strichförmige Ekchymose von 5 mm. Länge und 1 mm. Breite. Auch am linken oberen Augenlid war
eine stecknadelkopfgrosse Ekchymose.
Die Schädeldecken, sowie die Lungen und das Herz zeigten keine Ekchymosen.
Das Blut war im Herzen und in den grossen Gefässen flüssig.

Man sieht übrigens solche Hautblutungen nicht etwa nur bei un-
gewöhnlicher Verteilung der Todtenflecken. Auch bei Leichen, die in
horizontaler Rückenlage verblieben waren, die also die Todtenflecke
in gewöhnlicher Verteilung an der Hinterseite und den abhängigen
Seitenteilen des Körpers aufweisen, findet man sie nur selten,
natürlich nur in Fällen, in denen die ganze Blutmasse im Körper verblieben und der Aggregatzustand des Blutes für eine rasche und in-
tensive Ausbildung der Hypostasen günstig gewesen war, also hauptsächlich bei aus natürlicher oder gewaltsamer Ursache rasch Verstorbenen. Ich habe in letzter Zeit speciell darauf geachtet und sah diese
Hautblutungen bei stark ausgebildeten Todtenflecken recht häufig, sowol am Rücken, als namentlich in den Seitenteilen des Brustkorbes
und Bauches. Im allgemeinen scheint es allerdings, dass die derbe
Structur der Rückenhaut ihrer Enstehung oder wenigstens ihrer auf-
fälligeren Ausbildung weniger günstig ist, als die im allgemeinen mehr
lockere, dünnere und verschieblichere Haut der Vorderseite.
Auf ihre Bildung ist schon mehrfach aufmerksam gemacht worden, so
u. A. von Anrep & Obolonsky, die eine Arbeit von Kapacinsky[1]
citiren, der an 133 Leichen 23 Mal Blutextravasate in Todtenflecken
bei Ausschluss traumatischer Einflüsse gesehen hat. Anrep &
Obolonsky[2] konnten diese Beobachtungen bestätigen und meinen,
dass leichte Zerreisslichkeit der Gefässwände ihre Entstehung begün-
stige, wie dann später Hackel[3] den begünstigenden Einfluss der
Arteriosklerose auch auf das Auftreten von vitalen Hautblutungen bei

---

[1] Zur Frage der Todtenflecke u. s. w. St.-Petersburg 1882.
[2] W. Anrep & N. Obolonsky, Materialien zur gerichtl.-medicinischen
Diagnostik. „Vierteljahrsschr. f. ger. Med. 1868. Bd. XLVIII. S. 85 ff.
[3] J. Hackel, Ein Beitrag zum Erhängungs- und Erstickungstode im engeren Sinne. Dissert. Dorpat 1891.

Erstickten betont hat. Sicher ist, dass man solche Hautblutungen in
Todtenflecken bei älteren Individuen viel häufiger sieht, als bei jugendlichen, ausser wenn besondere Einflüsse mit im Spiele sind: so sah
ich sie auch bei jugendlichen Individuen nach Cyankalium-Vergiftung.
Kaum je trifft man sie bei kleinen Kindern an, ausser bei durch Rha-
chitis und Darmkatarrhen herabgekommenen, bei denen indess schon
vital nicht selten Haut- und Zellgewebsblutungen unter dem Einflusse
leichtester Traumen und ohne solche zustandekommen.

Es kann keinem Zweifel unterliegen, dass solche Hautblutungen
innerhalb von Todtenflecken in Form kleinster capillärer Haemorrhagieen vorgebildet sein können, die sich später durch Nachsickerung des
Blutes post mortem vergrössern, wie dies v. Hofmann [1]) angiebt
und auch Strassmann [2]) acceptirt. Wenn man nämlich überlegt,
wie fein oft die sicher vital unter dem Einflusse der Erstickung zu-
standegekommenen Ekchymosen, z. B. an den Lidern bei Erdrosselten
sind, so kann man sich wohl leicht vorstellen, dass ein solcher kleiner Blutaustritt anfänglich durch die hypostatische Verfärbung der
Haut gedeckt sein kann, um erst später, wenn er durch Nachsickerung
sich vergrössert hat, ohne weiteres auch für unser unbewaffnetes Auge
sichtbar zu werden. Man kann auch bei mikroskopischer Untersuchung
ekchymosirter Organe — z. B. Lungen — neben grossen, subpleuralen
Blutungen kleinste Extravasate finden, so klein, dass sie bei makro-
skopischer Untersuchung der Organoberfläche gewiss gar nicht zu sehen sind. Aus dieser blossen Vergrösserung schon vital entstandener,
also wenn ich so sagen soll, echter Ekchymosen erklärt sich wohl
auch, dass man Hautblutungen in Todtenflecken so häufig neben ander-
weitigen Ekchymosen an Schleimhäuten und serösen Häuten sieht, die
aus blosser Hypostase nicht zu erklären sind. In dieser Weise sieht
man sie z. B. gar nicht selten bei Erstickten und bei Epileptikern.

Immerhin können sie auch sicher nur in Folge der
postmortalen Blutsenkung entstehen, sehen wir doch auch
anderwärts unter dem Einflusse der Hypostase im Unterhautzellgewebe,
zwischen Muskeln und unter Schleimhäuten Blutungen entstehen, die
nicht anders als durch hypostatische Gefässzerreissung zu erklären
sind. In dieser Hinsicht sei besonders auf die Angaben von Engel [3])
und von v. Hofmann [4]) sowie auf die neueren von Schulz [5])
verwiesen.

Ich selbst sah unlängst an der Leiche einer Frau, die im Verlaufe
von chronischer Schrumpfniere und secundärer Hypertrophie des Herzens plötzlich verstorben war, neben cyanotischer Verfärbung des Gesichtes und sehr ausgebreiteten dunkelvioletten Todtenflecken am Rücken und in den Seitenpartien des Rumpfes, die von stecknadelkopf-
bis linsengrossen Blutungen durchsetzt waren, einen ausserordentlich

---

[1]) L. c.
[2]) Strassmann, Lehrbuch. S. 240.
[3]) L. c.
[4]) L. c.
[5]) R. Schulz, Ueber den Wert vitaler Zeichen bei mechanischen Verletzungen. „Vierteljahrsschr. f. ger. Med." 3. F. Bd. XII. Suppl.-H. Sonderabdruck.
S. 26 u. 27.

starken, durch Hypostase bedingten Blutreichthum der Gewebe des
hinteren Mediastinum, der besonders am Oesophagus enorm ausgebildet war. Die Wand desselben war dabei verdickt, wie geschwollen,
und das mucöse und submucöse Gewebe gleichmässig schwarzrot gefärbt und von Blut infiltrirt, geradezu suffundirt. Nach Abstreifung
des durch postmortale Maceration gelockerten Epithels lag die gleichmässig schwarzrot gefärbte Mucosa bloss. Das Blut der Leiche war
sehr reichlich und ganz flüssig. Diese Veränderung, welche ganz einer
haemorrhagischen Infarcirung nach Embolie glich, war bei dem Abgange
irgend welcher anderer erklärender Momente und bei dem Umstande,
als Rachen, Magen und Darm keine pathologischen Veränderungen
zeigten, nur auf postmortale Blutsenkung zu beziehen, die ja an den
Gebilden des hinteren Mediastinum bei gewöhnlicher Rückenlage der
Leichen meist sehr stark ausgebildet ist, wie besonders v. Hofmann
bei wiederholten Gelegenheiten betont hat. Solche postmortale Blutaustritte sieht man auch gar nicht so selten zwischen den Hals- und
Brustmuskeln und am Schläfenmuskel (v. Hofmann), auch ohne
postmortale Muskelruptur, ein Vorkommniss, das den Unerfahrenen
leicht zu verhängnissvollen diagnostischen Irrtümern führen kann.

Ein Beispiel genüge:

Ein 38 Jahre alter Potator sinkt wärend des Essens plötzlich zusammen und
stirbt rasch, und zwar — wie ich bei der sanitäts-polizeilichen Obduction fand—in
Folge Verlegung des Kehlkopfeinganges durch ein 6 cm. langes, dickes Fleischstück.
Die Haut des Gesichtes und des Brustkorbes, namentlich linkerseits, dunkelviolett, desgleichen die des linken Armes, und in ihr in diesen Partieen zahlreiche
flohstich- bis linsengrosse Ekchymosen. Beide Mm. cricothyreoidei vollständig blutig infiltrirt, auch die linke Gefässscheide in ihrem oberen
Anteile von einem dünnen, locker geronnenen Blutaustritte durchsetzt. Links in
den tiefen Schichten des Pectoralis major zwei kleine Blutaustritte. Das ekchymosirte Herz enthielt vollständig flüssiges Blut.

Wir werden nicht irregehen, wenn wir in diesem Falle die Blutungen in den Halsschichten und im Pectoralis, denen aussen keinerlei
Verletzungen entsprachen, auf Rechnung der Hypostase setzen, schon
wegen ihrer Verteilung und wenn wir sie deshalb in eine Reihe stellen mit jenen Blutungen, die von Paltauf [1] und v. Hofmann [2]
bei Ertrunkenen beschrieben wurden, und die ich—ohne Muskelruptu-
ren—zwischen und in den langen vorderen Halsmuskeln erst unlängst
bei mehreren frischen Leichen Ertrunkener gesehen habe.

Es ist begreiflich, dass besonders das gleichzeitige Vorkommen von
Hautblutungen und solchen Muskelblutungen irre führen kann. Da die
Schleimhautblutungen, wie ich in einem der eingangs erwähnten Versuche sah, schon innerhalb der ersten Stunden nach dem Tode entstehen können, muss man voraussetzen, dass die analogen Blutungen
in der Haut sowie in und zwischen den Muskeln ebenfalls schon sehr
früh auftreten können. Denkt man sich nun, in einem solchen Falle
würde etwa während des ersten halben Tages post mortem eine Um-
lagerung des betreffenden Leichnams und deshalb ein Déplacement der
Toadtenflecke erfolgen, so würden die Hautblutungen, die, wenn sie

[1] Paltauf, Ueber den Tod durch Ertrinken. Wien 1888. S. 30.
[2] v. Hofmann, Lehrbuch. 8. Aufl. 1897. S. 557.

2*

einmal gebildet sind, nicht völlig verschwinden werden, nicht mehr im Ausbreitungsgebiete der Todtenflecke liegen, und da wäre wohl ein Irrtum insofern sehr wohl möglich, als es nahe läge, diese Ekchymosen schon wegen ihrer Lagerung auf eine andere Ursache zurückzuführen und sie für vital entstanden zu halten.

Ein solcher Irrtum liegt möglicherweise in dem von La cassagne [1]) untersuchten Falle Etienne Badoil vor.

Der Leichnam desselben war unter verdächtigen Umständen in einem Koffer aufgefunden worden, in dem er zusammengekauert mit dem Gesichte nach unten lag.

La cassagne fand Blutungen in der Haut der Vorderseite des Körpers, die Todtenflecke aber nur am Rücken und schliesst daraus, dass der Leichnam zuerst auf dem Rücken lag und dass er dann, und zwar zu einer Zeit umgelagert worden sei, da ein Déplacement der Todtenflecke nicht mehr möglich war. La cassagne schreibt (l. c. p. 41): „Sur le cou, au niveau de la fourchette sternale et sur toute la poitrine se trouvent des t a c h e s l e n t i c u l a i r e s noirâtres de 0,003 mm. de diamètre en moyenne. Il en existe de plus petites punctiformes, qui sont d'un rose vif. L'incision montre qu'elles sont constituées par du sang extravasé. Nous en observons aussi sur l'abdomen, à la face externe des cuisses et des jambes. Il n'y a pas de lividités cadavériques en avant. . . . . Le décubitus est à la p a r t i e p o s t é r i e u r e d u c o r p s. . . . . “ Daraus schliesst der Autor „que le corps a séjourné une période de huit ou dix heures sur le dos, immédiatement après la mort“, wärend mir das Letztere nach dem oben Gesagten doch fraglich erscheint denn auch andere Befunde sprechen mir dafür, dass die Leiche zuerst auf der Vorderseite lag. So sind die Gewebe am Vorderhalse mit Blut infiltrirt, am linken Sternocleidomastoideus findet sich eine Ekchymose, ebenso sind Suffusionen bei unverletztem Kehlkopfe und Zungenbein am Ansatze der Muskel am Zungenbein; auch an der Clavicularinsertion des linken Pectoralis major ist eine tiefe Ekchymose und ebenso ein Tardieu'scher Fleck im vorderen Mediastinum.

Diese und andere Befunde, deren detaillirte Ausführung mich zu weit führen würde, lassen in meinen Augen La cassagne's Diagnose, dass Etienne Badoil erwürgt worden sei, zweifelhaft erscheinen, zumal überdies seinen durch Tierversuche gewonnenen Zeichen der Erstickung in einem geschlossenen Raume der Wert nicht zukommen kann, den der Autor ihnen beilegt.

Ich möchte noch erwähnen, dass es überhaupt gar nicht so leicht ist, eine solche postmortale Hautblutung von einer echten, vitalen Ekchymose zu unterscheiden. Theoretisch könnte man sich die Sache leicht zurecht legen und sagen, bei vitalen Blutungen muss das Blut coagulirt sein. Nun ist es aber selbstverständlich, dass es bei ganz kleinen flohstichförmigen oder selbst stecknadelkopfgrossen Blutaustritten gar nicht möglich sein wird, zu unterscheiden, ob das Blut coagulirt sei oder nicht, eher schon bei linsengrossen Blutungen. Doch auch da ist die Sache schwer; fürs erste kommt ja dem Blute der frischen Leiche auch noch in der ersten Zeit nach dem Tode eine gewisse Coagulationsfähigkeit zu, wie u. a. auch v. Hofmann erwähnt, und wie ich dies bei der Section des unlängst durch den Strang hingerichteten Raubmörders Dolezal sah, und weiters verfilzt sich auch das postmortal ergossene Blut so in den Maschen des Cutisgewebes, dass es wirklich wie geronnen aussieht, sich nicht oder nur äusserst schwer abspülen oder mit dem Messer abstreifen lässt. Manchmal wohl ist das Aussehen ein solches, dass man ohne weiters die wahre Provenienz erkennt.

---

1) La cassagne, L'affaire de la rue Tavernier. „Arch. d'anthropol. crim.“ 1897. Tom. XII. p. 36 ff.; siehe auch die Thèse von M. Fadeuilhe. Lyon 1896.

Es ist nämlich zuweilen die Epidermis von flüssigem, höchstens etwas eingedicktem Blute wie abgehoben; schneidet man ein, so läuft
das Blut von selbst oder bei leichtem Drucke aus und die Ekchymose
verschwindet. Da ist der postmortale Ursprung der Blutung wol kaum
zu bezweifeln.

Auch die mikroskopische Unterscheidung ist sehr schwer. Die Angaben von
A n r e p & O b o l o n s k y [1]) sind in dieser Hinsicht nicht ohne weiters zu verwerten. Eher wird auch hier auf die Gerinnung des Blutes das Augenmerk zu
richten sein. Bei Untersuchung echter vitaler Ekchymosen, z. B. solcher am Herzen
oder den Lungen. kann man recht gut die Coagulation nachweisen, die Blutkörperchen sind—so wie in einem Thrombus wie zusammengebacken, so dass man stellenweise selbst in dünnsten Schnitten keine deutliche Zellgrenzen sieht; häufig sieht
man ein Netzwerk, das von Strängen solcher zusammengeflossener Blutkörperchen
gebildet ist und dazwischen Zellen mit mehr oder weniger deutlichen Grenzen.

Anders bei postmortalen Ekchymosen; vor Allem fällt, wenn nicht der oben erwähnte Ausnahmsfall vorliegt, auch mikroskopisch die hypostatische Blutfüllung auf.
So sieht man bei postmortalen Hautblutungen die Capillaren und kleinen Gefässe
der Haut enorm mit Blut angefüllt, so dass z. B. die Gefässchen, welche die Hautdrüsen umspinnen, wie künstlich injicirt erscheinen. Dabei hat das ganze Gewebe
im ungefärbten Praeparate einen gelblichen Ton, offenbar von diffundirtem Blutfarb-
stoff. Nie fand ich weiters bei postmortalen Hautblutungen den Blutungsherd mi-
kroskopish einheitlich: Er besteht aus zahlreichen einzelnen Blutaustritten, die in
kleinen Herden in und unter den Cutispapillen und um die Hautdrüsen und Haar-
follikel herum liegen. Die Blutkörperchen sind nicht mit einander verschmolzen,
zusammengeflossen, sondern als Scheiben zu unterscheiden, allerdings ihre Grenzen
undeutlich, weil der ganze Zellkörper blass, wie ausgelaugt erscheint.

Unter dem Einflusse der Hypostase können nicht nur an der Haut
und den Schleimhäuten, sondern auch an d e n i n n e r e n O r g a n e n
Ekchymosen entstehen. Keinem erfahrenen Obducenten kann es unbe-
kannt sein, dass die Verteilung der Ekchymosen an den Lungen und
am Herzen den Gesetzen der Hypostase insoweit entspricht, als man
die grössere Zahl der Ekchymosen, z. B. bei gewöhnlicher Lagerung
der Leiche zumeist über den hinteren Anteilen der Lungen [2]) und an
der Hinterseite des Herzens, namentlich der Herzbasis findet. In der
Regel sind in diesen Anteilen die Ekchymosen auch grösser als in
jenen, die der Hypostase nicht oder nicht in gleicher Intensität ausgesetzt waren. Auf dieses Verhalten der Ekchymosen hat v. Hofmann auch in seinem Lehrbuche hingewiesen. Wir finden es nicht
allein bei den Erstickungsekchymosen, sondern auch bei aus anderen
Ursachen entstandenen Blutungen, so z. B. bei jenen der subacuten
Phosphorvergiftung.

Eine Reihe eigener Erfahrungen bestätigt diese Thatsache. So sah
ich im Jahre 1896 die Leiche eines im Wassr schwimmend aufgefun-
denen Erschossenen, eines Selbstmörders, bei dessen Section sich ausschliesslich an der Vorderseite des Herzens Ekchymosen vorfanden.
Desgleichen secirte ich unlängst zwei Selbstmörder, die sich nach der
Polizeinote und dem objectiven Befunde in Bauchlage erhängt hatten.
Die Todtenflecke waren vorne, am Herzen waren an der Vorderfläche
viele punktförmige Ekchymosen, an der Hinterfläche bei dem einen nur

[1]) L. c.
[2]) Dies erwähnt auch B. R h e d e r, Die subpleuralen Ekchymosen beim Erstickungstode. Habilitationsschrift, Kiel 1880. S. 4.

eine einzige solche, bei dem anderen gar keine. Auch das Zellgewebe des vorderen Mediastinums zeigte bei einem der beiden Ekchymosen, besonders der Thymusrest. Einen analogen Befund zeigte ein von Erdmassen verschütteter Knabe, den v. Hofmann auf S. 789 der 8 Aufl. seines Lehrbuches abbildet.

Besonders oft sah ich dieses Verhalten der Ekchymosen an den Brustorganen bei plötzlich verstorbenen Säuglingen. Ich führe hier nur einige Fälle an.

I. 2¹/₂ Monate altes Mädchen, todt in seinem Bettchen aufgefunden. Die Obduction ergab Bronchitis cum atelectas. pulmon.

56 cm. lange, kräftige Leiche, Gesicht und l i n k e Körperhälfte zum Teil blassrot, zum Teil violett, die l i n k e Lunge blutreich und ekchymosirt, die rechte blass, ohne Ekchymosen, am l i n k e n Herzrande einige kleine Ekchymosen, das Blut flüssig.

II. 7 Wochen altes Mädchen; soll an Husten gelitten haben und wurde todt im Bettchen aufgefunden. Todesursache: Bronchitis purulenta.

57 cm. lange, kräftige Leiche; am Rücken und der ganzen l i n k e n Körperseite reichliche Todtenflecke, die l i n k e Conjunctiva sehr blutreich, die rechte blass. Die l i n k e Lunge von aussen dunkelviolett, sehr reichlich ekchymosirt, die rechte auffalend blass und ohne Ekchymosen. Am Herzen rechts eine kleine, l i n k s mehrere grössere Ekchymosen. Das Blut flüssig.

III. 14 Tage altes Mädchen, ohne ärztliche Behandlung plötzlich verstorben. Obductionsdiagnose: Bronchiolitis acuta, Kephalhaematoma ossis pariet. dextr. e partu.

52 cm. lange, mässig kräftige Leiche; die r e c h t e Gesichtshälfte und die ganze r e c h t e Körperhälfte von dunkelgrauvioletter Farbe, die übrige Haut blass. Die Conjunctiva r e c h t s blutreich und ekchymosirt, die linke blass. Die r e c h t e Lunge sehr reichlich ekchymosirt und blutreich, die linke blässer und nur mit vereinzelten Blutaustritten besetzt. An der Herzkrone links eine, rechts mehrere Ekchymosen. Das Blut flüssig.

IV. 6 Monate altes Mädchen plötzlich in Folge acuter Bronchitis verstorben. Todtenflecke finden sich an der l i n k e n Gesichts- und Brustseite und am Rücken. Die l i n k e Lunge ist von dunkler Farbe, reichlich ekchymosirt und am Schnitt sehr blutreich, die rechte Lunge ist blass und ohne Ekchymosen. Am Herzen finden sich links und hinten Ekchymosen. Das Blut flüssig.

V. 4 Monate altes Mädchen, seit 3 Wochen an Darmcatarrh erkrankt, unter Verdrehen der Augen rasch gestorben. Obductionsdiagnose: Bronchitis acuta, Enteritis chronica.

Am Rücken blassviolette Todtenflecke ohne besondere Verteilung. Rechte Lunge mässig blutreich, spärlich ekchymosirt, die linke Lunge blutreicher, mit zahlreicheren und grösseren Ekchymosen besetzt; auch die Thymus in ihrer linken Hälfte reichlicher ekchymosirt. An der Herzkrone zahlreiche Ekchymosen ohne besondere Verteilung.

Diese angeführten Beobachtungen erscheinen mir recht beachtenswert, denn sie schränken die Bedeutung der Ekchymosen, auch jener an den inneren Organen, sehr ein [1]). Die Erfahrung lehrt uns, dass die vitalen Ekchymosen viel leichter bei Kindern als bei Erwachsenen entstehen und wie es scheint, verhält es sich bezüglich der postmortalen Ekchymosen an den inneren Organen in gleicher Weise, während, wie oben erwähnt wurde, die Hautblutungen gerade umgekehrt, eher bei Er-

---

[1]) Sie widerlegen auch die unseren Erfahrungen widersprechenden Schlüsse, zu denen F. K r i e g bei seinen nicht einwandfreien Versuchen „Ueber die Blutverteilung in der Leiche durch veränderte Lagerung" (Dissert. Kiel 1897) gekommen ist.

wachsenen gefunden werden. Es kann nach dem Angeführten auch für die Ekchymosen an den Lungen, am Herzen und an der Thymus kaum bezweifelt werden, dass sie gelegentlich durch den Druck des post mortem den Gesetzen der Schwere nach in die tiefer gelagerten Körper- und Organteile abfliessenden Blutes entstehen können, denn dass es sich immer nur um Vergrösserung und dadurch bedingtes Deutlichwerden von schon praeformirten kleinsten, für unser Auge nicht wahrnehmbaren vitalen Ekchymosen handele, kann ich auf Grund meiner Wahrnehmungen nicht zugeben.

Gerade bei der Untersuchung von Kindesleichen wird an eine solche Entstehungsweise der Ekchymosen gegebenen Falles zu denken sein, wie es denn überhaupt gerade bei Kindern nicht so ohne weiters gestattet ist, aber leider nur zu oft geschieht, aus dem Befunde von einzelnen Blutaustritten an den serösen Häuten die Diagnose auf Erstickungstod zu stellen und gleich gewaltsamen Tod zu vermuten. Die meisten Irrtümer geschehen aber leider gerade in diesem Punkte.

Das postmortale Entstehen von Ekchymosen kann auch mit herangezogen werden zur Erklärung der Thatsache, dass man bei Kindern, die eines natürlichen Todes gestorben waren, gar nicht selten auch dann vereinzelte Ekchymosen an den Brustorganen findet, wenn nach den Erscheinungen, unter denen der Tod eingetreten war, nach dem sonstigen Obductionsbilde und dem Verhalten des Blutes die Annahme einer Erstickung oder jener Störungen, auf die wir heute das Auftreten von vitalen Ekchymosen zurückführen, kaum statthaft erscheint.

Was besonders die Hautekchymosen anbelangt, so sei auch bezüglich ihrer diagnostischen Verwertung zu erhöhter Vorsicht ermahnt, zumal ja bei einem Unerfahrenen auch Täuschungen mit anderen Hautblutungen vorkommen könnten, wie man sie ausser bei infectiösen und septischen Erkrankungen und bei Krankheiten des Blutes auch bei einzelnen Vergiftungen findet.

Ich würde daher empfehlen, grösseren Hautblutungen für die Diagnose des Erstickungstodes überhaupt gar keine Bedeutung zuzumessen, kleineren nur dann, wenn sie sich — wie z. B. bei Erdrosselten — im Gesichte, am Halse und wol auch am oberen Anteile des Brustkorbes neben anderen Zeichen einer während des Lebens bestandenen Hyperämie und Congestion dieser Teile finden und der Einfluss postmortaler Blutsenkung nach den äusseren Umständen und den sonstigen objectiven Befunden ausgeschlossen erscheint. Dasselbe gilt von Schleimhautblutungen. Auch bezüglich der Verwertung der sonst gewiss viel massgebenderen Ekchymosen an den serösen Häuten wird bei abweichender Verteilung derselben, besonders bei mit dieser übereinstimmender besonderer Verteilung der sonstigen äusseren und inneren Hypostasen grosse Vorsicht geboten sein.

Dr. Szigeti (Temesvar)

demonstrirt Praeparate aus Leichen mit Arsenik Vergifteter.

Deuxième Séance.

Samedi, le 9 (21) Août, 10 h. du matin.

Présidents: Prof. T a m a s s i a (Padoue), Dr. C o r i n (Liège).

Prof. **Tamassia** (Padoue):

Messieurs!

C'est sans doute moins à ma pauvre personne qu'au nom de ma patrie, qui range parmi ses gloires celle d'être le berceau de la Médecine Légale, que je dois l'honneur de présider aujourd'hui notre section.

Je vous en remercie de tout mon cœur.

Je vois avec orgueil que notre science est bien vivante et viable, car elle a opéré le doux miracle d'assembler ici les plus nobles de ses représentants venus des points les plus extrêmes pour travailler à la prospérité de cette idéalité scientifique qui fait de la Médecine Légale l'aide et l'esprit de la vie bonne, de la vie saine et vraiment physiologique du corps social.

Permettez moi, chers confrères, de vous remercier pour votre vaillante collaboration, pour l'amour de nos études et vous présenter au nom de mes confrères d'Italie les salutations les plus affectueuses et des souhaits que ce Congrès de Moscou vienne marquer une date mémorable qui assûre à notre science toute sa vitalité, tous ses droits et toute la vertu de sa fonction civile.

Que le Comité qui organisa notre section, dont notre cher et vénéré confrère, M. le Professeur N e y d i n g a été l'âme, veuille bien recevoir l'expression de notre plus vive reconnaissance.

L'absence de plusieurs de nos confrères vient troubler notre réunion et fait plâner sur notre famille scientifique un air de tristesse.

Notre aimé maître, M. le Professeur H o f m a n n, à qui la Médecine Légale moderne est redevable du souffle de sa vie nouvelle, est loin de nous.

Vous savez que c'est la maladie qui l'a empêché de recevoir ici les témoignages de notre dévouement et de notre reconnaissance. Il se réjouit de notre fête intellectuelle de loin, mais il est dans nos cœurs; aussi émettons des souhaits les plus ardents qu'il revienne à nous, à nos études avec toute la grandeur de sa force. Je voudrais que mon premier acte présidentiel soit de vous proposer, mes chers confrères, d'envoyer une dépêche à M. le Professeur H o f m a n n. Peut-être l'expression de nos sentiments devôts et les plus vifs souhaits de triompher de sa maladie, lui apporteront-ils un soulagement. Ceci sera la bénédiction et l'augure propice à nos travaux [1]).

C'est seulement de l'action personnelle, vraiment scientifique et expérimentale que la Médecine Légale attend sa vie, ses progrès, sa dignité.

Et permettez moi, chers Confrères, en vous voyant, de dire avec fierté: Tous ces nobles buts, elle les atteindra.

---

[1]) Cette proposition fut acueillie à l'unanimité, et un télégramme, exprimant les meilleurs vœux de la Section, fut envoyé au prof. H o f f m a n n.

Prof. **Minovici** (Bucarest).

Trois cas de lésions par armes à feu.

Le texte de cette communication n'est pas parvenu à la Rédaction.

Prof. **Fritz Strassmann** (Berlin).

Der Tod durch Chloroform in gerichtsärztlicher Beziehung [1])

Nicht ohne schwere Bedenken habe ich es übernommen, in dieser ausgezeichneten Versammlung hervorragender Fachleute über den Tod durch Chloroform in gerichtsärztlicher Beziehung zu berichten. Ist doch dieses Thema in dem verflossenen halben Jahrhundert so vielfach behandelt worden, dass es ausserordentlich schwierig erscheinen muss, aufs Neue die Aufmerksamkeit durch seine Besprechung zu fesseln. Wenn nun auch dieses Bedenken durch den Hinblick auf die Bedeutung des Gegenstandes erschüttert werden mag, so bleibt doch ein zweites gewichtigeres: so unendlich viel ist schon über Chloroform gesagt und geschrieben worden, dass es unmöglich ist, das Thema in dem Rahmen, der unseren Verhandlungen vorgeschrieben ist und selbst in einem noch viel weiteren einigermassen zu erschöpfen; dass jede Behandlung notwendig unvollkommen, zerrissen und stückhaft bleiben muss. Eine Beschränkung auf einzelne Teile des grossen Gebietes ergiebt sich somit für die Besprechung des Chloroformtodes als zwingendes Gebot; ich werde sie in der Weise versuchen, dass ich möglichst Alles fortlasse, was nicht von gerichtsärztlicher Bedeutung im engeren Sinne ist, dass ich mich wesentlich an die Hauptfrage halte: wie hat der Gerichtsarzt sein Gutachten abzugeben, wenn ein Tod in der Chloroformnarkose eingetreten ist und die Frage aufgeworfen wird, ob der chloroformirende oder operirende Arzt sich einer strafbaren Fahrlässigkeit schuldig gemacht hat; endlich dadurch, dass ich übergehe, was als fester, gesicherter Bestand der Wissenschaft gelten kann und mich vorzugsweise der Besprechung einiger neuen Gesichtspunkte widme, über die volle Einigkeit bisher noch nicht erzielt ist.

Ich denke hierbei in erster Reihe an die Frage nach dem Wesen oder Vorkommen einer tödlichen Nachwirkung des Chloroform. Mit anderen Worten: giebt es Todesfälle, die erst Stunden oder gar Tage nach Beendigung der Chloroformnarkose eintreten und doch dieser zur Last zu legen sind. Schon vor langer Zeit haben Casper und Langenbeck das behauptet; es ist indess später bestritten oder vergessen worden. Experimentelle Untersuchungen von Ungar und Junkers und bald nachher von mir selbst haben dann aufs Neue die Lehre von der tödlichen Nachwirkung des Chloroform begründet. Unsere Versuche sind von einer Reihe anderer Forscher nachgeprüft und er-

[1]) Literatur und Experimente v. in „Berliner Klinik". Heft 116. 1898.

günzt worden, nur Browicz erhielt gelegentlich negative Resultate, alle anderen: Ostertag, Thieme & Fischer, Bastianelli, Bandler konnten uns im Wesentlichen bestätigen. Als gemeinsames Hauptergebniss aller dieser Arbeiten stellt sich heraus, dass Tiere der verschiedensten Art, die keinen anderen Schädlichkeiten, als einer langdauernden oder wiederholten Chloroformnarkose ausgesetzt worden waren. noch Stunden oder gar 1—2 Tage nach Beendigung der Narkose sterben können. Die dem Tode vorangehenden Krankheitserscheinungen bestehen gewöhnlich darin, dass nach dem Aufhören der Narkose keine vollständige Erholung eintritt, vielmehr ein Zustand von Benommenheit zurückbleibt; zumeist handelt es sich um eine reine Depression, um eine Apathie, die allmählich zunimmt bis zu dem unter den Zeichen der Herzschwäche eintretenden Tode; hier und da sind aber daneben auch Erscheinungen von Exaltation: unruhiges Umherwerfen und heftiges Stöhnen zu beobachten; mitunter begleitet das Krankheitsbild wiederholtes Erbrechen. Bei der Leichenuntersuchung finden wir Fettinfiltration und fettigen Zerfall der Zellen vor Allem in der Leber; weniger ausgesprochen ist meist die fettige Degeneration in den Epithelzellen der Nieren, in den Muskelfasern des Herzens, noch weniger in den Epithelzellen anderer Drüsen oder den Fasern der quergestreiften Muskeln. Nicht immer ist die Veränderung des Herzens gerade in den tödlichen Fällen am deutlichsten, und es ist deshalb wol nicht zutreffend, wenn ich früher den Tod in diesen Fällen als eine Herzlähmung in Folge Herzverfettung auffasste; ich will auf die anderen, seitdem über die Todesursache in diesen Fällen aufgestellten Theorieen nicht weiter eingehen, Ostertag hat eine ziemlich complicirte Erklärung versucht, Ambrosius denkt an eine Veränderung der Herzganglien; jedenfalls ist nach dem ganzen Krankheitsbilde auch die offenbare fortdauernde, anatomisch bisher allerdings noch nicht nachgewiesene Schädigung des Gehirns durch die Narkose als Ursache des tödlichen Endes mit in Betracht zu ziehen.

Tod und Organveränderungen treten begreiflicher Weise desto eher ein, je länger und je häufiger das Chloroform eingewirkt hat. Daher kommt es auch, dass die Tiere, bei denen jene Nachwirkungen des Chloroform zu beobachten sind, verhältnissmässig oft in der Narkose einen Zustand von Asphyxie durchgemacht haben; aber das Zusammentreffen beider ist durchaus nichts Regelmässiges und als einfache Folgen der Asphyxie dürfen wir die geschilderten Vorgänge jedenfalls nicht ansehen. Ferner treten die Nachwirkungen desto eher ein, je weniger widerstandsfähig das Tier im Ganzen ist, etwa in Folge von Blutverlusten, Hunger oder dergl. Bezüglich der Disposition zu einer solchen tödlichen Nachwirkung des Chloroform bestehen weiter Differenzen zwischen den einzelnen Tierarten, derart, dass Hunde und Katzen am meisten, danach Meerschweinchen und Tauben, weniger Ratten, am wenigsten Kaninchen empfänglich sind. Endlich finden sich zwischen den einzelnen Tieren derselben Art individuelle, bisher noch unerklärte Unterschiede.

Eine weitere Bestätigung, m. H., hat die Lehre von der postnarkotischen Wirkung des Chloroform durch das Ergebniss einer Reihe von Versuchen gefunden, die ich bereits im Jahre 1891 angestellt,

bisher aber noch nicht veröffentlicht habe. Sie wurden unternommen einesteils zu dem Zwecke weiterer Sicherung der bisherigen Befunde, andrerseits um darüber Aufschluss zu geben, ob bei Anwendung bestimmter Methoden der Chloroformirung die Gefahr dieser Nachwirkungen verschwindet oder wenigstens sich vermindert.

Die angewendeten Methoden bestanden in der einfachen Chloroformirung mit Tuch oder Maske, in dem Gebrauch der bekannten Junker'schen und des neuerdings von Kappeler empfohlenen Apparates, bei dem es noch sicherer gelingt, als bei jenem, eine zu starke Concentration der Chloroformdämpfe durch Mischung derselben mit Luft zu verhüten, ferner in der Narkose nach vorangegangener Einspritzung von Morphium oder von Morphium und Atropin, endlich in der Verwendung des Pictet'schen Eischloroform anstatt des gewöhnlichen Praeparates.

Die Versuche wurden ebenso, wie meine früheren derart angestellt, dass immer an jugendlichen Tieren eines Wurfes experimentirt wurde, von denen eines nicht betäubt wurde und als Controltier diente, während die übrigen verschiedenen Methoden der Narkose unterworfen wurden. So darf man hoffen, dass man der Täuschung entgeht, schon früher bestehende Organveränderungen für die Folgen des Chloroform irrtümlich anzusprechen.

M. H.! Ich will Sie hier mit den Einzelheiten meiner Untersuchungen, die sich im Ganzen auf 17 Hunde erstreckten, nicht ermüden. Hier erwähne ich nur kurz die Hauptergebnisse.

Unter jenen 17 Tieren sind 4 an den Nachwirkungen des Chloroform im Verlaufe des der Narkose folgenden Tages zu Grunde gegangen. Von diesen vier war einer zweimal mittelst chloroformgetränkten Handtuchs betäubt worden, im Ganzen 4³/₄ Stunden bei Verbrauch von 40 ccm. Chloroform. Bei dreien war der Junker'sche Apparat angewendet worden und zwar war einmal bei 5 maligen Narkosen von zusammen 11 Stunden Dauer 62 ccm., das zweite Mal bei zweimaliger Narkose von zusammen 5 Stunden Dauer 49¹/₂ ccm., das dritte Mal bei zweimaliger Narkose von zusammen 2¹/₂ Stunden Dauer 12 ccm. Chloroform verbraucht worden. In allen 4 Fällen ergab die Section bedeutend mehr Fett, als beim Controltier, vor Allem in der Leber, in zweiter Reihe im Herzen. Als Nebenbefund zeigten sich beim vorletzten Tier, das sehr viel wärend der Narkose gespeichelt hatte, bronchopneumonische Herde, beim letzten oberflächliche Leberrisse, entstanden durch energische künstliche Atembewegungen; bei allen den drei letzten Tieren war es im Verlauf der Chloroformirung zu schwerer Asphyxie gekommen.

Die Veränderungen der Organe konnten ferner sehr deutlich bei zwei Tieren nachgewiesen werden, die gleichfalls Krankheitserscheinungen nach der Narkose zeigten, Erscheinungen, welche jedoch noch nicht zum Tode geführt hatten und offenbar auch nicht dazu geführt hätten; beide Tiere wurden vielmehr zum Zwecke der Untersuchung getödtet. Das eine war zweimal im Ganzen 2¹/₂ Stunden lang betäubt worden und zwar mittels Kappeler'schen Apparates nach jedesmal vorangegangener Injection von 0,005 Morphium und 0,0001 Atropin; 4¹/₂ ccm. Chloroform waren im Ganzen verbraucht worden; Asphyxie war nicht eingetreten. Das zweite Tier war an 4 Tagen zusammen 11¹/₂ Stunden mittels einfachen Tuches und mit gewöhnlichem Chloroform, wovon 167 ccm. verbraucht waren, betäubt worden. Die Leberzellen waren hier peripher wie central mit Fettröpfchen, grösseren wie kleineren, dicht gefüllt. Ein nach dem Marchi'schen Verfahren hergestelltes Praeparat der Organe dieses Tieres zeige ich Ihnen unter dem Mikroskop; zum Vergleiche mögen ebenso behandelte Praeparate der Organe eines Tieres von gleichem Wurf dienen, das nur einmal 7 Stunden lang in derselben Weise betäubt worden war, wobei 110 g. Chloroform verbraucht worden sind; das Tier hatte auch leichte Krankheitserscheinungen gezeigt und war nach 24 Stunden getödtet

worden; nennenswerte Veränderungen der Organe fanden sich aber hier nicht (Demonstration).

Dagegen bestanden dieselben in ausgezeichneter Weise bei einem dritten Tier
desselben Wurfes, von dem ich ebenfalls ein Praeparat aufgestellt habe. Dasselbe
war in der 4. Narkose geblieben, nachdem es im Ganzen 11¼ Stunden mittels
Tuches und P i c t e t'schen Chloroform, wovon 143 ccm. verbraucht waren, betäubt
worden war. Ausser diesem Falle habe ich noch 5 weitere Todesfälle in der Narkose gesehen, einmal bei Anwendung des J u n k e r'schen Apparates, nachdem 11
ccm. in 1½ Stunden verbraucht waren, zweimal bei Narkose mittelst Tuches und
einfachen Chloroforms; darunter starb ein Tier sofort, eins nach 1 Stunde und
Verbrauch von 20 ccm.; bei diesen drei handelte es sich jedesmal um Herztod.

Dagegen ging ein Tier an Asphyxie, complicirt mit Leberrissen, zu Grunde,
welches an 2 Tagen innerhalb 4½ Stunden 143 ccm. P i c t e t'sches Chloroform
mittelst Tuches eingeatmet hatte; ebenfalls an Asphyxie am Ende der Narkose
erlag das 5. Tier, nachdem es an 2 Tagen in 2½ Stunden zusammen 6 ccm.
mittelst K a p p e l e r'schen Apparates inhalirt hatte.

M. H.! Die Beobachtungen, die ich Ihnen zuletzt anführte und mit
denen ja auch die klinischen Erfahrungen am Menschen übereinstimmen, beweisen, dass Todesfälle in der Narkose ganz ebenso bei Gebrauch des reinsten, wie des gewöhnlichen Chloroform vorkommen,
dass auch die Anwendung besonderer Apparate, die gegen eine zu
starke Concentration der Chloroformdämpfe schützen sollen, nicht zugleich einen sicheren Schutz gegen einen tödlichen Ausgang der Narkose haben. Ob Todesfälle bei solchem Praeparat und solchem Verfahren seltener sind, und sich deshalb die Einführung derselben empfiehlt,
das mögen auf Grund statistischer Untersuchungen die Chirurgen unter
sich abmachen. Vorläufig ist die Frage jedenfalls noch nicht so geklärt,
dass man in der Nichtanwendung einer bestimmten Art Chloroform,
eines bestimmten Apparates oder einer bestimmten Methode, wie es
z. B. die Tropfenmethode ist, einen Fehler finden kann, für den man
den Arzt verantwortlich machen dürfte.

Aber selbst wenn das Verfahren des Arztes bei der Narkose aner-
kanntermassen kein correctes war, wenn er altes, nicht sorgfältig auf-
gehobenes Chloroform benutzt hat, wenn er ohne jede sachkundige
Assistenz allein operirt und chloroformirt hat, obwohl eine solche
Assistenz ohne jede Schwierigkeit zu beschaffen war, wenn er die
einschnürenden Kleidungsstücke nicht geöffnet hat und die Atmung
nicht genügend beobachten konnte, so wird man nicht dazu kommen,
ihn für einen etwaigen tödlichen Ausgang strafrechtlich verantwortlich zu machen. Denn immer werden wir dem Richter sagen müssen,
es kann nicht sicher bewiesen werden, dass das Verfahren des Arztes,
obwohl wir es für fehlerhaft halten, Schuld am Tode des Verstorbenen
ist, dass derselbe bei anderweitiger Behandlung am Leben geblieben
wäre, da auch bei der grössten Sorgfalt unter den günstigsten Verhältnissen Todesfälle in der Chloroformnarkose möglich sind. Damit
fällt aber der Causalzusammenhang, der für eine Verurteilung wegen
fahrlässiger Tötung die notwendige Voraussetzung ist.

Nur in ganz besonderen Ausnahmefällen wird man begutachten
können, dass der Narcotiseur durch fehlerhaftes Verfahren sich der
fahrlässigen Tötung schuldig gemacht hat. So wenn er unterlassen
hat, die Mundhöhle auf Fremdkörper zu untersuchen, wenn der Be-
täubte einen solchen aspirirt hat und infolge dessen erstickt ist. Oder

wenn er in geradezu unsinniger Weise andauernd—auch nach einge-
tretener Narkose massenhaft Chloroform aufgegossen hat, bis der Tod
eingetreten ist. Ob indess ein solcher Fall, den man selbst bei der
grössten Gedankenlosigkeit für unmöglich halten sollte, thatsächlich
jemals vorgekommen ist, weiss ich nicht.

Gestatten Sie mir, m. H., nach dieser Abschweifung zu der Frage
von der tödlichen Nachwirkung des Chloroform zurückzukehren.

Dass eine solche bei Tieren thatsächlich vorkommt, wird, glaube
ich, nicht mehr bezweifelt werden können und nicht mehr bezweifelt
werden.

Es fragt sich aber, inwieweit sind die Erfahrungen aus diesen Tierversuchen auf die menschliche Pathologie übertragbar?

Die Autoren, die in dieser Frage bisher das Wort genommen haben, haben abweichende Ansichten ausgesprochen.

Mehrere, wie Bornträger, Koch, Körte, Rosenberg,
Schellmann betonen, dass in jenen Tierversuchen das Chloroform
doch ungewöhnlich lange und in ungewöhnlich grosser Menge eingewirkt habe, dass analoge Verhältnisse beim Menschen nicht oder kaum
je vorkommen und dass deshalb eine tödliche Nachwirkung bei ihm
nicht zu erwarten und ihrer Meinung nach bisher auch noch nicht
sicher dargethan sei.

Eine ähnliche Ansicht äussert auch Brouardel in seinem Werke:
„Les asphyxies", indem er sich gegenüber der von Richet vertretenen Lehre vom Spättod durch Chloroform ablehnend verhält.

Dagegen haben sich Andere — ich erwähne nur v. Herff — dahin
ausgesprochen, dass die tödliche Nachwirkung des Chloroform auch
für den Menschen anzunehmen sei und dass mancher bisher ander-
weitig erklärte Todesfall nach Operationen auf eine solche Wirkung
zurückzuführen ist. Weiter haben dann Thieme & Fischer, Bastianelli, Eugen Fränkel, Ambrosius, Marthen, Zoege v. Man-
teuffel, Bandler, Eisendrath Fälle veröffentlicht, in denen ihrer
Meinung nach solche Spätwirkungen der Chloroformnarkose klinisch
und anatomisch zu beobachten und zumeist auch für den eingetrete-
nen Tod verantwortlich waren. Die Kenntniss eines neuen, noch nicht
veröffentlichten Falles verdanke ich der freundlichen Mitteilung meines verehrten Collegen Barth, des Directors des Danziger Krankenhauses.

Es handelte sich um eine 43-jährige Frau mit einem kleinen Myom der vorderen Uteruswand, welches auf die Blase drückte und den Gebrauch des Katheters
nötig machte. Nach der Untersuchung in Chloroformnarkose fühlte sich die Pat.
schlecht, der Puls war etwas weich und flackerig, so dass die Operation um einen
weiteren Tag verschoben wurde. Die Totalexstirpation des Uterus per laparotomiam
dauerte etwa 1½ Stunden, verlief ohne Zwischenfall, Narkose gut. Am nächsten
Tag war der Puls sehr weich, ohne sehr g steigert zu sein. Er hielt sich zwischen
80 und 100. Auch am folgenden Tage verhielt er sich ähnlich. Dabei eine auffallende Apathie, kein Erbrechen, Leib nicht aufgetrieben, es werden Flatus entleert.
Am nächsten (3.) Tage erfolgt sogar etwas Stuhlgang. Temperatur normal—weder
Steigerung noch Collaps. Unter zunehmender Apathie tritt Koma ein, in welchem
3 Tage nach der Operation der Tod erfolgt. Section zeigt die Bauchhöhle völlig
intact. Die Scheide war tamponirt, um diesen Tampon sind die Darmschlingen ver-
klebt, sonst sind dieselben in der Bauchhöhle ohne Verklebung, keine Auflagerung,
kein Erguss, der Urin war nach der Operation sehr spärlich gelassen und enthielt
mässig viel Eiweiss.

Die Verfettung des Herzmuskels ist colossal. Deneben etwas braune Atrophie und Fragmentation des Papillarmuskels. Am stärksten ist die Leber verfettet, etwas weniger die Nieren.—Praeparate dieses Falles habe ich Ihnen gleichfalls mitgebracht (Demonstration).

M. II.! Es ist vielleicht noch verfrüht, das klinische Bild dieses Spättodes durch Chloroform zu zeichnen. Man würde sonst die bisher vorliegenden Beobachtungen etwa folgendermassen zusammenfassen:

Nach Narkosen, bei denen zumeist grössere Mengen Chloroform gebraucht waren, besonders leicht nach wiederholten Narkosen entwickelt sich ein Zustand cerebraler Depression, der zuletzt in Koma überführt, in welchem wenige Tage nach der Narkose der Tod erfolgt. Zwischendurch treten hier und da Delirien auf. Der Gehirnaffection parallel läuft eine zunehmende Herzschwäche, die sich durch Kleinheit und Frequenz des Pulses äussert; es wird von Ambrosius besonders aufmerksam gemacht auf die auffallende Differenz zwischen der geringen Atemfrequenz einerseits, der hohen Pulszahl, sowie der starken Cyanose andrerseits. Regelmässig neben diesen Zeichen von Hirn- und Herzschwäche finden sich solche von Störungen der Nieren, Eiweiss- und Cylinderausscheidung; nicht regelmässig, aber gewöhnlich ist häufig wiederholtes Erbrechen. Mehrfach ist Gelbsucht beobachtet worden; Fieber fehlt gewöhnlich oder ist nur gering.

Bei den Sectionen ergaben sich die Zeichen eines ausgedehnten Zerfalles der Organzellen im Herzen, Nieren, Leber. Es handelt sich vorwiegend um eine Fettmetamorphose, doch wurden daneben auch die Befunde der sog. Coagulationsnekrose, vor allem also der Kernschwund im Centrum der Leberläppchen, in den gewundenen Harnkanälchen beobachtet, wie Ihnen diese Abbildungen aus den Aufsätzen von Bastianelli, Eugen Fränkel und Ambrosius veranschaulichen mögen. Im Falle von Ambrosius war die Section 11 Stunden nach dem im Februar erfolgten Tode der Patientin gemacht worden; man wird hiernach wol ausschliessen können — woran ja sonst zu denken wäre—, dass die fehlende Kernfärbung und die stellenweise undeutliche Begrenzung der Epithelzellen der gewundenen Harncanälchen eine reine Leichenerscheinung ist. Regelmässig und unzweifelhaft sind jedenfalls die Erscheinungen des fettigen Zerfalles; am stärksten sind sie stets an der Leber; dort können sie sich zu dem Bilde einer vollkommen acuten Leberatrophie steigern, was besonders dann einzutreten scheint, wenn die Leber infolge chronischen Alkoholismus schon vorher nicht intact war. Im Uebrigen wissen· wir über die Zustände, welche zu diesen Nachwirkungen disponiren, noch nichts Sicheres.

M. II.! Man hat einzelne der genannten Beobachtungen nicht für stichhaltig gelten lassen wollen, man hat die Möglichkeit hervorgehoben, dass die vorgefundenen Veränderungen durch Sepsis, durch die bei den Operationen angewandten Antiseptica, durch den früheren Alcoholismus entstanden sein könnten. Indess treffen diese Einwendungen doch für manche der fraglichen Fälle nicht zu, und wenn man diese alle zusammenfasst, wenn man das in den wesentlichen Punkten übereinstimmende klinische und anatomische Bild beobachtet, das auch mit den einwandslosen Tierversuchen so durchgreifende Aehnlichkei-

ten aufweist, so muss man wohl dahin gelangen, die mitgeteilten Beobachtungen als Beweise für das Vorkommen eines Spättodes durch Chloroform auch bei Menschen anzusehen. Dazu kommt, dass experimentelle und klinische Untersuchungen uns Erscheinungen gelehrt haben, die für eine längerdauernde Giftwirkung des Chloroform sprechen. Es sind Aenderungen des Stoffwechsels unter dem Einfluss der Narkose in Form erhöhten Eiweisszerfalles und Ausscheidung abnormer Stoffwechselproducte durch die Untersuchungen von mir selbst, Salkowski, Taniguti, Kast und Mester bewiesen worden. Das überaus häufige Auftreten von Eiweiss im Urin, von Cylindern, die offenbar durch Zusammensickern der entarteten abgestossenen Nierenepithelien entstanden waren, nach Narkosen haben die Beobachtungen von Hegar & Kaltenbach, Terrier, Patein, Lutze, Nachod, v. Friedländer, Rindskopf, Eisendrath, Luther u. A. dargethan; nach subkutanen Chloroformeinspritzungen haben ähnliche Beobachtungen Bouchard, Laborde, Path und Toth gemacht.

Von dem Concurrenten des Chloroform, vom Aether, haben wir ähnliche zum Tode führende Nachwirkungen nicht zu erwarten. Zwar hat Eisendrath das Auftreten von Eiweiss und Cylindern im Urin auch nach Aethernarkosen beobachtet, doch haben die Versuche von mir, von Selbach und Bandler ergeben, dass bei Aethernarkosen, selbst langdauernden, wiederholten und tiefen, der Tod nachträglich nicht eintritt und Veränderungen an den inneren Organen nur ausnahmsweise beobachtet werden.

Insofern kommen also in dem neuerdings wieder heftiger ausgebrochenen Kampfe zwischen Aether und Chloroform die mitgeteilten Erfahrungen dem ersteren zu Hilfe. Vielleicht verhelfen sie ihm zum Siege. Ich persönlich glaube wenigstens, dass in Zukunft der Aether als das allgemeine Narcoticum gelten wird, an dessen Stelle nur in besonderen Fällen, wo der Gebrauch des Aether nicht rathsam erscheint, das Chloroform treten wird.

Aber jetzt, m. H., ist der Kampf noch unentschieden. Es giebt eine beträchtliche Anzahl bedeutender, erfahrener Operateure, welche die grössere Gefahr des Chloroform gegenüber dem Aether leugnen, welche das erstere ausnahmslos anwenden. Damit haben wir zu rechnen und werden nicht im Gebrauche des Chloroform überhaupt einen Fehler erblicken können. Denn als Gerichtsarzt darf ich meine subjectiven Anschauungen nicht zur Geltung bringen, und die Strafgerichtshöfe sind nicht das Forum, vor dem medicinisch wissenschaftliche Fragen entschieden werden.

Ich komme zur Frage der Contraindicationen. Neuere Untersuchungen haben unser Wissen auch in diesem Punkte vermehrt. Kundrat hat gezeigt, dass verhältnissmässig häufig bei Tod in der Narkose sich jene abnorme Körperbeschaffenheit findet, auf die Arnold Paltauf zuerst aufmerksam gemacht hat. Paltauf hat sie Anaemia pseudoleucaemica genannt; sie äussert sich in Blässe bei vorhandenem Fettreichtum, in enger Aorta, in Hyperplasie der Thymus und der übrigen lymphatischen Apparate, besonders der Milz- und der Darmfollikel. Bei diesem Zustand kommt es leicht zur Herzlähmung und Palt-

a u f nimmt an, dass hierauf die Todesfälle zurückzuführen sind, die
man als plötzlichen Tod durch Thymushyperplasie beschrieben hat.
Wie dem nun auch sei, nach den Beobachtungen von K u n d r a t wird
nicht daran zu zweifeln sein, dass dieser abnorme Zustand eine besondere Disposition zum Tode in der Narkose setzt. K u n d r a t hat aus
den Protocollen des Wiener pathologischen Instituts 10 solcher Fälle
zusammengestellt. Ich habe bald nachher K u n d r a t's Angaben bestätigen können; ich verfüge über 10 von mir secirte Chloroformtodesfälle
aus den letzten Jahren; v i e r M a l, bei Personen von 13, 14, 15 und
18 Jahren fand sich eine Thymusdrüse von abnormer Grösse, zwei
Mal sind daneben grosse Milzfollikel, ein Mal auch noch vergrösserte
Follikel des Darmes, des Zungen-Grundes, des Rachens, sowie Fett-
herz notirt. Eine weitere Bestätigung der K u n d r a t'schen Angaben
bringt S c h l ö m i c h e r: in seiner Zusammenstellung der in Graz vorgekommenen Todesfälle während der Narkose finden sich in der Mehrzahl, im Ganzen bei 10 Fällen, die Zeichen des Status lymphaticus
notirt; aber nicht nur beim Tod in der Chloroformnarkose, sondern
auch dort wo die Narkose, in der der Patient blieb, mit Aether oder
B i l l r o t h'scher Mischung ausgeführt war. Und ebenso ergab bei einem
von H e u s s l e r beschriebenen Todesfall in der Aethernarkose die
Section die Zeichen der P a l t a u f'schen Krankheit. In dieser Hinsicht
scheint also der Aether vor dem Chloroform keinen Vorzug zu besitzen.

Vielleicht, m. H., wird es trotzdem in Zukunft gelingen, bei Berücksichtigung der zuletzt angeführten Erfahrungen Todesfälle in der
Narkose zu vermeiden, indem man bei vorhandenen Anzeichen eines
solchen krankhaften Zustandes eine entbehrliche Narkose überhaupt
unterlässt. Aber auch nur eine solche, denn es ist doch zu bedenken,
dass die Diagnose dieses Zustandes am Lebenden keine so klare ist;
wer wird das Herz haben, einen Menschen bei einer eingreifenden
Operation nicht zu betäuben, weil er bei ihm einige vergrösserte Zun-
genfollikel sieht. Immer werden wir doch auch berücksichtigen müssen,
dass Personen mit einem solchen krankhaften Zustand, ebenso wie
solche mit einem aus anderen Ursachen entarteten Herzen überhaupt
zu Herzlähmung disponirt sind, dass dieselbe auch ohne jede Narkose
eintreten kann und dass wohl zu bedenken ist, ob nicht auch der psy-
chische Shock einer Operation ohne Narkose ebenso schädlich auf das
kranke Herz hätte wirken können. Wir werden also in diesen Kör-
peranomalien ebensowenig eine absolute Contraindication gegen die
Chloroformirung sehen dürfen, wie in mancher früher dafür gehaltenen
Krankheit z. B. den Herzklappenfehlern, deren Gefährlichkeit für die
Narkose neuerdings von erfahrenster Seite überhaupt bestritten wird.

Erlauben Sie mir, m. H., zum Schlusse die Ergebnisse meines Be-
richtes, dessen Unvollständigkeit ich Sie nochmals zu entschuldigen
bitte, in wenigen Sätzen zusammenzufassen.

1. Das Chloroform kann noch einige Tage nach der Narkose töd-
ten und zwar durch seine zur Degeneration der Organe führenden
Nachwirkungen, während der Aether dies anscheinend nicht vermag.
Trotz dieses Vorzuges des letzteren Mittels ist es bei dem gegenwärtigen Stande der Wissenschaft nicht zulässig, in der Wahl des Chlo-

roform zur Narkose an sich einen Fehler zu erblicken; in welchem
Falle diese Nachwirkungen eintreten werden, können wir bisher noch
nicht voraussehen und auch im Uebrigen sind die Meinungen über die
Vorzüge von Aether und Chloroform noch geteilt.

2. Auch die Wahl einer bestimmten Art Chloroform und eines bestimmten Apparates zur Narkose kann nicht verlangt und das Gegenteil nicht für fehlerhaft erklärt werden. Und selbst ein nicht correctes Verfahren bei der Narkose kann—von einzelnen seltenen Ausnahmen abgesehen — keine Verurteilung wegen fahrlässiger Tötung begründen, da immer hervorzuheben ist, dass auch bei dem allercorrec-
testen Vorgehen dem Erfahrensten Todesfälle vorkommen.

3. Der sogenannte Status lymphaticus begünstigt den tödlichen
Ausgang der Narkose mit Chloroform wie mit anderen Mitteln. Eine
absolute Contraindication gegen die Chloroformirung, bilden indess weder dieser, noch andere krankhafte Zustände.

Alles in Allem, m. H., meine ich demnach, dass wir, ausser in
verschwindend seltenen Ausnahmefällen, kaum je ein Gutachten werden abgeben dürfen, das zur Verurteilung eines Arztes führt, welcher
einen Patienten in der Narkose verloren hat. Fast immer werden wir
dem Richter sagen müssen, dass Todesfälle in der Chloroformnarkose
unvermeidbar sind und bei der Unentbehrlichkeit des Mittels als trau-
rige Notwendigkeit hingenommen werden müssen.

Discussion.

Prof. **Haberda** (Wien) erwähnt, dass er recht oft Gelegenheit hat,
plötzliche Todesfälle in der Chloroformnarkose behördlich zu obduciren
und wiederholt die Angaben von Kundrat über die Disposition der mit
Status thymicus behafteten Individuen zum plötzlichen Tode in der
Narkose bestätigen konnte. In einem Falle erlag ein Knabe von 10 Jahren der wegen Excision luposer Hauterkrankungen innerhalb 3 Wochen
3 Narkosen unterzogen worden war, der 3. schon zu Beginn derselben
und die Obduction zeigte eine weitgediehene fettige Degeneration des
Herzmuskels, die vielleicht auf eine Schädigung durch die früheren 2
Narkosen zurückgeführt werden kann.

Prof. **Kratter** (Graz).

Die Strafbarkeit der Sexualdelicte.

Die menschliche Gesellschaft hat im Laufe ihrer Entwicklung es
für notwendig erkannt, auch das Geschlechtsleben zu regeln und durch
strafgerichtliche Bestimmungen zu beschränken, wärend in früheren
Epochen volle Freiheit geherrscht hat. Diese Beschränkungen müssen
im Allgemeinen als segensreich erkannt werden; sie fördern die Fort-
entwicklung der Menschheit, sie d i e n e n dem wichtigen socialen Zwecke
d e r E r h a l t u n g d e r A r t.

Von diesem Gesichtspunkte aus kann auch den Bestrebungen, die
Sodomia sexus virorum ausser Strafverfolgung zu stellen, nicht unbe-

dingt beigepflichtet werden. Die bezüglichen Bestrebungen v. Krafft-
Ebing's sind von reinster Menschenliebe geleitet und fussen auf der
Erkenntniss, dass ein Teil dieser straffälligen Individuen mit angeborener conträrer Sexualempfindung als Ausdruck einer bestehenden
psychischen Degeneration behaftet sei.

Gleichwol können einige gewichtige Bedenken gegen die von
v. Krafft-Ebing in seiner Schrift „Der Conträr-Sexuale vor dem Straf-
richter" nicht unterdrückt werden und es erscheint fraglich, ob durch
das gänzliche Ausfallen strafgesetzlicher Bestimmungen nicht
doch mehr Schaden als Nutzen geschaffen würde. Die forensisch-psy-
chiatrische Würdigung des Einzelfalles, welche unbedingt zu fordern
ist, wäre wol ein ausreichendes Correctiv gegen die mögliche Bestra-
fung psychisch wirklich unfreier Menschen.

Discussion.

Prof. **Strassman** (Berlin): Auch wenn man nicht auf dem Standpunkt
von Krafft-Ebing bezüglich der angeborenen conträren Sexualempfindung steht, kann man doch seine strafrechtlichen Bestrebungen für berechtigt halten. Denn es bestehen doch erhebliche Bedenken gegen die
geltenden Bestimmungen; es soll nur hingewiesen werden auf die durch
diese Bestimmungen gezüchtete Chantage und andererseits auf die Wir-
kungslosigkeit der betreffenden Paragraphen; nur die allerwenigsten
Fälle von Paederastie gelangen zur gerichtlichen Kenntniss und Abur-
teilung: ich habe in meiner 6-jährigen Thätigkeit als Gerichtsarzt
in Berlin trotz grosser Ausdehnung der Paederastie nur 3—4 Fälle. n
Untersuchung gehabt.

Prof. **Arrigo Tamassia** (Padoue).

Sur les épithèles du poumon avant et après la respiration.

Dans cette communication, je vais me borner à signaler les **traits fon-**
damentaux de mes recherches sur ce sujet, qui n'est pas **trop facile**
à aborder.

J'avoue d'abord que je porte la plus grande confiance dans la
docimasie hydrostatique pratiquée avec précision et prudence; c'est
encore le moyen le plus sûr, le plus positif de la diagnose de la respiration. Mais cela n'empêche pas que je croie aussi qu'à l'examen
microscopique des poumons, avant et après la respiration, soit réservé
un rôle important d'aide et de complément exact à cette diagnose;
car la perturbation si profonde, qui vient à s'accomplir dans ces organes, en doit aussi entrainer des mutations histologiques aussi profondes et complexes.

Et pour en saisir quelqu'une, je me suis arrêté aux **transforma-**
tions qui vont s'opérer dans l'épithèle des poumons par l'effet de la
respiration. J'ai étudié au microscope la structure des poumons de
l'homme et du veau, avant et après la respiration, par délaceration
a l'état de fraicheur, après l'injection d'une solution de nitrate d'argent
et de la gélatine, après leur endurcissement par réfrigération et par les

liquides de Hermann et de Flemming, et à l'aide de la coloration avec la safranine en spécialité, et de l'hématoxyline.

Entre les deux opinions courantes à l'égard de la transformation intime des épithèles des alvéoles de cubiques en épithèles aplatis, savoir, si cette transformation s'accomplit soudaine après la première respiration (Küttner, Jolan de la Croix), ou par contre, lentement, par degrès, et en effet d'une dégénération graisseusse (Köllicker, Colberg, Stieda, Bikfalvi), je me range à la première, que je crois plus acceptable et plus démontrée par mes observations directes. J'ai toujours observé, en effet, que la désquammation épithéliale s'opère d'autant plus activement et plus copieusement, qu'on s'approche au terme de la grossesse, et que, avec la plus grande rapidité (quelques heures au plus tard) presque tous les épithèles des alvéoles s'aplatissent de cubiques en plaques, et que, vers l'huitième jour à peu près, cette transformation doit être accomplie. Elle est, selon mes recherches, due, non à une dégénération graisseuse, ou aux effets d'une cariocynèse, mais à la distension simple du tissu opérée par l'entrée de l'air, et à l'amincissement consécutif de l'épaisseur du protoplasma des épithèles.

L'examen microscopique peut donc nous fournir des renseignements positifs, qui peut-être pourraient s'affaiblir devant l'éternelle objection de l'insufflation, qui prétend toujours, et sans droit, entraver les déductions de la docimasie hydrostatique. Car on ne peut pas nier que, par la distension graduelle due à une insufflation pratiquée avec douceur, on arrive à un certain degré d'aplatissement des épithèles, qui rappellera quelque part l'effet physiologique de la vraie respiration. Mais à part le peu de sérieux de cette objection, on répond que le diagnostic final de la respiration ne doit pas être livré aux seuls résultats de cette fine recherche.

Prof. Albin Haberda (Wien).

Dringen in Flüssigkeiten aufgeschwemmte Fremdkörper post mortem in foetale Lungen ein?

Von allen Gerichtsärzten wird heute die Lehre anerkannt, dass der Befund von Flüssigkeit in den Luftwegen einer aus dem Wasser gezogenen Leiche noch nicht die Diagnose des Ertrinkungstodes gestatte, da bei entsprechend günstigen Verhältnissen auch in die Luftwege einer im Wasser liegenden Leiche Flüssigkeit eindringen und, wenn sie dünn ist, bis tief in die Zweige der Luftröhre gelangen kann.

Im allgemeinen wird auch zugegeben, dass mit der Flüssigkeit auch kleine, in ihr suspendirte corpusculäre Elemente selbst in die feinen Luftwege hineingelangen können. Dicke Massen, wie Schlamm, Kot u. dergl., werden selbstverständlich unverdünnt in keinem Falle bis in die kleineren Bronchien oder gar in die Lungenalveolen der Leiche eindringen, wissen wir doch, dass selbst nach kräftiger Aspiration solcher Massen wärend des Lebens die feineren Luftröhrenäste aus rein mechanischen Gründen oft frei befunden werden.

Die Kenntniss dieser Thatsachen hat bei Untersuchungen wegen Kindesmordes eine erhöhte Bedeutung. Wenn bei einer heimlichen

Entbindung das lebende Kind — mit oder ohne Verschulden der Mutter—unmittelbar aus den mütterlichen Geschlechtsteilen in ein Erträn-
kungsmedium gelangt, so kann es bekanntlich geschehen, dass der
erste Atemzug erst innerhalb dieses Mediums erfolgt und nun dieses
statt Luft aspirirt wird. Begreiflicherweise haben solche Fälle schon
früh die Aufmerksamkeit der Gerichtsärzte erweckt, zählen sie doch
in die Reihe jener, in denen uns das negative Ergebniss der Lungen-
probe keinen Rückschluss auf Todgeburt gestattet. Dagegen gilt in
solchen Fällen der Befund des Ertrinkungsmediums in den Luftwegen
und Lungen als Beweis dafür, dass das Kind lebend in jene Massen
hineingelangte, dass es also lebend zur Welt gekommen war und durch
Erstickung resp. Ertrinkung gewaltsam endete.

Es fragt sich nun, ob dieser Schluss unter allen Umständen gestattet ist, ob nicht vielleicht einmal der Fall auch so liegen könnte, dass
das Kind doch tot zur Welt gekommen war und nur sein Leichnam
beseitigt werden sollte, in den nun, wärend er z. B. in einem Canale, von Jauche bespült, lag, die Schmutzmassen bis in die tieferen
Luftröhrenverzweigungen eindrangen.

Schon L i m a n [1]) warnt gegenüber den Angaben von D e s g r a n -
g e s und von M a s c h k a zur Vorsicht, namentlich in Fällen, in denen Kinderleichen längere Zeit, Tage und Wochen von Schmutz um-
geben in Canälen, Abtrittsgruben u. s. w. gelegen hatten. Auch andere
Autoren acceptirten L i m a n's Bedenken. So verlangt L e s s e r [2]) den
Nachweis der Fremdkörper i n d e n Alveolen der Lungen Neugeborener als Beweis für die Ausführung von Atembewegungen innerhalb
einer die Fremdkörper führenden Flüssigkeit und setzt hinzu... „anek-
tatische Lungen lassen solche bei einfacher postmortaler Submersion
nicht bis in die Alveolen dringen". Letzterer Ansicht ist auch S t r a s s -
m a n n [3]), der sagt, dass in foetale Lungen Fremdkörper post mortem
nicht eindringen.

Ich hielt diese Frage für wichtig genug, um sie einer experimen-
tellen Untersuchung zu unterziehen. Ich stellte meine Versuche in der
Weise an, dass ich Leichen neugeborener Kinder, die wärend der
Geburt abgestorben waren, unter das Sammelrohr der Abortschläuche
des aus einem Erd- und zwei Obergeschossen bestehenden Leichenhof-
gebäudes im Wiener allgemeinen Krankenhause einlegen, und nun durch
2 bis 3 Tage das reichliche Spülwasser der Aborte, das Kot und viel-
erlei anderen Schmutz führt, über den Leichnam hinweggehen liess.
Die Leichen lagen, durch Drähte gesichert, am Rücken, die erste völlig frei, die späteren zum Schutze gegen Rattenfrass in einer Blech-
büchse, die entsprechend dem Gesichte der Leiche einen durch ein
Gitter geschlossenen Ausschnitt hatte. In dieser Weise habe ich 14
Versuche gemacht, von denen der erste als nicht einwandfrei im Weiteren keine Berücksichtigung finden soll, da durch Rattenfrass der
Brustkorb der Leiche eröffnet und die Lungen selbst ausgedehnt be-

---

[1]) L i m a n, Ertränkungsflüssigkeit in Luftwegen und Magen als Criterium des
Ertrinkungstodes. „Vierteljahrsschr. f. ger. Med." 1862, B. XXI, pag. 193 und C a s-
p e r-L i m a n, Prakt. Handb. der ger. Med. 6 Aufl. pag. 748.
[2]) L e s s e r, Atlas der ger. Med. II. 5. pag. 178.
[3]) S t r a s s m a n n, Lehrbuch der ger. Med. pag. 522, Fussnote 2.

nagt waren. Die Leichen lagen 40 bis 72 Stunden im Canale, wurden dann vorsichtig gereinigt und secirt, wobei der Inhalt von Mund und Rachen sowie jener der Luftröhre, der Hauptbronchien und ihrer grösseren Zweige genau festgestellt und mikroskopisch untersucht wurde und, wie dies bei den gerichtlichen Obductionen von Neugeborenen bei uns im Institute üblich ist, auch der Lungensaft aus den peripheren Anteilen jedes einzelnen Lappen nach Einschnitten in diese im Mikroskope besehen wurde. Von einzelnen Versuchsleichen habe ich periphere Lungenstückchen in Alkohol gehärtet, in Celloidin eingebettet, am Mikrotome zerlegt und zahlreiche der in Haemalaun-Eosin gefärbten Schnitte genau durchmustert. Um nicht zu ermüden, will ich die Versuchsergebnisse nur mit wenigen Worten schildern.

I. **Reifes craniotomirtes Kind,** 3 Tage im Canal gelegen; Lungen ganz luftleer. Im Rachen und Kehlkopfe vereinzelte kleine schwarze Partikeln. In den tiefen Teilen der Trachea und in den Hauptbronchien viel dickes Meconium; mikroskopisch in diesem Fremdkörper, wie gelbe geschichtete runde Masse, schwarze und sandige Partikeln, grosse, runde Pflanzenzellen und ovale Stärkekörner (Jodreaction). Denselben Befund zeigt der abgestreifte Saft aus den peripheren Lungenanteilen.

II. **3 Tage im Canale gelegen;** Lungen anektatisch. Schwarze Bröckeln im Rachen und in der Trachea; in letzterer auch grünlich gefärbter Schleim, der mikroskopisch viele Fremdkörper, wie Muskelfasern, Pflanzenzellen, Sand und schwarzen Schmutz neben Meconium Bestandteilen enthält; derselbe Befund in den grossen Bronchien. Im Lungensafte spärliche Fremdkörper neben Meconium.

III. **Ausgetragen,** 2½ Tage im Canale gelegen; Lungen anektatisch. Im Rachen schwarzgrüne Schmutzmassen, in der Trachea rötlicher Schleim mit vereinzelten schwarzen und braunen, zackigen und körnigen Schmutzmassen (mikroskopisch). Im rechten Hauptbronchus rötlich gestreifte graugrüne schleimige Stoffe, mikroskopisch etwas Meconium und gelbe körnige und fädige Massen, schwarze Partikeln und sandige Körner; ebenso links und im Lungensafte beiderseits.

IV. **40 Stunden im Canale gelegen;** Halswirbelsäule intra partum abgerissen. Lungen anektatisch. Im Pharynx grüne, grün gesprenkelte Canalstoffe; ebenso makroskopisch und mikroskopisch in der Trachea. Im Hilus beiderseits etwas wenig schmutziggrauer Schleim, in diesem mikroskopisch Fremdkörper (Sand, schwarze Partikeln, Pflanzenzellen, Muskelfaserstücke) und spärliche Plattenepithelzellen. Im Lungensafte der peripheren Lappenanteile: spärliche Plattenzellen, wenig Fremdkörper, wie blaue und schwarze Schmutzpartikeln, gelbe runde und oblonge gekörnte Körper u. s. w.

V. **48 Stunden im Canale gelegen;** craniotomirtes Kind, Lungen anektatisch. Im Rachen reichlich dicke Kotmassen, in der Trachea schmutzigbrauner, dicker Belag; in diesem mikroskopisch ungemein viel Kot- und Sandbestandteile. Derselbe Befund in den Hauptbronchien. Im Lungensafte überall, wenn auch spärliche, Fremdkörper (Sand und Amylum).

VI. **48 Stunden im Canale gelegen;** todgeborenes grosses Kind mit weisser Pneumonie. Im Rachen spärliche schwarze Massen, in der Luftröhre graugelber flüssiger Inhalt, der mikroskopisch viel Fremdkörper (Muskelfasern, schwarzen und gelben Schmutz, Trippelphosphatkrystalle, Amylum, Sand) enthält; ebenso der Inhalt der Hauptbronchien. Im Lungensafte spärliche Fruchtwasserbestandteile und Fremdkörper.

VII. **48 Stunden im Canale gelegen;** Lungen anektatisch. Im Mund und Rachen Kot, in der Luftröhre und im Hilus beiderseits reichlicher gelbgrüner züher Schleim, der mikroskopisch hauptsächlich Meconium- und Vernixbestandteile und nur ganz vereinzelte schwarze Schmutz- und Sandpartikel enthält. Auch im peripheren Lungensafte hauptsächlich Fruchtwasserbestandteile und Meconkörper, kein Schmutz.

Mikroskopische Schnittpraeparate: Reichliche Aspiration von Vernix und Meconium, einzelne Alveolen dadurch erweitert, daneben nur etwas gelber Detritus, keine sicheren Fremdkörper.

VIII. **48 Stunden im Canale gelegen;** Lungen anektatisch. Auf der Zunge Kot, im Oesophagus, etwa in seiner Mitte, ein stecknadelkopfgrosses Kotpartikelchen.

In der Trachea weissgrauer Schleim; in diesem mikroskopisch Flimmerepithelien, Plattenzellen, Sand und gelber Schmutz nachweisbar. In den Lappenbronchien und im Hilus links gelblich weisser Schleim, der neben Vernixbestandteilen reichliche Pflanzenzellen, Sand- und Kohlenteilchen und Amylum enthält, ebenso rechts. Im Lungensafte spärliche Fremdkörper neben Plattenepithelzellen und Wollhärchen.

Mikroskopische Schnittpraeparate von der linken Lunge: ziemlich reichliche Fremdkörper, namentlich in jenen Alveolen, die Fruchtwasserbestandteile enthalten; man sieht Sand und gelben Schmutz, sowie Muskelfaserstücke.

IX. 68 Stunden im Canale gelegen; Lungen anektatisch. Im Rachen etwas Blut und schwarze Körnchen, in der Trachea zäher rötlicher Schleim, hier und in den Hauptbronchien spärliche Plattenepithelzellen und Cholestearintafeln, daneben recht reichliche Muskelfaserstücke, Pflanzenzellen, Sand und Schmutz, ebenso in den Lappenbronchis, rechts mehr als links. Im Lungensaft ziemlich reichliche Plattenepithelzellen. spärlicher gelber und schwarzer Schmutz und einige Amylumkörner.

X. 3 Tage im Canale gelegen; Halsorgane sammt Wirbelsäule bei intakter Haut durchrissen. Im Munde Kotmassen. Im Lungenhilus beiderseits wenig Schleim, der mikroskopisch spärliche Plattenepithelzellen und daneben, rechts reichlicher wie links, Steinzellen, Muskelfaserstücke und schwarze Partikeln führt. Im Lungensafte wenig Sandkörnchen, schwarze und braungelbe Detritusmassen, besonders spärlich im linken Ober- und rechten Unterlappen. Ueberall mässig reichliche grosse Plattenepithelzellen.

XI. 48 Stunden im Canale gelegen; in Querlage abgestorbene grosse Frucht. Rechte Lunge etwas lufthaltig. In den Bronchien, besonders denen der Unterlappen dicker schleimiger Inhalt, in dem man mikroskopisch neben spärlichen Plattenepithelien und Meconiumbestandteilen reichliche schwarze und krystallinische sandige Stoffe. Pflanzenzellen und Muskelfaserstücke nachweisen kann, desgleichen Amylumbruchstücke. Im Lungensafte beider Unterlappen und des linken Oberlappen einige Fremdkörper; im rechten Ober- und Mittellappen keine.

Mikroskopische Schnittpraeparate. Linker Oberlappen: man sieht in einzelnen Alveolen Muskelfaserstücke, sowie gelbrote Körnchen und Schollen. Rechter Oberlappen: ziemlich viel aspirirte Vernix- und Meconbestandteile, hie und da unregelmässig viereckige, blassgelbe homogene Schollen; einzelne Alveolengruppen lufthaltig. Rechter Mittellappen: einzelne Alveolengruppen lufthaltig, in den Alveolen wenig Vernixzellen, keine sicheren Fremdkörper. Linker Unterlappen: einzelne Alveolen erfüllt von Vernix- und Meconbestandteilen, daneben gelbe und schwarze Schmutzkörnchen; in manchen auch etwas Blut. Rechter Unterlappen: in anektatischen Alveolen sieht man gelbe körnige Massen, spärliche Meconkörper, doch auch Muskelfaserstücke.

XII. 3 Tage im Canale gelegen; nicht ganz reif, syphilitisch, Pneumonia alba. Lungen luftleer. Mund, Oesophagus und Magen enthalten trübe Flüssigkeit mit schwarzen Bröckchen von Kot (mikroskopisch). In der Luftröhre trübe bräunliche Flüssigkeit und einzelne schwarze Körnchen, ebenso in beiden Stammbronchis, woselbst sich Muskelfaserstücke, Amylum und sandige, sowie Kohlenpartikelchen finden. Lungensaft: überall wenn auch wenig sandige und schwarze, zum Teile gelbe Körnchen, im linken Ober- und rechten Unterlappen sehr spärlich; im linken Unterlappen auch einzelne Muskelfaserstücke.

Mikroskopische Schnittpraeparate. Rechter Oberlappen: nur wenig Fremdkörper in den Alveolen neben etwas Vernixbestandteilen, in einem Bronchiolus Schmutz und Sandschollen, zum Teil von blauer Farbe. Linker Unterlappen: in einzelnen Alveolen Blutkörperchen und körnige Massen, braunrote Partikeln und quergestreifte Muskelfaserbruchstücke, Pflanzenzellen und grosse Plattenepithelzellen.

XIII. 2½ Tage im Canale gelegen; Lungen anektatisch. In Mund und Rachen trübe Flüssigkeit, ebenso in der Trachea und den Stammbronchien, in diesen nur einzelne Sandpartikeln und schwärzliche Partikeln. Im Lungensafte Plattenepithelzellen, doch keine Fremdkörper.

Mikroskopische Schnittpraeparate. Rechter Unter- und linker Oberlappen: in etwas erweiterten Alveolen Vernixbestandteile und Meconkörper; Fremdkörper nicht mit Sicherheit nachzuweisen.

Es ist gewiss ein bemerkenswertes Ergebniss dieser Versuche, dass an allen Leichen Fremdkörper mit der Spülflüssigkeit in die Luftwege

eingedrungen waren, und dass sich diese eingeschwemmten Fremdkörper fast in allen Fällen auch im abgestreiften Lungensafte, beziehungsweise — wie die von einzelnen Lungen hergestellten Schnittpraeparate zeigen — in den Lungenalveolen nachweisen liessen; ausgenommen sind davon nur der 7. und 13. Versuch. Zuweilen enthielten die grösseren Luftwege ausserordentlich viel von dem Unrate, ähnlich wie bei vitaler Aspiration, so dass ein ungeübter Beobachter, der nur das makroskopische Verhalten in Betracht gezogen hätte, bei auch sonst verdächtigen äusseren Umständen gar wol zu einem Trugschlusse hätte kommen können, gar wenn er die sonstigen Befunde, wie die flüssige und dunkele Beschaffenheit des Blutes und die Ekchymosenbildung am Herzen und an den Lungen, die bei meinen Versuchsleichen auf die intrauterine Erstickung zu beziehen waren, als Beweis für die Erstickung im Unrate genommen hätte.

Die Versuche haben auch gezeigt, dass trotz ausgiebiger intrauteriner Atmung, die zu oft reichlichem Eindringen von Fruchtwasser und Meconium in die Luftwege Veranlassung gegeben hatte, dennoch ein Einfliessen der Spülflüssigkeit und der in ihr enthaltenen Fremdkörper bis in die Alveolen erfolgte war, und so kam es, dass ich vereinzelt Meconiumbestandteile und Schmutzkörper neben einander in den Alveolen nachweisen konnte.

Sehr überraschend ist auch, dass schon ein Zeitraum von zwei bis drei Tagen, wärend dessen die Leichen im Canale lagen, genügte, um das geschilderte Einfliessen der Spülflüssigkeit in die Lungen zu ermöglichen, und es lehren die Versuchsresultate, dass man gegebenenfalls bei der Deutung der Obductionsergebnisse in der Vorsicht noch weiter gehen muss, als es Liman forderte, und auch bei relativ noch frischen und guterhaltenen Leichen Neugeborener, wenn sie aus Canälen u. dergl. gezogen worden waren, an die Möglichkeit denken muss, dass eventuell selbst in den feinen Luftwegen gefundene Fremdkörper erst post mortem eingedrungen sein könnten.

In meinen Versuchen waren wol die Bedingungen für das postmortale Eindringen der Spülflüssigkeit äusserst günstige, da die Fremdkörper in einer grossen Flüssigkeitsmenge aufgeschwemmt waren und unter den gegebenen localen Verhältnissen auch mit einer gewissen Kraft durch Mund und Nase in die Luftwege der am Rücken liegenden Leiche einzudringen vermochten. Es könnte aus diesen Gründen scheinen, als hätten die gefundenen Thatsachen für die gerichtsärztliche Praxis nicht die Bedeutung, die ihnen nach meiner Ansicht beigemessen werden muss. Diesbezüglich darf jedoch nicht vergessen werden, dass ähnliche Verhältnisse, wie in meinen Versuchen, bei Fällen von fraglichem Kindesmorde gerade in Städten nicht so selten vorliegen, wenn es sich um Leichen handelt, die in Abortschläuchen oder Canälen u. dergl. gefunden worden waren. Auch in solchen Fällen können durch längere Zeit die Abfallwässer aus grösserer Höhe über den Kindesleichnam hinweggegangen und in den Leichnam eingedrungen sein, und wenn etwa der Kindeskörper z. B. in einem Canalschlauche stecken blieb und so den freien Abfluss der Spülwässer hinderte, kann die rückgestaute Flüssigkeit sogar unter einigem Drucke in die Luftwege gelangt sein. Ab und zu kommen derartige Fälle in der Praxis

vor, weshalb auch schon Fagerlund [1] bei seinen Versuchen diese Möglichkeit in Betracht zog.

Gelegentlich könnten sich sogar die Bedingungen für das Eindringen von Flüssigkeit in foetale Lungen noch günstiger gestalten, als in meinen Versuchen, wenn nämlich die Luftwege vorher völlig frei gewesen waren: es kommt ja auch bei intrauterin abgestorbenen Kindern vor, dass die Luftwege frei von Fruchtwasser. Schleim, Meconium u. dergl. bleiben, wenn es überhaupt nicht zu vorzeitigen Atembewegungen gekommen war, oder wenn wegen Verlegung von Mund und Nase, z. B. durch die Eihäute eine Aspiration verhindert worden war. Es ist begreiflich, dass gerade in solchen, allerdings sehr seltenen Fällen ganz fatale Irrtümer entstehen könnten, wenn der Befund von Unratsmassen in den Luftwegen und Lungen eines solchen Kindes als unbedingter Beweis für die Erstickung eines lebend geborenen Kindes angesehen werden würde.

Viel Schwierigkeiten wird auch für die Deutung der gleichzeitige Befund von Fruchtwasser und von Kotbestandteilen in den Lungen verursachen. Es wäre daran zu denken, dass das wohl intrauterin asphyktisch gewordene, doch noch lebend geborene Kind unmittelbar aus den Geschlechtsteilen der Mutter in die Jauche gelangte, darin respirirte und erstickte, oder dass das Kind, ohne asphyktisch gewesen zu sein, in eine Mischung von Fruchtwasser und Kot geboren wurde, etwa in ein Gefäss hinein, über dem die Mutter mit oder ohne Absicht entband und in dem das Kind nun durch Erstickung endete, oder schliesslich, dass das Kind intrauterin unter vorzeitigen Atembewegungen abgestorben und tot geboren war, und erst in die Leiche die Unratstoffe eingedrungen waren.

Gewiss wird schon nach den äusseren Umständen nicht in jedem Falle die letztere Möglichkeit in Betracht zu ziehen sein: liesse sich z. B. feststellen, dass das Kind ganz kurze Zeit — etwa einige Stunden — nur in einer seichten Schichte von Jauche gelegen war, vielleicht von dieser nicht einmal ganz bedeckt, dann wäre ein postmortales Eindringen wol nicht anzunehmen, und es blieben nur die ersten zwei Möglichkeiten, zwischen denen wir übrigens nach dem objectiven Befunde allein meist auch nicht sicher entscheiden können.

Von wesentlichem Nutzen wird es immer sein, die Thatsache nicht zu vergessen, dass unter gewissen Bedingungen ein postmortales Eindringen von Flüssigkeit und kleinen Fremdkörpern in selbst ganz luftleere Lungen möglich ist. Deshalb werden wir in Fällen, in denen hiefür günstige Bedingungen sowol nach den örtlichen als zeitlichen Verhältnissen wirklich bestanden hatten oder auch nur vorhanden gewesen sein konnten, in unseren Schlussfolgerungen, soweit der objective Lungenbefund in Betracht kommt, äusserst vorsichtig sein, damit wir nicht in einem concreten Falle einer Beschuldigten Unrecht thun.

Eine genaue Untersuchung der Leiche wird selbstverständlich immer das erste Erforderniss sein, um eventuell doch eine Entscheidung treffen zu können. Durch die mikroskopische Untersuchung des Inhal-

---

[1] Fagerlund. Ueber das Eindringen von Ertränkungsflüssigkeit in die Gedärme, „Vierteljahrsschrift f. ger. Med.“ 1890 B. LII pag. 1. u. ff.

tes der Luftwege Neugeborener, wie wir sie in jedem Falle von fraglichem Kindesmorde vorzunehmen pflegen, und durch die mikroskopische
Untersuchung der Lungen selbst wird in einzelnen Fällen ein Finger-
zeig gewonnen werden: finden sich z. B. reichliche Vernix- oder Meconiumbestandteile auch in den feinsten Bronchiolen und in den Alveolen selbst, indess Schmutz-, Kot- oder Spülichtstoffe nur in den oberen
Luftwegen oder nur in den gröberen Bronchien und auch hier nur in
geringer Menge vorhanden sind, so wird dies ein postmortales Eindringen immerhin sehr wahrscheinlich machen, wenn auch nicht unter allen
Verhältnissen beweisen. Andererseits wird der Befund von dicken Kotmassen oder von gröberen Erdklümpchen — wie ich dies im Vorjahre
bei der Section einer in Gartenerde eingescharrt gefundenen Kindes-
leiche sah — selbst wenn nicht der ganze Bronchialbaum damit erfüllt
ist, die Diagnose gestatten, dass diese Stoffe intra vitam aspirirt wurden, wie schon eingangs betont wurde.

Es wird demnach in jedem einzelnen Falle eine genaue Feststellung
der Menge, der Verteilung und der Consistenz der in den Luftröhren-
ästen vorfindlichen fremden Massen und eine gewissenhafte Berücksichtigung der Nebenumstände erforderlich sein, um, soweit es überhaupt
möglich ist zu richtigen Schlüssen zu gelangen.

Nicht selten wird in dieser Hinsicht der Magen- und Darmbefund
wichtig und entscheidend sein. Geringe Anteile von Kot konnte ich in
meinen Versuchsleichen vereinzelt nicht allein im Oesophagus sondern
auch im Magen vorfinden, zum Teile waren sie schon mit freiem Auge
erkennbar, zum Teile liess erst die mikroskopische Untersuchung des
Magenschleimes die Beimengung der Fremdkörper feststellen. Man
weiss ja schon seit Langem, dass Flüssigkeiten auch in den Oesophagus und in den Magen von Leichen einlaufen können, wenn auch nicht
so leicht, wie in die offenstehenden Luftwege. Besonders schwer dringen dickliche Massen ein, denen der im Magen Neugeborener kaum
je fehlende dicke zähe Schleim ein wesentliches Hinderniss darbietet,
weshalb auch ein Uebertritt dieser Stoffe in den Dünndarm der Leiche
beim Neugeborenen gewiss unmöglich ist. Der Befund von Canalinhalt
und analogen Stoffen im Dünndarm Neugeborener wird also in fraglichen Fällen ausschlaggebend sein für die Diagnose des Ertrinkungstodes, wie dies schon Fagerlund nachwies, zumal wir ja bei in
Canalstoffen u. ä. erstickten Kindern fast regelmässig die geschluckten
Massen bis in den Darm hinein verfolgen können, wie ich erst unlängst
wieder in einem Falle von Kindesmord sah.

Troisième Séance.

Lundi, le 11 (23) Août, 10 h. du matin.

Présidents: Prof. H a b e r d a (Vienne), Dr. S z i g e t i (Temesvar).

Dr. Gabriel Corin (Liège).

La mort par le shock.

Le shock a été, dans ces dernières années, l'objet de nombreuses recherches physiologiques de la part de nombreux auteurs au nombre desquels il me suffira de citer B r o w n S e q u a r d, M o r a t, R o g e r, B o y e r et G u i n a r d. Je voudrais vous montrer que si ces travaux n'ont pas une importance pratique immédiate, considérable, ils permettent d'entrevoir l'interprétation d'un certain nombre de faits qui sont, jusqu'à ce jour, restés inexpliqués en médecine légale. Je ne puis à ce sujet mieux faire que répéter ce que j'ai déjà dit ailleurs, c'est que le médecin légiste doit être doublé jusqu'à un certain point d'un physiologiste. Il est tout aussi nécessaire pour lui de pouvoir se figurer l'ensemble des symptômes qui ont présidé à l'éclosion d'une altération que les circonstances dans lesquelles s'est produite une blessure. Ceci servira d'excuse aux communications expérimentales que je vous fais en ce moment.

Je ne veux pas m'appesantir sur la définition exacte du terme shock; il suffit pour nous de considérer le shock comme un état de dépression, d'adynamie provoqué par une irritation intense du système nerveux, que cette irritation soit centrale ou périphérique, directe ou indirecte, c'est-à-dire réflexe.

Un des principaux phénomènes qu'elle provoque c'est l'arrêt des échanges nutritifs, arrêt qui se traduit extérieurement par une coloration rouge du sang veineux; il semble bien démontré qu'il s'agit là d'une action du système nerveux central sur les tissus périphériques et non pas, comme on pourrait le croire, d'une absence d'action, d'une immobilité des tissus tenant à ce que, ne recevant plus d'irritations des centres, ils cessent de fonctionner.

Mais l'irritation des centres nerveux provoque de plus un ensemble de phénomènes circulatoires et respiratoires dont la résultante finale est la mort, le mécanisme de cette mort variant d'ailleurs dans des limites fort étendues suivant les conditions intrinsèques du sujet, l'intensité de l'irritation et l'endroit où elle est appliquée; l'ensemble des symptômes peut être tel qu'il rappelle l'asphyxie; d'autres fois la mort est plus lente à venir et se produit au milieu des phénomènes d'adynamie progressive, d'épuisement lent.

On peut concevoir, par exemple, qu'une irritation fort intense provoque la mort immédiate par un arrêt permanent de la respiration, le cœur et les autres centres nerveux continuant à fonctionner et une augmentation formidable de la pression sanguine étant le résultat de l'irritation du centre vasomoteur. Des cas plus rares sont ceux où l'irrita-

tion se traduit par un arrêt instantané, une paralysie immédiate du cœur. C'est ce qui se produit quelquefois dans la mort par chloroforme; c'est ce que je suis parvenu à réaliser expérimentalement en plongeant dans l'eau très froide des chiens rasés auxquels j'avais administré de fortes doses de chloral et de strychnine. Notons d'ailleurs que, dans les cas de syncope respiratoire, les autres centres de la moëlle allongée peuvent conserver toute leur activité pendant un certain temps tout au moins. C'est tout spécialement le centre vasomoteur que nous visons ici. Il conserve souvent toute sa vitalité malgré la paralysie définitive du centre respiratoire et l'on peut voir un animal conserver une pression sanguine élevée pendant plusieurs minutes après la cessation complète et définitive des mouvements respiratoires. Cette persistance d'une pression sanguine compatible avec une vie prolongée du myocarde, cette survie extraordinaire s'explique parfaitement si l'on considère que les échanges nutritifs sont arrêtés et que le sang veineux ne devient pas asphyctique. C'est ce qui explique pourquoi les manœuvres respiratoires artificielles peuvent, dans des cas de ce genre, réussir alors que la respiration spontanée est éteinte depuis longtemps.

Mais il est plus fréquent encore de voir le centre respiratoire paralysé d'emblée et le centre vasomoteur excité au maximum puis paralysé lui-même en quelques minutes, la paralysie dépendant non plus seulement de l'asphyxie progressive mais d'une excitation trop intense. C'est le cas spécialement dans les plaies du crâne par arme à feu, accompagnées de délabrements étendus de la substance cérébrale.

Si nous descendons à un degré moins intense d'excitation, il arrive aussi que les centres de la moëlle allongée, au lieu d'être frappés d'emblée de paralysie, sont tout d'abord simultanément et violemment excités. Les phénomènes qui se déroulent sont alors en tous points semblables à ceux de l'asphyxie vulgaire, à ce détail près que le sang ne devient pas noir, que, tout au contraire, le sang veineux lui-même reste rouge vermeil. C'est un syndrôme de ce genre que l'on voit se produire quand on ligature chez un lapin les deux carotides et les deux vertébrales (expérience de Kussmaul et de Tenner), quand on administre à un animal des doses rapidement mortelles d'acide cyanhydrique ou qu'on le plonge dans l'eau bouillante. L'examen des graphiques respiratoires et circulatoires recueilli dans ces conditions montre qu'ils sont absolument superposables à ceux de l'asphyxie; mais, je le répète, le sang veineux reste rouge, parce que l'irritation causale se répercute des centres de la moëlle allongée sur les tissus périphériques, les immobilise, les empêche en quelque sorte de respirer, d'abandonner leur provision d'oxygène, de créer de l'acide carbonique. Ce qui montre bien que des cas de ce genre ne sont pas en réalité de l'asphyxie, c'est que la respiration artificielle est le plus souvent impuissante à entretenir la vie de l'animal, à revivifier ses centres nerveux. Ceux-ci sont excités, puis paralysés par des causes qui n'ont rien à voir avec la composition de l'air intrapulmonaire. Aussi voit-on leur vitalité s'éteindre progressivement, le cœur continuant cependant à battre longtemps après que la respiration a cessé et alors que la pression sanguine est tombée, pour ainsi dire, à zéro.

grâce précisément à la quasi impossibilité pour le sang de devenir asphyctique.

A côté de ces formes aiguës ou suraiguës du shock on peut distinguer une forme plus lente, subaiguë en quelque sorte dans laquelle les phénomènes mettent plus de temps à se dérouler, permettent une survie plus longue et qui peut par conséquent, dans des conditions favorables, aboutir à la guérison. Quand la mort se produit, elle ne survient que plusieurs heures et même quelquefois plusieurs jours après le début des symptômes. C'est en somme une forme assez commune que l'on rencontre spécialement dans les interventions chirurgicales graves et dont la pathogénie n'est pas essentiellement différente des autres formes du shock. Ici le centre respiratoire est parvenu à se remettre de son dérangement primitif; mais le centre vasomoteur fonctionne mal; après avoir été violemment irrité, après avoir provoqué une vasoconstriction aussi générale que dans les autres variétés, ce centre reste parésié, presque inerte; les vaisseaux des organes internes et plus spécialement ceux de l'abdomen sont fortement dilatés; la circulation se fait mal à cause de la baisse de pression sanguine résultant de cette vasodilatation; les centres nerveux, le cœur lui-même souffrent de cette inertie circulatoire; peut-être entraîne t-elle à la suite des dégénérescences graisseuses, des altérations cellulaires d'organes importants. Toujours est il que l'individu qui se trouve placé dans ces conditions finit souvent par tomber dans un état d'adynamie, de collapsus qui n'est que le précurseur de la mort. Cette forme du shock est intéressante à connaître parce que le principal caractère que les physiologistes ont jusqu'à présent reconnu au shock, la coloration rouge du sang veineux, fait ici complètement d fa it. En somme, quand l'individu meurt, il ne s'agit plus chez lui de phénomènes provoqués dans les tissus périphériques par l'irritation des centres nerveux; cette irritation a cessé, est remplacée par de la paralysie; les tissus périphériques soustraits à cette influence fonctionnent normalement, produisent de l'acide carbonique et consomment de l'oxygène; mais l'accumulation d'acide carbonique dans le sang, ne parvient pas à faire sortir les centres nerveux de leur inertie; il semble plutôt qu'elle favorise le développement de cette inertie et c'est ainsi que nous ne voyons pas se produire ici les phénomènes tumultueux de l'asphyxie.

En somme, si certaines formes de shock réalisent extérieurement le syndrôme de l'asphyxie, si d'autres constituent s e n s u s t r i c t i o r i l'asphyxie, parce qu'il y a accumulation d'acide carbonique dans le sang, les premières diffèrent de l'asphyxie proprement dite parce que le sang veineux reste rouge, les secondes parce que les centres nerveux rendus inertes ne réagissent plus sous l'influence de la composition anormale du sang.

J'ai tenu à m'étendre un peu longuement sur la pathogénie des différentes formes de shock parce qu'il y a encore actuellement une tendance un peu trop grande, me semble-t-il, à diminuer l'importance médico-légale du shock. Je suis persuadé, pour ma part, qu'on peut y faire rentrer bien des affections que l'on a tenté de ranger sous d'autres rubriques.

Au point de vue médico-légal purement pratique la connaissance

de ces particularités physiologiques permet d'ailleurs de s'expliquer le polymorphisme des altérations anatomiques.

Il est hors de doute, par exemple, que, dans la mort par shock rapide, tous les signes de l'asphyxie vulgaire peuvent se rencontrer, à moins qu'il ne se soit produit une syncope cardiaque primitive. Dans la forme asphyctique du shock les conditions favorables à l'existence du sang fluide, à la production d'ecchymoses ponctuées sous-séreuses ou sous-muqueuses, à la création de spume rosée sont en effet réalisées et cette forme n'est pas l'une des moins fréquentes. En sorte que s'il n'existe, comme c'est souvent le cas, aucun signe extérieur de traumatisme, en l'absence de preuve testimoniale, le médecin-légiste peut se trouver dans un cruel embarras.

Il est à peine nécessaire de dire que, sur le cadavre d'un individu mort par shock rapide ou ralenti, il ne peut plus être question de retrouver la coloration vermeille du sang. Les causes qui l'ont provoquée disparaissent avec la mort; les phénomènes de réduction s'opèrent sur le cadavre d'un tel individu comme sur n'importe quel cadavre et cela longtemps même avant que la putréfaction commence son œuvre.

Si j'insiste cependant sur ce point, c'est qu'il m'est arrivé récemment, dans une affaire où j'avais été nommé contre-expert, de voir les médecins cités par la défense affirmer que, dans la mort par shock, le sang devait rester rouge après la mort. Voici de quoi il s'agissait: une vieille femme infirme avait été maltraitée par son fils; elle mourut 24 à 48 heures après le moment où, d'après l'instruction, elle aurait subi des violences. A l'autopsie les experts constatèrent, outre des traces nombreuses de contusion à la surface du corps, et une putréfaction fort avancée, une absence complète de lésions des organes internes, à part un peu de congestion des organes internes. Ils négligèrent malheureusement de pratiquer l'autopsie des reins. Ils ne s'en crurent pas moins autorisés à affirmer qu'il s'agissait d'une mort par shock ralenti. Je me rangeai à leur avis. A l'audience les médecins de la défense affirmèrent qu'il ne pouvait être question de shock étant donnée l'absence de sang vermeil, la putréfaction avancée. Ils mirent les contusions euhymotiques sur le compte d'une affection rénale qui aurait pu exister et dont l'origine devait être recherchée dans une incontinence d'urine préexistante. L'affaire fut d'ailleurs renvoyée à une autre session pour permettre à des arbitres de se prononcer sur nos rapports.

Si je la signale c'est que, à côté de l'affirmation imprudente des médecins de la défense disant que le sang reste rouge après la mort par shock, il en est une autre, tout aussi imprudente, tout aussi peu justifiée, celle qui prétend que dans la mort par shock la putréfaction est considérablement ralentie: ainsi présentée elle est certainement inexacte et provient d'une fausse compréhension de phénomènes physiologiques observés il y a déjà longtemps par Brown Séquard. Brown Séquard avait observé que si l'on écrase d'un coup de marteau la tête à des cochons d'Inde, ceux-ci peuvent rester jusqu'à plusieurs semaines sans se putréfier. Je crois que le fait ne peut pas être nié et qu'en cherchant un peu, chacun d'entre nous trouverait de nom-

breuses observations médico-légales prouvant le retard considérable que le shock peut produire dans la putréfaction cadavérique. Mais il me semble évident qu'il ne peut être question ici que du shock brusque, suraigu et que, du moment où les phénomènes qui précèdent la mort présentent quelque durée, la putréfaction se produit dans les conditions ordinaires. Je ne pense pas d'ailleurs que le shock crée des conditions défavorables à la putréfaction que l'on ne rencontrerait pas dans les autres cas de mort rapide; en d'autres termes les tissus d'un individu mort en état de shock rapide ou ralenti se trouvent être aussi facilement putrescibles que ceux d'un autre individu, du moment que l'élément essentiel, les microbes de la putréfaction se trouvent incorporés dans les tissus.

Je parviens difficilement à comprendre comment des cellules rendues inertes par le shock résisteraient plus facilement que d'autres cellules à l'invasion microbienne. Galeazzi est cependant arrivé à cette conclusion en se basant sur des expériences mal instituées et mal interprétées à mon avis. Il ouvrait le ventre à des animaux, puis leur injectait sous la peau une émulsion microbienne. Il observait toujours dans ces conditions un retard manifeste dans l'infection en comparant avec des animaux témoins. J'ai fait à ce procédé l'objection suivante: ouvrir le ventre à un animal c'est le mettre directement en état de shock, déterminer chez lui cette vasoconstriction dont je vous parlais tantôt. Cette vasoconstriction peut être assez intense, Paltauf l'a démontré, pour empêcher un épanchement sanguin de se produire au niveau d'un traumatisme. Or, l'injection de microbes sous la peau ne peut aboutir rapidement à une infection généralisée que si, au point de l'injection, se trouve un épanchement qui sert de substratum, de milieu nutritif à ces microbes; si cet épanchement n'existe pas ou est très petit, il doit fatalement s'en suivre un retard dans l'infection générale. L'expérience ne pourrait donc être décisive dans un sens ou dans l'autre que si l'injection de culture microbienne précédait de quelque temps l'ouverture de la cavité abdominale.

Mais pour bien comprendre les différentes modalités que peut revêtir la putréfaction cadavérique dans la mort par shock, il faut se rappeler les faits qui ont été établis par les travaux bactériologiques de Würtz, de Herman, de Malvoz et de Beco. Pour ces observateurs la putréfaction cadavérique chez l'adulte a pour point de départ l'intestin. Pendant la vie les microbes de la putréfaction se trouvent répartis dans l'intestin, sans pouvoir franchir la barrière que leur offre une muqueuse normale, normalement vascularisée. L'individu vient-il à succomber à une mort rapide, œuvre de quelques secondes ou de quelques minutes, les microbes restent après la mort localisés dans l'intestin et ce n'est que de proche en proche qu'ils peuvent gagner les régions éloignées du corps. Si la barrière opposée à l'invasion de l'organisme par les saprophytes intestinaux est déjà rompue pendant la vie (empoisonnement par des substances irritantes telles que l'arsenic, l'émétique, l'alcool) ces saprophytes seront entraînés dans la circulation, semés dans les différents organes et après la mort la putréfaction commencera non seulement au niveau de l'intestin, mais à la fois dans tous les points où les microbes saprophytes auront été disséminés.

Mais remarquons que ce n'est pas seulement une irritation de la muqueuse intestinale qui peut amener cette dissémination. Le fait seul d'une mort ralentie et surtout d'une mort par shock subaigu lui est éminemment favorable. Dans le shock subaigu, en effet, immédiatement après la vasoconstriction initiale dont nous avons parlé, se produit une vasodilatation dont l'intensité est surtout grande au niveau de la muqueuse gastro-intestinale. Or, les recherches de Makletzov[1]) ont démontré qu'une simple hyperémie nerveuse suffit à rendre la paroi intestinale du lapin perméable aux microbes intestinaux. Il en résulte que la circulation continuant crée un véritable semis de ces microorganismes, et spécialement du bacterium coli dans les territoires les plus éloignés de l'organisme.

Des recherches que je continue en ce moment, me permettent même de croire que c'est à cette invasion microbienne opérée pendant la vie qu'il faut attribuer la mort survenant au bout de quelques jours alors qu'il ne peut plus être question de shock. J'ai rencontré dans les organes internes de chiens tués deux jours après de graves brûlures un bacille gros et court dont je n'ai pu jusqu'à présent déterminer l'identité: tout me porte à croire cependant qu'il s'agit bien ici du bacterium coli commune. D'ailleurs les phénomènes généraux de l'infection par le bacterium coli ressemblent beaucoup à ceux de la mort lente par brûlure et d'autre part la muqueuse intestinale est tellement et si profondément altérée dans le genre de mort qu'elle permet à n'en pas douter la pénétration des saprophytes intestinaux dans la circulation générale. Pour moi ce serait donc ce mécanisme à l'exclusion de tout autre qu'il faudrait invoquer dans les morts survenant plusieurs jours après des brûlures graves.

Il ne faudrait pas croire d'ailleurs que l'intestin soit la seule voie d'infection possible pendant la vie; je parle, bien entendu, d'infections par les bactéries de la putréfaction. Toute plaie créée pendant la vie ouvre une porte à cette infection. C'est sans doute le motif pour lequel, dans les accidents de chemin de fer, les individus ayant succombé à de grands traumatismes se putréfient avec une rapidité extraordinaire; le plus souvent, en effet, les plaies sont alors infectées par les bactéries du sol qui provoquent une putréfaction rapide. De mes observations personnelles il résulte qu'ici aussi il faut faire une distinction essentielle entre les traumatismes ayant provoqué une mort immédiate, surtout une mort par syncope cardiaque et ceux qui ont permis une survie, ne fût-ce que de quelques heures. Je conserve entre autres l'observation de trois individus qui furent le premier écrasé par le levier de sa locomotive, le second écrasé par les roues d'un train, le troisième scalpé et fracturé du crâne par un monte-charge de haut fourneau et chez lesquels la putréfaction fut extrêmement lente à se produire.

Enfin, en dehors des conditions extérieures de température et d'humidité, il faut encore tenir compte de ce fait que l'individu a pu aspirer de la terre ou des poussières riches en microbes de la putréfaction et lancer ces derniers en quelque sorte par la voie la plus directe dans le torrent de la circulation.

[1]) „Wratch", 1897, № 10.

Discussion.

Prof. **Tamassia** (Padoue): Je rappelle que l'année passée j'ai publié [1]) les conclusions de mon travail. J'ai établi d'après mes recherches qu'il n'y a aucune différence en ce qui concerne la marche de la putréfaction (examen bactériologique du sang, des muscles, du foie) entre les animaux (chiens, lapins) tués par l'écrasement de la tête, par hémorrhagie ou par la strychnine. Tout cela est en opposition avec les déductions du Dr. R o g e r, de l'école de B r o w n-S é q u a r d.

Dr. **P. Bondarev** (Youriev).

Modification des ganglions automatiques et du muscle du cœur sous l'influence de l'alcool.

(Recherches expérimentales).

Messieurs!

Sur le conseil de notre vénéré maître. M. le Professeur Ignatovsky, nous avons entrepris des expériences sur les animaux avec l'alcool éthylique, amylique et l'eau de vie ordinaire. Nous ne donnons ici que le résumé succinct de nos recherches, nous proposant de les exposer en détail dans notre prochain travail.

Dans les empoisonnements aigus. qui ont duré d'un jour à un mois, chez des animaux morts de fortes doses d'alcool, nous n'avons rencontré dans le muscle cardiaque que des modifications de très peu d'importance, à savoir: une faible tuméfaction, etc.

Par contre, les appareils vasculaire et nerveux présentent de très intéressants phénomènes. Nous avons été frappé par l'hyperémie et la dilatation des vaisseaux sanguins fortement distendus par le sang et par des hémorrhagies en nappe. Nous soulignons tout particulièrement cette dernière constitution.

De plus, nous avons observé des modifications caractéristiques de la membrane interne des vaisseaux relativement volumineux, à savoir: des rigorités. une tuméfaction et, par place, même la destruction complète de l'endothélium; en outre on voit très souvent dans les vaisseaux un détruis granuleux résultant de la désorganisation des éléments figurés du sang.

Mais la modification la plus importante est celle qui consiste dans l'infiltration des parois vasculaires par les leucocytes et les éléments conjonctifs jeunes. Ajoutons que cette infiltration s'observe non seulement dans les parois vasculaires et à leur proximité, mais aussi à une distance considérable se propageant dans le muscle, les fibres graisseux et les ganglions.

Dans ces derniers se trouvent enfiltrés le stroma et la capsule des cellules nerveuses où on constate très souvent la présence d'un ou de plusieurs leucocytes.

---

[1]) Rendiconti del Reale Instituti Veneto. Venezia.

Dans les expériences de courte durée, de quelques heures par exemple, les cellules nerveuses des ganglions se trouvent tuméfiées, œdématiées et granuleuses. Quant aux expériences qui ont duré plus longtemps, nous avons observé l'atrophie du protoplasma avec la désorganisation nette du noyau, se manifestant soit par sa destruction complète, soit seulement par la modification de sa périphérie.   ·

On constate ici également les phénomènes de phagocytose. Dans les empoisonnements aigus, nous n'avons jamais pu observer la dégénérescence graisseuse et la vacuolisation. Dans les cas chroniques, notamment dans ceux qui ont duré de 5 à 10 mois, à part les modifications déjà citées, nous avons constaté le développement du tissu conjonctif et la dégénérescence graisseuse qui ne se propageait pas dans tout le muscle, mais se manifestait seulement, par place, par ilots pour ainsi dire. Le tissu conjonctif de néoformation se présentait sous l'aspect de faisceaux qui, partant des vaisseaux, allaient s'insérer entre les fibres. Ces dernières à plusieurs endroits avaient l'aspect dilacéré et plusieurs d'entre elles étaient complètement détruites. On les reconnaît seulement grâce à la présence des granules (méthode de coloration de Nissl).

Le même développement du tissu conjonctif s'observe dans les ganglions nerveux, où il prenait des proportions telles que les cellules nerveuses se trouvaient comprimées et complètement désorganisées. Nous devons remarquer que les modifications, sinon du protoplasma même des cellules nerveuses, du moins du stroma ganglionaire, sont beaucoup plus manifestes et accentuées que celles du muscle cardiaque.

En s'appuyant sur les faits exposés, nous nous permettons d'en tirer cette conclusion que, dans les empoisonnements chroniques, et à plus forte raison aigus, où on ne trouve pas de modification du muscle cardiaque, l'arrêt du cœur doit être attribué aux modifications pathologiques de son appareil nerveux.

Discussion.

Prof. **Strassmann** (Berlin) findet an den Mitteilungen des Herrn Bondarev besonders interessant, dass die gleichen Veränderungen beobachtet wurden bei Anwendung von reinem Amylalkohol und von Aetylalkohol, bezw. von Spirituosen die diesen enthielten. Auch Redner's frühere experimentelle Untersuchungen über chronischen Alkoholismus, die sich allerdings nicht auf die Herzganglien erstreckten, haben gezeigt, dass hier zwar quantitative Unterschiede bestehen, dass der Amylalkohol gefährlicher und deletärer ist, als der reine Aetylalkohol, aber es waren keine wesentlichen qualitativen Differenzen zwischen beiden vorhanden; viel mehr wurden die gleichen anatomischen Veränderungen bei beiden Arten alkoholischer Vergiftung beobachtet. Redner hat daraus geschlossen, dass die, hauptsächlich von Dujardin Beaumetz und Audigé vertretene Idee durch Reinigung des Trinkschnapses die Schäden des Alkoholismus zu beseitigen, keine Aussicht verschpricht.

Pros. **Minakov** (Moscou) croit que M. le rapporteur ne se rend pas un compte suffisamment juste de ce qu'il faut entendre par l'empoisonnement aigu et chronique. Un empoisonnement chez des animaux

qui ont reçu de nombreuses doses d'alcool et ont pu survivre un mois, ne peut être dans aucun cas considéré comme aigu. Les modifications du cœur décrites par M. le rapporteur, telles que le développement du tissu conjonctif néoformé et la dégénérescence des parois vasculaires sont produites par l'action prolongée de l'alcool.

Dr. **Szigeti** (Temesvar) schliesst sich den Ausführungen M i n a-k o v's an betreffs der Unterscheidung der acuten von der chronischen Alkoholvergiftung. Er ist der Ansicht, dass von einer acuten Alkoholvergiftung nur dann die Rede sein kann, wenn der Tod im Anschlusse an den Genuss einer zu grossen Menge Alkohols eingetreten ist.

Dr. **Grigoriev** (Varsovie) croit que M. le rapporteur n'a pas suffisamment appliqué à ses recherches les nouvelles méthodes de N i s s l et de M a r c h i pour résoudre une question très importante au point de vue de la Pathologie Générale à savoir: si les modifications initiales se passent dans les éléments nerveux ou dans les autres éléments de la fibre musculaire. G. trouve au plus qu'il serait très important de déterminer, par la méthode de F l e m m i n g, s'il se produit, ou non, dans les empoisonnements chroniques par l'alcool, une dégénérescence graisseuse dans la tunique moyenne des vaisseaux; ce dont M. le rapporteur ne fait pas mention.

Dr. **Bondarev** fait remarquer qu'il a appliqué les nouvelles méthodes de N i s s l et de M a r c h i à ses recherches. S'il n'en a pas fait mention dans sa communication, c'est qu'elle présente un résumé succinct de son travail qui paraitra prochainement et où il en parlera en détail. Quant à la méthode de F l e m m i n g, il va de soi qu'elle a été appliquée, vu que c'est une méthode très répandue dont on ne peut se passer dans les recherches anatomo-pathologiques et microscopiques.

Sur la proposition de M. le Professeur **Minovici** la Section de Médecine Légale du XII Congrès International à voté à l'unanimité:

La section Médico-légale du XII Congrès International émet le vœu que dans toutes les villes universitaires les fonctions des médecins-légistes soient confiées aux personnes chargées de l'enseignement médico-légal. Elle émet le vœu de voir créés dans toutes les villes universitaires des instituts complets pour permettre aux élèves de s'initier à toutes les recherches médico-légales.

Elle émet le vœu de voir créé, là où cela n'existe pas, un diplome spécial d'études médico-légales et un corps dans lequel le Parquet recruterait ses experts.

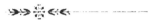

Table alphabétique des matières.

A.

---

[1] Le premier chiffre romain indique le volume, le deuxième — la section, le chiffre arabe—la page.

H.

I.

W.

Table des auteurs[1]).

---

[1]) Les chiffres romains imprimés en gros caractères désignent le volume, ceux en caractères ordinaires la section. Les chiffres arabes en caractères correspondants indiquent la page du travail original, resp. celle de la participation à la discussion.

39*

Errata *).

Section I: Anatomie, Anthropologie, Histologie.

Page	Ligne	Au lieu de	lisez
19	14	blosser	blasser
"	27	blosse	blasse
21	37	sie	die
23	38	Douve	Dovre
"	50	Hardaland	Hördaland
24	5	Logn	Sogn
"	6	Sögnafjord	Sognefjord
31	36	brachycéphale	dolichocéphale
69	36	düsten	düstern
70	28	Heffter	Hefftler
71	48	Oberflächenbaum	Oberflächenbaue
72	23	auszeichnend	ausreichend
74	39	estischen	estnischen
75	30	beansprechen	beanspruchen
77	37	nach Mangolien	nach der Mangolei
79	10	61, 92	61, 92 (im Verhältniss zur Grösse des Kopfes)
81	10	Zehne	Zehner

Section II: Physiologie et Chimie physiologique.

Page	Ligne	Au lieu de	lisez
32	39	(PO5. 2 BaO . NaO).	$(PO_4)_2$ Ba_2 Na_2.
56	24	Verdier	Verdin
66	46	Mac Bude	Mac Bride
67	31 et 33	tubes pulmonaires	lobes pulmonaires
"	36	congrès de Florence	congrès de Perouse
"	48	var syphilitique	rate syphilitique
68	11	directions lobaires	divisions lobaires
"	12	côtés du foie	lobes du foie
"	26	mon moyen	son moyen
"	48	Gross	Grote

Section III: Pathologie générale et Anatomie pathologique.

Page	Ligne	Au lieu de	lisez
9	9	Hohle	Höhle
13	15	Reizt	Rizt
22	51	regelmässig	immer
27	7	die Phagocyten-Reaction als	die Phagocyten-Reaction nur als
"	33	die Filtrations- die osmotische und	die Filtrations- und
28	13	richtigste	wichtigste
"	48	den	dem
"	—	machen	sein

*) Cette liste ne contient que les principales fautes d'impression, celles qui ont trait aux noms propres ou qui dérangent le sens de la phrase.

Page		Ligne		Au lieu de		lisez
Page	29	Ligne	8	Au lieu de	qualitatativen	lisez qualitativen
"	3	"	13	"	irrtümlich	" unthunlich
"	36	"	48	"	d'action comme	" d'action hypothermo-sante
"	37	"	12	"	convulsionnants	" convulsivantes
"	—	"	17	"	convulsionnants	" convulsivants
"	95	"	32	"	c'est le sang	" c'est à dire par le sang
"	102	"	26	"	Platin-Chlorid, Osmium-Essigsäure	" Platin-Chlorid-Osmium-Essigsäure
"	103	"	20	"	diese Fasern	" diese beiden Arten von Fasern
"	128	"	47	"	lagre	" large
"	130	"	4	"	organisms the	" organisms invades the
"	132	"	20	"	q	" a
"	134	"	—	"	attendet	" attended
"	149	"	14	"	des de veines	" des veines
"	160	"	37	"	est détraite peu;	" est détraite peu à peu;
"	163	"	31	"	portés	" portes
"	—	"	40	"	Conigane	" Corrigane
"	164	"	1	"	nature	" structure
"	170	"	10	"	Rollin	" Raulin
"	—	"	36	"	manillé	" mouillé
"	197	"	19	"	cellulaires	" colorantes
"	198	"	10	"	carcinome	" sarcome à grandes cellules
"	204	"	12	"	simples bénignes	" simples ou bénignes
"	205	"	40	"	sous influence	" sous l'influence
"	218	"	35	"	Dr. Davidson	" Dr. Davidsohn
"	220	"	14	"	nur	" nun
"	221	"	24	"	wofür	" woferu
"	223	"	31	"	M	" mit
"	224	"	8	"	mikroskopirten	" nekroskopirten
"	227	"	15	"	das Wachstum †	" das Wachstum bei-nahe O.
"	—	"	49	"	er	" der
"	228	"	3	"	des	" der
"	—	"	28	"	Lysocreolum	" Lysolocolum
"	—	"	29	"	Lysocreol-Agar	" Lysolocol-Agar
"	251	"	15	"	in einem Sarkom gefun-den	" in einem Sarkom gefun-den worden.
"	252	"	12	"	widerstehensfähig	" widerstandsfähig
"	291	"	13	"	de	" pour
"	—	"	21	"	faible	" friable
"	293	"	3	"	plusieur	" plusieurs
"	—	"	48	"	Ziborius	" Ciborius
"	294	"	9	"	aussi	" ainsi
"	—	"	25	"	résuats nltégatifs	" résultats négatifs
"	295	"	18	"	prépation	" préparation

Section IV a: Thérapeutique Générale.

"	28	"	29	"	l'hystétotomie	" l'hystérectomie
"	—	"	46	"	comte	" compte

Section IV b: Pharmacologie. Balnéologie. Climatologie.

"	2	"	39	"	Dieulafoi	" Dieulafoy
"	3	"	3	"	(CCl₃ . CHO)	" (CCl₃ . CHO)₂
"	—	"	5	"	Trichloralkohol	" Trichloraethylalkohol
"	—	"	13	"	R. Robert	" R. Kobert
"	—	"	20	"	den reactionstähigsten	" den chemisch reactions-fähigsten
"	4	"	37	"	des hlorotorms	" des Chloroforms

Page		Ligne		Au lieu de		lisez
Page	5	Ligne	37	Au lieu de	Jacobson	lisez Jacobsen
„	11	„	46	„	Zuensel	„ Quensel
„	—	„	47	„	sanntlich	., sämmtlich
„	13	„	49	„	enzin	„ Benzin
„	15	„	27	„	Blutte	„ Blute
„	42	„	24	„	Cherrier	„ Chevrier
„	48	„	18	„	18^0 bis 23^0	„ $<17^0<20^0$

Section IV c: Matière Médicale et Pharmacie.

„	27	„	6	„	dem Stass-Otto'schen untersucht	„ dem Stass-Otto'schen Verfahren untersucht
„	45	„	36	„	sous	„ sont
„	47	„	25	„	l'acclimatation	„ alimentation

VOLUME III.

Section V. Maladies internes.

„	9	„	4	„	costitutionnelles	„ constitutionnelles
„	44	„	20	„	d'urémie	„ d'anurie
„	47	„	17	„	Anfall	„ Unfall
„	—	„	18	„	ur	„ für
„	—	„	19	„	ostale	„ ovale
„	—	„	30	„	lassen	„ liessen
„	48	„	4	„	üblichen	„ übrigen
„	—	„	13	„	Magens	„ Herzens
„	—	„	15	„	beiden Nieren	„ linken Niere
„	—	„	33	„	an die	„ andere
„	109	„	17	„	gestaltende	„ gestaltende
„	110	„	11	„	dazufolge	„ derzufolge
„	113	„	9	„	Blutauführ	„ Blutzuführ
„	118	„	30	„	Influenza	„ Influenza
„	119	„	17	„	an	„ aus
„	—	„	22	„	selbst verstendlich	„ selbstverständlich
„	120	„	2	„	müssten	„ mussten
„	128	„	23	„	John's Hopkin's Hospital	„ Johns Hopkins Hospital
„	130	„	43	„	proportions in	„ proportions er in
„	—	„	44	„	migth a	„ might expect with a
„	146	„	26	„	fibraux	„ fibreux
„	147	„	5	„	général fort	„ général soient fort
„	152	„	21	„	l'expérimentation	„ l'expérimentation
„	—	„	25	„	voies avaient	„ voies biliaires avaient
„	154	„	18	„	plusieurs altérations	„ plusieurs modes d'altérations
„	190	„	25	„	Gorjin	„ Gorjiu
„	—	„	27	„	Gorjiu	„ Gorjiu
„	—	„	45	„	85000	„ 8500
„	217	„	22	„	Dr. Rosenheim	„ Prof. Rosenheim
„	249	„	45	„	Leukaamie	„ Leukaemie
„	250	„	44	„	$1_2 : 1^0/_0$ vorhanden, also $1^0/_0$, vorhanden.	„ $1_2 - 1^0/_0$ vorhanden als $1^0/_0$ vorhanden.
„	250	„	46	„	sind als 3000 eosinophile Zellen; immer von	„ sind als 3000. Eosinophile Zellen, immer von
„	251	„	42	„	5 cm.	„ 0.5 cm.
„	260	„	29	„	disintegrating	„ disintegrating
„	—	„	—	„	marses	„ masses
„	—	„	38	„	disentegrate	„ disintegrate
„	—	„	39	„	eye	„ size
„	—	„	43	„	granules quite	„ granules being quite
„	—	„	50	„	horn-glass	„ hour-glass
„	261	„	2	„	sum	„ seem
„	—	„	7	„	continued	„ contained

Page 261	Ligne 15	Au lieu de	pigment both	lisez	pigment are both
„	—	„ 19	„	Quinine a some	„	Quinine or some
‚	—	„ 27	„	devided	„	divided
„	265	„ 3	„	thinness	„	thinnest
„	266	„ 3	„	of fuchsin	„	of acid fuchsin
„	—	„ 23	„	simplifice	„	simplify
„	267	„ 26	„	propably	„	probably
„	268	„ 11	„	the red blood	„	the functions of the red blood
„	—	„ 35	„	rises	„	wires
„	269	„ 3	„	conserning	„	consumed by the
„	282	„ 10	„	Schey	„	Schmey
„	285	„ 2	„	Zuchen	„	Zwecken
„	—	„ 19	„	schnell	„	schwer
„	—	„ 20	„	sweckmässigen	„	zweckmässigen
„	331	„ 33	„	dijestion	„	digestion
„	332	„ 13	„	wery	„	very
„	333	„ 8	„	month	„	months
„	—	„ 13	„	innormal	„	inordinate
„	—	„ 19	„	hy	„	be
„	—	„ 32	„	as	„	a
„	—	„ 49	„	special	„	spinal
„	334	„ 12	„	rote	„	rate
„	—	„ 13	„	for	„	far
„	335	„ 18	„	tram	„	train
„	—	„ 20	„	athleth	„	athlete
„	—	„ 47	„	dements	„	elements
„	336	„ 16	„	Bristone	„	Bristowe
„	—	„ 18	„	Bassel	„	Cassel
„	363	„ 21	„	franged	„	ranged
„	364	„ 13	„	On 25(3)97:	„	On 25.3.96
„	—	„ 20	„	any	„	many
„	—	„ 25	„	on the patient	„	on the 25th the patient
„	365	„ 47	„	surface	„	smears
„	366	„ 3	„	treadily	„	readily
„	367	„ 37	„	Kis-Lomba	„	Kis-Zombor
„	379	„ 16	„	formature	„	formation
„	—	„ 38	„	and pain	„	and of pain
„	381	„ 38	„	are	„	is
„	382	„ 16	„	of knee	„	of the knee
„	387	„ 27	„	un peu fort	„	un peu plus fort
„	388	„ 9	„	preurésies	„	pleurésies

Section VI: Maladies de l'enfance.

„	II	„ 32	„	Ferrés	„	Terrés
„	3	„ 7	„	Urin weisen	„	hinweisen
„	—	„ 46	„	Nachschäden	„	Nachschübe
„	5	„ 17	„	Herzbeutels	„	Ventrikels
„	—	„ 28	„	Maan	„	Mann
„	—	„ 37	„	nun	„	nur
„	7	„ 46	„	vor	„	zur
„	9	„ 34	„	le même par	„	le même résultat négatif par
„	—	„ 39	„	aigreux	„	aqueux
„	10	„ 4	„	Dr. A. Tuvano	„	Dr. Turano
„	—	„ 16	„	glucole	„	glucose
„	—	„ —	„	créolinine	„	créatinine
„	—	„ 20	„	du malade	„	des malades
„	—	„ 28	„	rutine	„	normale
„	—	„ 31	„	nouvelle	„	naturelle
„	11	„ 11	„	du hasard	„	au hasard

Page	Ligne	Au lieu de	lisez
11	37	eu	en
12	21	solurées	solanées
13	42	bout	niveau
14	13	tantôt accéléré	tantôt ralenti tantôt accéléré
16	24	nerves	nerfs
—	45	palpitation	palpation
17	18	L'exication	L'excitation
—	33	avait	avaient
—	35	suivi	suivie
66	11	treien	feinen
68	7	über	eben
76	4	Mangeln der	mangelsten
80	24	obscur, la	absent. La
—	29	conturait	contenait
—	39	14	les
81	15	échouant	échéant
—	20	coutures	canaux
—	45	entière	énorme
82	7	Gemma	Jemma
—	13	proteiques	proteiques
—	29	Tani	Turano
85	13	Mit	Unter
86	30	Sohlenbädern	Soolenbädern
97	35	pe icher	pénétrer
—	50	Baudraud	Baudrand
127	38	auf	an
128	29	1895—96	1893—96
133	23	quelle moment	quel moment
—	—	quelles	quels
—	30	obstruction	abstention
134	39	Bartez	Barthez
135	5	quelle embarras	quel embarras
—	8	entassée	cutanée
136	31	évaluer	évoluer
137	21	tur	fut
140	30	interne	intense
—	49	placide	flaccide
141	27	appréciable	applicable
142	12	observations	obstructions
144	19	bout	but
—	29	l'enfant ne succombe	l'enfant succombe
163	45	1374	1373
166	17	1019 49,5%,—1165 40,2%,₀	1165=40,2%₀—1019=49,5%₀
—	22	1.1 2.2	1.2 1.9
—	25	278	298
175	44	36%,₀	35%,₀
194	Table XII	41,7	43,2
—	Ib. Summa	54,6	52,6
—	Ib. Mittel	71,5	71.7
—	—	28,5	28,3
220	37	schwer	schwerer
222	41	kommen	bekommen
223	5	Versuchungen	Versuche
225	4	lesquelles	laquelle
—	11	longue	lorsque
—	14	impute	empêche
—	25	étaler	isoler
—	27	réitérés	réalisés
234	—	Prof. José Perrès	Prof. José Terrès
238	2	bi injections	les injections

Page	Ligne	Au lieu de	lisez
Page 256	*Ligne* 24	*Au lieu de* dislociren	*lisez* discreditiren
„ 285	„ 15	„ Sefried	„ Petriefrie
„ 289	„ 12	„ Glasgow	„ Manchester
„ 291	„ 17	„ write	„ with
„ 293	„ 22	„ you	„ we
„ 339	„ 8	„ Eykman	„ Eykjman
„ —	„ —	„ Marestange	„ Marestang
„ —	„ 13	„ l'angeulocyte	„ l'angeleucyte
„ —	„ 18	„ S. de Magalhaès	„ P. S. de Magalhaès
„ 340	„ 13	„ lympangite	„ lymphangite
„ —	„ 34	„ Pronome	„ Bonome
„ 341	„ 1	„ Mohammed-Ay-Bey	„ Mohammed-Aly-Bey
„ —	„ —	„ Gaurraud	„ Gourraud
„ —	„ 18	„ Knerg	„ Kuerg
„ —	„ 19	„ Colcy	„ Colcy
„ —	„ 31	„ Lorrain	„ Lorain
„ 342	„ 26	„ Clarae	„ Clarac
„ 343	„ 10	„ Fueen	„ Follet
„ —	„ 28	„ Watz	„ Waitz
„ —	„ 30	„ vehiculition	„ véhiculation
„ —	„ 38	„ sur des traces du vési-catoire	„ dans des notes de Banque
„ 344	„ 44	„ porté	„ prêté
„ 355	„ 4	„ doublé	„ recourbé
„ —	„ 24	„ engamé	„ engainé
„ 374	„ 36	„ vomir	„ vomer
„ 375	„ 15	„ Leitschriften	„ Zeitschriften
„ —	„ 37	„ en ein	„ einen
„ 390	„ 19	„ pic	„ foie
„ —	„ 26	„ pic	„ foie
„ —	„ 30	„ pic	„ foie
„ 391	„ 15	„ et très lente	„ est très lente
„ 396	„ 5	„ ordinaire	„ adynamie
„ 406	„ 22	„ Dreyfuss	„ Dreyfous
„ 407	„ 3	„ constituées	„ constatées
„ 411	„ 49	„ était	„ est

VOLUME IV.

Première partie.

Section VII: Maladies nerveuses et mentales.

Page	Ligne	Au lieu de	lisez
„ 19	„ 3	„ de retourner	„ de se retourner
„ 30	„ 28	„ l'hérédite	„ l'hérédité
„ 41	„ 30	„ un pas plus	„ un pas de plus
„ 43	„ 41	„ rupophohie	„ rupophobie
„ 44	„ 1	„ d'action	„ d'actions
„ 82	„ 16	„ bélonophobie	„ kleptomanie
„ 98	„ 3	„ 10 ans,	„ 10 ans d'agoraphobie,
„ 99	„ 49	„ plusieurs avaient	„ plusieurs d'eux avaient
„ 106	„ 1	„ dir	„ die
„ 108	„ 47	„ Missverständnissen	„ Verwechslungen
„ 115	„ 23	„ organischen	„ diffusen
„ 121	„ 7	„ unausgiebiger	„ ausgiebiger
„ —	„ 11	„ Besondernhiten	„ Besonderheiten
„ —	„ 33	„ Krankheitsschube	„ Krankheitschübe
„ 122	„ 6	„ Hirnladens	„ Hirnlappens
„ 125	„ 7	„ la paralysie générale des affection connexes	„ des affections connexes la paralysie générale
„ 126	„ 4	„ causeés par	„ causées principalement par
„ 135	„ 40	„ Das Gebiet	„ Das erkrankte Gebiet
„ 210	„ 6	„ concetriquement	„ concentriquement

4

L   E r r a t a.

Page	Ligne	Au lieu de	lisez
Page 210	Ligne 19	le noyau de son nu-cléole	le noyau et son nu-cléole
„ 214	„ 15	A. Intoxication par l'ar-senic	B. Intoxication par l'ar-senic
„ —	„ 19	B. Intoxication par l'ar-senic	A. Intoxication par l'ar-senic
„ 219	„ 4	qui l'opèrent	qui s'opèrent
„ 323	„ 30	(Binasco, Italie).	(Vernate, Italie).

Deuxième partie.

Section VIII: Dermatologie et Vénéréologie.

Page	Ligne	Au lieu de	lisez
„ 9	„ 23	médecins ne	médecins, onctionnant dans les grandes villes, ne
„ 10	„ 50	prende	prendre
„ 13	„ 5	infantium	insontium
„ 24	„ 39	ne permet pas	ne nous permet pas
„ —	„ 46	malade	maladie
„ 25	„ 47	Laffite	Laffitte
„ 27	„ 29	inoculation	inoculation
„ 29	„ 47	l'irrigation	l'irritation
„ 32	„ 37	l'étiologie a	l'étiologie syphilitique a
„ 47	„ 18	Perinealgegend	Perianalgegend
„ 68	„ 4	Beaumèz	Beaumès
„ —	„ 28	auszuschreiben	auszuscheiden
„ 69	„ 10	Riehl & Paltauf	Riehl und Paltauf
„ —	„ 14	sie enge	sie die enge
„ 70	„ 19	Riehl & Paltauf	Riehl und Paltauf
„ —	„ 27	Riehl & Paltauf	Riehl und Paltauf
„ —	„ 39	dessen	deren
„ —	„ 41	Hornmatten	Hornplatten
„ —	„ 44	Randzacke	Randzone
„ 71	„ 3	Riehl & Paltauf	Riehl und Paltauf
„ 72	„ 12	Auslassung	Ausstossung
„ —	„ 45	starkem	seinem
„ 84	„ 1	Dr. Popper Mor	Dr. Moritz Popper
„ —	„ 36	Benecke-Sonde	Benique-Sonde
„ —	„ 1	Mor	Popper
„ 85	„ 7	übereigross	Hühnereigross
„ 110	„ 36	polypode	polypoïde
„ 111	„ 10	crasseux	graisseux
„ —	„ 35	attentif	attentive
„ 112	„ 15	aussi	ainsi
„ 113	„ 49	sous	sans
„ 116	„ 23	ou	où
„ —	„ 37	on peut	on veut
„ 117	„ 10	S. Smirnov	G. Smirnov
„ —	„ 12	S. Smirnov	G. Smirnov
„ 118	„ 48	Nicolsky	Nicolich
„ 119	„ 21	Nicolsky	Nicolich
„ —	„ 44	Nicolsky	Nicolich
„ —	„ 50	profqnds	profonds
„ 120	„ 45	Bertwelli	Bertarelli
„ 121	„ 8	Nicolsky	Nicolich
„ —	„ 14	Nicolsky	Nicolich
„ —	„ 24	Nicolsky	Nicolich
„ —	„ 26	Sullienz	Jullien
„ —	„ 33	Bons	Bon
„ —	„ —	Bruquatelli	Brugnatelli

Page	Ligne	Au lieu de	lisez
121	34	Della Vedava	Della Vedova
„	—	Demigri	Demagra
„	—	Flurer	Flarer
„	—	Ferlanini	Forlanini
„	36	Pols,	Pol;
„	37	Querenglii	Querenglhi
„	39	Sigurti	Sigurtà
„	46	V. Bibliografico	V. Indice Bibliographico
122	2	Nicolsky	Nicolich
„	—	Bruquatelli	Brugnatelli
„	—	Malanidi	Malacrida
„	9	Malanidi	Malacrida
141	47	serati	serait
146	43	une bien	un lien de
„	49	Tauton	Touton
„	50	Tauton	Touton
160	6	toujours même	toujours la même
„	7	discussions	classifications
„	27	Maunino	Mannino
„	—	Maunino	Mannino
166	18	n'est plus	n'est pas plus
186	33	Kille	Rille
„	45	in Form Warzen- u. Mollusca	in Form von Warzen u. Mollusca
187	6	Pigmentflekes	Pigmentfleckens
„	57	scharfer	schiefer
188	7	in rechtem Winkel abgebogen	im Winkel nach oben
„	27	liegend	liegt
„	28	aufgetretenen	eingetretenen
„	32	Toxin	supponirte Toxin
„	41	wären	waren
„	43	zuliess	zuliessen
„	45	aufweisen	aufwiesen
„	47	Papillarköpfe	Papillenköpfe
„	48	dann	denn
190	25	differentialdiagnostischen	differentialdiagnostisch
„	28	werden	wurden
191	3	exagérés),	exagérés) ungewöhnlich,
„	7	war	worden
„	17	wahrscheinlich	wahrscheinlicher
„	19	Séborrhoé	Séborrhée
„	42	Jacques	Jacquet
273	10	blennorrhagie aiguë	blennorrhagie aiguë masculine
273	36	Lavant	Lavaux
276	45	le fil de pansement et	le fil du pansement, je recouvre le méat d'un morceau du coton hydrophile et
277	38	réveillait	réveilla
281	5	passée	poussée jusqu'
282	45	différenes	différentes
285	38	compagne	campagne
287	42	tensure	tenesme
292	41	geradezu	klinisch
293	22	schwürten	schwärten
„	50	dünnstes	faltbares
„	55	Oberhautfeldung fehlender	Oberhautfeldung und fehlender
„	—	Reaction	Chemische Reaction

Page 293	*Ligne* 56	*Au lieu de* schwächer im	*lisez* schwächer sauer im
„ 294	„ 48	„ verschwunden	„ gewandert
„ —	„ 50	„ sahnig	„ sehnig
„ —	„ —	„ verdeckte	„ verdickte
„ —	„ 58	„ Cancroid, Keloid, Psoriasis	„ Cancroid- Keloid- und Psoriasis ähnlich
„ —	„ 61	„ Morphium Cocain	„ Morphium und Cocain
„ 295	„ 11	„ constringirten	„ constringirenden
„ —	„ 16	„ Axillarhöhle, in	„ Axillarhöhle und in
„ 297	„ 7	„ An manchen Stellen	„ An einer Stelle
„ —	„ 16	„ weiters	„ weitaus
„ —	„ —	„ mehr	„ nur
„ —	„ 25	„ Stachelschichtstellen	„ Stachelschichtzellen
„ 298	„ 24	„ so lange	„ jahrzehnte lang
„ 299	„ —	„ Leloir-Vidal'schen und Geschwulsttypus	„ Leloir-Vidal'schen Geschwulsttypus
„ 302	„ 50	„ hat	„ hatte
„ —	„ —	„ denjenigen	„ derjenigen
„ 303	„ 40	„ Erythemen	„ Exanthemen
„ 308	„ 11	„ Erytheme	„ Exantheme
„ 309	„ 24	„ Exantheme	„ Enantheme
„ —	„ 27	„ an	„ auf
„ 340	„ 26	„ exclusive	„ occlusive
„ 358	„ 29	„ Mallei	„ Mattei
„ 360	„ 33	„ 2.450 mill.	„ 2,450,000
„ —	„ 34	„ 10 : 32,	„ 32 : 10,
„ 365	„ 2	„ anfassenden	„ aufsitzenden
„ —	„ 16	„ allen	„ allem
„ —	„ 44	„ entnehmen	„ benehmen
„ 366	„ 45	„ Waschstoffen	„ Waschstoffe
„ —	„ —	„ gekleidet sein	„ gekleidet zu sein
„ 367	„ 19	„ auf, tretenden	„ auftretenden
„ 368	„ 1	„ pustulosum	„ pustulosa
„ —	„ 15	„ Scrophulus	„ Struphulus
„ 385	„ 9	„ de 8,7 et 6 min. chaque	„ de 8,7 et 6 séances chaque
„ 396	„ 15	„ humerus	„ humeurs
„ 398	„ 3	„ histérique	„ hystérique
„ 399	„ 42	„ première	„ première
„ 405	„ 25	„ lointane	„ lointaine
„ 408	„ 33	„ Rubel	„ Rubeln
„ 409	„ 10	„ ultraviolette	„ ultra-ultraviolette
„ 410	„ 3	„ Hemptinues	„ Hemptinnes
„ —	„ 6	„ dem	„ den
„ —	„ 30	„ am	„ an diesem
„ 411	„ 4	„ die	„ diese
„ —	„ 14	„ Poster	„ Porter
„ —	„ 27	„ Insolationserythem	„ Inoculationserythem
„ 414	„ 44	„ Muravka	„ Muraoka
„ 460	„ 8	„ fréauents	„ fréquents
„ —	„ 10	„ qfin	„ afin
„ 462	„ 38	„ font	„ pour
„ 463	„ 1	„ Garnaud	„ Garnaud
„ —	„ 8	„ du docteur Fournier	„ du Prof. Fournier
„ 464	„ 7	„ Ducastel	„ Dubastel
„ 465	„ 7	„ Soret	„ Sorel
„ —	„ 11	„ Soret	„ Sorel
„ 466	„ 6	„ ait	„ eut
„ —	„ 30	„ Dr. Marcuse	„ Dr. Marcus
„ 467	„ 7	„ apparonte	„ apparut
„ —	„ 27	„ 4	„ 5
„ 468	„ 46	„ trérapeutiques	„ thérapeutiques

Page 468	Ligne 49	Au lieu de	suitement	lisez suintement
„ 469	„ 9	„	l'éminence une	„ l'éminence thénar une
„ —	„ 37	„	(sepsie,	„ (asepsie,
„ —	„ 41	„	consécutives	„ consécutifs
„ 470	„ 26	„	477	„ 482
„ —	„ 30	„	XXIX	„ XIX
„ 471	„ 18	„	XXV	„ XV
„ —	„ 19	„	XXIX	„ XXXIX
„ 472	„ 24	„	ils ne finiraient pas	„ ils finiraient
„ 473	„ 34	„	XLI	„ XII
„ 478	„ 10	„	saveur	„ sueur
„ —	„ 14	„	s'ils	„ si elles
„ —	„ 36	„	l'électrode	„ l'anticathode
„ —	„ 40	„	recette	„ centre
„ 481	„ 7	„	refermer	„ reformer
„ —	„ 43	„	le fer	„ le feu
„ 484	„ 23	„	biographie	„ biopsie
„ 485	„ 46	„	sans	„ sous
„ 486	„ 3	„	et	„ est
„ —	„ 4	„	un poil subsiste	„ un poil ne subsiste
„ —	„ 18	„	rayonnée	„ repousse
„ 488	„ 38	„	escarre, fication	„ escarrification
„ 489	„ 4	„	répression	„ régression
„ —	„ 5	„	névrose	„ nécrose
„ —	„ 22	„	graines	„ gaines
„ 506	„ 35	„	sind	„ betrachtet werden
„ 508	„ 6	„	Handlungsmethoden	„ Behandlungsmethoden
„ —	„ 44	„	gegenteilige	„ Gegenteil
„ 509	„ 2	„	von der Proruption des Exanthems	„ bei der Eruption
„ 509	„ 12	„	eintreten	„ eintraten
„ —	„ 5	„	für	„ die
„ 512	„ 21	„	erschütternde	„ zu erschütternde
„ 514	„ 19	„	Aus 100 Inficirten	„ Unter an 100 Inficirten
„ —	„ 27	„	Recidio	„ Recidiv
„ —	„ 43	„	latenter	„ latente
„ —	„ 47	„	weil	„ solange
„ 528	„ 21	„	Mastitissah	„ Mastitis sah
„ —	„ 42	„	eiweisfüllenden	„ eiweisfällenden

VOLUME V.
Section IX: Chirurgie.

„ 59	„ 35	„	Nagnès	„ Naguès
„ 61	„ 18	„	deux	„ trois
„ 62	„ 6	„	2	„ 24
„ 69	„ 34	„	oindrait	„ joindrait
„ 65	„ 25	„	Pidoun	„ Pioux
„ 66	„ 38	„	l'aspest	„ l'aspect
„ 68	„ 39	„	Mariand	„ Mariaud
„ 76	„ 36	„	auraient	„ avaient
„ 80	„ 29	„	Fomente	„ Tomente
„ —	„ 45	„	Ponteau	„ Pouteau
„ 88	„ 49	„	Lairdner	„ Gairdner
„ 115	„ 40	„	v. Baracz	„ v. Barącz
„ 155	„ 25	„	Einnähung	„ Ernährung
„ 156	„ 48	„	hinter Zahnreiche	„ hinter der Zahnreihe
„ 158	„ 22	„	Planth	„ Plauth
„ 161	„ 45	„	Gastroplicetio	„ Gastroplicatio
„ 171	„ 25	„	Tauchung	„ Jauchung
„ 172	„ 49	„	I lialwunde	„ Iliacalwunde
„ 173	„ 12	„	gastrotomie	„ gastrostomie
„ —	„ 18	„	gastrotomie	„ gastrostomie

LIV   E r r a t a.

Page	—	Ligne	35	Au lieu de	s'effondrer	lisez	s'effonder
„	174	„	36	„	périclitation	„	condition
„	174	„	45	„	gastroplexie	„	gastropexie
„	176	„	15	„	la résection si	„	larésection que si
„	177	„	11	„	important	„	insuffisantes
„	—	„	25	„	l'infusion	„	l'infection
„	—	„	40	„	malgré la	„	malgré celà, la
„	178	„	26	„	invergentes	„	convergentes
„	179	„	26	„	l'infiltration	„	la formation
„	172	„	25	„	l'opéré	„	un opéré
„	193	„	12	„	Barger	„	Barącz
„	196	„	21	„	Acte	„	Aste
„	—	„	30	„	Brame	„	Braun
„	197	„	23	„	une	„	ma
„	198	„	19	„	s'efforce	„	s'efface
„	199	„	14	„	Nezaro	„	Novara
„	275	„	36	„	dopuleurs	„	douleurs
„	282	„	41	„	226—233	„	286—293
„	289	№ 0			se rapporte à la rubrique III de la page 288		
„	392	„	1	„	expériences	„	espérances
„	400	„	13	„	230%	„	69%
„	437	„	41	„	au-dessous	„	au-dessus
„	444	„	1	„	on peut	„	on ne peut
„	474	„	14	„	Arrison	„	Harrison
„	475	„	38	„	donnerait	„	domine
„	480	„	12	„	produit	„	agit
„	488	„	Fig. 8	„	Apppareil à traction	„	Appareil de pression
„	489	„	16	„	la figure 8	„	la figure 1.

Section X: Médecine militaire.

„	17	„	8	„	Hachette	„	Houette
„	20	„	39	„	conjurés	„	conjugués
„	23	„	14	„	séparation	„	réparation
„	39	„	1	„	einen Lager	„	ein Lager
„	39	„	17	„	Kniekahle	„	Kniekehle
„	30	„	12	„	geschossene	„	geschlossene
„	30	„	21	„	angeförenden	„	angehörenden
„	30	„	33	„	sitzunde	„	sitzende
„	31	„	46	„	Jahnke	„	Jahnle
„	43	„	5	„	Nürschan	„	Nürschau
„	51	„	38	„	SS. MM.	„	LL. MM.
„	53	„	14	„	encombratss	„	encombrants
„	54	„	28	„	courrous	„	courroies
„	96	„	12	„	fermes	„	termes
„	102	„	9	„	poinds	„	poits

VOLUME VI.
Section XI: Ophtalmologie.

„	60	„	36	„	Geophagie	„	Geophagen
„	61	„	6	„	belgischen Arbeiten	„	belgischen oder oesterreichischen Arbeiten
„	—	„	8	„	Löbher	„	Löbker
„	62	„	25	„	mit Recht ihm	„	ihm mit Recht
„	198	„	4	„	Ballaban	„	Battaban

Section XII a: Maladies de l'oreille.

„	9	„	14	„	Tuber ostium	„	Tubenostium
„	12	„	11	„	Frommelfells	„	Trommelfells
„	15	„	23	„	Monier	„	Mounier
„	33	„	17	„	Karner	„	Körner
„	—	„	26	„	Pause	„	Panse
„	37	„	19	„	postérieure	„	antérieure

Page		Ligne		Au lieu de	lisez
Page	37	Ligne	44	Karner	Körner
„	38	„	3	Weeler	Wheeler
„	—	„	13	Ch. Heiman	Th. Heiman
„	39	„	34	la place	la plaie
„	40	„	29	Brieger	Brieyer
„	76	„	33	cub	carré
„	107	„	40	ctm	M.
„	118	„	34	centraliser	neutraliser
„	123	„	41	untertrockener	unterbrochener
„	125	„	33	herumrücken	herumreichen
„	129	„	39	Esterhazy Gasse № 20	Eülloer Gasse № 63
„	144	„	29	im Gange	im Ganzen
„	145	„	7	in den Gehörgang	in die Gehörgangshaut
„	—	„	20	weichliche	weissliche
„	147	„	13	zusammenhegendes	zusammenhängendes

Section XII b: Maladies du larynx et du nez.

„	16	„	6	8	5
„	26	„	1	porösen	serösen
„	—	„	19	kann bestritten werden	kann nicht bestritten werden
„	—	„	35	gemeins an	gemeinhin
„	27	„	36	Umbildungen	Neubildungen
„	28	„	9	nur	und
„	—	„	31	grossen	gewissen
„	—	„	33	daran	deren
„	81	„	44	concresc.	concret
„	82	„	1	ovalen	oralen
„	83	„	32	chronica	fibrinosa
„	120	„	16	Miassat'schen	Massiat'schen
„	128	„	26	Exspirationssellung	Inspirationsstellung
„	137	„	34	abondant	important
„	140	„	49	Mulhalf	Mulhall
„	146	„	9	cinq ou six	1 à 2
„	—	„	45	fronto-orbitaire	fronto-nasal
„	158	„	18	Prof. v. Uchermann	Prof. V. Uchermann
„	160	„	15	Dat	Det
„	161	„	32	dilution	diluition
„	—	„	33	était	soit
„	162	„	10	évident, à	évidente à
„	—	„	32	ils ont	il a
„	164	„	13	les auteurs ont	Lœwenberg a
„	165	„	33	le B. m. isolé	les B. m. isolés
„	—	„	—	a	ont
„	167	„	28	Belfonti	Belfanti
„	—	„	—	Vedona	Vedova
„	168	„	11	du sublimat	le sublimat
„	—	„	42	à $1/5000$ négative	à $1/5000$ positive
„	170	„	33	étranchement	étranchement
„	171	„	1	exsirpés	extirpés
„	178	„	24	abor	überdies

Section XIII: Obstétrique et Gynécologie.

„	65	„	3	Aufforderung	Anforderung
„	68	„	13	abgeschoben	abgehoben
„	69	„	—	geknötet	geknotet
„	—	„	17	also	und
„	—	„	27	der	dar
„	73	„	41	Beweglichkeit	Brüchigkeit
„	74	„	42	Bindegewebes	Narbengewebes
„	75	„	10	Punction	Function

Page		Ligne		Au lieu de		lisez	
Page	75	Ligne	29	Au lieu de	Knöpfung	lisez	Knüpfung
"	—	"	41	"	untere	"	vordere
"	—	"	48	"	Scheidenge	"	Scheidenaxe
"	77	"	7	"	liegt	"	lag
"	—	"	27	"	Leibesorgane	"	Beckenorgane
"	77	"	8	"	Ligamentstumpfen	"	Ligamentstümpfen
"	78	"	41	"	Klammern	"	Klemmen
"	79	"	42	"	Notoperation	"	Nachoperation
"	—	"	43	"	Daher	"	Dagegen
"	81	"	5	"	Knoten	"	Schwarten
"	82	"	40	"	im	"	ein
"	83	"	42	"	Forthalts	"	Fortfalls
"	84	"	11	"	aber	"	über
"	—	"	29	"	Säcke	"	Nähte
"	85	"	17	"	Mutterwand	"	Muttermund
"	—	"	29	"	sich	"	nach
"	—	"	35	"	Difformität	"	Deformität
"	—	"	50	"	abschielt	"	abschiebt
"	146	"	28	"	Osränder	"	Osiander
"	—	"	38	"	Warzenhofe	"	Warzenhöfe
"	155	"	8	"	ist	"	sind
"	161	"	47	"	den	"	die
"	163	"	29	"	Gabärmutter	"	Gebärmutter
"	164	"	36	"	den	"	der
"	—	"	37	"	Weichteilen	"	Weichteile
"	—	"	40	"	Spina	"	Spinae
"	180	"	29	"	Pyosalpynxsücken	"	Pyosalpinxsäcken
"	181	"	20	"	Salpynx	"	Salpinx
"	—	"	28	"	Perforationsperitoniden	"	Perforationsperitonitiden
"	—	"	30	"	Haematosalpynx	"	Haematosalpinx
"	182	"	17	"	M. Makev	"	M. Manev
"	—	"	41	"	à 3—4 litres	"	à 2—3 litres
"	197	"	15	"	Bandli'sche	"	Bandl'sche
"	—	"	17	"	mit dem	"	auf
"	199	"	—	"	Jekeling	"	Jeheling
"	200	"	20	"	disposition	"	disparition
"	201	"	11	"	Marsi	"	De-Marsi
"	—	"	19	"	Eud. Monod	"	Eug. Monod
"	202	"	39	"	le sac	"	le cul de sac
"	203	"	40	"	Knovisley	"	Knowley
"	—	"	47	"	au dessus	"	aux dépens
"	204	"	36	"	à se consulter	"	à consulter
"	—	"	42	"	résistente	"	rénitente
"	205	"	7	"	chlorate	"	chlorhydate
"	—	"	10	"	Trendelenbourg	"	Trendelenburg
"	—	"	12	"	silonnée	"	sillonnée
"	—	"	13	"	avec trocart	"	avec le trocart
"	—	"	49	"	l'évacuatian	"	l'évacuation
"	206	"	16	"	sans trou	"	sans trace
"	—	"	33	"	formant	"	forment
"	209	"	25	"	sur la nature	"	sur sa nature
"	—	"	26	"	dès le moment	"	dès ce moment
"	—	"	33	"	résistente	"	rénitente
"	211	"	12	"	manches	"	manchon
"	—	"	18	"	vue	"	voie
"	—	"	19	"	caliciforme	"	caliciformes
"	—	"	35	"	ovarieux	"	ovariques
"	212	"	20	"	Cruveiller	"	Cruveilhier
"	—	"	33	"	Beaussenal	"	Beaussenat
"	238	"	37	"	les amnioïtes	"	annexites
"	245	"	—	"	deux	"	les

	Page		Ligne		Au lieu de		lisez	
Page	249	*Ligne*	13	*Au lieu de*	Goubarov	*lisez*	Goubaroff	
"	256	"	48	"	outward	"	toward	
"	257	"	40	"	separatable	"	séparable	
"	258	"	6	"	servis	"	sepsis	
"	277	"	1	"	Elasticitätsverhältnisse wärend	"	Elasticitätsverhältnisse des Uterus wärend	
"	322	"	26	"	transformées	"	tamponnés	
.	323	"	1	"	coud	"	inclue	
"	—	"	28	"	la position décube	"	le décubitus dorsal	
"	—	"	31	"	on palpe	"	on se palpe	
"	324	"	16	"	la fonction	"	la jonction	
"	—	"	40	"	la presse	"	la pression	
"	325	"	17	"	furent	"	fussent	
"	326	"	7	"	in	"	ni	
"	327	"	14	"	sublimate	"	sublimé	
"	328	"	21	"	trois	"	5	
"	—	"	36	"	au 7-ème mois.	"	après le 7-ème mois	
"	329	"	5	"	aux	"	sur les	
"	330	"	13	"	multipares	"	nullipares	
"	332	"	33	"	la péritonite	"	le péritoine	
"	334	"	16	"	comme moyen	"	comme moyen d'évacuation	
"	344	"	8	"	accablement	"	accolement	
"	—	"	22	"	dans	"	de	
"	366	"	16	"	Tallier	"	Tellier	
"	367	"	7	"	mittelst aussen gelassenen Fadens	"	mittelst nach aussen geleiteten Fadens	
"	370	"	8	"	Dagegen können die Glomeruli und die Tubuli contorti	"	Dagegen können die Glomeruli intact bleiben und die Tubuli contorti	
"	—	"	20	"	bis 20 Grm.	"	bis 90 Grm.